FARMACOLOGIA
PARA
FISIOTERAPEUTAS

Tradução:

Beatriz Araújo do Rosário (iniciais, Caps. 1-3, 7-36, índice)
Patrícia Lydie Voeux (Caps. 4-6)

Consultoria, supervisão e revisão técnica desta edição:

Almir Lourenço da Fonseca
Diretor Científico do Dicionário de Especialidades Farmacêuticas (DEF)

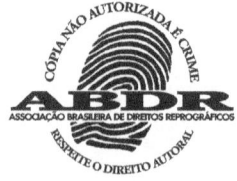

F233   Farmacologia para fisioterapeutas / Peter C. Panus ... [et al.];
        tradução: Beatriz Araújo do Rosário, Patrícia Lydie Voeux. – Porto Alegre :
        AMGH, 2011.
        x, 550 p. ; 28 cm.

        ISBN 978-85-63308-65-8

        1. Fisioterapia – Reabilitação. I. Panus, Peter C.

                                                                    CDU 615.8

Catalogação na publicação: Ana Paula M. Magnus – CRB 10/2052

FARMACOLOGIA PARA FISIOTERAPEUTAS

Peter C. Panus, PhD, PT
Associate Professor
Departments of Pharmaceutical Sciences
 and Physical Therapy
Division of Health Sciences
East Tennessee State University,
 Johnson City, TN

Erin E. Jobst, PT, PhD
Assistant Professor
School of Physical Therapy
Pacific University, Hillsboro, OR

Susan B. Masters, PhD
Professor and Academy Chair of
 Pharmacology Education
Department of Cellular & Molecular
 Pharmacology
University of California, San Francisco
San Francisco, CA

Bertram Katzung, MD, PhD
Professor Emeritus of Pharmacology
Department of Cellular & Molecular
 Pharmacology
University of California, San Francisco
San Francisco, CA

Suzanne L. Tinsley, PT, PhD
Associate Professor
Program in Physical Therapy
School of Allied Health Professions
Louisiana State University Health Sciences
 Center Shreveport
Shreveport, LA

Anthony J. Trevor, PhD
Professor Emeritus of Pharmacology and
 Toxicology
Department of Cellular & Molecular
 Pharmacology
University of California, San Francisco
San Francisco, CA

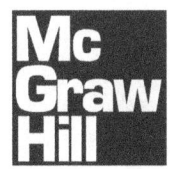
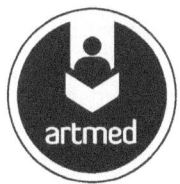

AMGH Editora Ltda.

2011

Obra originalmente publicada sob o título *Pharmacology for the physicaltherapist*, 1st edition.
ISBN 0071460438 / 9780071460439

Copyright © 2009, The McGraw-Hill Companies, Inc.
All rights reserved.
Portuguese-language translation copyright © 2011, AMGH Editora Ltda.
All rights reserved.

Capa: *Estúdio Castellani*

Preparação de originais: *Mário Élber dos Santos Cunha*

Leitura final: *Carla Romanelli, Jussara da Hora*

Editoração eletrônica: *Estúdio Castellani*

Gerente editorial – Biociências: *Letícia Bispo de Lima*

Nota

A medicina é uma ciência em constante evolução. À medida que novas pesquisas e a experiência clínica ampliam o nosso conhecimento, são necessárias modificações no tratamento e na farmacoterapia. Os editores desta obra consultaram as fontes consideradas confiáveis, num esforço para oferecer informações completas e, geralmente, de acordo com os padrões aceitos à época da publicação. Entretanto, tendo em vista a possibilidade de falha humana ou de alterações nas ciências médicas, nem os editores nem qualquer outra pessoa envolvida na preparação ou publicação desta obra garantem que as informações aqui contidas sejam, em todos os aspectos, exatas ou completas. Os leitores devem confirmar estas informações com outras fontes. Por exemplo, e em particular, os leitores são aconselhados a conferir a bula de qualquer medicamento que pretendam administrar, para se certificar de que a informação contida neste livro está correta e de que não houve alteração na dose recomendada nem nas contraindicações para o seu uso. Esta recomendação é particularmente importante em relação a medicamentos novos ou raramente usados.

Reservados todos os direitos de publicação, em língua portuguesa, à
AMGH Editora Ltda. (AMGH EDITORA é uma parceria entre
Artmed® Editora S.A. e MCGRAW-HILL EDUCATION.)
Av. Jerônimo de Ornelas, 670 — Santana
90040-340 Porto Alegre RS
Fone (51) 3027-7000 Fax (51) 3027-7070

É proibida a duplicação ou reprodução deste volume, no todo ou em parte,
sob quaisquer formas ou por quaisquer meios (eletrônico, mecânico, gravação,
fotocópia, distribuição na Web e outros), sem permissão expressa da Editora.

SÃO PAULO
Av. Embaixador Macedo Soares, 10.735 – Pavilhão 5 – Cond. Espace Center
Vila Anastácio 05095-035 São Paulo SP
Fone (11) 3665-1100 Fax (11) 3667-1333

SAC 0800 703-3444 – www.grupoa.com.br

IMPRESSO NO BRASIL
PRINTED IN BRAZIL

Agradecimentos

A produção da 1ª edição de um livro é sempre mais longa e mais difícil. Portanto, é preciso dar o devido crédito às pessoas que permitiram tornar esta difícil tarefa uma realidade. Em primeiro lugar, meus coautores, que dedicaram uma parte de seu precioso tempo desenvolvendo, revisando e reescrevendo o conteúdo desta obra. Faço também menção ao Dr. Bert Katzung, que demonstrou especial interesse e esforço para viabilizá-la. Os profissionais da McGraw-Hill também contribuíram com sua opinião e conhecimento para auxiliar em sua produção e publicação. Em particular, gostaria de agradecer ao Sr. Michael Brown, que reconheceu o potencial da proposta, e a Sra. Catherine Johnson, que me orientou e incentivou. Também gostaria de agradecer a todos os assistentes e estudantes do Doctor of Physical Therapy Program, da East Tennessee State University: enquanto estavam envolvidos em sua formação profissional, foram essenciais ao darem *feedbacks* importantes para a conclusão desta obra. Eles digitaram os quadros, obtidos de várias referências, digitalizaram as figuras, desenvolveram e cuidaram do glossário deste livro e gerenciaram o banco de dados das fontes originais para todos os quadros e figuras. Finalmente, gostaria de agradecer à Dra. Leslie Panus, minha esposa, que, além de me ajudar no desenvolvimento deste livro, é coautora em todas as minhas atividades escolares nos 25 anos. A todas essas pessoas e as que eu possa ter esquecido de mencionar, muito obrigado.

Peter C. Panus

Prefácio

Este livro abrange o conhecimento necessário sobre farmacologia para os profissionais de saúde envolvidos na reabilitação. Três fisioterapeutas (Dr. Jobst, Panus e Tinsley), que também são farmacologistas, reuniram-se a três autores que já trabalham em livros de farmacologia médica (Drs. Katzung, Masters e Trevor) para fornecer uma base abrangente de informações. Acreditamos que este livro oferece uma apresentação completa, mas direcionada sobre a farmacologia, já que ela afeta os pacientes durante a reabilitação e será útil para todos os profissionais desta área.

As informações respeitam a sequência dos livros de farmacologia tradicionais e sistemas curriculares integrados. A seção inicial é uma sinopse da natureza dos fármacos, os princípios básicos da farmacodinâmica e farmacocinética e uma visão geral do desenvolvimento e processo de aprovação dos fármacos nos EUA. Os capítulos seguintes são organizados de acordo com os sistemas orgânicos e incluem os sistemas nervosos autônomo e central, sistemas cardiovascular e pulmonar, sistema endócrino e o sistema musculoesquelético. Uma seção para a discussão dos fármacos utilizados no tratamento de infecções também foi incluída, finalizando-se a obra com um glossário, útil como referência para estudantes por reunir os principais termos usados neste livro.

Os capítulos 21 e 30 são muito importantes para os fisioterapeutas: o primeiro discute o uso de drogas lícitas, como cigarro e álcool, e o uso ilícito de drogas que afetam a mente ou a estrutura corporal (muitas vezes, os pacientes, durante o processo de reabilitação, não informam aos profissionais de saúde que estão usando esses tipos de fármacos/drogas). As manifestações e os efeitos adversos clínicos oriundos do uso desses fármacos são complicados pelos vários tipos de drogas de abuso que os pacientes podem usar. Já o capítulo 30 descreve o uso de antissépticos e desinfetantes para reduzir a transferência de patógenos entre os pacientes. Seu uso na reabilitação deve ser uma prática-padrão em função dos equipamentos usados pelos fisioterapeutas e a possibilidade de transmissão acidental de patógenos quando o equipamento não é adequadamente desinfetado ou esterilizado.

Cada capítulo segue um modelo similar. Uma rápida sinopse da fisiopatologia é acompanhada pela discussão voltada para as classes de fármacos usadas na clínica e protótipos comumente identificados para cada uma delas. Dentro de cada classe de fármacos, são apresentados a química, a farmacocinética e os mecanismo(s) de ação, assim como os efeitos fisiológicos, o uso clínico e os potenciais efeitos adversos. Cada capítulo termina com uma seção destacando a importância dos fármacos no cenário da reabilitação (Foco na Reabilitação) e os efeitos das classes de fármacos nos desfechos da reabilitação (Relevância Clínica para a Reabilitação). Também está incluído um estudo clínico (Estudo de Caso Clínico — ECC), apresentando o processo de reabilitação e as potenciais interações medicamentosas. Há ainda uma lista de vários medicamentos disponíveis para os fármacos discutidos ao longo do texto e os que estão atualmente disponíveis nos EUA (Apresentações disponíveis). Esse formato permite um acesso rápido do leitor às informações pertinentes.

É necessário um histórico médico preciso do paciente para obter um diagnóstico clínico correto e um regime de tratamento eficiente. Um componente essencial do histórico médico é a lista de medicamentos que o paciente está usando no momento, pois podem influenciar significativamente os desfechos médicos e funcionais, de forma positiva ou negativa, independentemente de o profissional que está tratando o paciente no momento também ter feito alguma prescrição. Assim, o profissional de saúde devem determinar se os medicamentos em uso podem influenciar qualquer componente da interação entre o profissional e o paciente.

Esperamos que este livro ajude todos os profissionais de saúde, especialmente os que trabalham na reabilitação do paciente.

Sumário

PRINCÍPIOS BÁSICOS

Capítulo 1   Introdução | 3
Capítulo 2   Dinâmica Fármaco-Receptor | 9
Capítulo 3   Farmacocinética | 17

FÁRMACOS QUE AFETAM O SISTEMA CARDIOVASCULAR

Capítulo 4   Introdução à Farmacologia Autônoma | 37
Capítulo 5   Fármacos que Afetam o Sistema Colinérgico | 49
Capítulo 6   Simpaticomiméticos e Simpaticolíticos | 65
Capítulo 7   Fármacos Anti-Hipertensivos | 81
Capítulo 8   Fármacos Usados no Tratamento da Angina do Peito | 103
Capítulo 9   Fármacos Usados na Insuficiência Cardíaca | 113
Capítulo 10   Fármacos Antiarrítmicos | 125
Capítulo 11   Fármacos que Afetam o Sangue | 141

FÁRMACOS QUE AFETAM O SISTEMA NERVOSO CENTRAL

Capítulo 12   Introdução à Farmacologia dos Fármacos que Atuam no Sistema Nervoso Central | 157
Capítulo 13   Fármacos Sedativo-Hipnóticos | 167
Capítulo 14   Fármacos Anticonvulsivantes | 181
Capítulo 15   Anestésicos Gerais | 191
Capítulo 16   Anestésicos Locais | 201
Capítulo 17   Controle Farmacológico da Doença de Parkinson e Outros Distúrbios Motores | 209
Capítulo 18   Fármacos Antipsicóticos e Lítio | 221
Capítulo 19   Agentes Antidepressivos | 231
Capítulo 20   Analgésicos e Antagonistas Opioides | 241
Capítulo 21   Drogas de Uso Abusivo | 259

TÓPICOS SELECIONADOS SOBRE A FUNÇÃO ENDÓCRINA

Capítulo 22	Farmacologia do Crescimento, Tireoide e Gônadas	275
Capítulo 23	Corticosteroides e Antagonistas dos Corticosteroides	295
Capítulo 24	Hormônios Pancreáticos e Fármacos Antidiabéticos	303
Capítulo 25	Fármacos que Afetam a Homeostase Mineral dos Ossos	317
Capítulo 26	Fármacos Anti-Hiperlipêmicos	327

QUIMIOTERÁPICOS

Capítulo 27	Agentes Antibacterianos	337
Capítulo 28	Agentes Antivirais	365
Capítulo 29	Agentes Antifúngicos e Antiparasitários	385
Capítulo 30	Agentes Antimicrobianos Diversos: Desinfetantes, Antissépticos, Esterilizantes e Conservantes	405
Capítulo 31	Quimioterapia do Câncer	421
Capítulo 32	Imunofarmacologia	437

FÁRMACOS QUE AFETAM O SISTEMA MUSCULOESQUELÉTICO

Capítulo 33	Relaxantes dos Músculos Esqueléticos	455
Capítulo 34	Fármacos que Afetam o Metabolismo dos Eicosanoides, Fármacos Modificadores da Doença e Fármacos Antirreumáticos Usados na Gota	465

TÓPICOS ESPECIAIS

Capítulo 35	Fármacos que Afetam o Sistema Respiratório	485
Capítulo 36	Fármacos Usados para Tratar as Doenças Gastrintestinais	501

Glossário | 513
Índice | 525

Princípios Básicos

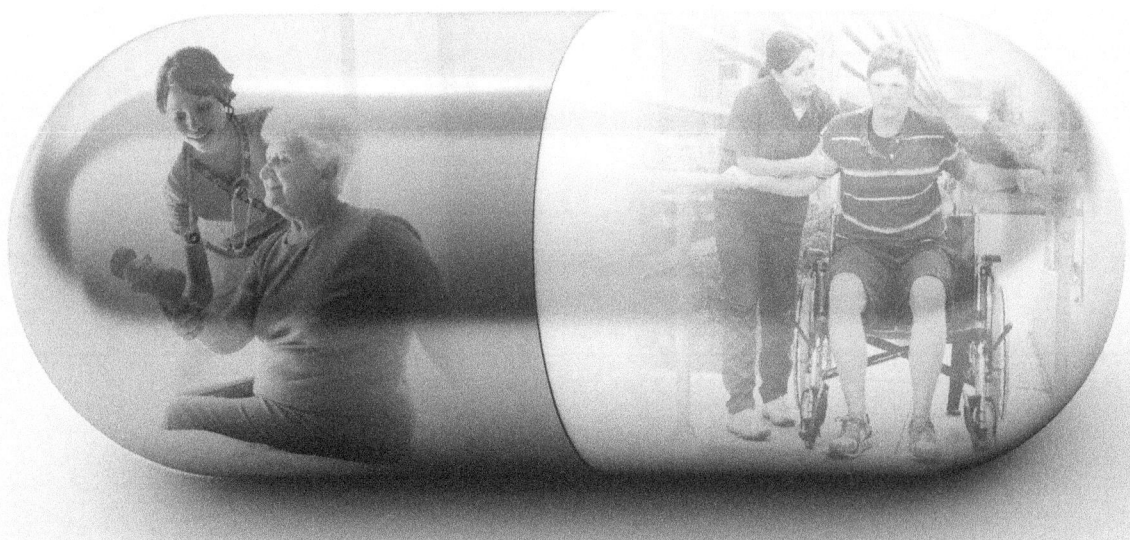

1 Introdução

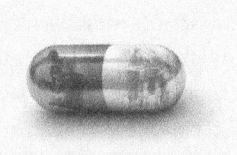

A farmacologia pode ser definida como o estudo das substâncias que interagem com os sistemas vivos através de processos químicos, especialmente pela ligação a moléculas reguladoras e ativando ou inibindo processos normais do corpo. Nesse livro, tais substâncias são chamadas de **fármacos,** os quais são administrados para obter um efeito terapêutico benéfico em alguns processos no paciente ou seus efeitos tóxicos nos processos reguladores em organismos que infectam o paciente. Tais aplicações terapêuticas deliberadas podem ser consideradas o principal papel da **farmacoterapêutica**, frequentemente definida como **farmacologia** médica (ou seja, os fármacos usados para prevenir, diagnosticar e tratar doenças). Além disso, farmacoterapêutica pode ser subdividida em **farmacodinâmica** e **farmacocinética**. A farmacodinâmica avalia o efeito da substância nos processos biológicos, sendo discutida no Cap. 2. A farmacocinética estuda a absorção, distribuição e eliminação das substâncias, sendo discutida no Cap. 3. A **toxicologia** é o ramo da farmacologia que lida com os efeitos indesejáveis dos produtos químicos nos sistemas vivos, desde células a ecossistemas complexos.

O uso de substâncias por seu valor medicinal é feito desde os primórdios da civilização. Sem dúvida, o homem pré-histórico já conhecia os efeitos benéficos ou tóxicos de muitas plantas e animais. Os primeiros registros escritos da China e do Egito listam remédios de vários tipos, incluindo alguns ainda conhecidos hoje como fármacos úteis. Entretanto, muitos possuem valor clínico limitado ou são realmente prejudiciais. Por volta do final do século XVII, a confiança na observação e experimentação começava a substituir o empirismo na medicina. No fim do século XVIII e início do século XIX, os métodos para experimentos sobre a fisiologia animal e os avanços na química aumentaram a compreensão sobre tais substâncias químicas. Essa compreensão resultou no conceito de seletividade dos fármacos e de que eles podem ser agrupados em classes farmacológicas com base no seu efeito fisiológico ou na sua estrutura química. Há cerca de 50 anos, houve uma grande expansão dos esforços de pesquisa em todas as áreas da biologia. Essa expansão coincidiu com o desenvolvimento de testes clínicos controlados que permitiram a exata avaliação do valor terapêutico dos fármacos. À medida que foram introduzidos novos conceitos e tecnologias, mais informações foram obtidas sobre a ação dos fármacos na estrutura biológica. Durante o último século, foram introduzidos principalmente novas classes farmacológicas e novos membros de classes mais antigas.

A extensão dos princípios científicos para a farmacoterapêutica do dia a dia ainda é contínua. Infelizmente, o público que utiliza os medicamentos ainda está exposto a uma grande quantidade de informações imprecisas, incompletas ou não científicas sobre os efeitos farmacológicos dos fármacos, o que tem resultado na onda do uso de muitos remédios caros, ineficientes e algumas vezes prejudiciais, bem como no crescimento de uma grande indústria de "cuidados de saúde alternativos". Por outro lado, a falta de compreensão sobre os princípios científicos básicos e o processo investigativo levou à rejeição da ciência médica por um segmento do público e uma tendência comum para considerar que todos os efeitos adversos dos fármacos são resultado do tratamento inadequado. Dois princípios gerais devem nortear a compreensão sobre o uso, baseado em evidência dos fármacos. Primeiro, *todas* as substâncias podem, sob certas circunstâncias, ser tóxicas. Segundo, *todas* as terapias que promovem a melhoria da saúde devem satisfazer os mesmos padrões de evidência de **eficácia** e segurança. Não deve haver separação artificial entre medicina científica, medicina "alternativa" ou "complementar".

Aprender cada fato pertinente sobre cada uma das muitas centenas de fármacos mencionados nesse livro não seria prático nem necessário. Quase todos os milhares de fármacos disponíveis atualmente podem ser organizados em aproximadamente 70 classes farmacológicas. Muitos dos fármacos em cada classe são bastante similares nas ações farmacodinâmicas, e geralmente o mesmo ocorre com suas propriedades farmacocinéticas. Para a maioria das classes farmacológicas, um ou mais fármacos protótipos, que representam as características mais importantes da classe, podem ser identificados, o que permite a classificação de outros fármacos importantes na classe como variações do protótipo, de modo que apenas o protótipo deve ser estudado em detalhes, e, para os fármacos remanescentes, apenas as diferenças em relação ao protótipo devem ser compreendidas.

A NATUREZA DOS FÁRMACOS

Geralmente, um fármaco pode ser definido como qualquer substância que produz uma mudança nos processos biológicos através de suas ações químicas. Os fármacos de uso comum consistem em íons inorgânicos, moléculas orgânicas não peptídicas, pequenos peptídeos e proteínas, ácidos nucleicos, lipídios e carboidratos. Os *venenos* também podem ser usados na clínica como fármacos. Um veneno é uma substância química cuja ação é prejudicial aos processos biológicos. As *toxinas* são geralmente definidas como venenos de origem biológica sintetizados por plantas ou animais.

Geralmente, um fármaco é administrado em um local distante do seu local de ação desejado. Por exemplo, um comprimido é administrado por via oral para aliviar a dor de cabeça. Por isso, um fármaco útil deve ter as propriedades necessárias para ser transportado de seu local de administração para seu local de ação. Ele também deve ser inativado ou excretado do corpo em uma velocidade razoável de modo que suas ações tenham uma duração adequada. Na grande maioria dos casos, a molécula farmacológica interage com uma molécula específica no sistema biológico que desempenha um papel regulador. Essa molécula é chamada de **receptor**. Para interagir quimicamente com seu receptor, uma molécula farmacológica deve ter tamanho, carga elétrica, formato e composição atômica adequados.

Conforme a necessidade, um fármaco pode ser um sólido, líquido ou gás em temperatura ambiente. Esses fatores físicos geralmente determinam a melhor via de administração. Muitos fármacos são ácidos ou bases fracos. Os fármacos também podem variar em tamanho, desde um íon pequeno (p. ex., íon lítio) até uma proteína grande (p. ex., ativador do plasminogênio tecidual). O limite inferior desta faixa é ajustado provavelmente pelas exigências de especificidade de ação. Para ter um bom "encaixe" visando a apenas um tipo de receptor, uma molécula medicinal deve ser suficientemente única — por exemplo, no formato e na carga —, para evitar sua ligação a outros receptores. Diferentemente, os fármacos muito grandes não se difundem rapidamente entre os compartimentos do corpo.

Planejamento racional do fármaco

Tal planejamento envolve a capacidade de identificar a estrutura molecular adequada do fármaco com base nas informações sobre seu receptor biológico. Até recentemente, nenhum receptor era conhecido em detalhes suficientes para permitir o planejamento do fármaco. Assim, os fármacos eram desenvolvidos através de testes aleatórios das substâncias químicas ou pela modificação de fármacos já conhecidos por terem o mesmo efeito. Entretanto, durante as três décadas passadas, muitos receptores foram isolados e caracterizados. Atualmente, poucos fármacos em uso foram desenvolvidos através do planejamento molecular baseado no conhecimento da estrutura tridimensional do local do receptor. Quanto mais se sabe sobre a estrutura do receptor, mais viável se torna o planejamento racional do fármaco.

PESQUISA E DESENVOLVIMENTO DE NOVOS FÁRMACOS

Desenvolvimento pré-clínico

Nos EUA, por força da lei, a segurança e eficácia dos fármacos devem ser definidas antes de serem comercializados. O desenvolvimento de novos fármacos é um processo em várias etapas que requer testes clínicos moleculares e celulares, em animais e seres humanos, antes da aprovação do governo e a comercialização (Fig. 1.1). Novos fármacos podem ser desenvolvidos através da compreensão básica sobre a estrutura química ou os mecanismos biológicos, ou as ações de fármacos existentes. Por outro lado, os fármacos podem ser desenvolvidos por meio da triagem de várias substâncias de origem biológica ou sintética.

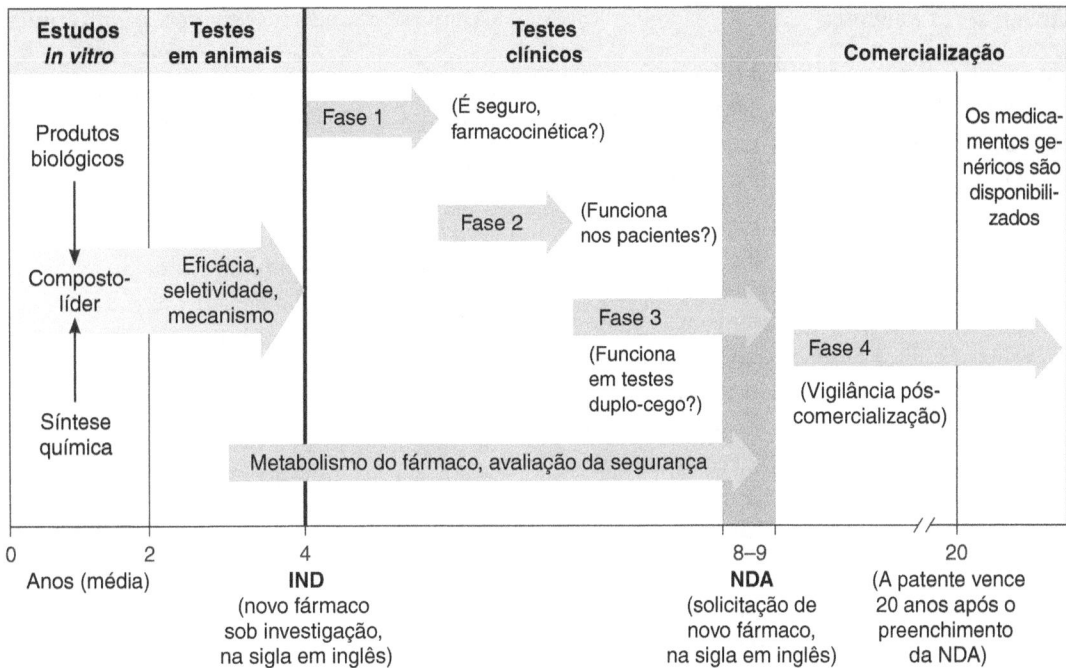

Figura 1.1 O desenvolvimento e processo de testes necessários para introduzir um fármaco no mercado norte-americano. Algumas das exigências podem ser diferentes para os fármacos usados em doenças com risco de morte.

Independentemente da fonte ou ideia original que levou a uma molécula candidata, testá-la envolve uma sequência de experimentação e caracterização chamada de *triagem* de fármacos. Uma variedade de ensaios biológicos nos níveis molecular, celular e orgânico, e no animal como um todo, é usada para definir a atividade e seletividade do fármaco. A molécula é estudada para uma grande organização de ações visando estabelecer o mecanismo de ação e a seletividade do fármaco, o que tem a vantagem de demonstrar efeitos tóxicos inesperados e, ocasionalmente, revela uma ação terapêutica inesperada. Como resultado desse esforço de pesquisa, uma molécula-candidata, chamada composto-líder, é pesquisada.

Um pedido de patente pode ser então solicitado para um novo composto eficiente ou para um outro uso terapêutico não evidente de um fármaco já conhecido.

Como parte do processo de pesquisa pré-clínica, os compostos-líderes são avaliados quanto à sua potencial toxicidade. Vários desses testes de toxicidade estão listados no Quadro 1.1. Nenhum fármaco pode ser classificado como completamente livre de risco visto que todos são tóxicos em alguma dosagem. Tais pesquisas podem estimar o risco associado à exposição ao fármaco sob condições específicas. Além dos estudos apresentados no Quadro 1.1, são necessárias várias estimativas quantitativas e elas serão discutidas no Cap. 3.

Quadro 1.1 Testes de segurança conduzidos em animais

Tipo de teste	Comentários
Toxicidade aguda	Compara a dose terapêutica única com a dose letal em aproximadamente 50% dos animais.
Toxicidade subaguda	Compara as múltiplas doses em concentrações terapêuticas e tóxicas. Em geral, dura 4 semanas a 3 meses.
Toxicidade crônica	Compara as múltiplas doses em concentrações terapêuticas e tóxicas. Conduzido quando o uso clínico indicado é prolongado. Dura 6 meses ou mais.
Potencial carcinogênico	Dura 2 anos. Conduzido quando o fármaco é indicado para uso clínico prolongado
Potencial mutagênico	Examina a estabilidade genética e o potencial para mutações em organismos procarióticos e eucarióticos.
Potencial toxicológico	Determina a sequência e os mecanismos das ações tóxicas

Avaliação em seres humanos

Menos de 33% dos fármacos testados clinicamente chegam ao mercado. Nos EUA, uma lei federal exige que o estudo de novos fármacos em seres humanos seja conduzido de acordo com rigorosas diretrizes. O Food and Drug Administration (FDA) é o órgão administrativo federal que fiscaliza o processo de avaliação dos fármacos nos EUA e aprova sua comercialização. A autoridade do FDA para regular o comércio de medicamentos é oriunda da legislação federal. Para receber a aprovação do FDA visando à comercialização, deve-se comprovar que o fármaco é "seguro e eficiente" através de pesquisa experimental. Infelizmente, "seguro" significa coisas diferentes para o paciente, o médico e a sociedade. É impossível demonstrar a ausência completa de risco, mas este fato não é bem compreendido pelo público, o qual considera que qualquer fármaco vendido com a aprovação do FDA deve ser considerado isento de "efeitos colaterais" graves. Tal confusão continua sendo a principal causa de processos judiciais e insatisfação com o tratamento médico. É impossível atestar que um fármaco seja totalmente seguro. Entretanto, a pesquisa experimental pode identificar a maioria dos riscos prováveis de serem associados ao uso de um novo fármaco e colocar alguns limites estatísticos na frequência da ocorrência de tais eventos na população em estudo. Como resultado, uma definição operacional e pragmática de "segurança" que geralmente pode ser obtida baseia-se na natureza e incidência dos riscos associados aos fármacos comparados com o risco da não terapia para a doença em questão.

Ensaios clínicos

O processo de aprovação de um novo fármaco envolve uma série sistemática de investigações. Uma vez que um composto-líder seja considerado pronto para ser estudado em seres humanos, deve ser preenchida uma Notice of Claimed Investigational Exemption for a New Drug (IND) e uma aprovação para os estudos clínicos propostos deve ser obtida do FDA (Fig. 1.1).

Na fase 1, os efeitos do fármaco, em função da dose, são estabelecidos em um pequeno número (25 a 50) de voluntários saudáveis. Sendo esperado que o fármaco tenha significativa toxicidade, como ocorre com frequência no caso da terapia do câncer ou AIDS, são usados pacientes voluntários com a doença na fase 1 do estudo clínico em vez de voluntários saudáveis. Os testes da fase 1 são realizados para determinar se os seres humanos ou os animais apresentam respostas significativamente diferentes em relação ao fármaco e estabelecer os prováveis limites da faixa de dose clínica segura. Os parâmetros farmacocinéticos (Cap. 3) são frequentemente estabelecidos na fase 1.

Na fase 2, o fármaco é administrado pela primeira vez em pacientes com a doença-alvo para determinar sua eficácia. Um pequeno número de pacientes (100 a 200) é estudado mais detalhadamente. Os benefícios clínicos do fármaco e uma faixa mais abrangente da toxicidade podem ser determinados nesta fase.

Na fase 3, o fármaco é avaliado em um número maior de pacientes para estabelecer a segurança e eficácia sob as condições de uso indicado. Os estudos da fase 3 podem ser de difícil planejamento e execução, sendo geralmente caros por causa do grande número de pacientes envolvidos e da quantidade de dados que deve ser coletada e analisada.

Frequentemente são necessários 4 a 6 anos de testes clínicos para acumular todos os dados. Geralmente, o teste de segurança crônica em animais é feito simultaneamente com os testes clínicos.

Em cada uma das três fases formais dos testes clínicos, os voluntários ou pacientes devem ser informados sobre o estágio da investigação do fármaco assim como os possíveis riscos, devendo ter a permissão para declinar de ou consentir em sua participação no estudo e em receber o fármaco. Se os resultados clínicos ou em animais de laboratório satisfizerem as expectativas, será feita uma solicitação para a permissão da comercialização do novo fármaco. O processo de solicitar a aprovação para comercialização exige a submissão da New Drug Application (Solicitação de novo fármaco) (NDA) ao FDA (Fig. 1.1). A revisão do FDA sobre este material e a decisão acerca da aprovação podem levar 3 anos ou mais. Se o FDA aprova a NDA, o fabricante do fármaco, junto com o FDA, desenvolve uma bula para o fármaco. Essa bula descreve a condição clínica tratada pelo fármaco, os efeitos adversos do fármaco e suas doses. Após o fármaco ser aprovado e comercializado, pode ser prescrito para outras condições clínicas não indicadas na bula. Este é o uso *"não indicado"* do fármaco. Nos casos em que é observada uma necessidade urgente, o processo de testes pré-clínico e clínico bem como a revisão do FDA podem ser acelerados. Para doenças graves, o FDA pode permitir a comercialização ampla, mas controlada, do novo fármaco antes do término dos estudos da fase 3.

Uma vez que a comercialização de um fármaco tenha começado, a fase 4 tem início, sendo a fase de monitoramento sobre a segurança do novo fármaco sob condições reais de uso em um número maior de pacientes. A fase 4 não tem duração fixa.

O tempo desde o preenchimento da solicitação da patente até a aprovação para a comercialização de um novo fármaco pode ser de 5 anos ou mais. Como a expectativa de validade de uma patente é de 20 anos nos EUA, o proprietário da patente, geralmente uma indústria farmacêutica, tem direitos exclusivos de comercialização do produto apenas por um tempo limitado após a aprovação da NDA. Como o processo de revisão do FDA pode ser longo, em alguns casos o tempo consumido pelo processo de revisão é incorporado ao período da patente. Entretanto, a extensão (até 5 anos) não pode aumentar o tempo total da patente em mais de 14 anos após a aprovação da NDA. Depois do vencimento da patente, qualquer empresa pode produzir e comercializar o fármaco como um *medicamento genérico*, sem pagar as taxas de licença ao proprietário da patente original. O processo de aprovação de um fármaco pelo FDA é um dos fatores limitantes em relação ao tempo que leva para um fármaco ser comercializado e chegar aos pacientes.

EVENTOS ADVERSOS E FÁRMACOS

As reações adversas graves dos fármacos comercializados são incomuns, embora efeitos tóxicos menos perigosos, como mencionado em outros lugares neste livro, sejam frequentes para algumas classes farmacológicas. As reações com risco de morte ocorrem provavelmente em menos de 2% dos pacientes internados em hospitais. Os mecanismos destas reações adversas são divididos em duas categorias principais. Frequentemente, o primeiro grupo é uma extensão dos efeitos farmacológicos conhecidos e, assim, previsíveis. Esta toxicidade geralmente é descoberta durante as fases 1 a 3 de testes. O segundo grupo, que pode ser um mecanismo imunológico ou desconhecido, costuma ser inesperado e muitas vezes não é identificado até um fármaco ser comercializado alguns anos depois. Estas toxicidades são geralmente descobertas após o início da comercialização (fase 4). Assim, os profissionais de saúde devem estar cientes dos vários tipos de reação alérgica aos fármacos.

REFERÊNCIAS

Berkowitz BA, Sachs G: Life cycle of a block buster: Discovery and development of omeprazole (Prilosec™). *Mol Interv* 2002;2:6.

Billstein SA: How the pharmaceutical industry brings an antibiotic medication to market in the United States. *Antimicrob Agents Chemother* 1994;38:2679.

Chappell WR, Mordenti J: Extrapolation of toxicological and pharmacological data from animals to humans. *Adv Med Res* 199l;20:1.

Collins JM, Grieshaber CK, Chabner BA: Pharmacologically guided phase I clinical trials based upon preclinical medication development. *J Natl Cancer Inst* 1990;82:1321.

DiMasi JA: Success rates for new medications entering clinical testing in the United States. *Clin Pharmacol Ther* 1995;58:1.

DiMasi JA: Risks in new medication development: approval success rates for investigational medications. *Clin Pharmacol Ther* 2001;69:297.

Editor's Page: Code of ethics of the World Medical Association: Declaration of Helsinki. *Clin Res* 1966;14:193.

Guarino RA: New medication approval process. In *Medications and Pharmaceutical Sciences,* Vol. 100. Nova York: Marcel Decker, 2000.

Jelovsek FR, Mattison DR, Chen JJ: Prediction of risk for human developmental toxicity: How important are animal studies? *Obstet Gynecol* 1989;74:624.

Kessler DA: The regulation of investigational medications. *N Engl J Med* 1989;320:281.

Laughren TP: The review of clinical safety data in a new medication application. *Psychopharmacol Bull* 1989;25:5.

McKhann GM: The trials of clinical trials. *Arch Neurol* 1989;46:611.

Moscucci M *et al.*: Blinding, unblinding, and the placebo effect: An analysis of patients' guesses of treatment assignment in a double-blind clinical trial. *Clin Pharmacol Ther* 1987;4l:259.

Sibille M *et al.*: Adverse events in phase one studies: A study in 430 healthy volunteers. *Eur J Clin Pharmacol* 1992;42:389.

2
Dinâmica Fármaco-Receptor

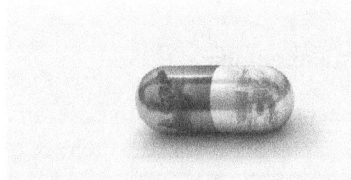

Os efeitos terapêuticos e tóxicos da maioria dos fármacos resultam de suas interações com os alvos moleculares, ou seja, os receptores no paciente. A molécula do fármaco (o ligante) interage com o receptor, iniciando a cadeia de eventos bioquímicos e fisiológicos que levam aos efeitos observados dos fármacos. Esta interação do ligante-receptor e seus resultados são parte da farmacodinâmica.

O conceito de receptor tem consequências práticas importantes para o desenvolvimento dos fármacos. Ele forma a base para a compreensão das ações e dos usos clínicos dos fármacos descritos em quase todos os capítulos deste livro. Estas consequências podem ser resumidas a seguir. Primeiro, os receptores basicamente determinam as relações quantitativas entre dose ou concentração do fármaco e os efeitos farmacológicos. A afinidade do receptor pela ligação com um fármaco determina sua concentração necessária para formar um número significativo de complexos ligante-receptor, podendo o número total de receptores limitar o efeito máximo que um fármaco pode produzir. Segundo, os receptores são responsáveis pela seletividade da ação do fármaco. O tamanho molecular, o formato e a carga elétrica de um fármaco determinam se ele se ligará a um receptor em particular na grande organização de locais de ligação quimicamente diferentes disponíveis no paciente. Consequentemente, as mudanças na estrutura química de um fármaco podem aumentar ou reduzir drasticamente suas afinidades por diferentes classes de receptores, o que resulta em alterações nos efeitos terapêuticos e nos efeitos tóxicos. Terceiro, a ativação e o bloqueio do receptor têm um papel-chave nos mecanismos de muitos efeitos clínicos dos fármacos.

LIGAÇÕES FÁRMACO-RECEPTOR

Como discutido anteriormente (Cap. 1), os receptores são moléculas específicas com as quais os fármacos interagem para produzir mudanças na função das células no paciente. Os receptores devem ser seletivos nas suas características de ligação para responder a estímulos químicos específicos. O local do receptor apresenta uma configuração tridimensional única para o fármaco se ligar. A configuração complementar do fármaco é, em parte, o que cria a afinidade do fármaco pelo local do receptor (Fig. 2.1). Os fármacos que se ligam a um grupo limitado de tipos de receptor podem ser classificados como específicos, e os fármacos que se ligam a um grande número de tipos de receptor podem ser considerados não específicos.

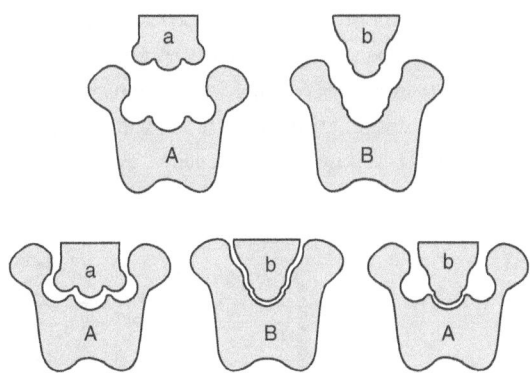

Figura 2.1 Especificidade de um fármaco pelo receptor. A estrutura do fármaco "a" permite a ligação apenas no receptor "A". Diferentemente, a estrutura do fármaco "b" permite a ligação ao receptor "A" ou "B". A conformação do fármaco "a" é de modo tal que este fármaco pode ser considerado específico do receptor "A".

Os fármacos interagem com os receptores através de ligações químicas. Os três principais tipos de ligação consistem na covalente, eletrostática e hidrofóbica. As **ligações covalentes** são fortes e, em muitos casos, irreversíveis sob condições biológicas. As **ligações eletrostáticas** são mais fracas que as covalentes, mais comuns e frequentemente reversíveis. As **ligações hidrofóbicas** são as mais fracas e provavelmente as mais importantes nas interações de fármacos lipossolúveis e em "bolsas" hidrofóbicas dos receptores.

CURVAS DE DOSE-RESPOSTA

Relações dose-resposta graduais

Para iniciar uma sequência de eventos celulares que no final resulta em respostas fisiológicas e clínicas, quase todos os fármacos e todos os ligantes endógenos (hormônios, neurotransmissores) devem ligar-se a receptores específicos. Quando a resposta de um sistema de receptor é medida contra as concentrações de um fármaco, o gráfico da resposta *versus* a concentração ou dose do fármaco é chamado de curva de dose-resposta gradual (Fig. 2.2a). Organizar os mesmos dados com um eixo logarítmico para a dose, geralmente resulta em uma curva sigmoide que facilita a manipulação dos dados da dose-resposta (Fig. 2.2b). A concentração de um fármaco necessária para alcançar 50% da resposta máxima é chamada de concentração eficiente para 50% de resposta (EC_{50}). Para alguns ligantes, a EC_{50} também estima a concentração que liga 50% dos receptores disponíveis. Assim, a curva de dose-resposta relaciona a ligação do fármaco ao receptor, ou seja, a *afinidade* do fármaco pelo receptor. Para produzir uma resposta, o fármaco deve demonstrar não apenas a ligação aos receptores mas também uma atividade intrínseca ou capacidade de iniciar uma resposta. Existem concentrações de fármacos abaixo das quais não é observada resposta clínica benéfica. A concentração na qual as doses menores não produzem o efeito clínico é a **dose mínima eficiente**. Adicionalmente, em algum ponto (o efeito máximo; $E_{máx.}$), não é observada resposta clínica adicional com concentrações maiores. O $E_{máx.}$ também pode ser definido como a *eficácia* máxima do fármaco.

Relações dose-resposta quantais

Quando a dose mínima necessária para produzir uma magnitude indicada de resposta é avaliada para uma população, pode-se determinar a relação dose-resposta quantal. Quando representada no gráfico como a fração da população que responde a cada dose *versus* o log da dose administrada, é obtida uma curva cumulativa de dose-resposta quantal (Fig. 2.3). A partir destas curvas, a **dose média eficaz (ED_{50})**, a **dose média tóxica (TD_{50})** e, em animais, a **dose média letal (LD_{50})** podem ser calculadas.

A partir destas relações dose-resposta quantais, várias características de segurança podem ser determinadas para cada fármaco. Estas variáveis são o índice terapêutico e a janela terapêutica. O *índice terapêutico* representa uma estimativa da segurança de um fármaco, pois é esperado que um fármaco muito seguro tenha uma dose tóxica muito maior e uma dose efetiva muito menor. O cálculo para o índice terapêutico é feito dividindo a TD_{50}, ou LD_{50}, pela ED_{50} para o fármaco. Infelizmente, várias inclinações para os gráficos de dose-resposta algumas vezes tornam o índice terapêutico uma medida ruim de segurança. Um índice de segurança alternativo é a *janela terapêutica*, a qual descreve a faixa de dose entre a dose mínima eficaz e a **dose mínima tóxica**. A Fig. 2.3 descreve os gráficos de dose-resposta para o benefício clínico, a toxicidade e a letalidade para um fármaco hipotético. O índice terapêutico é calculado como sendo aproximadamente 27 com base na TD_{50} e na ED_{50}. A janela terapêutica para este mesmo fármaco hipotético é de cerca de 0,1 a 2,0 mcg/kg.

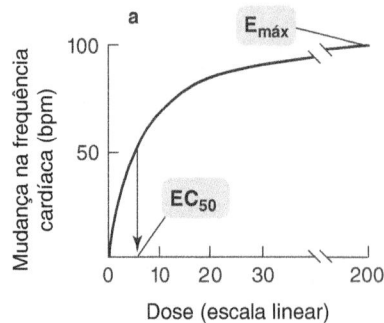 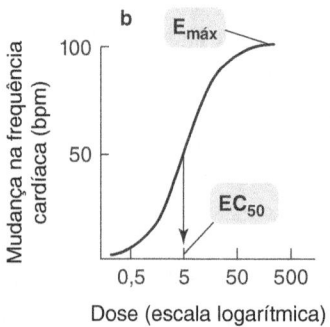

Figura 2.2 Gráfico de dose-resposta gradual. (a) Relação entre a dose ou a concentração do fármaco e o efeito do fármaco. Quando o eixo da dose é linear, é comum obter uma curva hiperbólica. (b) Os mesmos dados em um eixo de dose logarítmico.

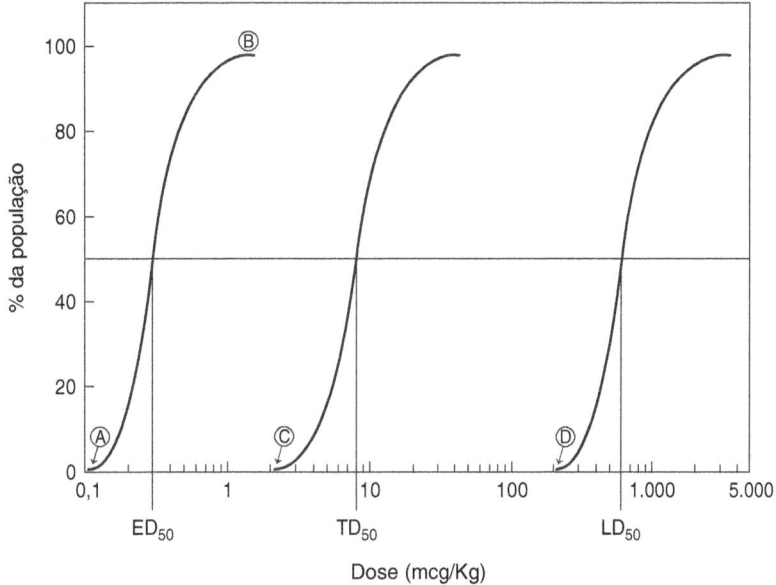

Figura 2.3 Gráfico da dose-resposta quantal. As curvas são geradas a partir da distribuição da frequência das doses de um fármaco hipotético necessário para produzir os efeitos especificados. São descritas a dose média eficaz (ED_{50}: 0,3 mcg/kg), dose média tóxica (TD_{50}: 8 mcg/kg) e a dose média letal (LD_{50}: 600 mcg/kg). As seguintes abreviações são usadas no gráfico: A: dose mínima eficaz (MED: 0,1 mcg/kg), B: dose máxima eficaz (1,5 mcg/kg), C: dose mínima tóxica (MTD: 2 mcg/kg) e D: dose mínima letal (200 mcg/kg). O índice terapêutico é calculado dividindo o valor de TD_{50} (8 mcg/kg) pela ED_{50} (0,3 mcg;kg) para obter aproximadamente 27. A janela terapêutica é determinada pela faixa entre a MED (0,1 mcg/kg) e a MTD (2 mcg/kg) para obter 0,1 a 2 mcg/kg.

Potência

A potência indica a quantidade do fármaco necessária para produzir um dado efeito. A potência pode ser determinada pelas curvas graduais de dose-resposta ou pelas curvas quantais de dose-resposta, entretanto os valores não são idênticos. Nas medidas graduais de dose-resposta, a potência caracteriza-se pela EC_{50} (Fig. 2.2). Quanto menor a EC_{50}, maior a potência do fármaco. Nas curvas quantais de dose-resposta, as medidas de ED_{50}, TD_{50} e LD_{50} são identificadas como variáveis de potência (Fig. 2.3).

DINÂMICA DO FÁRMACO-RECEPTOR

Agonistas totais e agonistas parciais

Alguns fármacos exógenos e muitos ligantes endógenos, como os hormônios e os neurotransmissores, regulam o funcionamento dos receptores como **agonistas** totais. Estes agentes demonstram afinidade e eficácia máxima pelos receptores que resultam na resposta fisiológica observada na clínica (Fig. 2.4). Um agonista parcial se liga ao receptor no mesmo local que um ligante agonista total, porém as curvas log de dose-resposta para um agonista parcial e um agonista total demonstram que um agonista parcial alcança um efeito máximo menor mesmo com a total ocupação do receptor (Fig. 2.4). Por definição, os agonistas parciais têm uma eficácia máxima menor do que os agonistas totais e, na presença de agonistas totais podem inibir estes, reduzindo sua resposta.

Nem todos os fármacos demonstram a mesma afinidade pelo receptor mesmo se forem capazes de demonstrar a mesma eficácia máxima, e alguns fármacos podem demonstrar uma eficácia máxima menor, todavia demonstram uma potência maior. A Fig. 2.4 apresenta dois agonistas totais (A e B) que produzem a mesma eficácia máxima, embora "B" tenha menor afinidade pelo receptor comparado com "A". Como resultado desta diferença de ligação, o agonista total "A" é descrito como tendo maior potência comparada com o "B". A potência dos agonistas parciais também varia de acordo com o medicamento. O agonista parcial "C" demonstra uma eficácia máxima menor que ambos os agonistas totais (A ou B), embora tenha uma potência maior do que ambos os agonistas totais. Assim, a potência e a eficácia máximas não são intercambiáveis. Ou seja, um fármaco pode ter potência maior e eficácia máxima menor.

Antagonistas competitivos

Alguns fármacos podem ocupar um receptor sem ativar o mecanismo de sinalização. Estes fármacos são

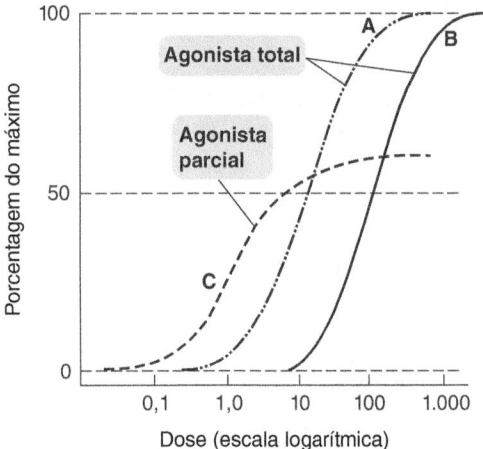

Figura 2.4 Comparação das curvas log teóricas de dose-resposta para os agonistas totais (**A** e **B**) e um agonista parcial (**C**). Ambos os agonistas totais demonstram a mesma eficácia máxima. O fármaco "A" também é mais potente que o fármaco "B" porque a EC_{50} do fármaco "A" é aproximadamente 10, e a EC_{50} do fármaco "B" é aproximadamente 100. O agonista parcial age no mesmo local do receptor como os agonistas totais e demonstra afinidade pelo receptor. Entretanto, comparado com os agonistas totais, o agonista parcial produz um efeito máximo menor, ou seja, tem menor eficácia. A EC_{50} para o agonista parcial é de aproximadamente 1. Um agonista parcial pode ser mais potente que (como descrito), menos potente que ou tão potente quanto o agonista total.

antagonistas, pois têm afinidade pelo receptor sem apresentar eficácia. Os antagonistas competitivos se ligam reversivelmente no mesmo local do receptor que o agonista (Fig. 2.5a). Na presença de um antagonista competitivo, a curva log de dose-resposta do agonista desloca-se para doses maiores, ou seja, horizontalmente para a direita. Os antagonistas competitivos deslocam a ED_{50} para doses maiores — entretanto, com uma concentração suficiente de agonista, o mesmo $E_{máx.}$ ainda pode ser alcançado.

Antagonistas irreversíveis ou pseudoirreversíveis

Diferente dos antagonistas competitivos, alguns antagonistas se ligam ao local do receptor do agonista com ligações eletrostáticas ou de hidrogênio muito fortes, ou se ligam covalentemente. Uma vez ligados ao receptor, estes antagonistas são liberados lentamente. Sob tais condições, a ligação pode ser considerada irreversível ou pseudoirreversível, o que, do ponto de vista funcional, pode ser considerado um antagonismo não competitivo. A curva log de dose-resposta para estes antagonistas resulta no decréscimo no $E_{máx.}$ e um deslocamento mínimo para a direita da ED_{50} (Fig. 2.5b).

Antagonistas e agonistas alostéricos

Outros fármacos se ligam ao receptor em um local diferente do ligante endógeno ou do agonista. Quando estes fármacos inibem os efeitos do ligante ou do agonista no receptor, são conhecidos como antagonistas alostéricos (Fig. 2.5c). A curva log de dose-resposta para um antagonista alostérico é similar à de um antagonista não competitivo com um deslocamento mínimo para a direita da ED_{50} e um aumento no $E_{máx}$. Isto ocorre porque os antagonistas alostéricos e os agonistas se ligam em diferentes locais no receptor. Assim, nenhuma concentração do agonista vai deslocar o antagonista alostérico.

Por outro lado, quando um fármaco se liga ao receptor em um local diferente do ligante ou agonista endógeno e potencializa os efeitos do ligante ou do agonista, o fármaco é conhecido como sendo um potencializador alostérico (Fig. 2.5d). Os potencializadores alostéricos deslocam a curva log de dose-resposta para a esquerda, reduzindo a ED_{50} e mantendo o $E_{máx}$.

Formas adicionais de antagonismo

O antagonismo não está restrito à ligação no mesmo receptor que o agonista. O antagonismo fisiológico pode ocorrer quando um fármaco se liga a um receptor que produz um efeito oposto ao de um fármaco diferente que se liga em um diferente receptor. Um exemplo deste tipo de antagonismo é o dos fármacos que estimulam o sistema parassimpático ao antagonizar os fármacos que ativam o sistema simpático. O antagonismo químico é um mecanismo que não depende do receptor. Neste caso, os fármacos interagem diretamente uns com os outros, e o efeito antagonista não é mediado através de um receptor. Um exemplo deste tipo de antagonismo é o de um fármaco que se liga diretamente a outro para evitar sua ação, como, por exemplo, os anticorpos antidigoxina.

MECANISMOS DE SINALIZAÇÃO

Grande parte da sinalização transmembrana é feita através de um pequeno número de diferentes mecanismos moleculares. Cada tipo de receptor é produzido a partir de diferentes famílias de proteínas com um mecanismo específico para interpretar um ou diferentes sinais. Estas famílias de proteínas consistem nos receptores da superfície e nos localizados nas células, assim como enzimas e outros componentes que geram, amplificam, coordenam e encerram a sinalização pós-receptora dentro da célula.

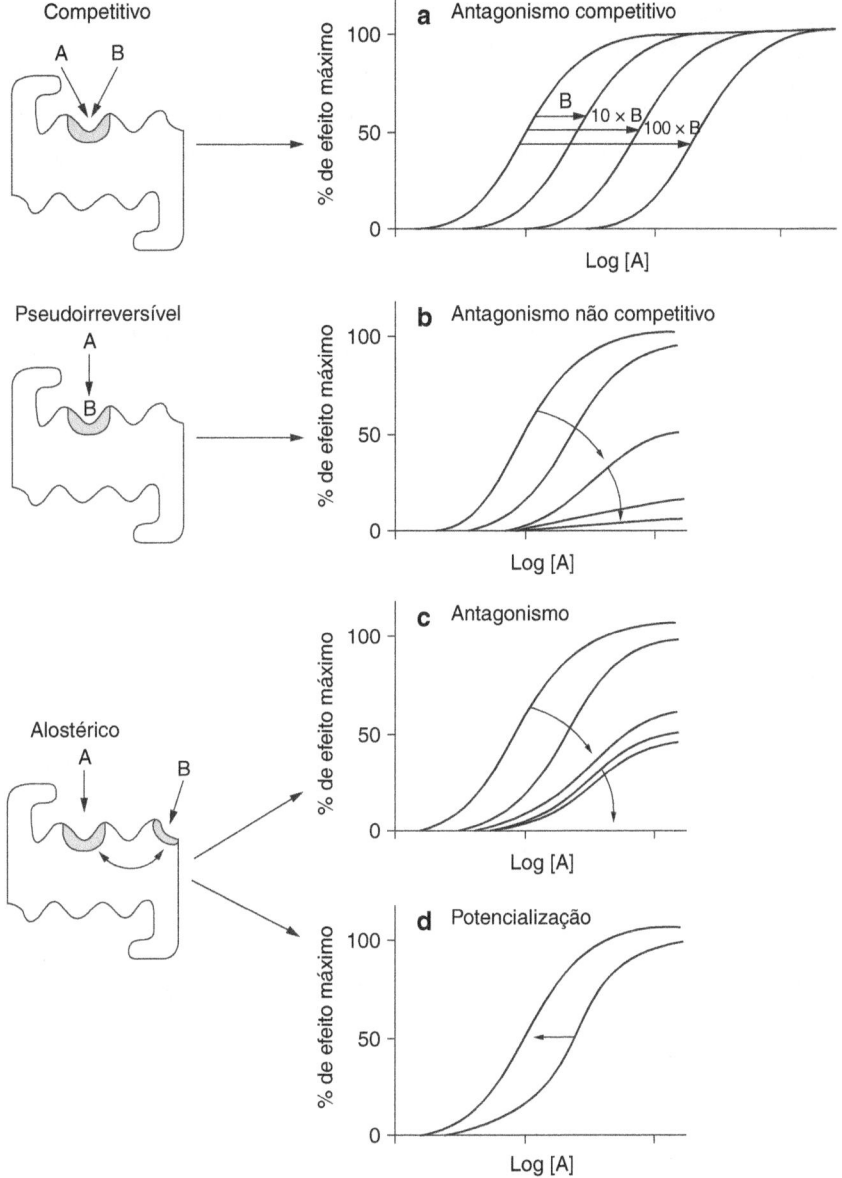

Figura 2.5 Mecanismos de interação fármaco-receptor. (a) O antagonismo competitivo ocorre quando o agonista "A" e o antagonista competitivo "B" competem pelo mesmo local de ligação no receptor. As curvas de resposta para o agonista são deslocadas para a direita de forma dependente da concentração pelo antagonista. (b) Se o antagonista se liga no mesmo local do agonista, mas de forma irreversível ou com uma velocidade de dissociação muito lenta (pseudoirreversível), provoca um deslocamento mínimo na curva de dose-resposta para a direita, mas deprime a resposta máxima (antagonismo não competitivo [b]). Os efeitos alostéricos ocorrem quando "B" se liga a um local diferente no receptor comparado com "A". (c) Se a ligação de "B" reduz a resposta de "A", é chamada de antagonismo alostérico. (d) Se a ligação de "B" aumenta a resposta de "A", denomina-se potencialização alostérica (d). (Reproduzida, com autorização, de Brunton LL, Lazo JS, Parker KL eds. Goodman & Gilman. *As Bases Farmacológicas da Terapêutica*, 11ª edição, McGraw-Hill Interamericana do Brasil, 2006.)

Esta seção discute os mecanismos para levar as informações químicas pela membrana plasmática que resultam no efeito do fármaco quando um agonista se liga. Cinco mecanismos básicos de sinalização transmembrana são bem compreendidos (Fig. 2.6). Cada qual usa uma estratégia diferente para superar a barreira apresentada pela camada lipídica dupla da membrana plasmática.

Receptores Intracelulares

O primeiro tipo de receptor responde a um agonista lipossolúvel que atravessa a membrana e age sobre uma molécula de receptor intracelular (Fig. 2.6a). Um exemplo desta classe é o gás **óxido nítrico (ON)**, o qual estimula a enzima intracelular guanililciclase que produz a guanidina monofosfato cíclico (cGMP), um **segundo mensageiro**.

Outras classes de agonistas que atuam sobre receptores intracelulares são os hormônios derivados do colesterol (adrenocorticosteroides, hormônios sexuais e vitamina D) e os hormônios da tireoide. Estes agonistas se ligam a seus receptores e estimulam a transcrição do gene. O mecanismo usado pelos hormônios que agem regulando a expressão genética tem duas consequências terapêuticas importantes. Primeiro, todos estes hormônios produzem seus efeitos após um período de latência de 30 min a várias horas, o tempo necessário à síntese de novas proteínas. Assim, não se pode esperar que os hormônios ativadores de genes alterem um quadro patológico em minutos. Segundo, o efeito fisiológico a partir da estimulação destes receptores pode persistir por horas ou dias após a concentração do agonista ter sido reduzida a zero. A persistência do efeito ocorre principalmente por causa da renovação relativamente lenta da maioria das enzimas e proteínas, que podem permanecer ativas por horas ou dias após terem sido sintetizadas. Consequentemente, isto significa que os efeitos benéficos (ou tóxicos) de um sistema ativado por gene geralmente se reduzirão lentamente após o término do estímulo.

Receptores nas proteínas transmembrana

Alguns receptores transmembrana possuem atividade enzimática intracelular regulada alostericamente quando um agonista se liga a um local sobre o domínio extracelular da proteína (Fig. 2.6b, c). Esta classe de receptores regula as primeiras etapas na sinalização pela insulina bem como vários fatores de crescimento e hormônios tróficos. Tais receptores são polipeptídios que consistem em um domínio extracelular para a ligação do hormônio e um domínio enzimático citoplasmático. O domínio citoplasmático pode ter atividade enzimática diretamente relacionada com o receptor, ou uma molécula de enzima distinta pode estar associada ao domínio citoplasmático. Em todos estes receptores, os dois domínios são conectados através de um segmento hidrofóbico do polipeptídio que cruza a dupla camada lipídica da membrana plasmática. O caminho de sinalização do receptor **quinase** é um exemplo e começa com um ligante se ligando ao domínio extracelular do receptor. A mudança resultante na conformação do receptor aproxima os domínios quinase dos dois receptores adjacentes que se tornam enzimaticamente ativos e fosforilam as proteínas adicionais sinalizadoras descendentes. Os receptores ativados catalisam a fosforilação dos resíduos de tirosina em diferentes proteínas sinalizadoras-alvo, permitindo que um único tipo de receptor ativado module vários processos bioquímicos.

Receptores nos canais iônicos transmembrana

Muitos fármacos úteis agem mimetizando ou bloqueando as ações dos agentes endógenos que regulam o fluxo de íons através de canais da membrana plasmática (Fig. 2.6d). Os ligantes endógenos consistem na acetilcolina, serotonina, **ácido gama-aminobutírico (GABA)**, glicina, aspartato e glutamato. Todas estas moléculas são

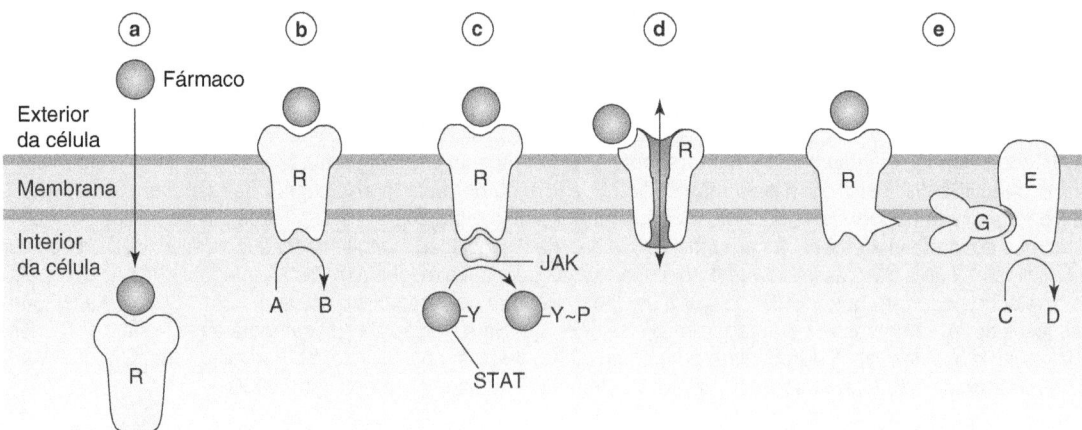

Figura 2.6 Mecanismos de sinalização dos efeitos dos fármacos. Os cinco principais mecanismos de sinalização são conhecidos: (a) difusão transmembrana do ligante para se ligar a um receptor intracelular; (b) receptores enzimáticos transmembrana, cujo domínio externo fornece a função do receptor, e o domínio interno fornece o mecanismo que converte A em B; (c) receptores transmembrana que, após a ativação por um ligante apropriado, ativam as moléculas móveis separadas da proteína tirosinoquinase (JAK), as quais fosforilam as moléculas que regulam a transcrição (STAT); (d) canais transmembrana abertos ou fechados por um ligante no local do receptor; (e) receptores acoplados à proteína G que utilizam uma proteína de ligação para ativar uma molécula efetora distinta. Os seguintes símbolos são usados no gráfico: A, C, substratos; B, D, produtos; R, receptor; G, proteína G; E, efetor (enzima); Y, tirosina; P, fosfato, JAK, Janus-quinase, STAT, transdutores de sinal e ativadores de transcrição.

transmissores sinápticos. Cada um destes receptores transmite seu sinal através da membrana plasmática aumentando a condutância transmembrana do íon envolvido (geralmente sódio, potássio, cálcio ou cloreto) e, assim, alterando o potencial elétrico na membrana.

Receptores ligados à proteína G

Finalmente, muitos ligantes extracelulares atuam ligados aumentando as concentrações intracelulares dos segundos mensageiros, como a adenosina monofosfato cíclico, o íon cálcio ou os fosfoinositídios (Figs. 2.6e). Na maioria dos casos, eles usam um sistema de sinalização transmembrana com três componentes distintos. Primeiro, o ligante extracelular é detectado especificamente por um receptor na superfície da célula. A ligação com o receptor dispara a ativação da proteína G localizada na face citoplasmática da membrana plasmática. A proteína G ativada muda a atividade do elemento efetor, geralmente uma enzima ou canal de íon. Este elemento muda a concentração do segundo mensageiro intracelular.

O término da ação do fármaco no receptor resulta de um entre vários processos. Nos sistemas de receptor ligado à proteína G, o segundo mensageiro (como exemplificado pela cAMP) é inativado pela fosfodiesterase (Fig. 2.7). Por outro lado, o canal de íon aberto pelo receptor fecha, encerrando o evento. Em alguns casos, o efeito dura o tempo que o fármaco ocupa o receptor; assim, a dissociação do fármaco do receptor encerra automaticamente o efeito. Em muitos casos, entretanto, a ação pode durar após o fármaco ter-se dissociado — pois, por exemplo, algumas moléculas da ligação ainda estão presentes na forma ativa. No caso dos fármacos que se ligam covalentemente ao receptor, o efeito pode durar até o complexo ligante-receptor ser destruído e novos receptores serem sintetizados.

REGULAÇÃO DO RECEPTOR

O número de receptores presente em um sistema biológico e disponível para interação com um fármaco não é constante. A capacidade do receptor de iniciar um sinal como resultado da ligação de um agonista varia de acordo com o número real de receptores disponíveis para a ligação do agonista. As variáveis responsáveis por esta regulação do receptor podem incluir a ativação repetida dos receptores por curto ou longo prazos ou outras variações na homeostase da célula. As mudanças na regulação do receptor podem ser o resultado da terapia farmacológica e ter efeitos adversos importantes.

Dessensibilização e regulação para baixo

As respostas aos agonistas mediadas por receptor frequentemente se reduzem com o tempo (dessensibilização). Não existem mudanças no número de receptores disponíveis para ligação, entretanto a capacidade dos receptores de iniciar o sinal diminui em segundos ou minutos na presença do agonista. A reduzida receptividade do sistema receptor como resultado da estimulação repetitiva ou prolongada pode decorrer da alteração química do receptor, da depleção dos segundos mensageiros intracelulares, do aumento intracelular de íons extracelulares ou de outras limitações no processo de sinalização. A dessensibilização do receptor geralmente é reversível após intervalos mais longos entre as exposições ao agonista.

Por outro lado, a **regulação para baixo** é a redução no número de receptores disponíveis para ligação com o agonista (Fig. 2.8b). A regulação para baixo é o resultado da exposição dos receptores a agonistas por períodos de horas a dias. A regulação para baixo ocorre mais lentamente e geralmente resulta da degradação dos receptores que excede a síntese de novos receptores. A dessensibilização e a regulação para baixo podem resultar em uma redução da resposta máxima quando um agonista estimula os receptores.

Regulação para cima

Uma redução prolongada da estimulação dos receptores ou o bloqueio crônico dos receptores por um antagonista podem resultar no aumento no número de receptores disponíveis para ligação e estimulação. Este aumento no número de receptores é chamado de **regulação para cima** (Fig. 2.8c). A falta de estimulação do receptor pode reduzir a taxa de degradação dos receptores e, se a síntese dos receptores se mantém, o resultado é um aumento no número total de receptores disponíveis para estimulação. Similarmente, o bloqueio crônico dos receptores pode

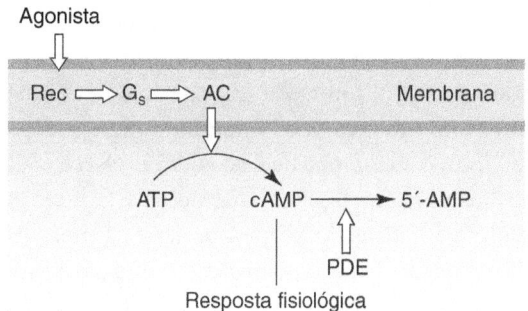

Figura 2.7 A rota do segundo mensageiro cAMP. As proteínas-chave consistem nos receptores hormonais (Rec), uma proteína G estimulante (G_s), adenililciclase catalítica (AC) e fosfodiesterases (PDE) que hidrolisam o cAMP. A hidrólise do cAMP encerra a atividade do segundo mensageiro.

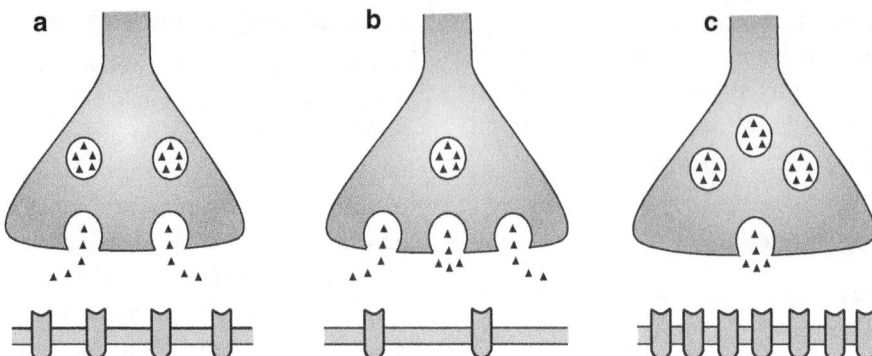

Figura 2.8 Esta figura representa uma típica sinapse com o neurotransmissor liberado da membrana pré-sináptica e os receptores localizados na membrana pós-sináptica sob três diferentes condições: normal (a), regulação para baixo (b) e regulação para cima (c). Em comparação com as taxas de estimulação normal (a), a regulação para baixo (b) pode ser o resultado do aumento da liberação do neurotransmissor do lado pré-sináptico e da estimulação dos receptores pós-sinápticos por um período de horas ou dias. O resultado é uma redução no número de receptores pós-sinápticos. Diferentemente, a regulação para cima é um aumento no número de receptores disponíveis para ligação comparado com as taxas de estimulação normal (a). A regulação para cima pode ser resultado do bloqueio crônico dos receptores por um antagonismo competitivo no receptor (não demonstrado) ou da liberação reduzida do neurotransmissor do lado pré-sináptico e da estimulação reduzida do receptor pós-sináptico por um período de tempo similar (c).

levar a menor degradação do receptor com a contínua síntese deste, resultando em aumento no número total de receptores disponíveis para estimulação. Por causa do aumento no número total de receptores disponíveis em um sistema com regulação positiva, a estimulação pode resultar em resposta máxima potencializada, evento que pode ocorrer, por exemplo, quando o antagonista dos receptores é retirado abruptamente.

FOCO NA REABILITAÇÃO

O fisioterapeuta deve se lembrar de que todos os efeitos clínicos benéficos dos fármacos ocorrem em faixas específicas de concentração. Estas faixas de concentração são únicas para diferentes classes farmacológicas e fármacos, bem como para alguns fármacos, para o paciente em questão. As concentrações abaixo desta faixa eficaz não fornecem benefício terapêutico, e as concentrações acima desta faixa quase sempre resultam em efeitos adversos. Como discutido no Cap. 3, um mecanismo de ação dos fármacos pode envolver mimetizar ou inibir um ligante endógeno. Além disso, o mecanismo de ação pode envolver a competição direta com um ligante endógeno, ou o fármaco pode modular a afinidade do receptor por este ligante. Alguns fármacos podem inativar permanentemente o receptor ao qual se ligam ou estimular mecanismos **homeostáticos** celulares adicionais de modo que seu efeito clínico dure mesmo depois que o próprio fármaco não seja mais detectável no paciente. Finalmente, os números de receptores não são estáticos, mas estão em constante mudança.

Os terapeutas devem saber se um fármaco é um agonista, antagonista ou agonista parcial. Este esquema de classificação é fundamental à compreensão da farmacologia e ajuda o terapeuta a avaliar a resposta fisiológica do paciente ao fármaco, os potenciais efeitos adversos e as interações fármaco-fármaco.

REFERÊNCIAS

Bootman MD *et al.*: Calcium signalling — An overview. *Semin Cell Dev Biol* 2001; 12:3.

Bourne HR: How receptors talk to trimeric G proteins. *Curr Opin Cell Biol* 1997;9:134.

Buxton IL: Farmacocinética e farmacodinâmica: a dinâmica da absorção, distribuição, ação e eliminação dos fármacos. Em *Goodman & Gilman* As Bases Farmacológicas da Terapêutica, 11ª ed., Brunton LL, Lazo JS, Parker KL (eds.) Rio de Janeiro, McGraw-Hill Interamericana do Brasil, 2007:36.

Catterall WA: From ionic currents to molecular mechanisms: The structure and function of voltage-gated sodium channels. *Neuron* 2000;26:13.

Farfel Z, Bourne HR, Iiri T: The expanding spectrum of G protein diseases. *N Engl J Med* 1999;340:1012.

Jan LY, Stevens CF: Signalling mechanisms: A decade of signalling. *Curr Opin Neurobiol* 2000;10:625.

Kenakin T: Efficacy at G-protein-coupled receptors. *Nat Rev Drug Discov* 2002;1: 103.

Mitlak BH, Cohen FJ: Selective estrogen receptor modulators: A look ahead. *Drugs* 1999;57:653.

Pierce KL, Premont RT, Lefkowitz RJ: Seven-transmembrane receptors. *Nature Rev Mol Cell Biol* 2002;3:639.

Schlessinger J: Cell signaling by receptor tyrosine kinases. *Cell* 2000;103:193.

Tsao P, von Zastrow M: Downregulation of G protein-coupled receptors. *Curr Opin Neurobiol* 2000;10:365.

Farmacocinética

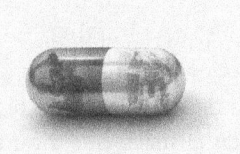

O termo *farmacocinética* significa os efeitos dos sistemas biológicos sobre os ligantes endógenos e os fármacos. Quase todos os fármacos, exceto os administrados diretamente no tecido-alvo, onde os receptores sugeridos estão localizados, são absorvidos a partir do local de administração, transportados pela circulação a vários tecidos no corpo e, em seguida, alcançam o tecido-alvo. Ao mesmo tempo, o corpo tenta converter estes fármacos em formas que lhes permitam serem facilmente removidos. Esta sequência representa a absorção, distribuição, biotransformação, eliminação e excreção dos fármacos.

NATUREZAS FÍSICA E QUÍMICA DOS FÁRMACOS

Os fármacos atualmente disponíveis consistem em íons inorgânicos, moléculas orgânicas não peptídicas, pequenos peptídios e proteínas, ácidos nucleicos, lipídios e carboidratos. Os fármacos podem variar em tamanho e peso molecular (PM), com PM 7 para o lítio e PM acima de 50.000 para as enzimas trombolíticas. Entretanto, a maioria dos fármacos possui pesos moleculares entre 100 e 1.000. São encontrados com frequência em plantas ou animais, mas muitos são parcial ou completamente sintetizados. Acredita-se que os fármacos de origem natural, especialmente as **ervas**, sejam algumas vezes mais seguros que os fármacos sintetizados, o que é uma concepção popular errônea. A segurança de um fármaco baseia-se em suas propriedades farmacodinâmicas (Cap. 2) e farmacocinéticas, e não na sua fonte.

Hidrossolubilidade e lipossolubilidade

Uma das propriedades importantes de um fármaco é a sua solubilidade em vários componentes do corpo, como, por exemplo, os ambientes **aquosos** extracelulares e intracelulares, bem como as membranas lipídicas das células. A hidrossolubilidade de um fármaco é uma função do grau de ionização ou polaridade da molécula. As moléculas de água se comportam como dipolos, sendo atraídas pelas moléculas com cargas, formando uma cápsula aquosa ao redor destas. Por outro lado, a lipossolubilidade de uma molécula é inversamente proporcional à sua carga. Muitos fármacos são bases fracas ou ácidos fracos. Para tais moléculas, o pH do meio determina a fração das moléculas ionizadas *versus* moléculas não ionizadas. Se o **pK_a** do fármaco e o pH do meio são conhecidos, a fração de moléculas no estado ionizado pode ser prevista a partir da equação de Henderson-Hasselbalch (equação 1):

$$\text{Log (forma protonada/forma não protonada)} = pK_a - pH \quad (1)$$

Na equação 1, "protonada" significa associada a um próton, ou seja, um íon de hidrogênio. Esta equação é utilizada para ácidos e bases. As bases fracas são ionizadas e, por consequência, mais polares e hidrossolúveis quando protonadas. Por outro lado, os ácidos fracos são não ionizados quando protonados, por isto são menos hidrossolúveis. As seguintes equações resumem estes pontos para as bases fracas (equação 2) e os ácidos fracos (equação 3):

$$\text{Base fraca } RNH_3^+ \Leftrightarrow RNH_2 + H^+ \quad (2)$$
$$\text{(Protonada)} \quad \text{(Não protonada)}$$

$$\text{Ácido fraco } RCOOH \Leftrightarrow RCOO^- + H^+ \quad (3)$$
$$\text{(Protonada)} \quad \text{(Não protonada)}$$

A relação de Henderson-Hasselbalch é clinicamente importante na absorção de nutrientes e fármacos a partir do lúmen gastrintestinal (GI) bem como na excreção dos metabólitos pelos rins. No trato GI, os ácidos fracos podem ser absorvidos de forma passiva pelo estômago onde o pH está na faixa 1 a 3 e estes ácidos são não ionizados (Fig. 3.1a), porém as bases fracas não têm boa absorção neste ambiente porque são ionizadas neste pH. Por outro lado, as bases fracas são absorvidas normalmente de forma passiva no intestino delgado, onde o pH está na faixa 5 a 7 (Fig. 3.1b). Um mecanismo similar pode ser aplicado no rim para reter as bases e os ácidos na urina ao acidificá-la ou alcalinizá-la, ionizando as moléculas e reduzindo sua reabsorção.

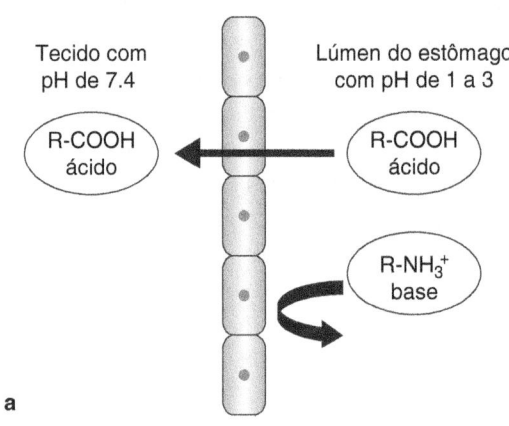

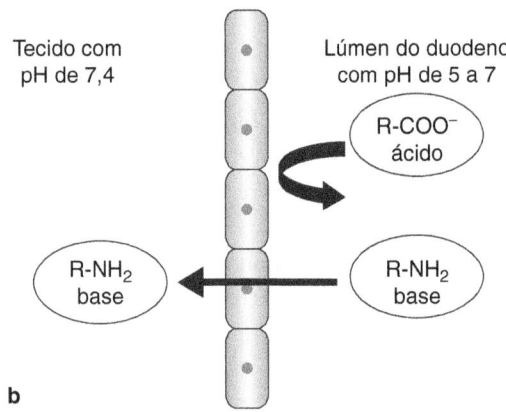

Figura 3.1 O efeito do pH e da ionização sobre a absorção dos ácidos e bases fracos no sistema gastrintestinal. (a) O pH no estômago permite a absorção passiva dos ácidos fracos, mas não das bases fracas. (b) Por outro lado, o pH maior no intestino delgado permite a absorção passiva das bases fracas, mas não dos ácidos fracos.

VIAS DE ADMINISTRAÇÃO E ABSORÇÃO

Quando os fármacos penetram no corpo em locais distantes do tecido ou órgão-alvo, devem ser transportados pela circulação para o local de ação indicado. Para entrar na corrente sanguínea, um fármaco deve ser absorvido do seu local de administração. Assim, a absorção descreve a entrada do fármaco no organismo. Mas, nem todas as vias de administração resultam em quantidades similares de fármaco que alcançam a circulação sistêmica e o tecido-alvo. De fato, para alguns fármacos e certas vias de administração, a quantidade absorvida pode acabar sendo apenas uma pequena fração da quantidade administrada. Assim, a taxa e a eficiência da absorção do fármaco diferem conforme a via de administração do fármaco. As duas principais vias de administração dos fármacos são a enteral e a parenteral. As vias enterais envolvem o sistema GI para a administração do fármaco. As vias de administração parenteral são todas as rotas de absorção que não estão associadas ao sistema GI e que usam os sistemas vascular, musculoesquelético, pulmonar e cutâneo para os locais de administração. As vias comuns de administração estão listadas no Quadro 3.1.

Administração enteral

As vias de administração enteral consistem nas vias *oral*, *sublingual* ou *bucal* e *retal*. A administração oral é definida pela deglutição do fármaco e sua absorção a partir do lúmen do sistema GI. A maioria dos fármacos prescritos atualmente é indicada para liberação oral. Tal via oferece grande comodidade, sendo usada quando é necessário o tratamento crônico; contudo a absorção por esta via pode ser mais lenta e menos completa do que por algumas vias parenterais. Além disso, quando o fármaco é administrado por via oral e absorvido no estômago e intestino, ele deve passar pelo fígado antes de entrar na circulação sistêmica. Como descrito adiante, o fígado pode transformar o fármaco em uma forma inativa antes de entrar na circulação sistêmica. Este efeito do fígado sobre a administração oral de um fármaco é conhecido como *efeito de primeira passagem*. Todas as vias parenterais evitam o efeito de primeira passagem.

As vias de liberação bucal (administração no espaço entre a gengiva e a bochecha) e sublingual (administração sob a língua) são incomuns, pois permitem a absorção direta do fármaco na circulação sistêmica sem o efeito de primeira passagem, processo que pode ser

Quadro 3.1 Vias de administração, características gerais e biodisponibilidade		
Via	**Características**	**Biodisponibilidade (%)**
Enterais		
VO	Mais conveniente; o efeito de primeira passagem pode ser significativo	5 a < 100
Sublingual/bucal	Evita o efeito de primeira passagem	75 a < 100
Retal	Menos efeito de primeira passagem que a via oral	30 a < 100
Parenterais		
IV	Início muito rápido	100 (por definição)
IM	É possível usar grandes volumes; pode ser dolorosa	75 a ≤ 100
SC	Volumes menores que a IV; pode ser dolorosa	75 a ≤ 100
Inalação	Frequentemente o início é muito rápido	5 a < 100
Transdérmica	Geralmente a absorção é muito lenta; usada por causa da falta de efeito de primeira passagem; duração de ação prolongada	80 a ≤ 100

VO, via oral; IV, intravenosa; IM, intramuscular; SC, subcutânea.

rápido ou lento conforme a formulação física do produto. A via sublingual oferece os mesmos recursos que a bucal. As vias de administração sublingual e bucal são utilizadas na clínica para nitroglicerina e vários outros agentes terapêuticos. Nos usuários de nicotina, o tabaco sem fumaça* é colocado no espaço bucal.

A via retal também permite uma fuga parcial do efeito de primeira passagem, embora não de forma tão completa quanto as vias sublingual ou bucal. As formulações para a via retal são geralmente prescritas como supositórios inseridos na porção inferior do reto, mas que tendem a migrar para a porção superior. A absorção a partir desta localização superior faz com que o fármaco sofra as mesmas limitações de **biodisponibilidade** que os fármacos administrados por via oral. Grandes quantidades de fármacos e aqueles com sabor desagradável são melhor administrados pela via retal do que pelas vias bucal ou sublingual. Alguns fármacos administrados por via retal podem provocar irritação.

---

*N.R.T.: sob a denominação "tabaco sem fumaça", estão todas as formas de tabagismo – exceto o uso de cigarros, charutos e congêneres, bem como cachimbos – que, evidentemente sem fumaça, são absorvidas (a nicotina) por via bucal: fumo de mascar, tabaco *dipping* (molho ou pasta de tabaco com nicotina), *water tobacco* (solução aquosa de tabaco), pó de tabaco, *creamy snuff*, tabaco dissolvível, goma de mascar etc. Este grupo pode incluir até o cigarro eletrônico (que vaporiza a nicotina) e o safé (*snuff*), em que a absorção se dá pela mucosa nasal. Existe também o tabaco herbal sem fumaça, em que uma variedade de produtos (à base de ervas) imita o tabaco. O "tabaco sem fumaça" é uma forma de tabagismo e não uma técnica para combatê-lo.

Administração parenteral

A administração vascular consiste nas vias *intravenosa* e *intra-arterial*. A via intravenosa permite a absorção instantânea e completa, sendo potencialmente perigosa porque, se a administração for muito rápida, serão alcançados níveis sanguíneos elevados do fármaco. As vias intra-arteriais, pouco usadas, são indicadas para administrar um fármaco em um órgão ou tecido.

Outra via parenteral é o sistema musculoesquelético, embora sempre através da injeção *intramuscular*. Em geral, a absorção do local da injeção intramuscular é mais rápida e com maior biodisponibilidade do que a administração oral. Grandes volumes, como 5 mℓ em cada nádega, poderão ser administrados se o fármaco não for muito irritante. Alguns fármacos não podem ser administrados por esta via por causa dos efeitos adversos no local da injeção. Os anticoagulantes de uso parenteral, como a heparina, podem provocar hematoma quando o fármaco é administrado na musculatura. Por outro lado, a administração *intra-articular* é utilizada para obter alta concentração do fármaco no espaço articular em quadros como artrite ou infecção da articulação. Em geral, a absorção do fármaco das articulações para o sangue é lenta.

A administração no sistema pulmonar consiste nas vias **intranasal** e de *inalação*. Esta administração pode ser indicada para efeitos locais ou sistêmicos. A administração intranasal de descongestionantes nasais é usada para provocar efeito local em pacientes com resfriado ou rinoconjuntivite. Similarmente, a inalação de fármacos broncodilatadores e anti-inflamatórios esteroidais é indicada para efeitos locais nas vias respiratórias em pacientes com asma ou doença pulmonar obstrutiva crônica. A liberação sistêmica também pode ser obtida a partir destes locais de administração. A calcitonina e a cocaína podem entrar na circulação sistêmica quando administradas por via intranasal. De modo similar, a liberação sistêmica de nicotina ocorre rapidamente após a inalação da fumaça de tabaco.

A pele também pode ser usada para administrar os fármacos. Se o tecido-alvo estiver localizado sob a pele, a administração será *cutânea*. Se o tecido-alvo for mais profundo que a pele, ou se o fármaco for aplicado sob a pele para ter efeitos sistêmicos, então a administração será *transdérmica*. Os fisioterapeutas utilizam vias transdérmicas (em teoria) para liberar fármacos anti-inflamatórios e analgésicos no local sob os tecidos subcutâneos. Para potencializar a liberação percutânea destes fármacos, podem ser utilizadas a energia mecânica (*fonoforese*) ou a corrente elétrica direta (*iontoforese*). Algumas pesquisas clínicas controladas relatam resultados positivos com estas vias de administração. Entretanto, os parâmetros farmacocinéticos envolvidos na fonoforese e iontoforese, como a profundidade direta da penetração no tecido pelo fármaco no local de aplicação, ainda estão sendo investigados. Na administração *subcutânea*, o fármaco é injetado sob a pele, sendo indicado para a liberação sistêmica. A insulina é o fármaco mais comum liberado através da injeção subcutânea. A absorção ocorre lentamente para todas as vias de administração que utilizam a pele.

Outras vias de administração consistem na liberação localizada para as superfícies dos olhos e da vagina, bem como injeções em compartimentos específicos, como o espaço intratecal ao redor da medula espinhal.

Vários fatores influenciam a absorção a partir do local de liberação e o efeito clínico do fármaco. O primeiro é o fluxo sanguíneo no local. Um fluxo sanguíneo elevado distribui rapidamente o fármaco a partir do local de administração e mantém um depósito elevado do fármaco para o gradiente de concentração sanguínea. A concentração do fármaco no local de administração também é importante para determinar o gradiente entre o depósito e o sangue (ver o Boxe 3.1: Lei de difusão de Fick).

DISTRIBUIÇÃO

A maioria dos fármacos deve ir do local de administração para o tecido-alvo. Este movimento do fármaco pelo corpo é chamado de distribuição. Para que um fármaco seja distribuído, deve se deslocar por barreiras, como as paredes dos capilares e das membranas celulares. Este movimento para dentro dos e entre os compartimentos biológicos é chamado de permeação.

Permeação

A permeação pode envolver vários processos diferentes, como a difusão, transportadores específicos e endocitose junto com exocitose. A permeação dos fármacos por difusão ocorre nos meios aquosos e lipídicos. Outros fármacos exigem transportadores ou endocitose e exocitose para alcançar os tecidos ou órgãos-alvos. No último caso, estes fármacos podem ser grandes demais ou pouco lipossolúveis para alcançarem os tecidos ou órgãos-alvos.

Difusão

A difusão envolve o movimento passivo das moléculas de uma área de maior concentração para outra de menor concentração. A magnitude deste processo de difusão é

Boxe 3.1 — Lei da difusão de Fick

A difusão é o principal determinante da velocidade de absorção através de uma barreira como a membrana celular, a epiderme ou a parede vascular. A lei de Fick dispõe que a velocidade de movimento das moléculas (velocidade de difusão) por uma barreira é diretamente proporcional ao gradiente de concentração ($C_1 - C_2$), o coeficiente de permeabilidade para a molécula e a área de difusão, sendo inversamente proporcional à espessura da barreira (equação 4).

Esta relação quantifica a observação de que a absorção do fármaco é mais rápida a partir de órgãos com grandes áreas superficiais, como o intestino delgado, comparados com órgãos com menores áreas superficiais, como o estômago. Além disso, a absorção de fármacos é mais rápida a partir de órgãos com barreiras mais finas, como os pulmões, comparados com os que possuem barreiras espessas, como a pele.

$$\text{Velocidade de difusão} = (C_1 - C_2) \times (\text{coeficiente de permeabilidade}/\text{espessura}) \times \text{área} \quad (4)$$

prevista pela lei de Fick (ver o Boxe 3.1: Lei de difusão de Fick). A difusão pode ocorrer no ambiente aquoso ou no ambiente lipídico ou **hidrofóbico**. A difusão aquosa ocorre através dos espaços aquosos extracelular e intracelular. Por exemplo, as membranas da maioria dos capilares possuem pequenos espaços preenchidos com água que permite a difusão aquosa de moléculas até o tamanho de pequenas proteínas entre o sangue e o espaço extravascular. A difusão lipídica envolve o movimento das moléculas pelas membranas e outras estruturas lipídicas.

Transporte por carreadores

Vários fármacos são transportados pelas barreiras através de moléculas transportadoras que deslocam substâncias endógenas similares. Em geral, estes transportadores são proteínas, podendo ser específicos ou transportar uma grande variedade de compostos. São exemplos de transportadores específicos os transportadores de aminoácidos na barreira hematencefálica. Exemplos destes últimos transportadores consistem nos transportadores ácidos e básicos não específicos no túbulo renal. Muitas células neoplásicas são capazes de transportar fármacos quimioterápicos para fora destas células através de tais transportadores, apresentando considerável resistência ao tratamento. Diferente das difusões aquosa e lipídica, o transporte por carreador não é regulado pela lei de Fick, sendo sua capacidade limitada. Estes carreadores podem usar vários tipos diferentes de mecanismo de transporte. O primeiro é o *transporte ativo,* que exige a desfosforilação da adenosina trifosfato em adenosina difosfato. Esse tipo de carreador pode mover uma molécula no sentido contrário do seu gradiente de difusão (de uma área de menor concentração para outra de maior concentração), mecanismo usado para transportar o sódio do interior de uma célula para o exterior (a **bomba de sódio**). Por outro lado, a *difusão facilitada* transporta as moléculas *no sentido* do gradiente de difusão. Este mecanismo permite a permeação das moléculas polares pelas barreiras lipídicas, como as membranas celulares, que, de outra forma, seria feita em uma velocidade muito baixa. O transporte de aminoácidos do lúmen do trato GI para as células epiteliais que revestem o lúmen utiliza essa técnica.

Endocitose e exocitose

A endocitose, algumas vezes chamada de pinocitose, ocorre através da ligação de moléculas permanentes a receptores especializados nas membranas celulares. Após a ligação, a membrana celular internaliza a molécula ao envolvê-la naquela área da membrana. O conteúdo da vesícula intracelular é liberado para o citoplasma da célula. A endocitose permite que moléculas muito grandes ou pouco lipossolúveis entrem nas células. Por exemplo, moléculas grandes, como os peptídios, podem entrar nas células através deste mecanismo. Substâncias pequenas, mas altamente polares, como a vitamina B_{12} e o ferro, ligam-se a proteínas especiais, o **fator intrínseco** com a vitamina B_{12} e a **transferrina** com o ferro, e estes complexos entram nas células. A exocitose é o processo inverso; ou seja, a expulsão de material encapsulado pela membrana das células para o espaço extracelular.

Volume de distribuição (V_D)

Quando se faz necessário determinar a distribuição dos fármacos, o corpo é representado como sendo um ou mais volumes físicos nos quais os fármacos são sequestrados, separados por barreiras. Variáveis específicas podem ser usadas para prever estes volumes de distribuição.

Na maioria das vezes, a distribuição do fármaco não é homogênea em todo o corpo, podendo o fármaco se concentrar em um ou mais tecidos (p. ex., sangue, gordura, ossos). Estes tecidos são descritos como "compartimentos físicos" e seus volumes podem ser definidos (Quadro 3.2). Entretanto, como observado, muitos fármacos *não* se distribuem da mesma forma em todos os compartimentos. Por isso, dizemos que os fármacos têm um volume de distribuição *aparente* (não é equivalente

Quadro 3.2 Volumes físicos, em litros (ℓ), de alguns compartimentos corporais em que os fármacos podem ser distribuídos

Compartimento e volume físico
Água
Água total do corpo (42 ℓ)[1]
Água extracelular (14 ℓ)
Sangue (5,6 ℓ)
Plasma (2,8 ℓ)
Gordura (14,0 a 24,5 ℓ)
Osso (4,9 ℓ)

[1] Representação média para uma pessoa de 70 kg. A água total do corpo, em um homem jovem e magro pesando 70 kg, pode totalizar 49 ℓ; em uma mulher obesa de 70 kg, 35 ℓ.

ao tamanho físico) (V_d), o qual relaciona a quantidade de fármaco no corpo com a concentração plasmática (equação 5):

$$V_d = \text{quantidade no corpo/concentração plasmática} \quad (5)$$

A equação 5 é graficamente descrita na Fig. 3.2, sendo apresentados, no Quadro 3.3, exemplos de fármacos e seu V_d aparente. O parâmetro calculado para o V_d aparente não tem equivalente físico direto. Se um fármaco se liga de forma intensa nos tecidos periféricos, sua concentração plasmática pode cair para valores muito baixos mesmo que a quantidade total no corpo seja elevada. Como resultado, o volume de distribuição calculado pode exceder em muito o volume total do corpo.

Determinantes do V_d

A distribuição dos fármacos nos tecidos varia e depende de muitos fatores como massa do órgão, fluxo sanguíneo, solubilidade do fármaco, ligações intravascular e extravascular, além de comorbidades. O tamanho do órgão determina o gradiente de concentração entre o

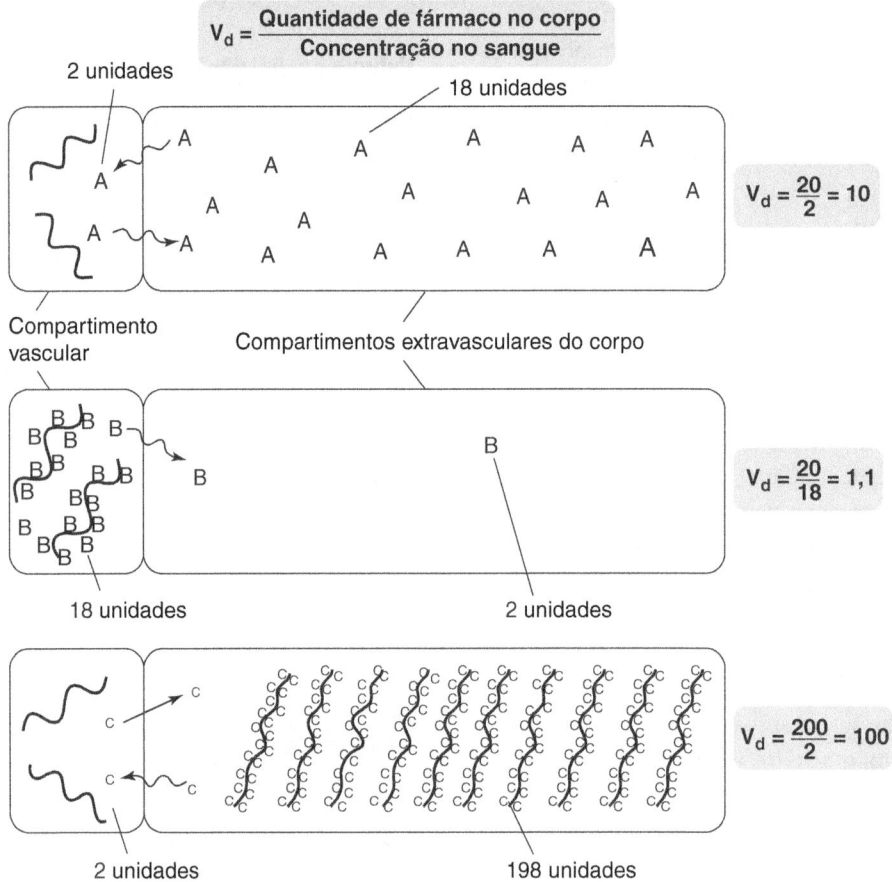

Figura 3.2 Efeito da ligação do fármaco sobre o volume de distribuição aparente. O fármaco A não se liga a macromoléculas (linhas onduladas grossas) nos compartimentos vascular ou extravascular do organismo hipotético no diagrama. O fármaco A se difunde livremente entre os dois compartimentos. Com 20 unidades do fármaco no organismo, a distribuição do estado de equilíbrio deixa uma concentração sanguínea de 20 unidades. O fármaco B, diferente do A, liga-se fortemente a proteínas no sangue. A difusão do fármaco B é muito mais limitada. No equilíbrio, apenas duas unidades do total se difundiram para o volume extravascular, deixando 18 unidades no sangue. Em ambos os casos, a quantidade total do fármaco no corpo é a mesma (20 unidades), mas o volume de distribuição aparente é muito diferente. O fármaco C se liga fortemente a moléculas nos tecidos periféricos, de modo que é necessária uma dose total maior (200 unidades) para alcançar concentrações plasmáticas mensuráveis. Em equilíbrio, são encontradas 198 unidades nos tecidos periféricos e apenas 2 no plasma; assim, o volume de distribuição calculado é maior que o volume físico do sistema.

Quadro 3.3   Volumes aparentes de distribuições (V_d) para vários fármacos

Compartimento e volume[1]	Fármaco e V_d[2] (ℓ)
Sangue (5,6 ℓ)	Heparina (4), varfarina (10)
Água extracelular (10 a 20 ℓ)	Ibuprofeno (11), gentamicina (22)
Água total do corpo (22 a 42 ℓ)	Lítio (46), etanol (42)
Concentrado fora dos vasos[2]	Amitriptilina (1.050), fluoxetina (2.450), cloroquina (13.755)

[1]Todos os volumes têm por base uma pessoa de 70 kg.
[2]Muitos fármacos com V_d alto são, em sua grande maioria, lipossolúveis e se concentram no sistema nervoso central bem como no tecido adiposo. A cloroquina é a exceção anterior, porque se concentra nos músculos esqueléticos. Embora o V_d indique a concentração do fármaco fora dos vasos, não permite determinar em qual tecido o fármaco está armazenado.

sangue e o órgão. Por exemplo, o músculo esquelético pode captar uma grande quantidade de fármaco porque a concentração no tecido muscular permanece baixa, e o gradiente do sangue para o tecido é alto. Este gradiente continua mesmo que grande quantidade do fármaco tenha sido transferida, pois o músculo esquelético é um órgão muito extenso. Por outro lado, como o cérebro é pequeno, a distribuição de uma quantidade menor de fármaco aumenta a concentração neste tecido e reduz o gradiente de concentração do sangue para o tecido a zero.

O fluxo sanguíneo para o tecido é um determinante importante para a *velocidade* de captação, embora o fluxo sanguíneo possa não afetar a quantidade de fármaco no estado de equilíbrio (*steady-state*) no tecido. Como resultado, em tecidos bem perfundidos, como o cérebro, coração, rins e órgãos **esplênicos**, os fármacos alcançam concentrações elevadas no tecido mais rapidamente do que nos tecidos pouco irrigados, como gordura, cartilagens e ossos. Se o fármaco é rapidamente eliminado, a concentração em tecidos pouco perfundidos pode nunca aumentar significativamente.

A solubilidade de um fármaco no tecido influencia sua concentração no fluido extracelular ao redor dos vasos sanguíneos. Se o fármaco for muito solúvel nas células, a concentração no espaço extracelular perivascular será menor, e a difusão do vaso para o espaço do tecido extravascular será facilitada. Alguns órgãos, como o cérebro, possuem alto conteúdo de gordura, por isto dissolvem alta concentração de agentes lipossolúveis. Como resultado, alguns fármacos psicotrópicos, como a amitriptilina ou a fluoxetina, são transferidos do sangue para o cérebro mais rapidamente e em extensão maior do que um fármaco com baixa lipossolubilidade (Quadro 3.3).

A ligação de um fármaco a macromoléculas no sangue ou em um compartimento tissular tende a aumentar a concentração do fármaco neste tecido. A varfarina se liga fortemente à albumina plasmática, que restringe a sua difusão para fora do compartimento vascular (Quadro 3.3). Por outro lado, a cloroquina liga-se fortemente a proteínas teciduais, o que resulta em marcante redução na sua concentração plasmática. Como resultado, a varfarina tem baixo V_d, e o V_d da cloroquina é muito alto (Quadro 3.3).

O V_d dos fármacos também pode ser alterado por comorbidades. Assim, o V_d dos fármacos que normalmente se ligam a proteínas plasmáticas, como o albumina, pode ser elevado por doença hepática que leva à redução na síntese da albumina e à doença renal através da perda de proteína na urina.

ELIMINAÇÃO

Além da dose, a velocidade de eliminação determina a duração da ação da maioria dos fármacos. Por isso, é importante saber o curso do tempo da concentração do fármaco no plasma para prever a intensidade e duração do seu efeito. A eliminação resulta no desaparecimento do composto biologicamente ativo do corpo pelo metabolismo ou excreção.

A eliminação pode ocorrer através de vários mecanismos. A biotransformação (discutida posteriormente) do composto pode inativá-lo. Por outro lado, vários órgãos, como os rins, a pele, o trato GI ou os pulmões, podem excretar o composto ativo. Para a maioria dos compostos, a excreção é feita mormente pelos rins. As principais exceções são os gases anestésicos, eliminados basicamente pelos pulmões. Para os fármacos com metabólitos ativos, como o diazepam, a eliminação da molécula original pela biotransformação não é sinônimo do término da ação. A excreção é o método de eliminação para os fármacos que não são metabolizados. Poucos fármacos se ligam irreversivelmente com seus receptores de modo que, quando desaparecem da corrente sanguínea, isto não significa o término da sua ação. Por exemplo, o ácido acetilsalicílico é um inibidor irreversível da ciclo-oxigenase. Mesmo após o fármaco ser eliminado do sangue, os receptores que se ligaram ao fármaco, quando ele estava em circulação, ainda se mantêm inativos.

Depuração (CL)

A eliminação de um fármaco é convenientemente expressa como sua depuração (*clearance*). A depuração é a razão da velocidade de desaparecimento da molécula ativa do plasma em relação à concentração plasmática. A depuração é dependente da razão da extração ($[C_i - C_o]/C_i$) e do fluxo sanguíneo (Q).

A razão da extração representa a capacidade de um órgão de remover um fármaco do sangue perfundido durante sua passagem por este órgão, sendo expressa como porcentagem ou fração. A depuração está expressa na equação 6 e representada no gráfico da Fig. 3.3.

$$CL = \frac{\text{Velocidade de eliminação do fármaco}}{\text{Concentração plasmática do fármaco}} \quad (6)$$

Existem vários órgãos responsáveis pela depuração e diversos mecanismos para retirar um fármaco do sangue. Os principais órgãos de depuração consistem nos rins, fígado e trato GI, embora todos os tecidos tenham alguma capacidade de eliminar os fármacos. Os mecanismos para a depuração incluem a extração e ligação pelo tecido, o metabolismo do fármaco em um metabólito inativo, como ocorre no fígado, ou a excreção da molécula inativa ou do seu metabólito pelos rins. Como demonstrado na Fig. 3.3, após a administração oral, o fármaco deve passar pela mucosa do trato GI e pelo fígado antes de entrar na circulação sistêmica. Uma parte da dose do fármaco pode ser extraída e metabolizada nestes locais antes de alcançar a circulação sistêmica. Os fármacos administrados por via parenteral também sofrem depurações hepática e renal. Após alcançar a concentração do estado de equilíbrio no plasma, a proporção da extração constitui medida da eliminação do fármaco por este órgão.

As magnitudes da depuração para diferentes fármacos variam desde uma pequena fração do fluxo sanguíneo até o máximo do fluxo sanguíneo total para o órgão de eliminação. A depuração depende do fármaco e do estado dos órgãos de eliminação do paciente. A depuração de um fármaco extraído de forma eficiente por um órgão é muitas vezes limitada pelo fluxo, ou seja, o sangue fica totalmente livre do fármaco à medida que ele passa pelo órgão. Para este fármaco, a depuração total do corpo é uma função do fluxo sanguíneo que passa pelo órgão de eliminação, mas também é limitada por este fluxo.

Cinética de eliminação

A eliminação dos fármacos é descrita como cinética de primeira ordem ou zero ordem. O termo *eliminação de primeira ordem* indica que a velocidade de eliminação é proporcional a concentração. Ou seja, quanto maior a concentração, maior a quantidade de fármaco eliminada por unidade de tempo. O resultado é que a concentração plasmática do fármaco cai exponencialmente com o tempo (Fig. 3.4a). Os fármacos com eliminação de primeira ordem têm **meia-vida** de eliminação característica (discutida a seguir) constante, independente da quantidade do fármaco no corpo. A concentração deste fármaco no sangue reduz-se em 50% após cada meia-vida. A maioria dos fármacos utilizados na clínica apresenta **cinética de primeira ordem**.

O termo *eliminação de ordem zero* indica que a velocidade de eliminação é constante independente da concentração do fármaco (Fig. 3.4b), o que ocorre com fármacos que saturam seus mecanismos de eliminação em concentrações de interesse clínico. Como resultado, as concentrações plasmáticas destes fármacos reduzem-se

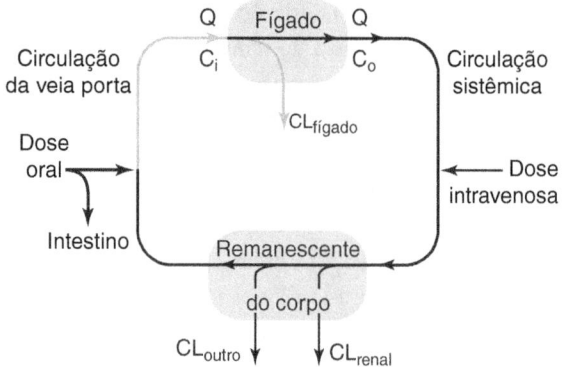

Figura 3.3 Os princípios do efeito da extração pelo órgão (depuração; *clearance* [CL]) estão ilustrados. O volume de sangue livre do fármaco a partir da circulação no fígado ($CL_{fígado}$) é proporcional ao fluxo sanguíneo (Q) multiplicado pela diferença entre a concentração do fármaco que entra (C_i) e a que sai (C_o) do fígado. Parte da dose oral administrada é perdida no metabolismo, no intestino e no fígado, antes de entrar na circulação sistêmica: é o efeito de primeira passagem.

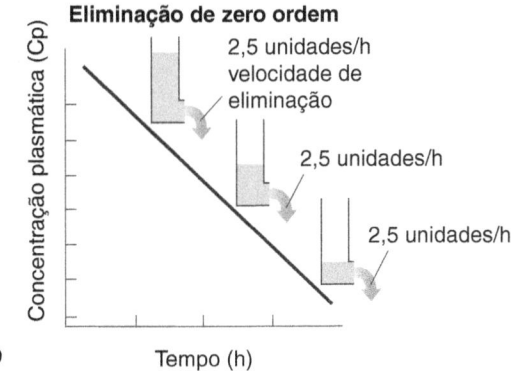

Figura 3.4 Comparação entre a eliminação de primeira ordem e a de ordem zero. Para os fármacos com cinética de primeira ordem (a), a velocidade de eliminação é proporcional à concentração. A eliminação de primeira ordem constitui o processo mais comum. No caso da eliminação de ordem zero (b), a velocidade é constante e não depende da concentração.

linearmente com o tempo, o que é comum no etanol em grande parte de sua faixa de concentração plasmática bem como para a fenitoína e o ácido acetilsalicílico em concentrações terapêuticas elevadas ou tóxicas.

Meia-vida

A meia-vida ($t_{1/2}$) é um parâmetro determinado pelo volume de distribuição e pela depuração do fármaco; pode ser determinada utilizando-se o gráfico da concentração sanguínea *versus* tempo para um fármaco (Fig. 3.5), ou ser calculada utilizando a seguinte equação (equação 7):

$$t_{1/2} = 0{,}7 \times V_d/CL \quad (7)$$

As variáveis primárias, V_d e CL, devem ser conhecidas para prever as mudanças na meia-vida. Doença, idade e outras variáveis geralmente alteram a depuração de um fármaco de forma mais intensa do que o volume de distribuição. Entretanto, se o volume de distribuição reduz-se simultaneamente com a depuração, a meia-vida do fármaco pode não se alterar. A meia-vida também determina a velocidade na qual a concentração sanguínea aumenta durante uma infusão constante e cai após a interrupção da administração (Fig. 3.5). Em geral, durante uma infusão, os níveis plasmáticos do fármaco alcançam um platô, e o equilíbrio é estabelecido após quatro a cinco meias-vidas. Neste momento, a velocidade de administração e a de eliminação são iguais. Por outro lado, após o término da infusão, a perda do fármaco é tal que, com a cinética de eliminação de primeira ordem, mais de 95% do fármaco são perdidos após cinco meias-vidas. O conceito de meia-vida de um fármaco é essencial no desenvolvimento de modelos farmacocinéticos usados para estimar as mudanças na concentração plasmática de um fármaco com o tempo (ver o Boxe 3.2: Modelos farmacocinéticos).

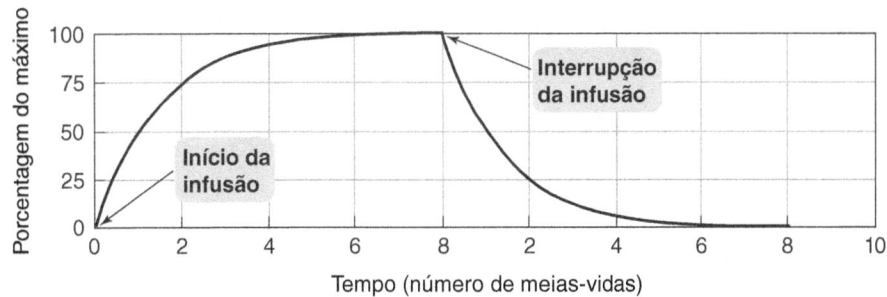

Figura 3.5 Concentração plasmática (apresentada como porcentagem da máxima) de um fármaco administrado através de infusão intravenosa constante com oito meias-vidas e após a interrupção. A concentração sobe suavemente com o tempo e sempre alcança 50% do estado de equilíbrio (*steady-state*) após uma meia-vida, 75% após duas meias-vidas, 87,5% após três meias-vidas e assim em diante. A redução na concentração, após interromper a administração do fármaco, segue o mesmo tipo de curva: 50% permanecem após uma meia-vida, 25% após duas meias-vida e assim em diante. O perfil assintótico para o estado de equilíbrio no lado crescente e no decrescente da curva é característico dos fármacos que seguem a cinética de primeira ordem.

> **Boxe 3.2 Modelos farmacocinéticos**
>
> A eliminação de fármacos do corpo pode ser estimada com base em um modelo de compartimento. Um modelo pode ser utilizado considerando uma distribuição equilibrada do fármaco em todos os tecidos, agindo o corpo como um compartimento único. Por outro lado, o fármaco pode ser planejado para ficar armazenado em dois ou mais tecidos, agindo o corpo como um modelo de vários compartimentos. Poucos fármacos se comportam como se estivessem distribuídos em apenas um compartimento, especialmente se estiverem restritos ao compartimento do sistema vascular. Outros fármacos têm distribuições mais complexas que exigem mais de dois compartimentos para a construção de modelos matemáticos precisos. Após a absorção, muitos fármacos sofrem uma fase inicial de distribuição seguida por uma fase de eliminação mais lenta. Matematicamente, este comportamento pode ser planejado através do "modelo de dois compartimentos" (Fig. 3.6). Cada fase está associada a uma meia-vida característica: $t_{½α}$ a para a fase de distribuição e $t_{½β}$ para fase de eliminação. Quando a concentração é indicada em um eixo logarítmico, a fase de eliminação para um fármaco de primeira ordem é uma linha reta.

BIOTRANSFORMAÇÃO

Todos os organismos são expostos a substâncias químicas estranhas presentes no ar, na água e nos alimentos. Muitos tecidos agem como portas de entrada para moléculas externas no corpo. Para garantir a eliminação de substâncias químicas que apresentam atividade farmacológica, assim como neutralizar a ação de várias substâncias endógenas, existem vias metabólicas visando alterar sua atividade e aumentar sua suscetibilidade

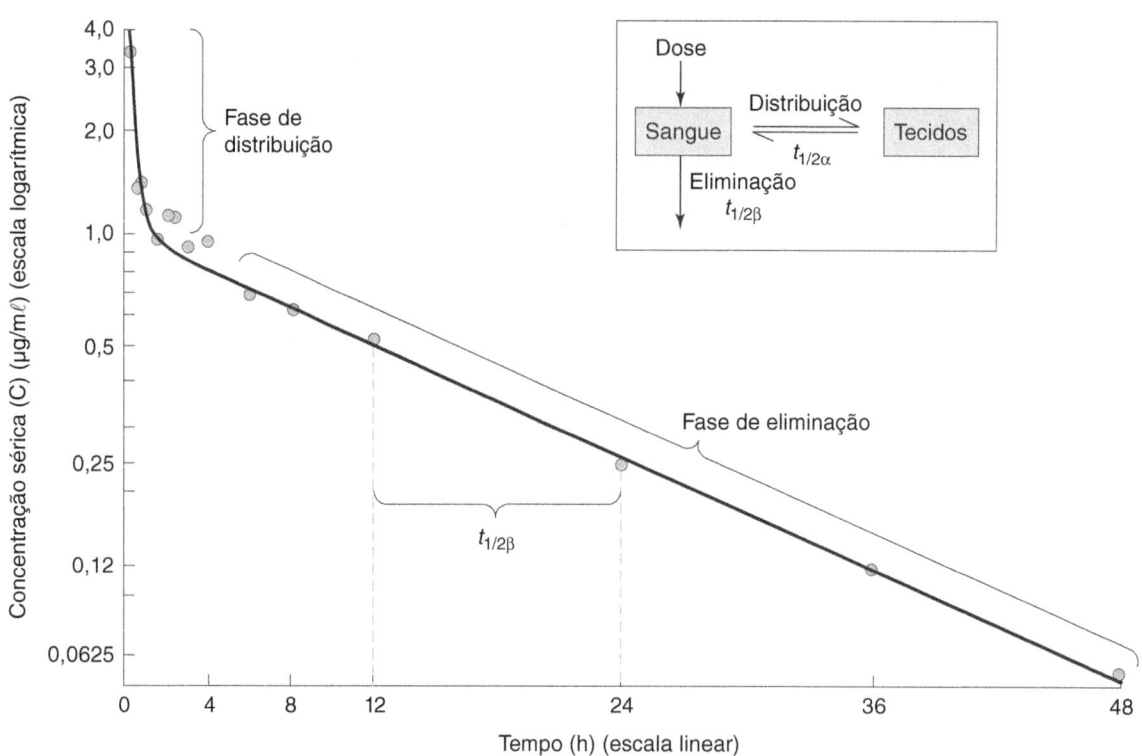

Figura 3.6 Curva de concentração sérica-tempo após a administração de clordiazepóxido em bolo intravenoso. Os dados experimentais são inseridos em uma escala semilogarítmica como círculos cheios. Este fármaco segue a cinética de primeira ordem, ocupando dois compartimentos. A porção curvilínea inicial dos dados representa a fase de distribuição $t_{(1/2α)}$ com o fármaco equilibrado entre o compartimento do sangue e o do tecido. A porção linear da curva representa a eliminação do fármaco. A meia-vida de eliminação $t_{(1/2β)}$ pode ser calculada utilizando um gráfico como demonstrado ao medir o tempo entre dois pontos de concentração plasmática na fase de eliminação em que um é o dobro do outro. (Reproduzida e modificada, com autorização, de Greenblatt DJ, Koch-Weser J: Drug therapy: Clinical pharmacokinetics. *N Engl J Med* 1975;293:702.)

para a excreção. A biotransformação é um mecanismo metabólico usado para reduzir a atividade de compostos químicos exógenos e endógenos. Os produtos da biotransformação são chamados de *metabólitos*. Muitos fármacos são relativamente lipossolúveis, uma característica favorável à absorção pelas membranas.

Esta mesma propriedade resulta em remoção muito lenta do corpo porque a molécula também é facilmente reabsorvida da urina no túbulo renal. O corpo acelera a excreção ao transformar muitos fármacos em formas menos lipossolúveis e facilmente eliminadas.

Locais de biotransformação dos fármacos

O órgão mais importante envolvido na biotransformação é o fígado. Os rins também têm um papel importante no metabolismo de alguns fármacos. Poucos fármacos, como os ésteres, são metabolizados em vários tecidos por causa da ampla distribuição das **esterases** responsáveis pelo metabolismo destas moléculas.

Tipos de reações de biotransformação

A biotransformação pode ser dividida em reações da fase I e fase II. As reações da fase I consistem na oxidação, redução, deaminação e hidrólise (Quadro 3.4). A oxidação é mediada em parte pelo grupo das enzimas do citocromo P450, também chamadas de oxidases de função mista. As reações da fase II envolvem a conjugação dos subgrupos **hidrofílicos** com estruturas químicas específicas (Quadro 3.5). Estas adições ocorrem nas funções hidroxila (–OH), amina (–NH$_2$) e sulfidrila (–SH) na molécula-substrato. Os subgrupos adicionados consistem no glicuronato, acetato, **glutationa**, glicina, sulfato e grupos metila. A maioria destes subgrupos é relativamente polar, aumentando a hidrossolubilidade do metabólito em comparação com a molécula original do fármaco.

Determinantes da velocidade de biotransformação

A velocidade de biotransformação de um fármaco pode variar muito entre as pessoas. Esta variação ocorre, na maioria das vezes, por causa de comorbidades, diferenças genéticas ou interações medicamentosas. Para alguns fármacos, as diferenças de idade e doenças presentes são importantes no metabolismo do fármaco. Muitas vezes, o metabolismo hepático diminui com a idade ou na presença de doença hepática. O sexo é importante apenas para algumas substâncias, como o etanol. (O **metabolismo de primeira passagem** do álcool é menor nas mulheres do que nos homens.) Como a velocidade de biotransformação é frequentemente o principal determinante da depuração, as variações no metabolismo do fármaco devem ser consideradas com cuidado quando um paciente é avaliado e estabelecido seu tratamento de reabilitação. Alguns exemplos de efeitos relacionados com a genética e as interações medicamentosas sobre a biotransformação são discutidos a seguir.

Quadro 3.4 Exemplos de reações da fase I para o metabolismo dos fármacos

Tipo de reação	Substratos típicos
Oxidações, dependentes do P450	
Hidroxilação	Barbituratos, anfetaminas, fenilbutazona, fenitoína
N-dealquilação	Morfina, cafeína, teofilina
O-dealquilação	Codeína
N-oxidação	Paracetamol, nicotina, metaqualona
S-oxidação	Tioridazina, cimetidina, clorpromazina
Deaminação	Anfetamina, diazepam
Oxidações, independentes do P450	
Oxidação de aminas	Epinefrina
Desidrogenação	Etanol, hidrato de cloral
Reduções	Cloranfenicol, clonazepam, dantroleno, naloxona
Hidrólises	
Ésteres	Procaína, succinilcolina, ácido acetilsalicílico, clofibrato
Amidas	Procainamida, lidocaína, indometacina

Quadro 3.5	Exemplos de reações da fase II que metabolizam fármacos
Tipo de reação	Fármacos substratos típicos
Glicuronidação	Paracetamol, morfina, diazepam, sulfatiazol, digoxina, digitoxina
Acetilação	Sulfonamidas, isoniazida, clonazepam, mescalina, dapsona
Conjugação com glutationa	Ácido etacrínico, metabólito reativo da fase I do paracetamol
Conjugação com glicina	Ácido salicílico, ácido nicotínico (niacina), ácido desoxicólico
Conjugação com sulfato	Paracetamol, metildopa, estrona
Metilação	Epinefrina, norepinefrina, dopamina, histamina

Genética

Vários sistemas que metabolizam fármacos são diferentes entre famílias ou populações por causa de fatores genéticos. Consistem na hidrólise de ésteres, acetilação de aminas e algumas reações de oxidação.

A succinilcolina é um éster metabolizado pela colinesterase plasmática (pseudocolinesterase ou butirilcolinesterase). Na maioria das pessoas, este processo ocorre rapidamente, e uma dose única deste fármaco bloqueador neuromuscular tem uma duração de ação de 5 min. Aproximadamente 1 em 2.500 pessoas possui uma forma anormal desta enzima que metaboliza a succinilcolina e os ésteres similares muito mais lentamente. Em tais pessoas, a paralisia neuromuscular produzida por uma dose única de succinilcolina pode durar várias horas e reduzir a capacidade funcional (p. ex., respiração) durante este período.

A dose de certos fármacos à base de aminas, como a isoniazida (usada para a tuberculose) e a procainamida (usada para arritmias), é frequentemente maior para os nativos americanos e asiáticos por causa de sua maior velocidade de acetilação. Similarmente, a velocidade de oxidação do metoprolol e alguns antidepressivos tricíclicos por certas isoenzimas P450 também é determinada geneticamente.

Interações medicamentosas

A coadministração de determinados agentes pode alterar a distribuição de vários fármacos. Por exemplo, o fumo é uma causa comum da indução enzimática no fígado e pulmões, podendo aumentar o metabolismo de alguns fármacos. Em geral, a indução enzimática resulta do aumento da síntese das enzimas dependentes do citocromo P450 que oxidam fármacos no fígado. Existem muitas isoenzimas da família P450, e os indutores aumentam seletivamente subgrupos destas enzimas. O Quadro 3.6 lista os indutores comuns de algumas destas

Quadro 3.6	Lista parcial de fármacos que induzem, de forma significativa, ao metabolismo dos fármacos mediado pelo P450 em seres humanos	
Família CYP induzida	Indutores importantes	Fármacos cujo metabolismo é induzido
1A2	Benzopireno (a partir da fumaça do tabaco), carbamazepina, fenobarbital, rifampicina, omeprazol	Paracetamol, clozapina, haloperidol, teofilina, antidepressivos tricíclicos, (R)-varfarina
2C9	Barbituratos,[1] especialmente fenobarbital, fenitoína, primidona, rifampicina	Barbituratos,[1] cloranfenicol, doxorrubicina, ibuprofeno, fenitoína, clorpromazina, esteroides, tolbutamida, (S)-varfarina
2C19	Carbamazepina, fenobarbital, fenitoína	Antidepressivos tricíclicos, fenitoína, topiramato, (R)-varfarina
2E1	Etanol,[1] isoniazida	Paracetamol, etanol (pouco), halotano
3A4	Barbituratos, carbamazepina, corticosteroides, efavirenzo, fenitoína, rifampicina, troglitazona	Antiarrítmicos, antidepressivos, antifúngicos azólicos, benzodiazepínicos, bloqueadores dos canais de cálcio, ciclosporina, delavirdina, doxorrubicina, efavirenzo, eritromicina, estrogênios, inibidores da protease do HIV, nefazodona, paclitaxel, inibidores da bomba de prótons, inibidores da HMG-CoA redutase, rifabutina, rifampicina, sildenafila, ISRS, tamoxifeno, trazodona, alcaloides da vinca anticâncer

CYP, citocromo P450; ISRS, inibidores seletivos da recaptação da serotonina; HMG-CoA, 3-hidroximetilglutaril coenzima A.
[1]Substratos que também agem como indutores

isoenzimas e os fármacos que apresentam maior metabolismo. São necessários vários dias para alcançar a indução máxima. Faz-se preciso o mesmo período para que estas enzimas retornem aos níveis normais após a retirada do indutor. Os indutores mais comuns do metabolismo dos fármacos envolvidos em graves interações medicamentosas são a carbamazepina, o fenobarbital, a fenitoína e a rifampicina. Em pacientes que recebem concomitantemente estes e outros indutores, a meia-vida de muitos fármacos pode ser reduzida.

Por outro lado, alguns fármacos inibem seu próprio metabolismo e o de outros agentes também. O Quadro 3.7 lista os inibidores comuns e os fármacos que têm seu metabolismo reduzido. Os inibidores do metabolismo dos fármacos mais comuns envolvidos em graves interações medicamentosas são a amiodarona, cimetidina, furanocumarinas [presentes no suco de pomelo (*grapefruit*)], cetoconazol e agentes antifúngicos a ele relacionados e o inibidor da protease do vírus da imunodeficiência humana (HIV), o ritonavir.

Os *inibidores suicidas* são fármacos metabolizados em produtos que inibem irreversivelmente a enzima responsável pelo seu metabolismo. Tais agentes são o etinilestradiol, a espironolactona, o secobarbital, o alopurinol, o fluroxeno e a propiltiouracila. O metabolismo também pode ser reduzido por fatores farmacodinâmicos, como a redução no fluxo sanguíneo para o órgão metabolizador. Por exemplo, o propranolol reduz o fluxo sanguíneo para o fígado.

Transportadores intestinais P-glicoproteínas

As P-glicoproteínas são uma família de transportadores dependentes da adenosina fosfato (ATP) que transportam moléculas-alvo do citoplasma para o espaço extracelular; foram identificadas no epitélio do trato gastrintestinal, na barreira hematencefálica e nas células cancerígenas. Estas proteínas transportadoras são especialmente importantes na redução da absorção de fármacos do trato GI ao transportar os fármacos de volta para o lúmen do GI. Por outro lado, os inibidores da P-glicoproteína intestinal podem aumentar a absorção e reduzir a excreção pelas fezes para vários fármacos, bem como simular os que inibem a biotransformação hepática. O verapamil e a furanocumarina são inibidores de tais transportadores no trato GI. Os fármacos importantes normalmente expulsos por estes transportadores GI são a digoxina, a ciclosporina e o saquinavir. Assim, os inibidores da P-glicoproteína podem levar a concentrações plasmáticas tóxicas dos referidos fármacos quando administrados em doses não tóxicas.

Metabólitos da biotransformação

Em geral, o metabolismo gera um metabólito inativo. Por exemplo, alguns fármacos, quando administrados por via oral, são metabolizados antes de entrar na circulação sistêmica. As ações de vários fármacos, como os simpatomiméticos e as fenotiazinas, encerram-se antes que eles sejam excretados por serem metabolizados em derivados biologicamente inativos.

Quadro 3.7 Lista parcial de fármacos que inibem, de forma significativa, o metabolismo dos fármacos mediados pelo P450 em seres humanos

Família CYP induzida	Inibidor	Fármacos cujo metabolismo é inibido
1A2	Cimetidina, fluoroquinolonas, suco de pomelo (*grapefruit*), macrolídios, isoniazida, zileutona	Paracetamol, clozapina, haloperidol, teofilina, antidepressivos tricíclicos, (R)-varfarina
2C9	Amiodarona, cloranfenicol[1], cimetidina, isoniazida, metronidazol, ISRS, zafirlucaste	Barbituratos, cloranfenicol, doxorrubicina, ibuprofeno, fenitoína, clorpromazina, esteroides, tolbutamida, (S)-varfarina
2C19	Omeprazol, ISRS	Fenitoína, topiramato, (R)-varfarina
2D6	Amiodarona, cimetidina, quinidina, ISRS	Antidepressivos, flecainida, lidocaína, mexiletina, opioides
3A4	Amiodarona, antifúngicos azólicos, cimetidina, claritromicina, ciclosporina[1], eritromicina[1], fluoroquinolonas, suco de pomelo (*grapefruit*), inibidores da protease do HIV[1] (p. ex., ritonavir), metronidazol, quinina, ISRS, tacrolimo	Antiarrítmicos, antidepressivos, antifúngicos azólicos, benzodiazepínicos, bloqueadores dos canais de cálcio, ciclosporina, delavirdina, doxorrubina, efavirenza, eritromicina, estrógenios, inibidores da protease do HIV, nefazodona, paclitaxel, inibidores da bomba de prótons, inibidores da HMG-CoA redutase, rifabutina, rifampicina, sildenafila, ISRS, tamoxifeno, trazodona, da vinca alcaloides da vinca anticâncer

CYP, citocromo P450; ISRS, inibidores seletivos da recaptação de serotonina; HMG-CoA, 3-hidroximetilglutaril coenzima A.
[1] Substratos que também agem como inibidores.

Outros efeitos da biotransformação também são importantes. As consequências alternativas incluem a conversão de um composto inativo, um **pró-fármaco**, em uma forma ativa. O fosfato de dexametasona é inativo quando administrado, devendo ser metabolizado no corpo para se tornar ativo. O fosfato de dexametasona pode ser administrado transdermicamente, usando iontoforese a partir do eletrodo negativo, porque o fármaco é um ânion e tem carga negativa no pH de 7. O pró-fármaco fosforilado é metabolizado no corpo em dexametasona, a forma ativa do fármaco. Os metabólitos da biotransformação também podem ser ativos. Vários benzodiazepínicos possuem metabólitos bioativos. Mas o corpo não modifica alguns fármacos, como o lítio, os quais permanecem intactos para agir até serem excretados.

Biotransformação tóxica

Os metabólitos oriundos da biotransformação também podem ser tóxicos. O metanol é metabolizado em metabólitos tais como formaldeído e o ácido fórmico. Estes metabólitos são tóxicos para vários órgãos. A superdosagem do paracetamol também pode resultar em metabólitos tóxicos. Na dose normal, o paracetamol é conjugado para formar os metabólitos glicuronídio e sulfato pelas reações da fase II. Se for ingerida uma dose excessiva, a reação da fase I dependente do P450 converterá parte do fármaco em um metabólito reativo, o qual poderá se combinar com proteínas essenciais das células hepáticas, resultando em morte celular. Na doença hepática grave, os depósitos de conjugados da fase II podem se mostrar esgotados, tornando as reações da fase I mais relevantes, e o paciente fica mais suscetível à toxicidade hepática com doses quase normais de paracetamol. Os indutores enzimáticos, como o etanol, também podem aumentar a toxicidade do paracetamol porque incrementam o metabolismo da fase I em comparação com o da fase II, resultando em maior produção dos metabólitos reativos do paracetamol.

BIODISPONIBILIDADE

A biodisponibilidade de um fármaco é a fração (F) da dose administrada que alcança a circulação sistêmica, sendo específica do fármaco e da via de administração (Quadro 3.1). A biodisponibilidade é definida como unidade (ou 100%) no caso da administração intravenosa. A biodisponibilidade por outras vias pode ser muito menor. Os mecanismos que ajudam na sua redução consistem na absorção incompleta no local da administração, transporte mediado pela P-glicoproteína que devolve o fármaco para o lúmen do trato GI, ligação a tecidos antes de alcançar a circulação sistêmica ou a biotransformação no local de aplicação ou antes de entrar na circulação sistêmica. O mecanismo da redução da biodisponibilidade após a administração oral é o efeito de primeira passagem, sendo ele importante porque alguns fármacos possuem baixa biodisponibilidade quando administrados por via oral. Mesmo para os fármacos com biodisponibilidade semelhante, a entrada na circulação sistêmica ocorre em diferentes períodos de acordo com a formulação do fármaco e outros fatores. Para considerar tais fatores, a concentração plasmática deve ser integrada com o tempo para obter uma área total integrada sob a curva da concentração plasmática (AUC) (Fig. 3.7). A AUC ajuda na determinação da **bioequivalência** das diferentes formulações do fármaco.

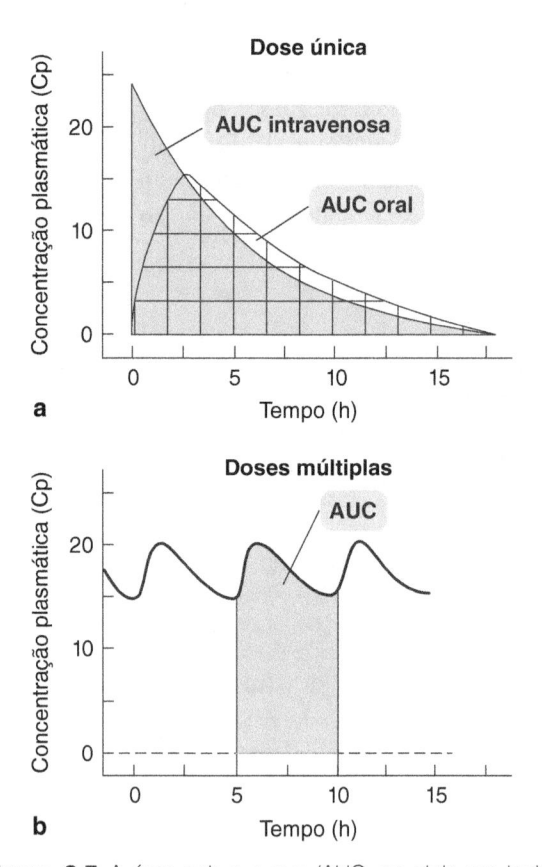

Figura 3.7 A área sob a curva (AUC, na sigla em inglês) é usada para calcular a biodisponibilidade de um fármaco. A AUC pode ser obtida de estudos de dose única (painel a) ou medidas de múltiplas doses (painel b). A biodisponibilidade é calculada a partir da relação $AUC_{(via)}/AUC_{(IV)}$.

ESQUEMAS POSOLÓGICOS

Um esquema posológico é um plano para a administração do fármaco por um período. Pode ser dividido em *doses de ataque* e *doses de manutenção*. Idealmente, o regime posológico é baseado no conhecimento da janela terapêutica, discutida no Cap. 2, e na depuração bem como no volume de distribuição do fármaco. Um esquema posológico adequado resulta em que sejam alcançados níveis terapêuticos do fármaco no sangue enquanto eles ainda está dentro da janela terapêutica.

Se for necessário alcançar rapidamente uma concentração terapêutica e o volume de distribuição for grande, poderá ser usada uma grande dose de ataque para o início da terapia. A dose de ataque é uma função do volume de distribuição do fármaco (equação 8):

Dose de ataque =
$$\frac{(V_d \times \text{concentração plasmática desejável})}{\text{Biodisponibilidade}} \quad (8)$$

Notar que a depuração não entra neste cálculo. Se o V_d for bem maior que o volume de sangue, e a dose de ataque muito grande, a dose deverá ser administrada lentamente para evitar níveis plasmáticos na faixa de dose tóxica durante a fase de distribuição.

Durante a terapia crônica, a dose de manutenção é necessária para que a velocidade da administração do fármaco seja equivalente à velocidade de eliminação; ou seja, o estado de equilíbrio é mantido. O cálculo da dose de manutenção é uma função da depuração (equação 9).

Dose de manutenção =
$$\frac{(CL \times \text{concentração plasmática desejada})}{\text{Biodisponibilidade}} \quad (9)$$

Observar que o volume de distribuição não está diretamente envolvido no cálculo anterior. A taxa de dose calculada para a dose de manutenção é a dose média por unidade de tempo. Para a terapia crônica, é melhor usar a administração oral. O número de doses a serem administradas por dia geralmente é determinado pela meia-vida do fármaco e pela janela terapêutica. Para aumentar a adesão ao esquema posológico, as doses devem ser administradas apenas 1 ou poucas vezes ao dia. Se for importante manter a concentração dentro da janela terapêutica, uma dose maior poderá ser administrada em grandes intervalos, ou doses menores poderão ser administradas com maior frequência. Se a janela terapêutica for estreita, doses menores e mais frequentes deverão ser administradas para evitar os eventos adversos.

Esquema posológico teórico

O desenvolvimento de um esquema posológico está exemplificado no seguinte cenário hipotético, que envolve os princípios de farmacodinâmica do Cap. 2 e de farmacocinética neste capítulo. A medicação para tal exemplo (teofilina) possui uma faixa de concentração terapêutica mínima de 7 a 10 mg/ℓ e uma faixa de concentração tóxica mínima de 15 a 20 mg/ℓ. A janela terapêutica para o paciente deve ser fixada na faixa de 7,5 a 15,0 mg/ℓ (Fig. 3.8). Na Fig. 3.8a, é apresentada uma comparação de três esquemas posológicos: infusão intravenosa contínua (IV), três doses de 224 mg em intervalos de 8 h e uma dose de 672 mg/dia. Observar que a infusão contínua alcança a concentração plasmática desejada com pouca variação, sendo este modelo de administração muito complicado para o tratamento crônico. A dose única diária alcança a concentração plasmática desejável durante algum tempo, porém as concentrações plasmáticas apresentam picos de níveis tóxicos e aumentam o risco dos eventos adversos. Tal esquema também resulta em concentrações plasmáticas que caem para a faixa abaixo da janela terapêutica antes da próxima dose. A dose de intervalo de 8 h também alcança a concentração plasmática desejada. Além disso, esta concentração plasmática é alcançada em pouco tempo nas faixas tóxicas ou subterapêuticas. Observar também que o tempo para alcançar os níveis plasmáticos médios do estado de equilíbrio é de aproximadamente 4 a 5 meias-vidas para a teofilina independente da frequência da administração. A adesão do paciente à dose regular é um problema importante, afetando todos os profissionais de saúde. A Fig. 3.8b, c examina os efeitos da não adesão do paciente sobre as concentrações plasmáticas de teofilina. Na Fig. 3.8b, o paciente se esqueceu de tomar uma dose na 72[a] hora. A concentração plasmática continuou a cair e, na 80[a] hora (depois de uma meia-vida), estava 50% abaixo da janela terapêutica (a 4 mg/ℓ). Naquele momento, o paciente decidiu corrigir o erro tomando duas doses de 8 h juntas, em um total de 448 mg. Agora a concentração plasmática sistêmica aumentou acima da janela terapêutica para a faixa tóxica (19 mg/ℓ), tornando maior o risco de eventos adversos. Por isto, é necessário

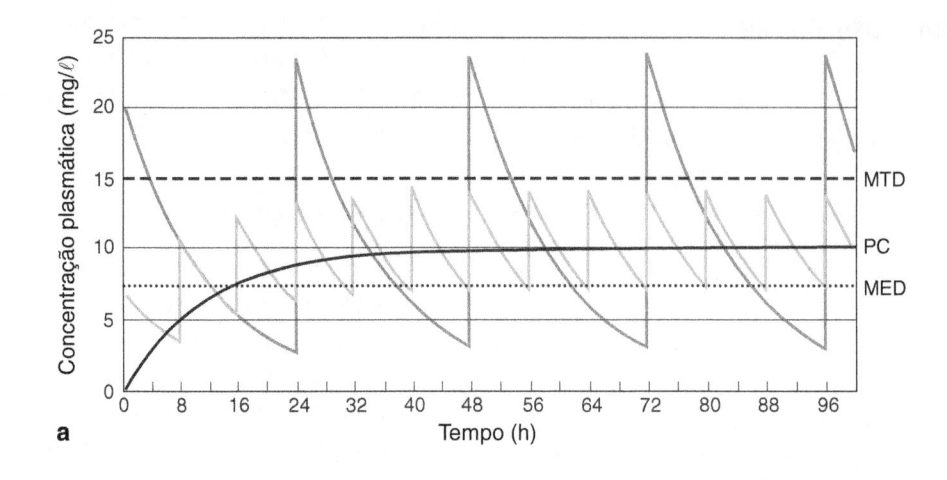

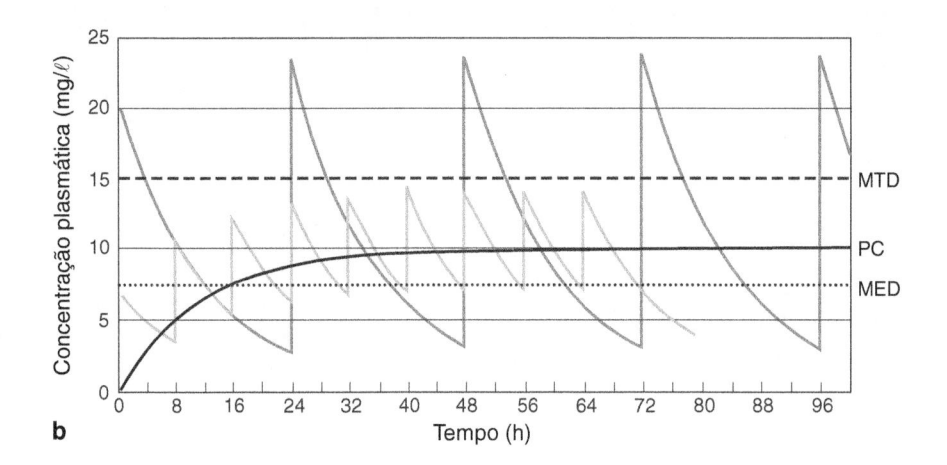

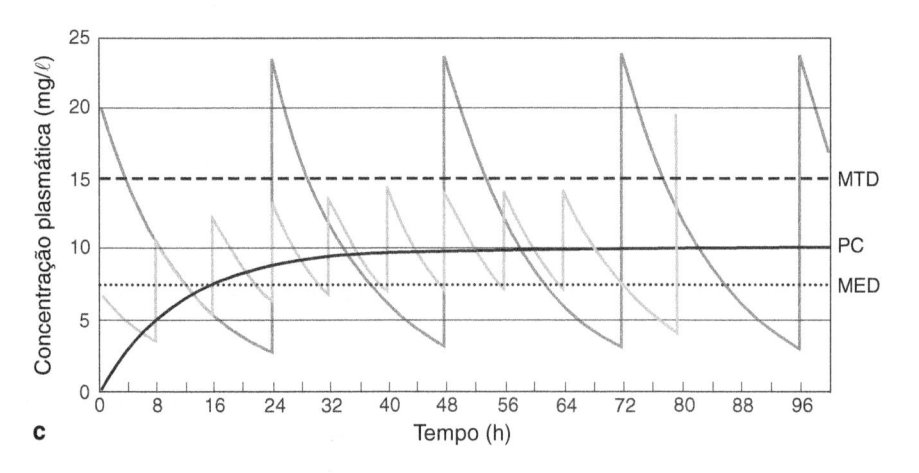

Figura 3.8 Janela terapêutica para a teofilina em paciente hipotético e a relação entre frequência da dose, dose mínima eficaz (MED) (linha cheia) e dose tóxica mínima (MTD) (linha pontilhada) (a). A MED neste paciente é de 7,5 mg/ℓ, a MTD, de 15 mg/ℓ. A meia-vida da teofilina é de aproximadamente 8 h neste paciente. A concentração plasmática (PC) desejável no estado de equilíbrio é de 10 mg/ℓ. A linha preta sólida que sobe lentamente representa a PC alcançada com uma infusão intravenosa de 28 mg/h. As doses nos intervalos de 8 h (linha cinza) são de 224 mg e, para os intervalos de 24 h, de 672 mg (linha preta). Para manter a PC dentro da janela terapêutica, a teofilina deve ser administrada pelo menos 1 vez a cada meia-vida porque a MED é metade da MTD, e a PC decai em 50% em cada meia-vida. Em cada um dos três esquemas posológicos, a PC média no estado de equilíbrio é de 10 mg/ℓ. Os efeitos, ao esquecer a dose de manutenção (b) e tomar uma dose de manutenção dobrada em 8 h no intervalo de dose seguinte (c), também estão presentes.

manter a dose regular diariamente para alcançar os benefícios terapêuticos da medicação e evitar os eventos adversos. Infelizmente, para algumas medicações, as concentrações terapêuticas e tóxicas variam tanto entre os pacientes que é impossível prever a janela terapêutica de cada um deles. Tais medicações devem ser tituladas para cada paciente.

FOCO NA REABILITAÇÃO

A concentração *eficaz* do fármaco é sua concentração no local do receptor, sendo diferente da concentração do fármaco no sangue, que é facilmente medida. Exceto para os agentes de uso tópico, a concentração eficaz é geralmente proporcional à concentração do fármaco no plasma ou no sangue total. A concentração plasmática é uma função da velocidade de entrada do fármaco através da absorção, a velocidade de distribuição para os tecidos periféricos incluindo o tecido-alvo e a velocidade de eliminação do corpo. Todas são funções do tempo – mas, se a velocidade de liberação é conhecida, os processos remanescentes são bem-descritos pelo V_d e CL. Estes parâmetros são únicos para um dado fármaco em um paciente, mas os valores médios em grandes populações podem ser usados para prever as concentrações do fármaco. Tais parâmetros farmacocinéticos permitem o cálculo das doses de ataque e de manutenção necessárias para os regimes posológicos.

O fisioterapeuta deve compreender que os esquemas posológicos dependem da farmacocinética do fármaco (discutida neste capítulo), da sua farmacodinâmica (Cap. 2) e das comorbidades específicas do paciente. Guias gerais para esquemas posológicos estão disponíveis na literatura — entretanto, muitas vezes, a doença renal ou o débito cardíaco reduzido diminuem a depuração dos fármacos que dependem da função renal. A depuração reduzida aumenta a meia-vida.

A alteração da depuração causada por doença hepática é menos comum, mas pode acontecer, especialmente se a biotransformação do fármaco for reduzida. O comprometimento da depuração hepática também ocorre para os fármacos com elevada extração quando o fluxo sanguíneo no fígado é reduzido, como no caso de insuficiência cardíaca. Quando a depuração de um fármaco é reduzida por estas condições, a dose e, possivelmente, a frequência da administração devem ser modificadas.

O fisioterapeuta deve discutir com outros profissionais de saúde se estas comorbidades e interações medicamentosas podem afetar o esquema posológico e o programa de reabilitação do paciente. Finalmente, o terapeuta deve lembrar que, quando um paciente está iniciando um novo fármaco ou terminando outro já conhecido, o risco de eventos adversos aumenta. A pergunta mais importante a ser feita ao paciente não é "Você tomou sua medicação hoje?", e sim "Você está tomando suas medicações como foi orientado e tomando alguma outra medicação, como as isentas de prescrição ou medicações fitoterápicas?".

REFERÊNCIAS

Benet LZ, Hoener B: Changes in plasma protein binding have little clinical relevance. *Clin Pharmacol Ther* 2002;71:115.

Evans WE, *et al.*: Conventional compared with individualized chemotherapy for childhood acute lymphoblastic leukemia. *N Engl J Med* 1998;338:499.

Gilmore DA, *et al.*: Age and gender influence the stereoselective pharmacokinetics of propranolol. *J Pharmacol Exp Ther* 1992;261:1181.

Guengerich FP: Role of cytochrome P450 enzymes in drugdrug interactions. *Adv Pharmacol* 1997;43:7.

Ingelman-Sundberg M: Pharmacogenetics: An opportunity for a safer and more efficient pharmacotherapy. *J Intern Med* 2001;250:186.

Kroemer HK, Klotz U: Glucuronidation of drugs: A reevaluation of the pharmacological significance of the conjugates and modulating factors. *Clin Pharmacokinet* 1992;23:292.

Meyer UA: Pharmacogenetics and adverse drug reactions. *Lancet* 2000;356:1667.

Thummel KE, Wilkinson GR: In vitro and in vivo drug interactions involving human CYP3A. *Annu Rev Pharmacol Toxicol* 1998;38:389.

Willson TM, Kliewer SA: PXR, CAR and drug metabolism. *Nat Rev Drug Discov* 2002;1:259.

Xu C, *et al.*: CYP2A6 genetic variation and potential consequences. *Adv Drug Delivery Rev* 2002;54:1245.

Reabilitação

Banga AK, Panus PC. Clinical applications of iontophoretic devices in rehabilitation medicine. *Crit Rev Phys Rehabil Med* 1998;10:147.

Byl NN. The use of ultrasound as an enhancer for transcutaneous drug delivery: Phonophoresis. *Phys Ther* 1995;75:539.

Henley EJ. Transcutaneous drug delivery: Iontophoresis, Phonophoresis. *Crit Rev Ther Drug Carr Syst* 1991;2:139.

Machet L, Boucaud A. Phonophoresis: Efficiency, mechanisms and skin tolerance. *Int J Pharm* 2002;243:1.

Panus PC, Banga AK. Iontophoresis devices: Clinical applications for topical delivery. *Int J Pharm Compound* 1997;1:420.

Fármacos que Afetam o Sistema Cardiovascular

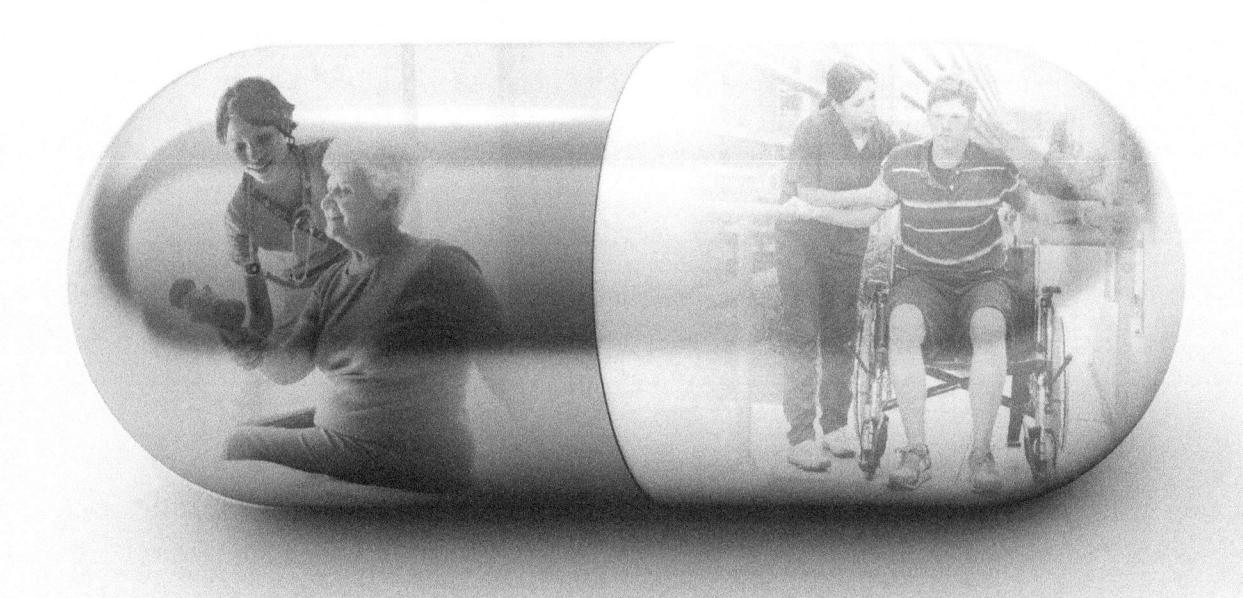

4

Introdução à Farmacologia Autônoma

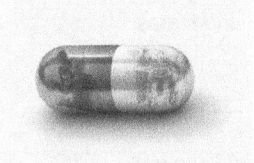

A parte motora (eferente) do sistema nervoso pode ser dividida em duas grandes subdivisões: *autônoma* e *somática*. O *sistema nervoso autônomo* (SNA) é, em grande parte, autônomo (independente), visto que as suas atividades não estão sob controle consciente direto; encontra-se principalmente envolvido nas funções viscerais necessárias à vida. O sistema somático está, em grande parte, envolvido com as funções de controle consciente, como o movimento e a postura. Ambos os sistemas apresentam impulsos aferentes (sensoriais) importantes que proporcionam as sensações e modificam o débito motor através de arcos reflexos de tamanho e complexidade variáveis.

O sistema nervoso apresenta várias propriedades em comum com o endócrino (o outro sistema importante no controle das funções corporais). Essas propriedades incluem integração de alto nível no cérebro, capacidade de influenciar processos em regiões distantes do corpo e utilização extensa do processo de retroalimentação negativa. Ambos os sistemas utilizam substâncias químicas para a transmissão da informação. No sistema nervoso, a transmissão química ocorre entre as células nervosas bem como entre as células nervosas e suas células efetoras. A transmissão química é efetuada através da liberação de pequenas quantidades de substâncias transmissoras das terminações nervosas para a fenda sináptica. O transmissor atravessa o espaço da fenda por difusão e ativa ou inibe as células pós-sinápticas através de sua ligação a uma molécula receptora especializada.

Os fármacos que simulam ou bloqueiam as ações dos transmissores químicos podem modificar seletivamente muitas funções autônomas, as quais envolvem uma variedade de tecidos efetores, como os músculos cardíaco e liso, o endotélio vascular, as glândulas exócrinas e as terminações nervosas pré-sinápticas. Os fármacos que afetam o sistema nervoso autônomo são úteis em inúmeras condições clínicas. Por outro lado, um número muito grande de fármacos utilizados para outras finalidades exerce efeitos indesejáveis sobre a função autônoma.

ANATOMIA DO SISTEMA NERVOSO AUTÔNOMO

Com base na sua anatomia, o sistema nervoso autônomo é dividido em duas partes principais: a divisão *simpática (toracolombar)* e a divisão *parassimpática (craniossacral)* (Fig. 4.1). Ambas têm sua origem em núcleos situados dentro do sistema nervoso central e enviam fibras eferentes pré-ganglionares que saem do tronco encefálico ou da medula espinhal e terminam nos gânglios motores. As fibras pré-ganglionares simpáticas saem do sistema nervoso central através dos nervos espinhais torácicos e lombares. As fibras pré-ganglionares parassimpáticas saem do sistema nervoso central através de vários nervos cranianos bem como das terceira e quarta raízes espinhais sacrais.

As fibras pré-ganglionares simpáticas terminam em gânglios localizados nas cadeias paravertebrais, situadas em cada lado da coluna vertebral, ou em gânglios pré-vertebrais, que se localizam em frente da aorta. A partir desses gânglios, as fibras simpáticas pós-ganglionares dirigem-se para os tecidos inervados. A maioria das fibras pré-ganglionares parassimpáticas termina em células ganglionares localizadas nas paredes dos órgãos inervados; outras terminam em gânglios parassimpáticos localizados fora dos órgãos inervados.

Além dessas partes motoras periféricas claramente definidas do sistema nervoso autônomo, existe um grande número de fibras aferentes que se estendem da periferia até os centros integradores, incluindo os plexos

38 | FÁRMACOS QUE AFETAM O SISTEMA CARDIOVASCULAR

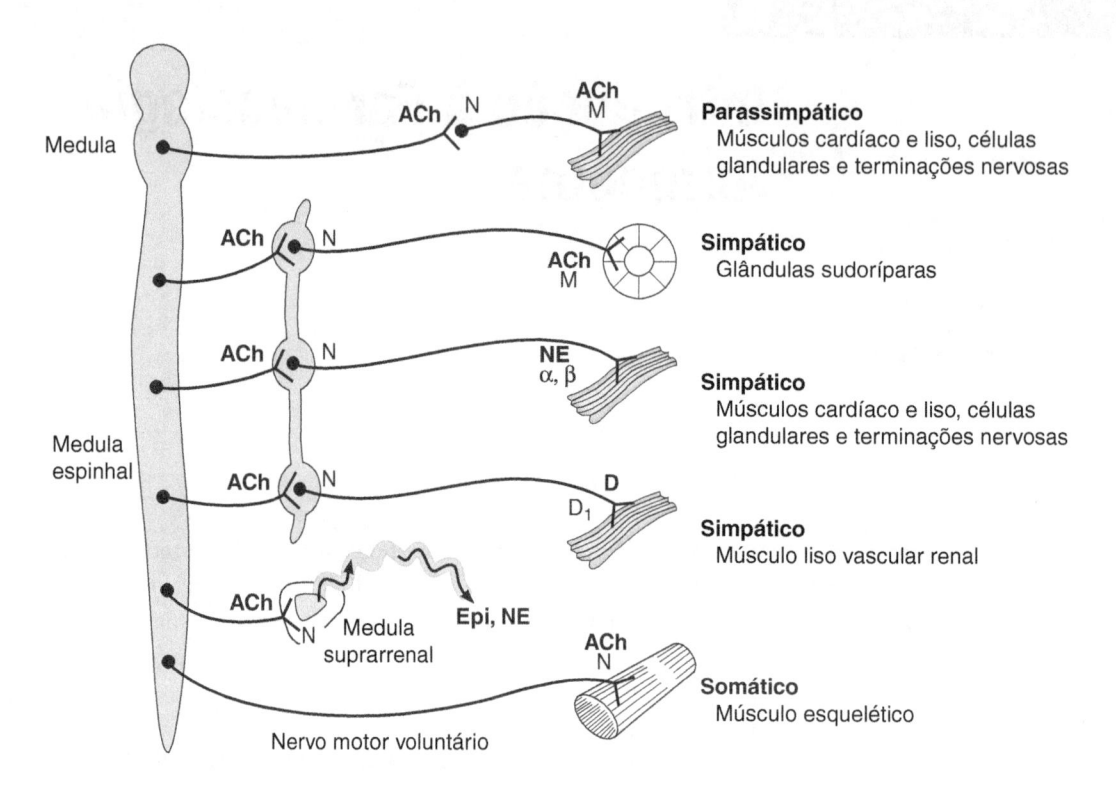

Figura 4.1 Diagrama esquemático que compara algumas características anatômicas e dos neurotransmissores de nervos motores autônomos e somáticos. A figura mostra apenas as principais substâncias transmissoras. Os gânglios parassimpáticos não são ilustrados como estruturas distintas, visto que a maioria localiza-se na parede do órgão inervado ou nas suas proximidades. Observar que algumas fibras pós-ganglionares simpáticas liberam acetilcolina ou dopamina em vez de norepinefrina. A medula suprarrenal, um gânglio simpático modificado, recebe fibras pré-ganglionares simpáticas e libera principalmente epinefrina bem como alguma norepinefrina no sangue. (ACh, acetilcolina; D, dopamina; Epi, epinefrina; NE, norepinefrina; N, receptores nicotínicos; M, receptores muscarínicos. Ver o texto.)

entéricos no intestino (Cap. 36), os gânglios autônomos e o sistema nervoso central. Muitos dos neurônios sensoriais que se estendem até o sistema nervoso central terminam nos centros integradores do hipotálamo e bulbo, bem como induzem a uma atividade motora reflexa, que é transportada até as células efetoras pelas fibras aferentes anteriormente descritas.

QUÍMICA DOS NEUROTRANSMISSORES DO SISTEMA NERVOSO AUTÔNOMO

Uma importante classificação tradicional dos nervos autônomos baseia-se no transmissor primário — acetilcolina ou **norepinefrina** — liberado da terminação pré-sináptica. Um grande número de fibras do sistema nervoso autônomo periférico sintetiza e libera acetilcolina (Fig. 4.1). São as fibras *colinérgicas*, que abrangem todas as fibras eferentes autônomas pré-ganglionares. As fibras motoras somáticas para os músculos esqueléticos também são colinérgicas. Por conseguinte, quase todas as fibras eferentes que deixam o sistema nervoso central são colinérgicas. Além disso, a maioria das fibras parassimpáticas pós-ganglionares e algumas fibras simpáticas pós-ganglionares são colinérgicas (Fig. 4.1). Diversos neurônios pós-ganglionares parassimpáticos também utilizam o óxido nítrico ou peptídios para transmissão (Quadro 4.1).

As fibras simpáticas pós-ganglionares liberam, em sua maioria, norepinefrina (Fig. 4.1). São as fibras *noradrenérgicas*, frequentemente designadas fibras adrenérgicas. Algumas fibras simpáticas pós-ganglionares liberam acetilcolina. A **dopamina** é um transmissor muito importante no sistema nervoso central, e há evidências de que seja liberada por algumas fibras simpáticas periféricas nos sistemas cardíaco, gastrintestinal e renal. As células da medula suprarrenal, embriologicamente análogas aos neurônios simpáticos pós-ganglionares, liberam uma mistura de epinefrina e norepinefrina.

Cinco características essenciais da função dos neurotransmissores constituem alvos potenciais para a terapia

Quadro 4.1	Algumas das substâncias transmissoras encontradas no SNA
ACh	O principal transmissor nos gânglios do SNA, junção neuromuscular somática e todas as terminações nervosas parassimpáticas e limitadas terminações nervosas simpáticas pós-ganglionares
NE	O principal transmissor na maioria das terminações nervosas simpáticas pós-ganglionares
D	Um possível transmissor simpático pós-ganglionar nos vasos sanguíneos renais
ATP	Inibe a liberação de ACh e NE das terminações nervosas do SNA
NPY	Cotransmissor em muitos neurônios parassimpáticos pós-ganglionares e neurônios vasculares noradrenérgicos simpáticos pós-ganglionares. Provoca vasoconstrição de longa duração
NO	Provável transmissor para a vasodilatação parassimpática

SNA, sistema nervoso autônomo; ACh, acetilcolina; NE, norepinefrina; D, dopamina; ATP, trifosfato de adenosina; NPY, neuropeptídio Y; NO, óxido nítrico.

farmacológica: a síntese, o armazenamento, a liberação, a ativação dos receptores e o término da ação do transmissor.

Transmissão colinérgica

As terminações dos neurônios colinérgicos contêm grande número de pequenas vesículas delimitadas por membrana, que se concentram nas proximidades da porção sináptica da membrana celular (Fig. 4.2), bem como um número menor de grandes vesículas de cerne denso, localizadas a uma distância maior da membrana sináptica. Estas últimas vesículas contêm cotransmissores com ou sem acetilcolina (Quadro 4.1). As vesículas são inicialmente sintetizadas no soma do neurônio e transportadas até a sua extremidade. Além disso, podem ser recicladas várias vezes na terminação nervosa. A acetilcolina é sintetizada no citoplasma, a partir da acetilcoenzima A (CoA) e da colina (Fig. 4.2). A acetil-CoA é sintetizada nas mitocôndrias, e a colina é transportada para dentro da célula. Uma vez sintetizada, a acetilcolina é transportada do citoplasma para dentro das vesículas. A síntese da acetilcolina é um processo rápido, capaz de sustentar uma taxa muito alta de liberação do transmissor. O armazenamento da acetilcolina é efetuado pelo agrupamento de moléculas de acetilcolina, habitualmente 1.000 a 50.000 moléculas em cada vesícula. A liberação do transmissor depende da presença de cálcio extracelular e ocorre quando um **potencial de ação** atinge a terminação e desencadeia um influxo suficiente de íons cálcio. A maior concentração intracelular de Ca^{2+} possibilita a fusão das membranas vesiculares com a membrana pré-sináptica terminal. A fusão das membranas resulta na liberação do conteúdo da vesícula na fenda sináptica. Após a sua liberação da terminação pré-sináptica, as moléculas de acetilcolina podem ligar-se ao receptor de acetilcolina e ativá-lo. Eventualmente, toda a acetilcolina liberada difunde-se dentro de uma faixa de uma molécula de **acetilcolinesterase** (AChE), que cliva a acetilcolina em colina e acetato, resultando na interrupção de sua ação (Fig. 4.2). Em sua maioria, as sinapses colinérgicas são ricamente supridas de acetilcolinesterase; por isso a meia-vida da acetilcolina na sinapse é muito curta.

Transmissão adrenérgica

Os neurônios adrenérgicos também transportam uma molécula precursora, a tirosina, até a terminação nervosa; a seguir, sintetizam o transmissor de catecolamina e, por fim, o armazenam em vesículas delimitadas por membrana (Fig. 4.3). Vários transmissores de catecolamina e cotransmissores estão listados no Quadro 4.1. Conforme ilustrado na Fig. 4.4, a síntese dos transmissores de catecolamina é mais complexa que a da acetilcolina. Na maioria dos neurônios simpáticos pós-ganglionares, a norepinefrina constitui o produto final. Na medula suprarrenal e em determinadas áreas do cérebro, a norepinefrina é ainda convertida em epinefrina. Por outro lado, a síntese termina com a dopamina nos neurônios dopaminérgicos do sistema nervoso central. Vários processos importantes nessas terminações nervosas constituem locais potenciais da ação dos fármacos.

A liberação de transmissores a partir das terminações nervosas noradrenérgicas assemelha-se ao processo dependente de cálcio descrito anteriormente para as terminações colinérgicas. Várias substâncias químicas na dieta, como a tiramina, ou fármacos (anfetaminas), são capazes de liberar o transmissor armazenado das terminações nervosas noradrenérgicas. Esses compostos são captados nas terminações nervosas noradrenérgicas pré-sinápticas e podem deslocar a norepinefrina das vesículas de armazenamento, inibir a enzima responsável

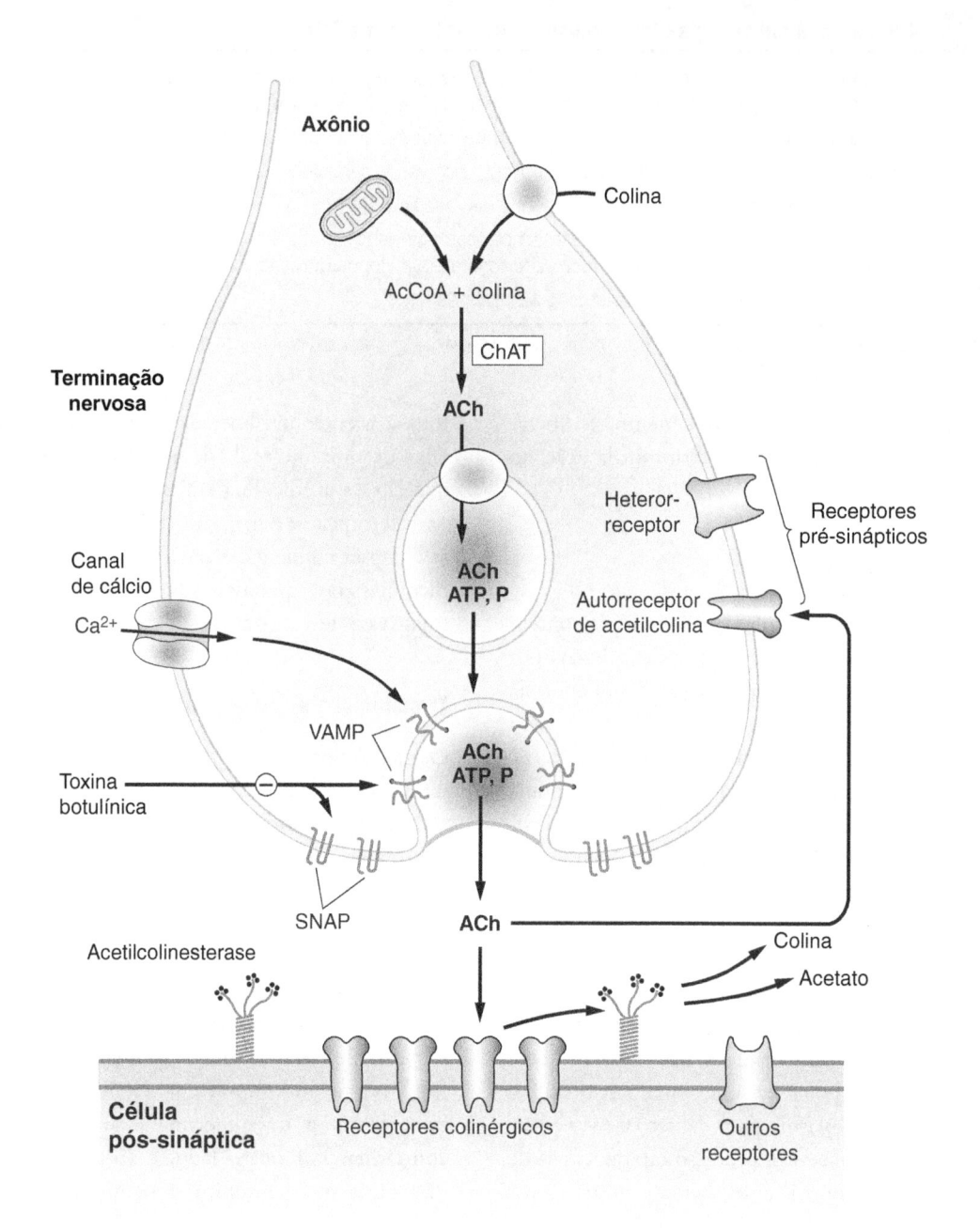

Figura 4.2 Ilustração esquemática de uma junção colinérgica generalizada com receptores colinérgicos na membrana pós-sináptica (não representada na escala). A colina é transportada na terminação nervosa pré-sináptica por um transportador de colina dependente de sódio. A acetilcolina (ACh) é sintetizada a partir da acetilcoenzima A (AcCoA) e da colina pela colina acetiltransferase (ChAT) no citoplasma, sendo, em seguida, transportada na vesícula de armazenamento por um segundo transportador. Ocorre liberação do transmissor quando os canais de cálcio sensíveis à voltagem se abrem na membrana da terminação nervosa, possibilitando um influxo de cálcio. O consequente aumento do cálcio intracelular provoca a fusão das proteínas de membrana associadas à vesícula (VAMP) com proteínas associadas ao sinaptossomo (SNAP) sobre a superfície da membrana interna, bem como a expulsão da ACh e dos cotransmissores na fenda sináptica. Autorreceptores e heterorreceptores ilustrados nas terminações pré-sinápticas regulam a liberação adicional de ACh quando estimulados. A ação da acetilcolina é interrompida por seu metabolismo pela enzima acetilcolinesterase.

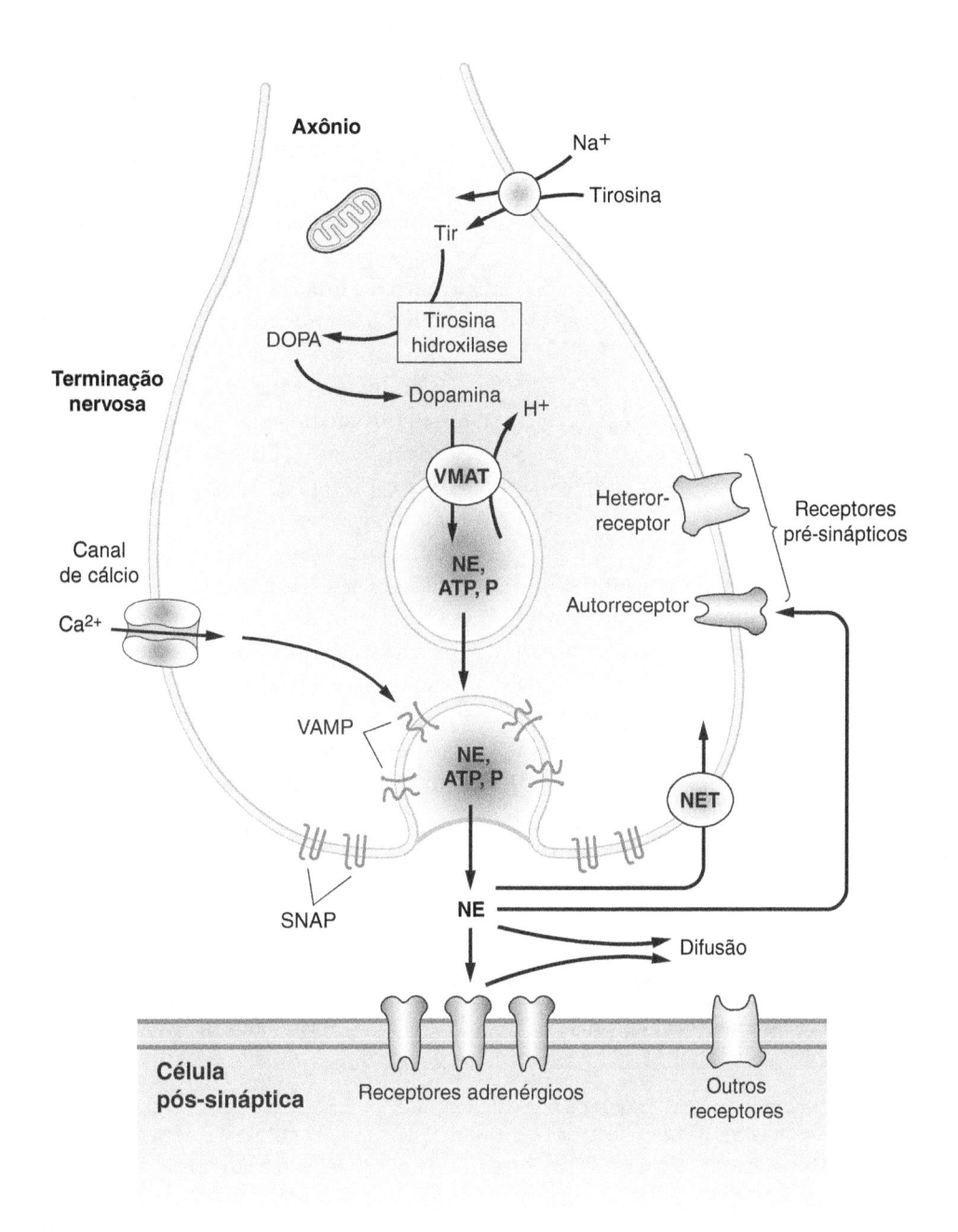

Figura 4.3 Diagrama esquemático de uma junção noradrenérgica generalizada com receptores adrenérgicos (adrenorreceptores) na membrana pós-sináptica. A tirosina é transportada até a terminação noradrenérgica; é convertida em dopamina, transportada até a vesícula pelo transportador de monoamina vesicular (VMAT). O mesmo transportador efetua o transporte da norepinefrina (NE) e de várias outras aminas para dentro dessas vesículas. A dopamina é convertida em NE na vesícula. Ocorre a liberação do transmissor quando um potencial de ação abre os canais de cálcio sensíveis à voltagem e aumenta o cálcio intracelular. A fusão das vesículas com a membrana de superfície resulta na expulsão da norepinefrina dentro da fenda sináptica. Após a sua liberação, a norepinefrina difunde-se para fora do espaço da fenda ou é transportada no citoplasma da terminação pré-sináptica pelo transportador de norepinefrina (NET) ou para o tecido pós-sináptico. O NET pode ser inibido pela cocaína, resultando em aumento da atividade do transmissor na fenda sináptica. Os autorreceptores e heterorreceptores ilustrados nas terminações pré-sinápticas regulam a liberação adicional do neurotransmissor simpático quando estimulados.

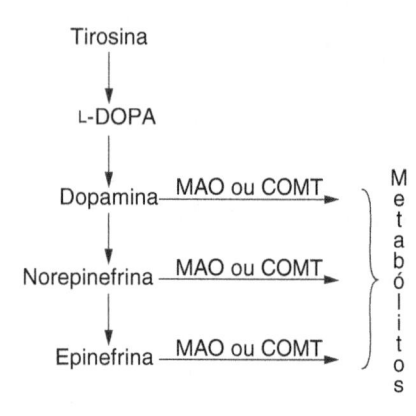

Figura 4.4 Biossíntese das catecolaminas a partir da tirosina até a epinefrina. O metabolismo da dopamina, norepinefrina ou epinefrina pela monoaminoxidase (MAO) ou catecol-O-metiltransferase (COMT) resulta em inativação do neurotransmissor.

pelo metabolismo e pela inativação do neurotransmissor, ou exercer outros efeitos que resultam em aumento da atividade da norepinefrina na sinapse. O término da transmissão noradrenérgica resulta da simples difusão do neurotransmissor para fora do local receptor, com metabolismo final no plasma ou fígado, ou recaptação em locais pré-sinápticos ou pós-sinápticos (Fig. 4.3). O metabolismo da norepinefrina e da epinefrina pode ocorrer através de várias enzimas, como a **monoaminoxidase (MAO)** na terminação pré-sináptica ou a **catecol-O-metiltransferase (COMT)** em outros locais teciduais (Fig. 4.4).

RECEPTORES AUTÔNOMOS

Historicamente, cuidadosas comparações da potência de uma série de agonistas e antagonistas autônomos levaram à definição de diferentes subtipos de receptor autônomo, como os receptores muscarínicos e nicotínicos, além dos receptores alfa, (α), beta (β) e dopamínico (D) (Quadro 4.2). Os principais subtipos de receptores colinérgicos foram designados de acordo com os alcaloides originalmente utilizados na sua identificação: a muscarina e a nicotina. Ambos os receptores, muscarínicos e nicotínicos, são estimulados pela acetilcolina. Os receptores adrenérgicos são subdivididos nos subtipos α, β e D, com base na seletividade de agonistas e antagonistas. Os subtipos de receptores α e β respondem principalmente à norepinefrina. Os receptores D respondem à dopamina. O desenvolvimento de fármacos bloqueadores mais seletivos levou à designação de subclasses dentro desses principais subtipos. Fazendo parte dos receptores α, foram caracterizados os receptores α_1 e α_2, e, dentro dos receptores β, foram definidos os receptores β_1, β_2 e β_3. As localizações teciduais e as ações fisiológicas desses receptores são apresentadas no Quadro 4.3.

Quadro 4.2 Tipos de receptor autônomo com efeitos documentados ou prováveis sobre os tecidos efetores

Nome do receptor	Localização(ões) típica(s)	Resultados da estimulação do receptor
Colinérgico		
M_1	Neurônios do SNC, neurônios pós-ganglionares simpáticos e alguns locais pré-sinápticos	Formação de segundos mensageiros e aumento do cálcio intracelular
M_2	Miocárdio, músculo liso e alguns locais pré-sinápticos	Abertura dos canais de potássio e inibição da adenililciclase
M_3	Glândulas exócrinas e vasos (músculo liso e endotélio)	Formação de segundos mensageiros e aumento do cálcio intracelular
N_N	Neurônios pós-ganglionares e algumas terminações colinérgicas pré-sinápticas	Abertura dos canais de Na^+/K^+ e despolarização
N_M	Placa terminal neuromuscular do músculo esquelético	Abertura dos canais de Na^+/K^+ e despolarização
Adrenérgicos		
α_1	Células efetoras pós-sinápticas: particularmente do músculo liso	Formação de segundos mensageiros e aumento do cálcio intracelular
α_2	Terminações nervosas adrenérgicas pré-sinápticas, plaquetas, adipócitos, músculo liso, bem como neurônios pós-sinápticos no tronco encefálico e na medula espinhal	Inibição da adenililciclase

(continua)

Quadro 4.2 Tipos de receptor autônomo com efeitos documentados ou prováveis sobre os tecidos efetores (continuação)

Nome do receptor	Localização(ções) típica(s)	Resultados da estimulação do receptor
β_1	Células efetoras pós-sinápticas: coração, adipócitos, cérebro, bem como terminações nervosas adrenérgicas e colinérgicas pré-sinápticas	Estimulação da adenililciclase
β_2	Células efetoras pós-sinápticas: músculos liso e cardíaco, fígado e pâncreas	Estimulação da adenililciclase
β_3	Células efetoras pós-sinápticas: adipócitos	Estimulação da adenililciclase
D_1 e D_5	Cérebro e tecidos efetores: músculo liso e vasculatura renal	Estimulação da adenililciclase
D_2	Cérebro e tecidos efetores: músculo liso e terminações nervosas pré-sinápticas	Inibição da adenililciclase e aumento da abertura dos canais de K^+
D_3	Cérebro	Inibição da adenililciclase
D_4	Cérebro e sistema cardiovascular	Inibição da adenililciclase

SNC, sistema nervoso central; D, dopamina; M, receptor muscarínico; N, receptor nicotínico.

ORGANIZAÇÃO FUNCIONAL DA ATIVIDADE AUTÔNOMA

É essencial adquirir uma compreensão básica sobre as interações dos nervos autônomos entre si e com seus órgãos efetores para entender as ações dos fármacos que afetam o sistema nervoso autônomo, particularmente devido ao reflexo significativo, isto é, efeitos compensatórios que podem ser desencadeados por esses agentes. Os reflexos autônomos são particularmente importantes para entender as respostas cardiovasculares a tais fármacos. Conforme ilustrado na Fig. 4.5, a principal variável controlada na função cardiovascular é a **pressão arterial média**. Alterações em qualquer variável passível de contribuir para a pressão arterial média desencadeiam respostas homeostáticas secundárias poderosas que tendem a compensar a alteração diretamente induzida.

Integração central

A integração central ocorre no nível mais elevado no mesencéfalo e no bulbo. As duas divisões do sistema nervoso autônomo e o sistema nervoso endócrino estão integradas entre si, com os impulsos sensoriais e as informações provenientes dos centros superiores do sistema nervoso central. Nos vários sistemas de órgãos do corpo, as interações entre as divisões simpática e parassimpática frequentemente se opõem entre si (Quadro 4.4). Por conseguinte, o sistema parassimpático é frequentemente designado sistema *trofotrópico*, resultando em crescimento, e o sistema simpático é designado como sistema *ergotrópico*, resultando em consumo de energia. Por exemplo, a redução dos batimentos cardíacos e a estimulação da atividade digestiva são ações típicas da conservação de energia ("repousar e digerir") do sistema parassimpático. Por outro lado, a estimulação cardíaca, o aumento do nível de glicemia e a vasoconstrição cutânea constituem respostas produzidas por descarga simpática, apropriadas para lutar ou sobreviver a um ataque ("luta ou fuga"). Em um nível mais sutil de interações no tronco encefálico, no bulbo e na medula espinhal, existem interações cooperativas importantes entre os sistemas parassimpático e simpático. Para alguns órgãos, as fibras sensoriais associadas ao sistema parassimpático exercem um controle reflexo sobre a descarga motora no sistema simpático. Por conseguinte, as fibras sensoriais dos barorreceptores do seio carotídio exercem uma importante influência sobre a descarga simpática do centro vasomotor. De forma semelhante, as fibras sensoriais parassimpáticas na parede da bexiga influenciam significativamente a descarga inibitória simpática desse órgão.

Integração periférica

Nos tecidos periféricos, a integração pode ser regulada em locais pré-sinápticos ou pós-sinápticos. A regulação pré-sináptica usa o conceito de controle por retroalimentação negativa ou positiva para regular a liberação dos neurotransmissores. Foi constatada a existência de importantes mecanismos pré-sinápticos de controle inibitório na maioria das terminações nervosas. Um mecanismo bem documentado envolve a existência de

Quadro 4.3 Tipos de receptor adrenérgico,[1] alguns dos tecidos periféricos onde são encontrados e os principais efeitos de sua ativação

Tipo[2]	Tecido	Ação
α_1	A maior parte da musculatura lisa vascular	Contração ($\uparrow$ resistência vascular)
	Músculo dilatador da pupila	Contração (midríase)
	Músculo liso pilomotor	Contração (ereção dos pelos)
α_2	Terminações nervosas adrenérgicas e colinérgicas	Inibição da liberação do transmissor
	Plaquetas	Estimulação da agregação
	Alguns músculos lisos vasculares	Contração
	Adipócitos	Inibição da lipólise
	Células β pancreáticas	Inibição da liberação de insulina
β_1	Coração	Estimulação da frequência e da força
	Células justaglomerulares	Estimulação da liberação de renina
β_2	Músculos lisos respiratório, uterino e vascular	Relaxamento
	Fígado (humano)	Estimulação da glicogenólise
	Células β pancreáticas	Estimulação da liberação de insulina
	Terminações dos nervos motores somáticos	Provoca tremores
β_3 (β_1 e β_2 também podem contribuir)	Adipócitos	Estimulação da lipólise
D_1	Vasos sanguíneos renais e outros vasos esplâncnicos	Dilatação ($\downarrow$ resistência)
D_2	Terminações nervosas	Inibição da adenililciclase

[1] A distribuição dos receptores adrenérgicos no sistema nervoso central é discutida no Cap. 12.
[2] Ver o Quadro 4.2 para as abreviaturas.

receptores α_2 localizados nas terminações nervosas noradrenérgicas. A norepinefrina e as moléculas semelhantes ativam esses receptores; a ativação diminui a liberação posterior de norepinefrina das terminações nervosas. Por outro lado, um receptor β pré-sináptico parece facilitar a liberação de norepinefrina. Os receptores pré-sinápticos que respondem às substâncias transmissoras primárias liberadas pelas terminações nervosas são denominados *autorreceptores* (Figs. 4.2 e 4.3). Os autorreceptores são habitualmente inibitórios, porém muitas fibras colinérgicas, particularmente as motoras somáticas, possuem autorreceptores nicotínicos excitatórios. O controle da liberação de transmissores não se limita à modulação pelo próprio transmissor. As terminações nervosas também possuem receptores reguladores que respondem a muitas outras substâncias, os *heterorreceptores* (Figs. 4.2 e 4.3), que podem ser ativados por substâncias liberadas de outras terminações nervosas, as quais fazem sinapse com a terminação nervosa. Por exemplo, algumas fibras vagais no miocárdio fazem sinapse com terminações nervosas noradrenérgicas simpáticas e inibem a liberação da norepinefrina. Alternativamente, os compostos que influenciam esses receptores podem difundir-se do sangue ou dos tecidos adjacentes para os receptores. Em todas as fibras nervosas, ocorre provavelmente uma regulação pré-sináptica por uma variedade de substâncias químicas endógenas.

A regulação pós-sináptica pode ser considerada sob duas perspectivas. A primeira é a modulação pela história anterior de atividade no receptor primário, isto é, suprarregulação ou infrarregulação do receptor, ou dessensibilização do receptor. A suprarregulação ocorre em resposta a menor ativação dos receptores. Em contrapartida, a infrarregulação e a dessensibilização ocorrem em resposta a maior ativação dos receptores. Para informações adicionais, ver o Cap. 2. Alternativamente, pode ocorrer a modulação dos receptores por outras condições passageiras associadas, como níveis de eletrólitos dentro ou fora da célula efetora, ou hormônios circulantes.

MODIFICAÇÃO FARMACOLÓGICA DA FUNÇÃO AUTÔNOMA

Como a transmissão envolve diferentes mecanismos em segmentos distintos do sistema nervoso autônomo,

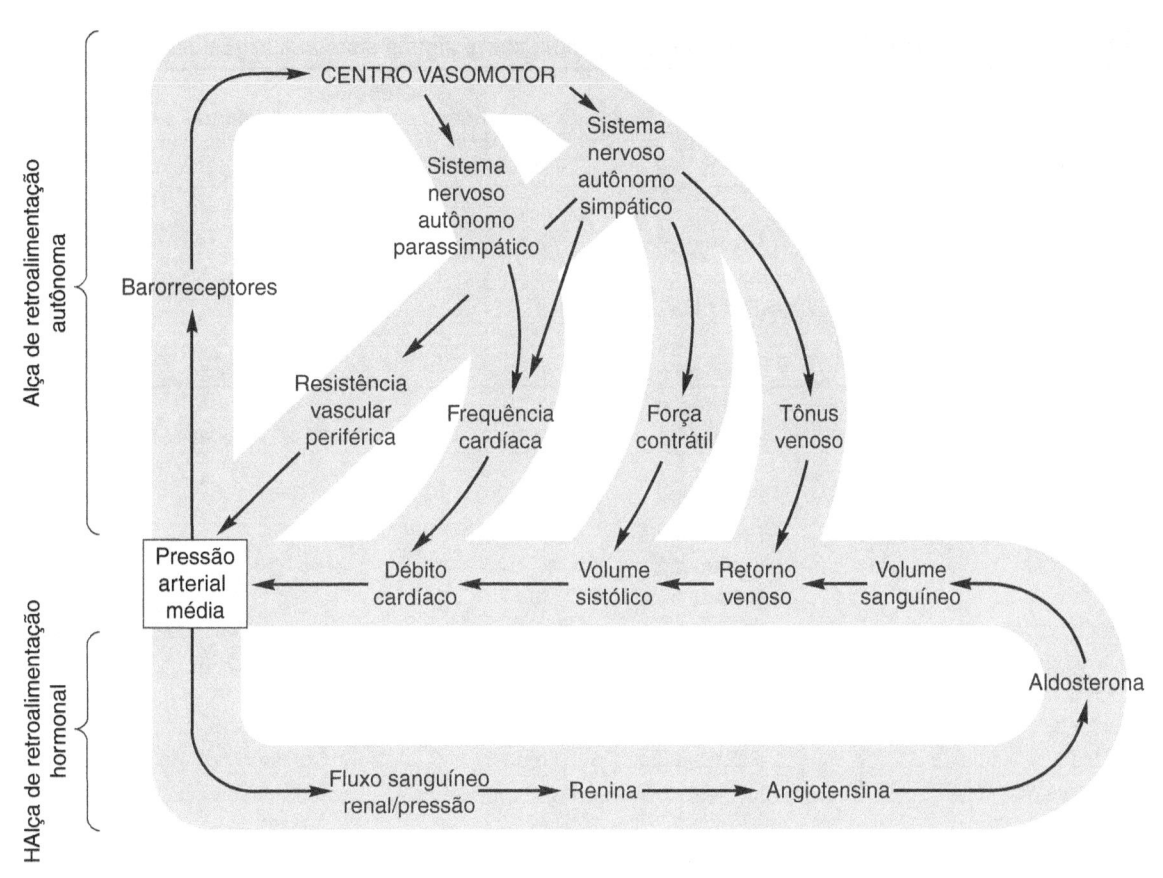

Figura 4.5 Controles autônomo e hormonal da função cardiovascular. Observar duas alças de retroalimentação: a alça do sistema nervoso autônomo e a alça hormonal. O sistema nervoso simpático influencia diretamente quatro variáveis importantes: a resistência vascular periférica, a frequência cardíaca, a força contrátil e o tônus venoso. O sistema simpático também modula diretamente a produção de renina (não mostrada). O sistema nervoso parassimpático influencia diretamente a frequência cardíaca. Além de seu papel na estimulação da secreção de aldosterona, a angiotensina II aumenta diretamente a resistência vascular periférica e facilita os efeitos simpáticos (não mostrados). O efeito efetivo da retroalimentação de cada alça consiste em compensar as alterações da pressão arterial. Por conseguinte, a redução da pressão arterial devido à perda de sangue provocaria o aumento da descarga simpática e o aumento da liberação de renina. Por outro lado, a elevação da pressão arterial em consequência da administração de um agente vasoconstritor causaria uma redução da descarga simpática e da liberação de renina, bem como o aumento da descarga parassimpática (vagal).

algumas substâncias produzem efeitos altamente específicos, enquanto outras são muito menos seletivas em suas ações. A Fig. 4.6 fornece um resumo das etapas na transmissão dos impulsos. A modificação de qualquer etapa neste processo pode aumentar ou diminuir a quantidade de neurotransmissores que reage com receptores apropriados.

Os fármacos que bloqueiam a propagação do potencial de ação não se mostram seletivos em sua ação, visto que atuam sobre um processo comum a todos os neurônios. Por outro lado, os fármacos que agem sobre os processos bioquímicos envolvidos na liberação e renovação dos transmissores são mais seletivos. A modulação nesse nível pode aumentar ou diminuir a concentração de transmissores que interagem com seus receptores.

A inibição da síntese, do armazenamento ou da liberação de transmissores pode diminuir a quantidade dos que interagem com os receptores. Estes agentes são classificados como antagonistas de **ação indireta,** o que os diferencia dos agentes que possuem afinidade pelos receptores pós-sinápticos, porém sem eficácia, e os bloqueiam. Esses agentes são classificados como antagonistas de **ação direta**. No grupo dos agentes adrenérgicos, tais antagonistas indiretos e diretos são denominados *simpaticolíticos*, isto é, agentes que antagonizam o sistema simpático. Em contrapartida, os agentes que diminuem a recaptação do transmissor ou inibem a(s) enzima(s) responsável(is) pela degradação do transmissor, aumentam a interação do transmissor com os receptores. Estes agentes são classificados como agonistas de ação indireta.

Quadro 4.4 — Efeitos diretos da atividade nervosa autônoma sobre alguns sistemas orgânicos

Órgão	Ação[1] (Atividade simpática)	Receptor[2] (Atividade simpática)	Ação (Atividade parassimpática)	Receptor (Atividade parassimpática)
Olho				
Músculo radial da íris	Contração	α_1	–	–
Músculo circular da íris			Contração	M_3
Músculo ciliar	[Relaxamento]	β	Contração	M_3
Coração				
Nó sinoatrial	Aceleração	β_1, β_2	Desaceleração	M_2
Marcapassos ectópicos	Aceleração	β_1, β_2	–	
Contratilidade	Aumento	β_1, β_2	Diminuição (átrios)	M_2
Vasos sanguíneos				
Pele, vasos esplâncnicos	Contração	α	–	
Vasos do músculo esquelético	Relaxamento	β_2	–	
	[Contração]	α	–	
	Relaxamento	M^3	–	
Endotélio			Liberação do EDRF[4]	M_3, M_5[5]
Músculo liso bronquiolar	Relaxamento	β_2	Contração	M_3
Trato gastrintestinal				
Músculo liso				
Paredes	Relaxamento	α_2, β_2[6]	Contração	M_3
Esfíncteres	Contração	α_1	Relaxamento	M_3
Secreção	–	–	Aumento	M_3
Músculo liso geniturinário				
Parede vesical	Relaxamento	β_2	Contração	M_3
Esfíncter	Contração	α_1	Relaxamento	M_3
Útero grávido	Relaxamento	β_2	–	
	Contração	α	Contração	M_3
Pênis e vesículas seminais	Ejaculação	α	Ereção	M
Pele				
Músculo liso pilomotor	Contração	α	–	
Glândulas sudoríparas				
Termorreguladoras	Aumento	M	–	
Apócrinas (estresse)	Aumento	α	–	
Funções metabólicas				
Fígado	Gliconeogênese	β_2, α	–	
Fígado	Glicogenólise	β_2, α	–	
Adipócitos	Lipólise	β_3	–	
Rim	Liberação de renina	β_1	–	
Terminações nervosas autônomas				
Simpática	–	–	Diminuição da liberação de NE	M[7]
Parassimpática	Diminuição da liberação de ACh	α	–	

NE, norepinefrina.
[1]As ações menos importantes estão indicadas entre colchetes.
[2]Tipos de receptores específicos: α, alfa, β, beta, M, muscarínico.
[3]O músculo liso vascular no músculo esquelético possui fibras dilatadoras colinérgicas simpáticas.
[4]O endotélio da maioria dos vasos sanguíneos libera EDRF (fator de relaxamento derivado do endotélio), que provoca acentuada vasodilatação, em resposta a estímulos muscarínicos. Todavia, ao contrário dos receptores inervados por fibras colinérgicas simpáticas nos vasos sanguíneos do músculo esquelético, esses receptores muscarínicos não são inervados e só respondem a agonistas muscarínicos circulantes.
[5]Os vasos sanguíneos cerebrais dilatam-se em resposta à ativação do receptor M_3.
[6]Provavelmente através da inibição pré-sináptica da atividade parassimpática.
[7]Provavelmente através de M_1, porém M_2 pode participar em alguns locais.

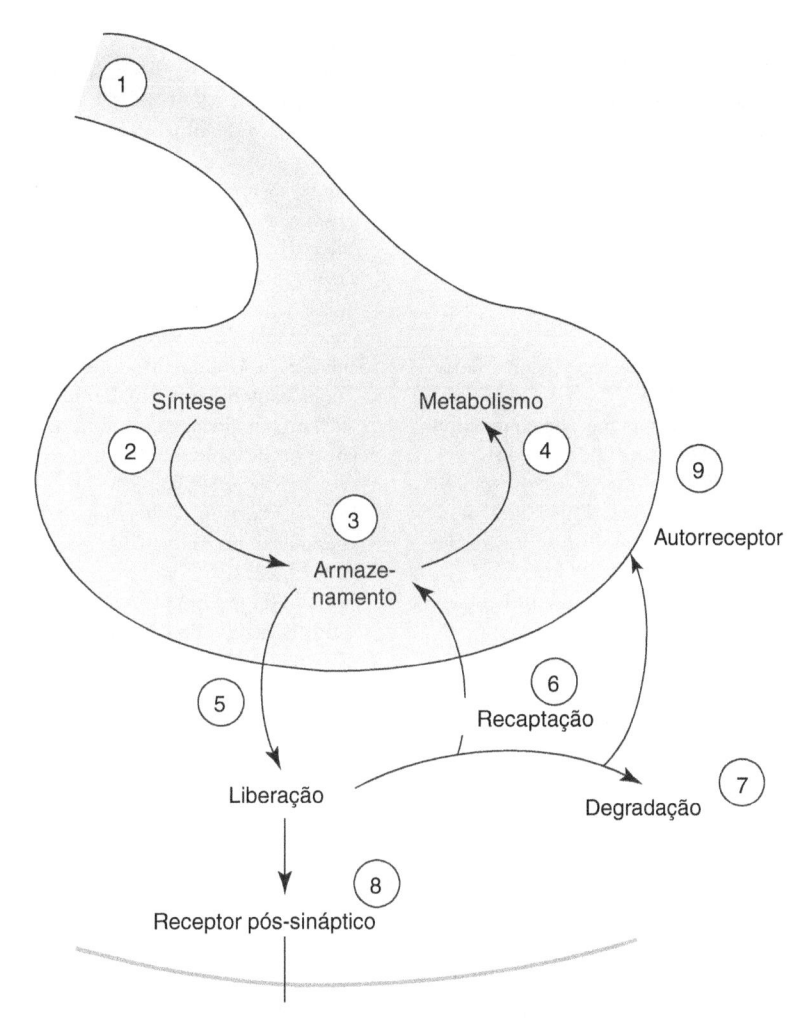

Figura 4.6 Potenciais locais de modulação farmacológica nas sinapses. Os impulsos elétricos progridem ao longo do axônio. Na membrana pré-sináptica, um influxo de cálcio extracelular resulta em fusão da vesícula com a membrana pré-sináptica e liberação do neurotransmissor na fenda sináptica. O neurotransmissor pode interagir com os autorreceptores pré-sinápticos ou receptores pós-sinápticos. Posteriormente, o neurotransmissor pode ser captado de volta na terminação pré-sináptica ou na pós-sináptica, ou migrar a partir da fenda sináptica. Pode ocorrer metabolismo (degradação) do neurotransmissor em qualquer um desses locais. A manipulação farmacológica pode atuar em qualquer um dos locais anteriormente mencionados. Os anestésicos locais inibem o potencial de ação no axônio (1). Um antagonista de ação indireta pode inibir a síntese, o armazenamento ou a liberação do neurotransmissor (2, 3 e 5). Os antagonistas de ação direta inibem os receptores pós-sinápticos (8). Em contrapartida, um agonista de ação indireta pode aumentar a interação do neurotransmissor ao inibir o seu metabolismo, a sua recaptação ou degradação (4, 6 e 7). Por fim, a estimulação dos autorreceptores pré-sinápticos frequentemente leva a uma diminuição na liberação posterior do neurotransmissor pela terminação nervosa pré-sináptica (9).

Os agentes que possuem afinidade e eficácia pelos receptores pós-sinápticos denominam-se agonistas de ação direta. No grupo dos agentes adrenérgicos, tais agonistas indiretos e diretos são denominados *simpaticomiméticos*, isto é, agentes que imitam o sistema simpático. Existem classificações semelhantes, de ação direta e de ação indireta, para os agonistas e antagonistas que interagem com o sistema parassimpático.

Por fim, a bioquímica da transmissão adrenérgica é muito diferente daquela da transmissão colinérgica. Devido a essas diferenças, a ativação ou o bloqueio dos receptores adrenérgicos ou colinérgicos nas células efetoras oferecem o máximo de flexibilidade e seletividade de efeitos. Além disso, alguns subgrupos individuais dos receptores nicotínicos colinérgicos ou dos receptores α ou β-adrenérgicos frequentemente podem ser ativados ou bloqueados de modo seletivo. Os capítulos subsequentes desta seção (Caps. 5 a 10) fornecem exemplos da ativação ou do bloqueio seletivo dos receptores no uso clínico de tais fármacos.

REFERÊNCIAS

Bernstein D: Cardiovascular and metabolic alterations in mice lacking beta1- and beta2-adrenergic receptors. *Trends Cardiovasc Med* 2002;12:287.

Burnstock G, Hoyle CHV: *Autonomic Neuroeffector Mechanisms.* Harwood Academic Publishers, 1992.

Chang HY, et al.: Musings on the wanderer: What's new in our understanding of the vago-vagal reflex? IV. Current concepts of vagal efferent projections to the gut. *Am J Physiol Gastrointest Liver Physiol* 2003;284:G357.

Docherty JR: Age-related changes in adrenergic neuroeffector transmission. *Auton Neurosci* 2002;96:8.

Fetscher C, et al.: M3 muscarinic receptors mediate contraction of human urinary bladder. *Br J Pharmacol* 2002;136:641.

Furchgott RF: Role of endothelium in responses of vascular smooth muscle to drugs. *Annu Rev Pharmacol Toxicol* 1984;24:175.

Goldstein DS, et al.: Dysautonomias: Clinical disorders of the autonomic nervous system. *Ann Intern Med* 2002;137:753.

Huikuri HV, Makikallio TH: Heart rate variability in ischemic heart disease. *Auton Neurosci* 2001;90:95.

Jarvis SE, Zamponi GW: Interactions between presynaptic Ca2+ channels, cytoplasmic messengers and proteins of the synaptic vesicle complex. *Trends Pharmacol Sci* 2001;22:519.

Lepori M, et al.: Interaction between cholinergic and nitrergic vasodilation: A novel mechanism of blood pressure control. *Cardiovasc Res* 2001;51:767.

Lundberg JM: Pharmacology of cotransmission in the autonomic nervous system: Integrative aspects on amines, neuropeptides, adenosine triphosphate, amino acids and nitric oxide. *Pharmacol Rev* 1996;48:113.

Miller RJ: Presynaptic receptors. *Annu Rev Pharmacol Toxicol* 1998;38:201.

Südhof TC: The synaptic vesicle cycle: A cascade of proteinprotein interactions. *Nature* 1995;375:645.

Schlicker E, Gothert M: Interactions between the presynaptic alpha2-autoreceptor and the presynaptic inhibitory heteroreceptors on noradrenergic neurons. *Brain Res Bull* 1998;47:129.

Skok VI: Nicotinic acetylcholine receptors in autonomic ganglia. *Auton Neurosci* 2002;97:1.

Toda N, Okamura T: The pharmacology of nitric oxide in the peripheral nervous system of blood vessels. *Pharmacol Rev* 2003;55:271.

Westfall DP, et al.: ATP as a cotransmitter in sympathetic nerves and its inactivation by releasable enzymes. *J Pharmacol Exp Ther* 2002;303:439.

Zanzinger J: Role of nitric oxide in the neural control of cardiovascular function. *Cardiovasc Res* 1999;43:639.

5
Fármacos que Afetam o Sistema Colinérgico

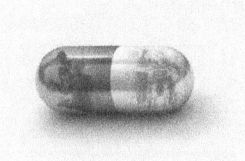

Quando a transmissão sináptica depende da acetilcolina como principal neurotransmissor, ela é denominada *colinérgica*. O término da atividade da acetilcolina é mediado pela enzima acetilcolinesterase. Existem dois subtipos de receptores colinérgicos: o muscarínico (M) e o nicotínico (N). Os agonistas que simulam os efeitos da acetilcolina são definidos como **colinomiméticos**. Alguns fármacos são agonistas de ação direta nos receptores colinérgicos (Fig. 5.1). Outros atuam como agonistas de ação indireta ao impedir a inativação da acetilcolina. Os antagonistas que inibem a acetilcolina nos receptores muscarínicos ou nicotínicos são definidos como *anticolinérgicos*. Os fármacos que inibem seletivamente os receptores muscarínicos são denominados *antimuscarínicos* (Fig. 5.2), enquanto aqueles que inibem seletivamente os receptores nicotínicos são *antinicotínicos*.

FÁRMACOS COLINOMIMÉTICOS

Os subtipos de receptores colinérgicos são apresentados no Quadro 5.1. No momento, não se dispõe clinicamente de agonistas seletivos para os subtipos de receptores muscarínicos. Os agonistas nicotínicos de ação direta podem ser classificados com base no predomínio da estimulação ganglionar (N_N) ou neuromuscular (N_M), porém a seletividade do agonista é muito limitada. Foram identificados diversos mecanismos moleculares para a sinalização dos receptores no caso dos receptores muscarínicos (Quadro 5.1). Em geral, esses receptores modulam a formação de segundos mensageiros ou a atividade de canais iônicos. Em contrapartida, todos os receptores nicotínicos produzem a abertura de um canal seletivo para o sódio e o potássio, resultando em **despolarização** celular. Esse mecanismo de sinalização ocorre nos gânglios autônomos e na junção neuromuscular.

Os agonistas dos receptores colinérgicos de ação direta são classificados, farmacologicamente, pelo tipo de receptor — muscarínico ou nicotínico — ativado (Fig. 5.1). Os efeitos fisiológicos dos agonistas de ação direta resultam de sua interação com os receptores muscarínicos ou nicotínicos. Os agonistas de ação indireta são assim classificados pela sua capacidade de inibir a hidrólise e a inativação da acetilcolina endógena (Fig. 5.1). Isso aumenta a concentração de acetilcolina na sinapse, bem como a sua ligação aos receptores. Os agonistas de ação indireta são menos específicos na sua estimulação dos receptores muscarínicos em comparação com os nicotínicos. O espectro de ação dos agentes colinomiméticos de ação direta e indireta e um resumo de sua farmacocinética estão delineados no Quadro 5.2.

Agonistas colinérgicos de ação direta

Os agonistas de ação direta são divididos em dois grupos, com base na sua estrutura química. O primeiro grupo consiste em ésteres de colina, representados pela **acetilcolina, carbacol** e **betanecol**. O segundo grupo é constituído por alcaloides de ocorrência natural, como a **nicotina**, a **muscarina** e a **pilocarpina**. A classificação adicional desses agentes baseia-se no predomínio da ativação dos receptores muscarínicos ou nicotínicos.

Efeitos fisiológicos

Em geral, os agonistas muscarínicos de ação direta são parassimpaticomiméticos, visto que eles imitam a estimulação do sistema parassimpático (Quadro 5.3). Uma exceção reside no fato de que esses agentes também

50 | FÁRMACOS QUE AFETAM O SISTEMA CARDIOVASCULAR

```
                    Agentes colinomiméticos (colinérgicos)
                           |
            ┌──────────────┴──────────────┐
      De ação direta                 De ação indireta
      ┌─────┴─────┐                  ┌──────┴──────┐
  Muscarínico  Nicotínico                  Carbamatos (de ação
                                           longa intermediária)
                                  Organofosforados
                                  (de ação muito longa)
                             Edrofônio (de ação curta)
```

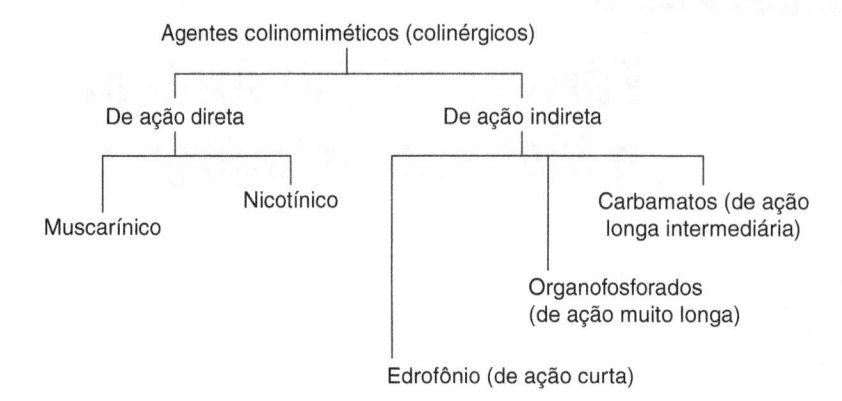

Figura 5.1 Algoritmo dos fármacos colinomiméticos. Alguns fármacos são agonistas de ação direta, que estimulam os receptores muscarínicos ou nicotínicos. Alternativamente, os fármacos podem ser de ação indireta, inibindo a enzima acetilcolinesterase que é responsável pelo término da ação da acetilcolina.

estimulam os receptores muscarínicos localizados nas glândulas sudoríparas écrinas, que são responsáveis pela termorregulação e estão sob controle nervoso simpático, e não parassimpático. Além disso, observa-se a ocorrência de vasodilatação com o uso clínico desses fármacos; entretanto, esse efeito não constitui uma resposta parassimpática. A vasodilatação resulta da liberação do fator de relaxamento derivado do endotélio (EDRF) por receptores muscarínicos não inervados presentes nas células endoteliais que revestem as paredes vasculares. Essa vasodilatação pode levar a uma redução da pressão arterial.

A resposta fisiológica para a estimulação dos receptores nicotínicos depende da ativação dos receptores N_M ou N_N. Os efeitos da estimulação dos receptores N_N em nível tecidual e orgânico nos gânglios dependem do sistema orgânico envolvido. Os vasos sanguíneos são dominados pela inervação simpática; por conseguinte, a ativação dos receptores nicotínicos nos neurônios pós-ganglionares resulta em vasoconstrição. Em contrapartida, o sistema gastrintestinal (GI) é dominado pelo controle parassimpático. Neste sistema, a estimulação dos neurônios pós-ganglionares leva a um aumento na motilidade e secreção. A estimulação dos receptores N_N na junção neuromuscular, quando ativados por agonistas nicotínicos de ação direta, resulta em fasciculações e espasmos musculares. A estimulação prolongada dos receptores N_M leva à dessensibilização dos receptores e paralisia muscular. Este último evento constitui um risco dos pesticidas que contêm nicotina.

Uso clínico

O Quadro 5.4 fornece um resumo das aplicações clínicas dos agonistas muscarínicos e nicotínicos de ação direta.

Os agonistas muscarínicos têm ampla aplicação clínica. No **glaucoma**, esses fármacos diminuem a pressão intraocular. Ajudam também na **micção** em indivíduos

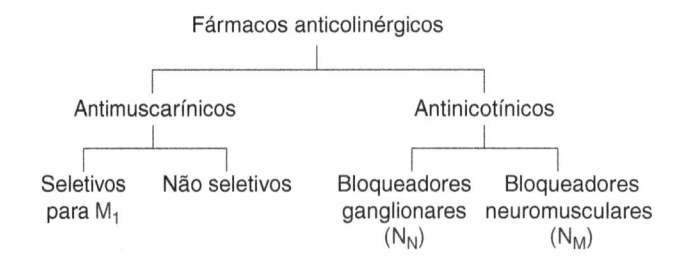

```
                    Fármacos anticolinérgicos
                           |
            ┌──────────────┴──────────────┐
      Antimuscarínicos              Antinicotínicos
      ┌─────┴─────┐                  ┌──────┴──────┐
  Seletivos  Não seletivos      Bloqueadores   Bloqueadores
  para M₁                       ganglionares   neuromusculares
                                   (N_N)           (N_M)
```

Figura 5.2 Categorização dos antagonistas de ação direta dos receptores colinérgicos, baseada na sua inibição tanto dos receptores muscarínicos (M) quanto dos nicotínicos (N). As subdivisões adicionais dos receptores muscarínicos incluem fármacos que são antagonistas específicos dos receptores M_1 localizados nas terminações nervosas ou antagonistas muscarínicos inespecíficos. Os antagonistas nicotínicos são subdivididos com base na capacidade do fármaco de inibir os receptores pós-sinápticos na junção neuromuscular (N_M) ou os receptores pós-sinápticos nos gânglios parassimpáticos e simpáticos (N_N).

Quadro 5.1 Subtipos e características dos receptores colinérgicos

Tipo de receptor	Localização	Mecanismo pós-receptor[1]
Muscarínicos (M)		
M_1	Nervos	IP_3, cascata de DAG
M_2	Coração, nervos, músculo liso	Inibição da produção de cAMP, ativação dos canais de K^+
M_3	Glândulas, músculo liso, endotélio	IP_3, cascata de DAG
M_4[2]	SNC[3]	Inibição da produção de cAMP
M_5[2]	SNC[3]	IP_3, cascata de DAG
Nicotínicos (N)		
N_M	Junção neuromuscular do músculo esquelético	Canal iônico despolarizante de Na^+, K^+
N_N	Corpo celular pós-ganglionar, dendritos	Canal iônico despolarizante de Na^+, K^+

[1]Os mecanismos de sinalização do receptor consistem na formação dos segundos mensageiros, diacilglicerol (DAG) e inositol-1,4,5-trifosfato (IP_3), inibição da formação do segundo mensageiro, o monofosfato de adenosina cíclico (cAMP), e ativação dos canais iônicos para o influxo de sódio (Na^+) ou o efluxo de potássio (K^+).
[2]Não foram identificados receptores funcionais.
[3]Ainda existem dúvidas sobre a sua presença no sistema nervoso central (SNC).

com bexiga hipotônica após cirurgia ou lesão neurológica. Em contrapartida, os agonistas nicotínicos têm aplicação clínica limitada, exceto na abstenção do tabaco. O uso da succinilcolina para produzir paralisia da musculatura esquelética como auxiliar na anestesia geral está relacionado com a inibição na junção neuromuscular. Esse fármaco será discutido com os antagonistas nicotínicos na última seção deste capítulo.

Efeitos adversos

Os efeitos adversos associados à estimulação dos receptores muscarínicos ou nicotínicos variam, dependendo do sistema de órgãos. Para os agonistas muscarínicos, incluem respostas tanto do sistema nervoso central (SNC) quanto dos tecidos periféricos. O efeito sobre o SNC pode incluir estimulação generalizada, resultando em **alucinações** ou **convulsões**. No olho, podem ocorrer **miose** e espasmo da **acomodação** ocular. Em doses mais altas, as repostas periféricas podem ser generalizadas à estimulação parassimpaticomimética excessiva, com **broncoconstrição** e produção excessiva de muco, desconforto gastrintestinal, hiperatividade do músculo detrusor da bexiga, com aumento da frequência de micção, e **hipotensão**. Pode ocorrer **bradicardia**, porém a hipotensão geralmente produz **taquicardia** reflexa. Por fim, a estimulação dos receptores muscarínicos nas glândulas sudoríparas écrinas, que estão sob controle simpático, pode resultar em sudorese.

Os agonistas nicotínicos que atuam no SNC podem induzir convulsões, coma e depressão respiratória. Nos tecidos periféricos, a estimulação dos receptores N_N autônomos resulta em manifestações parassimpáticas ou simpáticas, dependendo do sistema de órgãos, conforme anteriormente discutido. As manifestações clínicas significativas podem consistir em hipertensão e arritmias cardíacas. A estimulação prolongada dos receptores N_M na junção neuromuscular e a paralisia muscular subsequentemente levam a diminuição da função dos músculos respiratórios e hipoventilação. A exposição crônica à nicotina associada ao uso de tabaco pode resultar em manifestações fisiopatológicas adicionais. A nicotina tem um forte potencial aditivo. O uso crônico da nicotina está associado ao desenvolvimento de câncer, aumento das úlceras gastrintestinais e maior risco de doença vascular e morte súbita coronária.

Agonistas colinérgicos de ação indireta

Os agonistas colinérgicos de ação indireta são divididos em três classes principais, com base na sua estrutura química e duração dos efeitos (Fig. 5.1). Essas três classes são: alcoóis (p. ex., **edrofônio**), carbamatos (p. ex., **neostigmina**) e organofosforados (p. ex., **ecotiofato**). Tanto os carbamatos quanto os organofosforados ligam-se à acetilcolinesterase e sofrem hidrólise. Após essa atividade enzimática, o metabólito é liberado lentamente, impedindo a ligação e a inativação da acetilcolina. Os carbamatos são liberados em um período de algumas horas, enquanto os organofosforados necessitam de dias a semanas para serem liberados pela acetilcolinesterase. A classe dos alcoóis (edrofônio) liga-se ao

Quadro 5.2 Agentes colinomiméticos: espectro de ação e farmacocinética

Fármaco	Espectro de ação	Características farmacocinéticas
De ação direta		
Acetilcolina	B	Rapidamente hidrolisada pela ChE; duração de ação de 5 a 30 s; baixa lipossolubilidade
Betanecol	M	Resistente à ChE, ativo por via oral, baixa lipossolubilidade; duração da ação de 30 min a 2 h
Carbacol	B	Semelhantes às do betanecol
Pilocarpina	M	Não se trata de um éster, boa lipossolubilidade; duração da ação de 30 min a 2 h
Nicotina	N	Semelhantes às da pilocarpina; duração da ação de 1 a 6 h; alta lipossolubilidade
De ação indireta		
Edrofônio	B	Álcool, amina quaternária, baixa lipossolubilidade, não é ativo por via oral; duração da ação de 5 a 15 min
Neostigmina	B	Carbamato, amina quaternária, baixa lipossolubilidade, ativa por via oral, duração da ação de 30 min a 2 h
Fisostigmina	B	Carbamato, amina terciária, lipossolúvel; duração da ação de 30 min a 2 h
Piridostigmina, ambenônio	B	Carbamatos semelhantes à neostigmina, porém com duração da ação mais longa (4 a 8 h)
Ecotiofato	B	Organofosforado, lipossolubilidade moderada; duração da ação de 2 a 7 dias
Paration	B	Inseticida organofosforado; alta lipossolubilidade, duração de ação de 7 a 30 dias

M, muscarínico; N, nicotínico; B, tanto muscarínico quanto nicotínico; ChE, colinesterase.

local ativo eletrostaticamente ou por pontes de hidrogênio. A ligação é de curta duração — da ordem de minutos. Com base na sua ligação, todas as três classes podem ser consideradas como antagonistas pseudoirreversíveis da acetilcolinesterase. Por fim, alguns fármacos incluídos nessa classe também possuem alguma atividade agonista de ação direta. Por exemplo, a neostigmina inibe a acetilcolinesterase e também ativa diretamente o receptor N_M pós-sináptico na junção neuromuscular.

Efeitos fisiológicos

Ao inibir a acetilcolinesterase, os agonistas colinérgicos de ação indireta amplificam as ações da acetilcolina endógena nas sinapses tanto muscarínicas quanto nicotínicas. Por conseguinte, podem aumentar as funções simpáticas ou parassimpáticas nos tecidos periféricos. A resposta varia, com base no sistema de órgãos. No trato GI, na bexiga e nos pulmões, predomina a atividade parassimpática. Na junção neuromuscular, esses fármacos aumentam a força das contrações musculares, seguidas de fasciculações na presença de concentrações mais altas e resultando, finalmente, em paralisia. Por fim, a atividade colinérgica no SNC segue paralelamente àquela que foi anteriormente descrita para os agonistas colinérgicos de ação direta (Quadro 5.3). A única exceção a esse paralelismo é o fato de que os agentes de ação indireta normalmente não provocam vasodilatação, visto que as células endoteliais não são inervadas, e não liberam o EDRF quando esses fármacos são administrados.

Uso clínico

O uso clínico dos agonistas de ação indireta difere ligeiramente dos agonistas muscarínicos e nicotínicos de ação direta. Os carbamatos apresentam uso clínico mais amplo em comparação com os organofosforados. O uso clínico do álcool edrofônio é limitado, em virtude da curta ação do fármaco (5 a 15 min). A aplicação peculiar desses agonistas de ação indireta consiste em seu uso no tratamento da **miastenia** *gravis* e da demência (Quadro 5.4). Os agonistas muscarínicos ou nicotínicos de ação direta não possuem atualmente uso clínico para essas condições.

Quadro 5.3 — Efeitos da estimulação dos receptores colinérgicos[1]

Órgão	Resposta
Sistema nervoso central	Efeitos estimuladores complexos: reação de alerta leve (nicotínico), tremor, vômitos, excitação dos centros respiratórios, convulsões
Sistema nervoso autônomo	Efeitos estimuladores complexos: a estimulação dos gânglios autônomos resulta em resposta parassimpática ou simpática, dependendo de cada sistema de órgãos (nicotínicos), estimulação do órgão-alvo, ver adiante (muscarínico)
Olho	
Músculo esfíncter da íris	Contração (miose)
Músculo ciliar	Contração para visão de perto (acomodação, cicloespasmo)
Coração	
Nó sinoatrial	Diminuição da frequência (cronotropismo negativo)
Átrios	Diminuição da força de contração (inotropismo negativo); diminuição do período refratário
Nó atrioventricular	Diminuição da velocidade de condução (dromotropismo negativo); diminuição do período refratário
Ventrículos	Pequena diminuição na força de contração
Vasos sanguíneos	Dilatação (através do EDRF[2])
Brônquios	Contração (broncoconstrição)
Trato gastrintestinal	
Motilidade	Aumento
Esfíncteres	Relaxamento (através do sistema nervoso entérico)
Secreção	Estimulação
Bexiga	
Detrusor	Contração
Trígono e esfíncter	Relaxamento
Glândulas	Aumento da secreção: glândulas sudoríparas termorreguladoras, lacrimais, salivares, brônquicas, gástricas, intestinais
Musculoesquelético	Ativação da placa terminal neuromuscular; contração do músculo

[1] Apenas os efeitos diretos estão indicados; as respostas homeostáticas a essas ações diretas podem ser importantes.
[2] EDRF é a abreviatura para o fator de relaxamento derivado do endotélio. As evidências sugerem que o EDRF é o óxido nítrico (NO).

Efeitos adversos

Os riscos clínicos dos agonistas de ação indireta assemelham-se aos dos agonistas de ação direta, com as seguintes exceções. Em primeiro lugar, a vasodilatação é tardia e incomum, e a bradicardia é mais comum do que a taquicardia reflexa. As manifestações do SNC são comuns após superdosagem de organofosforados, com convulsões seguidas de depressão respiratória e cardiovascular. Um acrônimo mnemônico para lembrar o espectro de efeitos adversos é DUMBBELSS (diarreia, urinação, miose, broncoconstrição, bradicardia, excitação do músculo esquelético e do SNC, **lacrimejamento**, salivação e sudorese). À semelhança dos agonistas nicotínicos, a estimulação prolongada dos receptores N_M na junção neuromuscular resulta em paralisia muscular e representa um dos perigos dos pesticidas que contêm esses agonistas de ação indireta.

AGENTES ANTICOLINÉRGICOS

Os antagonistas dos receptores colinérgicos de ação direta são classificados com base no bloqueio dos receptores muscarínicos ou nicotínicos (Fig. 5.2). As subdivisões adicionais para os receptores muscarínicos incluem fármacos que são antagonistas seletivos dos receptores M_1 localizados nas terminações nervosas, bem como antagonistas muscarínicos não seletivos. Todos os agentes antimuscarínicos atualmente disponíveis nos EUA são antagonistas não seletivos.

Os antagonistas nicotínicos são subdivididos com base na capacidade do fármaco de inibir os receptores N_M pós-sinápticos na junção neuromuscular ou os receptores N_N pós-sinápticos nos gânglios parassimpáticos e simpáticos (Fig. 5.3). Os primeiros possuem aplicação clínica como auxiliares da anestesia geral, uma vez que

Quadro 5.4 Aplicações clínicas de alguns colinomiméticos

Aplicações clínicas	Fármaco	Ação
Agonistas de ação direta		
Íleo pós-operatório e neurogênico, e retenção urinária	Betanecol	Ativa o músculo liso intestinal e vesical
Glaucoma	Carbacol	Ativa o esfíncter pupilar e os músculos ciliares do olho
Glaucoma, síndrome de Sjögren	Pilocarpina	Ativa o esfíncter pupilar e o músculo ciliar do olho; estimula a salivação
Abandono do tabagismo (sistema transdérmico, goma de mascar)	Nicotina	Substitui as ações de início rápido (cigarro) por ação mais lenta
Agonistas de ação indireta		
Íleo pós-operatório e neurogênico, e retenção urinária	Neostigmina	Amplifica a ACh endógena
Miastenia gravis, reversão do bloqueio neuromuscular	Neostigmina, piridostigmina, edrofônio	Amplifica a ACh endógena
Glaucoma	Fisostigmina, ecotiofato	Amplifica os efeitos da ACh
Doença de Alzheimer	Tacrina, donepezila, galantamina, rivastigmina	Amplifica os efeitos da ACh no SNC

ACh, acetilcolina; SNC, sistema nervoso central.

induzem paralisia da musculatura esquelética. Os últimos têm aplicações clínicas limitadas e serão discutidos de modo sucinto.

Antagonistas muscarínicos

Os antagonistas muscarínicos podem ser ainda subdivididos com base na sua aplicação clínica e no sistema de órgãos-alvo. Os fármacos com aplicações no SNC ou oftalmológicas devem ser lipossolúveis o suficiente para atravessar as barreiras hidrofóbicas, como a barreira hematoencefálica no SNC. Um importante determinante da farmacocinética é a presença ou ausência de um grupo amina quaternário de carga permanente nesses fármacos. A presença desse grupo com carga diminui a penetração através dessas barreiras hidrofóbicas e, até certo ponto, a sua captação pelo sistema GI. A **atropina** é um alcaloide vegetal e um antagonista muscarínico não seletivo. O fármaco é o protótipo dos antagonistas muscarínicos não seletivos e é lipossolúvel.

Efeitos fisiológicos

Os efeitos fisiológicos da inibição dos receptores muscarínicos são apresentados no Quadro 5.5. As ações periféricas dos bloqueadores muscarínicos são antecipadas, em sua maior parte, tendo em vista a remoção da função parassimpática em vários sistemas de órgãos. Em doses terapêuticas, os efeitos cardiovasculares consistem em bradicardia inicial, possivelmente em consequência do bloqueio dos receptores muscarínicos pré-sinápticos pós-ganglionares. A bradicardia é seguida de taquicardia e aumento da velocidade de condução atrioventricular que seria previsto pelo bloqueio da atividade parassimpática no coração. No sistema respiratório, ocorrem broncodilatação e redução da secreção. A inibição da atividade parassimpática no sistema GI resulta em diminuição da motilidade, relaxamento e redução das secreções gástricas. No sistema geniturinário, há diminuição do tônus do músculo detrusor e aumento da capacidade vesical. O lacrimejamento, a salivação e a sudorese também estão reduzidos. O leitor deve lembrar que o lacrimejamento e a salivação estão sob a atividade colinérgica parassimpática; entretanto, as glândulas sudoríparas écrinas estão sob controle colinérgico simpático. Os efeitos sobre o SNC são menos previsíveis. Os mais comuns consistem em sedação, diminuição da cinetose e melhora da função motora em pacientes com doença de Parkinson.

Uso clínico

As aplicações clínicas dos antagonistas muscarínicos são apresentadas no Quadro 5.6. As aplicações significativas e clinicamente úteis desses fármacos incluem o tratamento da doença de Parkinson e a reversão do **broncospasmo**. Essas duas aplicações clínicas dos antagonistas muscarínicos serão discutidas nos Caps. 17 e 35, respectivamente. A aplicação ocular direta desses fármacos, que precedeu a da moderna atropina, inibe a acomodação do olho e provoca dilatação das pupilas. O extrato de beladona, fonte de atropina, era usado como cosmético para dilatar as pupilas há vários séculos. A **escopolamina** diminui a cinetose e pode ser aplicada na forma de disco transdérmico passivo. Essa classe de fármacos também diminui a hipertonicidade da bexiga que resulta de lesão neural acima do arco reflexo da micção e pode ser usada para diminuir a urgência e aliviar a incontinência de estresse. A **oxibutinina** é clinicamente usada nessa aplicação, e pode ser administrada na forma de disco **transdérmico passivo**. Raramente, esses fármacos também são utilizados clinicamente na disfunção cardiovascular ou GI e foram substituídos por outras classes de fármacos que apresentam menos efeitos adversos.

Efeitos adversos

O tradicional ditado mnemônico para a toxicidade dos antimuscarínicos pode ser "Seco como um osso, vermelho como uma beterraba e louco como um chapeleiro." Essa descrição reflete tanto os efeitos antimuscarínicos previsíveis quanto algumas ações imprevisíveis. A resposta "seco como um osso" resulta da inibição da sudorese, salivação e lacrimejamento. Os pacientes medicados com esses fármacos e envolvidos em atividades aeróbicas podem sofrer hipertermia. Esse efeito resulta do antagonismo das glândulas sudoríparas écrinas termorreguladoras por esses fármacos. A taquicardia moderada também é comum, enquanto as arritmias constituem um evento muito menos frequente, porém potencialmente fatal. Ocorre dilatação dos vasos sanguíneos cutâneos com doses tóxicas, explicando a descrição de "vermelho como uma beterraba". Por fim, na população geriátrica, esses fármacos podem exacerbar o glaucoma de ângulo fechado agudo e a retenção urinária, particularmente nos homens com hiperplasia prostática. No SNC, a sedação, a **amnésia** e o **delírio** com alucinações contribuem para a descrição de "louco como um chapeleiro".

Antagonistas nicotínicos (N$_M$)

A contração do músculo esquelético é produzida por sinalização mediada por receptores N$_M$ pós-sinápticos na placa motora. A ativação do receptor N$_M$ determina a abertura dos canais, com influxo subsequente de Na$^+$ e efluxo de K$^+$ (potencial da placa motora). Esse potencial da placa motora, quando grande o suficiente, resulta em despolarização muscular adjacente e propagação ao longo de toda a fibra muscular. Os fármacos que bloqueiam a junção neuromuscular no receptor N$_M$ pós-sináptico são clinicamente úteis para produzir relaxamento muscular como auxiliares na cirurgia de grande porte. Os agentes bloqueadores neuromusculares são aminas quaternárias hidrofílicas relacionadas com a acetilcolina. Por conseguinte, esses fármacos precisam ser administrados por via parenteral e não atravessam a barreira hematoencefálica para penetrar no sistema nervoso central.

Os agentes bloqueadores neuromusculares são, em sua maioria, antagonistas dos receptores N$_M$ de ação direta, não despolarizantes. O protótipo é a **tubocurarina** (Fig. 5.3). Todos esses fármacos produzem bloqueio reversível do receptor N$_M$ pós-sináptico (Fig. 5.4). Em geral, são metabolizados e eliminados pelo rim ou pelo fígado.

Um bloqueador neuromuscular, a **succinilcolina**, é definido como fármaco bloqueador neuromuscular despolarizante (Fig. 5.3). A succinilcolina é um *agonista* de ação direta, que se liga ao receptor N$_M$ pós-sináptico. A ligação da succinilcolina ao receptor N$_M$ resulta na abertura dos canais na placa motora e em despolarização inicial — como aquela produzida pela acetilcolina —, porém acentuadamente prolongada (Fig. 5.4). Essa despolarização propaga-se para as membranas adjacentes, causando contração das fibras musculares circundantes. Isso se

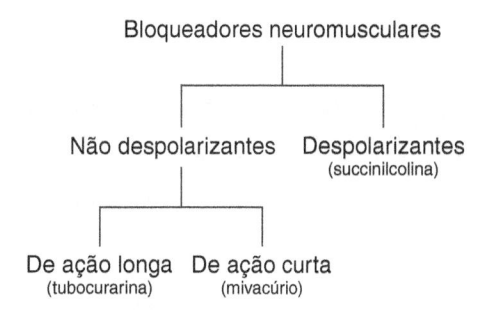

Figura 5.3 Os bloqueadores neuromusculares são usados clinicamente para produzir paralisia do músculo esquelético na junção neuromuscular (N$_M$) durante a anestesia geral. Esses fármacos podem ser divididos, com base no seu mecanismo de ação, em agentes não despolarizantes e despolarizantes. A succinilcolina é o único fármaco clinicamente relevante desta última classe. Embora o fármaco seja um agonista do receptor N$_M$, a paralisia muscular subsequente na resposta fisiológica ao fármaco leva à sua aplicação clínica como relaxante musculoesquelético.

Quadro 5.5 — Efeitos dos agentes bloqueadores muscarínicos

Órgão	Efeito	Mecanismo
Sistema nervoso central	Sedação, ação contra a cinetose, ação antiparkinsoniana, amnésia, delírio	Bloqueio dos receptores muscarínicos, subtipos desconhecidos
Olho	Cicloplegia, midríase	Bloqueio dos receptores M_3
Brônquios	Broncodilatação, particularmente na presença de constrição	Bloqueio dos receptores M_3
Trato gastrintestinal	Relaxamento, alentecimento da peristalse	Bloqueio dos receptores M_1, M_3
Trato geniturinário	Relaxamento da parede da bexiga, aumento da capacidade vesical	Bloqueio dos receptores M_3
Coração	Bradicardia inicial, particularmente em doses baixas; a seguir, taquicardia	Taquicardia devido ao bloqueio dos receptores M_2 no coração
Vasos sanguíneos	Bloqueio da vasodilatação muscarínica; não manifesto, a não ser na presença de agonista muscarínico	Bloqueio dos receptores M_3 no endotélio dos vasos
Glândulas	Acentuada redução da salivação; redução moderada do lacrimejamento, sudorese; a secreção gástrica é inibida com menos eficácia	Bloqueio dos receptores M_1, M_3
Músculo esquelético	Nenhum	

manifesta visualmente como contração e fasciculação do músculo esquelético. Como o músculo é incapaz de manter uma tensão sem despolarização e **repolarização** periódicas na junção neuromuscular, o músculo despolarizado sofre relaxamento e paralisia, designada "bloqueio de fase I". Com a exposição contínua ao fármaco, a despolarização da placa motora cessa, e ocorre repolarização. Mesmo com essa repolarização, a placa motora não pode sofrer despolarização, visto que ela está dessensibilizada. O mecanismo dessa dessensibilização não está bem esclarecido; entretanto, o bloqueio do canal pela succinilcolina pode ser importante para o "bloqueio de fase II" (Fig. 5.4).

A succinilcolina está incluída entre os fármacos bloqueadores neuromusculares, visto que o seu efeito fisiológico final consiste na inibição da junção neuromuscular.

Efeitos fisiológicos

Os fármacos tanto não despolarizantes quanto despolarizantes produzem paralisia muscular flácida. A sequência de sensibilidade dos músculos aos fármacos não despolarizantes é dos músculos menores (os primeiros que sofrem paralisia e os últimos a se recuperar) para os de maior volume, sendo o diafragma o mais resistente. Para a

Quadro 5.6 — Algumas aplicações clínicas dos fármacos antimuscarínicos

Sistema orgânico	Fármacos[1]	Aplicação
SNC	Benztropina, triexifenidil, biperideno	Para o tratamento das manifestações da doença de Parkinson
	Escopolamina	Para evitar ou reduzir a cinetose
Olho	Atropina, homatropina, ciclopentolato, tropicamida	Para produzir midríase e cicloplegia
Brônquios	Ipratrópio	Para reverter o broncospasmo na asma e na doença pulmonar obstrutiva crônica
Trato gastrintestinal	Glicopirrolato, diciclomina, metescopolamina	Para reduzir a hipermotilidade transitória
Trato geniturinário	Oxibutinina, glicopirrolato, diciclomina, tolterodina	Para tratamento da cistite transitória, espasmos vesicais pós-operatórios ou incontinência

SNC, sistema nervoso central.
[1]Somente alguns dos vários fármacos estão listados.

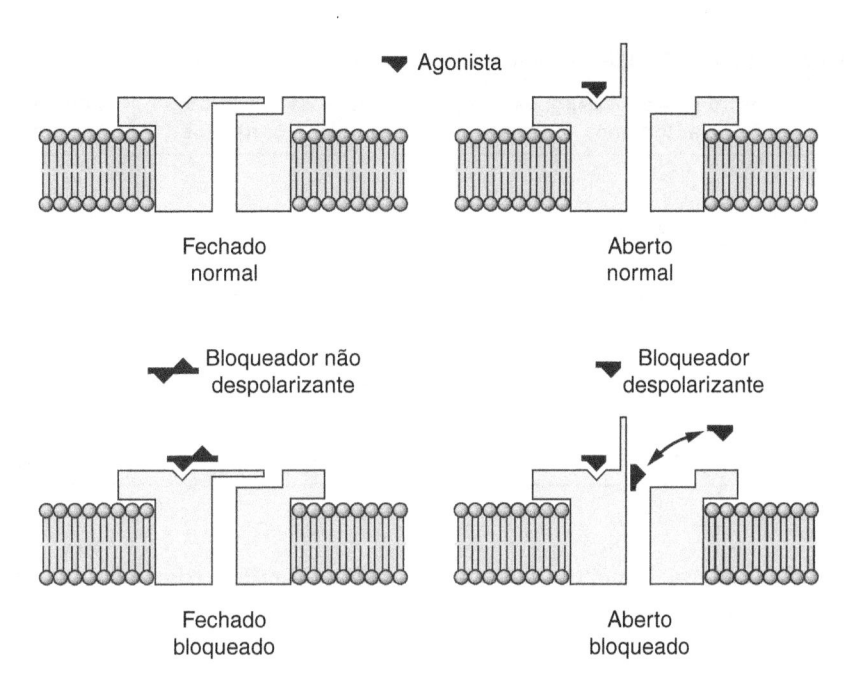

Figura 5.4 Diagrama esquemático das interações de fármacos com o receptor colinérgico (N_M) pós-sináptico no canal da placa terminal. **No alto**: a ação do agonista normal, a acetilcolina, na abertura do canal. **Embaixo: à esquerda**, o diagrama mostra um bloqueador não despolarizante, que impede a abertura do canal ao ligar-se ao receptor. **À direita**, um bloqueador despolarizante, como, por exemplo, a succinilcolina, que tanto ocupa o receptor quanto bloqueia o canal. O fechamento normal do canal é impedido, e o bloqueador pode mover-se rapidamente para dentro e para fora do poro. Os bloqueadores despolarizantes podem dessensibilizar a placa terminal ao ocupar o receptor, causando despolarização persistente. Pode ocorrer um efeito adicional dos fármacos sobre a placa terminal através de alterações no ambiente lipídico em torno do canal (não mostradas).

succinilcolina, a paralisia aparece inicialmente nas pernas e nos braços, seguida de paralisia da musculatura axial.

Uso clínico

Os bloqueadores não despolarizantes são usados com frequência na cirurgia de grande porte para produzir relaxamento durante todo o procedimento. Em certas ocasiões, são empregados na unidade de terapia intensiva para evitar complicações respiratórias quando os pacientes estão com ventiladores. O momento de início e a duração de ação variam de acordo com cada fármaco. A succinilcolina é o único bloqueador neuromuscular despolarizante clinicamente importante. É utilizada quase exclusivamente para proporcionar um breve relaxamento durante a intubação (colocação de tubo endotraqueal), quando os pacientes estão sendo preparados para ventilação artificial.

Efeitos adversos

Vários bloqueadores não despolarizantes podem ter efeitos cardiovasculares (Quadro 5.7). A hipotensão em consequência da liberação generalizada da histamina é observada nos agentes mais antigos. A disfunção cardíaca também é possível em consequência dos efeitos desses fármacos sobre os gânglios autônomos, os receptores muscarínicos cardíacos ou a interação com o anestésico geral. Ocorre paralisia respiratória como resultado direto da inibição dos músculos intercostais e do diafragma.

Vários efeitos adversos são exclusivos da succinilcolina. Alguns anestésicos inalatórios, como o isoflurano, intensificam acentuadamente e prolongam os efeitos desse fármaco na junção neuromuscular. Pode ocorrer hiperpotassemia em pacientes com queimaduras ou lesão da medula espinhal, disfunção de nervos periféricos ou disfunção muscular. Podem ocorrer **vômitos** em consequência do aumento da pressão intragástrica. A dor muscular constitui uma queixa pós-operatória comum, e pode ocorrer lesão muscular. Por fim, a **hipertermia maligna** é um distúrbio genético autossômico dominante raro do músculo esquelético, que ocorre em certos indivíduos aos quais se administram anestésicos gerais com succinilcolina. O mecanismo fisiopatológico parece consistir em um aumento do cálcio livre intracelular a

Quadro 5.7 — Efeitos autônomos de alguns fármacos bloqueadores neuromusculares

Fármaco	Efeito sobre os gânglios autônomos	Efeito sobre os receptores muscarínicos cardíacos	Capacidade de liberação de histamina
Não despolarizante			
Atracúrio	Nenhum	Nenhum	Leve
Mivacúrio	Nenhum	Nenhum	Leve
Pancurônio	Nenhum	Bloqueio moderado	Nenhum
Tubocurarina	Bloqueio	Nenhum	Moderada
Vecurônio	Nenhum	Nenhum	Nenhum
Despolarizante			
Succinilcolina	Estimulação	Estimulação	Leve

partir do retículo sarcoplasmático. A síndrome possui início rápido, com taquicardia e hipertensão. As características essenciais consistem em rigidez muscular grave e hipertermia. Além disso, podem ocorrer **hiperpotassemia** e **acidose** eventual. O tratamento consiste em **dantroleno**, um fármaco que inibe a liberação de cálcio intracelular, e em medidas que controlam a temperatura corporal e a pressão arterial.

Antagonistas nicotínicos (N$_N$)

Os receptores N$_N$ pós-sinápticos localizam-se nos gânglios tanto simpáticos quanto parassimpáticos. À semelhança dos receptores N$_M$, os receptores N$_N$ são suscetíveis à inibição tanto não despolarizante quanto despolarizante. Os fármacos bloqueadores ganglionares utilizados clinicamente são todos antagonistas competitivos de ação direta não despolarizantes (**hexametônio, mecamilamina, trimetafano**); todavia, há evidências de que esses fármacos também podem bloquear o canal iônico nicotínico.

Efeito fisiológico

Os efeitos fisiológicos desses fármacos são apresentados no Quadro 5.8. Devido à inibição do controle simpático do tônus venoso, esses fármacos provocam represamento venoso e hipotensão ortostática. Além disso, podem ocorrer taquicardia moderada e diminuição do débito cardíaco, devido ao retorno venoso reduzido e a efeito **inotrópico** negativo.

Uso clínico

Como os efeitos adversos desses fármacos são demasiado graves, os pacientes são capazes de tolerá-los apenas por

Quadro 5.8 — Efeitos dos fármacos bloqueadores ganglionares

Órgãos	Efeitos
Sistema nervoso central	As ações antinicotínicas podem incluir redução da fissura pela nicotina e melhora da síndrome de Tourette (apenas mecamilamina)
Olho	Midríase e cicloplegia moderada
Brônquios	Pouco efeito; os asmáticos podem perceber a ocorrência de broncodilatação
Trato gastrintestinal	Motilidade acentuadamente reduzida; a prisão de ventre pode ser grave
Trato geniturinário	Contratilidade reduzida da bexiga; comprometimento da ereção e da ejaculação
Coração	Taquicardia moderada em adultos jovens; redução na força de contração e débito cardíaco
Vasos sanguíneos	Redução do tônus arteriolar, acentuada redução do tônus venoso; a diminuição da pressão arterial e a hipotensão ortostática podem ser graves
Glândulas	Redução na salivação, lacrimejamento, sudorese e secreção gástrica
Músculo esquelético	Nenhum efeito significativo

um período limitado de tempo. Além disso, alguns fármacos exibem meias-vidas curtas ou são inativos por via oral, reduzindo seu valor clínico. No momento, dois fármacos são utilizados clinicamente. A mecamilamina, uma amina sintética lipofílica que penetra no SNC, está sendo estudada para diminuir a **adicção** à nicotina e para tratar a síndrome de Tourette. O trimetafano é usado clinicamente durante uma crise hipertensiva e para produzir hipotensão controlada em algumas intervenções cirúrgicas.

Efeitos adversos

Em consequência da inibição do sistema nervoso autônomo pelos fármacos bloqueadores ganglionares, os pacientes toleram o seu uso apenas em situações agudas.

FOCO NA REABILITAÇÃO

Os pacientes em reabilitação podem receber prescrições de colinomiméticos de ação direta ou indireta. Pode ser necessário que os fisioterapeutas ajustem as atividades de seus pacientes, tendo em vista os efeitos desses medicamentos. As indicações para uso desses fármacos incluem glaucoma, função vesical hipotônica, miastenia *gravis* e demência. Muitos desses pacientes estarão envolvidos em programas de reabilitação e atividades físicas como parte da terapia, e alguns pacientes com miastenia *gravis* beneficiam-se clinicamente dessas atividades. Os colinomiméticos têm o potencial de aumentar significativamente ou inibir o processo de reabilitação. Os colinomiméticos de ação indireta são prescritos para pacientes com miastenia *gravis* ou doença de Alzheimer. Nessas situações, o agendamento dos períodos de tratamento quando esses fármacos atingem o seu nível plasmático máximo intensificará as atividades funcionais ou cognitivas e ajudará o fisioterapeuta na obtenção de um resultado positivo.

Os pacientes também podem ser medicados com antagonistas muscarínicos ou nicotínicos. Os antagonistas muscarínicos podem ser prescritos para pacientes com bexiga espástica e incontinência, doença de Parkinson ou disfunção pulmonar. Nos pacientes com bexiga espástica e incontinência, o terapeuta pode reduzir a micção inadvertida ao agendar os períodos de tratamento no momento dos níveis plasmáticos máximos do fármaco. As aplicações clínicas dos agentes antimuscarínicos no tratamento da doença de Parkinson e da disfunção pulmonar são discutidas nos Caps. 17 e 35, respectivamente. O terapeuta também deve lembrar que, se o tratamento for realizado por ocasião do nível plasmático máximo desses fármacos e a atividade envolver períodos sustentados de esforço, poderá ocorrer hipertermia no paciente, devido à inibição das glândulas sudoríparas écrinas pelo agente antimuscarínico. Os antagonistas nicotínicos do músculo esquelético são comumente usados em pacientes submetidos a cirurgia de grande porte que exige ventilação mecânica. Nesses pacientes, a função musculoesquelética ótima irá retornar após a eliminação do antagonista nicotínico. Quando possível, o fisioterapeuta pode considerar o estabelecimento e a revisão dos planos de tratamento com os pacientes na véspera da cirurgia, quando as funções cognitiva e musculoesquelética estarão maiores do que imediatamente depois da cirurgia.

Por fim, os pacientes podem automedicar-se com nicotina através de inalação ou absorção bucal, isto é, fumando ou usando rapé. Esses pacientes podem apresentar várias respostas simpáticas ou parassimpáticas adversas, com base em outras comorbidades. O fisioterapeuta deve aconselhar esses pacientes a abster-se dessas atividades antes do tratamento ou permanentemente, se possível.

RELEVÂNCIA CLÍNICA PARA A REABILITAÇÃO

Reações medicamentosas adversas

Parassimpaticomiméticos de ações direta e indireta

- Podem ocorrer falta de ar e alteração da frequência cardíaca com o uso de agonistas muscarínicos.
- A nicotina pode aumentar a pressão arterial e, possivelmente, resultar em arritmias cardíacas.
- Os agonistas muscarínicos podem aumentar a frequência de micção e, portanto, perturbar os tratamentos de reabilitação.
- Os agonistas muscarínicos podem diminuir a acuidade visual ao impedir a dilatação pupilar em resposta a diminuição da luminosidade.

Anticolinérgicos

- Os agentes antimuscarínicos podem impedir a transpiração, levando à hipertermia.
- Os agentes antimuscarínicos podem aumentar a frequência cardíaca e, possivelmente, predispor os pacientes a arritmias.
- Os agentes antimuscarínicos podem causar fotossensibilidade ao diminuir a constrição pupilar em resposta à luz intensa.

- Os antimuscarínicos podem provocar sedação e diminuir a função cognitiva. Em doses altas, provocam alucinações, particularmente nos idosos.

Efeitos que interferem na reabilitação

- A broncoconstrição pode diminuir a capacidade de o paciente participar de atividades aeróbicas.
- A hipertermia e o aumento da pressão arterial e da frequência cardíaca também podem diminuir a participação do paciente em atividades aeróbicas. Esses efeitos devem ser considerados quando se elabora um plano de tratamento.
- A sedação e a diminuição da função cognitiva podem reduzir a compreensão dos pacientes sobre as instruções para os programas de tratamento domiciliares.
- As mudanças na intensidade da luz no quarto, juntamente com a sedação, podem aumentar a probabilidade de quedas.

Possíveis soluções terapêuticas

- Para evitar a dispneia e a disfunção cardíaca, as prescrições de tratamento aeróbico devem ser planejadas para permitir ao paciente dispor de mais tempo para alcançar a sua meta aeróbica.
- Se a sedação ou a diminuição da função cognitiva constituírem um problema, considerar a realização da terapia no final de um período de dosagem, quando os níveis plasmáticos do fármaco atingem o seu valor mínimo.

Potencialização dos resultados funcionais como resultado da terapia medicamentosa

- Os antagonistas muscarínicos utilizados no tratamento da função vesical hipertônica podem reduzir a incontinência durante as atividades de reabilitação.

ESTUDO DE CASO CLÍNICO

Histórico breve: o paciente é um homem de 25 anos de idade que sofreu um acidente de motocicleta há 4 semanas. O paciente foi transferido para o setor de reabilitação ontem. Hoje, às 8:15 h, foi agendada sua avaliação de treinamento de transferência e mobilidade com cadeira de rodas no ginásio do serviço de reabilitação, logo após o desjejum.

Quadro clínico atual e terapia medicamentosa: em consequência do acidente, o paciente está paraplégico com nível de lesão medular baixo, em condição estável. Não apresenta disfunção cardiovascular, porém está recebendo fármacos para reduzir a espasticidade, incluindo oxibutinina para reduzir a atividade da bexiga espástica.

Cenário de reabilitação: o paciente mostra-se muito ansioso para iniciar a reabilitação. O fisioterapeuta e o paciente iniciam a avaliação com a transferência para uma tábua corrediça, da cadeira de rodas para o solo. O paciente fica incontinente durante a tentativa inicial com a tábua corrediça e urina involuntariamente. Constrangido, queixa-se de que isso já ocorreu quando tentava soerguer-se e endireitar-se com as mãos.

Solicita que as atividades de reabilitação sejam interrompidas e que possa retornar ao quarto. À tarde, o paciente se recusa a ir à sala de ginástica, receando que o problema ocorra novamente.

Problema e opções clínicas: durante a transferência inicial para a tábua corrediça, a contração da musculatura abdominal, em associação com a manobra de Valsalva, aumentou a pressão sobre a bexiga espástica, resultando em incontinência. A oxibutinina, usada para ajudar a diminuir a espasticidade, é normalmente prescrita 3 vezes/dia. A primeira dose do dia é habitualmente administrada no café da manhã, exatamente antes das atividades de reabilitação na sala de ginástica. O início da atividade da oxibutinina é de cerca de 30 a 60 min depois de uma dose oral, com atividade máxima em 3 a 6 h e duração do efeito de 6 a 10 h. O paciente recebe a última dose do dia à noite. Não houve intervalo de tempo suficiente para que a dose inicial de oxibutinina alcançasse o nível plasmático máximo antes da atividade de reabilitação, que teve de ser remarcada para aproximadamente 2 a 3 h após a primeira dose do dia, para maximizar o efeito farmacológico e minimizar a incontinência do paciente.

APRESENTAÇÕES DISPONÍVEIS

Anticolinérgicos antimuscarínicos*,†

Atropina
Oral: comprimidos de 0,4 mg
Parenteral: 0,05; 0,1; 0,3; 0,4; 0,5; 0,8; 1 mg/mℓ para injeção
Oftálmica: gotas a 0,5; 1; 2%; pomadas a 1%

Alcaloides da beladona, extrato ou tintura
Oral: líquido de 0,27 a 0,33 mg/mℓ

Clidínio
Oral: cápsulas de 2,5; 5 mg

Ciclopentolato
Oftálmico: gotas a 0,5; 1; 2%

Diciclomina
Oral: cápsulas de 10, 20 mg; comprimidos de 20 mg; xarope de 10 mg/5 mℓ
Parenteral: 10 mg/mℓ para injeção

Escopolamina
Oral: comprimidos de 0,4 mg
Parenteral: 0,3; 0,4; 0,65; 0,86; 1 mg/mℓ para injeção
Oftálmica: solução a 0,25%
Transdérmica: disco de 1,5 mg (fornece 0,5 mg)

Flavoxato
Oral: comprimidos de 100 mg

Glicopirrolato
Oral: comprimidos de 1, 2 mg
Parenteral: 0,2 mg/mℓ para injeção

Homatropina
Oftálmica: gotas a 2, 5%

L-Hiosciamina
Oral: comprimidos de 0,125; 0,15 mg; cápsulas de liberação programada de 0,375 mg; elixir e solução orais de 0,125 mg/5 mℓ
Parenteral: 0,5 mg/mℓ para injeção

Mepenzolato
Oral: comprimidos de 25 mg

Metantelina
Oral: comprimidos de 50 mg

Metescopolamina
Oral: comprimidos de 2,5 mg

Oxibutinina
Oral: comprimidos de 5 mg; comprimidos de ação prolongada de 5, 10, 15 mg; xarope de 5 mg/5 mℓ

Propantelina
Oral: comprimidos de 7,5; 15 mg

Tolterodina
Oral: comprimidos de 1, 2 mg; cápsulas de liberação prolongada 2, 4 mg

Tridiexetila
Oral: comprimidos de 25 mg

Tropicamida
Oftálmica: gotas a 0,5; 1%

Bloqueadores ganglionares

Mecamilamina
Oral: comprimidos de 2,5 mg

Trimetafano
Parenteral: 50 mg/mℓ

Bloqueadores neuromusculares

Atracúrio
Parenteral: 10 mg/mℓ para injeção

Cisatracúrio
Parenteral: 2, 10 mg/mℓ para injeção IV

Doxacúrio
Parenteral: 1 mg/mℓ para injeção IV

Metocurina
Parenteral: 2 mg/mℓ para injeção

Mivacúrio
Parenteral: 0,5, 2 mg/mℓ para injeção

Pancurônio
Parenteral: 1, 2 mg/mℓ para injeção

Pipecurônio
Parenteral: 1 mg/mℓ para injeção IV

Rocurônio
Parenteral: 10 mg/mℓ para injeção IV

Succinilcolina
Parenteral: 20, 50, 100 mg/mℓ para injeção; 100, 500 mg de pó por frasco para reconstituir para injeção

Tubocurarina
Parenteral: 3 mg (20 unidades)/mℓ para injeção

Vecurônio
Parenteral: 10, 20 mg de pó para reconstituir para injeção

Colinomiméticos de ação direta

Acetilcolina
Oftálmica: solução intraocular a 1:100 (10-mg/mℓ)

Betanecol
Oral: comprimidos de 5, 10, 25, 50 mg
Parenteral: 5 mg/mℓ para injeção SC

Carbacol
Oftálmico (tópico): gotas a 0,75; 1,5; 2,25; 3%
Oftálmico (intraocular): solução a 0,01%

Cevimelina
Oral: cápsulas de 30 mg

Pilocarpina
Oftálmica (tópica): soluções a 0,25; 0,5; 1, 2, 3, 4, 6, 8, 10%, gel a 4%
Inserções oftálmicas de liberação prolongada: liberação de 20 e 40 mcg de pilocarpina por hora, durante 1 semana, respectivamente
Oral: comprimidos de 5 mg

Inibidores da colinesterase

Ambenônio
Oral: comprimidos de 10 mg

Demecário
Oftálmico: gotas a 0,125; 0,25%

Donepezila
Oral: comprimidos de 5, 10 mg

Ecotiofato
Oftálmico: pó para reconstituição para gotas a 0,03; 0,06; 0,125; 0,25%

Edrofônio
Parenteral: 10 mg/mℓ para injeção IM ou IV

Fisostigmina, eserina
Parenteral: 1 mg/mℓ para injeção IM ou IV lenta

Galantamina
Oral: cápsulas de 4, 8, 12 mg; solução de 4 mg/mℓ

Neostigmina
Oral: comprimidos de 15 mg
Parenteral: 1:1.000 em 10 mℓ; 1:2.000, 1:4.000 em 1 mℓ

Piridostigmina
Oral: comprimidos de 60 mg; comprimidos de liberação prolongada de 180 mg; xarope de 15 mg/mℓ
Parenteral: 5 mg/mℓ para injeção IM ou IV lenta

Rivastigmina
Oral: comprimidos de 1,5; 3; 4,5; 6 mg; solução a 2 mg/mℓ

Tacrina
Oral: comprimidos de 10, 20, 30, 40 mg

* Os fármacos antimuscarínicos usados na doença de Parkinson estão listados no Cap. 17.
† Os fármacos antimuscarínicos utilizados na disfunção respiratória estão listados no Cap. 35.

REFERÊNCIAS

Inibidores de ação direta e da colinesterase

Benowitz NL: Pharmacology of nicotine: Addiction and therapeutics. *Annu Rev Pharmacol Toxicol* 1996;36:597.

Brodde O-E, et al.: Presence, distribution, and physiologic function of adrenergic and muscarinic receptor subtypes in the human heart. *Basic Res Cardiol* 2001;96:528.

Ehlert FJ: Contractile role of M2 and M3 muscarinic receptors in gastrointestinal, airway, and urinary bladder smooth muscle. *Life Sci* 2003;74:355.

Fox RI, Konttinen Y, Fisher A: Use of muscarinic agonists in the treatment of Sjögren's syndrome. *Clin Immunol* 2001; 101:249.

Lucas RJ, et al.: International Union of Pharmacology. XX. Current status of the nomenclature for nicotinic acetylcholine receptors and their subunits. *Pharmacol Rev* 1999;51:397.

Okamoto H, et al.: Muscarinic agonist potencies at three different effector systems linked to the M(2) or M(3) receptor in longitudinal smooth muscle of guinea-pig small intestine. *Br J Pharmacol* 2002;135:1765.

Rand MJ: Neuropharmacological effects of nicotine in relation to cholinergic mechanisms. *Prog Brain Res* 1989;79:3.

Smoking and cardiovascular disease. *MMWR Morb Mortal Wkly Rep* 1984;32:677.

The Surgeon General: Smoking and Health. Washington, DC: US Department of Health and Human Services, 1964.

Vincent A, Drachman DB: Myasthenia gravis. *Adv Neurol* 2002;88:159.

Fármacos antimuscarínicos

Andersson KE: Antimuscarinics for treatment of overactive bladder. *Lancet Neurol* 2004;3:46.

Andersson KE, Hedlund P: Pharmacologic perspective on the pathophysiology of the lower urinary tract. *Urology* 2002;60(5 Suppl 1):13.

Campbell SC: Clinical aspects of inhaled anticholinergic therapy. *Respir Care* 2001;46:275.

Chapple CR, Yamanishi T, Chess-Williams R: Muscarinic receptor types and management of the overactive bladder. *Urology* 2002;60(5 Suppl 1):82.

Kranke P, et al.: The efficacy and safety of transdermal scopolamine for the prevention of postoperative nausea and vomiting: a quantitative systematic review. *Anesth Analg* 2002;95:133.

Lee AM, Jacoby DB, Fryer AD: Selective muscarinic receptor antagonists for airway diseases. *Curr Opin Pharmacol* 2001;1:223.

Olson K: Mushrooms. In *Poisoning & Drug Overdose,* 3rd ed. Olson K, ed. New York: McGraw-Hill, 1998.

Rascol O, et al.: Antivertigo medications and drug-induced vertigo: A pharmacological review. *Drugs* 1995;50:777.

Shuessler B, et al.: Pharmacologic treatment of stress urinary incontinence: Expectations for outcome. *Urology* 2003;62(4 Suppl 1):31.

Smellie JM, et al.: Nocturnal enuresis: A placebo-controlled trial of two antidepressant drugs. *Arch Dis Child* 1996;75:62.

Watson NM: Use of the Agency for Health Care Policy and Research Urinary Incontinence Guideline in nursing homes. *J Am Geriatr Soc* 2003;51:1779.

Wellstein A, Pitschner HF: Complex dose-response curves of atropine in man explained by different functions of M1- and

M2-cholinoceptors. *Naunyn Schmiedebergs Arch Pharmacol* 1988;338:19.

Young JM, *et al.*: Mecamylamine: new therapeutic uses and toxicity/risk profile. *Clin Ther* 2001;23:532.

Bloqueadores neuromusculares

Atherton DP, Hunter JM: Clinical pharmacokinetics of the newer neuromuscular blocking drugs. *Clin Pharmacokinet* 1999;36:169.

Ericksson LI: Residual neuromuscular blockade. Incidence and relevance. *Anaesthetist* 2000;49(Suppl 1):S18.

Meakin GH: Recent advances in myorelaxant therapy. *Paediatr Anaesth* 2001;11:523.

Moore EW, Hunter JM: The new neuromuscular blocking agents: Do they offer any advantages? *Br J Anaesth* 2001;87:912.

Savarese JJ, *et al.*: Pharmacology of muscle relaxants and their antagonists. In *Anesthesia,* 5th ed. Miller RD, ed. Churchill Livingstone, 2000.

White PF: *Perioperative Drug Manual,* 2nd ed. Philadelphia: Elsevier, 2005.

Reabilitação

Blass JP, Cyrus PA, Bieber F, Gulanski B: Randomized, double-blind, placebo-controlled, multicenter study to evaluate the safety and tolerability of metrifonate in patients with probable Alzheimer disease. The Metrifonate Study Group. *Alzheimer Dis Assoc Disord* 2000;14:39.

Lohi EL, Lindberg C, Andersen O: Physical training effects in myasthenia gravis. *Arch Phys Med Rehabil* 1993;74:1178.

6

Simpaticomiméticos e Simpaticolíticos

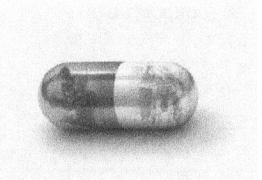

Os receptores do sistema simpático podem ser divididos em receptores alfa (α), beta (β) e de dopamina (D). Os fármacos que se ligam a esses receptores e que modulam ou simulam a função do sistema nervoso simpático podem ser classificados em fármacos que aumentam o sistema (*simpaticomiméticos*) e aqueles que o antagonizam (*simpaticolíticos*). Os simpaticomiméticos constituem um grupo muito importante de agonistas utilizados para condições cardiovasculares, respiratórias e outras. São facilmente divididos em subgrupos, com base no seu espectro de afinidade pelos receptores α, β ou D. De modo alternativo, os simpaticomiméticos podem ser divididos em subgrupos, tendo como base o seu modo de ação direto ou indireto. Os simpaticolíticos formam um importante grupo de antagonistas utilizados em condições cardiovasculares e outras. Esses fármacos são divididos em subgrupos primários, com base na seletividade aos seus receptores (α e β).

FÁRMACOS SIMPATICOMIMÉTICOS

Modo de ação

Os simpaticomiméticos (também denominados *adrenomiméticos*) podem ativar diretamente seus receptores adrenérgicos ou atuar de maneira indireta, aumentando a concentração do transmissor catecolamina na sinapse (Fig. 6.1). Os derivados da anfetamina e a tiramina provocam a liberação das catecolaminas armazenadas; por conseguinte, esses simpaticomiméticos são principalmente indiretos quanto a seu modo de ação. Outra forma de ação indireta é observada com a cocaína e os antidepressivos tricíclicos, essas substâncias inibem a recaptação das catecolaminas pelas terminações nervosas pré-sinápticas que as liberam (Fig. 4.3) e, portanto, aumentam a atividade sináptica do transmissor liberado.

O bloqueio do metabolismo (*i. e.*, bloqueio da catecol-*O*-metiltransferase [COMT] e da monoaminoxidase [MAO]) exerce pouco efeito direto sobre a atividade autônoma; entretanto, a inibição da MAO aumenta as reservas de catecolaminas nas vesículas sinápticas adrenérgicas, portanto, pode potencializar a ação de outros simpaticomiméticos de ação indireta discutidos adiante.

Espectro de ação

Tanto os receptores α quanto β são ainda subdivididos em subgrupos. A distribuição desses receptores é apresentada no Quadro 4.3. A epinefrina pode ser considerada como um único protótipo com efeitos em todos os tipos de receptores (α_1, α_2, β_1, β_2 e β_3). Além disso, foram também caracterizados protótipos distintos — a **fenilefrina** para os receptores α e o **isoproterenol** para os receptores β. Os receptores de dopamina constituem uma terceira classe de receptores adrenérgicos. Os fármacos que acabamos de mencionar exercem relativamente pouco efeito sobre os receptores de dopamina, porém a própria dopamina é um potente agonista dos receptores de dopamina e, quando administrada como fármaco, também pode ativar os receptores β (em doses intermediárias) e receptores α (em grandes doses). As afinidades relativas desses fármacos representativos são fornecidas no Quadro 6.1.

Química e farmacocinética

Os agonistas endógenos dos receptores adrenérgicos (**epinefrina**, **norepinefrina** e **dopamina**) são catecolaminas, que são rapidamente metabolizadas pela COMT e pela

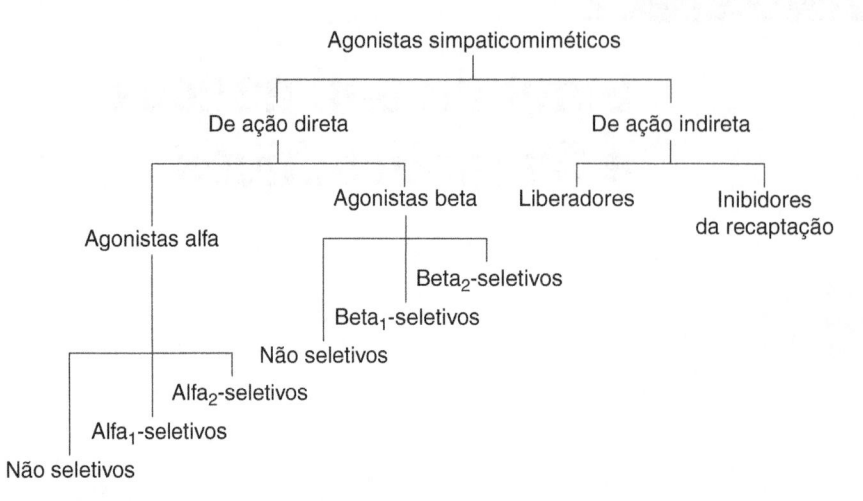

Figura 6.1 Os fármacos simpaticomiméticos são facilmente divididos em subgrupos, com base nos receptores que eles ativam: alfa, beta ou dopamina (não indicada). De modo alternativo, esses fármacos são divididos em subgrupos, com base no seu modo de ação direto (nos receptores pós-sinápticos) ou indiretos (que não ocorre nos receptores pós-sinápticos).

MAO. Em consequência, esses agonistas dos receptores adrenérgicos são quase inativos quando administrados por via oral (Quadro 6.2).

Quando liberadas das terminações nervosas pré-sinápticas, a norepinefrina, a epinefrina e a dopamina são subsequentemente captadas por essas mesmas terminações nervosas pré-sinápticas e por células perissinápticas; essa captação também pode ocorrer quando são administradas como fármacos. Esses agonistas apresentam ação de curta duração. Quando ministrados por via parenteral, eles não penetram no sistema nervoso central (SNC) em quantidades significativas. O isoproterenol, uma catecolamina sintética, assemelha-se aos transmissores endógenos, porém não é prontamente captado nas terminações nervosas pré-sinápticas. As fenilisopropilaminas, por exemplo, as **anfetaminas**, mostram-se resistentes à MAO; esses agentes não são, em sua maioria, catecolaminas e, portanto, também são resistentes à COMT. Esses fármacos são ativos por via oral, penetram no SNC, e seus efeitos estendem-se por muito mais tempo do que os das catecolaminas. A **tiramina**, que não é uma fenilisopropilamina, é rapidamente metabolizada

Quadro 6.1 Seletividade relativa dos agonistas dos receptores adrenérgicos

Fármaco	Afinidades relativas dos receptores
Agonistas alfa	
Fenilefrina	$\alpha_1 > \alpha_2 \ggggg \beta$
Clonidina	$\alpha_2 > \alpha_1 \ggggg \beta$
Agonistas α e β mistos	
Norepinefrina	$\alpha_2 = \alpha_1;\ \beta_1 \gg \beta_2$
Epinefrina	$\alpha_2 = \alpha_1;\ \beta_1 = \beta_2$
Agonistas beta	
Dobutamina[1]	$\beta_1 > \beta_2 \gggg \alpha$
Isoproterenol	$\beta_1 = \beta_2 \gggg \alpha$
Terbutalina, metaproterenol, salbutamol	$\beta_2 \gg \beta_1 \gggg \alpha$
Agonistas dopamínicos	
Dopamina	$D_1 = D_2 \gg \beta \gg \alpha$
Fenoldopam	$D_1 \gg D_2$

D, dopamina.
[1]A dobutamina é uma catecolamina sintética relativamente β_1-seletiva.

pela MAO, exceto em pacientes que estão tomando um fármaco inibidor da MAO. Os inibidores da MAO são algumas vezes utilizados no tratamento da depressão (Cap. 19).

Mecanismos de ação

Efeitos nos receptores alfa

Efeitos nos receptores alfa$_1$ são mediados principalmente pela proteína de acoplamento trimérica G_q. Quando a G_q é ativada, o componente alfa dessa proteína ativa a cascata dos fosfoinositídios, provocando a liberação de inositol 1,4,5-trifosfato (IP$_3$) e **diacilglicerol** (DAG) a partir dos lipídios da membrana (Fig. 6.2). O cálcio é subsequentemente liberado das reservas nas células musculares lisas. O mecanismo de comporta direto dos canais de cálcio também pode desempenhar um papel ao aumentar a concentração intracelular de cálcio. Nas células musculares lisas, a resposta celular a essa concentração elevada de cálcio intracelular consiste em aumento da contração. Em contrapartida, a ativação dos receptores α_2 resulta em inibição da via da adenililciclase através da proteína de acoplamento G_i e diminuição subsequente do segundo mensageiro, o monofosfato de adenosina cíclico (cAMP) (Fig. 6.3).

Efeitos nos receptores beta

Os receptores beta (β_1, β_2, e β_3) estimulam a adenililciclase através da proteína de acoplamento G_s, levando a um aumento na concentração de cAMP no interior da célula. O cAMP atua como segundo mensageiro, mediando a resposta celular a estimulação dos receptores β (Fig. 6.3).

Efeitos nos receptores de dopamina

Os receptores D_1 ativam a adenililciclase nos neurônios e no músculo liso vascular. Os receptores D_2 são mais importantes no cérebro, mas provavelmente também desempenham um papel significativo como receptores pré-sinápticos nos nervos periféricos. Esses receptores inibem a atividade da adenililciclase, abrem os canais de potássio e diminuem o influxo de cálcio.

Efeitos fisiológicos

SNC

As catecolaminas não penetram efetivamente no SNC. Os simpaticomiméticos que podem penetrar no SNC (p. ex., as anfetaminas) possuem um espectro de efeitos estimulantes,

Quadro 6.2 Farmacocinética e aplicações clínicas de alguns simpaticomiméticos

Fármaco	Atividade oral	Duração de ação	Aplicações clínicas
Catecolaminas			
Epinefrina	Não	Minutos	Para anafilaxia, glaucoma e causar vasoconstrição
Norepinefrina	Não	Minutos	Para causar vasoconstrição na hipotensão
Isoproterenol	Fraca	Minutos	Para a asma, bloqueio atrioventricular (raramente)
Dopamina	Não	Minutos	Para o choque, a insuficiência cardíaca
Dobutamina	Não	Minutos	Para o choque, a insuficiência cardíaca
Outros simpaticomiméticos			
Anfetaminas, femetrazina, outros	Sim	Horas	Para narcolepsia, obesidade, transtorno de défice de atenção
Efedrina	Sim	Horas	Para incontinência urinária e causar vasoconstrição na hipotensão
Fenilefrina	Fraca	Horas	Para causar sudorese, vasoconstrição, descongestão
Salbutamol, metaproterenol, terbutalina	Moderada	Horas	Para asma
Oximetazolina, xilometazolina	Sim	Horas	Para causar descongestão nasal (ação longa)
Cocaína	Fraca	Minutos a horas	Para causar vasoconstrição e anestesia local

começando com um leve estado de alerta ou redução da fadiga e progredindo para a **anorexia**, **euforia** e **insônia**. Alguns desses efeitos centrais provavelmente refletem a liberação de dopamina em determinados tratos dopaminérgicos. As doses muito altas resultam em acentuada ansiedade ou agressividade, paranoia e, raramente, convulsões. Os agonistas α_2 de ação direta, como a clonidina, são bastante diferentes, visto que diminuem o efluxo neuronial simpático e possuem efeitos sedativos.

Olho

O músculo dilatador da pupila responde à fenilefrina tópica e agonistas α semelhantes com midríase. A acomodação não é afetada de modo significativo. O efluxo de humor aquoso pode ser facilitado por agonistas α não seletivos, com redução subsequente da pressão ocular. Os agonistas α_2-seletivos também reduzem a pressão intraocular, aparentemente ao diminuir a síntese de humor aquoso.

Trato gastrintestinal

O trato gastrintestinal é bem provido de receptores tanto α quanto β que se localizam na musculatura lisa e nos neurônios do sistema nervoso entérico. A ativação dos receptores α ou β leva ao relaxamento do músculo liso. Os agonistas α_2 podem diminuir a secreção de sal e de água no intestino.

Trato geniturinário

O trato geniturinário contém receptores α no trígono da bexiga e na área do esfíncter, e tais receptores medeiam a contração do esfíncter. Os simpaticomiméticos são algumas vezes utilizados para aumentar o tônus do esfíncter. Os agonistas β_2 podem causar relaxamento uterino significativo em mulheres grávidas próximo ao termo, porém as doses necessárias também provocam taquicardia significativa.

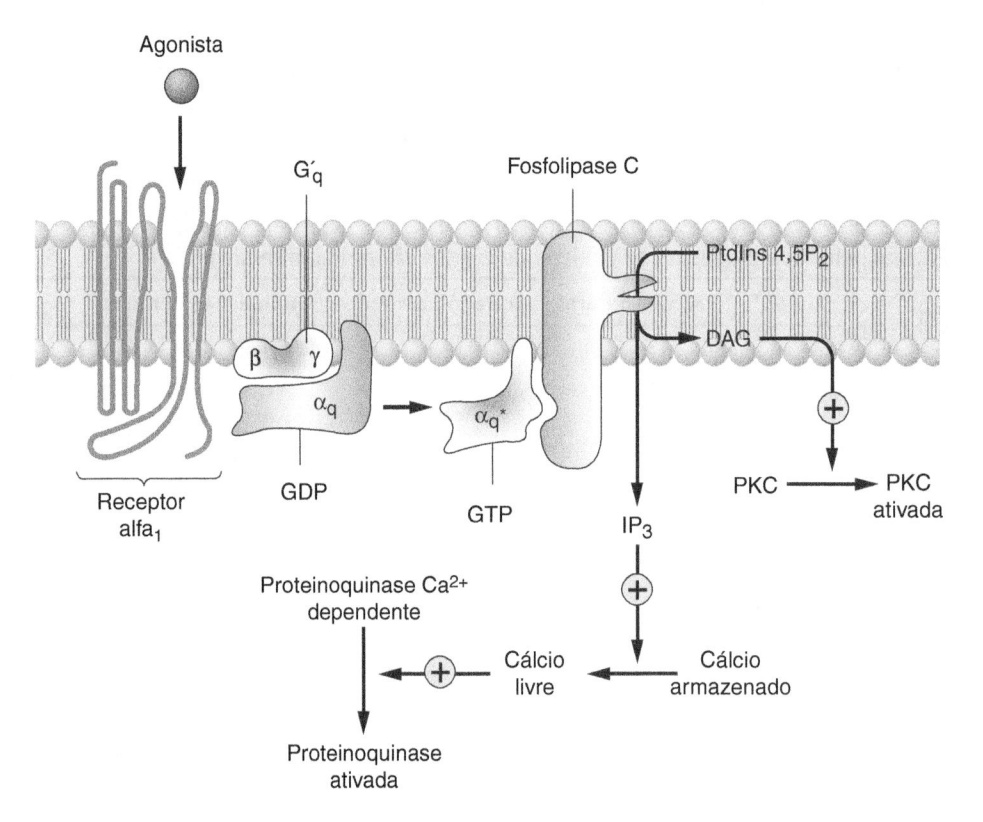

Figura 6.2 A ativação das respostas α_1. Estimulação dos receptores α_1 pelas catecolaminas resulta na ativação de proteína de acoplamento G_q. A subunidade α ativada (α_q^*) de proteína G ativa o efetor, fosfolipase C, que leva a liberação de IP_3 (inositol 1,4,5-trifosfato) e DAG (diacilglicerol) a partir do fosfatidilinositol 4,5-difosfato (PtdIns 4,5-P_2). O IP_3 estimula a liberação das reservas sequestradas de cálcio, levando a um aumento na concentração citoplasmática de Ca^{2+}. A seguir, o Ca^{2+} pode ativar proteinoquinases dependentes de Ca^{2+}, que, por sua vez, fosforilam seus substratos. O DAG ativa a proteinoquinase C (PKC). Ver o texto para efeitos adicionais da ativação dos receptores α_1.

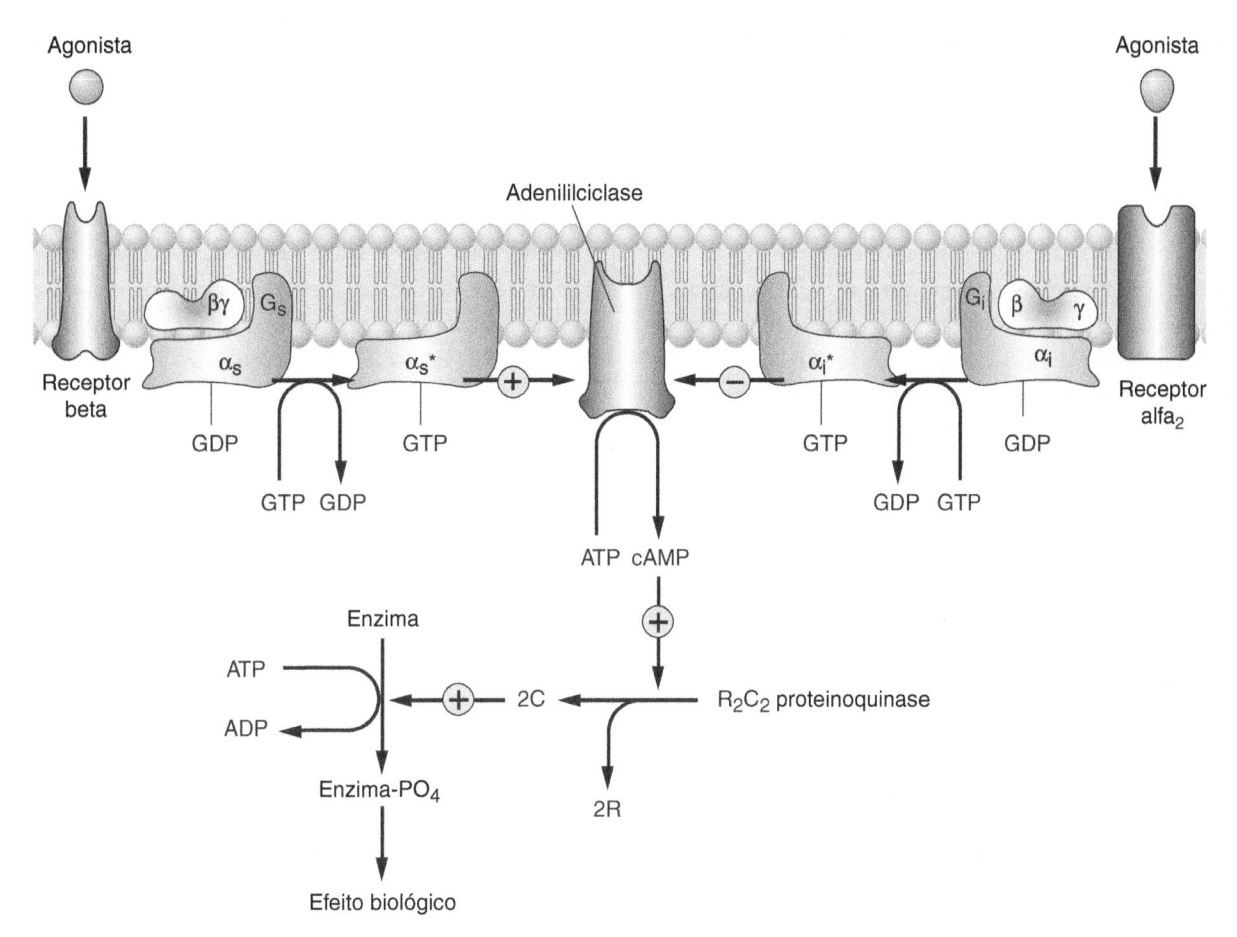

Figura 6.3 Ativação e inibição de adenililciclase por agonistas que se ligam aos receptores de catecolaminas. A ligação aos receptores β-adrenérgicos estimula a adenililciclase ao ativar a proteína G estimuladora (G_s), levando à dissociação de sua subunidade α carregada com trifosfato de guanosina (GTP). Essa subunidade $α_s$ ativa diretamente a adenililciclase, resultando em aumento na velocidade de síntese do monofosfato de adenosina cíclico (cAMP). Os ligantes dos receptores $α_2$-adrenérgicos inibem a adenililciclase ao provocar a dissociação da proteína G inibitória (G_i) em suas subunidades, isto é, uma subunidade $α_i$, carregada com GTP, e uma subunidade β-γ. O mecanismo pelo qual essas subunidades inibem a adenililciclase permanece incerto. O cAMP liga-se a uma subunidade reguladora (R) da proteinoquinase dependente de cAMP, com consequente liberação de subunidades catalíticas (C) ativas que fosforilam substratos proteicos específicos e que modificam a sua atividade. Essas unidades catalíticas também fosforilam a proteína de ligação de elementos de resposta do cAMP, que modifica a expressão gênica (não indicada). Ver o texto para outras ações dos receptores adrenérgicos β e $α_2$.

Sistema vascular

Os diferentes leitos vasculares respondem de maneira distinta, dependendo do tipo de receptor dominante. Todos os receptores α, β e D possuem efeito sobre a vascularização. Os agonistas $α_1$ (p. ex., fenilefrina) provocam constrição dos vasos sanguíneos da pele e esplâncnicos, aumentando a resistência vascular periférica e a pressão venosa. Como esses fármacos aumentam a pressão arterial, eles frequentemente induzem uma bradicardia reflexa compensatória. Os agonistas $α_2$ (p. ex., clonidina) provocam vasoconstrição quando administrados por via intravenosa ou na forma tópica (p. ex., *spray* nasal); entretanto, quando administrados por via oral, acumulam-se no SNC, reduzindo o efluxo simpático e a pressão arterial, conforme descrito no Cap. 7. Os agonistas $β_2$ (p. ex., terbutalina) causam redução significativa do tônus arteriolar no leito vascular do músculo esquelético, podendo reduzir a resistência vascular periférica e a pressão arterial. Os agonistas $β_1$ exercem relativamente pouco efeito sobre os vasos sanguíneos. A dopamina causa vasodilatação nos leitos vasculares esplâncnico e renal através da ativação dos receptores D_1. Esse efeito tem sido utilizado no tratamento da insuficiência renal associada ao choque. Em doses mais altas, a dopamina ativa os receptores β no coração e em outras partes; em doses ainda mais altas, ocorre ativação dos receptores α.

Coração

O coração é bem suprido de receptores $β_1$ e $β_2$. Os receptores $β_1$ predominam em algumas partes do coração. A ativação de ambos os receptores resulta em respostas aumentadas da atividade marca-passo normal e anormal (efeito **cronotrópico**), de **contratilidade** (efeito **inotrópico**) e condução (efeito **dromotrópico**).

Resumo das ações cardiovasculares

Os simpaticomiméticos com efeitos tanto α quanto $β_1$ (p. ex., norepinefrina) provocam elevação da pressão arterial e induzem um aumento da ativação dos barorreceptores (*reflexo barorreceptor*). A atividade aumentada dos barorreceptores aferentes resulta, em última análise, em aumento da atividade vagal eferente. Esse efeito vagal reflexo frequentemente domina qualquer efeito β sobre a frequência cardíaca de modo que uma infusão lenta de norepinefrina tipicamente provoca elevação da pressão arterial e bradicardia (Quadro 6.3). A regulação da pressão arterial por retroalimentação é discutida com mais detalhes no Cap. 4 (Fig. 4.5). Um agonista α puro (p. ex., fenilefrina) alentece rotineiramente a frequência cardíaca através do reflexo barorreceptor, enquanto um agonista β puro (p. ex., isoproterenol) quase sempre aumenta a frequência cardíaca. **A pressão arterial diastólica** é afetada principalmente pela resistência vascular periférica e pela frequência cardíaca. Os receptores adrenérgicos com maiores efeitos sobre a resistência vascular são os receptores α e $β_2$. A **pressão arterial sistólica** é a soma das pressões diastólica e do **pulso**. A pressão do pulso é determinada principalmente pelo volume sistólico (uma função da força da contração cardíaca), que é influenciado pelos receptores $β_1$.

Brônquios

O músculo liso dos brônquios sofre acentuado relaxamento em resposta aos agonistas $β_2$. Esses agentes constituem os fármacos mais eficazes e confiáveis disponíveis para reverter o broncospasmo na asma. Ver o Cap. 35 para informações adicionais.

Efeitos metabólicos e hormonais

Os agonistas $β_1$ aumentam a secreção renal de renina. Os agonistas $β_2$ aumentam a secreção de insulina pelo pâncreas. Ambos aumentam a glicogenólise no fígado e a liberação de glicose no sangue. A **hiperglicemia** resultante é revertida pelos níveis aumentados de insulina. O transporte de glicose para fora do fígado está associado inicialmente à **hiperpotassemia**; o transporte para órgãos periféricos (particularmente o músculo esquelético) é acompanhado de movimento do potássio para dentro dessas células, resultando em hipopotassemia posterior. Todos os agonistas β parecem estimular a **lipólise**.

Usos clínicos

As aplicações clínicas de simpaticomiméticos selecionados são apresentadas no Quadro 6.2.

Anafilaxia

A **epinefrina** constitui o fármaco de escolha para o tratamento imediato do choque anafilático. A catecolamina é algumas vezes suplementada com anti-histamínicos ou corticosteroides; todavia, esses agentes não são tão eficazes nem de ação tão rápida quanto a epinefrina.

Quadro 6.3 Efeitos dos protótipos simpaticomiméticos sobre a resistência vascular, a pressão arterial e a frequência cardíaca

Fármaco	Efeito sobre				
	Resistência vascular cutânea, esplâncnica	Resistência vascular do músculo esquelético	Resistência vascular renal	Pressão arterial média	Frequência cardíaca
Fenilefrina	↑↑↑	—	↑	↑↑	↓
Isoproterenol	—	↓↓	—	↓↓	↑↑
Norepinefrina	↑↑↑↑	↑	↑	↑↑↑	↓

SNC

As fenilisopropilaminas, como a **anfetamina**, são amplamente usadas e abusadas pelos seus efeitos sobre o SNC. As indicações legítimas incluem narcolepsia, transtorno de défice de atenção e, com controles apropriados, redução do peso. O efeito anorexiante pode ser útil ao iniciar-se a perda de peso, porém é insuficiente para mantê-la, a não ser que os pacientes também recebam aconselhamento bem como apoio nutricional e psicológico intensivo. Há abuso ou mau uso desses fármacos com o propósito de adiar o sono e pela sua ação em melhorar o humor e produzir euforia (Cap. 21).

Olho

Os agonistas α, particularmente fenilefrina, são frequentemente utilizados na forma tópica para produzir midríase e reduzir o prurido e a congestão conjuntivais causados por irritação ou alergia. Esses fármacos não provocam **cicloplegia**. A epinefrina e um pró-fármaco, a **dipivefrina**, têm sido utilizados topicamente no tratamento do glaucoma. A fenilefrina também tem sido usada para o glaucoma, principalmente fora dos EUA. A **apraclonidina** e a **brimonidina** são agonistas α_2 mais recentes, introduzidos para uso no glaucoma. Conforme já assinalado, os agonistas α_2-seletivos parecem reduzir a síntese de humor aquoso.

Aplicações cardiovasculares

As aplicações cardiovasculares desses fármacos podem ser divididas em condições clínicas nas quais a meta consiste em aumentar/diminuir o fluxo sanguíneo ou aumentar a pressão arterial. As condições clínicas nas quais se deseja um aumento do fluxo sanguíneo incluem a insuficiência cardíaca aguda e alguns tipos de choque. Nessas situações clínicas, é necessário um aumento do débito cardíaco e do fluxo sanguíneo para os tecidos. Os agonistas β_1 podem ser úteis nessa situação, visto que aumentam a contratilidade cardíaca e reduzem (em certo grau) a **pós-carga** ao diminuir a impedância para a ejeção ventricular através de um pequeno efeito β_2. Em contrapartida, as condições clínicas nas quais se deseja obter uma diminuição do fluxo sanguíneo ou aumento da pressão arterial exigem vasoconstrição. Os agonistas α_1 mostram-se úteis nas situações em que a vasoconstrição é apropriada. Estas condições incluem efeitos hemostáticos e descongestionantes locais, bem como choque medular. Neste último, os agonistas α podem manter temporariamente a pressão arterial e a perfusão do cérebro, coração e rins. Por outro lado, o choque devido à septicemia ou ao infarto do miocárdio é habitualmente agravado por vasoconstritores visto que a descarga simpática geralmente já está aumentada. Os agonistas α são misturados, com frequência, com anestésicos locais para reduzir a perda do anestésico da área de injeção para a circulação e melhorar a **hemostasia**. A hipotensão ortostática crônica decorrente de tônus simpático inadequado pode ser tratada com efedrina ou um agonista α_1 mais recente e ativo por via oral, a **midodrina**.

Sistema respiratório superior e inferior

Em virtude dos efeitos vasoconstritores anteriormente discutidos dos agonistas α_1, esses fármacos são usados para produzir vasoconstrição da vasculatura nasal e diminuir a congestão dos seios. Os agonistas β_2-seletivos tanto de ação curta quanto de ação longa constituem fármacos de escolha no tratamento da asma. Os agonistas β_2-seletivos de ação curta não são recomendados na profilaxia, porém são seguros e efetivos e podem salvar a vida do paciente no tratamento da broncoconstrição asmática aguda. Os agonistas β_2-seletivos de ação longa são recomendados para profilaxia. Ver o Cap. 35 para informações adicionais.

Trato geniturinário

Os agonistas β_2 (**ritodrina**, **terbutalina**) são usados para suprimir o trabalho de parto prematuro; entretanto, o efeito cardioestimulante pode ser perigoso tanto para a mãe quanto para o feto. Os **agentes anti-inflamatórios não esteroides**, os bloqueadores dos canais do cálcio e o magnésio também são utilizados para essa condição. Os simpaticomiméticos orais de ação longa, como a **efedrina**, são algumas vezes utilizados para melhorar a continência urinária em crianças com **enurese** e no indivíduo idoso. Essa ação é mediada por receptores α no trígono da bexiga e, nos homens, no músculo liso da próstata.

Efeitos adversos

Catecolaminas

Em virtude de sua penetração limitada no cérebro, esses fármacos têm pouca toxicidade para o SNC quando administrados sistemicamente. Na periferia, seus efeitos adversos são extensões de suas ações α ou β farmacológicas: vasoconstrição excessiva, arritmias cardíacas, infarto do miocárdio e edema ou hemorragia pulmonares.

Outros simpaticomiméticos

As fenilisopropilaminas podem provocar toxicidade leve a grave do SNC, dependendo da dose. Em doses pequenas, induzem nervosismo, anorexia e insônia; em doses mais altas, podem causar ansiedade, agressividade ou comportamento paranoide. Podem ocorrer convulsões. Os agentes de ação periférica possuem toxicidades, que são previsíveis com base nos receptores que eles ativam. Assim, os agonistas α_1 provocam hipertensão, enquanto os agonistas β_1 causam taquicardia sinusal e arritmias graves. Os agonistas β_2 provocam tremor do músculo esquelético e, em doses mais altas, arritmias cardíacas. A estimulação dos receptores tanto β_1 quanto β_2 pode aumentar os níveis de glicemia. Convém assinalar que nenhum desses fármacos é puramente seletivo; em doses altas, os agentes β_1-seletivos exercem ações β_2 e vice-versa. A cocaína tem importância particular como droga ilícita (Cap. 21): seus principais efeitos tóxicos incluem arritmias cardíacas ou infarto cardíaco e convulsões. É mais comum um desfecho fatal com *overdose* aguda de cocaína do que com qualquer outro simpaticomimético.

FÁRMACOS SIMPATICOLÍTICOS

Os antagonistas dos receptores α e β são divididos em subgrupos primários, com base na sua seletividade pelo receptor (Fig. 6.4). Como os α e β-bloqueadores diferem acentuadamente nos seus efeitos e aplicações clínicas, esses fármacos são considerados separadamente na discussão que se segue. A seletividade relativa desses fármacos pelos receptores α ou β é apresentada no Quadro 6.4.

Fármacos bloqueadores dos receptores α

As subdivisões dos antagonistas dos receptores α baseiam-se na sua afinidade seletiva pelos receptores α_1 *versus* α_2. Outras características empregadas para classificar esses fármacos são a sua reversibilidade e duração de ação. A **fenoxibenzamina** é um agente bloqueador protótipo de ação longa e irreversível, apenas ligeiramente α_1-seletivo.

Em contraste, a **fentolamina** é um agente bloqueador α não seletivo, competitivo e reversível. A **prazosina** é um bloqueador α_1-seletivo e reversível. A **doxazosina**, **terazosina** e **tansulosina** são fármacos semelhantes. Ao contrário da fenoxibenzamina, os efeitos dos outros antagonistas são competitivos, isto é, podem ser superados por concentrações aumentadas de agonista para o receptor α. A vantagem da seletividade α_1 é discutida mais adiante.

Todos esses fármacos são ativos por vias oral e parenteral, embora a fentolamina raramente seja administrada por via oral. A fenoxibenzamina possui meia-vida de eliminação curta, porém ação de longa duração, de cerca de 48 h, em virtude de sua ligação covalente a seu receptor. A fentolamina apresenta duração de ação de cerca de 2 a 4 h quando administrada por via oral, enquanto é de 20 a 40 min quando usada por via parenteral. A prazosina e os outros antagonistas dos receptores α_1-seletivos atuam durante 8 a 24 h.

Efeitos fisiológicos

Os antagonistas não seletivos, como a fenoxibenzamina, provocam bloqueio previsível das respostas mediadas pelos receptores α à descarga do sistema nervoso simpático e simpaticomiméticos exógenos, como mostra o Quadro 4.3. Os efeitos mais importantes dos antagonistas dos receptores α não seletivos consistem em efeitos sobre o sistema cardiovascular. A redução do tônus vascular resulta em diminuição da pressão tanto arterial quanto venosa. Não são observados efeitos cardíacos diretos significativos. Entretanto, os antagonistas dos receptores α não seletivos causam taquicardia mediada pelo reflexo

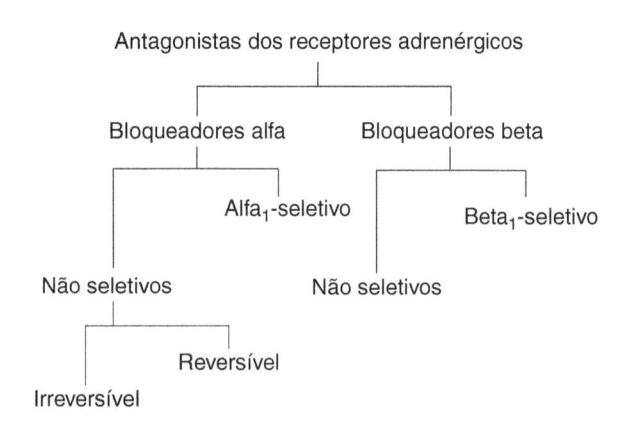

Figura 6.4 Os fármacos que bloqueiam os receptores α e β são divididos em subgrupos primários, com base na sua seletividade pelo receptor. Todos esses agentes são antagonistas farmacológicos.

Quadro 6.4 — Seletividade relativa dos antagonistas pelos receptores adrenérgicos

Fármaco	Afinidade pelos receptores
Antagonistas α	
Prazosina, terazosina, doxazosina	$\alpha_1 \ggg \alpha_2$
Fenoxibenzamina	$\alpha_1 > \alpha_2$
Fentolamina	$\alpha_1 = \alpha_2$
Antagonistas mistos	
Labetalol, carvedilol	$\beta_1 = \beta_2 \geq \alpha_1 > \alpha_2$
Antagonistas β	
Metoprolol, acebutolol, alprenolol, atenolol, betaxolol, celiprolol, esmolol	$\beta_1 \ggg \beta_2$
Propranolol, carteolol, pembutolol, pindolol, timolol	$\beta_1 = \beta_2$

barorreceptor, em consequência da queda da pressão arterial média (Fig. 4.5). Essa taquicardia pode ser exagerada, visto que ocorre também bloqueio dos autorreceptores α_2 no lado pré-sináptico da sinapse adrenérgica no coração, o que normalmente reduz a liberação efetiva de norepinefrina (Fig. 4.3). A fentolamina também possui alguns efeitos vasodilatadores não mediados por receptores α. Como a prazosina e os outros antagonistas seletivos de receptores bloqueiam os receptores α_1 vasculares de modo muito mais efetivo do que os autorreceptores α_2 associados às terminações nervosas simpáticas cardíacas, esses fármacos provocam muito menos taquicardia do que os agentes α-bloqueadores não seletivos quando reduzem a pressão arterial.

Usos clínicos

Os bloqueadores α não seletivos possuem aplicações clínicas limitadas. A aplicação mais bem documentada é no tratamento pré-cirúrgico do feocromocitoma. Esses pacientes podem apresentar hipertensão grave e volume sanguíneo reduzido, que devem ser corrigidos antes de se submeter o paciente ao estresse da cirurgia. A fenoxibenzamina é habitualmente utilizada durante essa fase preparatória, enquanto a fentolamina é algumas vezes administrada durante a cirurgia. Os agentes bloqueadores dos receptores α não seletivos, como a fenoxibenzamina e a fentolamina, também podem ser usados no tratamento de fenômeno de Raynaud, que algumas vezes responde ao bloqueio dos receptores α; entretanto, muitos pacientes podem preferir os bloqueadores dos canais de cálcio (Cap. 7). A fenoxibenzamina também possui efeitos bloqueadores sobre os receptores de serotonina, o que justifica o seu uso ocasional no carcinoide, bem como efeitos anti-histamínicos H_1, que levam a seu uso na mastocitose. A infiltração local acidental de agonistas α potentes, como a norepinefrina, pode resultar em **isquemia** e necrose teciduais se não for imediatamente revertida; algumas vezes, recorre-se à infiltração da área isquêmica com fentolamina para evitar a lesão tecidual. A *overdose* com drogas de uso abusivo, como a anfetamina, cocaína ou fenilpropanolamina, pode levar ao desenvolvimento de hipertensão grave, devido às suas ações simpaticomiméticas indiretas. Em geral, essa hipertensão responde de modo satisfatório a antagonistas dos receptores α. A interrupção súbita da terapia com clonidina leva à hipertensão de rebote, e esse fenômeno também é frequentemente tratado com fentolamina.

Os bloqueadores α-seletivos (prazosina, **doxazosina** e **terazosina**) são usados na hipertensão (Cap. 7) e no tratamento da **hesitação urinária** e prevenção da retenção urinária em homens com hiperplasia prostática benigna. Um fármaco mais novo, a **tansulosina**, está substituindo atualmente muitos dos agentes bloqueadores α_1 previamente usados no tratamento da hiperplasia prostática benigna. A eficácia da tansulosina baseia-se na sua especificidade para a inibição da contração do músculo liso da próstata mediada pelo receptor α_{1A}, e em efeitos hipotensivos ortostáticos mínimos.

Efeitos adversos

Os efeitos tóxicos mais importantes dos bloqueadores dos receptores α consistem em simples extensões de seus efeitos bloqueadores α. As principais manifestações consistem em hipotensão ortostática e, no caso dos agentes não seletivos, taquicardia reflexa pronunciada. A taquicardia é menos comum e menos grave com os antagonistas dos receptores α_1 seletivos. Em pacientes com doença coronária, a **angina** pode ser precipitada pela taquicardia. A administração oral de qualquer um desses fármacos pode causar náuseas e vômitos. Os agentes α_1 seletivos são associados a uma resposta hipotensiva ortostática exagerada à primeira dose em alguns pacientes. Por conseguinte, a primeira dose é habitualmente pequena e administrada exatamente antes de deitar.

Fármacos bloqueadores dos receptores β

Todos os antagonistas dos receptores β de uso clínico são inibidores competitivos. O **propranolol** é o protótipo. Os fármacos desse grupo são habitualmente classificados em subgrupos com base na sua seletividade β_1, atividade agonista parcial, ação anestésica local e lipossolubilidade (Quadro 6.5). O **labetalol** e o **carvedilol** possuem ações bloqueadoras β e α combinadas. O **nadolol**, o propranolol e o timolol são antagonistas não seletivos típicos dos receptores β. Esses antagonistas integrais podem causar broncospasmo grave em pacientes com doença pulmonar obstrutiva. Os fármacos como o **acebutolol**, o **atenolol**, o **esmolol**, o **metoprolol** e vários outros antagonistas dos receptores β mostram maior seletividade pelos receptores β_1 em comparação com os receptores β_2. Essa propriedade pode ser vantajosa quando se tratam pacientes com doença pulmonar obstrutiva, minimizando a inibição da broncodilatação mediada pelos receptores β_2. O **pindolol** e o acebutolol possuem atividade agonista β_1 e β_2 parcial. De modo semelhante, essa atividade simpaticomimética intrínseca pode representar uma vantagem no tratamento de pacientes com doença pulmonar obstrutiva. Teoricamente, até mesmo em doses máximas, esses fármacos provocam menos broncoconstrição do que os antagonistas integrais, como o propranolol. Foram desenvolvidos fármacos bloqueadores dos receptores β para uso oral crônico. A farmacocinética documenta que a biodisponibilidade e a duração da ação desses fármacos variam amplamente (Quadro 6.5). O nadolol é o antagonista dos receptores β de ação mais longa. O acebutolol, o atenolol e o nadolol são menos lipossolúveis do que os antagonistas dos receptores β e provavelmente penetram no SNC em menor grau.

Efeitos fisiológicos

Os efeitos desses fármacos sobre os órgãos são, em sua maior parte, previsíveis com base no bloqueio dos efeitos de descarga simpática mediados pelos receptores β e simpaticomiméticos exógenos, como mostra o Quadro 4.3. Os mecanismos de redução da pressão arterial consistem em uma redução inicial do débito cardíaco; entretanto, depois de alguns dias, sua ação pode incluir diminuição da resistência vascular como um efeito contribuinte. Esta última resposta fisiológica pode ser explicada pelos níveis reduzidos de angiotensina em decorrência da liberação diminuída de renina do rim mediada pelos receptores β.

Uso clínico

As aplicações clínicas do bloqueio β são notavelmente amplas (Quadro 6.6). As aplicações clínicas cardiovasculares

Quadro 6.5 Propriedades de diversos antagonistas dos receptores β

Fármaco	Seletividade	Atividade agonista parcial	Ação anestésica local	Lipossolubilidade	Meia-vida de eliminação
Acebutolol	β_1	Sim	Sim	Baixa	3 a 4 h
Atenolol	β_1	Não	Não	Baixa	6 a 9 h
Esmolol	β_1	Não	Não	Baixa	10 min
Carvedilol[1]	Nenhuma	Não	Não	Ausência de dados	7 a 10 h
Labetalol[1]	Nenhuma	Sim[2]	Sim	Moderada	5 h
Metoprolol	β_1	Não	Sim	Moderada	3 a 4 h
Nadolol	Nenhuma	Não	Não	Baixa	14 a 24 h
Pindolol	Nenhuma	Sim[2]	Sim	Moderada	3 a 4 h
Propranolol	Nenhuma	Não	Sim	Alta	3,5 a 6 h
Timolol	Nenhuma	Não	Não	Moderada	4 a 5 h

[1]Também provoca bloqueio dos receptores α_1.
[2]Efeitos agonistas parciais nos receptores β_2.

são discutidas nos Caps. 7 a 10. O feocromocitoma é algumas vezes tratado com um fármaco, como o labetalol, que combina um bloqueio tanto α quanto β, particularmente se o tumor estiver produzindo quantidades de epinefrina, bem como norepinefrina. Por fim, o tratamento de glaucoma de ângulo aberto envolve o uso de fármacos bloqueadores dos receptores β, bem como outros agentes.

Efeitos adversos

Os efeitos adversos cardiovasculares são extensões do bloqueio β induzido por estes agentes e consistem em bradicardia, bloqueio atrioventricular e insuficiência cardíaca. Os pacientes com doença pulmonar obstrutiva podem sofrer broncospasmo grave. Em nível experimental, foi constatado que os antagonistas dos receptores β reduzem a secreção de insulina, porém isso não parece ser um efeito clinicamente importante. Por outro lado, os sintomas iniciais de **hipoglicemia** devido à *overdose* de insulina ou de agentes hipoglicemiantes podem ser mascarados pelos antagonistas dos receptores β. Essas manifestações consistem em taquicardia, tremores e ansiedade e fornecem aos pacientes sinais de alerta úteis. Além disso, pode haver comprometimento da mobilização da glicose do fígado. Os efeitos adversos dos antagonistas dos receptores β sobre o sistema nervoso central consistem em sedação, fadiga e alterações do sono. Sustenta-se que o atenolol, o nadolol e vários outros antagonistas dos receptores β menos lipossolúveis exercem ação menos pronunciada sobre o SNC, visto que eles não penetram tão facilmente no SNC quanto outros membros desse grupo. A terapia com bloqueio β também está associada a concentrações ligeiramente elevadas de **lipoproteína** de baixa densidade e triglicerídios e a níveis diminuídos de lipoproteína de alta densidade no sangue.

O uso crônico desses fármacos pode resultar em suprarregulação dos receptores β no miocárdio. A interrupção abrupta desses fármacos após uso crônico pode fazer com que esses pacientes corram risco de sofrer eventos cardiovasculares adversos, como taquicardia de rebote. Isso é particularmente verdadeiro para os fármacos de ação mais curta, como o propranolol e o metoprolol. A prudência recomenda que os pacientes sejam alertados para não interromper abruptamente esses medicamentos.

FOCO NA REABILITAÇÃO

Os fármacos com propriedades simpaticomiméticas e simpaticolíticas são usados em uma ampla variedade

Quadro 6.6 Aplicações clínicas dos antagonistas dos receptores β

Aplicação	Fármacos	Efeito
Hipertensão	Atenolol, propranolol, metoprolol, timolol, outros	Débito cardíaco reduzido, redução da secreção de renina
Angina de peito	Propranolol, nadolol, outros	Redução da frequência e força cardíacas
Profilaxia da arritmia após infarto do miocárdio	Propranolol, metoprolol, timolol	Automaticidade reduzida de todos os marca-passos cardíacos
Taquicardia supraventricular	Propranolol, esmolol, acebutolol	Alentecimento da velocidade da condução AV
Insuficiência cardíaca	Carvedilol, labetalol, metoprolol	Diminuição da mortalidade, mecanismo não elucidado
Cardiomiopatia hipertrófica	Propranolol	Alentecimento da frequência da contração cardíaca
Enxaqueca	Propranolol	Profilático, mecanismo incerto
Tremor familiar, outros tipos de tremor, "medo de plateia"	Propranolol	Redução dos efeitos β_2 sobre a transmissão neuromuscular; possíveis efeitos sobre o SNC
Tempestade tireoidiana, tireotoxicose	Propranolol	Redução da frequência cardíaca e arritmogênese; outros mecanismos podem estar envolvidos
Glaucoma	Timolol, outros	Secreção reduzida de humor aquoso

AV, atrioventricular; SNC, sistema nervoso central.

de condições fisiopatológicas que refletem o papel do sistema nervoso autônomo no organismo bem como os neurotransmissores catecolamínicos no SNC. Fármacos com propriedades simpaticomiméticas ou simpaticolíticas são encontrados em muitos outros grupos farmacológicos e discutidos em vários capítulos deste livro. Os fármacos simpaticomiméticos são prescritos no tratamento das disfunções respiratórias superiores e inferiores (Cap. 35), enquanto os agentes simpaticolíticos são prescritos no tratamento de vários distúrbios cardiovasculares (Caps. 7 a 10). Os fármacos menos óbvios com usos clínicos ou efeitos adversos simpaticomiméticos incluem os antidepressivos tricíclicos e inibidores da MAO_A utilizados no tratamento da depressão (Cap. 19) e os inibidores da MAO_B e da COMT que são usados no tratamento da doença de Parkinson (Cap. 17).

RELEVÂNCIA CLÍNICA PARA A REABILITAÇÃO

Reações medicamentosas adversas

- A estimulação do sistema nervoso central com simpaticomiméticos pode resultar em inquietação e insônia.
- Os agonistas α_1 podem aumentar a pressão arterial e precipitar a angina de peito em pacientes durante atividades de reabilitação aeróbica.
- Os agonistas β_2 podem aumentar a doença cardíaca e precipitar a angina de peito ou arritmias cardíacas.
- A hipotensão ortostática representa um problema com o uso de muitos dos fármacos simpaticolíticos.
- A broncoconstrição constitui um problema com os antagonistas dos receptores β.

Efeitos que interferem na reabilitação

- A hipotensão ortostática pode fazer o paciente desmaiar ao passar da posição sentada ou de decúbito para a posição ortostática, ao sair de uma sessão de aquaterapia morna ou se o exercício aeróbico for concluído sem um período de resfriamento apropriado.
- A dispneia diminui a capacidade aeróbica dos pacientes.
- A frequência cardíaca não pode ser usada como marcador de esforço em pacientes em uso de antagonistas dos receptores β.

Possíveis soluções terapêuticas

- Para evitar o desmaio associado à hipotensão ortostática, ajudar o paciente na mudança de posição e quando ele sair de uma piscina aquecida. Sempre realizar um período de resfriamento depois de um período de exercício.
- Estabelecer um maior período de tempo para completar as tarefas aeróbicas a fim de evitar a dispneia e causar depressão da atividade cardíaca.
- Verificar a pressão arterial e a frequência cardíaca antes e depois das atividades aeróbicas. Monitorar a frequência cardíaca durante as atividades aeróbicas.

Potencialização dos resultados funcionais como resultado da terapia medicamentosa

- Muitos dos fármacos simpaticolíticos permitem aos pacientes participar de atividades aeróbicas, enquanto minimizam aumentos da pressão arterial, angina ou arritmias cardíacas.
- Pacientes com asma ou outras disfunções respiratórias podem se beneficiar do uso de agonistas β_2 antes de atividades aeróbicas.

ESTUDO DE CASO CLÍNICO

Histórico breve: sua clínica de fisioterapia está associada a uma academia de ginástica que oferece aconselhamento sobre treinamento aeróbico e de resistência. Todos os fisioterapeutas na clínica possuem graduação em fisioterapia e certificações de treinamento de atletismo. O paciente em questão tem 47 anos de idade e trabalha como contador em uma empresa local. Resolveu entrar na academia para melhorar o condicionamento físico geral. De acordo com o paciente, no último exame médico, seu médico diagnosticou pré-hipertensão e revelou que o **colesterol "ruim"** estava elevado. O médico aconselhou, então, o paciente a iniciar um programa de exercício físico regular para reduzir o peso, a pressão arterial e o nível de colesterol.

Quadro clínico atual e terapia medicamentosa: no exame físico inicial, foram registrados os seguintes dados: índice de massa corporal de 29, pressão arterial de 135/84 mmHg e frequência cardíaca de 84 batimentos por minuto. Não houve mudança em nenhum desses parâmetros no último mês. No momento, o paciente não está fazendo uso de medicamento prescrito.

(continua)

Simpaticomiméticos e Simpaticolíticos | 77

ESTUDO DE CASO CLÍNICO (*continuação*)

Cenário de reabilitação: na avaliação inicial e na sessão de treinamento, foi idealizado um programa aeróbico com treinamento de resistência dos membros superiores. O paciente realizou o programa estabelecido na sessão inicial e em sessões subsequentes, 3 vezes por semana, durante o último mês, sem qualquer incidente. O paciente não estava fazendo uso de medicamentos prescritos. Hoje (segunda-feira) o paciente chegou para realizar o seu programa de exercícios. Disse que faltou na sexta-feira devido a um resfriado, que se prolongou por todo o fim de semana. Declarou que, durante o fim de semana, começou a tomar vários remédios de venda livre para aliviar os sintomas do resfriado. Essas preparações consistiram em um descongestionante tópico, a oximetazolina, para aliviar a congestão nasal, ibuprofeno e pseudoefedrina por via oral. Durante a conversa com o paciente, o fisioterapeuta percebe que ele está fazendo movimentos circulares com o braço esquerdo e esfregando o ombro esquerdo. Quando indagado, o paciente diz que, nesses últimos 2 dias, o ombro esquerdo começou a doer intermitentemente, exatamente como acontecia naquele momento.

Problema e opções clínicas: o fisioterapeuta percebe que o vestiário dos homens está um andar abaixo do andar da área principal de atividades físicas. O paciente acabou de subir as escadas e está se queixando de dor no ombro esquerdo. A medida da pressão arterial e da frequência cardíaca do paciente são 145/92 mmHg e 108 batimentos por minuto, respectivamente. O fisioterapeuta percebe que o paciente está apresentando as manifestações de angina de peito, devido ao fluxo sanguíneo insuficiente nas artérias coronárias, também conhecida como angina de peito aos esforços. Tal problema resulta da pressão arterial elevada em consequência do uso de medicamentos para tratar o resfriado, os quais contêm o agonista α_1, pseudoefedrina. A pressão arterial elevada aumentou a carga de trabalho cardíaca. O esforço para as escadas, associado às alterações cardíacas induzidas pelo medicamento, resultou na manifestação da angina de peito. O fisioterapeuta recomenda que o paciente termine o seu programa de exercício e retorne ao médico para avaliação mais acurada. Para informações adicionais sobre a angina de peito, ver o Cap. 8, e para os descongestionantes nasais, consultar o Cap. 35.

APRESENTAÇÕES DISPONÍVEIS[1]

Simpaticomiméticos

Anfetamina, mistura racêmica
Oral: comprimidos de 5, 10 mg
Oral: misturas 1:1:1:1 de sulfato de anfetamina, aspartato de anfetamina, sulfato de dextroanfetamina e sacarato de dextroanfetamina, formuladas para conter um total de 5; 7,5; 10; 12,5; 15; 20 ou 30 mg em comprimidos; ou 10, 20 ou 30 mg em cápsulas

Apraclonidina
Tópica: soluções a 0,5, 1%

Brimonidina
Tópica: solução a 0,15, 0,2%

Dexmedetomidina
Parenteral: 100 mcg/mℓ

Dexmetilfenidato
Oral: comprimidos de 2,5; 5; 10 mg

Dextroanfetamina
Oral: comprimidos de 5, 10 mg
Oral de liberação prolongada: cápsulas de 5, 10, 15 mg
Misturas orais com anfetamina: ver Anfetamina

Dipivefrina
Tópica: solução oftálmica a 0,1%

Dobutamina
Parenteral: 12,5 mg/mℓ em frascos de 20 mℓ para injeção

Dopamina
Parenteral: 40, 80, 160 mg/mℓ para injeção; 80, 160, 320 mg/100 mℓ em soro glicosado a 5% para injeção

Efedrina
Oral: cápsulas de 25 mg
Parenteral: 50 mg/mℓ para injeção
Nasal: *spray* a 0,25%

[1] Os agonistas α_2 usados na hipertensão estão listados no Cap. 7. Os agonistas β_2 usados na asma estão listados no Cap. 35.

Epinefrina
Parenteral: 1:1.000 (1 mg/mℓ), 1:2.000 (0,5 mg/mℓ), 1:10.000 (0,1 mg/mℓ), 1:100.000 (0,01 mg/mℓ) para injeção
Autoinjetor parenteral: 1:2.000 (0,5 mg/mℓ)
Oftálmico: gotas a 0,1; 0,5; 1; 2%
Nasal: gotas e *spray* a 0,1%
Aerossol para broncospasmo: 0,16; 0,2 mg/*spray*
Solução para aerossol: 1:100

Fendimetrazina
Oral: comprimidos e cápsulas de 35 mg; cápsulas de liberação prolongada de 105 mg

Fenilefrina
Oral: comprimidos mastigáveis de 10 mg
Parenteral: 10 mg/mℓ para injeção
Nasal: gotas e *spray* a 0,125; 0,16; 0,25; 0,5; 1%; geléia a 0,5%

Fenoldopam
Parenteral: 10 mg/mℓ para infusão IV

Hidroxianfetamina
Oftálmico: gotas a 1%

Isoproterenol
Parenteral: 1:5.000 (0,2 mg/mℓ), 1:50.000 (0,02 mg/mℓ) para injeção

Mefentermina
Parenteral: 15, 30 mg/mℓ para injeção

Metanfetamina
Oral: comprimidos de 5 mg

Metaraminol
Parenteral: 10 mg/mℓ para injeção

Metilfenidato
Oral: comprimidos de 5, 10, 20 mg
Oral de liberação prolongada: comprimidos de 10, 18, 20, 27, 36, 54 mg; cápsulas de 20, 30, 40 mg

Metoxamina
Parenteral: 20 mg/mℓ para injeção

Midodrina
Oral: comprimidos de 2,5; 5 mg

Modafinila
Oral: comprimidos de 100, 200 mg

Nafazolina
Nasal: gotas e *spray* a 0,05%
Oftálmico: gotas a 0,012; 0,02; 0,03%

Norepinefrina
Parenteral: 1 mg/mℓ para injeção

Oximetazolina
Nasal: *spray* a 0,025; 0,05%
Oftálmico: gotas a 0,025%

Pemolina
Oral: comprimidos de 18,75; 37,5; 75 mg; comprimidos mastigáveis de 37,5 mg

Pseudoefedrina
Oral: comprimidos de 30, 60 mg; cápsulas de 60 mg; xarope de 15, 30 mg/5 mℓ, 7,5 mg/gotas de 0,8 mℓ
Oral de liberação prolongada: comprimidos, cápsulas de 120, 240 mg

Tetraidrozolina
Nasal: gotas a 0,05; 0,1%
Oftálmica: gotas a 0,05%

Xilometazolina
Nasal: gotas a 0,05, gotas e *spray* a 0,1%

Simpaticolíticos

Antagonistas dos receptores alfa

Doxazosina
Oral: comprimidos de 1, 2, 4, 8 mg

Fenoxibenzamina
Oral: cápsulas de 10 mg

Fentolamina
Parenteral: 5 mg/ampola para injeção

Prazosina
Oral: cápsulas de 1, 2, 5 mg

Tansulosina
Oral: cápsula de 0,4 mg

Terazosina
Oral: comprimidos, cápsulas de 1, 2, 5, 10 mg

Tolazolina
Parenteral: 25 mg/mℓ para injeção

Antagonista dos receptores beta

Acebutolol
Oral: cápsulas de 200, 400 mg

Atenolol
Oral: comprimidos de 25, 50, 100 mg
Parenteral: 0,5 mg/mℓ para injeção IV

Betaxolol
Oral: comprimidos de 10, 20 mg
Oftálmico: gotas a 0,25%, 0,5%

Bisoprolol
Oral: comprimidos de 5, 10 mg

Carteolol
Oral: comprimidos de 2,5; 5 mg
Oftálmico: gotas a 1%

Carvedilol
Oral: comprimidos de 3,125; 6,25; 12,5; 25 mg

Esmolol
Parenteral: 10 mg/mℓ para injeção IV; 250 mg/mℓ para infusão IV

Labetalol
Oral: comprimidos de 100, 200, 300 mg
Parenteral: 5 mg/mℓ para injeção

Levobunolol
Oftálmico: gotas a 0,25; 0,5%

Metipranolol
Oftálmico: gotas a 0,03%

Metoprolol
Oral: comprimidos de 50, 100 mg
Oral de liberação prolongada: comprimidos de 25, 50, 100, 200 mg
Parenteral: 1 mg/mℓ para injeção

Nadolol
Oral: comprimidos de 20, 40, 80, 120, 160 mg

Pembutolol
Oral: comprimidos de 20 mg

Pindolol
Oral: comprimidos de 5, 10 mg

Propranolol
Oral: comprimidos de 10, 20, 40, 60, 80, 90 mg; soluções a 4, 8, 80 mg/mℓ
Oral de liberação prolongada: cápsulas de 60, 80, 120, 160 mg
Parenteral: 1 mg/mℓ para injeção

Sotalol
Oral: comprimidos de 80, 120, 160, 240 mg

Timolol
Oral: comprimidos de 5, 10, 20 mg
Oftálmico: gotas e gel a 0,25; 0,5%

Inibidor da síntese

Metirosina
Oral: cápsulas a 250 mg

REFERÊNCIAS

Simpaticomiméticos

Bray GA: Use and abuse of appetite-suppressant drugs in the treatment of obesity. *Ann Intern Med* 1993;119 (7 Part 2):707.

Brodde O-E, *et al.*: Presence, distribution and physiological function of adrenergic and muscarinic receptor subtypes in the human heart. *Basic Res Cardiol* 2001;96:528.

Evans WE, McLeod HL: Pharmacogenomics—drug disposition, drug targets, and side effects. *N Engl J Med* 2003;348:538.

Ewan PW: Anaphylaxis. *BMJ* 1998;316:1442.

Goldenberg RL, Rouse DJ: Prevention of premature birth. *N Engl J Med* 1998;339:313.

Graham RM, *et al.*: Alpha1-adrenergic receptor subtypes. Molecular structure, function, and signaling. *Circ Res* 1996;78:737.

Jordan J: New trends in the treatment of orthostatic hypotension. *Curr Hypertens Rep* 2001;3:216.

Koshimizu T, *et al.*: Recent progress in alpha1-adrenoceptor pharmacology. *Biol Pharm Bull* 2002;25:401.

McCabe BJ: Dietary tyramine and other pressor amines in MAOI regimens: A review. *J Am Diet Assoc* 1986; 86:1059.

McClellan KJ, Wiseman LR, Wilde MI: Midodrine. A review of its therapeutic use in the management of orthostatic hypotension. *Drugs Aging* 1998;12:7.

Pierce KL, Lefkowitz RJ: Classical and new roles of betaarrestins in the regulation of G-protein-coupled receptors. *Nat Rev Neurosci* 2001;2:727.

Post SR, Hammond HK, Insel PA: Beta-adrenergic receptors and receptor signaling in heart failure. *Annu Rev Pharmacol Toxicol* 1999;39:343.

Rockman HA, Koch WJ, Lefkowitz RJ: Seven-transmembranespanning receptors and heart function. *Nature* 2002; 415:206.

Small KM, McGraw DW, Liggett SB: Pharmacology and physiology of human adrenergic receptor polymorphisms. *Ann Rev Pharmacol Toxicol* 2003;43:381.

Soltau JB, Zimmerman TJ: Changing paradigms in the medical treatment of glaucoma. *Surv Ophthalmol* 2002;47(Suppl 1):S2.

Treatment of preterm labor with the beta-adrenergic agonist ritodrine. The Canada Preterm Labor Investigators Group. *N Engl J Med* 1992;327:308.

Tsao P, von Zastrow M: Downregulation of G protein–coupled receptors. *Curr Opin Neurobiol* 2000; 10:365.

Weyer C, Gautier JF, Danforth E Jr: Development of β_3-adrenoceptor agonists for the treatment of obesity and diabetes—an update. *Diabetes Metab* 1999;25:11.

Zhong H, Minneman KP: Alpha1-adrenoceptor subtypes. *Eur J Pharmacol* 1999;375:26.

Simpaticolíticos

Alward WLM: Medical management of glaucoma. *N Engl J Med* 1998;339:1298.

Blaufarb I, Pfeifer TM, Frishman WH: Beta-blockers: Drug interactions of clinical significance. *Drug Saf* 1995; 13:359.

Bristow M: Antiadrenergic therapy of chronic heart failure: Surprises and new opportunities. *Circulation* 2003; 107:1100.

Cleland JG: Beta-blockers for heart failure: why, which, when, and where. *Med Clin North Am* 2003;87:339.

Cooper KL, McKiernan JM, Kaplan SA: Alpha-adrenoceptor antagonists in the treatment of benign prostatic hyperplasia. *Drugs* 1999;57:9.

Frishman WH: Carvedilol. *N Engl J Med* 1998;339:1759.

Lepor H, *et al.*: The efficacy of terazosin, finasteride, or both in benign prostate hyperplasia. *N Engl J Med* 1996;335:533.

Teerlink JR, Massie BM: Beta-adrenergic blocker mortality trials in congestive heart failure. *Am J Cardiol* 1999;84(Suppl 9A):94R.

Wilt TJ, MacDonald R, Rutks I: Tamsulosin for benign prostatic hyperplasia. *Cochrane Database Syst Rev* 2003;(1):CD002081.

Wuttke H, *et al.*: Increased frequency of cytochrome P450 2D6 poor metabolizers among patients with metoprolol-associated adverse effects. *Clin Pharmacol Ther* 2002;72:429.

Reabilitação

Ades PA: Cardiac effects of beta-adrenoceptor blockade with intrinsic sympathomimetic activity during submaximal exercise. *Br J Clin Pharmacol* 1987;24(Suppl 1):29S.

Ades PA, *et al.*: Exercise haemodynamic effects of betablockade and intrinsic sympathomimetic activity. *Eur J Clin Pharmacol* 1989;36:5.

Anderson SD, Brannan JD: Long-acting beta2–adrenoceptor agonists and exercise-induced asthma: Lessons to guide us in the future. *Paediatr Drugs* 2004;6:161.

Gordon NF, Scott CB: Exercise and mild essential hypertension. *Prim Care* 1991;18:683.

Horan MJ, Roccella EJ: Nonpharmacologic treatment of hypertension: Does it work? *Eur Heart J* 1987;8 (Suppl B):77.

Petrella RJ: How effective is exercise training for the treatment of hypertension? *Clin J Sport Med* 1998; 8:224.

7
Fármacos Anti-Hipertensivos

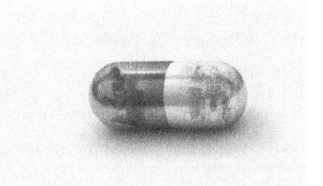

A hipertensão é a doença cardiovascular mais comum, sendo um fator precursor de outras disfunções cardiovasculares. A prevalência da hipertensão aumenta com a idade e varia conforme a raça e as comorbidades coexistentes. A hipertensão arterial contínua danifica os vasos sanguíneos, e tais mudanças nos rins, no coração e no cérebro levam a um aumento na incidência de insuficiência renal, doença coronariana, insuficiência cardíaca e acidente vascular encefálico.

REGULAÇÃO DA PRESSÃO ARTERIAL

O sistema nervoso autônomo, especialmente o ramo simpático, possui um importante papel na regulação da pressão arterial. O Cap. 4 contém uma discussão geral sobre as respostas autônomas, especificamente o Quadro 4.3 e a Fig. 4.5. De acordo com a equação hidráulica, a pressão arterial (PA) é diretamente proporcional ao produto do fluxo sanguíneo pela resistência à passagem do sangue pelos vasos. O fluxo sanguíneo estimado é o débito cardíaco (DC), e o determinante para a resistência é a resistência vascular periférica (RVP). A equação hidráulica é:

$$PA = DC \times RVP$$

Nas pessoas normais e nos hipertensos, a pressão arterial é mantida através de uma regulação tempo a tempo do débito cardíaco e da resistência vascular periférica exercida em três locais anatômicos (Fig. 7.1). Os principais locais são as arteríolas pré-capilares, vênulas pós-capilares e o coração. Um quarto local de controle anatômico, os rins, contribui para manter a pressão arterial regulando o volume de fluido intravascular através de um mecanismo lento e de longa duração.

Os barorreflexos, mediados pelos nervos autônomos, agem em combinação com os mecanismos humorais, como o sistema renina-angiotensina-**aldosterona** mediado pelos rins, para coordenar a função nestes quatro locais de controle e manter a pressão arterial normal. A liberação local de substâncias vasoativas também pode estar envolvida no controle da resistência vascular. Por exemplo, o óxido nítrico (NO) e algumas prostaglandinas dilatam os vasos sanguíneos. Outros agentes locais contraem os vasos.

Os barorreflexos são responsáveis pelos rápidos ajustes tempo a tempo na pressão arterial, como na transição da posição reclinada para a vertical (Fig. 7.2). Os barorreceptores da carótida são estimulados pela expansão das paredes dos vasos causada pela pressão arterial interna (Fig. 7.2[1]). A ativação barorreceptora inibe a descarga (Fig. 7.2[2]) dos neurônios simpáticos de tônus ativo (Fig. 7.2[3]) no centro vasomotor da medula. Por outro lado, a redução na expansão leva a uma redução na atividade dos barorreceptores. Assim, no caso da transição para a posição ereta, os barorreceptores percebem a redução da expansão da parede dos vasos, provocada pela mobilização do sangue nas veias abaixo do nível do coração, como redução na pressão arterial, e a descarga simpática torna-se maior. O aumento no fluxo simpático age através das extremidades nervosas para contrair as arteríolas, que aumentam a resistência vascular periférica. A corrente simpática também torna maior o débito cardíaco diretamente através da estimulação do coração e da constrição dos vasos de capacitância que aumentam o retorno venoso para o coração. Ambas as respostas simpáticas restauram a pressão arterial normal. Este sistema exige dois neurônios periféricos, um neurônio pré-ganglionar e outro pós-ganglionar, bem como duas sinapses para transmitir do sistema nervoso central

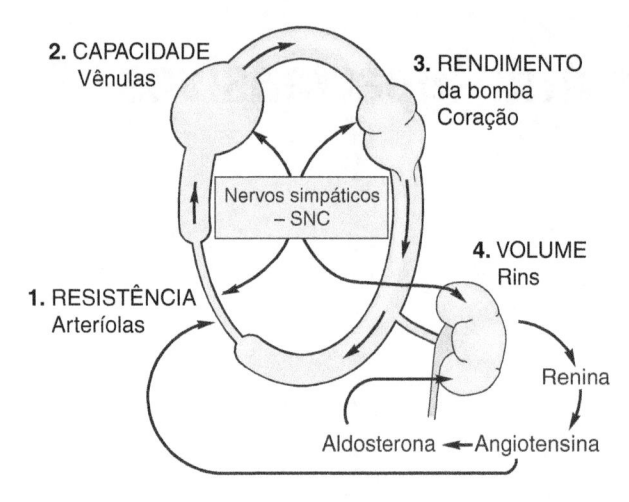

Figura 7.1 Locais anatômicos de controle da pressão arterial, que incluem o tônus vascular em vênulas e arteríolas, coração e rins (através do controle do volume de líquido intravascular).

para o tecido-alvo. A primeira sinapse situa-se no gânglio autônomo (Fig. 7.2[4]), entre os neurônios pré e pós-ganglionares. A segunda sinapse localiza-se entre o neurônio pós-ganglionar e o tecido efetor (Fig. 7.2[5]). Em geral, o neurônio pós-ganglionar libera norepinefrina e ativa os β-receptores (Fig. 7.2[6]). O mesmo barorreflexo age em resposta a qualquer evento que reduza a pressão arterial, como uma redução primária na resistência vascular periférica ou redução no volume intravascular.

A redução na resistência vascular periférica é um efeito dos vasodilatadores; a redução no volume intravascular, um efeito dos diuréticos, que aumenta a perda de sal e água pelos rins.

Ao controlar o volume de sangue, o rim constitui o principal responsável pelo controle a longo prazo da pressão arterial. Uma redução na pressão de perfusão renal provoca a redistribuição intrarrenal do fluxo sanguíneo bem como o aumento da reabsorção de sal e água. Além disso, a menor pressão nas arteríolas renais e a atividade neurológica simpática (através dos receptores β-adrenérgicos) estimulam a produção de renina. A renina medeia a conversão do angiotensinogênio em angiotensina I (Fig. 7.3). A angiotensina I é convertida em angiotensina II pela enzima conversora de angiotensina (ECA). A angiotensina II tem vários efeitos fisiológicos que auxiliam no aumento da pressão arterial; provoca a constrição direta dos vasos de resistência e estimula a síntese da aldosterona no córtex suprarrenal. A aldosterona é o regulador hormonal para o processo de troca de sódio/potássio/próton nos túbulos convolutos distais e dutos coletores dos rins; estimula a absorção de sódio pelos rins com aumento no volume de sangue intravascular. Finalmente, a vasopressina (o hormônio antidiurético, ADH) liberada pela glândula hipófise posterior também tem um papel na manutenção da pressão arterial graças à sua capacidade de regular a reabsorção de água pelos rins.

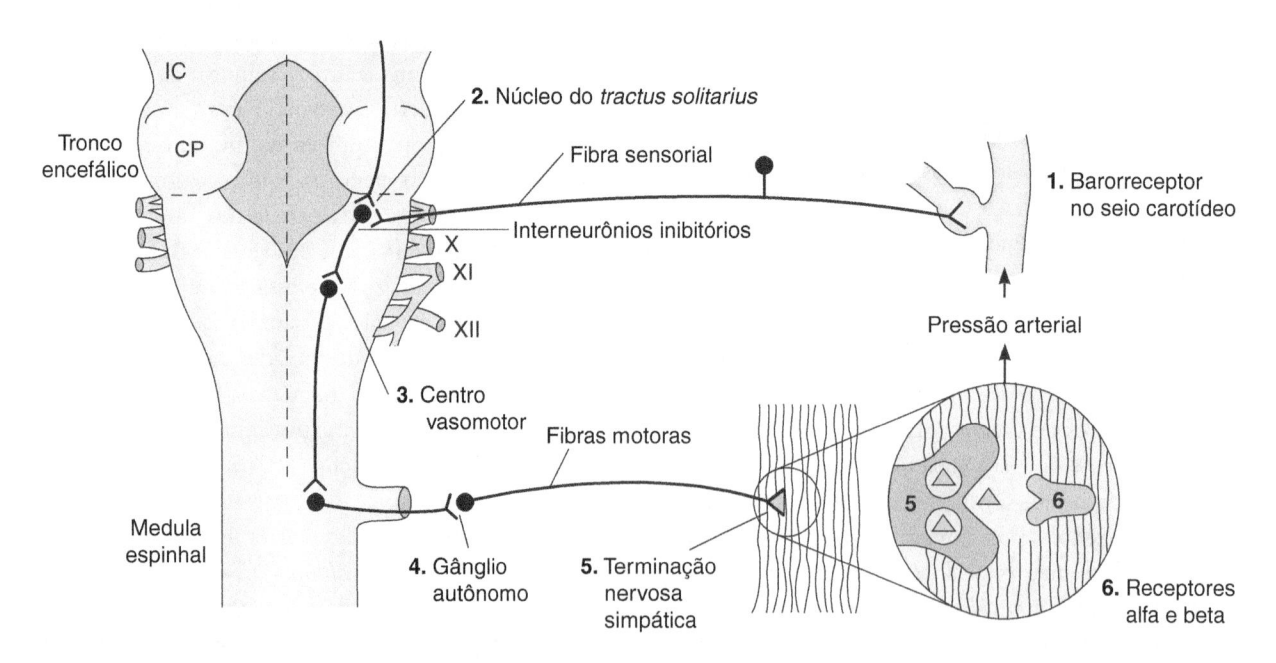

Figura 7.2 Arco reflexo dos barorreceptores. Para os itens 1 a 6, ver a seção Regulação da pressão arterial.

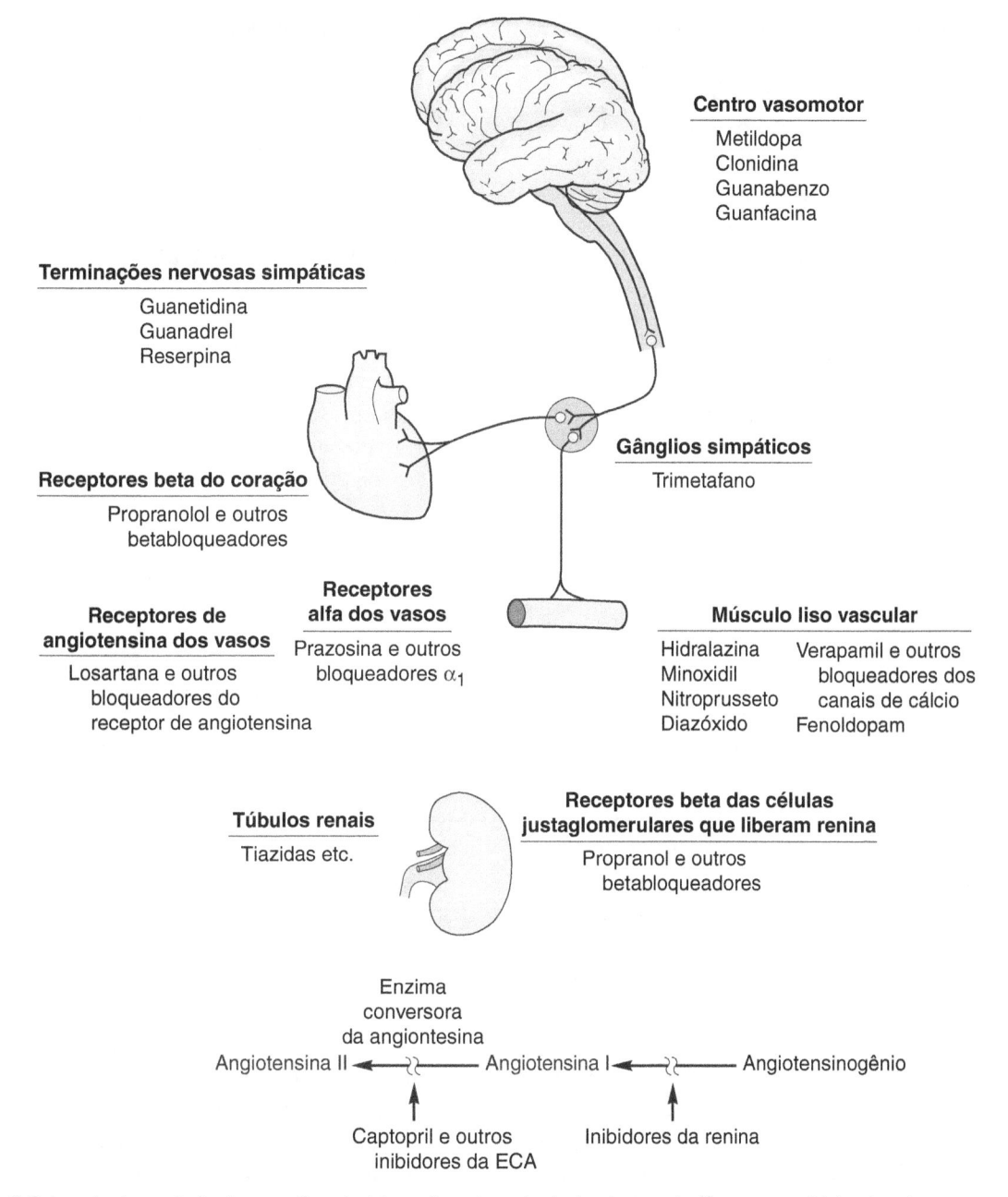

Figura 7.3 Locais de controle da pressão arterial e ações das principais classes de fármacos anti-hipertensivos.

HIPERTENSÃO ARTERIAL

Apenas 10 a 15% dos pacientes apresentam uma causa específica da hipertensão. Em pacientes sem causa identificada de hipertensão, a pressão arterial alta é considerada "hipertensão essencial". Na maioria dos casos, a pressão elevada está associada a um aumento geral na resistência ao fluxo do sangue através das arteríolas, enquanto o débito cardíaco é normal. Não foi identificada uma única anormalidade primária como a causa do aumento da resistência vascular periférica na hipertensão essencial. O aumento da pressão arterial é causado geralmente por uma combinação de várias anormalidades (multifatores). A evidência epidemiológica indica herança genética e fatores ambientais e alimentares, como o aumento do consumo de sódio e a redução do consumo de potássio ou cálcio, como fatores prováveis para o desenvolvimento da hipertensão. O aumento da pressão arterial com o envelhecimento não ocorre em populações com baixa ingestão diária de sódio. Pacientes com hipertensão instável são mais suscetíveis a aumento da pressão após ingestão de sódio do que as pessoas com controles normais. A herança da hipertensão essencial é responsável por 30% dos casos. Foram relacionadas mutações em vários genes a casos raros de hipertensão. As variações funcionais dos genes para o angiotensinogênio, ECA e β_2-adrenorreceptor contribuem para alguns casos de hipertensão essencial.

ESTRATÉGIAS DE TRATAMENTO

A pressão arterial em um paciente hipertenso é controlada pelos mesmos mecanismos que funcionam nas pessoas normotensas. O controle da pressão arterial em pacientes hipertensos difere dos pacientes saudáveis, nos quais os sistemas de barorreceptores e de controle de pressão-volume sanguíneo renal parecem ser um "conjunto" em nível mais elevado da pressão arterial. Todos os fármacos anti-hipertensivos agem interferindo nestes mecanismos normais. Foi demonstrado que o efeito redutor sobre a pressão arterial evita o dano aos vasos sanguíneos e reduz substancialmente as taxas de morbidade e mortalidade. As estratégias para tratar a hipertensão são baseadas nestes determinantes da pressão arterial e consistem na inibição do tônus simpático (simpatolíticos), inibição da contração do músculo liso vascular (vasodilatadores), inibição da formação da angiotensina II (inibidores da renina ou da ECA) e ativação do receptor (antagonistas do receptor de angiotensina) e redução do volume sanguíneo (diuréticos). Assim, os fármacos anti-hipertensivos são organizados de acordo com a indicação clínica, a necessidade de tratar uma doença, em vez de um único tipo de receptor. A Fig. 7.6 contém um gráfico com a representação geral dos locais de ação das classes dos anti-hipertensivos com exemplos de fármacos específicos, e a Fig. 7.4 apresenta um algoritmo das várias classes de anti-hipertensivos.

Simpatolíticos

Os fármacos anti-hipertensivos simpatolíticos podem ser divididos em fármacos antagonistas dos adrenorreceptores, que agem no sistema nervoso central (SNC) para reduzir a corrente simpática, inibir a atividade simpática nos gânglios autônomos ou modular a função neuronal pós-ganglionar no tecido-alvo (Fig. 7.3).

Antagonistas adrenorreceptores

Os receptores α_1, α_2 e β_1 possuem um papel modulador no controle da pressão arterial. Os mecanismos de ação e os efeitos fisiológicos da inibição destes receptores foram discutidos no Cap. 6.

ANTAGONISTAS DO α-ADRENORRECEPTOR

Uso clínico. Os antagonistas seletivos do receptor-α_1, como a **prazosina**, **doxazosina** e **terazosina**, são usados para o tratamento crônico da hipertensão assim como na hiperplasia prostática benigna. Estes fármacos reduzem a pressão arterial ao dilatar a vasculatura arterial e, em extensão menor, a venosa também.

Efeitos adversos. Podem ocorrer hipotensão ortostática e taquicardia reflexa embora esta seja menos comum com os fármacos bloqueadores seletivos para o receptor- α_1.

ANTAGONISTAS DO β-ADRENORRECEPTOR

Uso clínico. As aplicações cardiovasculares são o tratamento da hipertensão, da angina e das arritmias cardíacas. O tratamento da insuficiência cardíaca crônica é a mais nova aplicação para estes fármacos. Vários estudos clínicos demonstraram que alguns β-bloqueadores (**labetalol**, **carvedilol** e **metoprolol**) reduzem a morbidade e mortalidade quando usados adequadamente no tratamento da insuficiência cardíaca (Cap. 9).

Efeitos adversos. O bloqueio dos β-receptores do coração pode resultar em bradicardia, bloqueio atrioventricular e insuficiência cardíaca aguda. Deve-se ter cuidado de observar se ocorrem broncoconstrição em pacientes com asma ou doença pulmonar obstrutiva crônica (DPOC) e distúrbios do ritmo em pacientes com interrupção abrupta do medicamento.

Fármacos com ação no SNC

Os agonistas seletivos α_2, como a **clonidina**, **guanfacina** e **metildopa**, provocam redução na corrente simpática através de mecanismo que envolve a ativação dos receptores α_2 no sistema nervoso central (SNC) (Fig. 7.3). Estes fármacos entram rapidamente no SNC quando administrados por via oral. A metildopa é um pró-fármaco convertido em metilnorepinefrina no cérebro. A clonidina, guanfacina e metildopa reduzem a pressão

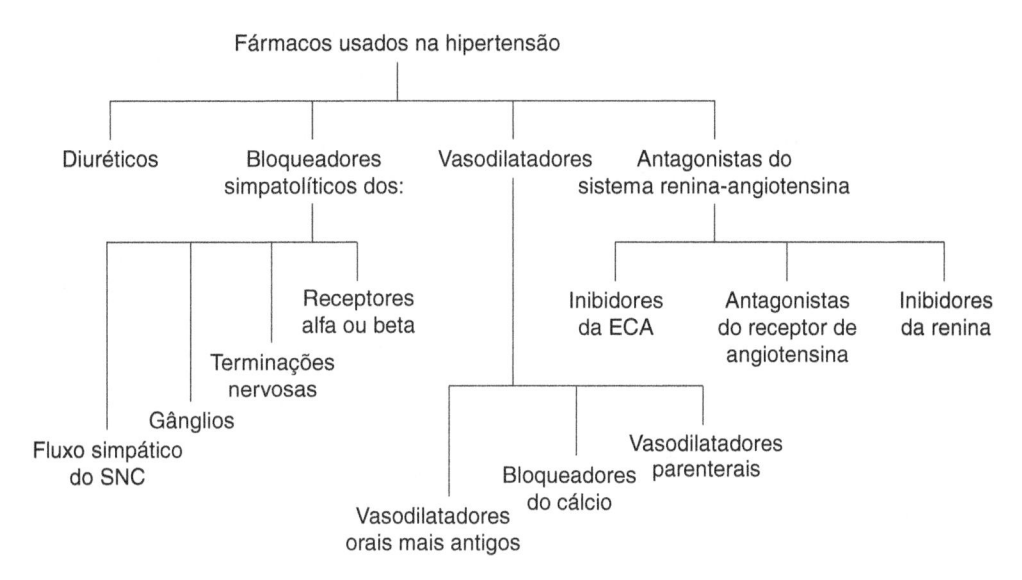

Figura 7.4 Várias classes de fármacos usados no tratamento da hipertensão. Os mecanismos farmacológicos gerais consistem na redução do volume sanguíneo (diuréticos), redução do tônus simpático (simpatolíticos), relaxamento direto do músculo liso vascular (vasodilatadores) e inibição dos efeitos do sistema renina-angiotensina-aldosterona (antagonistas do sistema renina-angiotensina).

arterial por diminuírem o débito cardíaco, a resistência vascular ou ambos.

Efeitos adversos. A principal resposta compensadora é a retenção de sal. A súbita interrupção da clonidina pode provocar hipertensão de rebote, que pode ser bastante grave. Este aumento de rebote na pressão sanguínea pode ser controlado reintroduzindo a clonidina, a qual também aumenta o risco de depressão mental, devendo ser usada com cuidado em pacientes com risco de desenvolverem esse transtorno. A metildopa ocasionalmente provoca imunotoxicidade hematológica, detectada inicialmente através do teste de aglutinação no tubo das células vermelhas do sangue (teste de Coombs positivo), e em alguns pacientes progride para **anemia hemolítica**. Todos estes fármacos podem provocar sedação e boca seca, principalmente a metildopa.

Fármacos bloqueadores ganglionares

Os fármacos que inibem os receptores nicotínicos N_N nos gânglios são muito eficientes – mas, como seus efeitos adversos se mostram graves, são considerados obsoletos. O **hexametônio** e o **trimetafano** são prototípicos e redutores da pressão arterial extremamente poderosos. A principal resposta compensadora é a retenção de sal. As toxicidades consistem em bloqueio parassimpático (visão turva, prisão de ventre, hesitação urinária e disfunção sexual) e bloqueio simpático (disfunção sexual e hipotensão ortostática).

Fármacos bloqueadores simpáticos pós-ganglionares

Os fármacos que depletam o estoque de norepinefrina da terminação nervosa adrenérgica ou depletam ou bloqueiam a liberação destes estoques podem reduzir a pressão arterial (Fig. 7.5). A **reserpina** é um prototípico que age depletando o estoque e a **guanetidina** depletando e bloqueando a liberação. A principal resposta compensadora é a retenção de sal. Em altas doses, a reserpina e a guanetidina são muito eficazes, mas produzem alta incidência de efeitos adversos. A reserpina ainda é usada ocasionalmente em baixas doses como auxiliar para outros agentes. A guanetidina é raramente usada. A reserpina entra rapidamente no SNC; a guanetidina, não. Ambas apresentam ação prolongada da ordem de dias a semanas. As toxicidades mais graves associadas à reserpina são depressão e pseudoparkinsonismo, que podem exigir a interrupção do tratamento com o fármaco. Os principais efeitos tóxicos da guanetidina são a hipotensão ortostática e a disfunção sexual. Ela requer que a bomba de recaptação de catecolaminas alcance seu local de ação intracelular na terminação nervosa pós-ganglionar. Por isso, os fármacos que inibem a captação de guanetidina na terminação adrenérgica ou na vesícula (cocaína, antidepressivos tricíclicos, anfetaminas) interferem na sua ação anti-hipertensiva.

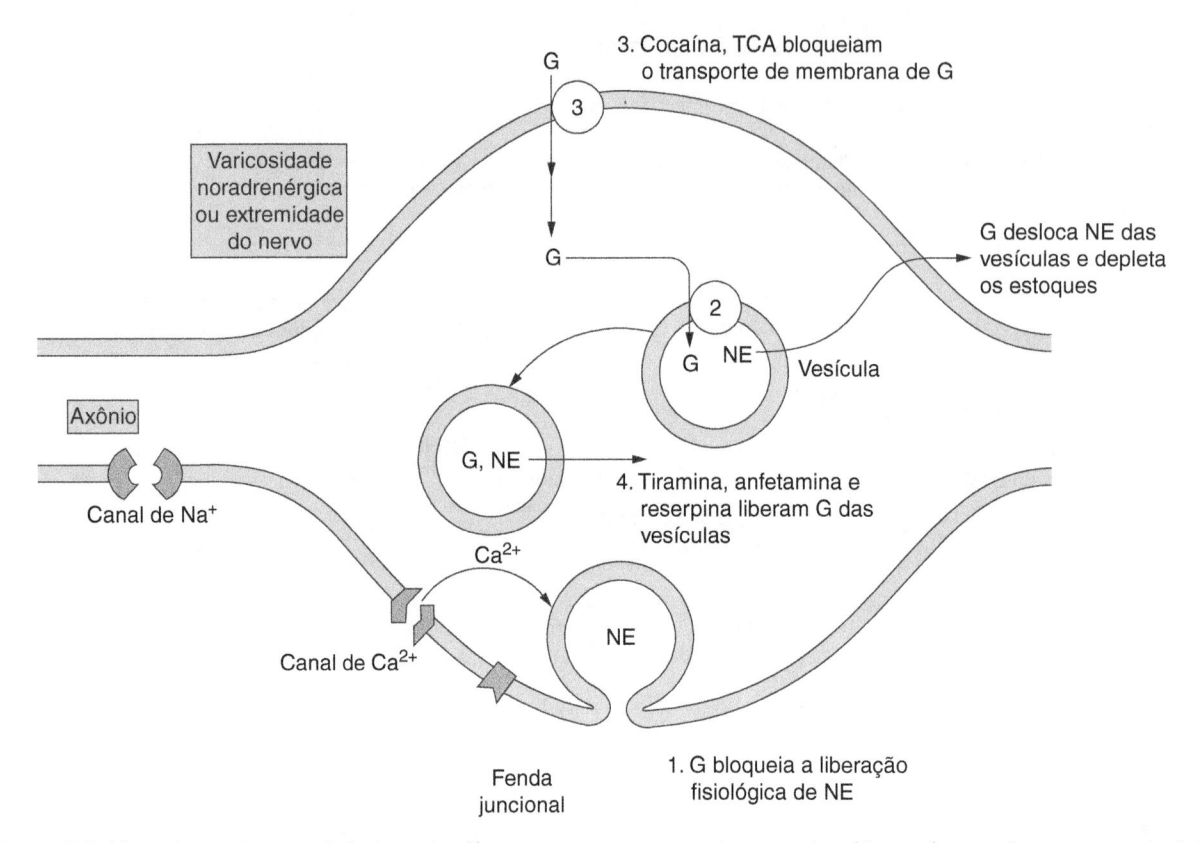

Figura 7.5 Mecanismos farmacodinâmicos dos fármacos que agem nas sinapses simpáticas pós-ganglionares para depletar ou bloquear a liberação da norepinefrina (NE). A reserpina bloqueia a captação da NE para a vesícula (2). A guanetidina (G) depleta a NE da vesícula (2) e impede a liberação da NE na sinapse (1). A cocaína, os antidepressivos tricíclicos (TCA), a tiramina, as anfetaminas e a reserpina podem reduzir a eficácia da G (2, 3 e 4). Pode ocorrer a redução da eficácia por inibir a captação de G na terminação pré-sináptica ou na vesícula, ou por haver a liberação inadequada de G pela vesícula.

Vasodilatadores

Os fármacos que dilatam os vasos sanguíneos através da ação direta sobre as células do músculo liso através de mecanismos não autônomos são úteis no tratamento de alguns pacientes hipertensos. Os quatro principais mecanismos de ação usados pelos vasodilatadores são apresentados no Quadro 7.1. As respostas compensadoras são marcantes para alguns **vasodilatadores**, especialmente hidralazina e minoxidil, e incluem retenção de sal e taquicardia reflexa.

Vasodilatadores que provocam liberação de óxido nítrico

A **hidralazina** é um antigo vasodilatador que produz mais efeito sobre as arteríolas do que sobre as veias, é ativa por via oral e adequada para a terapia crônica. Aparentemente, age pela liberação do óxido nítrico das células endoteliais. Entretanto, a hidralazina raramente é usada em altas doses por causa da sua toxicidade, por isto, sua eficácia é limitada. Seus efeitos tóxicos incluem taquicardia, retenção de sal e água e lúpus eritematoso induzido pelo fármaco. Entretanto, o último efeito é incomum com doses inferiores a 200 mg/dia, sendo reversível com a interrupção do fármaco. O **nitroprusseto** é um agente de ação curta (duração de ação de poucos minutos) que deve ser infundido continuamente, sendo usado para emergências hipertensivas. O mecanismo de ação do fármaco envolve a liberação do óxido nítrico a partir da própria molécula. O óxido nítrico liberado estimula a guanililciclase e aumenta a concentração de guanosina monofosfato cíclico (cGMP) no músculo liso, produzindo o seu relaxamento e consequente vasodilatação. Os efeitos tóxicos do nitroprusseto incluem hipotensão excessiva, taquicardia e, se a infusão for contínua por vários dias, acúmulo do cianeto e tiocianeto no sangue.

Vasodilatadores que provocam hiperpolarização celular

O **minoxidil** é outro antigo vasodilatador que produz mais efeito sobre as arteríolas do que sobre as veias,

Quadro 7.1 Mecanismos de ação dos vasodilatadores

Mecanismo	Exemplos
Liberação de óxido nítrico a partir do fármaco ou do endotélio	Nitroprusseto, hidralazina
Hiperpolarização de músculo liso vascular através da abertura dos canais de potássio	Sulfato de minoxidil, diazóxido
Redução do influxo de cálcio	Verapamil, diltiazem, nifedipino
Ativação dos receptores de dopamina tipo 1	Fenoldopam

sendo ativo por via oral. É um pró-fármaco, seu metabólito, o sulfato de minoxidil, hiperpolariza e relaxa o músculo liso vascular ao abrir os canais de potássio; é usado apenas para hipertensão grave por causa dos seus vários efeitos colaterais. O uso clínico de minoxidil geralmente requer a coadministração de um diurético e um antagonista do receptor beta para reduzir as respostas compensatórias. O efeito tóxico do minoxidil consiste em várias respostas compensatórias, **hirsutismo** e anormalidades do pericárdio. O **diazóxido** é administrado como *bolus* intravenoso ou infusão, e tem ação de várias horas. Semelhante ao sulfato de minoxidil, ele abre os canais de potássio, hiperpolariza e relaxa as células do músculo liso. Este vasodilatador parenteral é usado em emergências hipertensivas. Ele também reduz a liberação de insulina e pode ser usado para tratar a hipoglicemia provocada por tumores produtores de insulina. A toxicidade do diazóxido inclui hipotensão, hiperglicemia e retenção de sal e água.

Vasodilatadores que bloqueiam os canais de cálcio

A classe de bloqueadores dos canais de cálcio inclui o **nifedipino**, o **verapamil** e o **diltiazem**, vasodilatadores eficientes. Como são ativos por via oral, mostram-se adequados ao uso crônico no tratamento da hipertensão grave. Existem muitos análogos do nifedipino disponíveis. Por produzirem menos respostas compensatórias, os bloqueadores dos canais de cálcio são preferidos em relação à hidralazina e ao minoxidil. Seu mecanismo de ação e efeitos tóxicos são discutidos com mais detalhes no Cap. 8.

Vasodilatador que ativa o receptor dopaminérgico (D_1)

A ativação do receptor dopaminérgico D_1 pelo **fenoldopam** provoca rápida e marcante vasodilatação das arteríolas. Este fármaco é administrado por infusão intravenosa e, como tem uma curta ação de 10 min, é usado para emergências hipertensivas.

Sistema renina-angiotensina-aldosterona

A sequência da formação da angiotensina II é apresentada na Fig. 7.6. A renina converte enzimaticamente o angiotensinogênio em angiotensina I (peptídio inativo), convertida em angiotensina II (ativa) pela ECA. As três principais classes de fármacos que alteram as ações fisiológicas deste sistema são os inibidores da renina, inibidores da ECA e antagonistas do receptor da angiotensina II (AT_1). Destas classes, a mais usada é a dos fármacos que inibem a enzima conhecida como ECA, **quininase** II ou peptidil **dipeptidase**. A angiotensina II é o principal estimulante para a liberação da aldosterona. Os inibidores da renina, inibidores da ECA e antagonistas do receptor de angiotensina reduzem os níveis de aldosterona.

O bloqueio da liberação de aldosterona e seus efeitos podem levar a hiperpotassemia. O acúmulo de potássio pode ser marcante, especialmente se o paciente tiver comprometimento renal, ingerir uma dieta rica em potássio ou estiver usando diuréticos poupadores de potássio. Sob estas circunstâncias, as concentrações de potássio podem alcançar níveis tóxicos. Para mais informações, ver a seção Medicamentos diuréticos adiante.

Inibidores da renina

A inibição da renina evita o início da cascata renina-angiotensina-aldosterona (Fig. 7.6). Os primeiros inibidores da renina eram peptídios e demonstraram pouca potência bem como baixa biodisponibilidade. O **alisquireno** representa uma nova classe de inibidores da renina de baixo peso molecular, ativos por via oral. Sua biodisponibilidade é baixa, em torno de 2 a 3%; mesmo assim, este fármaco produz uma redução dependente da dose nas angiotensinas I e II, assim como na aldosterona. Clinicamente, o alisquireno produz uma redução dependente da dose na pressão sanguínea em pacientes com hipertensão essencial. O efeito adverso mais importante associado ao alisquireno é a redução na filtração glomerular. Quando usado isoladamente, a hiperpotassemia é

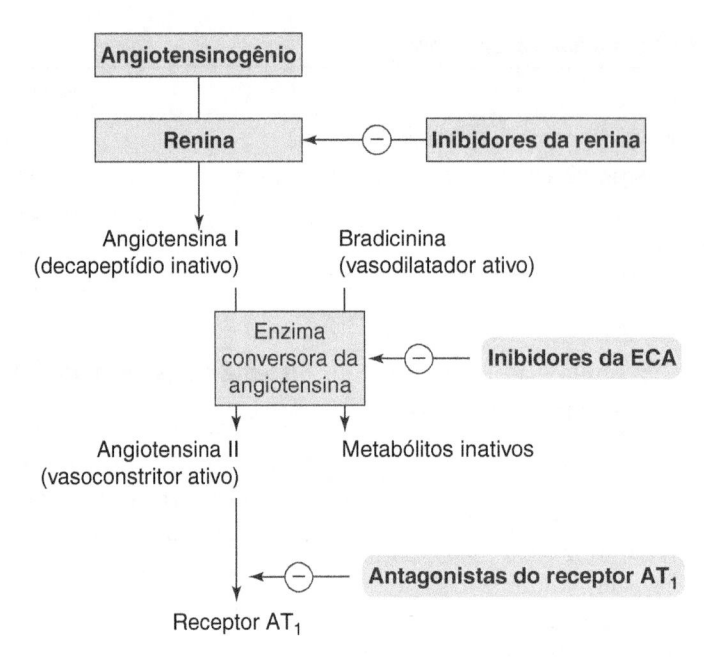

Figura 7.6 A ação dos inibidores da renina, dos inibidores da enzima conversora de angiotensina (inibidores da ECA) e dos antagonistas do receptor de angiotensina (AT_1). A renina converte o angiotensinogênio em angiotensina I. A ECA é responsável pela conversão da angiotensina I no vasoconstritor angiotensina II e pela inativação da bradicinina, um vasodilatador normalmente presente em concentrações muito baixas. O bloqueio da ECA reduz a concentração do vasoconstritor angiotensina II e aumenta a concentração do vasodilatador bradicinina. Os inibidores da renina e os antagonistas do receptor AT_1 não possuem efeitos sobre os níveis de bradicinina, o que pode explicar a menor incidência de tosse com estas classes de fármacos.

mínima em pacientes com função renal normal. O uso concomitante de alisquireno com qualquer um dos fármacos das classes que inibem o sistema renina-angiotensina-aldosterona ou os diuréticos poupadores de potássio aumenta o risco de hiperpotassemia. **Hiperuricemia**, desconforto gastrintestinal e exantema cutâneo também são efeitos associados ao uso deste fármaco. A exceção para a elevada segurança de tal classe de fármacos se aplica à gravidez, porque eles podem provocar dano renal no feto. Esta classe de fármacos constitui uma promessa no tratamento dos pacientes com doença renal, hipertensão e outras disfunções cardiovasculares.

Inibidores da ECA

O protótipo desta classe é o **captopril**. A inibição da ECA leva à redução nos níveis sanguíneos de angiotensina II e aldosterona, e provavelmente ao aumento nos níveis dos vasodilatadores endógenos da família das quininas, como a bradicinina (Fig. 7.6). Os inibidores da ECA possuem baixa incidência de efeitos adversos graves quando administrados em doses normais, e produzem respostas compensatórias mínimas. Os efeitos adversos dos inibidores da ECA incluem tosse crônica em até 30% dos pacientes. Podem ocorrer reduções na taxa de filtração glomerular em pacientes com doença vascular renal preexistente, embora estes fármacos sejam protetores contra a nefropatia diabética. Podem ocorrer hiperpotassemia em até 11% dos pacientes que usam estes fármacos e aumento adicional quando combinados com diuréticos poupadores de potássio, inibidores da renina ou antagonistas do receptor de angiotensina, discutidos a seguir. Como se dá com os inibidores da renina, estes fármacos podem provocar dano renal em fetos, sendo totalmente contraindicados na gravidez.

Antagonistas do receptor AT_1

Os fármacos desta classe são chamados de **bloqueadores do receptor de angiotensina** (BRAs). O protótipico em tal classe é o agente **losartana**, ativo por via oral; este fármaco e seus vários análogos inibem competitivamente a angiotensina II no seu receptor AT_1 (Fig. 7.6). A losartana, **valsartana**, **irbesartana**, **candesartana** e outros análogos são tão eficazes na redução da pressão sanguínea quanto os inibidores da ECA. Os efeitos adversos destes fármacos são similares aos dos inibidores da ECA; entretanto, a incidência da tosse crônica é menor. Eles provocam toxicidade renal no feto da mesma forma que as outras classes de fármacos que inibem o sistema renina-angiotensina-aldosterona; por este motivo, são contraindicados durante a gravidez.

Diuréticos

Os sistemas de transporte tubular do néfron regulam a perda de solutos, eletrólitos e água pelo túbulo. Cada segmento do túbulo tem um sistema principal de transporte único. Tais transportadores situam-se no lado luminal (urinário) do epitélio. Os diuréticos são divididos em vários subgrupos (Fig. 7.7) de acordo com sua inibição nestes diferentes transportadores tubulares. Como os mecanismos para tais subgrupos de diuréticos são diferentes, seus efeitos adversos também diferem. O Quadro 7.2 destaca as mudanças nos eletrólitos e no pH sistêmico que levam ao uso clínico dos referidos subgrupos.

A Fig. 7.8 apresenta um resumo da passagem do líquido pelo néfron e os sistemas de transporte tubular. No glomérulo, o líquido é livremente filtrado através da membrana glomerular e no espaço de Bowman. Como o volume plasmático total (em torno de 4 ℓ) é filtrado várias vezes ao dia (o total filtrado é de 180 ℓ/dia), a principal função da porção remanescente do néfron consiste em reabsorver substâncias essenciais. O túbulo convoluto proximal é responsável pela reabsorção iso-osmótica dos aminoácidos, da glicose e de vários íons. Ele também é o principal local para a reabsorção do cloreto de sódio e bicarbonato de sódio. O próprio bicarbonato é pouco reabsorvido pela membrana luminal, mas a conversão do bicarbonato em dióxido de carbono através do ácido carbônico permite a rápida reabsorção do dióxido de carbono. Em seguida, o bicarbonato pode ser regenerado a partir do dióxido de carbono dentro da célula tubular e transportado para o interstício e de volta para o sangue. A anidrase carbônica é necessária ao processo de reabsorção do bicarbonato, estando localizada na borda em escova e no citoplasma. Esta enzima é o alvo dos diuréticos inibidores da anidrase carbônica. O sódio é reabsorvido em separado a partir do lúmen na troca por íons de hidrogênio na superfície luminal das células e, em seguida, transportado para o espaço intersticial pela bomba de sódio na superfície basolateral. O túbulo proximal é responsável por 60 a 70% da reabsorção total do sódio e água. A secreção e a reabsorção ativas dos ácidos e das bases fracas também ocorrem no túbulo proximal. O transporte do ácido úrico é especialmente importante, sendo alvo para alguns dos fármacos usados no tratamento da gota (Cap. 34).

O ramo ascendente espesso da alça de Henle reabsorve sódio, potássio e duas moléculas de cloreto da urina para o interstício do rim (Fig. 7.9). O segmento também é o principal local de reabsorção de cálcio e magnésio. A reabsorção de sódio, potássio e cloreto é realizada por um único carreador, o alvo dos diuréticos de alça. Este cotransportador fornece um gradiente de concentração

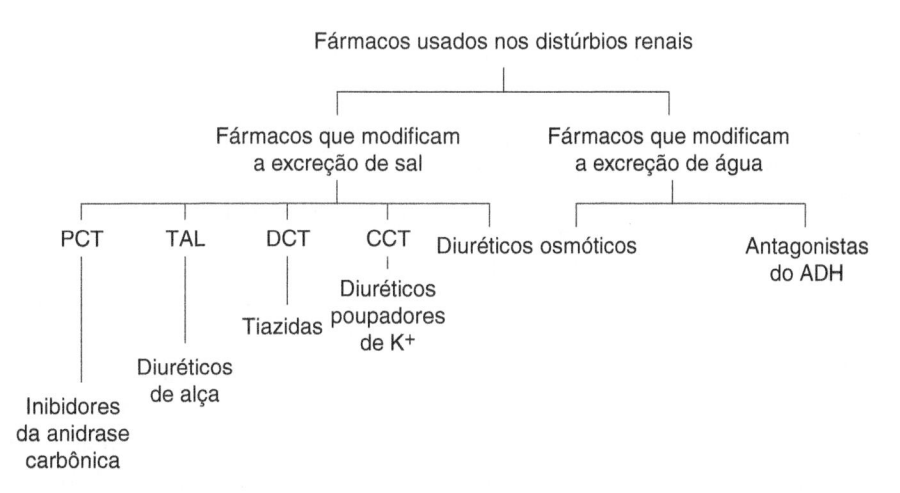

Figura 7.7 A classificação dos subgrupos de diuréticos é baseada nos locais no organismo e nos processos celulares no néfron. Os efeitos dos diuréticos são previsíveis a partir do conhecimento da função do segmento do néfron no qual eles agem. Cada segmento do néfron tem um mecanismo diferente para reabsorver sódio e outros íons. As abreviações para os diferentes segmentos do néfron são: túbulo convoluto proximal (TCP), ramo ascendente espesso da alça de Henle (RAE), túbulo convoluto distal (TCD) e túbulo coletor cortical (TCC).

Quadro 7.2 Mudanças nos eletrólitos e no pH sistêmico produzidas pelos diferentes subgrupos de diuréticos

Grupo	Quantidade na urina			pH do corpo
	NaCl	NaHCO$_3$	K$^+$	
Inibidores da anidrase carbônica	↑	↑↑↑	↑	Acidose
Diuréticos de alça	↑↑↑↑	–	↑	Alcalose
Tiazidas	↑↑	↑, –	↑	Alcalose
Diuréticos poupadores de K$^+$	↑	–	↓	Acidose

para o mecanismo concentrante de contracorrente no rim, sendo responsável pela reabsorção de 20 a 30% do sódio filtrado no glomérulo. Como o potássio é bombeado para a célula a partir de ambos os lados, luminal e basal, deve-se fornecer uma rota de escape, o que ocorre através do canal seletivo para o potássio no lúmen. Como a difusão do potássio através dos referidos canais não é acompanhada por um ânion, o lúmen fica com uma carga positiva. Este potencial positivo direciona a reabsorção de cálcio e magnésio.

O túbulo convoluto distal bombeia ativamente sódio e cloreto para fora do lúmen do néfron através de um cotransportador sem carga (Fig. 7.10). Este cotransportador é o alvo dos diuréticos tiazídicos. O túbulo contorcido distal responde por aproximadamente 5 a 8% da reabsorção de sódio. O cálcio também é reabsorvido neste segmento sob o controle do **hormônio da paratireoide** (PTH), sendo o seu papel na osteoporose discutido no Cap. 25. A reabsorção do cálcio do túbulo requer o permutador de Na$^+$-Ca^{2+}, discutido com mais detalhes no Cap. 9. A facilitação desta troca e reabsorção de Ca^{2+} é o motivo pelo qual estes medicamentos são ocasionalmente usados para o tratamento da formação crônica de cálculo renal.

O túbulo coletor cortical é o último local tubular responsável pela reabsorção de sódio e o local final para a excreção de K$^+$. A reabsorção do sódio neste segmento é controlada pela aldosterona (Fig. 7.11). Tal segmento responde pela reabsorção de 2 a 5% do total de sódio filtrado. A reabsorção de sódio ocorre através de canais, sendo acompanhada por uma perda equivalente dos íons potássio e hidrogênio. Assim, o túbulo coletor é o principal local da excreção do potássio e da acidificação da urina. O receptor da aldosterona e os canais de sódio são locais de ação dos diuréticos poupadores de potássio. A reabsorção da água ocorre no túbulo coletor medular sob o controle do ADH.

Seis subgrupos de classes de diuréticos foram classificados de acordo com seus mecanismos farmacodinâmicos. Estes subgrupos são os diuréticos osmóticos, inibidores da anidrase carbônica, diuréticos de alça, tiazidas, poupadores de potássio e antagonistas do ADH (Fig. 7.7). Tais fármacos reduzem o volume vascular ao modificar a excreção de sal, água, ou ambos (Fig. 7.8). Atualmente, apenas os diuréticos de alça, as tiazidas e os poupadores de potássio são comumente usados para reduzir o volume vascular no tratamento da hipertensão. Os inibidores da anidrase carbônica, como a **acetazolamida**, são usados para reduzir a pressão intraocular no glaucoma, para tratar o mal das montanhas (doença aguda causada por condições edematosas associadas com alcalose metabólica. Os antagonistas do ADH, como a **demeclociclina** e as novas "vaptanas", são usados no tratamento da síndrome da secreção inadequada de ADH (SIADH), associada a algumas neoplasias, com distúrbios neurológicos e pulmonares, sendo um efeito adverso de certos fármacos. Finalmente, a maioria dos diuréticos age a partir do lado luminal da membrana e devem estar presentes na urina. São filtrados no glomérulo, sendo alguns também secretados pelo carreador secretor de ácido fraco no túbulo proximal. Os antagonistas do receptor de aldosterona, como a espironolactona e eplerenona, são exceções, pois entram na célula do túbulo coletor pelo lado basolateral e se ligam ao receptor citoplasmático de aldosterona.

Diuréticos osmóticos

O **manitol**, o protótipico do diurético osmótico, é administrado por via intravenosa. Outros fármacos frequentemente incluídos na mesma classe do manitol (mas raramente usados), são a glicerina, isossorbida e ureia. Como o manitol é livremente filtrado no glomérulo, mas pouco reabsorvido no túbulo, permanece no lúmen e "segura" a água graças ao seu efeito osmótico. O principal local da sua ação é o túbulo convoluto distal, onde normalmente ocorre grande parte da reabsorção iso-osmótica. A reabsorção de água também é reduzida na porção descendente da alça de Henle e no túbulo coletor.

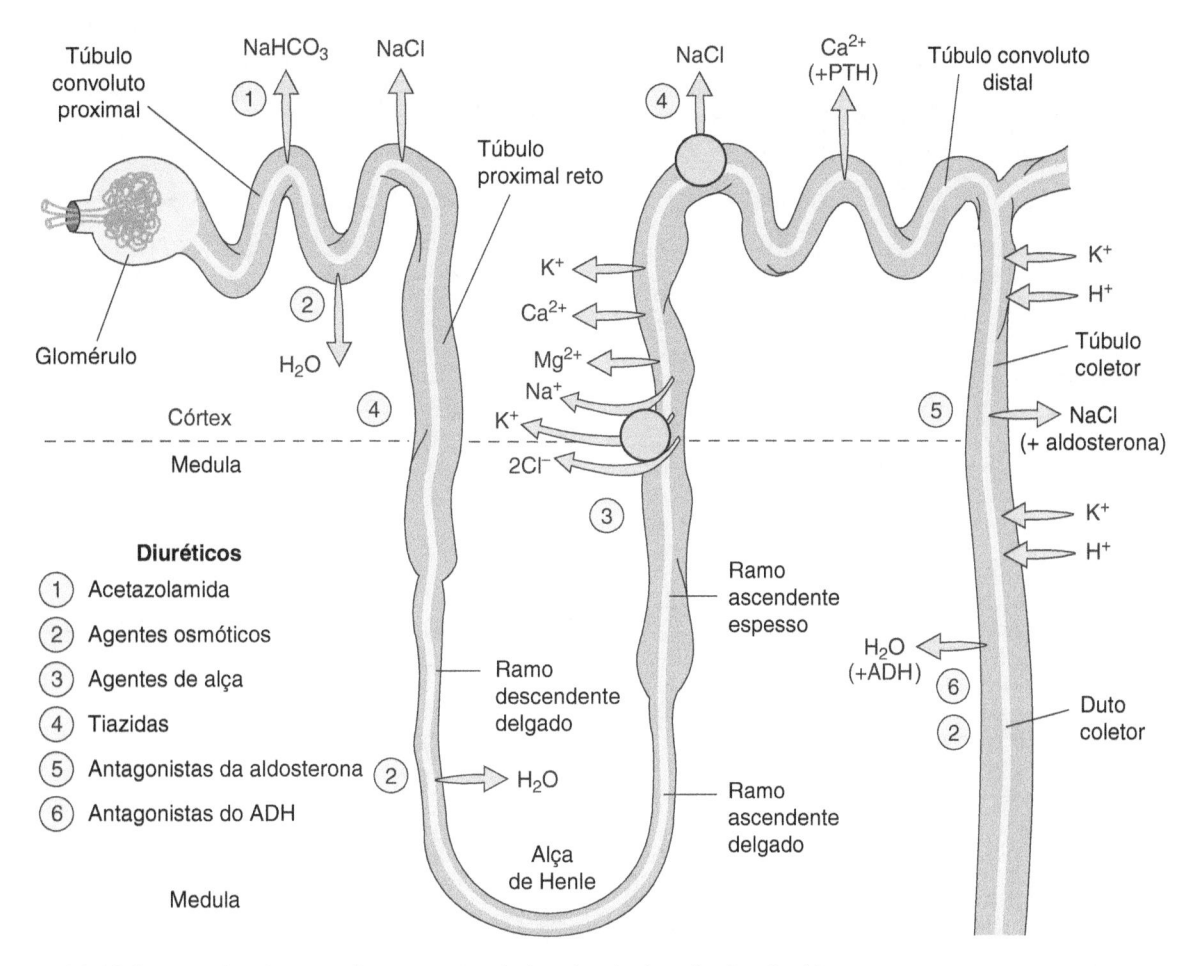

Figura 7.8 Visão geral dos sistemas de transporte tubular e locais de ação dos diuréticos.

Efeitos fisiológicos. O volume de urina torna-se maior. A maioria dos solutos filtrados é excretada em grande quantidade, exceto se forem ativamente reabsorvidos. A excreção do sódio mostra-se geralmente elevada porque a taxa do fluxo de urina através do túbulo é muito acelerada e os transportadores de sódio não conseguem lidar com este grande volume com rapidez suficiente. O manitol também pode reduzir o volume no cérebro e a pressão intracraniana ao extrair por osmolaridade a água do tecido para o sangue. Ocorre efeito similar nos olhos.

Uso clínico. Estes fármacos já foram usados para manter o alto fluxo de urina quando o fluxo sanguíneo renal é reduzido ou em quadros de sobrecarga de soluto a partir de hemólise grave ou **rabdomiólise**, porém atualmente não são mais usados para tais doenças. O manitol e vários outros agentes osmóticos mostram-se úteis na redução da pressão intraocular aguda e da pressão intracraniana em doenças neurológicas.

Efeitos adversos A remoção da água do compartimento intracelular pode provocar **hiponatremia** e edema pulmonar. À medida que a água é excretada, pode ocorrer **hipernatremia**. Dor de cabeça, náuseas e vômitos são comuns.

Diuréticos de alça

A **furosemida** é o prototípico do agente de alça. A furosemida, **bumetanida** e **torsemida** são derivados das sulfonamidas. O **ácido etacrínico** é um derivado do ácido fenoxiacético, mas age através do mesmo mecanismo. Os diuréticos de alça inibem o cotransporte de sódio, potássio e cloreto (Fig. 7.9). Os diuréticos de alça possuem ação relativamente curta. A **diurese** ocorre normalmente por um período de 4 h após uma dose.

Efeitos fisiológicos. A alça de Henle é responsável por uma fração importante do total de reabsorção de cloreto de sódio pelos rins, por isso, uma dose completa de um

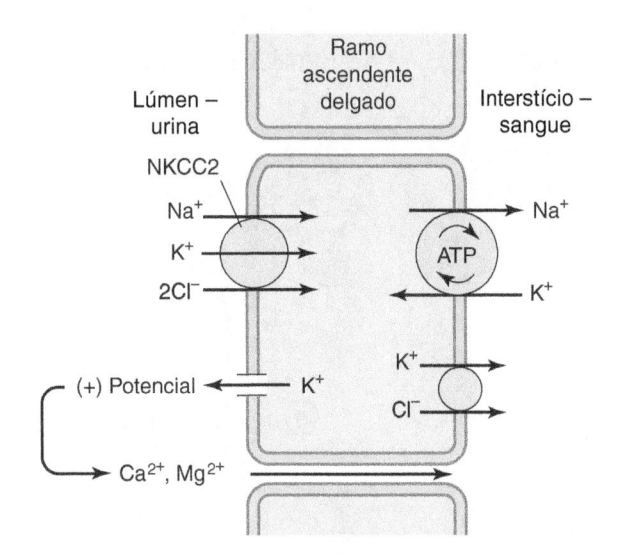

Figura 7.9 Vias de transporte pelas membranas luminais e basolaterais da célula do ramo ascendente espesso. O potencial elétrico positivo no lúmen criado pela difusão de retorno do K^+ orienta a reabsorção do cátion divalente (e monovalente) através da via paracelular. O principal sistema de transporte é um cotransportador $Na^+/K^+/2Cl^-$ (NKCC2), localizado na membrana luminal.

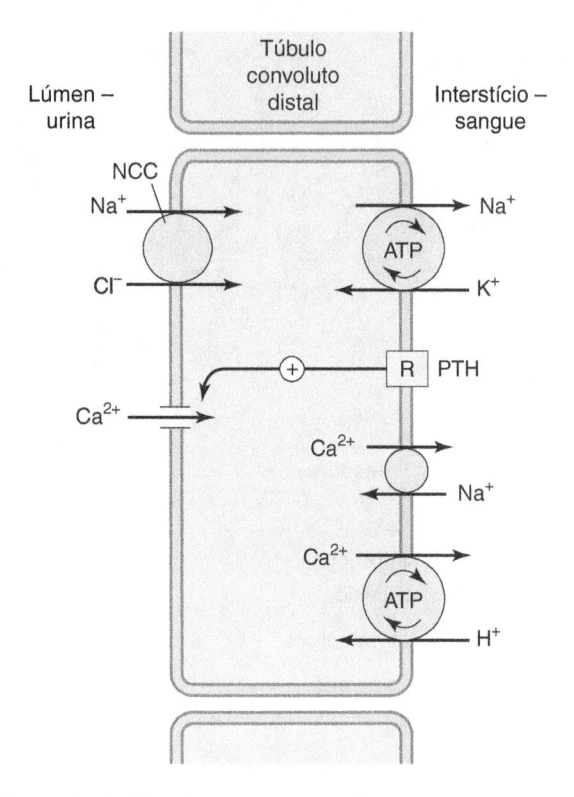

Figura 7.10 Vias de transporte de íons pelas membranas luminais e basolaterais da célula do túbulo convoluto distal. Como ocorre em todas as células tubulares, Na^+/K^+ ATPase está presente na membrana basolateral. O cotransportador primário Na^+ e Cl^- (NCC) é eletricamente neutro localizado na membrana luminal. "R" representa o receptor de hormônio da paratireoide.

diurético de alça produz intensa diurese do cloreto de sódio. Se a perfusão do tecido for adequada, o fluido do edema será rapidamente excretado, e o volume de sangue poderá ser significativamente reduzido. A capacidade de diluição do néfron mostra-se reduzida porque a alça de Henle constitui o local onde a urina é diluída. A inibição do transportador de $Na^+/K^+/2Cl^-$ também resulta na perda de potencial positivo no lúmen, que reduz a reabsorção dos cátions divalentes. Como resultado, a excreção do cálcio sofre significativa redução. O ácido etacrínico será um fármaco uricosúrico moderadamente eficaz se o volume de sangue for mantido.

A presença de grandes quantidades de sódio no túbulo coletor como função da diurese da alça pode resultar em significativa perda de potássio e excreção de prótons, podendo também ocorrer alcalose hipopotassêmica. Os diuréticos de alça também possuem efeito dilatador sobre os vasos sanguíneos, mas o mecanismo é desconhecido. Finalmente, as prostaglandinas são importantes para a manutenção da filtração glomerular. A eficácia dos diuréticos, especialmente dos diuréticos de alça, diminui quando a síntese das prostaglandinas é inibida, assim como fármacos anti-inflamatórios (Cap. 34).

Uso clínico. A principal aplicação dos diuréticos de alça é no tratamento dos quadros de edema, incluindo insuficiência cardíaca e ascite, sendo particularmente úteis no edema pulmonar agudo, no qual a ação vasodilatadora pulmonar tem um papel fundamental. São usados na hipertensão se a resposta às tiazidas for inadequada, mas a curta ação dos diuréticos de alça é uma desvantagem nesta doença. Uma aplicação menos comum, mas importante, é no tratamento de **hipercalcemia** grave, que pode ocorrer em casos de malignidade.

Efeitos adversos. Os diuréticos de alça provocam a perda de potássio, o que pode levar à hipopotassemia (Quadro 7.2). Com o uso dos diuréticos de alça, grandes quantidades de sódio mostram-se presentes nos túbulos coletores. O potássio é excretado pelo último segmento em um esforço para reduzir a perda de sódio. A perda de potássio pode ser grave, e pode ocorrer alcalose metabólica. Como são muito eficazes, os diuréticos de alça podem provocar hipovolemia e hipotensão ortostática associada bem como taquicardia de reflexo. A **ototoxicidade** também é um efeito tóxico importante dos agentes

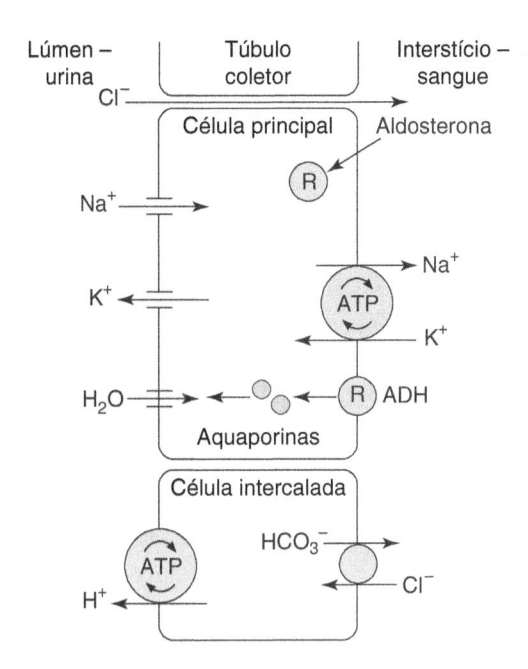

Figura 7.11 Vias de transporte de íons pelas membranas luminais e basolaterais da célula do túbulo e duto coletores. A difusão interna de Na^+ deixa o lúmen com potencial negativo, o que direciona a reabsorção de Cl^- e a saída de K^+. A troca de Na^+-K^+ é regulada pela aldosterona, que se liga a um receptor intracelular (R). O ADH atua em um receptor para facilitar a inserção de aquaporinas (canais de água) na superfície luminal e a reabsorção de água do túbulo. A secreção do íon hidrogênio (H^+) no túbulo com a reabsorção de bicarbonato (HCO_3^-) também é regulada neste local.

de alça. As sulfonamidas neste grupo podem provocar uma típica alergia a sulfonamidas.

Diuréticos tiazídicos

A **hidroclorotiazida**, o agente protótípico deste grupo e todos os outros membros são derivados das sulfonamidas. As tiazidas são ativas por via oral, tendo ação de 6 a 12 h, consideravelmente mais longa do que a dos diuréticos de alça. A principal ação das tiazidas é inibir o transporte do cloreto de sódio no segmento inicial do túbulo convoluto distal (Fig. 7.10).

Efeitos fisiológicos. Em doses completas, as tiazidas produzem diurese moderada, mas constante, do sódio e cloreto. Pode ocorrer alcalose metabólica potassêmica (Quadro 7.2). A redução no transporte de sódio na célula tubular reduz o sódio intracelular e promove a troca sódio-cálcio. Desta forma, a reabsorção de cálcio da urina aumenta, e o teor de cálcio na urina diminui — o oposto do efeito dos diuréticos de alça. Como agem em um segmento do néfron onde ocorre a diluição da urina, as tiazidas podem interferir na excreção de água e provocar hiponatremia por diluição; também reduzem a pressão sanguínea, e o efeito máximo redutor da pressão ocorre em doses inferiores às doses diuréticas máximas. Quando uma tiazida é usada com um diurético de alça, ocorre efeito sinérgico com acentuada diurese.

Uso clínico. A principal aplicação das tiazidas é no tratamento da hipertensão, em que sua longa ação e moderada intensidade de ação se mostram particularmente úteis. A terapia crônica de condições edematosas, tais como insuficiência cardíaca leve, é outra aplicação importante, embora os diuréticos de alça sejam preferidos. A formação crônica de cálculo renal de cálcio pode ser controlada com as tiazidas por causa da sua capacidade de reduzir a concentração de cálcio na urina.

Efeitos adversos. A intensa diurese de sódio com hiponatremia é um efeito inicial pouco comum, mas perigoso, das tiazidas. Como ocorre com os diuréticos de alça, a terapia crônica mostra-se frequentemente associada à perda de potássio, o que resulta em hipopotassemia. Os pacientes diabéticos podem apresentar significativa hiperglicemia. Os níveis séricos de ácido úrico e de lipídios também ficam elevados em algumas pessoas. Como as tiazidas são sulfonamidas, compartilham o potencial alergênico desta classe química.

Diuréticos poupadores de potássio

A **espironolactona** e **eplerenona** são derivados esteroidais que agem como antagonistas farmacológicos da aldosterona nos túbulos coletores (Fig. 7.11). Ao combinar com e bloquear o receptor intracelular de aldosterona, estes fármacos reduzem a expressão dos genes que controlam a síntese dos canais epiteliais de sódio e da Na^+/K^+ ATPase. A **amilorida** e o **triantereno** agem bloqueando os canais de sódio na mesma porção do néfron. A espironolactona e eplerenona possuem início lento e término de ação em 24 a 72 h. A amilorida e o triantereno têm ação de 12 a 24 h.

Efeitos fisiológicos. Todos os fármacos desta classe provocam um aumento na depuração de sódio e redução na excreção de íons potássio e hidrogênio, sendo classificados como diuréticos poupadores de potássio; também podem provocar acidose metabólica hiperpotassêmica (Quadro 7.2).

Uso clínico. A perda de potássio provocada pela terapia crônica com os diuréticos de alça ou tiazidas, se não for controlada através da suplementação alimentar com potássio, poderá ser reduzida por estes fármacos. O uso mais comum é na forma de produtos que combinam uma tiazida com um agente poupador de potássio em um único medicamento. Os antagonistas do receptor de aldosterona deste grupo são usados para tratar o aldosteronismo (níveis séricos elevados de aldosterona), que ocorre na cirrose hepática e insuficiência cardíaca. A espironolactona e eplerenona possuem efeitos benéficos significativos a longo prazo na insuficiência cardíaca (Cap. 9), alguns dos quais podem ser no coração, uma ação ainda não totalmente compreendida. Finalmente, a espironolactona pode provocar alterações endócrinas, como a **ginecomastia** e efeitos antiandrongênicos. A eplerenona tem poucos efeitos antiandrogênicos.

Efeitos adversos. O efeito tóxico mais importante é a hiperpotassemia. Estes fármacos não devem ser administrados com suplementos à base de potássio ou substitutos do sal com potássio. Se outros antagonistas da aldosterona, como os inibidores da renina, inibidores da ECA e antagonistas dos receptores de angiotensina, forem usados, será preciso ter cuidado durante o tratamento.

RESUMO DAS RESPOSTAS COMPENSATÓRIAS E DOS EFEITOS ADVERSOS DA TERAPIA ANTI-HIPERTENSIVA

As respostas fisiológicas compensatórias e os efeitos adversos da terapia anti-hipertensiva podem afetar a reabilitação dos pacientes em vários cenários clínicos. A redução na pressão sistêmica mediada pelos fármacos leva à ativação do barorreflexo e do sistema renina-angiotensina em uma tentativa de retornar à pressão antes da terapia. As respostas fisiológicas compensatórias e os efeitos adversos às diferentes classes de fármacos anti-hipertensivos estão resumidos no Quadro 7.3. A taquicardia e a retenção de água e sal são exemplos das respostas compensatórias. A hipotensão ortostática é um efeito adverso de várias classes de anti-hipertensivos. Várias das respostas compensatórias à redução da pressão podem ser minimizadas com outros medicamentos anti-hipertensivos (Fig. 7.12). Assim, a taquicardia pode ser anulada com o uso de antagonistas dos receptores beta ou reserpina, e a retenção de água e sal pode ser minimizada com diuréticos ou classes de fármacos que interferem no sistema angiotensina-aldosterona.

FOCO NA REABILITAÇÃO

A pesquisa clínica tem documentado que a atividade aeróbica é um dos mecanismos não farmacológicos para o controle da hipertensão e das suas sequelas. Outras terapias não farmacológicas incluem dietas com restrição de sal e gordura, perda de peso, abandono do fumo e moderação na ingestão de bebidas alcoólicas. Os exercícios físicos também podem auxiliar na perda de peso. Os fármacos anti-hipertensivos são comumente usados por pacientes em vários cenários da reabilitação.

O uso de anti-hipertensivos pode melhorar a capacidade aeróbica. Entretanto, os eventos adversos também se mostram comuns quando as atividades aeróbicas associadas à reabilitação são combinadas com fármacos anti-hipertensivos. A hipotensão é um perigo potencial dos fármacos anti-hipertensivos. Assim, o fisioterapeuta deve ter cuidado em situações que podem levar à vasodilatação periférica, entre as quais a hidroterapia em piscina aquecida ou a hidromassagem de membro inferior e a ausência de período de desaquecimento após um período de atividade aeróbica. Na primeira, o paciente deve sair lentamente da piscina ou se apoiar em um suporte; na última, pode ser necessário um período de desaquecimento com alongamento leve para evitar síncope. O fisioterapeuta também deve saber que as respostas cardíacas ao exercício e a frequência cardíaca podem ser afetadas por classes farmacológicas como os antagonistas receptores beta e os bloqueadores dos canais de cálcio. Os antagonistas dos receptores beta também interferem na broncodilatação e na capacidade respiratória em resposta ao exercício. Por outro lado, alguns anti-hipertensivos, como os vasodilatadores de ação direta e os antagonistas do receptor α_1, podem iniciar a taquicardia reflexa, que pode ser exacerbada pelo exercício. As mudanças nos eletrólitos sanguíneos são um efeito negativo de vários diuréticos. Estas mudanças nos eletrólitos podem predispor alguns pacientes a arritmias de forma direta ou como resultado de interações medicamentosas, e os exercícios físicos podem precipitar a arritmia.

A hipertensão é conhecida como o "assassino silencioso" porque as manifestações clínicas não surgem até os últimos estágios da doença. Além disso, os efeitos adversos resultantes do uso clínico de vários anti-hipertensivos podem ser desagradáveis para o paciente. Assim, a adesão do paciente ao tratamento pode não ser satisfatória. O fisioterapeuta deve saber que a não adesão ao tratamento pode predispor o paciente a efeitos adversos

Quadro 7.3 Respostas compensatórias e efeitos adversos dos fármacos anti-hipertensivos

Classe e fármaco	Respostas compensatórias	Efeitos adversos
Diuréticos		
Hidroclorotiazida	Mínima	Hipopotassemia, leve hiperlipidemia, hiperuricemia, hiperglicemia, cansaço, fraqueza, impotência
Simpatolíticos		
Clonidina	Retenção de água e sal	Boca seca, grave hipertensão de rebote se o fármaco for retirado repentinamente
Metildopa	Retenção de água e sal	Sedação, teste de Coombs positivo, anemia hemolítica
Trimetafano	Retenção de água e sal	Grave hipotensão ortostática, prisão de ventre, visão turva, disfunção sexual
Reserpina (baixa dose)	Mínima	Diarreia, nariz entupido, sedação, depressão
Antagonistas seletivos-alfa$_1$		
Prazosina	Retenção de água e sal, taquicardia leve	Hipotensão ortostática (limitada às primeiras doses)
Antagonistas seletivos-beta		
Propranolol	Mínima	Distúrbios do sono, sedação, impotência, distúrbios cardíacos, broncoconstrição
Vasodilatadores		
Hidralazina	Retenção de água e sal, taquicardia marcante	Síndrome semelhante ao lúpus (mas sem os efeitos renais)
Minoxidil	Marcante retenção de água e sal, taquicardia muito acentuada	Hirsutismo, efusão do pericárdio, hipotensão ortostática
Nitroprusseto	Retenção de água e sal	Toxicidade pelo cianeto (CN$^-$ liberado)
Bloqueadores dos canais de cálcio		
Nifedipino	Pouca retenção de água e sal	Prisão de ventre, distúrbios cardíacos, rubor
Inibidores da ECA		
Captopril	Mínima	Tosse, reduz a taxa de filtração glomerular e exacerba doença renal preexistente, nefrotóxico para o feto
Antagonistas do receptor de angiotensina II		
Losartana	Mínima	Reduz a taxa de filtração glomerular e exacerba doença renal preexistente, nefrotóxico para o feto
Inibidor da renina		
Alisquireno	Mínima	Reduz a taxa de filtração glomerular, nefrotóxico para o feto, hiperuricemia

ECA, enzima conversora da angiotensina

durante a reabilitação, especialmente se o aumento da atividade simpática for um resultado do processo do tratamento. A atividade simpática aumenta como resultado dos exercícios, alongamento ortopédico, retorno funcional para a reabilitação profissional ou até de procedimentos de cicatrização de feridas dolorosas. Os antagonistas do receptor beta, como o propranolol, quando administrados por períodos prolongados, poderão provocar arritmias se forem interrompidos abruptamente, e os agonistas receptor α_2, como a clonidina, poderão provocar hipertensão de rebote se forem interrompidos abruptamente.

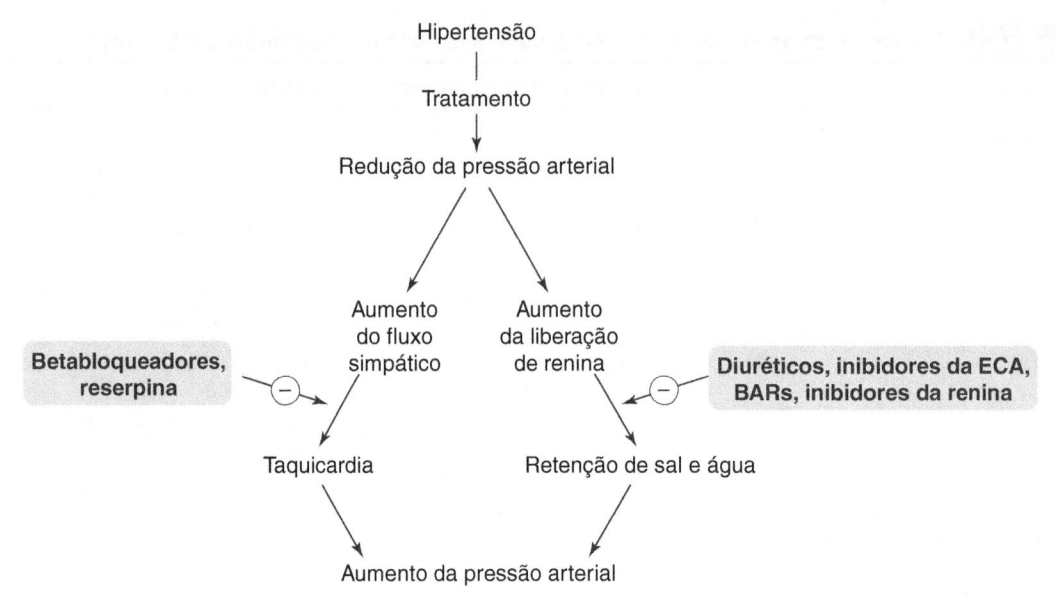

Figura 7.12 Respostas compensatórias à redução da pressão sanguínea durante o tratamento da hipertensão. As setas com sinal negativo indicam classes de medicamentos usadas para reduzir a resposta compensatória. BAR, bloqueador do receptor de angiotensina.

RELEVÂNCIA CLÍNICA PARA A REABILITAÇÃO

Reações adversas aos fármacos

- A hipotensão ortostática é um problema comum que ocorre em algumas classes de fármacos anti-hipertensivos.
- A broncoconstrição constitui um problema decorrente do uso dos antagonistas do receptor beta.
- Os antagonistas do receptor beta ocultam as primeiras manifestações de hipoglicemia.
- Várias classes de fármacos anti-hipertensivos deprimem a frequência e a contratilidade cardíacas.
- Os diuréticos de alça e os tiazídicos podem provocar hipopotassemia.
- Os diuréticos poupadores de potássio podem causar hiperpotassemia.
- Quando administrados com diuréticos poupadores de potássio, os fármacos que inibem o sistema renina-angiotensina-aldosterona aumentam o risco de hiperpotassemia.

Efeitos que interferem na reabilitação

- A hipotensão ortostática pode fazer com que os pacientes desmaiem ao serem transferidos da posição sentada ou supina, para a ereta, da área de aquaterapia aquecida ou se o exercício aeróbico for encerrado sem um adequado período de desaquecimento.
- A dispneia pode reduzir a capacidade aeróbica.
- As manifestações de hipoglicemia que ocorrem durante as atividades aeróbicas podem demorar para surgir.
- A frequência cardíaca não pode ser usada como um marcador de esforço para os pacientes que usam os antagonistas do receptor beta.
- Vários grupos de fármacos podem reduzir o débito cardíaco durante as atividades aeróbicas.
- Os níveis plasmáticos alterados de potássio podem provocar parestesias, reduzir a função do músculo esquelético bem como aumentar as cãibras e o risco de disfunção cardíaca.

Possíveis soluções terapêuticos

- Verificar a frequência cardíaca e a pressão arterial antes das e durante as atividades aeróbicas.
- Monitorar a frequência cardíaca durante as atividades aeróbicas.
- Para evitar o desmaio associado à hipotensão ortostática, prestar ajuda aos pacientes durante a mudança de posição e quando saírem de uma piscina aquecida. Realizar desaquecimento após o exercício.
- Aumentar o tempo de realização dos exercícios aeróbicos a fim de evitar a dispneia e auxiliar na redução da atividade cardíaca
- Usar o esforço percebido (*borg rating of perceived exertion scale*) quando determinar a atividade aeróbica em pacientes submetidos ao tratamento com antagonistas do receptor beta.

- Verificar os níveis de glicose dos pacientes antes das atividades aeróbicas se usarem fármacos hipoglicemiantes.
- Revisar as manifestações clínicas dos níveis plasmáticos alterados de potássio e determinar se os pacientes estão usando medicamentos que podem alterar estes níveis.

Potencialização dos resultados funcionais secundários à terapia medicamentosa

- Estes fármacos permitem que os pacientes participem de atividades aeróbicas enquanto reduzem o aumento na pressão sanguínea.

ESTUDO DE CASO CLÍNICO

Histórico clínico breve: o paciente, um homem de 46 anos, frequentava a universidade com uma bolsa de estudos de 4 anos como jogador de beisebol; era destro e arremessou por 3 anos, passando para a reserva como resultado do dano por esforço repetitivo no término da quarta temporada. Agora, está empregado como operador de uma grande bolsa de commodities. O trabalho é estressante e exige ficar de pé e elevar o braço direito várias vezes ao dia, fazendo lances nas bolsas de valores. Fora esta atividade, o paciente tem um estilo de vida sedentário sem atividades aeróbicas, exceto caminhar entre o local de trabalho e a estação de trem e até a residência. Durante os anos após a faculdade, ocasionalmente procurou um médico por causa de dor no ombro direito; tem um histórico de 5 anos de hipertensão essencial estabilizada com os fármacos atuais, porém não existem outras morbidades registradas no seu histórico médico.

Quadro clínico atual e terapia medicamentosa: há uma semana, o paciente foi selecionado para uma cirurgia de artroscopia, visando ao ajuste da cintura escapular direita. O paciente ficou uma noite no hospital antes de receber alta e foi encaminhado à clínica de fisioterapia para auxiliá-lo a retornar às atividades diárias. Tem um índice de massa corporal de 27, sendo os sinais vitais de 130/80 mmHg para a pressão arterial e 66 bpm para a frequência cardíaca em repouso. Os fármacos que está usando são a hidroclorotiazida e o propranolol em uma única formulação. Também recebeu um analgésico opioide para reduzir a dor no pós-operatório.

Cenário da reabilitação: o paciente chegou para a sua primeira avaliação e tratamento às 18 h, após o trabalho. A amplitude passiva de movimento na posição sem gravidade e na faixa sem dor foi examinada na extremidade superior direita. A faixa ativa de movimento do paciente sem gravidade e com gravidade é limitada pela dor e as orientações médicas. O paciente tinha pressa de recuperar a função do braço direito para retornar ao trabalho. O fisioterapeuta trabalhou com o médico de referência de outros pacientes após a cirurgia artroscópica para o ajuste da cintura escapular, e foi estabelecida uma diretriz de tratamento acertada entre os dois profissionais. O tratamento envolvia a aquaterapia do paciente até o nível do pescoço. Os tratamentos iniciais permitiam a flutuação do ombro para a atividade sem dor, e a temperatura de 35° C propiciava o relaxamento muscular. O paciente entrou na piscina até a altura do pescoço e, sob a orientação do fisioterapeuta, iniciou as atividades de reabilitação. Após 15 min da sessão, reclamou de falta de ar e subiu as escadas da piscina com a ajuda do fisioterapeuta. No topo da escada, reclamou que estava tonto, precisando ser ajudado para sentar em uma cadeira onde desmaiou por alguns minutos antes de recobrar a consciência. A pressão arterial era de 90/50 mmHg, e a frequência cardíaca de 74 bpm. Mostrava-se lúcido, tendo ficado de pé após alguns minutos.

Opções para o problema clínico: o médico do paciente deve ser contactado pelo fisioterapeuta para documentar o incidente e determinar se ele deve ser reavaliado pelo médico antes de retomar as atividades de reabilitação. A dificuldade inicial de respirar era uma combinação da presença do antagonista do receptor beta (que diminui a broncodilatação durante as atividades de esforço) e a pressão hidrostática no peito (provocada pela imersão até o pescoço na aquaterapia). A subsequente hipotensão ao sair da piscina foi o resultado da contribuição periférica do sangue enquanto estava na piscina bem como da inibição parcial dos barorreflexos homeostáticos pelo antagonista do receptor beta e o diurético tiazídico. Este barorreflexo teria aumentado o fluxo sanguíneo de retorno para o coração e o débito cardíaco, evitando a síncope. Finalmente, o analgésico opioide pode ter diminuído a atividade respiratória. Ver o Cap. 20 para mais informações sobre estes fármacos.

APRESENTAÇÕES DISPONÍVEIS

Antagonistas do adrenorreceptor alfa

Doxazosina
Oral: comprimidos de 0,1; 2; 4; 8 mg

Fenoxibenzamina
Oral: cápsulas de 10 mg

Fentolamina
Parenteral: 5 mg/frasco para injeção

Prazosina
Oral: cápsulas de 1; 2; 5 mg

Terazosina
Oral: comprimidos e cápsulas de 1; 2; 5; 10 mg

Tolazolina
Parenteral: 25 mg/mℓ para injeção

Simpatolíticos com ação central

Clonidina
Oral: comprimidos de 0,1; 0,2; 0,3 mg
Transdérmica: adesivos que liberam 0,1; 0,2; 0,3 mg/24 h

Guanfacina
Oral: comprimidos de 1 e 2 mg

Metildopa
Oral: comprimidos de 250, 500 mg
Parenteral: 50 mg/mℓ para injeção

Antagonistas do receptor beta

Acebutolol
Oral: cápsulas de 200 e 400 mg

Atenolol
Oral: comprimidos de 25; 50; 100 mg
Parenteral: 0,5 mg/mℓ para injeção intravenosa

Betaxolol
Oral: comprimidos de 10 e 20 mg
Oftálmico: gotas de 0,25%, 0,5%

Bisoprolol
Oral: comprimidos de 5, 10 mg

Carteolol
Oral: comprimidos de 2,5 e 5 mg
Oftálmico: gotas de 1%

Carvedilol
Oral: comprimidos de 3,125; 6,25; 12,5; 25 mg

Esmolol
Parenteral: 10 mg/mℓ para injeção intravenosa; 250 mg/mℓ para infusão intravenosa

Labetalol
Oral: comprimidos de 100; 200; 300 mg
Parenteral: 5 mg/mℓ para injeção

Levobunolol
Oftálmico: gotas de 0,25% e 0,5%

Metipranolol
Oftálmico: gotas de 0,3%

Metoprolol
Oral: comprimidos de 50 e 100 mg
Liberação controlada oral: comprimidos de 25; 50; 100; 200 mg
Parenteral: 1 mg/mℓ para injeção

Nadolol
Oral: comprimidos de 20; 40; 80; 120; 160 mg

Pembutolol
Oral: comprimidos de 20 mg

Pindolol
Oral: comprimidos de 5 e 10 mg

Propranolol
Oral: comprimidos de 10; 20; 40; 60; 80; 90 mg; solução oral de 4; 8; 80 mg/mℓ
Liberação controlada oral: cápsulas de 60; 80; 120; 160 mg
Parenteral: 1 mg/mℓ para injeção

Sotalol
Oral: comprimidos de 80; 120; 160; 240 mg

Timolol
Oral: comprimidos de 5; 10; 20 mg

Agentes bloqueadores ganglionares

Mecamilamina
Oral: comprimidos de 2,5 mg

Medicamentos bloqueadores simpáticos pós-ganglionares

Guanadrel
Oral: comprimidos de 10 e 25 mg

Guanetidina
Oral: comprimidos de 10 e 25 mg

Reserpina
Oral: comprimidos 0,1 e 0,25 mg

Vasodilatadores

Diazóxido
Parenteral: ampola de 15 mg/mℓ
Oral: cápsulas de 50 mg; suspensão oral de 50 mg/mℓ

Fenoldopam
Parenteral: 10 mg/mℓ para infusão intravenosa

Hidralazina
Oral: comprimidos de 10; 25; 50; 100 mg
Parenteral: 20 mg/mℓ para injeção

Minoxidil
Oral: comprimidos de 2,5 e 10 mg
Tópico: loção a 2%

Nitroprusseto
Parenteral: 50 mg/frasco

Bloqueadores dos canais de cálcio

Anlodipino
Oral: comprimidos de 2,5; 5; 10 mg

Bepridil
Oral: comprimidos de 200 e 300 mg

Diltiazem
Oral: comprimidos de 30; 60; 90; 120 mg (uso não é recomendado oficialmente na hipertensão)
Liberação controlada oral: cápsulas de 60; 90; 120; 180; 240; 300; 360; 420 mg
Parenteral: 5 mg/mℓ para injeção

Felodipino
Liberação controlada oral: comprimidos de 2,5; 5; 10 mg

Isradipino
Oral: cápsulas de 2,5 e 5 mg; comprimidos de liberação controlada de 5 e 10 mg

Nicardipino
Oral: cápsulas de 20 e 30 mg
Liberação controlada oral: cápsulas de 30; 45; 60 mg
Parenteral: 2,5 mg/mℓ para injeção

Nifedipino
Oral: cápsulas de 10 e 20 mg (uso não é recomendado oficialmente na hipertensão)
Liberação prolongada oral: comprimidos de 30; 60; 90 mg

Nisoldipino
Oral: comprimidos de liberação prolongada de 10; 20; 30; 40 mg

Verapamil
Oral: comprimidos de 40; 80; 120 mg
Liberação controlada oral: comprimidos de 120; 180; 240 mg; cápsulas de 100; 120; 180; 200; 240; 300 mg
Parenteral: 2,5 mg/mℓ para injeção

Inibidores da renina

Alisquireno
Oral: comprimidos de 150 e 300 mg

Antagonistas da ECA

Benazeprila
Oral: comprimidos de 5; 10; 20; 40 mg

Captopril
Oral: comprimidos de 12,5; 25; 50; 100 mg

Enalapril
Oral: comprimidos 2,5; 5; 10; 20 mg
Parenteral: 1,25 mg/mℓ para injeção

Fosinopril
Oral: comprimidos de 10; 20; 40 mg

Lisinopril
Oral: comprimidos de 2,5; 5; 10; 20; 40 mg

Moexipril
Oral: comprimidos de 7,5 e 15 mg

Perindopril
Oral: comprimidos de 2; 4; 8 mg

Quinapril
Oral: comprimidos de 5; 10; 20; 40 mg

Ramipril
Oral: cápsulas de 1,25; 2,5; 5; 10 mg

Trandolapril
Oral: comprimidos de 1; 2; 4 mg

Antagonistas do receptor AT_1

Candesartana
Oral: comprimidos de 4; 8; 16; 32 mg

Eprosartana
Oral: comprimidos de 400 e 600 mg

Irbesartana
Oral: comprimidos de 75; 150; 300 mg

Losartana
Oral: comprimidos de 25; 50; 100 mg

Olmisartana
Oral: comprimidos de 5; 20; 40 mg

Telmisartana
Oral: comprimidos 20; 40; 80 mg

Valsartana
Oral: comprimidos de 40; 80; 160; 320 mg

Diuréticos

Acetazolamida
Oral: comprimidos de 125 e 250 mg
Liberação controlada oral: cápsulas de 500 mg
Parenteral: 500 mg/pó para injeção

Ácido etacrínico
Oral: comprimidos de 25 e 50 mg
Parenteral: 500 mg/pó para injeção intravenosa

Amilorida
Oral: comprimidos de 5 mg

Bendroflumetiazida
Oral: comprimidos de 5 e 10 mg

Benztiazida
Oral: comprimidos de 50 mg

Brinzolamida
Oftálmica: suspensão a 1%

Bumetanida
Oral: comprimidos de 0,5; 1; 2 mg
Parenteral: 0,5 g/2 mℓ solução para injeção IM ou IV

Clorotiazida
Oral: comprimidos de 250 e 500 mg; suspensão oral de 250 mg/5 mℓ
Parenteral: 500 mg/pó para injeção

Clortalidona
Oral: comprimidos de 15; 25; 50; 100 mg

Demeclociclina
Oral: comprimidos e cápsulas de 150 mg; comprimidos de 300 mg

Diclorfenamida
Oral: comprimidos de 50 mg

Dorzolamida
Oftálmica: solução a 2%

Eplerenona
Oral: comprimidos de 25; 50; 100 mg

Espironolactona
Oral: comprimidos de 25; 50; 100 mg

Furosemida
Oral: comprimidos de 20; 40; 80 mg; soluções de 8 mg/mℓ
Parenteral: 10 mg/mℓ para injeção IM ou IV

Hidroclorotiazida
Oral: cápsulas de 12,5 mg; comprimidos de 25; 50; 100 mg; solução de 10 mg/mℓ

Hidroflumetiazida
Oral: comprimidos de 50 mg

Indapamida
Oral: comprimidos de 1,25 e 2,5 mg

Manitol
Parenteral: 5; 10; 15; 20; 25% para injeção

Metazolamida
Oral: comprimidos de 25 e 50 mg

Metilclotiazida
Oral: comprimidos de 2,5 e 5 mg

Metolazona (Nota: a biodisponibilidade do Mykrox é maior que a do Zaroxolyn.)
Oral: comprimidos de 0,5 (Mykrox); comprimidos de 2,5; 5; 10 mg (Zaroxolyn)

Politiazida
Oral: comprimidos de 1; 2; 4 mg

Quinetazona
Oral: comprimidos de 50 mg

Torsemida
Oral: comprimidos de 5; 10; 20; 100 mg
Parenteral: 10 mg/mℓ para injeção

Trianfereno
Oral: cápsulas de 50 e 100 mg

Triclormetiazida
Oral: comprimidos de 2 e 4 mg

REFERÊNCIAS

Medicamentos anti-hipertensivos

ALLHAT Officers and Coordinators for the ALLHAT Collaborative Research Group: Major cardiovascular eventsin hypertensive patients randomized to doxazosin vs chlorthalidone: The antihypertensive and lipid-lowering treatment to prevent heart attack trial. *JAMA* 2000;283:1967.

ALLHAT Officers and Coordinators for the ALLHAT Collaborative Research Group: Major outcomesof high-risk hypertensive patients randomized to angiotensin-converting enzyme inhibitor or calciumchannel blockers vs diuretic: The antihypertensive and lipid-lowering treatment to prevent heart attack trial. *JAMA* 2002;288:2981.

August P: Initial treatment of hypertension. *N Engl J Med* 2003; 348:610.

Burnier M: Cardiovascular drugs: Angiotensin II type 1 receptor blockers. *Circulation* 2001;103:904.

Cooper H, et al.: Diuretics and risk of arrhythmic death in patients with left ventricular dysfunction. *Circulation* 1999;100:1311.

Cooper ME, Johnston CI: Optimizing treatment of hyper-tension in patients with diabetes. *JAMA* 2000;283:3177.

Garg J, Messerli AW, Bakris GL: Evaluation and treatment of patients with systemic hypertension. *Circulation* 2002; 105:2458.

He J, Ogden L, Vupputuri S: Dietary sodium intake and subsequent risk of cardiovascular disease in overweight adults. *JAMA* 1999;282:2027.

Hyman DJ, Pavlik VN: Characteristics of patients with uncontrolled hypertension in the United States. *N Engl J Med* 2001;345:479.

Kaplan NM: Management of hypertension in patients with type 2 diabetes mellitus: Guidelines based on current evidence. *Ann Intern Med* 2001;135:1079.

Palmer BF: Renal dysfunction complicating the treatment of hypertension. *N Engl J Med* 2002;347:1256.

Remuzzi G, Ruggenenti P, Perico N: Chronic renal diseases: Renoprotective benefits of renin-angiotensin-system inhibition. *Ann Intern Med* 2002;136:604.

Sixth report of the Joint National Committee on prevention, detection, evaluation, and treatment of high bloo dpressure. *Arch Intern Med* 1997;157:2413.

Stevens VJ, *et al.*: Long-term weight loss and changes in blood pressure: Results of the trials of hypertension prevention, phase II. *Ann Intern Med* 2001;134:1.

Vollmer WM, *et al.*: Effects of diet and sodium intake on blood pressure: Subgroup analysis of the DASH-Sodium trial. *Ann Intern Med* 2001;135:1019.

Diuréticos

ALLHAT Officers and Coordinators for the ALLHAT Collaborative Research Group: Major outcomes in high-risk hypertensive patients randomized to angiotensin-convertingenzyme inhibitor or calcium channel blocker vs diuretic: The antihypertensive and lipid-lowering treatment to prevent heart attack trial (ALLHAT). *JAMA* 2002;288:2981.

Brater DC: Pharmacology of diuretics. *Am J Med Sci* 2000; 319:38.

Brenner BM (ed): *The Kidney*, 65th ed. Philadelphia: *Saunders*, 2001.

Ellison DH: Diuretic drugs and the treatment of edema: From clinic to bench and back again. *Am J Kidney Dis* 1994;23:623.

Forns X, *et al.*: Management of ascites and renal failure in cirrhosis. *Semin Liver Dis* 1994;14:82.

Giebisch G, *et al.*: Renal and extrarenal sites of action of diuretics. *Cardiovasc Drugs Ther* 1993;7:11.

Greenberg A: Diuretic complications. *Am J Med Sci* 2000;319:10.

Greger R: Physiology of renal sodium transport. *Am J Med Sci* 2000;319:51.

Hackett PH, Roach RC: High-altitude illness. *N Engl J Med* 2001;345:107.

Puschett JB: Pharmacological classification and renal actionsof diuretics. *Cardiology* 1994;84(Suppl 2):4.

Schrot RJ, Muizelaar JP: Mannitol in acute traumatic brain injury. *Lancet* 2002;359:1633.

Sorrentino MJ: Drug therapy for congestive heart failure. *Postgrad Med* 1997;101:83.

Inibidores da renina

Azizi M: Renin inhibition. *Curr Opin Nephrol Hypertens* 2006; 15:505.

Cheng H, Harris RC: Potential side effects of reninin hibitors—mechanisms based on comparison with other renin-angiotensin blockers. *Expert Opin Drug Saf* 2006;5:631.

Danser AH, Deinum J: Renin, prorenin and the putative (pro) renin receptor. *Hypertension* 2005;46:1069.

Kelly DJ, Wilkinson-Berka JL, Gilbert RE: Renin inhibition: New potential for an old therapeutic target. *Hypertension* 2005;46:471.

O'Brien E: Aliskiren: A renin inhibitor offering a new approach for the treatment of hypertension. *Expert Opin Investig Drugs* 2006;15:1269.

Reabilitação

Basu SK, Kinsey CD, Miller AJ, Lahiri A: Improved efficacy and safety of controlled-release diltiazem compared to nifedipine may be related to its negative chronotropiceffect. *Am J Ther* 2000;7:17.

Davis MM, Jones DW: The role of lifestyle management in the overall treatment plan for prevention and management of hypertension. *Semin Nephrol* 2002;22:35.

Di Somma S, *et al.*: Treatment of hypertension associated with stable angina pectoris: favourable interaction between new metoprolol formulation (OROS) and nifedipine. *Cardiologia* 1996;41:635.

Eagles CJ, Kendall MJ: The effects of combined treatment with beta1-selective receptor antagonists and lipid-lowering drugs on fat metabolism and measures of fatigue during moderate intensity exercise: A placebo-controlled study in healthy subjects. *Br J Clin Pharmacol* 1997;43:291.

Gordon NF, Scott CB: Exercise and mild essential hypertension. *Prim Care* 1991;18:683.

Horan MJ, Roccella EJ: Nonpharmacologic treatment of hypertension: Does it work? *Eur Heart J* 1987;8(Suppl B):77.

Johnston DL, Manyari DE, Kostuk WJ: The clinical and hemodynamic effects of propranolol, pindolol and verapamil in the treatment of exertional angina pectoris. *Can Med Assoc J* 1984;130:1449.

Miller BW, *et al.*: Exercise during hemodialysis decreases the use of antihypertensive medications. *Am J Kidney Dis* 2002;39:828.

Petrella RJ: How effective is exercise training for th etreatment of hypertension? *Clin J Sport Med* 1998;8:224.

8
Fármacos Usados no Tratamento da Angina do Peito

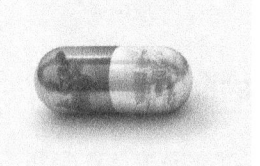

A denominação *angina do peito* refere-se ao estrangulamento ou dor causados pela isquemia cardíaca. A angina é a condição mais comum envolvendo a isquemia de tecido, na qual são usados fármacos vasodilatadores ou depressores cardíacos. A dor pode localizar-se abaixo do esterno, irradiando para o pescoço, na extremidade superior esquerda, ocasionalmente na extremidade superior direita ou no epigástrio. Entretanto, nem todas as isquemias cardíacas estão associadas à dor. Existem quadros clínicos, como o infarto silencioso do miocárdio, nos quais ocorre a isquemia ou necrose do tecido miocárdico sem dor. A dor da angina é frequentemente atípica em mulheres.

Este capítulo revisa a fisiopatologia da angina e as estratégias terapêuticas para o seu tratamento. Os tratamentos farmacológicos são divididos em vasodilatadores e depressores cardíacos (Fig. 8.1). Além dos fármacos discutidos neste capítulo, é comum os pacientes com angina serem tratados com fármacos para reduzir os lipídios, a fim de diminuir a formação de placas lipídicas, e fármacos antitrombóticos ou anticoagulantes, visando controlar a **trombose** no local destas placas. Tais fármacos são discutidos nos Caps. 11 e 26.

DETERMINANTES DA DEMANDA CARDÍACA DE OXIGÊNIO

O tratamento farmacológico da insuficiência coronariana é baseado nos fatores farmacológicos que controlam a exigência de oxigênio pelo miocárdio. O principal determinante da exigência de oxigênio é a tensão da fibra do miocárdio. Quanto maior a tensão, maior a necessidade de oxigênio. Vários fatores contribuem para a tensão da fibra (Fig. 8.2).

Entre os fatores diastólicos, o tônus venoso determina a capacidade da circulação venosa e controla a quantidade de sangue sequestrado *versus* a quantidade que retorna para o coração, sendo mantido pela atividade simpática e aumentando quando esta atividade se torna maior. O tônus venoso e o volume de sangue determinam a **pré-carga**, o principal determinante diastólico da exigência de oxigênio pelo miocárdio.

São fatores sistólicos a pós-carga, frequência cardíaca, contratilidade e tempo de ejeção. A pós-carga é a pressão que o ventrículo deve superar para ejetar o sangue para o sistema arterial, sendo determinada pela pressão sanguínea arterial e rigidez arterial. A frequência cardíaca contribui para a tensão da fibra relacionada com o tempo porque, à medida que as frequências cardíacas se aceleram, as fibras ficam mais tempo contraídas nos níveis de tensão sistólica. Como a perfusão coronariana é máxima durante a **diástole**, frequências cardíacas mais rápidas levam à redução da perfusão do miocárdio, ou seja, frequências mais rápidas reduzem o tempo gasto na diástole e diminuem a perfusão do miocárdio. A pressão sanguínea sistólica e a frequência cardíaca podem ser multiplicadas para gerar um *duplo produto*, uma medida do trabalho cardíaco e, portanto, da demanda de oxigênio.

Em pacientes com angina aterosclerótica, os fármacos eficazes reduzem o duplo produto. A força da contração cardíaca é outro fator sistólico controlado principalmente pela atividade simpática no coração. Finalmente, o tempo de ejeção para a contração ventricular é inversamente relacionado a força de contração, sendo também influenciado pela impedância para o fluxo. O aumento do tempo de ejeção torna maior a demanda de oxigênio.

FÁRMACOS QUE AFETAM O SISTEMA CARDIOVASCULAR

```
                  Fármacos usados na angina do peito
                                |
              ┌─────────────────┴─────────────────┐
         Vasodilatadores              Depressores cardíacos
              │                                   │
       ┌──────┴──────────┐                        │
    Nitratos    Bloqueadores do cálcio     Betabloqueadores
       │
       ├── Longa duração
       ├── Intermediária
       └── Curta duração
```

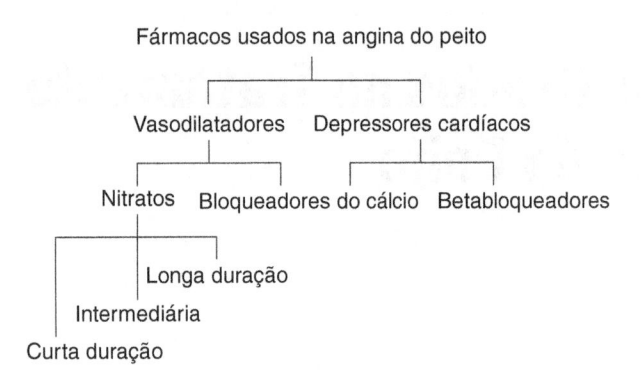

Figura 8.1 Classes farmacológicas usadas no tratamento da angina do peito.

FISIOPATOLOGIA DA ANGINA DO PEITO

A **angina aterosclerótica**, também conhecida como angina de esforço ou angina clássica, está associada a placas de ateromas que obstruem parcialmente uma ou mais artérias coronarianas. Quando o trabalho cardíaco aumenta, por exemplo, durante exercícios físicos, a obstrução para o fluxo leva ao acúmulo de metabólitos ácidos e mudanças isquêmicas que estimulam as fibras dolorosas do miocárdio. Geralmente, o repouso provoca alívio da dor em 5 a 15 min. A angina aterosclerótica é responsável por 90% dos casos de angina.

A **angina vasospástica,** também denominada angina de repouso ou angina de Prinzmetal, responde por menos de 10% dos casos; envolve o espasmo reversível de grandes artérias coronarianas geralmente no local de uma placa aterosclerótica. O espasmo pode ocorrer a qualquer momento, mesmo durante o sono. A angina vasospástica sobreposta à angina aterosclerótica pode levar à **angina instável**, também conhecida como angina crescente ou síndrome coronariana aguda. Esta forma de angina caracteriza-se por aumento da frequência e gravidade dos ataques que surgem de uma combinação de placas ateroscleróticas, agregação plaquetária em placas fraturadas e vasospasmo. A angina instável é considerada a precursora imediata do infarto do miocárdio e deve ser tratada como emergência médica.

ESTRATÉGIAS DE TRATAMENTO

O defeito que provoca a dor da angina é a liberação inadequada de oxigênio no tecido do coração em relação à demanda de oxigênio do miocárdio. No momento, este defeito é corrigido com o aumento da oferta de oxigênio ou a redução da exigência de oxigênio (Fig. 8.3).

Atualmente, as terapias farmacológicas populares consistem nos nitratos, bloqueadores dos canais de cálcio e antagonistas do receptor beta. Estas classes de fármacos também reduzem a necessidade de oxigênio na angina aterosclerótica.

Os nitratos e bloqueadores dos canais de cálcio, mas não os antagonistas do receptor beta, também aumentam a oferta de oxigênio ao reduzir o vasospasmo, um efeito útil apenas na angina vasospática. A revascularização do miocárdio corrige a obstrução coronariana enxertando uma derivação ou pela angioplastia (alargamento do lúmen coronariano através de um cateter especial).

A terapia para angina instável difere da usada para angina por esforço ou vasospática. A angioplastia de urgência é o tratamento de escolha na maioria dos pacientes com angina instável, e a coagulação plaquetária o principal alvo da terapia medicamentosa. Os antitrombóticos, **eptifibatida** e **tirofibano**, são usados nesta doença (Cap. 11). A nitroglicerina intravenosa é útil em alguns casos.

```
        Fatores diastólicos              Fatores sistólicos
        ─────────────────             ────────────────────────
        Volume    Tônus          Resistência  Frequência  Força do   Tempo
        do sangue venoso         periférica   cardíaca    coração    de ejeção
          │         │                │           │          │          │
         (+)       (+)              (+)         (+)        (+)        (+)
          │         │                │           │          │          │
          └────────┬┴────────────────┴───────────┴──────────┴──────────┘
                   ▼
           ( Tensão da fibra do miocárdio )
                   │
                   ▼
          Exigência de O₂ do miocárdio
```

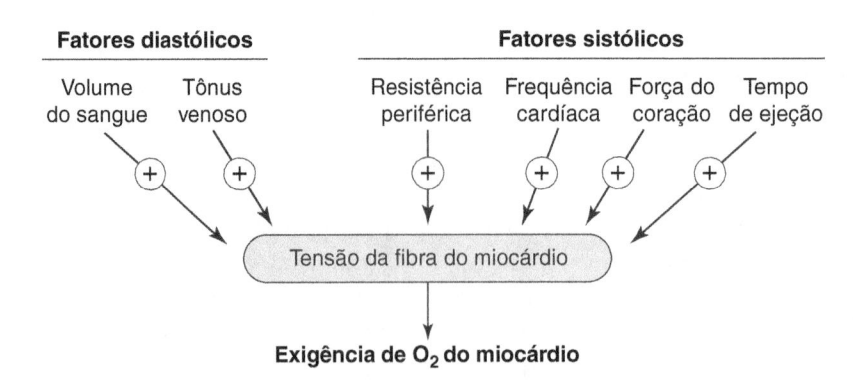

Figura 8.2 Determinantes do volume de oxigênio requerido pelo coração. Os fatores diastólicos e sistólicos contribuem para a demanda de oxigênio, sendo a maioria deles influenciada diretamente pela descarga simpática.

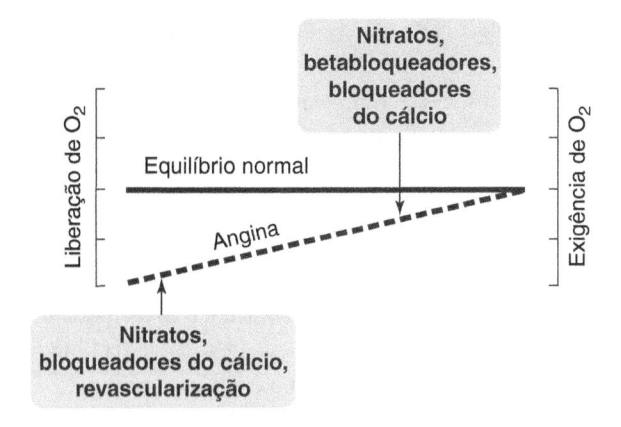

Figura 8.3 Estratégias para o tratamento da angina do peito. A angina caracteriza-se pela redução da oferta de oxigênio para o tecido coronariano *versus* exigência de oxigênio. Em alguns casos, esta deficiência pode ser corrigida com o aumento da oferta de oxigênio (**retângulo à esquerda:** revascularização ou, no caso do vasospasmo reversível, nitratos e bloqueadores dos canais de cálcio). Mais frequentemente, os fármacos são usados para reduzir a demanda de oxigênio (**retângulo à direita:** nitratos, antagonistas do receptor beta e bloqueadores dos canais de cálcio).

Nitratos

Os fármacos de tal classe farmacológica são chamados de *nitratos orgânicos*. A **nitroglicerina** é o protótípico desta classe, sendo o fármaco mais importante dos nitratos terapêuticos. A nitroglicerina, também conhecida como trinitrato de glicerila, está disponível em várias apresentações (Quadro 8.1). Como o tratamento dos ataques agudos e a sua prevenção constituem aspectos importantes da terapia, a farmacocinética destas diferentes formas farmacêuticas é clinicamente importante.

O trinitrato de glicerila perde rapidamente o nitrato no fígado e no músculo liso, convertido primeiro em dinitrato de glicerila e mais lentamente em mononitrato de glicerila. O dinitrato possui um significativo efeito vasodilatador, o mononitrato é bem menos ativo. Por causa da elevada atividade enzimática no fígado, o efeito de primeira passagem para nitroglicerina mostra-se alto, em torno de 90%. É provável que a eficácia da nitroglicerina ingerida resulte nos elevados índices de dinitrato de glicerila no sangue. Os efeitos da nitroglicerina sublingual são, em grande parte, o resultado do fármaco inalterado porque esta via de administração impede o efeito de primeira passagem (Cap. 3). Outros nitratos apresentam farmacocinética e farmacodinâmica similares às da nitroglicerina. O **dinitrato de isossorbida** é outro nitrato comumente usado, estando disponível nas formas sublingual e oral. O dinitrato de isossorbida perde rapidamente uma molécula de nitrato no fígado e no músculo liso, gerando o **mononitrato de isossorbida**, também ativo e que está disponível como um fármaco distinto para uso oral. Vários outros nitratos encontram-se disponíveis para uso oral e, como a preparação oral de nitroglicerina, possui uma duração de ação intermediária de 4 a 6 h, também está disponível uma forma de liberação transdérmica passiva parenteral. Os adesivos e pomadas contendo nitroglicerina permitem a terapia de manutenção ao fornecer níveis sanguíneos consistentes por horas de uma vez.

A desnitração de tais nitratos nas células do músculo liso libera *óxido nítrico* (NO na sigla em inglês), que estimula a guanililciclase. O aumento da atividade da guanililciclase torna maior o segundo mensageiro guanosina monofosfato cíclico (cGMP), levando ao relaxamento do músculo liso pela desfosforilação do fosfato da cadeia leve de miosina (Fig. 8.4). Este mecanismo é idêntico ao do vasodilatador de ação direta nitroprusseto (Cap. 7).

Efeito fisiológico. Os principais efeitos benéficos destes fármacos no tratamento da angina são sobre o sistema cardiovascular (Quadro 8.2); entretanto, também são observados efeitos adicionais em outros tecidos. No

Quadro 8.1 Formas farmacocineticamente distintas dos fármacos à base de nitrato usadas no tratamento da angina

Categoria	Exemplo	Duração da ação
Curta	Nitroglicerina sublingual ou dinitrato de isossorbida	10 a 30 min (o dinitrato de isossorbida tem meia-vida mais longa que a da nitroglicerina)
Intermediária	Nitroglicerina ou dinitrato de isossorbida ou mononitrato regular oral ou de liberação controlada	4 a 8 h (grande parte do efeito ocorre por causa dos metabólitos ativos)
Longa	Adesivo transdérmico de nitroglicerina	8 a 10 h (os níveis sanguíneos podem persistir por 24 h, mas a tolerância limita a duração da ação)

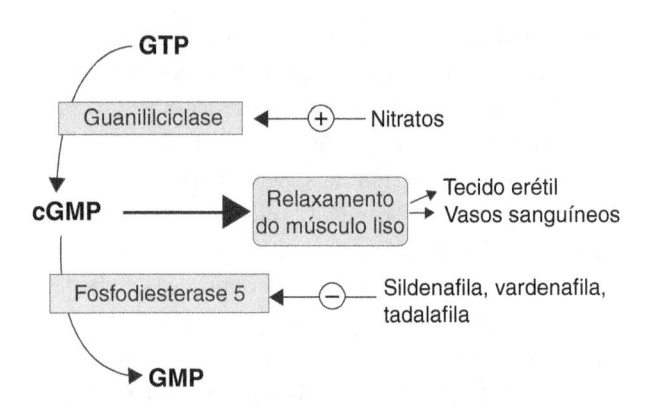

Figura 8.4 Mecanismo da vasodilatação pelos nitratos e fármacos usados na disfunção erétil. A atividade da guanililciclase estimulada pelos nitratos aumenta a guanosina monofosfato cíclico (cGMP), provocando o relaxamento do músculo liso e a consequente vasodilatação. A sildenafila e fármacos similares usados na disfunção erétil inibem a isoforma da fosfodiesterase (PDE-5) que metaboliza o cGMP no músculo liso do corpo cavernoso. O aumento do cGMP relaxa o músculo liso de ereção, permitindo maior entrada de sangue e, consequentemente, ereção mais eficaz e prolongada, efeito que também ocorre em menor extensão no músculo liso de outros tecidos, especialmente os vasos. Como os nitratos e inibidores da PDE-5 aumentam a cGMP através de mecanismo complementar, podem ter um efeito sinérgico na redução da pressão arterial.

sistema cardiovascular, o relaxamento do músculo liso causa a dilatação das veias periféricas, que resulta na redução do tamanho do coração e do débito cardíaco através da diminuição da pré-carga. A pós-carga reduzida a partir da dilatação das arteríolas pode contribuir para um aumento no volume de ejeção e mais uma redução no tamanho do coração. As veias são mais sensíveis à ação dos nitratos, as artérias um pouco menos, e as arteríolas pouquíssimo sensíveis. A venodilatação leva a uma redução do retorno venoso para o coração (pré-carga) e subsequente redução do volume intracardíaco durante a diástole. A redução na dilatação diastólica diminui a tensão da fibra do miocárdio, o que torna menor a demanda de oxigênio do miocárdio. A dilatação das arteríolas leva à redução da resistência periférica e da pressão arterial. Estas mudanças contribuem para uma redução geral na tensão da fibra do miocárdio, consumo de oxigênio e o duplo produto.

Assim, o mecanismo primário do benefício terapêutico na angina aterosclerótica é a redução na exigência de oxigênio. Também foi proposto um aumento no fluxo coronariano através dos vasos colaterais nas áreas isquêmicas. Na angina vasospástica, uma reversão do espasmo coronariano e aumento do fluxo podem ser demonstrados. Os nitratos não possuem efeitos diretos sobre o músculo cardíaco, mas é previsível que ocorram forte taquicardia reflexa e aumento da força de contração, quando a nitroglicerina reduz a pressão sanguínea. Nos outros órgãos, os nitratos relaxam o músculo liso dos brônquios, tratos gastrintestinal e geniturinário, porém estes efeitos são pequenos demais para terem relevância clínica. A nitroglicerina intravenosa é usada algumas vezes na angina instável, tendo sido demonstrado que reduz a agregação plaquetária. Não existem efeitos importantes nos outros tecidos.

Como já afirmamos anteriormente, os vasodilatadores usados no tratamento da hipertensão, como o **nitroprusseto,** e os nitratos usados na angina atuam

Quadro 8.2 Efeitos cardiovasculares benéficos e prejudiciais dos nitratos no tratamento da angina

Efeito	Resultado
Potenciais efeitos benéficos	
Redução do volume ventricular	Redução da exigência de oxigênio pelo miocárdio
Redução da pressão arterial	
Redução do tempo de ejeção	
Vasodilatação das artérias coronarianas do epicárdio	Alívio do espasmo da artéria coronariana
Aumento do fluxo colateral	Melhora da perfusão para o miocárdio isquêmico
Redução da pressão diastólica do ventrículo esquerdo	Melhora da perfusão do subendocárdio
Potenciais efeitos prejudiciais	
Taquicardia reflexa	Aumento da exigência de oxigênio pelo miocárdio
Aumento do reflexo na contratilidade	
Redução do tempo de perfusão diastólica por causa da taquicardia	Redução da perfusão do miocárdio

através da liberação do óxido nítrico. O nitroprusseto e outros fármacos desta classe são fortes vasodilatadores das arteríolas, diferentemente dos nitratos, que possuem um efeito dilatador bem menor sobre elas. A vasodilatação arteriolar mais limitada, provocada pelos nitratos, garante que não ocorra dilatação excessiva dos vasos normais, provocando prejuízo do fluxo através dos vasos parcialmente obstruídos. Fármacos, como o nitroprusseto, podem dilatar as arteríolas coronarianas parcialmente obstruídas e as normais, e mais ainda estas últimas. O fluxo sanguíneo na arteríola não obstruída pode aumentar desproporcionalmente em relação à arteríola coronariana parcialmente obstruída, de modo a reduzir o fluxo sanguíneo através desta arteríola, e exacerbar a isquemia do tecido (*roubo do fluxo coronariano*). Por isso, os fármacos, como os nitratos, que agem principalmente sobre as veias, são muito úteis na angina porque demonstram pouco roubo do fluxo coronariano.

Uso clínico. Como já indicado, a nitroglicerina está disponível em várias formulações (Quadro 8.1). A forma-padrão para o tratamento da dor da angina de esforço é o comprimido sublingual, cuja duração de ação é de 10 a 20 min. O dinitrato de isossorbida tem ação similar ou um pouco mais longa. A nitroglicerina oral de liberação normal possui ação de 4 a 6 h. As formas orais de liberação prolongada apresentam um tempo de ação mais longo. As formulações transdérmicas, como as pomadas ou adesivos, podem manter os níveis sanguíneos por até 24 h. A **tolerância** surge após 8 a 10 h, reduzindo-se, entretanto, a efetividade rapidamente. Por isso, a prática médica convencional recomenda que os adesivos de nitroglicerina sejam removidos após 10 a 12 h para permitir a recuperação da sensibilidade ao fármaco.

Efeitos adversos. Os mais comuns efeitos adversos dos nitratos são as respostas provocadas pela vasodilatação (Quadro 8.2), como a taquicardia causada pelo reflexo barorreceptor, hipotensão ortostática como extensão direta do efeito venodilatador e dor de cabeça pulsante produzida pela vasodilatação da artéria da meninge. Os nitratos interagem com a sildenafila e fármacos similares usados para a disfunção erétil. Ambas as classes de fármacos aumentam a cGMP no músculo liso vascular, provocando relaxamento sinérgico deste músculo com hipotensão potencialmente perigosa e hipoperfusão de órgãos importantes (Fig. 8.4).

Antagonistas do receptor beta

Tais fármacos estão descritos em detalhes no Cap. 6. Todos os antagonistas do receptor beta são eficazes na profilaxia dos ataques de angina aterosclerótica.

Efeitos fisiológicos. Os efeitos benéficos consistem em redução na frequência cardíaca, contratilidade cardíaca e pressão sanguínea. Da mesma forma que os nitratos e bloqueadores dos canais de cálcio, os antagonistas dos receptores beta diminuem o duplo produto.

Uso clínico. Os antagonistas do receptor beta são usados apenas para a terapia profilática da angina, mas se mostram muito importantes neste uso; não agem no ataque agudo. Estes fármacos são eficientes na prevenção da angina por esforço, sendo, porém, ineficazes contra a angina vasospástica. A combinação dos antagonistas do receptor beta com os nitratos é útil no tratamento da angina porque os efeitos adversos compensadores discutidos a seguir são reduzidos.

Efeitos adversos. Os efeitos cardíacos adversos provocados pelos antagonistas do receptor beta consistem, entre outros, no aumento da pressão diastólica final e no aumento do tempo de ejeção. Para saber sobre mais efeitos adversos, consultar o Cap. 6.

Bloqueadores dos canais de cálcio

Estes fármacos foram discutidos no tratamento da hipertensão (Cap. 7). Vários bloqueadores dos canais de cálcio foram aprovados para uso no tratamento da angina (Quadro 8.3). Tais fármacos podem ser divididos em duas principais classes: diidropiridinas e agentes diversos. O **nifedipino** é o prototípico das diidropiridinas, e o **diltiazem** e **verapamil** são exemplos da classe de agentes diversos. Embora os bloqueadores dos canais de cálcio apresentem estruturas muito diferentes, todos são ativos por via oral, e a maioria apresenta meias-vidas de 3 a 6 h.

Os referidos fármacos bloqueiam os canais de cálcio tipo L regulados por voltagem, que são os canais de cálcio mais importantes dos músculos liso e cardíaco. Estes agentes reduzem a entrada de cálcio durante os potenciais de ação, de forma dependente da frequência e voltagem. Como resultado da redução do cálcio intracelular, a contratilidade dos músculos cardíaco e liso vascular diminui. Nenhum destes bloqueadores dos canais tipo L interfere na neurotransmissão dependente de cálcio ou na liberação de hormônio porque tais processos não utilizam os canais tipo L.

Efeitos fisiológicos. Os bloqueadores dos canais de cálcio diminuem a contratilidade cardíaca, relaxam os vasos sanguíneos e, em menor extensão, relaxam o útero, brônquios e intestino. A resposta fisiológica a estes fármacos varia de acordo com o agente (Quadro 8.3). O diltiazem e verapamil possuem maior efeito inibitório sobre a frequência cardíaca e contração comparado ao seu efeito vasodilatador. Como bloqueiam a condução dependente do cálcio no nódulo atrioventricular (AV), o verapamil e diltiazem podem ser usados para tratar as arritmias do nódulo AV (Cap. 10). O nifedipino e outras diidropiridinas provocam maior vasodilatação, e o reflexo simpático resultante evita bradicardia, podendo realmente aumentar a frequência cardíaca. Todos os bloqueadores dos canais de cálcio reduzem a pressão sanguínea e o duplo produto nos pacientes com angina.

Uso clínico. Os bloqueadores dos canais de cálcio são eficazes na terapia profilática para as anginas por esforço e vasospástica. O nifedipino tem sido usado também para anular ataques agudos de angina. Na angina aterosclerótica, estes fármacos são valiosos quando combinados com os nitratos. Além dos usos bem estabelecidos no tratamento da angina e taquicardia supraventricular, alguns dos referidos agentes são usados no tratamento de enxaqueca, trabalho de parto prematuro e fenômeno de Raynaud (Quadro 8.3). Finalmente, o **nimodipino**, outra diidropiridina, foi aprovado apenas para o controle do acidente vascular encefálico associado à hemorragia subaracnoide.

Efeitos adversos. Um resumo dos efeitos adversos, relacionados com os bloqueadores dos canais de cálcio, quando usados isoladamente, está apresentado no Quadro 8.3. Estes fármacos provocam prisão de ventre, edema prétibial, náuseas, vermelhidão e vertigem. Os efeitos adversos mais graves são insuficiência cardíaca, bloqueio atrioventricular e depressão do nódulo sinoatrial, sendo mais comuns com o verapamil do que com as diidropiridinas.

COMBINAÇÃO DE AGENTES ANTIANGINOSOS

Um resumo dos efeitos benéficos comparados com os efeitos adversos dos nitratos, bloqueadores dos canais de cálcio ou antagonistas do receptor beta, em combinação com cada um, está apresentado no Quadro 8.4. Cada classe de fármaco usada isoladamente tem alguns efeitos indesejáveis, reduzidos quando os fármacos são usados combinados. Assim, o uso combinado de nitratos com bloqueadores dos canais de cálcio ou antagonistas do receptor beta potencializa seus efeitos benéficos, ao reduzir a exigência geral de oxigênio pelo miocárdio, e diminui os efeitos adversos.

Quadro 8.3 Indicações clínicas e toxicidades de alguns fármacos bloqueadores dos canais de cálcio

Fármaco	Indicações	Efeitos adversos
Diidropiridinas		
Anlodipino	Angina, hipertensão	Dor de cabeça, edema periférico
Felodipino	Hipertensão, fenômeno de Raynaud, insuficiência cardíaca congestiva	Vertigem, dor de cabeça
Isradipino	Hipertensão	Dor de cabeça, fadiga
Nicardipino	Angina, hipertensão, insuficiência cardíaca congestiva	Edema periférico, vertigem, dor de cabeça, vermelhidão
Nifedipino	Angina, hipertensão, enxaqueca, cardiomiopatia, fenômeno de Raynaud	Hipotensão, vertigem, vermelhidão, náuseas, prisão de ventre, edema dependente
Nimodipino	Hemorragia subaracnoide, enxaqueca	Dor de cabeça
Nisoldipino	Hipertensão	Provavelmente similares aos do nifedipino
Nitrendipino	Investigado para angina, hipertensão	Provavelmente similares aos do nifedipino
Diversos		
Diltiazem	Angina, hipertensão, fenômeno de Raynaud	Hipotensão, vertigem, vermelhidão, bradicardia
Verapamil	Angina, hipertensão, arritmias, enxaqueca, cardiomiopatia	Hipotensão, depressão cardíaca, prisão de ventre, edema dependente

TERAPIA NÃO FARMACOLÓGICA

A revascularização do miocárdio pode ser feita através do *enxerto de derivação da artéria coronariana* (EDAC) ou da *intervenção coronariana percutânea* (ICP). O último procedimento consiste na *angioplastia coronariana transluminal percutânea* (ACTP) para dilatação do vaso e colocação de *stent* intraluminal a fim de manter a patência. Estes procedimentos são muito importantes no tratamento da angina grave, constituindo os únicos métodos capazes de aumentar consistentemente o fluxo coronariano na angina aterosclerótica e aumentar o duplo produto.

FOCO NA REABILITAÇÃO

O exercício é um componente bem conhecido da reabilitação cardíaca após o infarto do miocárdio. Tais programas de exercício apresentam benefícios físicos, psicológicos e financeiros para o paciente. Além disso, um programa de exercício físico regular e moderado também reduz o potencial para posterior infarto do miocárdio e pode reduzir o custo para o paciente e o sistema de saúde. Tais programas não são limitados ao uso de esteira, mas também podem utilizar atividades para os membros superiores ou atividades funcionais relacionadas com o retorno ao trabalho a fim de obter o mesmo objetivo da redução dos custos. Estes programas são atualmente supervisionados por fisioterapeutas, razão pela qual tais profissionais devem compreender os potenciais benefícios e responsabilidades dos efeitos antianginosos dos fármacos durante os períodos de aumento da atividade funcional ou exercício.

Os pacientes podem ter uma crise de angina como a única manifestação ou como componente de um caso fisiopatológico cardiovascular maior. Para evitar ou reduzir a angina, devem ser prescritos fármacos antianginosos. Os fisioterapeutas precisam levar em consideração os fármacos antianginosos que os pacientes usam durante as avaliações e tratamentos. O profissional deve saber quando o fármaco é usado na profilaxia ou de acordo com a necessidade do paciente. No primeiro caso, o fisioterapeuta precisa confirmar se o paciente usa o fármaco regularmente antes de participar da reabilitação. No segundo caso, o fisioterapeuta deve verificar se o paciente tem o fármaco à disposição durante a avaliação ou tratamento caso precise. Muitas atividades da reabilitação podem aumentar a estimulação simpática do coração, resultando em ataque de angina. Os fisioterapeutas sabem que o exercício ou condicionamento funcional e de força podem aumentar a incidência dos ataques de angina; além disso, as atividades, como tratamento doloroso de ferimentos, e o receio de deambular após um acidente vascular encefálico ou cirurgia ortopédica também podem induzir a um ataque.

Finalmente, o fisioterapeuta deve lembrar que nem todos os fármacos antianginosos potencializam a tolerância ao exercício nos pacientes. A nitroglicerina passiva pode beneficiar o paciente durante a atividade funcional. Por outro lado, antagonistas do receptor beta podem reduzir a broncodilatação ou provocar broncoconstrição e afetar de forma adversa as respostas cardíacas ao exercício. Os bloqueadores dos canais de cálcio e os nitratos podem induzir à hipotensão ortostática.

Quadro 8.4 Efeitos do uso isolado dos nitratos e dos betabloqueadores ou bloqueadores dos canais de cálcio na angina do peito

	Nitratos isolados	Betabloqueadores ou bloqueadores dos canais de cálcio isolados	Nitrato combinado com betabloqueador ou bloqueador dos canais de cálcio
Frequência cardíaca	*Aumento dos reflexos*	**Redução**	**Redução**
Pressão arterial	Redução	**Redução**	**Redução**
Pressão diastólica final	**Redução**	*Aumento*	**Redução**
Contratilidade	*Aumento dos reflexos*	**Redução**	Sem efeito ou **redução**
Tempo de ejeção	Redução do reflexo	*Aumento*	Sem efeito
Exigência geral de oxigênio pelo miocárdio	**Redução**	**Redução**	**Redução**

Os efeitos indesejáveis que aumentam a exigência de oxigênio pelo miocárdio são apresentados em itálico; os principais efeitos terapêuticos estão em **negrito e sublinhados**.

RELEVÂNCIA CLÍNICA PARA A REABILITAÇÃO

Reações adversas aos fármacos

Muitos dos fármacos usados na clínica para angina de peito também são empregados no tratamento da hipertensão, e os efeitos adversos mostram-se análogos aos discutidos no Cap. 7.

- A hipotensão ortostática é um problema comum de várias classes de fármacos antianginosos.
- A broncoconstrição constitui um problema dos antagonistas do receptor beta.
- Os antagonistas do receptor beta ocultam as primeiras manifestações de hipoglicemia.
- Vários fármacos antianginosos deprimem a frequência cardíaca.
- Diversos fármacos antianginosos deprimem a contratilidade cardíaca.
- Os nitratos causam taquicardia reflexa.

Efeitos que interferem na reabilitação

- A hipotensão ortostática pode fazer com que os pacientes desmaiem ao serem levantados para a posição sentada ou a supina, ao sair da área de aquaterapia, se o exercício aeróbico for encerrado sem um período adequado de desaquecimento.
- A dispneia pode limitar a capacidade aeróbica dos pacientes.
- O débito cardíaco pode ser deprimido por estes fármacos, limitando as atividades aeróbicas.
- As manifestações da hipoglicemia que ocorrem durante as atividades aeróbicas podem ser reduzidas em pacientes que usam antagonistas do betabloqueador.
- A frequência cardíaca não pode ser usada como um marcador de esforço para os pacientes que usam os antagonistas do receptor beta.

Possíveis soluções para a terapia

- Verificar a frequência cardíaca e pressão sanguínea antes da e durante a terapia.
- Monitorar a frequência cardíaca durante as atividades aeróbicas.
- Verificar os níveis de glicose dos pacientes antes das atividades aeróbicas se usarem fármacos hipoglicemiantes.
- Para evitar o desmaio associado à hipotensão ortostática, observar os pacientes durante a mudança de posição e quando saírem de uma piscina aquecida. Fazer o desaquecimento após um período do exercício.
- Aumentar o tempo para terminar as atividades aeróbicas a fim de evitar a dispneia.
- Usar o esforço percebido (*borg rating of perceived exertion scale*) quando determinar a atividade aeróbica de pacientes submetidos ao tratamento com antagonistas do receptor beta.

Potencialização dos resultados funcionais secundários à terapia medicamentosa

Pacientes com angina de esforço podem experimentar dor no peito antes das atividades aeróbicas ou tratamentos dolorosos, como o desbridamento de feridas. A administração de fármacos, como os nitratos, antes da atividade pode evitar a dor no peito.

ESTUDO DE CASO CLÍNICO

Histórico clínico breve: o paciente é um homem de 52 anos com histórico de 14 anos de hipertensão e doença arterial coronariana, sendo técnico em tubulação trabalhando em um estaleiro privado. A descrição da função inclui subir em andaimes para executar as atividades no processo de construção naval. Três dias atrás, durante o trabalho, o paciente caiu de uma altura de 2,40 m da plataforma, batendo com a perna direita em um objeto elevado na altura da coxa. O impacto resultou em fratura exposta do fêmur direito. O histórico também inclui a ingestão moderada de álcool, mais de 25 anos de fumo de meio maço de cigarros por dia e um índice de massa corporal de 28.

Quadro clínico atual e terapia medicamentosa: a fratura exposta do fêmur foi reduzida com a fixação interna por meio de uma haste medular durante a cirurgia ortopédica há 2 dias. O quadro do paciente era estável após a cirurgia. O prontuário indicava a avaliação inicial da força da parte superior do corpo e controle do tronco sem problemas, e o paciente conseguia se deslocar da cama para a cadeira. A avaliação do paciente foi feita

(*continua*)

ESTUDO DE CASO CLÍNICO (*continuação*)

no quarto, durante o dia, antes do agendamento para hoje da reabilitação nas instalações de ginástica da clínica. O paciente foi agendado hoje para uma avaliação da caminhada em barras paralelas antes da determinação e treinamento do tipo de dispositivo de auxílio necessário para a caminhada. A pressão arterial mais recente, indicada no prontuário, era de 135/88 mmHg, e a frequência cardíaca de 60 bpm durante o repouso. Os fármacos administrados consistiam em metoprolol, hidroclorotiazida e quinapril para o tratamento crônico da hipertensão e outros fármacos para o controle da dor. O paciente também recebeu a prescrição de nitroglicerina sublingual, caso fosse necessário.

Cenário da reabilitação: o paciente chegou à reabilitação às 11 h, em uma cadeira de rodas. Mostra-se apreensivo em levantar-se e tentar caminhar porque tinha receio de sentir muita dor. O fisioterapeuta convenceu-o a tentar ficar de pé nas barras paralelas com o uso de um cinto de segurança e ajuda de dois assistentes. O paciente ficou em pé com as duas mãos nas barras paralelas para auxiliá-lo. Mas antes de dar seu primeiro passo, reclamou de dor no peito do lado esquerdo que se irradiava para o braço esquerdo. O paciente foi sentado rapidamente, e os seguintes sinais vitais registrados: pressão arterial de 145/92 mmHg, frequência cardíaca de 78 bpm, o paciente transpirava muito e estava pálido. Foi decidido reconduzi-lo ao quarto e informar a equipe de enfermagem sobre a mudança no quadro clínico. O paciente desistiu da sessão da tarde quando foi consultado no mesmo dia.

Problema/opções clínicas: ao ser erguido, o paciente provavelmente sentiu dor por causa do fêmur direito, a qual levou a aumento da descarga simpática no coração. A combinação do aumento da descarga simpática associada à dor e a atividade de esforço de levantar-se da cadeira resultou em maior demanda de oxigênio e isquemia. Este aumento da demanda de oxigênio se manifestou clinicamente como angina de esforço. Para reduzir a recorrência de tal angina de esforço na próxima sessão agendada, o fisioterapeuta deve recomendar que a equipe de enfermagem forneça nitroglicerina sublingual ao paciente para ele trazê-la à sessão. O paciente pode tomar o medicamento 5 a 10 min antes de iniciar o exercício. O fisioterapeuta deve lembrar que no máximo três comprimidos de nitroglicerina poderão ser tomados em intervalos de até 5 min no caso de o paciente sentir dor. Se três comprimidos não aliviarem a dor, será aconselhável uma avaliação médica sobre um possível infarto do miocárdio.

APRESENTAÇÕES DISPONÍVEIS

Nitratos e nitritos

Dinitrato de isossorbida
Oral: comprimidos de 5; 10; 20; 30; 40 mg; comprimidos mastigáveis de 5 e 10 mg
Liberação controlada: comprimidos e cápsulas de 40 mg
Sublingual: comprimidos sublinguais de 2,5; 5; 10 mg

Mononitrato de isossorbida
Oral: comprimidos de 10 e 20 mg comprimidos de liberação prolongada de 30; 60; 120 mg

Nitroglicerina
Sublingual: comprimidos de 0,3; 0,4; 0,6 mg; aerossol de dose medida de 0,4 mg
Liberação oral controlada: comprimidos de 2,6; 6,5; 9 mg; cápsulas de 2,5; 6,9; 9; 13 mg
Bucal: comprimidos bucais de 2 e 3 mg
Parenteral: 0,5 e 5 mg/mℓ para administração intravenosa
Adesivos transdérmicos: para liberar em uma velocidade de 0,1; 0,2; 0,3; 0,4; 0,6; 0,8 mg/h.
Pomada de uso tópico: 20 mg/mℓ de pomada (25 mm de pomada contêm cerca de 15 mg de nitroglicerina)

Bloqueadores dos canais de cálcio

Ver o Cap. 7.

Antagonistas do receptor beta

Ver o Cap. 6.

REFERÊNCIAS

Braunwald E, et al.: ACC/AHA Guidelines for the management of patients with unstable angina and non-STsegment elevation myocardial infarction: Executive summary and recommendations. A Report of the American College of Cardiology/ American Heart AssociationTask Force on Practice Guidelines (Committee on the Management of Patients with Unstable Angina). Circulation 2000;102:1193.

Braunwald E, et al.: ACC/AHA Guideline update for the management of patients with unstable angina and non-ST-segment elevation myocardial infarction—2002. Circulation 2002;106:1893.

Gibbons RJ, et al.: ACC/AHA/ACP-ASIM guidelines for the management of patients with chronic stable angina: Executive summary and recommendations. A Report of the American College of Cardiology/American Heart Association Task Force on Practice Guidelines (Committee on Management of Patients with Chronic Stable Angina). J Am Coll Cardiol 1999;33:2829.

Gibbons RJ, et al.: ACC/AHA 2002 guideline update for the management of patients with chronic stable angina—summary article. J Am Coll Cardiol 2003;41:159.

Kawanishi DT, et al.: Response of angina and ischemia to long-term treatment in patients with chronic stable angina: A double blind randomized individualized dosing trial of nifedipine, propranolol, and their combination. J Am Coll Cardiol 1992;19:409.

Yusuf S, et al.: Effects of an angiotensin-converting enzyme inhibitor, ramipril, on cardiovascular events in highrisk patients. The Heart Outcomes Prevention Evaluation Study Investigators. N Engl J Med 2000; 342:145.

Reabilitação

Abete P, et al.: High level of physical activity preserves the cardioprotective effect of preinfarction angina in elderly patients. J Am Coll Cardiol 2001;38:1357.

Acker J Jr, Martin D: Angina and ST-segment depression during treadmill and arm ergometer testing in patients with coronary artery disease. Phys Ther 1988;68:195.

Basu SK, Kinsey CD, Miller AJ, Lahiri A: Improved efficacy and safety of controlled-release diltiazem compared to nifedipine may be related to its negative chronotropic effect. Am J Ther 2000;7:17.

Ehsani AA: Cardiac rehabilitation. Cardiol Clin 1984;2:63.

Hambrecht R, et al.: Percutaneous coronary angioplasty compared with exercise training in patients with stable coronary artery disease: a randomized trial. Circulation 2004;109:1371.

Mahmarian JJ, et al.: Transdermal nitroglycerin patch therapy reduces the extent of exercise-induced myocardial ischemia: Results of a double-blind, placebo-controlled trial using quantitative thallium-201 tomography. J Am Coll Cardiol 1994;24:25.

Rigotti NA, Thomas GS, Leaf A: Exercise and coronary heart disease. Annu Rev Med 1983;34:391.

Vongvanich P, Paul-Labrador MJ, Merz CN: Safety of medically supervised exercise in a cardiac rehabilitation center. Am J Cardiol 1996;77:1383.

9
Fármacos Usados na Insuficiência Cardíaca

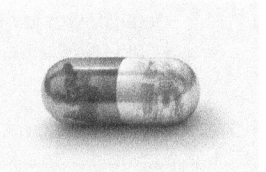

A insuficiência cardíaca ocorre quando o débito cardíaco é inadequado para fornecer o oxigênio de que o corpo precisa; é uma condição altamente letal, com taxa de mortalidade em 5 anos convencionalmente considerada em torno de 50%. Na insuficiência cardíaca sistólica, a contratilidade cardíaca e **fração de ejeção** do coração ficam reduzidas. Na insuficiência cardíaca diastólica, o endurecimento e perda do relaxamento são importantes na redução do débito cardíaco, embora a fração de ejeção possa ser normal em alguns casos. Como outras condições cardiovasculares, tais como o infarto do miocárdio, são agora tratadas mais eficazmente, mais pacientes sobrevivem por tempo suficiente para desenvolver a insuficiência cardíaca. Por este motivo, a prevalência da insuficiência cardíaca vem aumentando. Embora as pesquisas sugiram que o principal defeito na insuficiência cardíaca precoce resida na maquinaria de acoplamento excitação-contração do coração, o quadro clínico também envolve muitos outros processos e órgãos, como o reflexo barorreceptor, o sistema nervoso simpático, os rins, a angiotensina II e outros peptídios, além da morte das células cardíacas. A causa mais comum da insuficiência cardíaca nos EUA é a doença arterial coronariana.

Este capítulo revisa a contratilidade cardíaca normal, a fisiopatologia e as principais manifestações clínicas da insuficiência cardíaca. Os fármacos usados para tratar a insuficiência cardíaca incluem agentes inotrópicos positivos, vasodilatadores, diuréticos e várias classes de fármacos (Fig. 9.1). Os agentes inotrópicos positivos aumentam a contratilidade do coração, e os vasodilatadores e outros fármacos possuem efeitos cardíacos e não cardíacos. Vários fármacos que atuam em locais não cardíacos, como a vasculatura, os rins e o sistema nervoso central, foram discutidos nos Caps. 6 ao 8.

O CONTROLE DA CONTRATILIDADE CARDÍACA NORMAL

A força da contração do músculo cardíaco é determinada por vários processos que levam ao movimento dos filamentos de actina e miosina no sarcômero cardíaco (Fig. 9.2). Durante a **sístole**, a contração resulta da interação do cálcio com o sistema actina-troponina-tropomiosina, levando à liberação da interação actina-miosina. O cálcio envolvido nesta interação é liberado do *retículo sarcoplasmático* (RS), dependendo a quantidade liberada da quantidade armazenada no RS e quantidade de cálcio liberada que entra na célula durante o potencial de ação.

Foram propostos vários fatores relacionados com a fisiologia do cálcio intracelular como os componentes primordiais para a contratilidade do coração e potenciais locais para manipulação farmacológica. O primeiro fator é a sensibilidade das proteínas contráteis ao cálcio (Fig. 9.2, local 6). O aumento da sensibilidade destas proteínas ao cálcio aumenta a contratilidade do coração, entretanto os determinantes da sensibilidade ao cálcio — a curva relacionando o encurtamento das miofibrilas cardíacas à concentração do cálcio citoplasmático — não estão totalmente compreendidos. Em seguida, o aumento da quantidade de cálcio armazenada e liberada do RS melhora a contratilidade cardíaca. A membrana do RS contém um transportador de captação de cálcio muito eficiente (Fig. 9.2, local 4) que mantém o cálcio citoplasmático livre em concentrações muito baixas durante a diástole ao bombear o cálcio para o RS. A quantidade de cálcio sequestrada no RS é determinada em parte pela quantidade disponível para transporte no RS, o que depende do equilíbrio do influxo de cálcio (Fig. 9.2, local 3) principalmente através dos canais de

114 FÁRMACOS QUE AFETAM O SISTEMA CARDIOVASCULAR

```
                    Fármacos usados na insuficiência cardíaca congestiva
        ┌─────────────────────────────┬──────────────────┬────────────────────────────┐
Fármacos inotrópicos positivos    Vasodilatadores   Fármacos diversos para a insuficiência crônica
   ┌────────┬────────┐          ┌──────────┬──────────┐      ┌──────────────┐
Glicosídios  Beta-   Inibidores  Nitroprusseto  Diuréticos de alça  Betabloqueadores
cardíacos  agonistas  da PDE    Nitratos      Inibidores da ECA   Espironolactona
                                Hidralazina   Nesiritida          Tiazidas
```

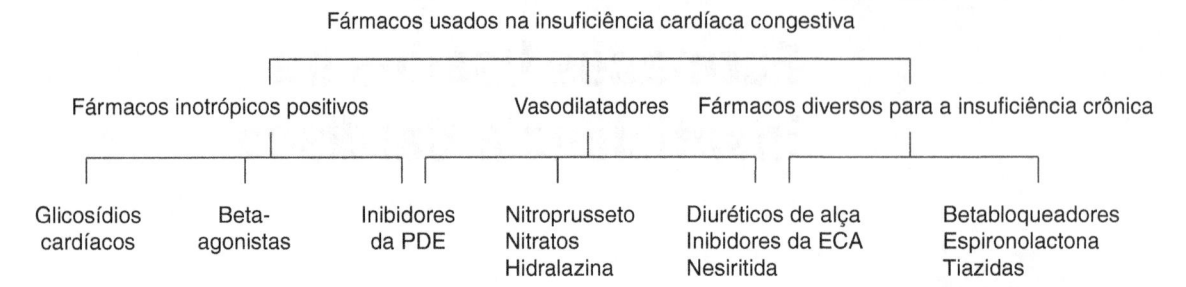

Figura 9.1 Fármacos usados no tratamento da insuficiência cardíaca. Várias classes farmacológicas possuem uma combinação de efeitos fisiológicos, não estando incluídas em uma única categoria. ECA, inibidores da enzima conversora da angiotensina; PDE, fosfodiesterase. A espironolactona é um diurético poupador de potássio que inibe o receptor da aldosterona nos túbulos coletores dos rins e outros tecidos.

cálcio da membrana regulados por voltagem e do efluxo de cálcio, a quantidade retirada da célula principalmente através do permutador de sódio-cálcio (Fig. 9.2, local 2). A quantidade de cálcio liberada do retículo sarcoplasmático (Fig. 9.2, local 5) é regulada em parte pela entrada de cálcio através da membrana celular no local 3 na Fig. 9.2. Um pequeno aumento no cálcio citoplasmático livre, graças à entrada de cálcio durante o potencial de ação, leva à abertura dos canais de cálcio na membrana do RS e resulta na rápida liberação de uma grande quantidade de íons no citoplasma próximo ao complexo actina-troponina-tropomiosina. A quantidade de cálcio que

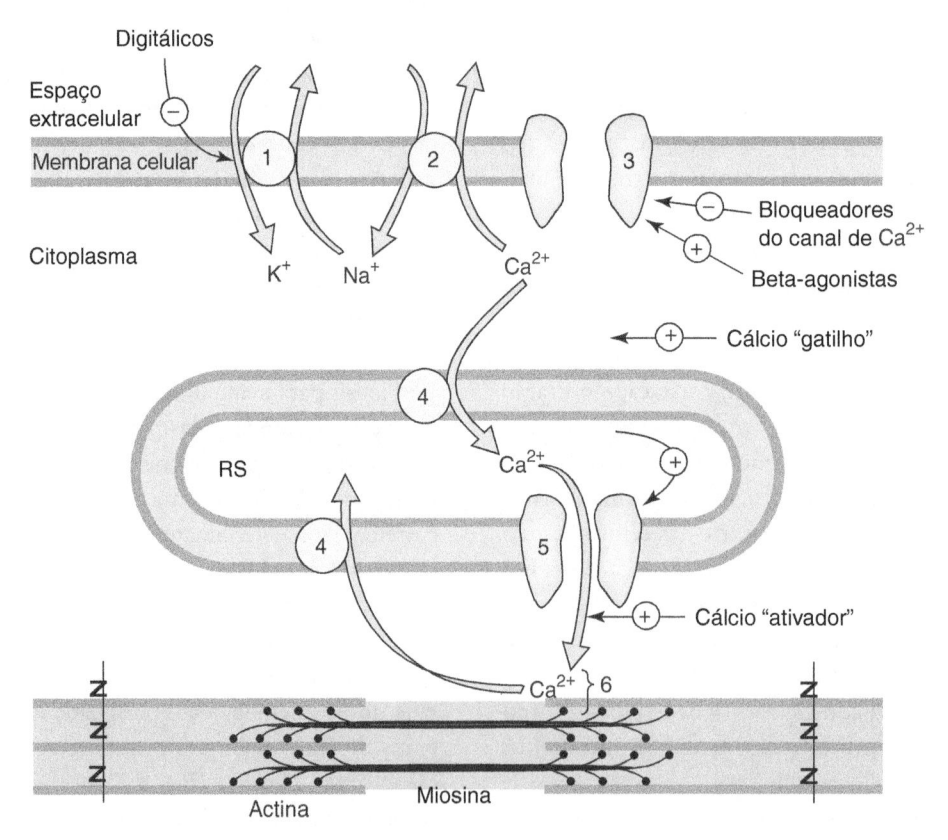

Figura 9.2 Diagrama esquemático de um sarcômero do músculo cardíaco, com os locais de ação de várias classes de fármacos que alteram a contratilidade (estruturas numeradas). O local 1 é a Na$^+$/K$^+$-ATPase, a bomba de sódio; o local 2, o permutador Na-Ca^{2+}; o local 3, o canal de cálcio regulado por voltagem; o local 4, um transportador de cálcio que bombeia cálcio para o retículo sarcoplasmático (RS); o local 5, um canal de cálcio na membrana do RS ativado para liberar o cálcio armazenado através do fluxo de cálcio que entra na célula pelos canais de cálcio, ou seja, cálcio "gatilho"; o local 6, o complexo actina-troponina-tropomiosina no qual o cálcio "ativador" liberado do retículo sarcoplasmático permite a interação contrátil entre a actina e a miosina.

entra na célula depende da disponibilidade de canais de cálcio tipo L e duração de sua abertura. Como descrito no Cap. 4, a estimulação simpática do coração aumenta a entrada de cálcio através da ação nestes canais de cálcio tipo L.

O permutador de sódio-cálcio usa o influxo de sódio extracelular para deslocar o cálcio contra seu gradiente de concentração do citoplasma para o espaço extracelular (Fig. 9.2, local 2). Sob condições fisiológicas, as concentrações extracelulares destes íons são muito menos lábeis que as concentrações intracelulares. A capacidade do permutador de sódio-cálcio de executar seu transporte depende das concentrações intracelulares de cálcio e sódio, em especial do sódio. Ao retirar o sódio intracelular, a trifosfato adenosina Na^+/K^+ (ATPase) (Fig. 9.2, local 1) torna-se o principal determinante da concentração de sódio na célula. O influxo de sódio através de canais regulados por voltagem que ocorre como parte normal dos potenciais de ação cardíacos é outro determinante. Como descrito a seguir, parece que a Na^+/K^+—ATPase é o principal alvo dos glicosídios cardíacos.

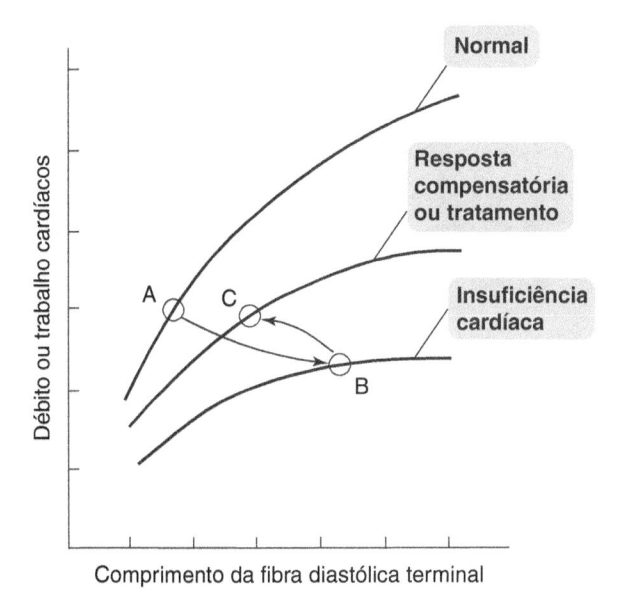

Figura 9.3 Curvas da função ventricular (Frank-Starling) A abscissa pode ser qualquer medida do comprimento da fibra na pré-carga, pressão de enchimento ou pressão em cunha capilar pulmonar. A ordenada é a medida do trabalho cardíaco externo útil, volume de ejeção ou débito cardíaco. Na insuficiência cardíaca, o débito é reduzido em todos os comprimentos de fibra, e o coração se dilata porque a fração de ejeção diminui. Como resultado, o coração se desloca do ponto A para o ponto B. A descarga simpática compensadora, ou o tratamento clínico eficaz, permite que o coração ejete mais sangue, e o coração se desloca para o ponto C na curva mediana.

FISIOPATOLOGIA

O defeito fisiológico fundamental na insuficiência cardíaca é a redução na contratilidade cardíaca, redução que leva a um débito cardíaco inadequado para manter a homeostase. Este fenômeno é mais bem observado pela curva da função ventricular, também conhecida como curva Frank-Starling (Fig. 9.3). A curva da função ventricular reflete algumas respostas compensadoras do corpo, podendo também ser usada para demonstrar a resposta aos fármacos. À medida que a ejeção ventricular diminui, a extensão da fibra diastólica terminal aumenta, como é demonstrada pela troca do ponto A pelo ponto B na Fig. 9.3. A operação no ponto B é intrinsecamente menos eficiente que a operação nos comprimentos das fibras mais curtas por causa do aumento na necessidade de oxigênio pelo miocárdio associado a maior alongamento da fibra (Fig. 8.2).

As respostas compensadoras do coração ao débito cardíaco reduzido são muito importantes, sendo mediadas principalmente pelos sistemas nervoso simpático e renina-angiotensina-aldosterona; estão resumidas na Fig. 9.4. As principais respostas incluem taquicardia, aumento da pré e pós-carga, assim como cardiomegalia. A taquicardia é manifestação inicial da insuficiência cardíaca, resultando do aumento do tônus simpático. O aumento do tônus vascular periférico causa o aumento da pré e pós-carga, sendo outra resposta inicial da insuficiência cardíaca mediada pelo aumento da atividade simpática. A ativação do sistema renina-angiotensina-aldosterona leva à retenção de sal e água pelos rins, o que também é uma resposta compensadora inicial, facilitada pelo aumento da atividade simpática. Finalmente, a cardiomegalia, o aumento do coração, é uma resposta compensadora mais lenta, sendo medida em parte pela atividade simpática. A angiotensina II também tem um papel importante na cardiomegalia, podendo ser a responsável direta por estas mudanças no coração. Embora tais respostas compensadoras aumentem temporariamente o débito cardíaco, também aumentam a carga de trabalho do coração. Eventualmente, o aumento da carga contribui para um declínio a longo prazo da função cardíaca.

A insuficiência cardíaca apresenta múltiplos sinais e sintomas clínicos. Os pacientes podem apresentar graus variáveis de comprometimento da reserva cardíaca e tolerância a exercícios. A taquicardia está presente geralmente junto com o potencial para arritmias cardíacas. O aumento da retenção de sal e água leva ao aumento do peso, edema nos membros inferiores na posição vertical e congestão pulmonar. O edema das extremidades inferiores se manifesta como edema com pequenas depressões na pele e reclamação de pés pesados pelos pacientes. A congestão pulmonar leva à dispneia de esforço, ortopneia de posição e dispneia paroxística noturna. Quando estes sinais clínicos de congestão, estão presentes, a fisiopatologia é descrita como insuficiência cardíaca congestiva.

Clinicamente, a insuficiência cardíaca pode ser dividida em insuficiência cardíaca "compensada" crônica e insuficiência cardíaca "descompensada" aguda. A insuficiência cardíaca crônica é subdividida em quatro classes de acordo com uma escala sugerida pela New York Heart Association. A insuficiência da classe I está associada àusência de limitações nas atividades corriqueiras e sintomas que ocorrem apenas com exercícios muito mais intensos que a atividade comum. A classe II é caracterizada pela limitação de algumas atividades cotidianas, que resulta em fadiga e palpitações. A classe III não apresenta sintomas durante o repouso, mas a fadiga e outras manifestações clínicas surgem com esforço menor do que para as atividades físicas comuns. A classe IV está associada a sintomas mesmo quando o paciente se encontra em repouso. Por outro lado, a insuficiência cardíaca aguda surge como o rápido desenvolvimento (horas a dias) da piora do edema periférico, angústia respiratória com esforço e depois em repouso, diaforese e cianose; a insuficiência aguda requer urgente intervenção médica.

ESTRATÉGIAS DE TRATAMENTO

A Fig. 9.1 apresenta as classes farmacológicas usadas no tratamento da insuficiência cardíaca aguda e da crônica. Estas classes de fármacos incluem os agentes inotrópicos positivos (glicosídios cardíacos, beta(β)-agonistas e inibidores da fosfodiesterase) e vasodilatadores (nitratos e outros vasodilatadores diretos). A aprovação recente da nesiritida, uma forma recombinante de peptídio natriurético do cérebro, aumentou o interesse no uso de peptídios vasodilatadores e natriuréticos na insuficiência cardíaca. A categoria de fármacos diversos inclui os antagonistas do receptor da aldosterona, inibidores da angiotensina, diuréticos de alça, tiazídicos e antagonistas do receptor beta.

Por muito tempo, os diuréticos foram considerados a terapia de primeira linha para a insuficiência cardíaca. Os glicosídios cardíacos (digitálicos) também são parte do regime tradicional, mas estudos cuidadosos indicam que têm sido usados de forma exagerada. Os resultados

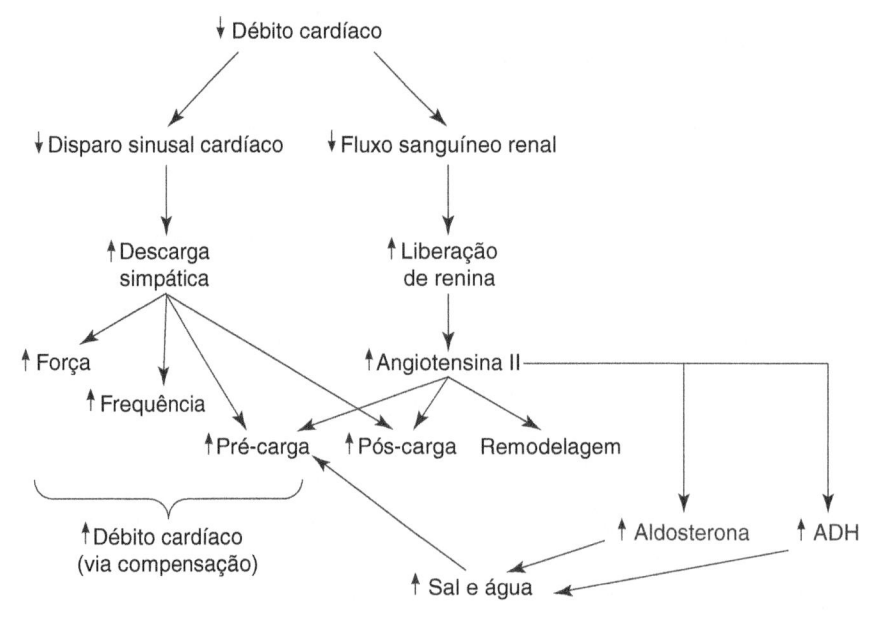

Figura 9.4 Algumas respostas compensatórias que ocorrem durante a insuficiência cardíaca congestiva, as quais têm um importante papel na progressão da doença; aumento da atividade simpática e aumento da renina-angiotensina-aldosterona bem como do hormônio antidiurético (HAD).

clínicos mostraram que os inibidores da enzima conversora da angiotensina, os antagonistas do receptor beta e antagonistas do receptor da aldosterona são os únicos agentes atualmente usados que realmente prolongam a vida dos pacientes com insuficiência cardíaca crônica. O Quadro 9.1 apresenta um resumo do método utilizado no tratamento da insuficiência cardíaca.

As terapias farmacológicas para a insuficiência cardíaca incluem a eliminação do sal e água retidos com diuréticos, tratamento direto do coração deprimido com fármacos inotrópicos positivos, como os glicosídios cardíacos, redução da pré e pós-carga com vasodilatadores e redução da pós-carga bem como sal e água retidos pelos inibidores da angiotensina. Além disso, evidências sugerem que os inibidores da angiotensina reduzem as mudanças estruturais patológicas do coração que frequentemente acompanham o infarto do miocárdio e provocam a insuficiência. A evidência clínica atual sugere que a insuficiência cardíaca aguda deve ser tratada com um diurético de alça, um agente inotrópico positivo de ação rápida, como um antagonista do receptor beta ou inibidor da fosfodiesterase, e os vasodilatadores se for necessário para otimizar a pressão de enchimento e pressão sanguínea. Por outro lado, a evidência sugere que a terapia direcionada para alvos não cardíacos pode ser mais importante na insuficiência cardíaca crônica que os fármacos tradicionais, como os digitálicos, que se concentram em melhorar a contratilidade cardíaca. Assim, a insuficiência cardíaca é mais bem tratada com diuréticos e um inibidor da enzima conversora da angiotensina (ECA), bem como, se for tolerado, um antagonista do receptor beta. Os fármacos inotrópicos positivos, como os glicosídios cardíacos, reduzirão os sintomas na insuficiência crônica se a disfunção sistólica for evidente.

Agentes inotrópicos positivos

Glicosídios cardíacos

Tais glicosídios são geralmente chamados de "digitálicos" porque muitos são oriundos da planta *digitalis* (dedaleira). A digoxina é o agente protótipo e o único comumente usado nos EUA. Uma molécula muito parecida, a digitoxina, também obtida da dedaleira, não está mais disponível nos EUA. A inibição da Na^+/K^+-ATPase da membrana celular pelos digitálicos está bem-documentada, sendo considerada o principal mecanismo bioquímico de ação de tal classe de fármacos (Fig. 9.2, local 1). A tradução deste efeito no aumento da contratilidade cardíaca envolve o mecanismo de troca de Na^+/Ca^{2+} (Fig. 9.2, local 2). A inibição da Na^+/K^+-ATPase leva a um pequeno aumento no sódio intracelular. O aumento do sódio altera a força que direciona a troca de sódio-cálcio de modo que menos cálcio é removido da célula. O cálcio intracelular elevado é armazenado no retículo sarcoplasmático (Fig. 9.2, local 4) e, ao ser liberado (Fig. 9.2, local 5), aumenta a força de contração (Fig. 9.2, local 6). Foram propostos outros mecanismos de ação para os digitálicos, mas é provável que não sejam tão importantes como a inibição da ATPase. As consequências da inibição da Na^+/K^+-ATPase são observadas nas funções mecânica e elétrica do coração. Os digitálicos também possuem um efeito parassimpatomimético cardiosseletivo, ação que envolve a sensibilização e aumento do disparo dos barorreceptores, levando a redução da atividade simpática eferente e aumento da estimulação do nervo vago. A transmissão muscarínica nas células dos nódulos atrial e atrioventricular (AV) também é facilitada.

Resposta fisiológica. A resposta cardiovascular aos digitálicos é mediada pelo efeito direto nas células cardíacas e efeito indireto mediado através do sistema parassimpático (Quadro 9.2). Estes efeitos são divididos em efeitos mecânicos e elétricos. Os efeitos mecânicos incluem um aumento na contratilidade que resulta no aumento da ejeção ventricular, redução das dilatações sistólica final e diastólica final, aumento do débito cardíaco e aumento da perfusão renal. Estes efeitos benéficos permitem uma redução nas respostas compensatórias simpáticas e renais

---

Quadro 9.1 Etapas do tratamento da insuficiência cardíaca crônica

1. Reduzir a carga de trabalho do coração
    a. Limitar o nível de atividade
    b. Reduzir o peso
    c. Controlar a hipertensão
2. Restringir o sódio
3. Restringir a água (raramente exigido)
4. Administrar diuréticos
5. Administrar inibidores da ECA ou antagonistas do receptor da angiotensina
6. Administrar digitálicos se presentes disfunção sistólica com terceira bulha cardíaca ou fibrilação atrial
7. Administrar antagonistas do receptor beta a pacientes com insuficiência cardíaca das classes 2 a 4 estável
8. Administrar vasodilatadores

ECA, enzima conversora da angiotensina.

Quadro 9.2 Principais ações dos glicosídios cardíacos nas funções elétricas cardíacas

Variável	Tecido		
	Músculo atrial	Nódulo AV	Sistema Purkinje Ventrículos
Período refratário efetivo	↓ (PANS)[1]	↑ (PANS)	↓ (Direta)[2]
Velocidade de condução	↑ (PANS)	↓ (PANS)	Desprezível
Automaticidade	↑ (Direta)	↑ (Direta)	↑ (Direta)
Eletrocardiograma antes das arritmias	Desprezível	↑ Intervalo PR	↓ Intervalo QT; inversão da onda T; depressão do segmento ST
Arritmias[3]	Taquicardia atrial; fibrilação	Taquicardia do nódulo AV; bloqueio AV	Contrações ventriculares prematuras; bigeminismo; taquicardia ventricular; fibrilação ventricular

AV, atrioventricular.
[1]PANS, ações parassimpatomiméticas.
[2]Direta, ações diretas da membrana.
[3]A probabilidade de arritmias induzidas por digitálicos é maior na presença de hipopotassemia, hipomagnesemia ou hipercalcemia.

descritas anteriormente. A redução no tônus simpático é especialmente benéfica: frequência cardíaca e pós-carga reduzidas permitem que o coração funcione de forma eficiente (Fig. 9.3, ponto C).

Os efeitos elétricos incluem respostas cardíacas parassimpatomiméticas precoces e respostas arritmogênicas prejudiciais tardias. São observados aumento no intervalo PR, provocado pela redução na velocidade da condução AV e achatamento da onda T. Os efeitos no átrio e no nódulo AV são, em grande parte, oriundos da ação parassimpática. O aumento no **período refratário** do nódulo AV é particularmente importante quando ocorre agitação ou fibrilação atrial porque a refratariedade do nódulo AV determina a velocidade ventricular nestas arritmias. O efeito dos digitálicos é reduzir a velocidade ventricular. Podem ocorrer posteriormente redução do QT, inversão do T e depressão do ST.

Usos clínicos. Os digitálicos são a classe de agentes inotrópicos positivos tradicionais usados no tratamento da insuficiência cardíaca crônica. Entretanto, estudos clínicos indicam que os digitálicos aumentam o quadro funcional ao reduzir os sintomas, mas não prolongam a vida do paciente. Como discutido adiante, outros agentes, como diuréticos, inibidores da ECA e vasodilatadores, talvez sejam tão eficientes e menos tóxicos em alguns pacientes e algumas destas terapias alternativas prolongam a vida. No *flutter* e fibrilação atriais, a redução da velocidade de condução, ou aumento do período refratário do nódulo atrioventricular, é desejada de modo que a frequência ventricular é controlada em um nível compatível com o enchimento e ejeção eficientes. A ação parassimpática dos digitálicos geralmente atinge tal objetivo terapêutico, embora sejam necessárias altas doses. Os fármacos alternativos para o controle da frequência incluem os antagonistas do receptor beta e bloqueadores dos canais de cálcio, mas estes fármacos possuem efeitos inotrópicos negativos. Como as meias-vidas dos glicosídios cardíacos são longas, os referidos fármacos se acumulam no corpo, devendo os regimes de administração serem planejados e monitorados. O Quadro 9.3 apresenta as concentrações terapêuticas e tóxicas.

Efeitos adversos. O aumento da automaticidade provocado pela sobrecarga de cálcio intracelular é a manifestação mais importante da toxicidade. Este aumento no cálcio provoca pós-despolarizações tardias, que podem disparar extrassístoles, taquicardia ou fibrilação em qualquer parte do coração. Nos ventrículos, as extrassístoles são identificadas como *contrações ventriculares prematuras* (PVC). Quando as PVC estão relacionadas com batidas normais em uma relação 1:1, o ritmo é chamado de bigeminismo. Os glicosídios cardíacos também possuem interações medicamentosas importantes, que, quando combinadas com a sua estrita janela terapêutica, frequentemente resultam em eventos adversos. A quinidina provoca uma redução bem-documentada na depuração da digoxina, podendo aumentar o nível sérico deste fármaco, se a dose deste glicosídio não for corrigida. Os efeitos dos digitálicos são inibidos pelo potássio e magnésio extracelulares, bem como auxiliados

Quadro 9.3	Usos clínicos da digoxina
Concentração de digoxina	Valor[1]
Concentração terapêutica plasmática	0,5 a 1,5 ng/mℓ
Concentração tóxica plasmática	> 2 ng/mℓ

[1]Estes valores são adequados para adultos com funções renal e hepática normais.

pelo cálcio extracelular. Os diuréticos de alça e tiazidas frequentemente usados no tratamento da insuficiência cardíaca podem induzir à hipopotassemia e hipomagnesemia, bem como precipitar a toxicidade pelos digitálicos. Os vômitos induzidos pelos digitálicos podem levar à hipomagnesemia, facilitando a toxicidade. Estas interações entre os íons são importantes no tratamento da toxicidade pelos digitálicos, e os principais sinais de tal toxicidade são as arritmias, náuseas, vômitos e diarreia. Raramente, podem ocorrer confusão ou alucinações e aberrações visuais. O tratamento das arritmias provocadas pelos digitálicos é importante porque tal manifestação da toxicidade destes fármacos se mostra comum e perigosa. A intoxicação crônica caracteriza-se pelo aumento da automaticidade e as arritmias observadas no Quadro 9.2. A intoxicação grave aguda é causada por superdosagem extrema acidental ou suicida e resulta na depressão cardíaca que leva à parada cardíaca em vez de taquicardia ou fibrilação.

Beta-agonistas

A **dobutamina** e **dopamina** são úteis em vários casos de insuficiência aguda nos quais a função sistólica é marcantemente deprimida. Estes agentes estimulam os adrenorreceptores β_1 cardíacos e potencializam o influxo de cálcio (Fig. 9.2, local 3), cujo aumento torna maior a contratilidade cardíaca na insuficiência cardíaca, com mínimo aumento na frequência cardíaca. Entretanto, não são apropriados para insuficiência crônica por causa da tolerância e falta de eficácia pela via oral. As manifestações da toxicidade incluem significativos efeitos arritmogênicos e angina.

Inibidores da fosfodiesterase

A **anrinona** e **milrinona** são os principais representantes deste grupo pouco usado de fármacos, os quais aumentam o monofosfato de adenosina cíclico (cAMP) ao inibir sua degradação pela fosfodiesterase, e provocam um aumento no cálcio intracelular cardíaco similar ao produzido pelos antagonistas do adrenorreceptor β_1 (Fig. 9.2, local 3). Novamente, o aumento da contratilidade ocorre com pouco aumento na frequência cardíaca, no quadro da insuficiência cardíaca. Os inibidores da fosfodiesterase também provocam vasodilatação, que pode ser responsável por grande parte do seu efeito benéfico. Em concentrações suficientemente elevadas, estes agentes igualmente aumentam a sensibilidade do sistema de proteína contrátil ao cálcio (Fig. 9.2, local 6), sendo usados no tratamento da insuficiência cardíaca aguda, mas não devendo ser utilizados na insuficiência crônica porque foi demonstrado que eles aumentam a morbidade e mortalidade. As manifestações de toxicidade incluem náuseas, vômitos, **trombocitopenia**, toxicidade hepática e da medula óssea, assim como arritmias.

Vasodilatadores

Os vasodilatadores, como o nitrato e outros fármacos de ação direta, foram discutidos nos Caps. 7 e 8. A terapia com vasodilatador e **nitroprusseto** ou **nitroglicerina** é frequentemente usada para a insuficiência cardíaca aguda grave com congestão. O uso destes fármacos vasodilatadores baseia-se na redução do tamanho do coração e melhora da eficiência que pode ser obtida com o adequado ajuste do retorno venoso e redução da resistência à ejeção ventricular. A terapia com vasodilatador pode ser muito eficiente, especialmente nos casos em que o aumento da pós-carga é o principal fator da insuficiência, como a hipertensão sem controle em uma pessoa que já sofreu um infarto do miocárdio. A insuficiência cardíaca crônica algumas vezes responde de forma favorável aos vasodilatadores orais, como a **hidralazina** ou **dinitrato de isossorbida**, especialmente nos afro-americanos.

Peptídios natriuréticos

O átrio e outros tecidos dos mamíferos possuem uma família de peptídios que consiste no *peptídio natriurético atrial* (ANP), *peptídio natriurético cerebral* (BNP) e *peptídio natriurético tipo C* (CNP). Parece que a liberação de ANP e BNP está relacionada com o volume sanguíneo. O ANP e BNP exibem atividades natriuréticas, diuréticas e hipotensivas similares. O CNP tem menos atividades natriurética e diurética que o ANP e BNP, mas é um potente vasodilatador. O papel fisiológico do CNP não está claro. Vários fatores aumentam a liberação de ANP do coração. Entre eles, estão o estiramento atrial, expansão do volume, troca da posição em pé para a supina e exercícios Em cada caso, o aumento na liberação de ANP ocorre provavelmente por causa do aumento do estiramento atrial. O aumento da estimulação simpática (dos adrenoceptores α_{1A}) bem como a liberação de **glicocorticoides** e vasopressina também estimulam a liberação de ANP. A concentração plasmática de ANP aumenta em vários quadros patológicos, como a insuficiência cardíaca, aldosteronismo primário, insuficiência renal crônica e síndrome da secreção inadequada do hormônio antidiurético (SIADH). Os peptídios natriuréticos participam da regulação fisiológica da excreção do sódio e da pressão sanguínea. A administração de ANP a pessoas saudáveis produz aumentos imediatos e marcantes na excreção de sódio bem como no fluxo de urina. A secreção da renina, aldosterona e vasopressina é inibida pelo ANP. Estas mudanças também aumentam a excreção de sódio e água. O ANP reduz a pressão sanguínea arterial. Tal ação hipotensora ocorre por causa da vasodilatação resultante do relaxamento do músculo liso vascular através da atividade da guanililciclase. O ANP também reduz o tônus simpático na vasculatura periférica e antagoniza a ação vasoconstritora da angiotensina II bem como de outros vasoconstritores, ações que podem contribuir para a ação hipotensora do peptídio. Os pacientes com insuficiência cardíaca possuem níveis plasmáticos de ANP e BNP elevados, que surgiram como marcadores do diagnóstico e prognóstico nesta doença. Foi mostrado que a concentração plasmática de BNP está relacionada com a classe funcional de insuficiência cardíaca sintomática da New York Heart Association. Os benefícios clínicos do BNP recombinante (nesiritida) ocorrem principalmente pela vasodilatação, embora seus efeitos natriuréticos também possam contribuir. A nesiritida é administrada por *bolus* intravenoso ou infusão para a insuficiência aguda apenas. A hipotensão excessiva é o efeito adverso mais comum, e o dano renal também constitui uma grave preocupação.

Outros fármacos

Os diuréticos de alça, tiazidas e antagonistas da aldosterona, inibidores da angiotensina e antagonistas do receptor beta são discutidos nos Caps. 6 e 7. Neste capítulo, a discussão se concentra no benefício clínico de tais medicamentos no tratamento da insuficiência cardíaca. Os diuréticos são geralmente usados no tratamento da insuficiência cardíaca antes da utilização de outros fármacos. A **furosemida**, um diurético de alça, é um agente muito útil para a imediata redução da congestão pulmonar e edema grave associados à insuficiência cardíaca aguda ou insuficiência crônica grave. As tiazidas, como a **hidroclorotiazida**, às vezes são suficientes para o tratamento da insuficiência crônica leve. Estudos clínicos sugerem que a **espironolactona** e **eplerenona**, diuréticos antagonistas da aldosterona, possuem significativos efeitos a longo prazo no tratamento da insuficiência crônica. Foi mostrado que os inibidores da ECA, como o captopril, reduzem a morbidade e mortalidade na insuficiência cardíaca crônica. Embora não possuam uma ação inotrópica positiva direta, reduzem a secreção da aldosterona, retenção de sal e água, bem como a resistência vascular. Hoje, são considerados, junto com os diuréticos, os fármacos de primeira linha para a insuficiência cardíaca crônica. Os antagonistas do receptor da angiotensina, como a **losartana**, possuem os mesmos benefícios dos inibidores da ECA, embora a experiência com estes fármacos mais recentes não seja tão extensa quanto com os inibidores da ECA. Finalmente, alguns estudos a longo prazo mostraram que alguns antagonistas do receptor beta (**carvedilol**, **labetalol** e **metoprolol**) reduzem a progressão da insuficiência cardíaca crônica. O benefício destes agentes foi identificado em pacientes com cardiomiopatia hipertrófica, mas já foi demonstrado que também são úteis para os pacientes sem cardiomiopatia. Os antagonistas do receptor beta não são úteis na insuficiência aguda, podendo ser prejudiciais se a disfunção sistólica for marcante.

FOCO NA REABILITAÇÃO

Os programas de exercício para os pacientes com insuficiência cardíaca congestiva resultam em melhora da tolerância ao esforço, resistência e qualidade de vida. Os modelos eficientes para estes programas incluem hidroterapia, atividades aeróbicas, alongamento ou uma combinação de alongamento e atividades aeróbicas. Muitos programas de exercícios envolvendo fisioterapias são realizados no ambiente hospitalar, embora os programas ambulatoriais também sejam seguros e eficazes. O fisioterapeuta deve estar ciente das interações entre os fármacos, pacientes e seus programas de exercícios.

Os fármacos usados para melhorar o desempenho cardíaco ou reduzir a carga de trabalho do coração melhoram a participação dos pacientes nestes programas. Entretanto, os efeitos dos fármacos prescritos podem resultar em eventos adversos já discutidos neste livro. Os fisioterapeutas devem ter cuidado também quando atividades aeróbicas, como a hidroterapia, são combinadas com fármacos que produzem hipotensão ortostática. Finalmente, são necessários períodos adequados de desaquecimento após as atividades aeróbicas nos pacientes que usam estes fármacos para evitar síncope por causa da distribuição periférica do sangue.

RELEVÂNCIA CLÍNICA PARA A REABILITAÇÃO

Reações adversas a fármacos

- Os glicosídios cardíacos podem causar arritmias.
- Os diuréticos de alça e tiazídicos podem causar hipopotassemia.
- A hipopotassemia pode exacerbar os efeitos tóxicos dos glicosídeos cardíacos.
- Os fármacos que provocam hiperpotassemia inibem os efeitos dos glicosídios cardíacos.
- Os fármacos que inibem o sistema renina-angiotensina-aldosterona, como os antagonistas do receptor da aldosterona, podem provocar hiperpotassemia.
- A broncoconstrição constitui um problema com antagonistas do receptor beta, especialmente em pacientes asmáticos.
- Os antagonistas do receptor beta ocultam as primeiras manifestações de hipoglicemia nos pacientes diabéticos.
- Os antagonistas do receptor beta podem deprimir a contratilidade cardíaca.
- Os antagonistas do receptor beta podem reduzir a frequência cardíaca.
- Os vasodilatadores e diuréticos de alça podem provocar hipotensão ortostática.
- Os vasodilatadores podem causar taquicardia reflexa.

Efeitos que interferem na reabilitação

- A hipotensão ortostática pode fazer com que os pacientes desmaiem ao serem levantados para a posição supina, ao sair da área de aquaterapia se o exercício aeróbico for encerrado sem um adequado período de desaquecimento.

- A dispneia pode limitar a capacidade aeróbica dos pacientes.
- A frequência cardíaca não deve ser usada como um marcador de esforço para os pacientes que usam os antagonistas do receptor beta.
- O débito cardíaco pode ser deprimido durante as atividades aeróbicas.
- As manifestações de hipoglicemia que ocorrem durante as atividades aeróbicas podem demorar para surgir.
- Os níveis plasmáticos alterados de potássio podem provocar parestesia, reduzir a função do músculo esquelético e aumentar as cãibras.
- As atividades aeróbicas podem iniciar arritmias cardíacas.

Possíveis soluções terapêuticas

- Verificar a frequência cardíaca e pressão sanguínea antes e depois das atividades aeróbicas.
- Monitorar a frequência cardíaca durante as atividades aeróbicas.
- Para evitar o desmaio associado à hipotensão ortostática, observar os pacientes durante a mudança de posição e quando saírem da piscina aquecida. Fazer desaquecimento após período de exercício.
- Para evitar a dispneia e para considerar a atividade cardíaca reduzida, dar um intervalo de tempo maior para terminar as atividades aeróbicas.
- Usar o esforço percebido (*borg rating of perceived exertion scale*) quando determinar a atividade aeróbica em pacientes submetidos ao tratamento com antagonistas do receptor beta.
- Verificar os níveis de glicose dos pacientes antes das atividades aeróbicas se usarem fármacos hipoglicemiantes.
- Observar as manifestações clínicas dos níveis plasmáticos do potássio alterados e determinar se os pacientes estão usando medicamentos que possam alterar estes níveis.

Potencialização dos resultados funcionais secundários à terapia medicamentosa

- A terapia efetiva melhora a função e reserva cardíacas em muitos pacientes com insuficiência cardíaca, permitindo que participem das atividades aeróbicas associadas à reabilitação.

ESTUDO DE CASO CLÍNICO

Breve histórico: o paciente é um homem de 65 anos com histórico de insuficiência cardíaca congestiva resultante de uma cardiomiopatia de longa data; tem um histórico de doença arterial coronariana, incluindo revascularização arterial coronariana com triplo enxerto há cerca de 5 anos. O paciente possui índice de massa corporal de 30 e histórico de 40 anos como fumante de cigarros; deixou de fumar há 10 anos.

Quadro médico atual e terapia medicamentosa: o paciente foi recentemente hospitalizado para cirurgia ortopédica envolvendo uma reposição total do joelho direito; passou 3 dias na unidade de terapia intensiva, seguindo transferência para uma unidade de reabilitação onde ficou 5 dias; recebeu alta da instituição com um mínimo de instruções e recebeu uma bengala tipo T para caminhar. Os fármacos que está usando incluem nadolol, benazepril, furosemida e espironolactona. A medicação analgésica opioide foi fornecida caso seja necessária para o alívio da dor.

Cenário da reabilitação: o paciente foi encaminhado a uma clínica ambulatorial para continuar treinamento de deambulação e resistência, bem como para uma reavaliação dos equipamentos auxiliares. Foi avaliado 2 dias atrás na clínica. Naquele exame, seus sinais vitais eram pressão sanguínea de 120/70 mmHg e frequência cardíaca de 68 batidas por minuto (bpm). Chegou hoje, às 10h30, para a sua segunda sessão, caminhando com uma bengala tipo T aproximadamente 1,50 m do carro para a área de tratamento geral. O paciente mostrava-se pálido enquanto esperava sentado, antes de iniciar o treinamento de deambulação, mas afirmou que havia tomado os medicamentos regularmente nos dias anteriores. Seus sinais vitais eram de 145/90 mmHg e frequência cardíaca de 70 bpm. O fisioterapeuta está preocupado. Antes de iniciar o trei namento com uma bengala, enquanto prendia o cinto de segurança, o fisioterapeuta observou 3 a 5 edemas com pequenas depressões na pele dos tornozelos. Durante este processo, o paciente comentou sobre uma nova churrascaria que havia inaugurado e que tinhacomido churrasco com batata frita e chá gelado no jantar, na noite anterior. O paciente foi auxiliado para ficar de pé e começou a caminhar com a bengala por aproximadamente 1 m. Apresentou forte dispneia com respiração difícil e ruidosa, os lábios ficaram cianóticos, e foi observada diaforese na cabeça, pescoço e mãos. Foi sentado imediatamente. Seus sinais vitais eram de 160/94 mmHg de pressão arterial e 86 bpm.

Opções para o problema clínico: o fisioterapeuta deve entrar imediatamente em contato com o serviço médico de referência a fim de definir se o paciente deve ser transferido para uma emergência ou para o consultório médico. O histórico médico do paciente e os problemas médicos atuais são vastos. A progressão através do treinamento da caminhada foi atrasada provavelmente por causa do alto índice de massa corporal, idade e insuficiência cardíaca congestiva. É provável que o evento adverso atual nesta sessão de fisioterapia tenha sido precipitado pelas atividades da noite anterior. O jantar naquela noite incluiu uma significativa quantidade de água e sódio, o que excedeu a ação do diurético, resultando no edema sistêmico e pulmonar. O nadolol, um antagonista receptor beta não seletivo, pode ter exacerbado a dispneia ao evitar a broncodilatação. Embora não esteja documentado, é provável que o paciente sofra de doença pulmonar obstrutiva crônica por causa do seu histórico de 40 anos de fumo. Esta comorbidade também exacerbou a dispneia. Finalmente, o analgésico opioide pode ter diminuído a capacidade respiratória. Ver o Cap. 20 para mais informações sobre tais fármacos.

APRESENTAÇÕES DISPONÍVEIS

Digitálicos

Digoxina*
Oral: comprimidos de 0,125 e 0,25 mg; cápsulas* de 0,05; 0,1 e 0,2 mg; elixir de 0,05 mg/mℓ
Parenteral: 0,1 e 0,25 mg/mℓ para injeção

Simpatomiméticos mais comumente usados na insuficiência cardíaca congestiva

Dobutamina
Parenteral: 12,5 mg/mℓ para infusão intravenosa

Dopamina
Parenteral: 40, 80 e 160 mg/mℓ para injeção intravenosa; 80, 160 e 320 mg/ dl em glicose a 5% para infusão intravenosa

Inibidores da enzima conversora de angiotensina indicados para uso na insuficiência cardíaca congestiva

Captopril
Oral: comprimidos de 12,5; 25;, 50; 100 mg

Enalapril
Oral: comprimidos 2,5; 5; 10; 20 mg
Parenteral: 1,25 mg de enalaprilato/mℓ

Fosinopril
Oral: comprimidos de 10; 20; 40 mg

Lisinopril
Oral: comprimidos de 2,5; 5; 10; 20; 40 mg

Quinapril
Oral: comprimidos de 5; 10; 20; 40 mg

Ramipril
Oral: Cápsulas de 1,25; 2,5; 5; 10 mg

Trandolapril
Oral: comprimidos de 1; 2; 5 mg

Bloqueadores do receptor da angiotensina

Candesartana
Oral: comprimidos de 4; 8; 16; 32 mg

Eprosartana
Oral: comprimidos de 400 e 800 mg

Irbesartana
Oral: comprimidos 75; 150; 300 mg

Losartana
Oral: comprimidos de 25; 50; 100 mg

Olmesartana
Oral: comprimidos 5; 20; 40 mg

Telmisartana
Oral: comprimidos de 20; 40; 80 mg

Valsartana
Oral: comprimidos de 40; 80; 160; 320 mg

Betabloqueadores que reduzem a mortalidade na insuficiência cardíaca

Bisoprolol
Oral: comprimidos de 5 e 10 mg

Carvedilol
Oral: comprimidos de 3,125; 6,25; 12,5; 25 mg

Metoprolol
Oral: comprimidos de 50 e 100 mg; comprimidos de liberação controlada de 25; 50; 100; 200 mg
Parenteral: 1 mg/mℓ para injeção intravenosa

Inibidores da fosfodiesterase

Anrinona
Parenteral: 5 mg/mℓ para injeção intravenosa

Milrinona
Parenteral: 1 mg/mℓ para injeção intravenosa; 200 mcg/mℓ pré-misturados para infusão intravenosa

Peptídio natriurético

Nesiritida
Parenteral: 1,5 mg liofilizado reconstituído para *bolus* ou infusão intravenosa

Diuréticos

Ver o Cap. 7.

*As cápsulas de digoxina possuem maior biodisponibilidade que a dos comprimidos de digoxina.

REFERÊNCIAS

Farmacologia básica

Kelly RA, Smith TW: Recognition and management of digitalis toxicity. *Am J Cardiol* 1992;69:108G.

Post SR, Hammond HK, Insel PA: β-Adrenergic receptors and receptor signaling in heart failure. *Annu Rev Pharmacol Toxicol* 1999;39:343.

Zipes, D, *et al.* (eds): *Braunwald's Heart Disease. A Textbook of Cardiovascular Medicine,* 7th ed. Philadelphia: Elsevier Saunders, 2005.

Fisiopatologia da insuficiência cardíaca

McPhee SJ, Ganong WF: *Pathophysiology of disease. An Introduction to Clinical Medicine,* 5th ed. New York: McGraw-Hill, 2006.

Schrier RW, Abraham WT: Hormones and hemodynamics in heart failure. *N Engl J Med* 1999;341:577.

Infarto agudo do miocárdio

Hennekens CH, *et al.*: Adjunctive drug therapy of acute myocardial infarction: Evidence from clinical trials. *N Engl J Med* 1996;335:1660.

Ryan TJ, *et al.*: 1999 Update ACC/AHA Guidelines for the management of acute myocardial infarction. *Circulation* 1999;100:1016.

Insuficiência cardíaca crônica

Cohn J, *et al.*: A randomized trial of the angiotensin receptor blocker valsartan in heart failure. *N Engl J Med* 2002;345:1667.

CONSENSUS Trial Study Group: Effects of enalapril on mortality in severe congestive heart failure. *N Engl J Med* 1987;316:1429.

Digitalis Investigation Group: The effect of digoxin on mortality and morbidity in patients with heart failure. *N Engl J Med* 1997;336:525.

Foody JM, Farrell MH, Krumholtz H: Beta blocker therapy in heart failure. *JAMA* 2002;287:883.

Goodley E: Newer drug therapy for congestive heart failure. *Arch Intern Med* 1999;159:1177.

Klein L, *et al.*: Pharmacologic therapy for patients with chronic heart failure and reduced systolic function: Review of trials and practical considerations. *Am J Cardiol* 2003;91(Suppl 9A):18F.

Mann DL, *et al.*: New therapeutics for chronic heart failure. *Annu Rev Med* 2002;53:59.

Packer M, *et al.*: The effect of carvedilol on morbidity and mortality in patients with chronic heart failure. *N Engl J Med* 1996; 334:334.

Pitt B, *et al.*: The effect of spironolactone on morbidity and mortality in patients with severe heart failure. *N Engl J Med* 1999;341:709.

Peptídios natriuréticos

Boomsma F, van den Meiracker AH: Plasma A- and B-type natriuretic peptides: Physiology, methodology and clinical use. *Cardiovasc Res* 2001;51:442.

Melo LG, Pang SC, Ackermann U: Atrial natriuretic peptide: Regulator of chronic arterial blood pressure. *News Physiol Sci* 2000;15:143.

Vesely DL: Atrial natriuretic peptides in pathophysiological diseases. *Cardiovasc Res* 2001;51:647.

Reabilitação

Cider A, Schaufelberger M, Sunnerhagen KS, Andersson B: Hydrotherapy—a new approach to improve function in the older patient with chronic heart failure. *Eur J Heart Fail* 2003;5:527.

Coats AJ, *et al.*: Effects of physical training in chronic heart failure. *Lancet* 1990;335:63.

Corvera-Tindel T, *et al.*: Effects of a home walking exercise program on functional status and symptoms in heart failure. *Am Heart J* 2004;147:339.

DiBianco R, *et al.*: Doxazosin for the treatment of chronic congestive heart failure: Results of a randomized double-blind and placebo-controlled study. *Am Heart J* 1991;121:372.

Oka RK, *et al.*: Impact of a home-based walking and resistance training program on quality of life in patients with heart failure. *Am J Cardiol* 2000;85:365.

Pflugfelder PW, *et al.*: Clinical consequences of angiotensinconverting enzyme inhibitor withdrawal in chronic heart failure: A double-blind, placebo-controlled study of quinapril. The Quinapril Heart Failure Trial Investigators. *J Am Coll Cardiol* 1993;22:1557.

Smart N, Marwick TH: Exercise training for patients with heart failure: A systematic review of factors that improve mortality and morbidity. *Am J Med* 2004;116:693.

Udelson JE, *et al.*: Effects of amlodipine on exercise tolerance, quality of life, and left ventricular function in patients with heart failure from left ventricular systolic dysfunction. *Am Heart J* 2000; 139:503.

10

Fármacos Antiarrítmicos

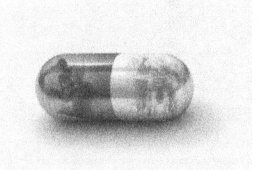

As arritmias cardíacas reduzem o débito cardíaco e ocorrem comumente na presença de doença cardíaca preexistente; são a causa mais comum de morte em pacientes que sofreram um infarto do miocárdio, e mais de 80% dos pacientes com infarto agudo do miocárdio apresentam arritmias. As arritmias cardíacas também ocorrem em até 25% dos pacientes tratados com digitálicos e 50% dos pacientes anestesiados. Os pacientes com desequilíbrio eletrolítico igualmente apresentam arritmias, sendo os diuréticos fontes importantes de tais desequilíbrios. As arritmias podem exigir tratamento por causa dos ritmos muito rápidos, muito lentos ou dessincronizados. Algumas arritmias podem precipitar distúrbios de ritmo mais graves ou até letais. Por exemplo, as *contrações ventriculares prematuras* (PVC) podem precipitar a fibrilação ventricular, fatal se não corrigida imediatamente. Em tais pacientes, os fármacos antiarrítmicos podem salvar vidas. Por outro lado, o tratamento farmacológico das arritmias assintomáticas ou pouco sintomáticas deve ser evitado até que seja clinicamente necessário por causa da capacidade de muitos dos referidos fármacos induzirem a arritmias letais. Neste capítulo, revisamos a sequência de condução e a eletrofisiologia do ritmo cardíaco normal, destacando os mecanismos das arritmias e discutindo os fármacos antiarrítmicos usados no seu tratamento.

A classificação mais usada dos fármacos antiarrítmicos indica quatro classes (Fig. 10.1) com base nos seus mecanismos de ação, os quais consistem no bloqueio dos canais de sódio (classe I), bloqueio dos receptores betacardíacos (classe II), bloqueio dos canais de potássio (classe III) e bloqueio dos canais de cálcio (classe IV). Existe também um quinto grupo de fármacos antiarrítmicos sem mecanismo de ação comum.

ELETROFISIOLOGIA DO RITMO CARDÍACO NORMAL

Via de condução elétrica cardíaca

O impulso elétrico que dispara uma contração cardíaca normal surge em intervalos regulares no nódulo do marca-passo *sinoatrial* (SA) (Fig. 10.2), geralmente em uma frequência de 60 a 100 bpm. Este impulso se espalha rapidamente pelos átrios e entra no *nódulo atrioventricular* (AV), normalmente a única via de condução entre os átrios e ventrículos. A condução através do nódulo AV é lenta, levando cerca de 0,15 s, atraso que fornece o tempo para a contração do átrio empurrar o sangue para os ventrículos. Em seguida, o impulso se propaga pelo sistema His-Purkinje e invade todas as partes dos ventrículos. A ativação ventricular se completa em menos de 0,1 s; por isso, a contração do músculo ventricular é sincronizada e hemodinamicamente eficiente. Uma comparação desta atividade elétrica cardíaca no eletrocardiograma é apresentada na Fig. 10.2. As arritmias consistem em despolarizações cardíacas que divergem da descrição a seguir em um ou mais aspectos; ou seja, existe uma anormalidade no local de origem do impulso, na sua velocidade ou na regularidade ou sua condução.

Potenciais de ação na célula cardíaca

O potencial transmembrana das células cardíacas é determinado pelas concentrações de *sódio* (Na^+), *potássio* (K^+), *cálcio* (Ca^{+2}) e *cloreto* (Cl^-) em um dos lados da membrana e a permeabilidade da membrana para cada íon. Estes íons hidrossolúveis são incapazes de se difundirem livremente pela membrana lipídica da célula em resposta a seus gradientes elétricos e de concentração, precisando

FÁRMACOS QUE AFETAM O SISTEMA CARDIOVASCULAR

Fármacos usados no tratamento das arritmias cardíacas

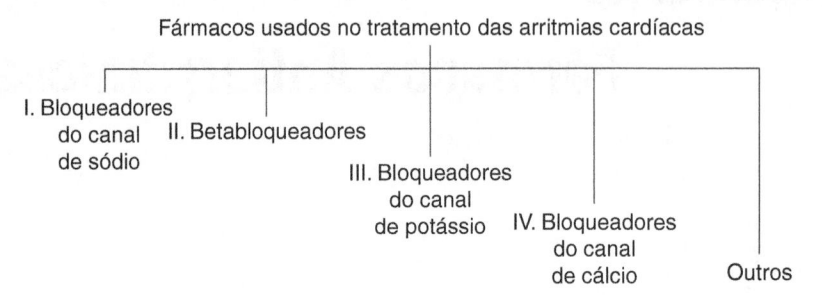

- I. Bloqueadores do canal de sódio
- II. Betabloqueadores
- III. Bloqueadores do canal de potássio
- IV. Bloqueadores do canal de cálcio
- Outros

Figura 10.1 Classes de fármacos usados no tratamento das arritmias cardíacas. Constituindo nas quatro principais classes e em um grupo adicional incluindo outros fármacos.

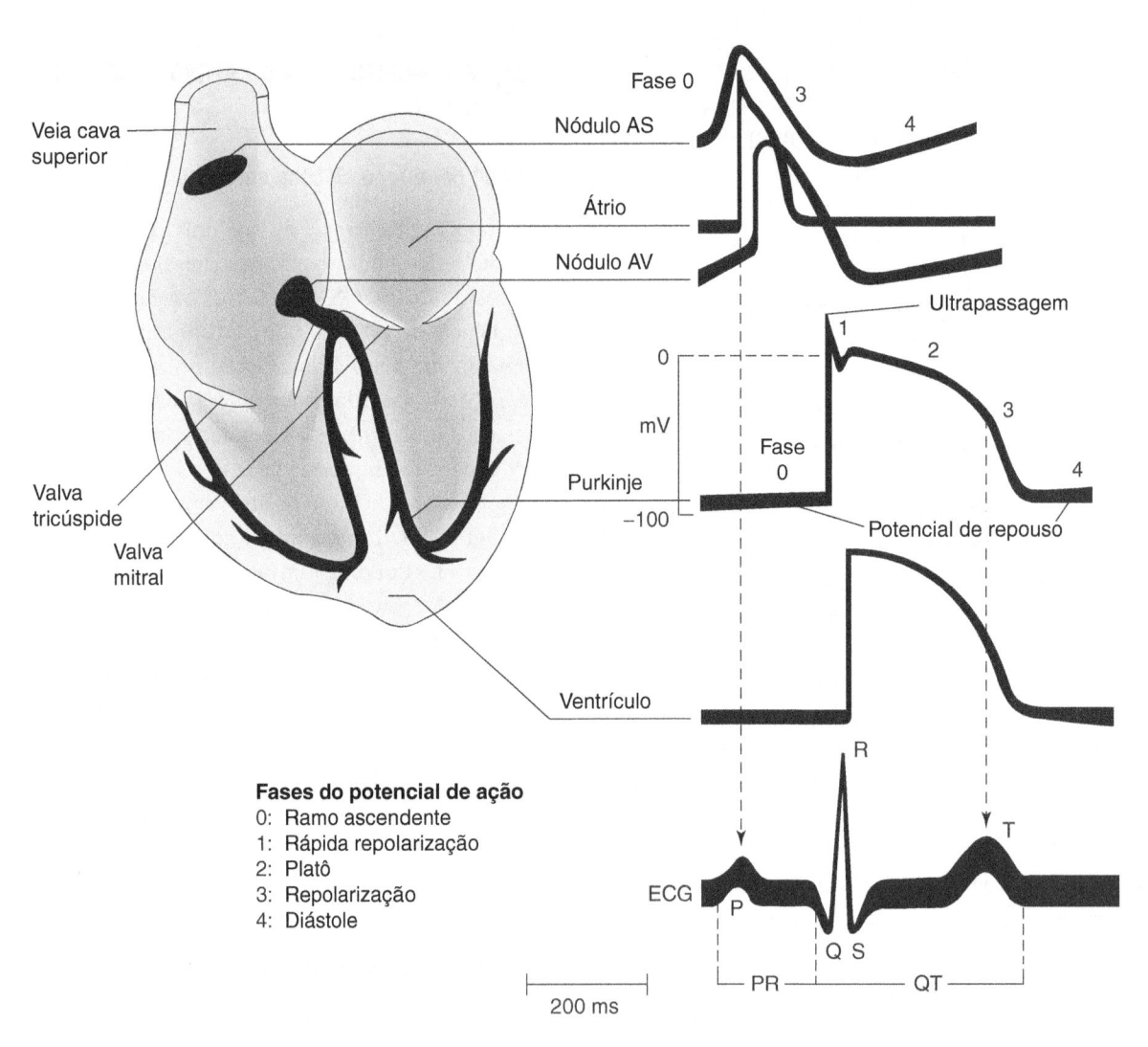

Fases do potencial de ação
0: Ramo ascendente
1: Rápida repolarização
2: Platô
3: Repolarização
4: Diástole

Figura 10.2 Representação esquemática do coração e da atividade elétrica cardíaca normal (registros intracelulares das áreas indicadas e ECG). O nódulo sinoatrial (SA), nódulo atrioventricular (AV) e as células de Purkinje apresentam atividade marca-passo (despolarização da fase 4). O ECG é a manifestação na superfície do corpo das ondas de despolarização e repolarização do coração. A onda P é gerada pela despolarização atrial e o QRS pela despolarização do músculo ventricular sendo a onda T gerada pela repolarização ventricular. Assim, o intervalo PR é uma medida do tempo de condução do átrio para o ventrículo, e a duração do QRS indica o tempo necessário para todas as células ventriculares serem ativadas (o tempo de condução intraventricular). O intervalo QT reflete a duração do potencial de ação ventricular.

de canais de íons aquosos que permitam sua difusão. Assim, os íons se deslocam pelas membranas celulares em resposta a seus gradientes apenas em momentos específicos durante o ciclo cardíaco quando estes canais iônicos são abertos. O movimento de tais íons produz correntes que são a base do potencial de ação do coração. Os canais são relativamente seletivos por íon, sendo o fluxo de íons através deles controlado por "locais" compostos de cadeias de peptídios flexíveis. Cada tipo de canal iônico tem seu próprio tipo de local, e cada tipo de local é modulado por voltagem transmembrana, íon ou condições metabólicas.

Em grande parte do coração, os canais de sódio são os determinantes mais importantes da condução do potencial de ação (PA), tendo sido descritos em detalhes. Do ponto de vista funcional, é conveniente descrever o comportamento do canal de sódio em termos dos três estágios funcionais (Fig. 10.3). O canal possui dois locais, um de *ativação* (*m*) e um de *inativação* (*h*). No repouso, o local de ativação fica fechado e o local de inativação aberto (Fig. 10.3a). A *despolarização* para a voltagem limiar leva à abertura do local de ativação (Fig. 10.3b). A entrada de sódio é rápida porque a abertura do local de ativação é acompanhada pelo fechamento do local de inativação (Fig. 10.3c). Com a repolarização, ocorre a recuperação da inativação (Fig. 10.3c), tornando os canais de sódio novamente disponíveis para excitação (Fig. 10.3a). A maioria dos canais de cálcio é ativada e inativada de modo semelhante ao dos canais de sódio, mas nos canais de cálcio cardíacos tipo L as transições ocorrem mais lentamente e em potenciais mais positivos que nos canais de sódio.

No repouso, a maioria das células cardíacas não é muito permeável ao sódio — mas, ao iniciar um potencial de ação, tornam-se bem permeáveis. Os potenciais de ação celulares demonstrados na Fig. 10.2 são o resultado dos fluxos de íons através dos canais regulados por voltagem e carreadores. Estes processos são mostrados na Fig. 10.4. No átrio normal, nas células de Purkinje e ventriculares, o potencial de ação ascendente (fase 0) é dependente da corrente de sódio (I_{Na}). Após uma rápida ativação do local *m*, o canal entra em um período mais prolongado de inativação por causa do fechamento do local *h*. No nódulo AV, a corrente de cálcio (I_{Ca}) domina a parte ascendente da fase 0. O platô do PA (fases 1 e 2) é dominado pela corrente de cálcio (I_{Ca}) e a corrente de repolarização do potássio (I_K). No final do platô, I_k provoca rápida repolarização (fase 3). Durante o platô do potencial de ação, a maioria dos canais de sódio fica inativada. O período refratário é o tempo entre a fase 0 e a recuperação dos canais de sódio na fase 3 para permitir uma nova resposta propagada ao estímulo externo.

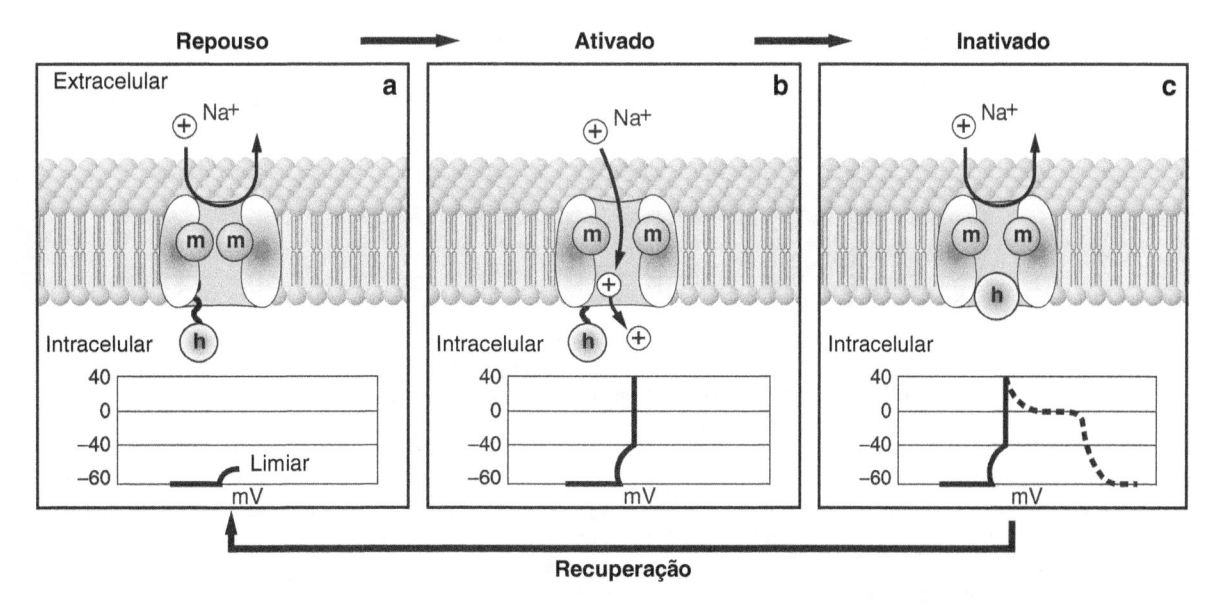

Figura 10.3 Uma representação do ciclo dos canais de Na⁺ através de diferentes estados conformacionais durante o potencial de ação cardíaco. As transições entre o estado de repouso (a), o ativado (b) e o inativado (c) são dependentes do potencial da membrana e do tempo. O local de ativação é demonstrado como (m), e o local de inativação como (h). Os potenciais típicos de cada estado são apresentados abaixo do esquema de cada canal como uma função do tempo. A linha pontilhada indica a parte do potencial de ação durante a qual a maioria dos canais de Na⁺ fica total ou parcialmente inativa e indisponível para reativação.

128 | FÁRMACOS QUE AFETAM O SISTEMA CARDIOVASCULAR

Assim, o *período refratário efetivo* (PRE) da célula cardíaca é uma função de como os canais de sódio se recuperam rapidamente da inativação. O prolongamento deste tempo de recuperação resulta no aumento no PRE, sendo dependente do potencial da membrana, que varia de acordo com o tempo de repolarização e a concentração extracelular de potássio. Um **potencial de membrana em repouso** mais positivo faz com que menos canais de sódio se abram e reduz a corrente de sódio. Os processos dos carreadores, como a bomba Na^+/K^+-ATPase e o permutador de sódio-cálcio, pouco contribuem para o formato do PA, entretanto esses transportadores de membrana são fundamentais para a manutenção dos gradientes dos íons dos quais as correntes de sódio, cálcio e potássio dependem. Os medicamentos antiarrítmicos atuam no I_{Na}, I_{Ca}, I_K individualmente ou combinados ou nos sistemas de mensageiro secundário que modulam estas correntes.

MECANISMOS ARRITMOGÊNICOS

Os fatores que precipitam as arritmias incluem isquemia, hipoxia, acidose ou alcalose, alterações dos eletrólitos, exposição excessiva a catecolaminas, influências autônomas, toxicidade pelos digitálicos ou fármacos antiarrítmicos, estiramento excessivo das fibras cardíacas e a presença de tecido cardíaco doente ou com cicatrizes. Todas as arritmias são oriundas dos distúrbios na formação do impulso, dos distúrbios na condução do impulso ou de ambos.

A formação do impulso no marca-passo ou nódulo SA pode ser acelerada aumentando a despolarização da fase 4. Este aumento é provocado pela estimulação dos receptores β_1 cardíacos, fármacos *cronotrópicos* positivos, estiramento das fibras, acidose e despolarização parcial provocada por lesões. A descarga vagal e os antagonistas do receptor beta reduzem o marca-passo ou nódulo SA

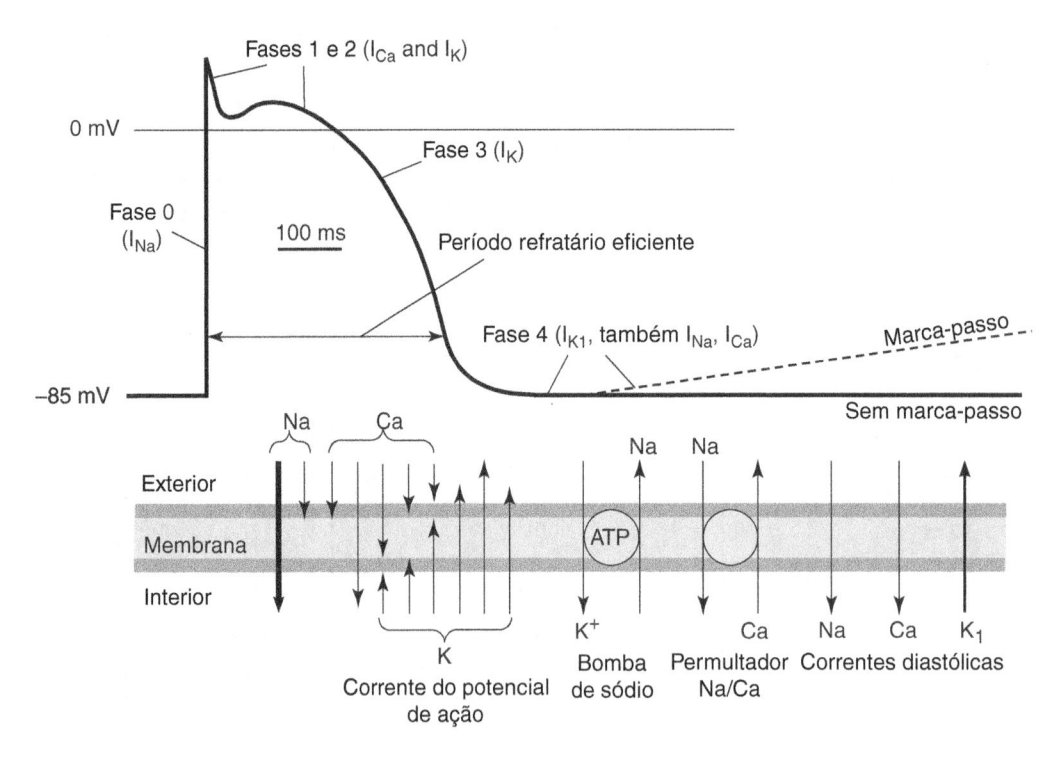

Figura 10.4 Componentes do potencial de ação da membrana (PA) em uma típica célula de Purkinje ou ventricular cardíaca. As deflexões do PA, indicadas como fases 0 a 3, são geradas por várias correntes iônicas. As ações da bomba de sódio e do permutador de sódio-cálcio estão envolvidas principalmente na manutenção do estado de equilíbrio iônico durante a atividade repetitiva. Observar que ocorrem correntes pequenas, mas importantes, durante a diástole (fase 4), além da atividade da bomba e do permutador. Em células que não fazem parte do marca-passo, a corrente externa de potássio durante a fase 4 é suficiente para manter um potencial de repouso negativo estável como demonstrado pela linha sólida na parte inferior à direita do traço. Entretanto, nas células do marca-passo, a corrente de potássio é menor, e as correntes despolarizantes (de sódio, cálcio ou ambos) durante a fase 4 são maiores o suficiente para gradualmente despolarizar a célula durante a diástole (*linha pontilhada*). A inclinação da fase 4 é aumentada pela estimulação simpática, provocando um efeito cronotrópico positivo. Com a estimulação parassimpática, ocorre o efeito reverso, levando a uma redução na inclinação da fase 4 e um efeito cronotrópico negativo.

ao diminuir a despolarização da fase 4. As células latentes do marca-passo e células normalmente inativas do átrio e ventrículo também podem apresentar atividade do marca-passo anormal em algumas condições fisiopatológicas, como isquemia, hipoxia ou hipopotassemia.

Os distúrbios na condução constituem a segunda principal causa das arritmias cardíacas. A condução muito deprimida pode resultar em um único bloqueio como ocorre no nódulo AV. O bloqueio AV é particularmente importante porque o nódulo AV consiste normalmente na única via de condução entre os átrios e ventrículos.

Outra anomalia comum da condução é a *reentrada*, também conhecida como movimento circular (Fig. 10.5). Neste caso, um único pulso entra novamente em uma direção **retrógrada** e excita as áreas do coração mais de uma vez. O caminho de tal impulso pode estar limitado a áreas muito pequenas. Por outro lado, circuitos múltiplos de reentrada, determinados pelas propriedades do tecido cardíaco, podem fluir pelo coração por vias aparentemente aleatórias. Além disso, o impulso circulatório gera "impulsos-filhos" que podem se espalhar para outras partes do coração. Dependendo de quantas viagens circulares o impulso faz pela via antes de desaparecer, a arritmia pode se manifestar como uma ou várias batidas extras ou como uma taquicardia prolongada.

Para que ocorra a reentrada, três condições devem coexistir. Primeiro, é necessário um obstáculo anatômico ou fisiológico para a condução, estabelecendo-se, assim, um circuito ao redor do qual uma onda reentrante pode se propagar. Segundo, é necessário um bloqueio unidirecional em algum ponto do circuito, ou seja, a condução deve desaparecer em uma direção, mas continuar na direção oposta. Terceiro, o tempo de condução em torno do circuito deve ser longo o suficiente de modo que o impulso retrógrado não entre no tecido refratário à medida que viaja em torno do obstáculo; assim, o tempo de condução deve exceder o período refratário eficiente para o tecido. Sob tais condições, como mostrado na Fig. 10.5b, o impulso normal gradualmente se reduz à medida que invade progressivamente o tecido mais despolarizado e finalmente para. Ao alterar o período de refração, pelo prolongamento ou redução, pode diminuir a chance de ocorrer reentrada. Quanto mais longo o período refratário nos tecidos próximos ao local do bloqueio, maior a chance de os tecidos ainda permanecerem refratários quando a reentrada surgir. Por outro lado, quanto mais curto o período refratário na região deprimida, menor a chance de ocorrer bloqueio unidirecional. Várias classes de fármacos antiarrítmicos suprimem as arritmias por alterar o período refratário nos tecidos cardíacos onde ocorre a reentrada.

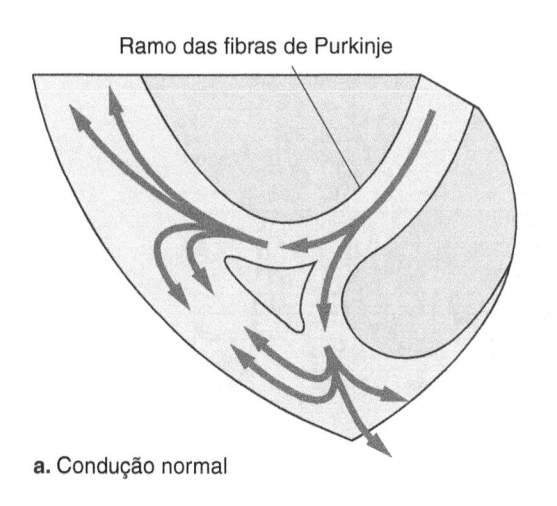

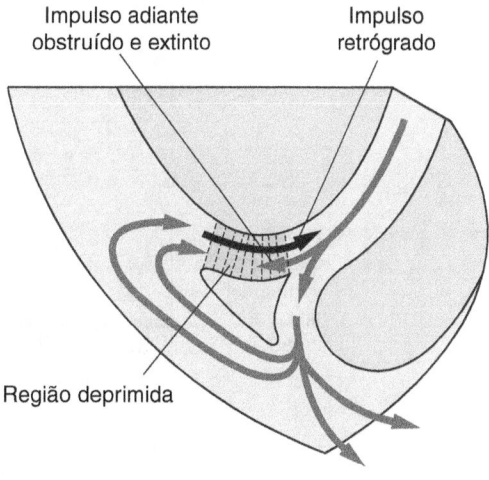

Figura 10.5 Diagrama esquemático de um circuito de reentrada que pode ocorrer em pequenos ramos bifurcados do sistema de Purkinje onde eles entram na parede ventricular. (a) Normalmente, os ramos de excitação elétrica ao redor do circuito são transmitidos através dos ramos ventriculares e se extinguem na outra extremidade do circuito por causa da colisão de impulsos. (b) Uma área de bloqueio unidirecional surge em um dos ramos, evitando a transmissão de pulso anterógrada no local do bloqueio, mas o impulso retrógrado poderá ser propagado através do local do bloqueio se o impulso encontrar tecido excitável, ou seja, o período refratário é mais curto que o tempo de condução. Este impulso excita novamente o tecido por onde já tinha passado, e é estabelecida uma arritmia por reentrada.

Algumas das arritmias clinicamente importantes são o *flutter atrial*, *fibrilação atrial* (FA), *reentrada do nódulo AV* (um tipo comum de *taquicardia supraventricular* [SVT]), *contrações ventriculares prematuras* (PVC), *taquicardia ventricular* (TV) e *fibrilação ventricular* (FV). Exemplos de registros eletrocardiográficos do ritmo normal do seio e algumas destas arritmias comuns são apresentados na Fig. 10.6. *Torsade de pointes* é uma arritmia ventricular de grande importância farmacológica por ser geralmente induzida por fármacos antiarrítmicos e outros fármacos que prolongam o intervalo QT. A morfologia eletrocardiográfica é de uma taquicardia ventricular polimórfica, geralmente apresentando amplitudes de QRS crescente e decrescente. A *torsade* também está associada à síndrome do QT longo, um prolongamento anormal hereditário do intervalo QT provocado por mutações nas moléculas dos canais de I_K e I_{Na}.

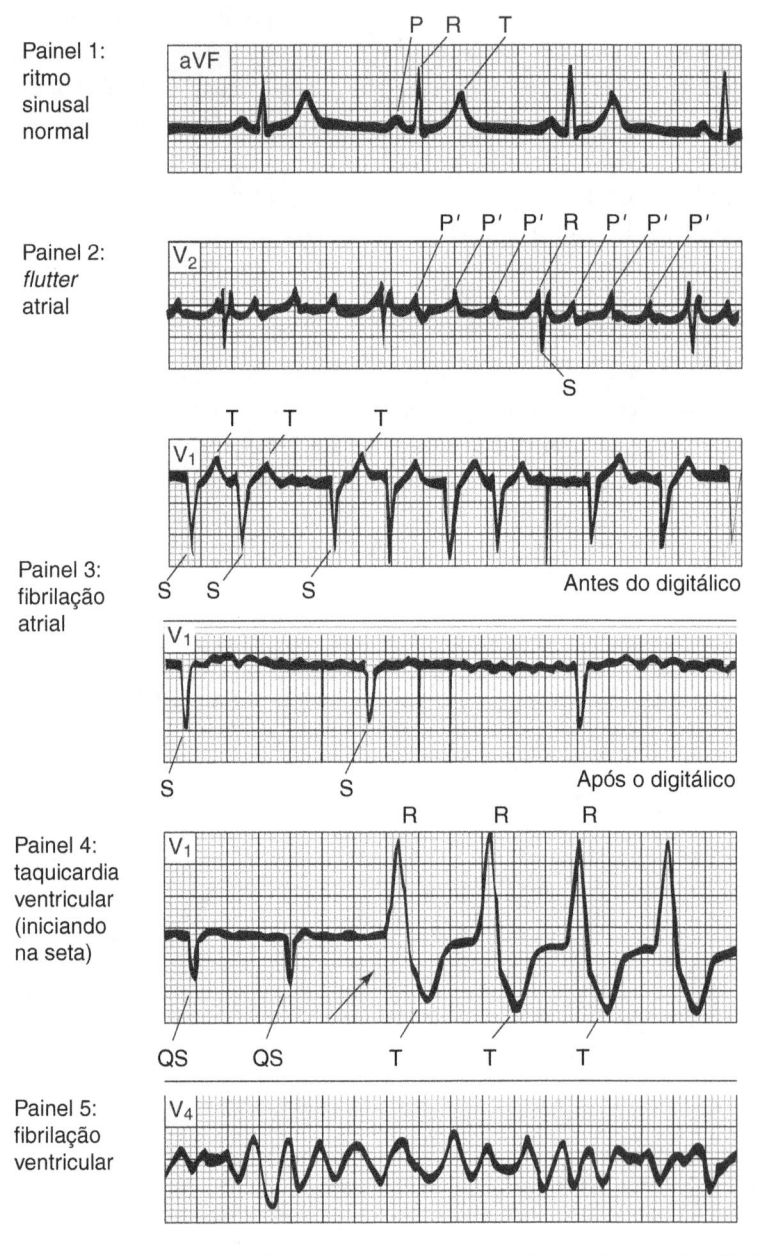

Figura 10.6 ECG típicos do ritmo sinusal normal e algumas arritmias comuns. As principais ondas (P, Q, R, S e T) são indicadas em cada registro de ECG, exceto no painel 5, no qual a atividade elétrica se mostra totalmente desorganizada e nenhuma destas deflexões é identificada.

ESTRATÉGIAS DE TRATAMENTO

As arritmias são provocadas pela atividade anormal do marca-passo ou propagação anormal do impulso. Assim, o objetivo da terapia para as arritmias é reduzir a atividade do marca-passo ectópico e modificar a condução ou refratariedade nos circuitos de reentrada para desativar o movimento circular. Como já afirmado, estes mecanismos são o bloqueio dos canais de sódio (classe I), bloqueio dos receptores cardíacos beta (classe II), bloqueio dos canais de potássio (classe III) e bloqueio dos canais de cálcio (classe IV).

Os fármacos antiarrítmicos reduzem a automaticidade dos marca-passos ectópicos mais do que o nódulo SA; também diminuem a condução e excitabilidade, bem como aumentam o período refratário em uma extensão maior no tecido despolarizado do que no tecido normalmente polarizado, o que é obtido principalmente ao selecionar o bloqueio dos canais de sódio ou cálcio das células despolarizadas. Os agentes bloqueadores de canal úteis na terapia possuem alta afinidade por canais ativados durante a fase 0 ou canais inativados durante as fases 2 e 3, mas apresentam pouca afinidade por canais em repouso durante a fase 4. Por isso, tais fármacos bloqueiam a atividade elétrica quando ocorre uma rápida taquicardia, em que se verificam muitas ativações e inativações de canais em um intervalo de tempo. Estes fármacos também bloqueiam a atividade elétrica quando ocorre significativa perda do potencial de repouso, e muitos canais são inativados durante o repouso em potenciais menos negativos. Assim, os canais usados frequentemente ou os em estado inativo são mais suscetíveis ao bloqueio do que os canais no repouso em potenciais mais negativos.

Nas células com automaticidade anormal, a maioria dos fármacos reduz a inclinação da fase 4 ao bloquear os canais de sódio ou cálcio e, portanto, reduz a proporção de entrada de íons positivos em comparação com a saída dos íons positivos, o que leva a uma despolarização mais lenta da fase 4 nas células suscetíveis. Além disso, alguns agentes podem aumentar o limiar, ou seja, tornam-no mais positivo.

Nas arritmias de reentrada que dependem da condução **anterógrada** muito deprimida, a maioria dos agentes antiarrítmicos reduz a condução através de um ou dois mecanismos. Estes agentes podem diminuir o número de estados de equilíbrio dos canais desbloqueados disponíveis, que reduz as correntes excitatórias para um nível abaixo do necessário à propagação. Por outro lado, tais fármacos podem prolongar o tempo de recuperação destes canais ainda capazes de alcançar o estado de repouso e disponível, o que aumenta o PRE. Como resultado, as extrassístoles prematuras não conseguem se propagar, e os impulsos tardios se propagam mais lentamente e estão sujeitos ao bloqueio de condução bidirecional.

Através destes mecanismos, os fármacos antiarrítmicos podem suprimir a automaticidade ectópica e a condução anormal que ocorrem nas células despolarizadas, deixando-as quietas, e afetam muito pouco a atividade elétrica nas partes repolarizadas normais do coração. Entretanto, à medida que a dose é aumentada, a maioria destes agentes também deprime a condução no tecido normal, eventualmente levando a arritmias induzidas por fármacos. Além disso, uma concentração do fármaco que tenha atividade antiarrítmica, sob as condições iniciais de tratamento, pode provocar arritmias durante a taquicardia, acidose, hiperpotassemia ou isquemia.

Antiarrítmicos da classe I (anestésicos locais, bloqueadores dos canais [I_{NA}])

Os fármacos da classe I são subdivididos com base nos seus efeitos na duração do potencial de ação. Os agentes da classe IA, como a **procainamida**, prolongam o PA. Os fármacos da classe IB, como a **lidocaína**, encurtam o PA em alguns tecidos cardíacos. Os fármacos da classe IC, como a **flecainida**, não possuem efeito na duração do PA. As características farmacocinéticas para esta classe são apresentadas no Quadro 10.1, e os efeitos farmacodinâmicos no potencial de ação cardíaco são apresentados na Fig. 10.7.

Efeitos fisiológicos

Como os anestésicos locais, todos os fármacos da classe I reduzem a velocidade ou bloqueiam a condução, especialmente nas células despolarizadas, e diminuem ou anulam os marca-passos anormais sempre que estes processos dependerem dos canais de sódio. Os fármacos bloqueadores dos canais de sódio úteis se ligam a seus receptores mais rapidamente quando o canal está aberto ou inativado do que quando totalmente repolarizado e recuperado da atividade anterior. Os canais iônicos no tecido arrítmico gastam mais tempo nos estados abertos ou inativos do que os canais no tecido normal. Por isso, tais fármacos antiarrítmicos bloqueiam os canais no tecido anormal de forma mais eficiente do que os canais no tecido normal. Como resultado, os bloqueadores dos

Quadro 10.1 Propriedades dos protótipos dos fármacos antiarrítmicos

Fármaco	Classe	Meia-vida	Via	PR Intervalo	QRS Duração	QT Intervalo
Disopiramida	IA	6 a 8 h	Oral	↓ ou ↑[1]	↑↑	↑↑
Procainamida	IA	3 a 4 h	Oral, intravenosa	↓ ou ↑[1]	↑↑	↑↑
Quinidina	IA	6 h	Oral, intravenosa	↓ ou ↑[1]	↑↑	↑↑↑
Lidocaína	IB	1 a 2 h	IV	–	–[2]	–
Mexiletina	IB	12 h	Oral	–	–[2]	–
Tocainida	IB	12 h	Oral	–	–[2]	–
Flecainida	IC	20 h	Oral	↑ (leve)	↑↑	–
Esmolol	II	10 min	IV	↑↑	–	–
Propranolol	II	8 h	Oral, intravenosa	↑↑	–	–
Amiodarona	IA, III	1 a 10 semanas	Oral, intravenosa	↑	↑↑	↑↑↑↑
Ibutilida	III	6 h	Oral	↑	–	↑↑↑
Sotalol	III, II	7 h	Oral	↑	–	↑↑↑
Verapamil	IV	7 h	Oral, intravenosa	↑↑	–	–
Diltiazem	IV	4 a 8 h	Oral, intravenosa	↑	–	–
Adenosina	Misc	3 s	IV	↑↑↑	–	↑

[1] PR pode diminuir através da ação antimuscarínica ou aumentar através da ação bloqueadora de canal.
[2] A lidocaína, mexiletina e tocainida apresentam baixa velocidade de condução nas células isquêmicas, despolarizadas, mas não no tecido normal.

canais de sódio antiarrítmicos deprimem seletivamente o tecido frequentemente despolarizado ou relativamente despolarizado durante o repouso. Tais condições ocorrem durante uma taquicardia rápida para o primeiro e no tecido hipóxico para o último.

CLASSE IA: a **procainamida** é um protótipo da classe IA. Outros fármacos com ações da classe IA incluem **quinidina** e **disopiramida**. A **amiodarona**, geralmente classificada como sendo da classe III, também tem ações típicas dos fármacos da classe IA. Tais fármacos atuam nas arritmias atriais e ventriculares; bloqueiam o I_{Na}, por isso reduzem a velocidade de condução nos átrios, fibras de Purkinje e células ventriculares. Em altas doses, também diminuem a condução no AV. A redução na condução ventricular leva a um aumento na duração do QRS no ECG (Quadro 10.1). Além disso, os fármacos da classe IA bloqueiam o I_K, razão pela qual aumentam a duração do PA e PRE, reduzindo, ainda, a velocidade de condução e os marca-passos ectópicos. O aumento na duração do PA gera um aumento no intervalo QT. A amiodarona tem efeitos similares na corrente de sódio e possui o maior efeito de prolongamento do PA.

CLASSE IB: a **lidocaína** é o protótipo da classe IB. A **mexiletina** e **tocainida** são outros agentes da classe IB. A lidocaína afeta seletivamente o tecido de Purkinje ou o tecido ventricular isquêmico ou despolarizado e tem pouco efeito sobre o tecido do átrio. O fármaco reduz a duração do PA, mas como diminui a velocidade de recuperação dos canais de sódio do estado de inativação, não encurta e pode até prolongar o PRE. A mexiletina e tocainida possuem efeitos similares; como têm pouco efeito sobre as células cardíacas normais, mostram pouco efeito no ECG (Quadro 10.1). A **fenitoína**, um anticonvulsivante e não um real anestésico local, é classificada, algumas vezes, com os agentes antiarrítmicos da classe IB por poder ser usada para reverter as arritmias induzidas pelos digitálicos; lembra a lidocaína na ausência de efeito significativo no ECG normal.

CLASSE IC: a **flecainida** é o protótipo dos fármacos com ação da classe IC. A **encainida**, **moricizina** e **propafenona** são membros raramente usados desta classe, não possuindo efeito na duração do PA ventricular ou no intervalo QT. Constituem poderosos depressores da corrente de sódio, entretanto podem reduzir, de forma marcante, a velocidade de condução nas células atriais e ventriculares; aumentam a duração do QRS no ECG.

Usos clínicos

CLASSE IA: a procainamida pode ser usada em todos os tipos de arritmia, podendo as arritmias atriais e

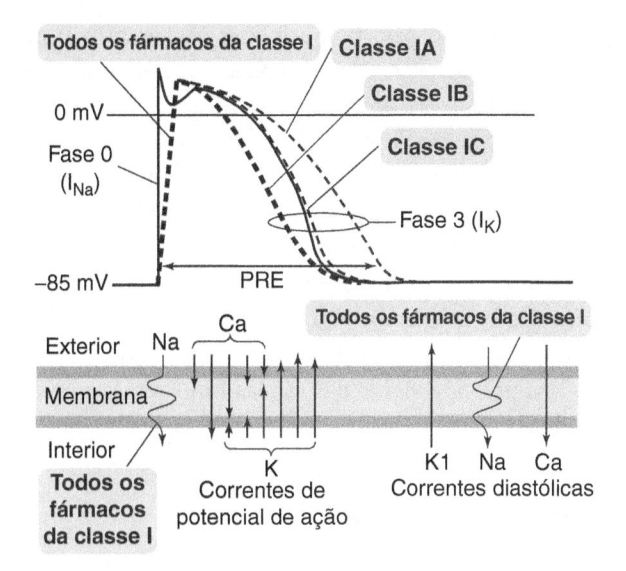

Figura 10.7 Diagrama dos efeitos dos agentes da classe I. Observar que todos os fármacos da classe I reduzem as correntes de sódio nas fases 0 e 4 (*linhas onduladas*), nas células suscetíveis. Os fármacos da classe IA também reduzem a corrente de potássio (I_K) e prolongam a duração do PA, o que resulta em significativo prolongamento do período refratário eficaz. Os fármacos das classes IB e IC possuem efeitos diferentes (ou não) na corrente de potássio e encurtam ou não possuem efeito na duração do PA.

ventriculares responderem a este tratamento. A quinidina e disopiramida possuem usos similares. A procainamida também é comumente usada em arritmias durante a fase aguda do infarto do miocárdio.

CLASSE IB: a lidocaína é útil nas arritmias ventriculares agudas, especialmente as que envolvem isquemia, após o infarto do miocárdio. As arritmias atriais não respondem, exceto as arritmias causadas pelos digitálicos. A mexiletina e tocainida possuem ações similares, sendo administradas por via oral. A lidocaína é administrada geralmente por via intravenosa, mas a administração intramuscular também se faz possível. A lidocaína nunca é administrada por via oral porque sofre um intenso efeito de primeira passagem e seus metabólitos são potencialmente cardiotóxicos.

CLASSE IC: a flecainida é eficiente nas arritmias atriais e ventriculares, sendo, porém, aprovada apenas para as taquicardias ventriculares refratárias que tendem a progredir para FV em momentos imprevisíveis, resultando em "morte súbita", e para algumas arritmias supraventriculares que não respondem ao tratamento tradicional.

Efeitos adversos

Na discussão a seguir, o leitor deve observar que a hiperpotassemia exacerba a cardiotoxicidade dos fármacos da classe I.

CLASSE IA: a procainamida provoca hipotensão, especialmente quando usada por via parenteral e uma síndrome reversível similar ao lúpus eritematoso. A quinidina provoca **cinchonismo**, que pode surgir como dor de cabeça, **vertigem, zumbido**, depressão cardíaca, desconforto gastrintestinal e reações autoimunes, como púrpura trombocitopênica. Conforme descrito no Cap. 9, a quinidina reduz a depuração da digoxina e pode aumentar a concentração sérica do glicosídio de forma significativa. A disopiramida possui marcantes efeitos antimuscarínicos e pode provocar insuficiência cardíaca. Todos os fármacos da classe IA podem precipitar novas arritmias. A *torsade de pointes* está associada em particular com a quinidina e outros fármacos (exceto amiodarona) que prolongam a duração do PA. Os efeitos tóxicos da amiodarona são discutidos adiante.

CLASSE IB: a lidocaína, mexiletina e tocainida podem provocar a típica toxicidade de anestésico local, a qual pode levar à estimulação do sistema nervoso central (SNC), possivelmente incluindo convulsões e depressão cardiovascular. As alergias, como exantemas, também são um potencial efeito e podem levar à **anafilaxia**. A tocainida pode provocar **agranulocitose**. Estes fármacos também podem causar arritmias, mas é menos comum do que com os fármacos das classes IA e IC.

CLASSE IC: é mais provável que a flecainida, e seus **congêneres** exacerbem ou precipitem as arritmias mais do que os outros agentes antiarrítmicos. Por isso, tais fármacos possuem um efeito pró-arrítmico, razão pela qual os fármacos da classe IC estão restritos ao uso em arritmias que não respondem a outros fármacos. Eles também provocam toxicidade no SNC semelhante à causada pelos anestésicos locais.

Antiarrítmicos da classe II (antagonistas do receptor beta)

Os betabloqueadores são discutidos com mais detalhes no Cap. 6. O **propranolol** e **esmolol** são os protótipos dos antagonistas do receptor beta antiarrítmicos. Seu principal mecanismo nas arritmias é o bloqueio do receptor β_1 do coração e redução do monofosfato de adenosina cíclico (cAMP), o que provoca uma redução no I_{Na} e I_{Ca}, bem como a supressão dos marca-passos anormais. O nódulo AV é particularmente sensível aos antagonistas do receptor beta. O intervalo PR é geralmente prolongado pelos fármacos da classe II (Quadro 10.1). Em algumas condições, estes fármacos possuem algum efeito anestésico local direto no coração, ou seja, o bloqueio dos canais de sódio, mas isto é raro nas concentrações clínicas.

Usos clínicos

O esmolol, um antagonista do receptor beta de curta ação para administração intravenosa, é usado exclusivamente nas arritmias agudas. O propranolol, metoprolol e timolol são comumente usados como fármacos profiláticos nos pacientes que tiveram infarto do miocárdio. A terapia crônica com estes fármacos fornece uma proteção de 2 anos ou mais após o infarto.

Efeitos adversos

Os efeitos tóxicos dos antagonistas do receptor beta em pacientes com arritmias são os mesmos que em pacientes com outras doenças (Cap. 6). Os pacientes com arritmias são mais suscetíveis à depressão do débito cardíaco induzida pelos antagonistas do receptor beta do que os com coração normal, e o uso sensato destes fármacos reduz a progressão da insuficiência cardíaca crônica (Cap. 9) bem como a incidência das arritmias potencialmente fatais na insuficiência cardíaca.

Antiarrítmicos da classe III (bloqueadores dos canais de potássio [I_k])

O **sotalol e ibutilida** são os protótipos da classe III. O sotalol tem eficaz atividade antagonista do receptor beta e ação antiarrítmica que prolonga o potencial de ação. A **dofetilida** é similar à ibutilida. A **amiodarona** é geralmente classificada como sendo um fármaco da classe III porque prolonga a duração do PA ao bloquear os canais de cálcio; além disso, bloqueia os canais de sódio. O **bretílio** é um agente mais antigo que combina as ações simpatolíticas e um efeito bloqueador dos canais de cálcio no tecido isquêmico.

Efeitos fisiológicos

O destaque dos fármacos da classe III é o prolongamento da duração do PA (Fig. 10.8). Este prolongamento do PA é provocado pelo bloqueio dos canais de potássio I_k responsáveis pela repolarização do PA. O prolongamento do PA leva a um aumento no PRE e reduz a capacidade do coração de responder a taquicardias rápidas. O sotalol, ibutilida, dofetilida e amiodarona produzem tal efeito na maioria das células cardíacas. A ação destes fármacos surge no ECG como aumento no intervalo QT. A N-acetilprocainamida, um metabólito da procainamida (classe IA), também prolonga o PA e intervalo QT. O bretílio, por outro lado, produz um prolongamento do PA, principalmente nas células isquêmicas, e pouca mudança no ECG.

Usos clínicos e efeitos adversos

O bretílio raramente é usado na clínica, sendo atualmente utilizado apenas no tratamento de emergência das arritmias refratárias após o infarto do miocárdio, especialmente a fibrilação ventricular recorrente e se a lidocaína e a cardioversão não funcionarem. Este fármaco pode precipitar novas arritmias ou marcante hipotensão. O sotalol é muito mais usado e está disponível para a via oral (Quadro 10.1); pode precipitar a arritmia da *torsade de pointes* assim como os sinais do bloqueio excessivo dos receptores beta como a bradicardia sinusal ou asma. A ibutilida e dofetilida são recomendadas para *flutter* e fibrilação atrial. Seu efeito tóxico mais importante é a

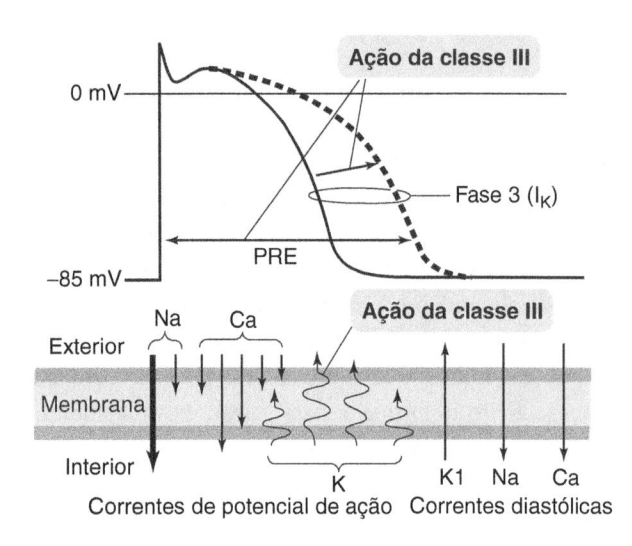

Figura 10.8 Diagrama dos efeitos dos agentes da classe III. Todos os fármacos da classe III prolongam a duração do PA em células cardíacas suscetíveis ao reduzir a corrente de saída de potássio da fase 3 (I_k, *linhas onduladas*). O principal efeito é prolongar o período refratário eficiente. Notar que a corrente de potássio da diástole na fase 4 (I_{K1}) não é afetada por estes fármacos.

indução da *torsade de pointes*. Os efeitos tóxicos dos fármacos da classe IA, que possuem a mesma ação bloqueadora dos canais de potássio I_k dos agentes da classe III, são discutidos com os fármacos da classe IA.

A amiodarona é um caso especial; mostra-se eficiente na grande maioria dos tipos de arritmia, sendo considerada o fármaco mais eficiente dos antiarrítmicos, o que ocorre porque este agente tem amplo espectro de atividade; bloqueia os canais de sódio, cálcio e potássio, bem como os receptores β_1. Por causa dos seus efeitos tóxicos, a amiodarona é aprovada para uso principalmente em arritmias que não respondem aos outros fármacos. Contudo, é usada atualmente em uma grande variedade de arritmias; provoca depósitos microcristalinos na córnea e pele, hipertireoidismo ou hipotireoidismo, parestesias, tremor e fibrose pulmonar. Raramente, causa novas arritmias, talvez por causa do seu amplo espectro de ação.

Antiarrítmicos da classe IV (bloqueadores dos canais de cálcio)

O **verapamil** é o protótipo dos antiarrítmicos da classe IV. O **diltiazem** também é um antiarrítmico eficiente, embora não seja aprovado pelo Food and Drug Administration (FDA) para esta finalidade. O nifedipino e outras diidropiridinas não são úteis como antiarrítmicos, provavelmente porque reduzem a pressão arterial o suficiente para provocar uma descarga simpática compensatória no coração. O último efeito facilita mais do que suprime as arritmias.

Respostas fisiológicas

O verapamil e diltiazem são mais eficientes nas arritmias que atravessam o nódulo AV, um tecido cardíaco dependente de cálcio; provocam uma depressão seletiva da corrente de cálcio em tecidos que exigem a participação de canais de cálcio tipo L (Fig. 10.9). A velocidade de condução é reduzida, e tais fármacos aumentam o período refratário eficaz. O intervalo PR é consideravelmente elevado (Quadro 10.1).

Usos clínicos e efeitos adversos

Os bloqueadores dos canais de cálcio são eficientes na conversão da reentrada do nódulo AV, também conhecida como taquicardia nodal, para o ritmo sinusal normal. Seu principal uso é na prevenção destas arritmias nodais em pacientes suscetíveis a recorrência.

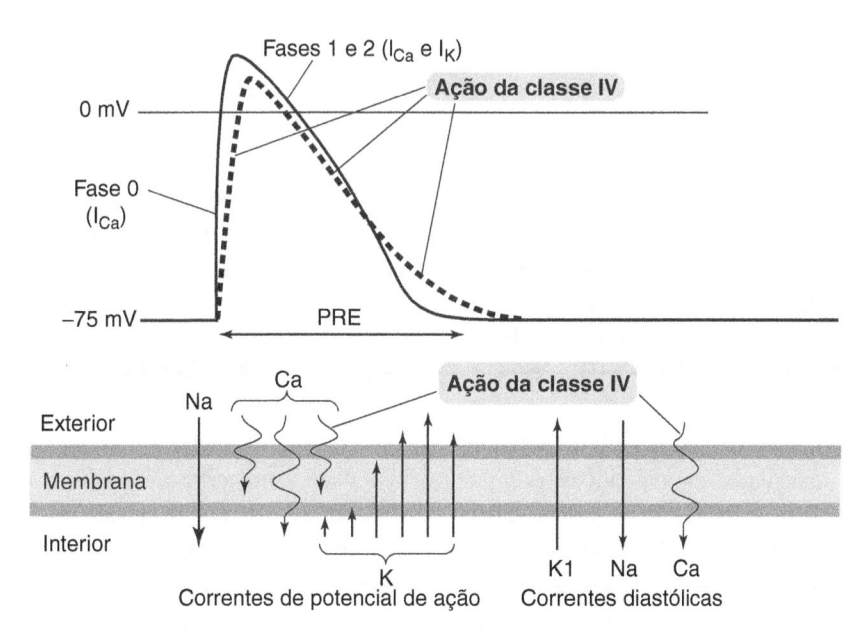

Figura 10.9 Diagrama dos efeitos dos fármacos da classe IV na célula cardíaca dependente de cálcio no nódulo AV. Neste nódulo, o surgimento do PA se deve principalmente à corrente de cálcio. Os fármacos da classe IV reduzem a corrente interna de cálcio durante o PA e a fase 4 (*linhas onduladas*). Como resultado, a velocidade de condução é reduzida no nódulo AV, e a refratoriedade prolongada. A despolarização do marca-passo durante a fase 4 será também reduzida se for provocada por uma excessiva corrente de cálcio.

Estes fármacos são ativos por via oral, mas também estão disponíveis para uso parenteral (Quadro 10.1). O diltiazem é usado na clínica para o tratamento do *flutter* e fibrilação atrial. A toxicidade mais importante do verapamil constitui um efeito farmacológico excessivo porque a contratilidade cardíaca, condução AV e pressão sanguínea podem ser significativamente reduzidas. O diltiazem tem um efeito menos depressivo sobre a pressão sanguínea. Ver o Cap. 8 para mais informações sobre a toxicidade dos referidos fármacos.

Outros fármacos antiarrítmicos

A **adenosina** é um componente normal do sangue – mas, quando administrada em altas doses (6 a 12 mg) em *bolus* intravenoso, reduz ou bloqueia completamente a condução no nódulo AV (Quadro 10.1), provavelmente ao hiperpolarizar este tecido através do aumento do I_k e redução do I_{Ca}. Mostra-se muito eficiente para eliminar as arritmias do nódulo AV e, por causa da sua baixa toxicidade, tornou-se o fármaco de escolha para episódios agudos deste tipo de arritmia. Tem uma ação muito curta, em torno de 15 s. Os efeitos tóxicos incluem vermelhidão e hipotensão – mas, como apresenta curta duração, estes efeitos não limitam seu uso. Também podem ocorrer dor no peito e dispneia.

As ações dos **digitálicos** foram discutidas no Cap. 9. A ação parassimpatomimética cardíaca da digoxina é explorada algumas vezes no tratamento das arritmias atriais rápidas ou do nódulo AV. No *flutter* ou fibrilação atrial, os digitálicos reduzem a condução AV o suficiente para proteger os ventrículos contra velocidades excessivamente elevadas (Fig. 10.6, painel 3). Nas arritmias de re-entrada do nódulo AV, os digitálicos podem exercer um efeito depressor o suficiente para eliminar a arritmia. Este uso dos digitálicos tornou-se menos comum desde a introdução dos bloqueadores dos canais de cálcio e da adenosina como fármacos antiarrítmicos.

O **potássio** deprime os marca-passos ectópicos, como os provocados pela toxicidade dos digitálicos. A hipopotassemia está associada a um aumento na incidência das arritmias, especialmente em pacientes tratados com digitálicos. Por outro lado, os níveis elevados de potássio deprimem a condução, podendo provocar arritmias de reentrada. Como os níveis insuficientes ou excessivos de potássio podem provocar arritmias, a terapia com potássio nas arritmias é direcionada para normalizar os níveis deste íon no organismo.

O **magnésio** não foi estudado em detalhes como o potássio, mas é provável que tenha efeitos depressores similares nas arritmias induzidas pelos digitálicos; também parece ser eficiente em alguns casos de arritmia de *torsade de pointes*.

TERAPIA NÃO FARMACOLÓGICA DAS ARRITMIAS CARDÍACAS

Os fármacos antiarrítmicos podem precipitar arritmias letais em alguns pacientes, e estudos clínicos levaram a uma reavaliação dos seus riscos e benefícios. No início do século XX, a pesquisa experimental sugeriu que a reentrada pode ser interrompida permanentemente ao cortar o seu circuito. Este conceito é aplicado atualmente para tratar as arritmias clínicas que ocorrem como resultado da reentrada em vias anatomicamente delineadas. Por exemplo, a interrupção de conexões AV acessórias pode curar permanentemente as arritmias em pacientes com a síndrome de Wolff-Parkinson-White. Esta interrupção foi feita originalmente durante uma cirurgia cardíaca aberta, mas agora é obtida ao liberar energia de radiofrequência através de um cateter intracardíaco posicionado no local adequado. Como tal procedimento tem baixa morbidade, vem sendo usado para outras arritmias de reentrada com vias definidas, como a reentrada do nódulo AV, *flutter* atrial e algumas formas de fibrilação atrial e taquicardia ventricular. Outras formas de terapias não farmacológicas, como a desfibrilação cardíaca externa, o implante de desfibriladores cardíacos (ICD) e implante de marca-passos tornaram-se muito importantes. O crescente uso de terapias antiarrítmicas não farmacológicas reflete os avanços na tecnologia e na crescente avaliação dos riscos da terapia a longo prazo com os fármacos atualmente disponíveis.

FOCO NA REABILITAÇÃO

As arritmias são manifestações de graves distúrbios cardiovasculares bem como efeitos de vários fármacos e anomalias eletrolíticas. Foram reportados redução e aumento na incidência das arritmias durante a reabilitação em pacientes com histórico de arritmias. Por isso é necessário monitorar tais pacientes durante a fisioterapia. A prevenção das arritmias com os antiarrítmicos em pacientes ao longo da reabilitação vem demonstrando resultados contraditórios. Assim, pacientes reabilitados usando fármacos antiarrítmicos apresentam melhor qualidade de vida, definida como estabilidade emocional, satisfação com o trabalho e a vida social, assim como retorno ao trabalho.

O estresse cardiovascular das atividades associadas à reabilitação, como programa de exercícios progressivos na reabilitação cardíaca, pode aumentar o risco de arritmia. Além disso, o fisioterapeuta deve lembrar que o potencial para maior risco de arritmias em pacientes com histórico documentado de arritmias não se restringe à reabilitação cardíaca. Qualquer atividade que aumente o tônus simpático pode aumentar o risco de arritmias. O paciente durante a reabilitação no programa de fortalecimento pode ter o mesmo risco de desenvolver arritmia que um paciente na reabilitação cardíaca Devem-se monitorar com cuidado os pacientes com histórico de arritmias. O ECG monitorado durante a caminhada e treinamento de exercício é o método de escolha. Se não for possível fazer o monitoramento eletrocardiográfico, a determinação de pulso anormal, tontura ou náuseas poderão ajudar o médico a detectar arritmias durante a reabilitação.

RELEVÂNCIA CLÍNICA PARA A REABILITAÇÃO

Reações adversas a fármacos

- A hipotensão ortostática é um problema dos fármacos antiarrítmicos das classes II, IV e alguns da classe III.
- A broncoconstrição constitui um problema dos fármacos antiarrítmicos da classe II.
- Os antiarrítmicos da classe II escondem as manifestações iniciais de hipoglicemia.
- Várias classes de antiarrítmicos deprimem a frequência e contratilidade cardíacas.
- Todas as classes de antiarrítmicos possuem alguns representantes que podem induzir a arritmias cardíacas.
- Os diuréticos poupadores de potássio e fármacos que inibem o sistema angiotensina-aldosterona aumentam o nível plasmático de potássio bem como exacerbam os efeitos da reentrada dos antiarrítmicos da classe I. As tiazidas e diuréticos de alça reduzem o nível de potássio plasmático e aumentam as arritmias induzidas pela automaticidade espontânea.
- A amiodarona pode provocar hiper ou hipotireoidismo.

Efeitos que interferem na reabilitação

- A hipotensão ortostática pode fazer com que os pacientes desmaiem ao serem levantados para a posição supina, ao sair da área de aquaterapia se o exercício aeróbico for encerrado sem um adequado período de desaquecimento.
- A dispneia pode limitar a capacidade aeróbica dos pacientes.
- A frequência cardíaca não pode ser usada como um marcador de esforço para os pacientes que usam os antiarrítmicos da classe II.
- O débito cardíaco pode ser reduzido por estes fármacos, limitando as atividades aeróbicas.
- As manifestações da hipoglicemia que ocorrem durante as atividades aeróbicas podem ser reduzidas em pacientes que usam fármacos antiarrítmicos da classe II.
- A capacidade de participar de atividades aeróbicas pode ser reduzida por causa da disfunção da tireoide em pacientes que usam amiodarona.

Possíveis soluções terapêuticas

- Verificar a frequência cardíaca e pressão sanguínea antes da e durante a terapia.
  - Se o paciente não estiver usando fármacos antiarrítmicos da classe II, monitorar a frequência cardíaca durante as atividades aeróbicas.
  - Sendo o paciente diabético e recebendo fármacos antiarrítmicos da classe II, verificar seus níveis de glicose antes das atividades aeróbicas.
- Para evitar o desmaio associado à hipotensão ortostática, observar os pacientes durante a mudança de posição e quando saírem de uma piscina aquecida. Finalmente, fazer um desaquecimento após um período do exercício.
- Aumentar o tempo para realizar o exercício aeróbico a fim de evitar a dispneia e auxiliar a redução do débito cardíaco.
- Usar o esforço percebido (*borg rating of perceived exertion scale*) quando determinar a atividade aeróbica em pacientes submetidos ao tratamento com fármacos antiarrítmicos da classe II.

Potencialização dos resultados funcionais secundários à terapia medicamentosa

- O controle das arritmias com estes fármacos permite que os pacientes melhorem a tolerância aeróbica durante várias atividades na reabilitação, tais como:
    Reabilitação cardíaca
    Retorno ao condicionamento do trabalho
    Alongamento musculoesquelético e atividade de resistência

ESTUDO DE CASO CLÍNICO

Breve histórico: a paciente tem 42 anos e um histórico de fibrilação atrial paroxística bem como prolapso da valva mitral desde a infância. Encontra-se sob os cuidados de um cardiologista. Seu índice de massa corporal é 25 e não apresenta outras morbidades documentadas. Trabalha em uma fábrica de componentes de fibra de carbono para aeronaves. Sua função requer o exame final do componente na última etapa do processo de fabricação e, em seguida, o movimento repetitivo de empilhar objetos que pesam entre 3,6 kg e 6,8 kg durante um turno de 8 h. A pilha de componentes começa na altura do joelho, e a altura máxima é no nível dos ombros. Por causa das exigências da produção, se os componentes tocarem o chão, deverão ser recolhidos e descartados. O exame dos componentes requer experiência e qualificação específica em engenharia. Quatorze dias atrás, a paciente derrubou um dos componentes e se inclinou para recolhê-lo, sentindo súbita dor no lado direito da área lombar. Foi levada para a sala de emergência sentindo muita dor e recebeu alta com prescrição de um analgésico. Dois dias depois, foi examinada pelo médico da empresa e encaminhada para fisioterapia visando ao alívio da dor e retorno funcional para o programa de trabalho.

Quadro médico atual e terapia medicamentosa: a paciente declara usar diltiazem regularmente para evitar arritmias e não utiliza outros medicamentos, exceto analgésicos.

Cenário da reabilitação: a paciente foi levada para a clínica ambulatorial por outra pessoa e precisou de ajuda para sair do carro. Exceto nas consultas clínicas, afirma que não pratica atividade física, exceto as necessidades fisiológicas básicas, e permanece deitada na cama ou no sofá desde o acidente. Os três primeiros tratamentos na clínica buscavam reduzir a dor e iniciar o retorno à mobilidade funcional com o mínimo de esforço físico. A paciente informou que parou a medicação prescrita para a dor nas costas ontem, por causa da sedação e prisão de ventre, e que vem tentando controlar a dor com medicamentos de venda livre. Hoje, chegou a fim de iniciar o retorno funcional para o programa de trabalho. A sessão começou com a determinação dos sinais vitais. A frequência cardíaca era de 78 bpm e regular, e sua pressão sanguínea era de 132/89 mmHg no repouso antes de iniciar o programa. A paciente estava há 15 min no retorno funcional para o programa de trabalho quando reclamou de palpitações no peito que identificou como uma arritmia. As determinações dos sinais vitais mostraram a frequência cardíaca de 120 bpm irregular e pressão sanguínea de 159/98 mmHg. Após alguns minutos, as palpitações no peito desapareceram, e a frequência cardíaca tornou-se regular, mas ainda permanecia elevada (100 bpm).

Problema/opções clínicas: a alta pressão sanguínea, taquicardia e ritmo irregular durante o retorno funcional para a atividade física sugerem que esta atividade induziu à arritmia. A situação pode ter sido precipitada pelo período de inatividade da paciente desde o acidente que levou à perda do condicionamento físico. Além disso, é possível que o médico da empresa não soubesse da doença cardíaca da paciente. O fisioterapeuta deve entrar em contato com este médico e o cardiologista da paciente para determinar se deverá ser transferida para outro local de cuidados médicos adicionais, e solicitar a aprovação para atividades funcionais adicionais antes da próxima avaliação agendada.

APRESENTAÇÕES DISPONÍVEIS

Bloqueadores do canal de sódio (classe I)

Disopiramida
Oral: cápsulas de 100 e 150 mg
Liberação oral prolongada: cápsulas de 100 e 150 mg

Flecainida
Oral: comprimidos de 50; 100; 150 mg

Lidocaína
Parenteral: 100 mg/mℓ para injeção intramuscular; 10 e 20 mg/m para injeção intravenosa; 40; 100; 200 mg/mℓ para misturas intravenosas, 2, 4, 8 mg/mℓ para solução intravenosa pré-misturada (5%/A)

Mexiletina
Oral: cápsulas de 150; 200; 250 mg

Moricizina
Oral: comprimidos de 200; 250; 300 mg

Procainamida
Oral: comprimidos e cápsulas de 250; 375; 500 mg
Liberação oral prolongada: comprimidos de 250; 500; 750; 1.000 mg
Parenteral: 100 e 500 mg/mℓ para injeção

Propafenona
Oral: comprimidos de 150; 225; 300 mg

Sulfato de quinidina (83% de quinidina base)
Oral: comprimidos de 200 e 300 mg
Liberação oral prolongada: comprimidos de 300 mg

Gliconato de quinidina (62% de quinidina base)
Liberação oral prolongada: comprimidos de 324 mg
Parenteral: 80 mg/mℓ para injeção

Poligalacturonato de quinidina (60% de quinidina base)
Oral: comprimidos de 275 mg
Antagonistas do receptor beta indicados para uso como antiarrítmicos (classe II)

Acebutolol
Oral: cápsulas de 200 e 400 mg
Parenteral: 10 mg/mℓ e 250 mg/mℓ para injeção intravenosa

Propranolol
Oral: comprimidos de 10; 20; 40; 60; 80; 90 mg
Liberação oral prolongada: cápsulas de 60; 80; 120; 160 mg
Solução oral: 4 e 8 mg/mℓ
Parenteral: 1 mg/mℓ para injeção

Bloqueadores dos canais de potássio (classe III)

Amiodarona
Oral: comprimidos de 200 e 400 mg
Parenteral: 150 mg/3ml para infusão intravenosa

Bretílio
Parenteral: 2; 4; 50 mg/mℓ para injeção

Dofetilida
Oral: cápsulas de 125; 250; 500 mcg

Ibutilida
Parenteral: solução de 0,1 g/m para infusão intravenosa

Sotalol
Oral: cápsulas de 80; 120; 160; 240 mg

Bloqueadores dos canais de cálcio (classe IV)

Diltiazem
Oral: comprimidos de 30; 60; 90; 120 mg; cápsulas de liberação prolongada ou estendida de 60; 90; 120; 180; 240; 300; 340; 420 mg (não indicado na bula para uso em arritmias)
Parenteral: 5 mg/mℓ para injeção intravenosa

Verapamil
Oral: comprimidos de 40; 80; 120 mg
Liberação oral prolongada: cápsulas de 100; 120; 180; 240 mg
Parenteral: 5 mg/2 mℓ para injeção

Outros

Adenosina
Parenteral: 3 mg/mℓ para injeção

Sulfato de magnésio
Parenteral: 125 e 500 mg/mℓ para infusão intravenosa

REFERÊNCIAS

Antzelevitch C, Shimizu W: Cellular mechanisms underlying the long QT syndrome. *Curr Opin Cardiol* 2002;17:43.

Dumaine R, Antzelevitch C: Molecular mechanisms underlying the long QT syndrome. *Curr Opin Cardiol* 2002;17:36.

Gollob MH, Seger JJ: Current status of the implantable cardioverter-defibrillator. *Chest* 2001;119:1210.

Grant AO: Molecular biology of sodium channels and their role in cardiac arrhythmias. *Am J Med* 2001;110:296.

Hondeghem LM: Classification of antiarrhythmic agents and the two laws of pharmacology. *Cardiovasc Res* 2000;45:57.

Morady F: Radio-frequency ablation as treatment for cardiac arrhythmias. *N Engl J Med* 1999;340:534.

Nattel S: New ideas about atrial fibrillation 50 years on. *Nature* 2002;415:219.

Roden DM: Pharmacogenetics and medication-inducedarrhythmias. *CardiovascRes* 2001;50:224.

Srivatsa U, Wadhani N, Singh AB: Mechanisms of antiarrhythmic medication actions and their clinical relevance for controlling disorders of cardiac rhythm. *CurrCardiol Rep* 2002;4:401.

Reabilitação

Ali A, *et al.*: Effects of aerobic exercise training on indices of ventricular repolarization in patients with chronic heart failure. *Chest* 1999;116:83.

Belardinelli R: Arrhythmias during acute and chronic exercise in chronic heart failure. *Int J Cardiol* 2003;90:213.

Di Somma S, *et al.*: Treatment of hypertensive patients with ventricular arrhythmias: comparison and combination of beta-blocker and anti-arrhythmic therapy. *J Int MedRes* 1989;17:113.

Dolatowski RP, *et al.*: Dysrhythmia detection in myocardial revascularization surgery patients. *Med Sci Sports Exerc* 1983;15:281.

Falk RH: Flecainide-induced ventricular tachycardia and fibrillation in patients treated for atrial fibrillation. *Ann Intern Med* 1989;111:107.

Galante A, *et al.*: Incidence and risk factors associated with cardiac arrhythmias during rehabilitation after coronary artery bypass surgery. *Arch Phys Med Rehabil* 2000;81:947.

Hertzeanu HL, *et al.*: Ventricular arrhythmias in rehabilitated and nonrehabilitated post-myocardial infarction patients with left ventricular dysfunction. *Am J Cardiol* 1993;71:24.

Koch G, Lindstrom B. Efficacy of oral mexiletine in the prevention of exercise-induced ventricular ectopic activity. *Eur J Clin Pharmacol* 1978;13:237.

Viitasalo MT, Kala R, Eisalo A, Halonen PI. Ventricularar rhythmias during exercise testing, jogging, and sedentary life: A comparative study of healthy physically active men, healthy sedentary men, and men with previous myocardial infarction. *Chest* 1979;76:21.

11

Fármacos que Afetam o Sangue

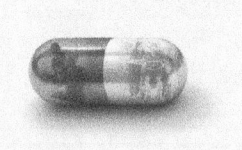

As classes de fármacos apresentadas neste capítulo incluem nutrientes e fatores de crescimento que afetam a formação das células do sangue e das plaquetas (**hematopoiese**) (Fig. 11.1), bem como os fármacos usados no controle da coagulação (*hemostasia*) (Fig. 11.2).

FORMAÇÃO DAS CÉLULAS SANGUÍNEAS

A hematopoiese é a produção dos eritrócitos circulantes (células vermelhas, RBC), plaquetas e leucócitos a partir de células-tronco indiferenciadas. Este incrível processo produz mais de 200 bilhões de novas células sanguíneas por dia em uma pessoa normal e até números maiores de células em pessoas com doenças que provocam a perda ou destruição das células do sangue. O sistema hematopoiético localiza-se principalmente na medula óssea nos adultos e requer um constante suprimento de nutrientes essenciais, como ferro, vitamina B_{12} e ácido fólico. Os fatores de crescimento hematopoiéticos, as proteínas que regulam a proliferação e diferenciação das células hematopoiéticas, também são fundamentais. As células circulantes do sangue possuem papéis essenciais na oxigenação dos tecidos, coagulação, proteção contra agentes infecciosos e reparo de tecidos. A deficiência destas células é uma ocorrência relativamente comum que pode provocar graves efeitos na saúde. O suprimento insuficiente de qualquer um dos fatores do crescimento ou, muito mais comum, dos nutrientes essenciais leva à deficiência no funcionamento destas células.

A *anemia* é a deficiência dos eritrócitos, responsáveis pelo transporte do oxigênio. Independente da causa, os seus sintomas incluem palidez, fadiga, tontura, dispneia por esforço e taquicardia. As causas mais comuns da anemia são o suprimento insuficiente de ferro, vitamina B_{12} ou ácido fólico. O tratamento destes tipos de anemia envolve a reposição do nutriente em questão. O tratamento de algumas formas de anemia e o da deficiência de outros tipos de célula do sangue requerem a transfusão do tipo específico de célula ou administração de fatores de crescimento hematopoiéticos recombinantes, os quais estimulam a produção de várias linhagens de células do sangue e regulam a função destas células. Quase uma dúzia de fatores de crescimento glicoproteínas regula a diferenciação e maturação de células-tronco na medula óssea. Vários fatores de crescimento, produzidos a partir da tecnologia do DNA recombinante, são aprovados pela Food and Drug Administration (FDA) para o tratamento dos pacientes com deficiências das células sanguíneas.

NUTRIENTES USADOS PARA EVITAR OU CORRIGIR DEFICIÊNCIAS DAS HEMÁCIAS

Ferro

O ferro é um componente metálico essencial do **heme**, a molécula responsável pelo transporte do oxigênio no sangue; está disponível em vários alimentos, mas em especial na carne. O ferro no heme da **hemoglobina** e **mioglobina** na carne é absorvido intacto sem ser clivado para o ferro elementar. Ferro não oriundo do heme na dieta é absorvido de modo menos eficiente do que o ferro presente no heme (sua biodisponibilidade é menor). O ferro no corpo está presente na mioglobina, hemoglobina, *transferrina* e **ferritina**. A mioglobina e hemoglobina são proteínas que possuem um heme na sua estrutura, sendo a primeira encontrada no músculo e a segunda, nas células vermelhas. A transferrina é uma proteína transportadora, e a ferritina uma proteína de armazenamento.

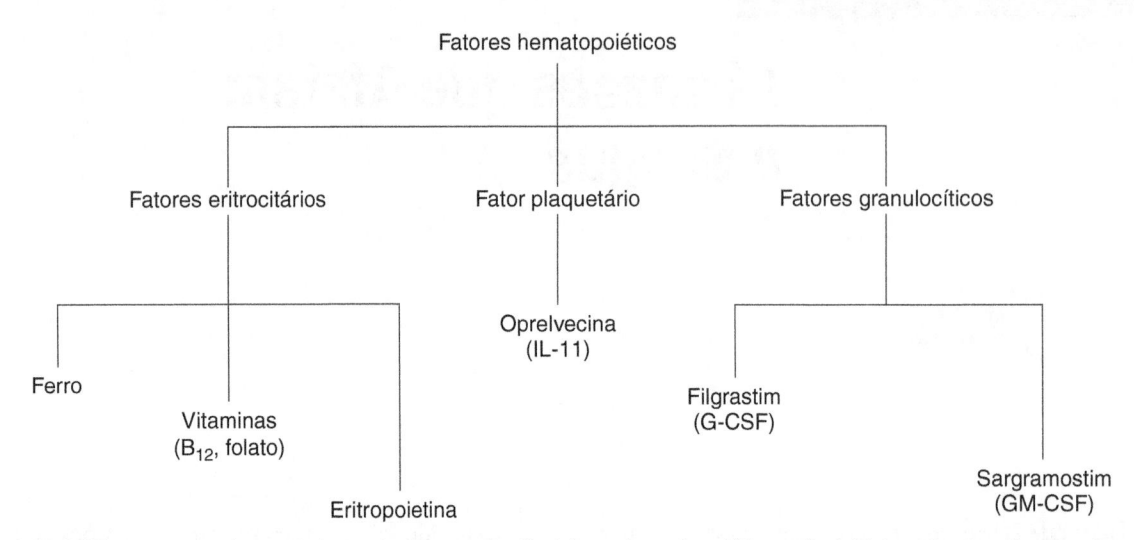

```
                    Fatores hematopoiéticos
                              |
        ┌─────────────────────┼─────────────────────┐
Fatores eritrocitários    Fator plaquetário    Fatores granulocíticos
        │                     │                     │
        │                 Oprelvecina               │
        │                   (IL-11)                 │
    ┌───┤                                       ┌───┤
  Ferro │                                   Filgrastim
        │                                    (G-CSF)
     Vitaminas                                    │
    (B₁₂, folato)                             Sargramostim
        │                                      (GM-CSF)
    Eritropoietina
```

Figura 11.1 Fármacos usados no tratamento da anemia. Os fatores hematopoiéticos são inicialmente classificados de acordo com o componente sanguíneo estimulado. Os fatores do eritrócito são divididos em nutrientes, como o ferro e vitaminas, e eritropoietina, um fator de crescimento que estimula a formação do eritrócito.

A deficiência de ferro ocorre frequentemente nas mulheres por causa da perda de sangue na menstruação bem como nos vegetarianos e pessoas subnutridas devido à ingestão diária inadequada de ferro. Crianças e mulheres grávidas apresentam maior exigência férrica.

Regulação dos estoques de ferro. O corpo tem um sistema complexo para regular a captação e armazenamento de ferro porque é necessário um suprimento adequado para a hematopoiese normal; por outro lado, o excesso de ferro livre é muito tóxico. A regulação da quantidade férrica no corpo ocorre através da modulação da absorção intestinal. Não existe um mecanismo para a excreção eficiente do ferro. Como resultado, o aumento da absorção gastrintestinal anormal de ferro pode ser a causa de dano ao órgão por causa do excesso de estoques férricos (**hemocromatose**). O ferro livre dos suplementos à base de ferro e o ferro retirado dos complexos no alimento são absorvidos como **íon ferroso (Fe^{2+})** e oxidados na célula da mucosa intestinal em **íon férrico (Fe^{3+})**. O ferro do heme é absorvido como um complexo, e o componente heme degradado para liberar o ferro livre. O ferro é armazenado como Fe^{3+} na mucosa intestinal (na ferritina, um complexo de ferro e a proteína **apoferritina**) ou transportado para outro lugar no corpo (ligado à transferrina). O excesso de ferro é armazenado como ferritina no sistema do reticuloendotélio e, em casos de grande sobrecarga, nas células **parenquimatosas** da pele, fígado, coração e outros órgãos. Um acúmulo do ferro armazenado ocorre nas anemias hemolíticas por causa da excessiva destruição das células vermelhas e na hemocromatose, uma anormalidade hereditária da absorção do ferro. Quantidades mínimas de ferro são eliminadas do corpo pela transpiração e saliva, bem como através da pele esfoliada e células da mucosa intestinal.

Uso clínico. O tratamento ou prevenção da anemia por deficiência de ferro são as únicas indicações para a administração de ferro. A deficiência férrica pode ser diagnosticada com base na morfologia das células vermelhas (pálida, célula microcítica, teor reduzido de hemoglobina) e nas medidas dos estoques de ferro no soro bem como na medula óssea. A anemia é tratada com a reposição do íon ferro por via oral e, em casos especiais, pela administração parenteral de preparações de ferro, o qual não deve ser administrado a pacientes com anemia hemolítica porque seus estoques férricos estão elevado e não reduzidos.

Efeitos adversos A toxicidade aguda pelo ferro é mais comum em crianças e geralmente ocorre como resultado da ingestão acidental de comprimidos de suplementos de ferro. Dependendo da dose, a toxicidade pode provocar gastrenterite necrosante, choque, acidose metabólica, coma e morte. A toxicidade crônica ocorre em pessoas que recebem transfusões com frequência (p. ex., pacientes com anemia falciforme) e nos que apresentam hemocromatose. É necessário o imediato tratamento da intoxicação aguda pelo ferro, o qual consiste geralmente na remoção dos comprimidos não absorvidos do intestino, correção das alterações acidobásicas e dos eletrólitos, bem como na administração parenteral de **deferoxamina**, a qual quela o ferro circulante, ou **deferasirox**, um quelante oral. A toxicidade crônica pelo ferro, como na hemocromatose, é geralmente tratada com flebotomia (retirada terapêutica do sangue).

Vitamina B_{12}

Esta vitamina (**cobalamina**) é uma molécula com cobalto produzida por bactérias, não podendo ser sintetizada por organismos multicelulares.

Farmacocinética e farmacodinâmica. A vitamina B_{12} contida na carne (especialmente o fígado), ovos e laticínios é absorvida pelo trato gastrintestinal na presença do *fator intrínseco*, uma proteína produzida pelas células parietais do estômago. A secreção insuficiente do fator intrínseco pelas células da mucosa gástrica leva à deficiência da vitamina B_{12} e à **anemia perniciosa**, particularmente comum nos idosos. A vitamina B_{12} é armazenada em grandes quantidades no fígado; uma pessoa normal tem um estoque para 5 anos. A deficiência nutricional é rara, exceto em vegetarianos radicais após muitos anos sem comer carne, ovos ou laticínios. O transporte plasmático é feito através da ligação com a transcobalamina II. Quando administrada por via parenteral, a quantidade de vitamina B_{12} que excede a capacidade de ligação da proteína é eliminada.

A vitamina B_{12} é essencial em duas reações: a conversão da metilmalonil-coenzima A (CoA) em succinil-CoA e a de homocisteína em metionina. A segunda reação relaciona-se com o metabolismo do ácido fólico, sendo necessária para transferir as unidades de um carbono na síntese do DNA, o comprometimento da qual afeta todas as células — mas, como as células vermelhas são continuamente produzidas, a deficiência de vitamina B_{12} ou ácido fólico geralmente surge primeiro como anemia. Além disso, importante manifestação da deficiência da vitamina B_{12} é o desenvolvimento de defeitos neurológicos, que poderão se tornar irreversíveis se não forem rapidamente tratados. As duas formas disponíveis de vitamina B_{12}, a **cianocobalamina** e **hidroxocobalamina**, possuem efeitos equivalentes. Entretanto, a hidroxocobalamina tem meia-vida circulante mais longa, porque se liga mais intensamente às proteínas plasmáticas.

Uso clínico e toxicidade. A principal aplicação da vitamina B_{12} é no tratamento da anemia perniciosa e anemia provocada pela falta do fator intrínseco após ressecção gástrica. Como a anemia causada pela deficiência da vitamina B_{12} é quase sempre provocada pela absorção inadequada, a terapia deve ser feita através da administração da vitamina B_{12}. Nenhuma das duas formas da vitamina B_{12} (cianocobalamina e hidroxocobalamina) tem toxicidade significativa.

Ácido fólico

As fontes mais ricas de ácido fólico são a levedura, fígado, rim e vegetais verdes. Desde 1998, todos os produtos fabricados com grãos enriquecidos nos EUA são suplementados com ácido fólico na tentativa de reduzir a incidência dos defeitos do tubo neural — defeitos congênitos associados à deficiência de ácido fólico durante a gravidez.

Farmacocinética e farmacodinâmica. O ácido fólico é rapidamente absorvido pelo trato gastrintestinal. Pequena quantidade é armazenada no corpo; a redução na ingestão pela dieta provoca anemia em alguns meses. Semelhante à vitamina B_{12}, o ácido fólico é necessário à síntese normal dos aminoácidos, purinas e DNA.

As células que se dividem rapidamente e precisam da rápida síntese do DNA são muito sensíveis à deficiência de ácido fólico, a qual surge geralmente como **anemia megaloblástica**. Além disso, a deficiência deste ácido durante a gravidez aumenta o risco de defeitos do tubo neural do feto, como espinha bífida.

Uso clínico e toxicidade. A deficiência de ácido fólico é provocada frequentemente pela insuficiência alimentar ou má absorção. A anemia provocada pela deficiência de ácido fólico pode ser rapidamente tratada pela suplementação oral, que pode corrigir a anemia, mas não os defeitos neurológicos causados pela deficiência da vitamina B_{12}. Por isso, a deficiência da vitamina B_{12} deve ser descartada antes que o ácido fólico seja usado como único agente terapêutico no tratamento de paciente com anemia megaloblástica. O ácido fólico não apresenta toxicidade.

FATORES DE CRESCIMENTO HEMATOPOIÉTICOS

Eritropoietina

Este é um importante hormônio produzido pelos rins que estimula a produção de hemácias na medula óssea; a redução na sua síntese é responsável pela anemia associada à insuficiência renal. Através da ativação dos receptores específicos nos precursores dos eritrócitos na medula óssea, a eritropoietina estimula a produção de eritrócitos maduros e aumenta sua liberação da medula óssea. É rotineiramente usada para anemia associada à insuficiência renal, sendo eficiente algumas vezes em pacientes com outras formas de anemia (p. ex., distúrbios primários da medula óssea ou anemia secundária à quimioterapia contra o câncer ou tratamento do HIV, transplante de medula óssea, AIDS ou câncer); também constitui um dos fármacos banidos pelas organizações atléticas. Os efeitos adversos mais graves da terapia com eritropoietina são eventos cardiovasculares e trombóticos, além do agravamento da hipertensão, os quais podem ser reduzidos evitando um aumento rápido do hematócrito e mantendo a hemoglobina sérica em 12 g/dℓ ou menos. A **alfadarbepoetina**, uma forma glicosilada da eritropoietina com meia-vida muito mais longa, é frequentemente usada para tratar os pacientes com anemia provocada pela insuficiência renal.

Fatores de crescimento mieloides

O **filgrastim** (fator estimulante das colônias dos granulócitos; G-CSF) e **sargramostim** (fator estimulante das colônias dos granulócitos e macrófagos; GM-CSF) estimulam a produção e função dos neutrófilos. O GM-CSF também estimula a produção de outros precursores mieloides e de megacariócitos. O G-CSF e, em um grau menor, GM-CSF mobilizam as células-tronco hematopoiéticas (aumentam sua concentração no sangue periférico).

Ambos os fatores de crescimento são usados para acelerar a recuperação dos neutrófilos após a quimioterapia contra o câncer e para tratar outras formas de neutropenia secundária e primária (p. ex., **anemia aplástica**, neutropenia congênita). Quando administrado a pacientes logo após o transplante **autólogo** de células-tronco, o G-CSF reduz o tempo para o enxertamento (o processo pelo qual as células-tronco recém-transplantadas começam a produzir novas células sanguíneas) e duração da neutropenia; também é usado para mobilizar as células-tronco do sangue na preparação de transplante autólogo ou **alogênico** de células-tronco. A toxicidade do G-CSF é mínima, embora algumas vezes produza dor óssea (**ostealgia**). O GM-CSF pode provocar efeitos mais graves, como febre, artralgias e dano capilar com edema. As reações alérgicas são raras. O **pegfilgrastim**, um produto da conjugação covalente do filgrastim e de uma forma de polietilenoglicol, tem meia-vida sérica mais longa do que o G-CSF recombinante.

Fatores de crescimento do megacariócito

A **trombopoietina** e **oprelvecina** (interleucina 11 recombinante [IL-11]) estimulam o crescimento dos precursores dos megacariócitos e aumentam o número de plaquetas periféricas (trombócitos). A IL-11 é usada para o tratamento dos pacientes com um episódio anterior de trombocitopenia após um ciclo de quimioterapia contra o câncer; nestes pacientes, diminui a necessidade de transfusões de plaqueta. Os efeitos colaterais mais comuns da IL-11 são a fadiga, dor de cabeça, tontura e retenção de líquido, podendo esta última também provocar anemia, dispneia e arritmias atriais temporárias. A trombopoietina, um fármaco em estudo ainda não aprovado pelo FDA, é produzida principalmente pelos hepatócitos, e seus efeitos farmacológicos parecem ser similares aos da IL-11.

FÁRMACOS USADOS NOS DISTÚRBIOS DE COAGULAÇÃO

A hemostasia é a interrupção espontânea do sangramento de um vaso sanguíneo danificado; requer a função normal da cascata da coagulação e das plaquetas (Fig. 11.3). A cascata de coagulação é uma série de reações proteolíticas que produzem proteases ativas e no final geram trombina, a qual converte o fibrinogênio em fibrina, um componente estrutural importante do coágulo fibroso. A célula endotelial vascular normal não é trombogênica, e as plaquetas circulantes e os fatores de coagulação normalmente não aderem a estas células. Entretanto, quando o dano no endotélio expõe o tecido adjacente, as plaquetas próximas imediatamente sofrem uma reação que faz com que se fixem ao colágeno exposto (adesão plaquetária) e umas às outras (agregação plaquetária), e a cascata de ativação é ativada. O tampão de plaqueta rapidamente interrompe o sangramento, mas deve ser reforçado pela fibrina para ser duradouro. Os distúrbios da hemostasia podem ser divididos na coagulação excessiva (*trombose*) e no sangramento excessivo (**diátese hemorrágica**).

Os fármacos usados para tratar os distúrbios da hemostasia podem, da mesma forma, ser divididos em dois grupos principais (Fig. 11.2): (1) fármacos anticoagulantes utilizados para diminuir a coagulação em pacientes que apresentam indício de trombo patológico ou possuem risco de oclusão vascular trombótica (fármacos anticoagulantes, trombolíticos e antiplaquetários)

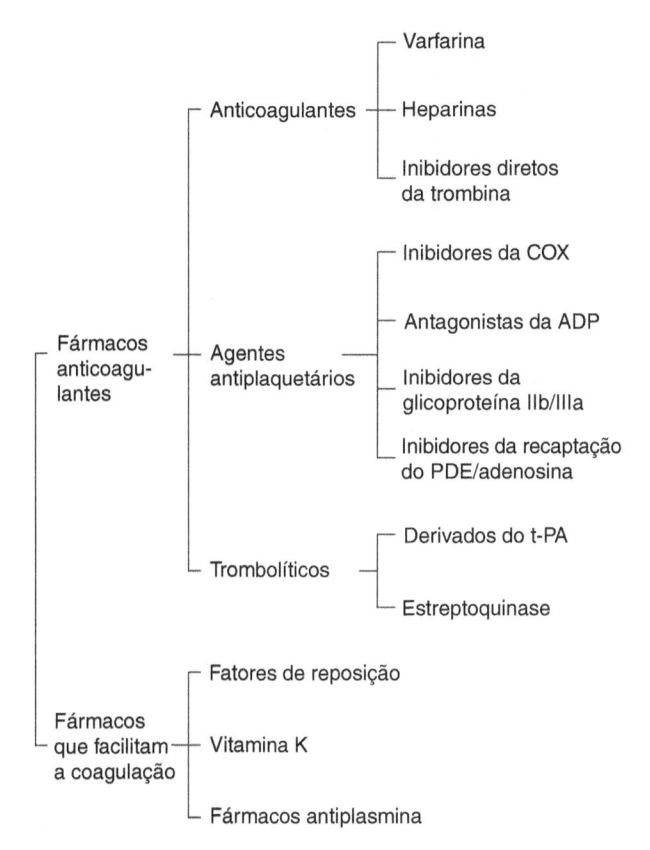

Figura 11.2 Os fármacos usados no tratamento da hemostasia alterada podem ser divididos nos que inibem a trombose e nos que facilitam a coagulação. Os usados para evitar ou dissolver coágulos de sangue dividem-se em três classes que descrevem seus mecanismos de ação: anticoagulantes, agentes antiplaquetários e trombolíticos. Os fármacos que evitam o sangramento excessivo são divididos em três classes: a da reposição dos fatores de coagulação, a da suplementação com vitamina K (necessária à fabricação dos fatores de coagulação) e a dos fármacos que inibem a plasmina (uma enzima que degrada os coágulos de sangue).

e (2) fármacos usados para restaurar a coagulação em pacientes com deficiência de coagulação. O primeiro grupo reúne alguns dos fármacos mais usados nos EUA. Os fármacos anticoagulantes são usados na prevenção e no tratamento do infarto do miocárdio bem como outras síndromes coronarianas agudas, fibrilação atrial, acidente vascular encefálico isquêmico e **trombose venosa profunda (TVP)**. Os fármacos anticoagulantes e trombolíticos são eficazes no tratamento das tromboses venosa e arterial, e os fármacos antiplaquetários são usados principalmente no tratamento ou prevenção da trombose arterial. Os fármacos do segundo grupo são utilizados para facilitar a coagulação em pacientes com sangramento grave provocado pela anticoagulação excessiva ou tendo outras causas (p. ex., **hemofilia**).

Fármacos anticoagulantes

Anticoagulantes

Os anticoagulantes inibem a formação dos coágulos de fibrina, estando disponíveis três principais tipos de anticoagulante: a **heparina** e produtos relacionados, que devem ser usados por via parenteral; **inibidores diretos da trombina**, os quais também devem ser usados por via, e os derivados da cumarina ativos por via oral (p. ex., **varfarina**). Os grupos possuem diferenças nas estruturas química, farmacocinética e farmacodinâmica.

As propriedades das heparinas e da varfarina são comparadas no Quadro 11.1.

HEPARINA. É um grande polímero de polissacarídio sulfatado de origem animal. Cada lote contém moléculas com diferentes tamanhos, tendo um peso molecular médio de 15.000 a 20.000. A heparina é muito ácida. Em raros casos perigosos de anticoagulação elevada com excesso de heparina, pode ser rapidamente neutralizada pela administração intravenosa da proteína altamente básica **protamina**. Deve ser administrada por via parenteral (intravenosa ou subcutânea). A injeção intramuscular deve ser evitada por causa do risco da formação de hematoma.

Foram desenvolvidas frações de baixo peso molecular (BPM) da heparina, as quais possuem pesos moleculares de 2.000 a 6.000 (p. ex., **enoxaparina**). As heparinas de BPM apresentam maior e mais confiável biodisponibilidade assim como ação mais longa que a heparina regular; assim, as doses podem ser administradas por via subcutânea com menor frequência (p. ex., 1 ou 2 vezes ao dia). O **fondaparinux** é um pequeno fármaco sintético que contém um importante pentassacarídio também presente nas moléculas farmacologicamente ativas das heparinas não fracionadas e de BPM; é administrado por via subcutânea 1 vez ao dia. O **danaparoide** (não disponível nos EUA) é um heparinoide de BPM quimicamente diferente da heparina, sendo administrado por vias intravenosa ou subcutânea.

Mecanismo e efeitos. A heparina não fracionada liga-se à **antitrombina III (ATIII)** endógena, poderosa protease endógena anticoagulante. O complexo heparina-ATIII combina-se com a trombina inativando-a irreversivelmente — fator II ativado) e com vários outros fatores, particularmente o Xa (Fig. 11.3). Na presença da heparina, a ATIII destrói a trombina e o fator Xa aproximadamente 1.000 vezes mais rapidamente que na sua

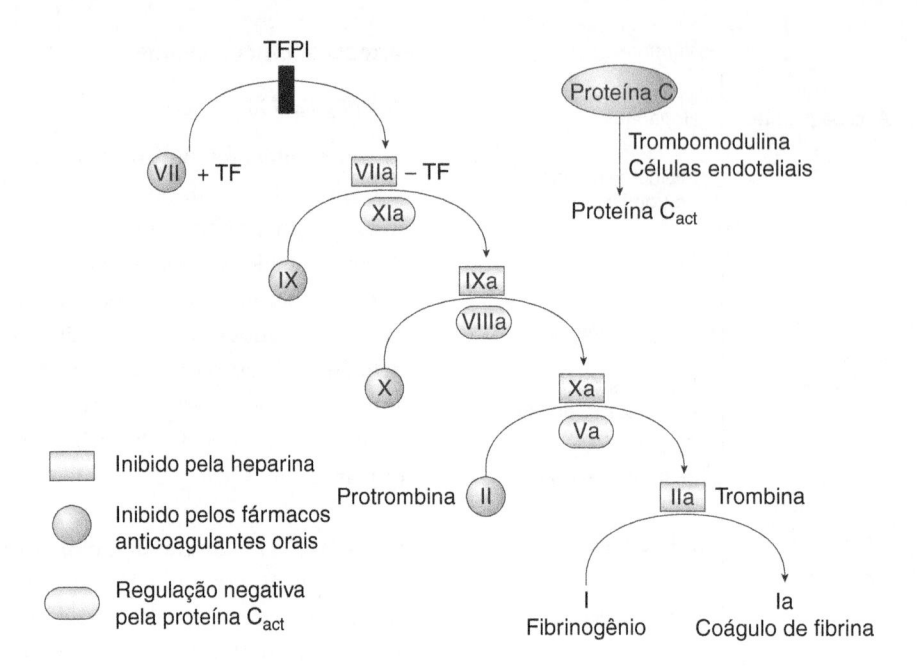

Figura 11.3 Um modelo da cascata de coagulação, incluindo sua inibição pela forma ativada da proteína C. O fator de tecido (FT) é importante para iniciar a cascata. O inibidor da via do fator de tecido (TFPI) inibe a ação do complexo VIIA-FT.

ausência. Como age nos componentes sanguíneos, a heparina permite a imediata anticoagulação após a administração. A ação da heparina pode ser monitorada com testes laboratoriais do **tempo de tromboplastina parcial ativada (aPTT)** ou **tempo da tromboplastina parcial (PTT)** (Quadro 11.1).

As heparinas de BPM e fondaparinux ligam-se à ATIII, possuindo estes complexos o mesmo efeito inibitório sobre o fator Xa que o complexo heparina-ATIII.

Entretanto, os complexos de heparina de BPM-ATIII e fondaparinux-ATIII fornecem uma ação mais seletiva por não afetarem a trombina. O teste do aPTT não mede com precisão o efeito anticoagulante das heparinas de BPM e do fondaparinux. Como as heparinas de BPM e o fondaparinux possuem propriedades farmacocinéticas completamente confiáveis, seu uso geralmente exclui a necessidade de monitoramento laboratorial do efeito coagulante. Entretanto, a falta de um teste rapidamente disponível para monitorar o efeito do fármaco é um problema em potencial em certas situações como na dos pacientes com função renal diminuída que podem ter a depuração do fármaco reduzida.

Uso clínico. Por causa do seu rápido efeito, a heparina é usada quando se faz necessária imediata anticoagulação (p. ex., ao iniciar a terapia anticoagulante). Os usos comuns incluem tratamento de DVT, embolia pulmonar e infarto agudo do miocárdio. A heparina é usada combinada com trombolíticos para revascularização e com os inibidores da glicoproteína IIb/IIIa durante a angioplastia e substituição de *stents* coronarianos. Como não atravessa a barreira placentária, constitui o fármaco de escolha quando um anticoagulante deve ser usado na gravidez. As heparinas de BPM e fondaparinux possuem aplicações clínicas similares.

Efeitos adversos. O aumento do sangramento é o efeito adverso mais grave da heparina e das moléculas relacionadas, podendo o sangramento levar ao acidente vascular encefálico hemorrágico. Se for administrada heparina não fracionada em excesso, a protamina poderá ser usada como um antídoto para reduzir o risco de hemorragia. A protamina reverte apenas parcialmente os efeitos das heparinas de BPM e não afeta a ação do fondaparinux. A heparina regular provoca trombocitopenia temporária moderada em muitos pacientes bem como trombocitopenia grave e trombose paradóxica em uma pequena porcentagem de pacientes. Esta pequena quantidade de pessoas produz um anticorpo que se liga a um complexo de heparina e fator 4 plaquetário. A chance das heparinas de BPM, fondaparinux e danaparoide provocarem trombocitopenia imunológica é menor. O uso prolongado por 3 a 6 meses ou mais de doses totais de heparina regular está associado à osteoporose.

Quadro 11.1 Propriedades das heparinas e da varfarina

Propriedade	Heparinas	Varfarina
Estrutura	Polímeros grandes, ácida	Molécula pequena, lipossolúvel
Via de administração	Parenteral	Oral
Local de ação	Sangue	Fígado
Início da ação	Rápido (segundos)	Lento, limitado pelas meias-vidas dos fatores a serem substituídos
Mecanismo de ação	Ativa a antitrombina III, que inativa fatores, como a trombina e fator Xa	Prejudica a modificação pós-translacional dos fatores II, VII, IX e X
Monitoramento	aPTT[1] para a heparina não fracionada, mas não para as heparinas BPM[2]	PT[3]
Antídoto	Protamina para a heparina não fracionada, mas não para as heparinas BPM	Vitamina K, plasma
Uso	Principalmente agudo, poucos dias	Crônico, semanas a meses
Uso na gravidez	Sim	Não

[1]A heparina pode ser monitorada pela titulação da protamina ou um ensaio anti-Xa, e as concentrações terapêuticas resultam em valores de 0,2 a 0,4 unidade (titulação da protamina) ou 0,3 a 0,7 unidade (ensaio antiXa). O tempo da tromboplastina parcial ativada (aPTT) também pode ser usado para monitorar a heparina. As unidades do aPTT são segundos. As concentrações terapêuticas da heparina geram aPTT de 2 a 2,5 em relação aos valores de controle, entretanto existe uma preocupação sobre se esta faixa do aPTT é insuficiente para desencadear a anticoagulação nos pacientes.
[2]As heparinas de baixo peso molecular (BPM) podem ser monitoradas pelo ensaio do fator antiXa, ficando as concentrações terapêuticas na faixa de 0,5 a 1,0 U/ml.
[3]Tempo de protrombina, calculado como "índice normalizado". O tempo de coagulação de um paciente usando varfarina é dividido pelo tempo de controle. Esta razão do TP deve ser ajustada com um fator de correção para gerar o índice normalizado internacional (INI). As concentrações terapêuticas da varfarina resultam em um INI de 2,0 a 3,5.

INIBIDORES DIRETOS DA TROMBINA. São derivados de proteínas produzidas pela *Hirudo medicinalis*, uma sanguessuga medicinal. A **lepirudina** é uma forma recombinante da proteína hirudina da sanguessuga, e a **bivalirudina** uma forma modificada da hirudina. A **argatrobana** consiste em pequena molécula não proteica. Estes três fármacos são administrados por via parenteral. A lepirudina pode se acumular em pacientes com insuficiência renal, enquanto argatrobana pode se acumular em pacientes com doença hepática.

Mecanismo e efeitos. Estes fármacos inibem a coagulação ao se ligarem diretamente a trombina, evitando a necessidade de antitrombina III endógena. Diferente das heparinas, estes fármacos inibem a trombina solúvel e a trombina presa dentro dos coágulos. A bivalirudina também inibe a ativação plaquetária.

Uso clínico. A lepirudina e argatrobana são usadas como alternativas à heparina em pacientes que precisam de anticoagulação e possuem um histórico de trombocitopenia induzida pela heparina. A bivalirudina é usada com o ácido acetilsalicílico durante a angioplastia coronária transluminal percutânea. Semelhante à heparina não fracionada, a ação destes fármacos pode ser monitorada com o teste laboratorial do aPTT.

Efeitos adversos. Da mesma forma que os anticoagulantes, os inibidores diretos podem provocar sangramento. Não existem agentes para reverter este quadro. A infusão prolongada de lepirudina pode induzir à formação de anticorpos, constituindo um complexo com este fármaco e prolongando a sua ação.

ANTICOAGULANTES DERIVADOS DA CUMARINA. Os anticoagulantes derivados da cumarina (p. ex., **varfarina**) são pequenas moléculas lipossolúveis rapidamente absorvidas após a administração oral. Como atravessam a placenta e possuem efeitos teratogênicos, não são usados na gravidez. A varfarina se liga intensamente a proteínas plasmáticas (> 99%), e sua eliminação depende do metabolismo pelas enzimas do citocromo P450; é o único membro deste grupo disponível nos EUA.

Mecanismo e efeitos. A varfarina e as outras cumarinas interferem na modificação pós-translacional normal dos fatores de coagulação no fígado, um processo que requer a vitamina K. Os fatores dependentes da vitamina K incluem os II (trombina), VII, IX e X (Fig. 11.2). Como estes fatores possuem meias-vidas de 8 a 60 h no plasma, o efeito anticoagulante só é observado após ter passado tempo suficiente para que os fatores funcionais existentes sejam eliminados. A ação da varfarina pode ser anulada pela vitamina K, mas a recuperação requer a síntese de novos fatores coagulantes funcionais, sendo, por isso, lenta — de 6 a 24 h. Um efeito mais rápido pode ser obtido através da transfusão de plasma fresco ou congelado que contém os fatores coagulantes normais. O efeito da varfarina pode ser monitorado através do **tempo de protrombina (TP)** corrigido pelo índice normalizado internacional (INI) (Quadro 11.1).

Uso clínico e efeitos adversos. A varfarina é usada para a anticoagulação crônica em todas as situações clínicas já descritas, exceto as que ocorrem nas mulheres grávidas. O sangramento é o efeito adverso mais importante da varfarina. No início da terapia, pode ocorrer um período de hipercoagulabilidade com subsequente necrose vascular dermal, o que é mais comum por causa da síntese reduzida da proteína C, um anticoagulante endógeno dependente da vitamina K com meia-vida relativamente curta. A varfarina pode provocar danos ósseos e hemorragia no feto em desenvolvimento, sendo, por isso, contraindicada na gravidez.

Como possui uma estreita janela terapêutica, a questão das interações medicamentosas é a maior preocupação. Os fármacos que induzem ao citocromo P450 (p. ex., barbituratos, carbamazepina, fenitoína) aumentam a depuração da varfarina e reduzem o efeito anticoagulante da dose administrada. Os inibidores do citocromo P450 (p. ex., amiodarona, inibidores seletivos da recaptação da serotonina, cimetidina) diminuem a depuração da varfarina e aumentam seus efeitos anticoagulantes. As variações na ingestão de vitamina K também podem alterar os efeitos anticoagulantes deste fármaco. Aumento na vitamina K na dieta diminui o efeito anticoagulante da varfarina, e a redução tem o efeito oposto. A principal fonte de vitamina K são os vegetais verdes.

Fármacos antiplaquetários

A agregação plaquetária tem um papel central no processo de coagulação, sendo muito importante nos coágulos que se formam na circulação arterial, incluindo os responsáveis pela oclusão das artérias coronariana e cerebral. A agregação plaquetária é facilitada pelo tromboxano, o difosfato de adenosina (ADP), fibrina, serotonina e outras substâncias endógenas. As substâncias endógenas que aumentam a formação do monofosfato de adenosina cíclico (cAMP) nas plaquetas (p. ex., prostaciclina) inibem a agregação plaquetária.

Classificação e protótipos. Os fármacos antiplaquetários incluem o ácido acetilsalicílico, antagonistas dos receptores do ADP (clopidogrel e ticlopidina), inibidores do receptor da glicoproteína IIb/IIIa (abciximabe, tirofibano e eptifibatida) e inibidores da fosfodiesterase 3 (dipiridamol e cilostazol). Os fármacos antiplaquetários aumentam o tempo de sangramento, que é a base de um teste laboratorial usado algumas vezes para monitorar seus efeitos.

Mecanismos de ação. O **ácido acetilsalicílico** e outros fármacos anti-inflamatórios não esteroides (AINE) são discutidos no Cap. 34, inibindo a formação das prostaglandinas, incluindo o tromboxano, ao inibir a enzima **ciclo-oxigenase (COX)**. Embora todos os AINE possuam um risco maior de sangramento, particularmente no trato gastrintestinal, apenas o ácido acetilsalicílico é usado terapeuticamente como um fármaco antiplaquetário, sendo particularmente eficiente por causa da inibição irreversível da COX. Nos vasos sanguíneos, existe um delicado equilíbrio entre o efeito inibitório na função plaquetária da prostaciclina, produzida pelas células endoteliais, e o efeito ativador plaquetário do tromboxano, liberado pelas plaquetas anteriormente ativadas. As plaquetas, que não possuem maquinário para a síntese de novas proteínas, são incapazes de escapar do efeito inibitório do ácido acetilsalicílico sobre a produção do tromboxano. Por outro lado, as células endoteliais, que contêm um núcleo e são capazes de sintetizar as proteínas, continuam a produzir COX e prostaciclina. Por isso, a terapia com ácido acetilsalicílico desloca o equilíbrio prostaciclina/tromboxano na direção da prostaciclina e da inibição da função plaquetária. Como todos os AINE inibem reversivelmente a COX, possuem um efeito antiplaquetário menos seletivo. Na verdade, se outros AINE forem administrados simultaneamente, poderão reduzir o efeito antiplaquetário do ácido acetilsalicílico.

O mecanismo de ação antiplaquetário da **ticlopidina** e **clopidogrel** envolve a inibição irreversível do receptor do ADP, levando à inibição da agregação plaquetária mediada pelo ADP. Como estes fármacos modificam irreversivelmente o receptor do ADP plaquetário, as plaquetas são afetadas pelo resto de sua vida, que dura cerca de 10 dias (como no caso do ácido acetilsalicílico).

O **abciximabe** é um anticorpo monoclonal que inibe reversivelmente a ligação da fibrina e de outros ligantes ao receptor de *glicoproteína IIb/IIIa* nas plaquetas. A **eptifibatida** e **tirofibana** também bloqueiam reversivelmente o receptor de glicoproteína IIb/IIIa.

A glicoproteína IIb/IIIa, um membro da família integrina de moléculas de adesão, é o receptor mais abundante na superfície das plaquetas ativadas. A ligação do fibrinogênio (o ligante primário) e de outros ligantes (p. ex., fator de von Willebrand) ao receptor glicoproteína IIb/IIIa estabelece ligações cruzadas com as plaquetas, resultando na agregação plaquetária e formação do tampão de plaqueta.

O **dipiridamol** e o fármaco mais recente **cilostazol** exercem sua atividade antiplaquetária ao inibir a *fosfodiesterase 3*, uma enzima que inativa cAMP, e a captação da adenosina, que aumenta o cAMP plaquetário através da ativação dos *receptores de adenosina*. Estes dois efeitos moleculares agem juntos para potencializar a concentração intracelular de cAMP, um inibidor da ativação plaquetária. A ativação dos receptores A_2 da adenosina age através do G_S para estimular a adenililciclase. O bloqueio da captação de adenosina pelo dipiridamol ou cilostazol aumenta a concentração local de adenosina e, portanto, a velocidade de produção de cAMP nas plaquetas. Ao mesmo tempo, a inibição da enzima que inativa o cAMP intracelular prolonga a ação deste segundo mensageiro.

Uso clínico. O ácido acetilsalicílico é usado para evitar futuros infartos em pessoas que tiverem um ou mais infartos do miocárdio; também pode diminuir a incidência dos primeiros infartos. O fármaco é muito usado para evitar ataques isquêmicos temporários (AIT), acidente vascular encefálico isquêmico e outros eventos trombóticos. O clopidogrel e ticlopidina são úteis na prevenção de AIT e de acidente vascular encefálico isquêmico em pacientes que não toleram o ácido acetilsalicílico. Clopidogrel também é utilizado para reduzir a trombose em pacientes que receberam recentemente um *stent* na artéria coronariana. Os inibidores da glicoproteína IIb/IIIa (abciximabe, eptifibatida e tirofibana) evitam a reestenose após a angioplastia coronariana e são usados nas síndromes coronarianas agudas (p. ex., angina instável e infarto agudo do miocárdio sem onda Q). O dipiridamol e cilostazol são utilizados para tratar a claudicação intermitente (dor muscular com exercício), manifestação de doença arterial periférica.

Efeitos adversos. O ácido acetilsalicílico provoca efeitos gastrintestinais, renais e no SNC, como discutido com mais detalhes no Cap. 34. Todos os fármacos antiplaquetários aumentam, de forma significativa, os efeitos de outros agentes anticoagulantes. Entretanto, seus efeitos inibitórios na hemostasia não podem ser monitorados com os testes de anticoagulação do aPTT ou TP. A ticlopidina provoca sangramento em até 5% dos pacientes, grave neutropenia em 1% e muito raramente a púrpura trombocitopênica trombótica, grave doença caracterizada pela hemólise e dano ao órgão final. O clopidogrel é menos hematotóxico. Os principais efeitos tóxicos dos fármacos bloqueadores do receptor de glicoproteína IIb/IIIa (abciximabe, eptifibatida e tirofibana) são sangramento e, com o uso crônico, trombocitopenia. Os efeitos adversos mais comuns do dipiridamol e cilostazol são dores de cabeça e palpitações.

Fármacos trombolíticos

Os fármacos trombolíticos atualmente disponíveis são a alteplase, tenecteplase e reteplase (formas do ativador de plasminogênio tecidual [t-PA], uroquinase e estreptoquinase (Quadro 11.2), todos administrados por via intravenosa.

Quadro 11.2 Propriedades das enzimas trombolíticas

Agente	Fonte	Duração da ação (min)	Comentários
Alteplase, reteplase, tenecteplase	Proteínas humanas recombinantes	2 a 10	Ativa o ativador de plasminogênio tecidual (t-PA); converte o plasminogênio em plasmina; infusão intravenosa (alteplase) ou *bolus* (reteplase, tenecteplase). Mais caro. A reteplase e tenecteplase possuem ação mais longa que a alteplase
Estreptoquinase	Produto bacteriano	20 a 25	A estreptoquinase se combina com o plasminogênio; a combinação converte o plasminogênio em plasmina; é necessária a infusão intravenosa 12a Menos caro
Uroquinase	Cultura de células do rim humano	< 20	Ativador do plasminogênio ativo

Mecanismo de ação. A *plasmina* é uma enzima fibrinolítica endógena; ao quebrar a fibrina em fragmentos, promove a degradação e dissolução dos coágulos (Fig 11.4). As enzimas trombolíticas catalisam a conversão do precursor inativo, plasminogênio, em plasmina.

ATIVADOR DE PLASMINOGÊNIO TECIDUAL (t-PA). É uma grande proteína humana que converte diretamente o plasminogênio ligado à fibrina em plasmina (Fig. 11.4). A **alteplase** é um ativador do plasminogênio humano normal produzido através da tecnologia do DNA recombinante. A **reteplase** é uma forma mutante do t-PA humano com efeitos semelhantes, porém seu início de ação é um pouco mais rápido, e sua ação mais longa. A **tenecteplase** é outra forma mutante do t-PA com meia-vida mais longa.

UROQUINASE. É extraída de cultura de células renais humanas. Como o t-PA, esta enzima humana converte diretamente o plasminogênio em plasmina.

ESTREPTOQUINASE. Obtém-se de culturas de bactérias. Embora não seja uma enzima propriamente dita, forma um complexo com plasminogênio endógeno, o complexo que catalisa a rápida conversão de plasminogênio em plasmina.

Uso clínico. A principal indicação dos agentes trombolíticos é no tratamento de emergência do infarto agudo do miocárdio quando a angioplastia coronariana de emergência não está disponível ou é contraindicada. Sob condições ideais em que o tratamento é iniciado em 12 h do evento trombolítico, estes agentes podem provocar a imediata recanalização (restauração do lúmen) do vaso obstruído.

A alteplase também é aprovada para o tratamento do acidente vascular encefálico agudo isquêmico com interrupções, de modo que a terapia medicamentosa seja iniciada em 3 h do início dos sintomas e somente após o acidente vascular encefálico hemorrágico ter sido descartado por exame de imagem. Os agentes trombolíticos também são usados em casos de embolia pulmonar com instabilidade hemodinâmica, graves DVT e tromboflebite ascendente da veia iliofemoral com grave edema de membro inferior.

Efeitos adversos. O sangramento é o risco mais importante, ocorrendo com aproximadamente a mesma frequência com todos os trombolíticos. A hemorragia encefálica é a manifestação mais grave. A estreptoquinase, uma proteína bacteriana, frequentemente estimula a produção de anticorpos, perdendo sua efetividade ou induzindo a graves reações alérgicas na terapia subsequente. Os pacientes que apresentam infecções por estreptococos podem ter anticorpos contra o fármaco. Como são proteínas humanas, a uroquinase, o t-PA e suas variações não estão sujeitos a este problema, mas são muito mais caros que a estreptoquinase e não se mostram muito mais eficientes.

FÁRMACOS USADOS NOS DISTÚRBIOS DE SANGRAMENTO

A coagulação sanguínea inadequada pode surgir por causa da deficiência da vitamina K, erros genéticos da síntese dos fatores de coagulação (p. ex., *hemofilia*), várias condições induzidas por fármacos ou *trombocitopenia*. Desta forma, o tratamento envolve a administração de fatores de coagulação pré-formados, vitamina K ou fármacos antiplasmina. A trombocitopenia pode ser tratada com a administração de plaquetas.

Fatores coagulantes

Os agentes mais importantes, usados para tratar a hemofilia, são o plasma fresco e fatores coagulantes humanos, especialmente os fatores VIII e IX, purificados de

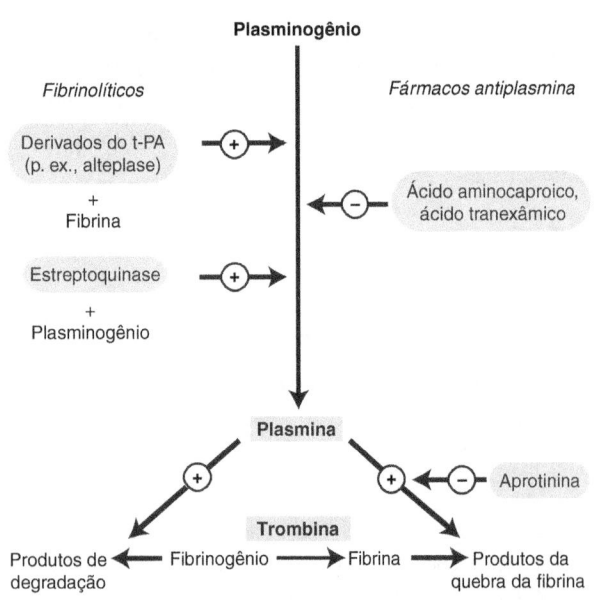

Figura 11.4 Diagrama do sistema fibrinolítico. Os fármacos trombolíticos úteis são apresentados à esquerda. Os ácidos aminocaproico e tranexâmico inibem a produção da plasmina, e a aprotinina inibe a atividade enzimática da plasmina.

produtos do sangue ou produzidos pela tecnologia do DNA recombinante. O fator VIII é usado para tratar a hemofilia (hemofilia A), e o fator IX para a doença de Christmas (hemofilia B). Estão disponíveis várias preparações de outros fatores coagulantes, muito caras, e os fatores purificados do sangue humano possuem risco de infecção e reações imunológicas. A contaminação pelos patógenos veiculados pelo sangue (p. ex., vírus da imunodeficiência humana [HIV] e hepatite) é a principal preocupação com referência aos fatores purificados do sangue. Os pacientes que recebem fatores coagulantes e são submetidos à reabilitação devem ser monitorados de perto para os casos de submedicação, especialmente quando são usados exercícios de resistência ou de impacto físico no processo. Tais atividades podem provocar sangramento nas bainhas dos músculos e espaços das articulações, bem como manifestações clínicas de mialgia e artralgia. As complicações crônicas da hemartrose repetida podem resultar em anquilose e perda funcional destas articulações.

Vitamina K

A deficiência da vitamina K, denominação que abrange um grupo de vitaminas lipossolúveis quimicamente semelhantes, é particularmente comum em recém-nascidos e pessoas mais velhas com alterações da absorção de gordura. A deficiência pode ser rapidamente tratada com suplemento oral ou parenteral de vitamina K usando **fitonadiona (vitamina K$_1$)**, o membro do grupo disponível para uso terapêutico. Nos EUA, os recém-nascidos recebem uma injeção de vitamina K$_1$. Também são usadas grandes doses de vitamina K$_1$ para anular o efeito anticoagulante do excesso de varfarina.

Agentes antiplasmina

São importantes para o tratamento dos episódios agudos de sangramento nos hemofílicos e outros pacientes com distúrbios de sangramento. O **ácido aminocaproico** e (fora dos EUA) o **ácido tranexâmico** são agentes orais ativos que inibem a fibrinólise ao inibir a ativação do plasminogênio (Fig. 11.4). A **aprotinina** é um inibidor da protease serina que inibe a fibrinólise pela plasmina e o complexo plasmina-estreptoquinase; foi aprovada para uso em pacientes submetidos a desvio arterial coronariano que têm alto risco de perda excessiva de sangue. Seu uso está associado a maior risco de infarto do miocárdio, acidente vascular encefálico e dano renal.

FOCO NA REABILITAÇÃO

As classes de fármacos discutidas neste capítulo possuem impacto relevante nos resultados da reabilitação. Além disso, um significativo número de pacientes é tratado com estes fármacos durante a reabilitação. A anemia constitui um problema experimentado por muitos pacientes, como os que recebem quimioterapia contra o câncer e os que apresentam insuficiência renal ou cardíaca. Os programas de exercícios combinados com a terapia medicamentosa melhoram a qualidade de vida destes pacientes, reduzindo a morbidade e mortalidade. Entretanto, quando os pacientes são tratados com fatores hematopoiéticos, o fisioterapeuta deve avaliar se a capacidade aeróbica ou resposta imunológica podem estar deprimidas. É aconselhável a revisão adicional dos prontuários médicos sobre o hematócrito e hemograma.

É frequente encontrar pacientes submetidos à reabilitação tratados com fármacos anticoagulantes. Esta população de pacientes inclui pacientes neurológicos e de pós-cirurgias, cardíacas e gerais. Os medicamentos podem incluir os fármacos anticoagulantes ou antiplaquetários. Para evitar os eventos adversos durante a reabilitação, os referidos pacientes precisam da medicação adequada. Os médicos devem monitorar cuidadosamente os resultados dos testes laboratoriais de coagulação, quando estiverem disponíveis. É importante observar estes valores antes de iniciar uma sessão de fisioterapia, especialmente se o tratamento for reabilitação aeróbica ou desbridamento agudo das feridas, o que garantirá que a sessão seja adequadamente mensurada de acordo com os medicamentos do paciente.

Os efeitos adversos associados à medicação excessiva podem surgir como mialgia ou artralgia associadas a sangramento nos tecidos. Estes sintomas pode não ocorrer até 1 a 2 dias após a sessão de fisioterapia com atividades físicas de impacto. Da mesma forma, os pacientes com distúrbios de sangramento, como a hemofilia, que recebem quantidade insuficiente de medicamentos podem apresentar mialgia ou artralgia após as atividades físicas de impacto.

RELEVÂNCIA CLÍNICA DA REABILITAÇÃO

Reações adversas a fármacos

- O sangramento provocado pelos anticoagulantes e antitrombolíticos pode provocar mialgia e artralgia.

- Os pacientes com distúrbios de sangramento que recebem quantidade insuficiente de medicamentos também podem reclamar de mialgia e artralgia.
- Os fármacos de crescimento hematopoiéticos podem provocar ostealgia.
- Os anticoagulantes, antitrombóticos e trombolíticos inibem a coagulação.

Efeitos que interferem na reabilitação

- Artralgia, mialgia ou ostealgia podem reduzir a atividade do paciente por causa da dor e afetar adversamente os resultados funcionais do tratamento
    - O médico deve diferenciar a dor associada ao exercício da dor associada aos efeitos adversos destes fármacos.
- O aumento do sangramento (coagulação lenta) pode alterar algumas atividades relacionadas com o curativo de feridas.
    - Se o sangramento excessivo provocado pelos anticoagulantes, antitrombóticos ou trombolíticos for uma preocupação, deverão ser avaliadas alternativas para o desbridamento agudo do tecido necrosado associado à ferida.

Possíveis soluções terapêuticas

- Se o paciente apresentar qualquer manifestação de sangramento, entrar em contato com o médico.

Potencialização dos resultados funcionais secundários à terapia medicamentosa

- A prevenção da anemia mediante a suplementação com ferro, vitaminas apropriadas ou fatores de crescimento hematopoiéticos melhora a função cardiovascular e tolerância aos exercícios.
    - O cuidadoso monitoramento dos valores laboratoriais relacionado com o hemograma completo auxilia no desenvolvimento de um adequado protocolo de reabilitação.

ESTUDO DE CASO CLÍNICO

Breve histórico: o paciente — um homem de 66 anos, aposentado — participa de um programa de condicionamento em um centro de bem-estar, consistindo em caminhada em esteira, exercícios de resistência dos membros superiores com pesos leves e exercícios abdominais. O paciente iniciou o programa em maio e vem participando nos últimos 2 meses sem problemas. Neste período do ano, o centro de bem-estar oferece uma área para a troca pelos membros, de produtos de seus jardins.

Quadro médico atual e terapia medicamentosa: tem angina de peito e atualmente está usando varfarina, além de medicamentos para angina.

Cenário da reabilitação: programa de condicionamento ocorre 5 vezes na semana, entretanto o paciente frequenta o centro, em média, 4 vezes por semana. O quadro atual dele e a modificação do programa são revisados toda semana por um fisioterapeuta do centro. O paciente não foi à fisioterapia na semana passada. Esta semana, compareceu na segunda-feira e terça-feira, e seu progresso foi revisado na quarta-feira.

Durante a avaliação inicial, o paciente declarou que estava fora da cidade para visitar seus netos e manteve todos os seus medicamentos, menos o programa de condicionamento. Também informou haver deixado de comer vegetais frescos durante a semana em que esteve fora. Hoje, reclama de dores nos ombros e joelhos, acreditando que isto foi resultado da falta de manutenção do programa de condicionamento, razão pela qual retornou. O fisioterapeuta percebeu uma mancha roxa redonda no punho direito que parecia antiga. Quando perguntado, o paciente esclareceu que seus netos o seguraram pelo pulso na semana passada. O fisioterapeuta solicitou ao paciente que procurasse seu médico, que prescreveu varfarina, para medir o nível de anticoagulante.

Problema/opções clínicas: a dor nos ombros e joelhos pode estar relacionada com o reinício do programa de condicionamento após 1 semana de ausência. Entretanto, a mancha roxa redonda no punho, quando combinada com outros sintomas, sugere anticoagulação excessiva com varfarina, sendo recomendado encaminhar o paciente para o médico.

APRESENTAÇÕES DISPONÍVEIS

Fármacos usados nos distúrbios de coagulação

Abciximabe
Parenteral: 2 mg/mℓ para injeção intravenosa

Ácido aminocaproico
Oral: comprimidos de 500 mg, xarope de 250 mg/mℓ
Parenteral: 250 mg/mℓ para injeção intravenosa

Ácido tranexâmico
Oral: comprimidos de 500 mg
Parenteral: 100 mg/mℓ para infusão intravenosa

Alteplase recombinante (t-PA)
Parenteral: 50 e 100 mg pó liofilizado para reconstituir para injeção intravenosa

Antitrombina III
Parenteral: 500 e 1.000 UI em pó para reconstituição para injeção intravenosa

Argatrobana
Parenteral: 100 mg/mℓ em frascos de 2,5 mℓ

Bivalirudina
Parenteral: 250 mg por frasco

Cilostazol
Oral: comprimidos de 50 e 100 mg

Clopidogrel
Oral: comprimidos de 75 mg

Complexo anti-inibidor coagulante
Parenteral: em frascos

Dalteparina
Parenteral: 2.500; 5.000; 10.000 unidades do antifator XA/0,2 mℓ para injeção subcutânea apenas

Danaparoide
Parenteral: 750 unidades de antiXa/frasco

Dipiridamol
Oral: comprimidos de 25; 50; 75 mg
Produto oral combinado: 200 mg de dipiridamol de liberação prolongada mais 25 mg de ácido acetilsalicílico

Enoxaparina (heparina de baixo peso molecular)
Parenteral: seringas com dose múltipla para injeção subcutânea apenas

Eptifibatida
Parenteral: 0,75 e 2 mg/mℓ para infusão intravenosa

Estreptoquinase
Parenteral: 250.000; 750.000; 1.500.000 UI por frasco, em pó para reconstituição para injeção

Fator anti-hemofílico (fator VIII, AHF)
Parenteral: em frascos

Fator VIIa recombinante de coagulação
Parenteral: 1,2 e 4,8 mg em pó/frasco para injeção intravenosa

Fator VIII: Ver Fator anti-hemolítico

Fator IX complexo, humano
Parenteral: em frascos

Fitonadiona (vitamina K_1)
Oral: comprimidos de 5 mg
Parenteral: 2 e 10 mg/mℓ, solução coloidal aquosa ou suspensão para injeção

Fondaparinux
Parenteral 2,5 mg em 0,5 mℓ em seringas com dose única

Heparina sódica
Parenteral: 1.000; 2.000; 2.500; 5.000; 10.000; 20.000; 40.000 unidades/mℓ para injeção

Lepirudina
Parenteral: 50 mg pó para injeção intravenosa

Protamina
Parenteral: 10 mg/mℓ para injeção

Reteplase
Parenteral: 10,8 UI em pó para injeção

Tenecteplase
Parenteral: 50 mg em pó para injeção

Ticlopidina
Oral: comprimidos de 250 mg

Tirofibana
Parenteral: 50 e 250 mcg/mℓ para infusão intravenosa

Uroquinase
Parenteral: 250.000 UI por frasco para uso sistêmico

Varfarina
Oral: comprimidos de 1; 2; 2,5; 3; 4; 5; 6; 7,5; 10 mg

Fatores hematopoiéticos

Alfadarbepoetina
Parenteral: 25; 40; 60; 100; 200; 300; 500 mcg/mℓ para injeção intravenosa ou subcutânea

Alfaepoetina (eritropoietina, EPO)
Parenteral: frascos de 2.000; 3.000; 4.000; 10.000; 20.000; 40.000 UI/mℓ para injeção intravenosa ou subcutânea

Filgrastim (G-CSF)
Parenteral: frascos de 300 mcg para injeção intravenosa ou subcutânea

Oprelvecina (interleucina 11)
Parenteral: frascos de 5 mg para injeção subcutânea

Pegfilgrastim
Parenteral: solução de 10 mg/mℓ em uma seringa de dose única

Sargramostim (GM-CSF)
Parenteral: frascos de 250 e 500 mcg para infusão intravenosa

REFERÊNCIAS

Anemia e fatores hemapoiéticos

Cook JD: Diagnosis and management of iron-deficiency anaemia. *Best Pract Res Clin Haematol* 2005;18:309.

Fisher JW: Erythropoietin: physiology and pharmacology update. *Exp Biol Med* 2003;228:1.

Gazitt Y: Comparison between granulocyte colony-stimulating factor and granulocyte-macrophage colony stimulating factor in the mobilization of peripheral blood stem cells. *Curr Opin Hematol* 2002;9:190.

Linker CA: Blood. *Current Medical Diagnosis and Treatment.* New York: McGraw-Hill, 2004, Chapter 13.

Ozer H, *et al.*: 2000 update of recommendations for the use of hematopoietic colony-stimulating factors: evidencebased, clinical practice guidelines. American Society of Clinical Oncology Growth Factors Expert Panel. *J Clin Oncol* 2001; 19:1583.

Fármacos anticoagulantes

Coagulação do sangue

Dahlback B: Blood coagulation. *Lancet* 2000;355:1627.

Fármacos anticoagulantes

Dalen JE, Hirsh J, Guyatt GH (eds): Sixth ACCP Consensus Conference on Antithrombotic Therapy. *Chest* 2001;119(Suppl):1.

Ridker PM, *et al.*: Long-term, low-intensity warfarin therapy for the prevention of recurrent venous thromboembolism. *N Engl J Med* 2003;348:15.

Fármacos fibrinolíticos

Davydov L, *et al.*: Tenecteplase: A review. *Clin Ther* 2001; 23:982.

Thrombolytic therapy with streptokinase in acute ischemic stroke. The Multicenter Acute Stroke Trial–Europe Study Group. *N Engl J Med* 1996;335:145.

Fármacos antitrombóticos

American Heart Association: Guidelines 2000 for cardiopulmonary resuscitation and emergency cardiovascular care. Part 7. *Circulation* 2000;102:I–172.

Hurlen M, *et al.*: Warfarin, aspirin, or both after myocardial infarction. *N Engl J Med* 2002;347:969.

Reabilitação

Burke DT: Prevention of deep venous thrombosis: overview of available therapy options for rehabilitation patients. *Am J Phys Med Rehabil* 2000;79:S3.

Deligiannis A: Exercise rehabilitation and skeletal muscle benefits in hemodialysis patients. *Clin Nephrol* 2004;61(Suppl 1):S460.

Gabrilove J: Anemia and the elderly: clinical considerations. *Best Pract Res Clin Haematol* 2005;18:417.

Ginzburg E, *et al.*: Thromboprophylaxis in medical and surgical patients undergoing physical medicine and rehabilitation: consensus recommendations. *Am J Phys Med Rehabil* 2006;85:159.

Hebbeler SL, *et al.*: Daily vs twice daily enoxaparin in the prevention of venous thromboembolic disorders during rehabilitation following acute spinal cord injury. *J Spinal Cord Med* 2004;27:236.

Johansen KL: Physical functioning and exercise capacity in patients on dialysis. *Adv Ren Replace Ther* 1999;6:141.

Lawrence DP, *et al.*: Evidence report on the occurrence, assessment, and treatment of fatigue in cancer patients. *J Natl Cancer Inst Monogr* 2004;40.

Lindholm E, *et al.*: Effects of recombinant erythropoietin in palliative treatment of unselected cancer patients. *Clin Cancer Res* 2004;10:6855.

Smith KJ, *et al.*: The cardiovascular effects of erythropoietin. *Cardiovasc Res* 2003; 59:538.

Merli GJ: Treatment of deep venous thrombosis and pulmonary embolism with low molecular weight heparin in the geriatric patient population. *Clin Geriatr Med* 2001;17:93.

Nissenson AR: Recombinant human erythropoietin: Impact on brain and cognitive function, exercise tolerance, sexual potency, and quality of life. *Semin Nephrol* 1989;9:25.

Shioji K, *et al.*: Heparin and exercise treatment in a patient with arteriosclerosis obliterans. *Jpn Circ J* 1997;61:715.

Zorowitz RD, *et al.*: Antiplatelet and anticoagulant medication usage during stroke rehabilitation: the Post-Stroke Rehabilitation Outcomes Project (PSROP). *Top Stroke Rehabil* 2005;12:11.

Fármacos que Afetam o Sistema Nervoso Central

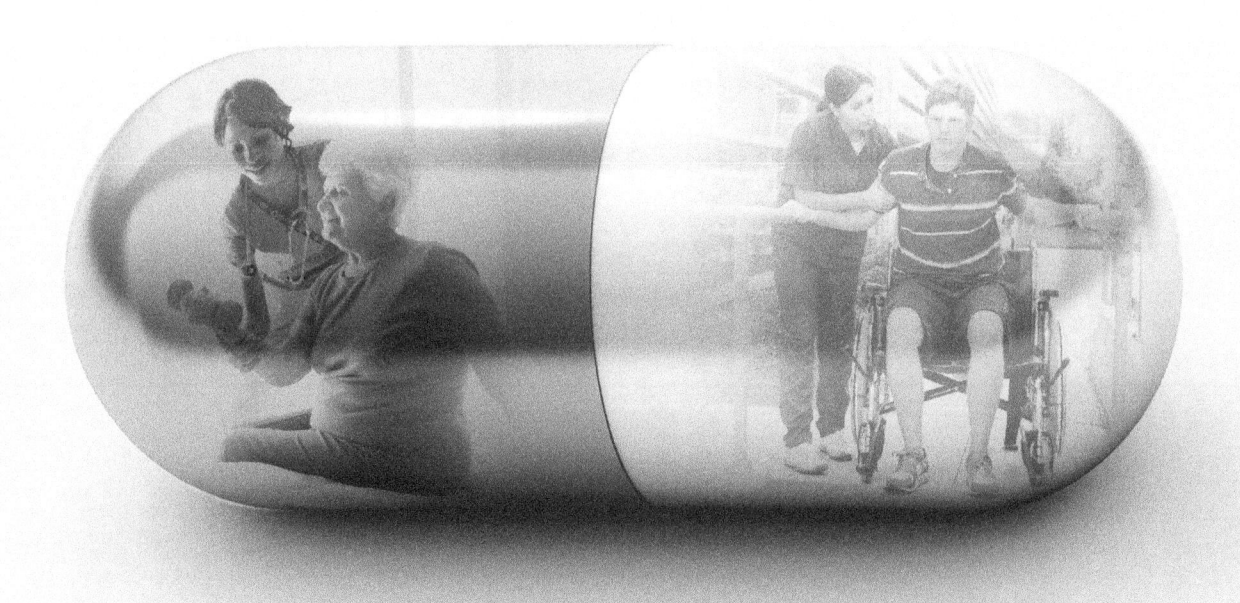

12

Introdução à Farmacologia dos Fármacos que Atuam no Sistema Nervoso Central

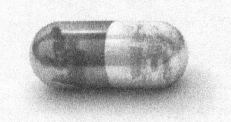

Os fármacos que atuam no sistema nervoso central (SNC) fazem parte dos primeiros fármacos descobertos pelo homem e, ainda, é o grupo de agentes farmacológicos mais usado. Além do seu emprego na terapia, muitos fármacos que atuam no SNC são utilizados sem prescrição para aumentar a sensação de bem-estar das pessoas.

Os mecanismos pelos quais vários fármacos atuam no SNC ainda não são totalmente compreendidos. Como as causas de muitas das doenças para as quais estes fármacos são usados (p. ex., **esquizofrenia**, ansiedade) são pouco compreendidas, não surpreende que no passado grande parte da farmacologia do SNC fosse exclusivamente descritiva. Entretanto, os expressivos avanços na metodologia da farmacologia do SNC tornam agora possível estudar a ação de um fármaco sobre as células e até em apenas canais iônicos dentro das sinapses. Estas informações forneceram a base para muitos dos principais desenvolvimentos em estudos do SNC.

Primeiro, está claro que quase todos os fármacos atuam no SNC através de receptores específicos que modulam a transmissão sináptica, diretamente ao afetar os próprios receptores ou indiretamente através de vários sistemas de acoplamento de mensageiros secundários, canais iônicos ou outros mecanismos. Segundo, tais fármacos estão entre as mais importantes ferramentas para estudar todos os aspectos da fisiologia do SNC, desde o mecanismo das convulsões até o armazenamento de memórias antigas. Como descrito a seguir, os agonistas sintéticos que mimetizam os transmissores naturais (em muitos casos, mais seletivos que as substâncias endógenas) e antagonistas são extremamente úteis em tais estudos. Terceiro, o descobrimento das ações de fármacos com eficácia clínica conhecida tem levado a algumas das hipóteses mais úteis sobre os mecanismos das doenças. Por exemplo, as informações sobre a ação de fármacos antipsicóticos sobre os receptores da dopamina forneceram a base para hipóteses importantes sobre a fisiopatologia da esquizofrenia, Os estudos dos efeitos de vários agonistas e antagonistas sobre os receptores do ácido gama-aminobutírico (GABA) criaram novos conceitos acerca da fisiopatologia de várias doenças, como a ansiedade e **epilepsia**.

Este capítulo fornece uma introdução à organização funcional do SNC e seus transmissores sinápticos como base para compreender as ações dos fármacos descritos nos capítulos seguintes.

CANAIS IÔNICOS E RECEPTORES DE NEUROTRANSMISSORES

A maioria dos fármacos que atuam no SNC parece fazê-lo ao mudar o fluxo de íons através dos canais transmembranas das células nervosas. As membranas das células nervosas contêm dois tipos de canal iônico definidos, com base nos mecanismos que controlam seu funcionamento (abertura e fechamento), como *canais regulados por voltagem* e *canais regulados por ligante* (Fig. 12.1a, b). Os canais regulados por voltagem respondem às mudanças no potencial da membrana da célula. Nas células nervosas, os canais de sódio regulados por voltagem estão concentrados próximo ao axônio, sendo responsáveis pelo potencial de ação que transmite o sinal da célula do corpo para a terminação nervosa.

Também existem vários tipos de canal de cálcio e potássio sensíveis à voltagem nas células, dendritos e segmentos iniciais, que agem em uma escala de tempo mais lenta e modulam a velocidade da descarga dos neurônios. Os canais regulados por ligante, também chamados de *receptores ionotrópicos*, são abertos através da ligação

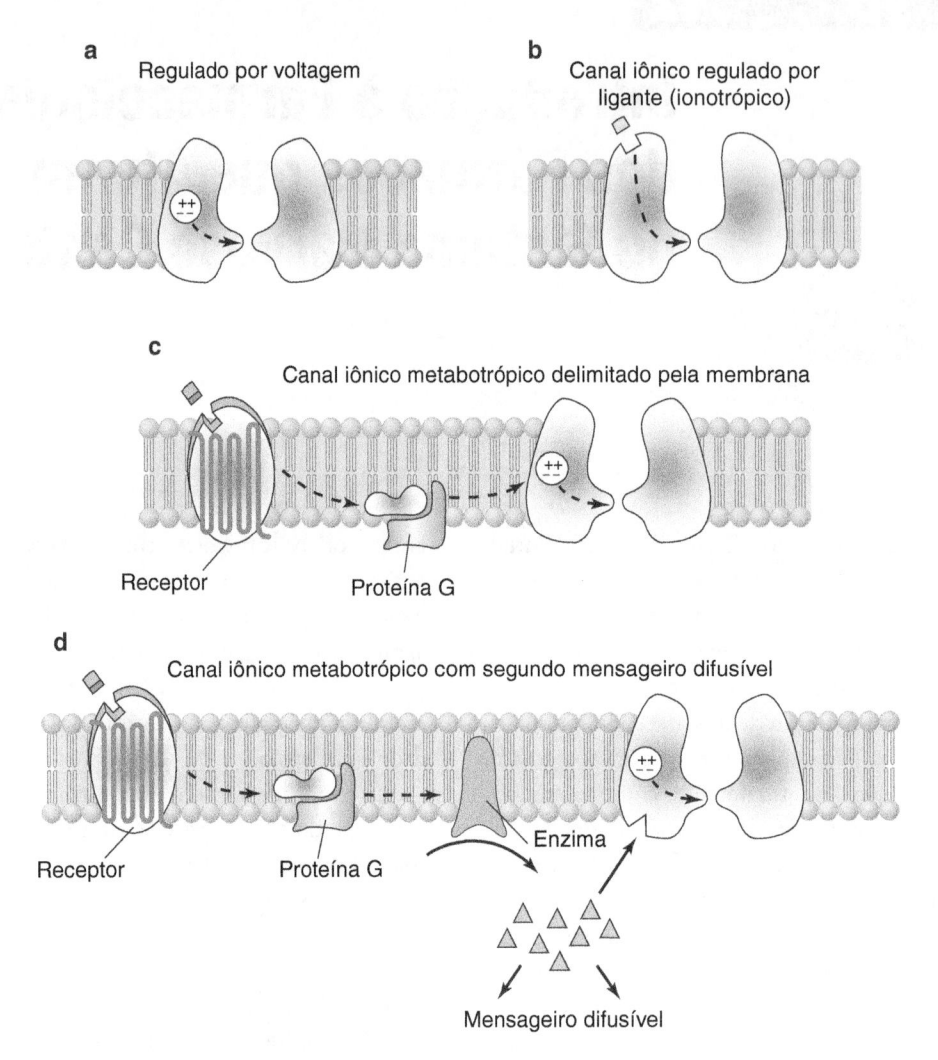

Figura 12.1 Tipos de canal iônico de receptor de neurotransmissores no SNC. (a) Um canal regulado por voltagem no qual um sensor de voltagem controla o funcionamento (seta pontilhada) do canal. (b) Um canal regulado por ligante no qual a ligação do neurotransmissor ao canal controla o fechamento (seta pontilhada) do canal. (c) Um receptor acoplado à proteína G, que, quando ligado, ativa uma proteína G que interage diretamente com um canal iônico. (d) Um receptor acoplado à proteína G, que, quando ligado, ativa a proteína G, que em seguida ativa uma enzima. A enzima ativada gera um segundo mensageiro que pode se difundir e interagir com um canal iônico.

de neurotransmissores no canal, formado por subunidades, sendo o receptor parte integrante do complexo do canal. Estes canais são insensíveis ou pouco sensíveis ao potencial da membrana. A ativação deles geralmente resulta em rápida abertura (de poucos a dezenas de milissegundos) do canal. Os canais regulados por ligante são responsáveis pela rápida transmissão sináptica das vias hierárquicas do SNC (ver a seguir).

Recentemente, a pesquisa determinou que a visão tradicional de canais dependentes totalmente separados e regulados por voltagem e ligante precisa ser modificada. Os neurotransmissores também se ligam a receptores acoplados à proteína G (**receptores metabotrópicos**) que podem modular os canais iônicos regulados por voltagem. Os canais iônicos controlados por neurotransmissores são encontrados em corpos celulares bem como nos lados pré e pós-sinápticos das sinapses. Em canais iônicos controlados por neurotransmissores, o acoplamento pode ocorrer através de um dos seguintes mecanismos. Primeiro, o controle pode se dar através de um receptor acoplado ao canal iônico por uma porção da própria proteína G (Fig. 12.1c). Dois tipos de **canal iônico regulado por voltagem** estão envolvidos nesta sinalização: os canais de cálcio e os de potássio. Quando as proteínas G interagem com os canais de cálcio, elas inibem o funcionamento destes canais, mecanismo responsável pela inibição pré-sináptica que ocorre quando os receptores metabotrópicos pré-sinápticos são ativados. Por outro lado, quando tais receptores são pós-sinápticos, ativam (provocam a abertura de) os canais de potássio, resultando em inibição pós-sináptica. Segundo, o controle pode ser feito através de um receptor acoplado a uma proteína G que modula a concentração de mensageiros secundários que se difundem como monofosfato de adenosina cíclico (cAMP), inositol trifosfato (IP3) e diacilglicerol (DAG), que modula de forma secundária os canais iônicos (Fig. 12.1d).

Importante consequência do envolvimento das proteínas G na sinalização de receptor é que, diferente do rápido efeito dos transmissores sobre os receptores inotrópicos, os efeitos da ativação do receptor metabotrópico podem durar de alguns segundos a minutos. Os receptores metabotrópicos são predominantes nos sistemas neuroniais difusos no SNC.

A SINAPSE E OS POTENCIAIS SINÁPTICOS

Na grande maioria dos casos, a comunicação entre os neurônios no SNC ocorre através de sinapses químicas. Um potencial de ação na fibra pré-sináptica se propaga até o terminal sináptico e abre os canais de cálcio sensíveis à voltagem na membrana do neurônio terminal. O cálcio flui para o neurônio terminal, e o aumento da concentração interna de cálcio promove a fusão das vesículas sinápticas com a membrana pré-sináptica. O transmissor dentro das vesículas é liberado para a abertura sináptica e se desloca para os receptores na membrana pós-sináptica. A ligação do transmissor ao seu receptor leva a uma rápida mudança na condução da membrana (permeabilidade a íons) da célula pós-sináptica.

A ligação do neurotransmissor à membrana pós-sináptica pode resultar em dois tipos de potencial pós-sináptico: excitatório ou inibitório. Os potenciais excitatórios pós-sinápticos (EPSP) são gerados pela abertura dos canais de sódio ou dos de cálcio. Em algumas sinapses, os potenciais de despolarização surgem do *fechamento* dos canais de potássio. Os potenciais de inibição pós-sinápticos (EPSP) são gerados pela abertura dos canais de potássio ou dos de cloreto. Por exemplo, a ativação dos receptores metabotrópicos pós-sinápticos aumenta a saída de potássio. A inibição *pré-sináptica* pode ocorrer pela redução da entrada de cálcio através da ativação dos receptores metabotrópicos pré-sinápticos.

LOCAIS DE AÇÃO DO FÁRMACO

Virtualmente, todos os fármacos que atuam no SNC produzem seus efeitos ao modificar alguma etapa na transmissão química da sinapse. A Fig. 12.2 ilustra algumas das etapas que podem ser alteradas. Estas ações dependentes do transmissor podem ser divididas nas categorias pré e pós-sinápticas. Os fármacos que atuam na síntese, liberação, metabolismo e liberação dos neurotransmissores estão incluídos na categoria pré-sináptica. A transmissão sináptica pode ser reduzida pelo bloqueio da síntese ou armazenamento do transmissor (Fig. 12.2, locais 2 e 3). Por exemplo, a **reserpina** esvazia as sinapses das **monoaminas** ao interferir no armazenamento intracelular. O bloqueio do **catabolismo** do transmissor (Fig. 12.2, Local 4) pode aumentar as concentrações deste bem como a quantidade de transmissor liberada por impulso. Os fármacos também podem alterar a

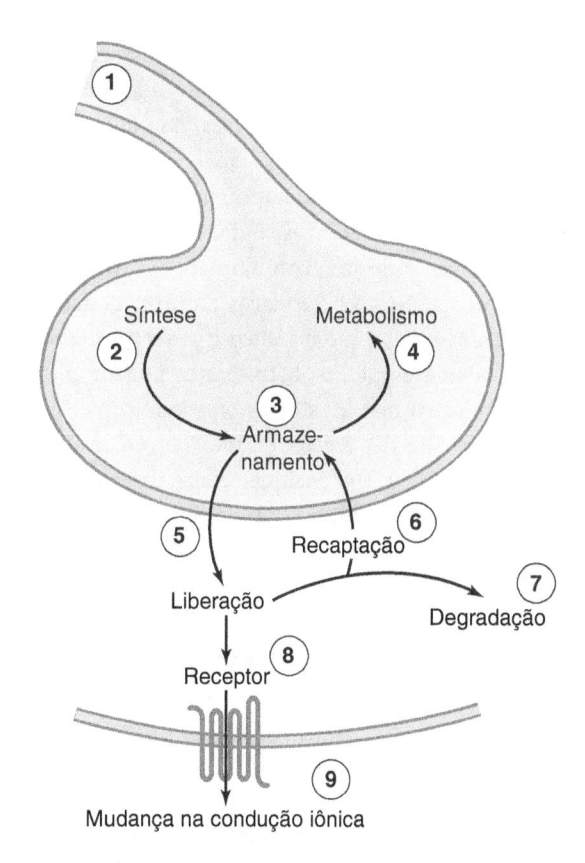

Figura 12.2 Locais de ação do fármaco. Desenho das etapas nas quais os fármacos podem alterar a transmissão sináptica. (1) Potencial de ação na fibra pré-sináptica; (2) síntese do transmissor; (3) armazenamento; (4) metabolismo; (5) liberação; (6) recaptação; (7) degradação; (8) receptor para o transmissor; (9) aumento ou redução na condução iônica induzida pelo receptor.

liberação do transmissor (Fig. 12.2, local 5). Por exemplo, o estimulante **anfetamina** induz à liberação de catecolaminas das terminações nervosas adrenérgicas, e a toxina **botulínica** bloqueia a liberação de acetilcolina. Após a liberação do transmissor na fenda sináptica, sua ação acaba através da captação ou degradação (Fig. 12.2, locais 6 e 7, respectivamente). Para alguns neurotransmissores, existem mecanismos de captação na terminação sináptica e na neuróglia circundante. A **cocaína**, por exemplo, bloqueia a captação das catecolaminas nas sinapses adrenérgicas e, assim, potencializa a ação destas aminas. Por outro lado, não foi encontrado mecanismo de captação para alguns dos vários peptídios do SNC e ainda não se demonstrou se a degradação enzimática específica encerra a ação dos peptídios transmissores. O transmissor acetilcolina é inativado dentro da sinapse pela degradação enzimática. Os fármacos anticolinesterásicos bloqueiam a degradação da acetilcolina e, assim, prolongam sua ação.

Na região pós-sináptica, o receptor do transmissor é o principal local de ação do fármaco (Fig. 12.2, local 8). Os fármacos podem agir como agonistas dos neurotransmissores, tais como os opioides, que mimetizam a ação dos peptídios endógenos, tais como a encefalina; ou como antagonistas dos neurotransmissores, bloqueando a função do receptor. O antagonismo do receptor é um mecanismo de ação comum para os fármacos que agem sobre o SNC. Os fármacos também podem agir diretamente sobre o canal iônico dos receptores ionotrópicos. Por exemplo, os barbituratos podem entrar e bloquear o canal de vários receptores ionotrópicos excitatórios. No caso dos receptores metabotrópicos, os fármacos podem agir em qualquer etapa descendente do receptor. Talvez o melhor exemplo seja fornecido pelas metilxantinas (como a **cafeína**), que podem modificar as respostas mediadas pelos neurotransmissores através do mensageiro secundário cAMP. Em altas concentrações, as metilxantinas elevam o nível de cAMP ao bloquear seu metabolismo e prolongar sua ação na célula pós-sináptica.

A seletividade da ação dos fármacos é baseada quase totalmente no fato de diferentes transmissores serem usados por diferentes grupos de neurônios. Além disso, tais transmissores são separados nos sistemas neuronais que auxiliam diferentes funções no SNC. Sem tal segregação, seria impossível modificar seletivamente a função do SNC mesmo que existisse um fármaco que operasse sobre um único sistema de neurotransmissor.

ORGANIZAÇÃO CELULAR DO CÉREBRO

A maioria dos sistemas neuroniais no SNC pode ser dividida em duas grandes categorias: sistemas neuroniais hierárquicos e sistemas não específicos (difusos).

Sistemas hierárquicos

Estes sistemas incluem todas as vias envolvidas diretamente na percepção sensorial e controle motor. As vias são claramente delineadas pela anatomia e contêm grandes fibras mielinizadas, de rápida condução. As informações são fásicas (dependentes da frequência do disparo do potencial de ação) e processadas em sequências em cada núcleo de transmissão sucessivo na sua via até seu destino. Uma lesão em qualquer ligação prejudica o sistema. Dentro de cada núcleo e no córtex, existem dois tipos de célula: neurônios relé ou de projeção e neurônios de circuito local (Fig. 12.3a). Os neurônios de projeção formam vias de conexão que transmitem sinais em longas distâncias. Os corpos celulares são relativamente grandes, e seus axônios longos. Estes neurônios são excitatórios, e sua influência sináptica, que envolve os receptores ionotrópicos, tem vida curta. Os transmissores excitatórios liberados de tais células são o glutamato e aspartato.

Os neurônios de circuito local são menores que os neurônios de projeção, e seus axônios se ramificam na vizinhança do corpo celular. A grande maioria destes neurônios é inibitória, e eles liberam GABA ou glicina; formam sinapses principalmente no corpo celular dos neurônios de projeção, mas também podem fazer sinapses com os dendritos dos neurônios de projeção assim como uns com os outros. Uma classe especial de neurônios de circuito local na medula espinhal forma sinapses axônio-axônio nas terminações dos axônios sensoriais (Fig. 12.3b). Dois tipos comuns de vias para estes neurônios consistem nas vias de retroalimentação recorrentes e vias de sentido positivo ou dianteiras (*feed-forward*) (Fig. 12.3a). Embora exista uma grande variedade de conexões sinápticas em tais sistemas hierárquicos, o fato de que um número limitado de transmissores é usado por estes neurônios indica que qualquer manipulação farmacológica do referido sistema terá um grande efeito na excitabilidade geral do SNC.

Sistemas neuroniais não específicos ou difusos

Os sistemas difusos são amplamente distribuídos, os neurônios enviando frequentemente processos a várias áreas

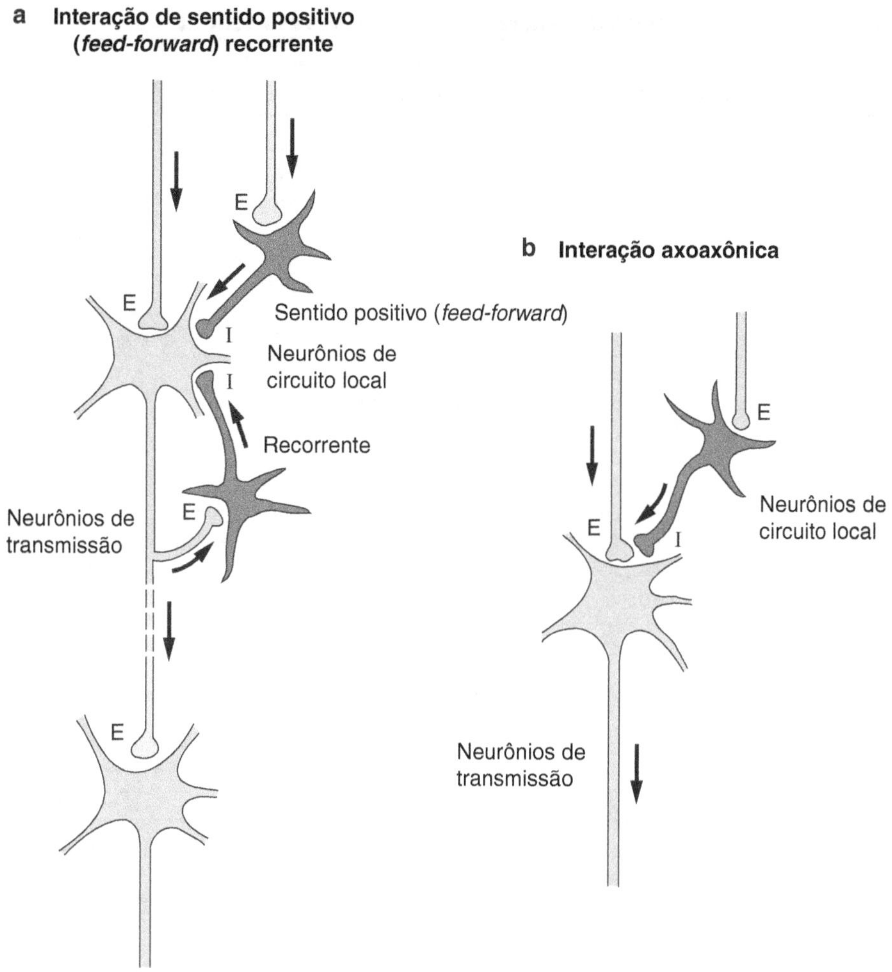

Figura 12.3 Vias no sistema nervoso central. **(a)** Dois neurônios relé (cinza-claro) e dois tipos de via. Os neurônios inibitórios recorrentes e dianteiros são apresentados em cinza-escuro e representam os neurônios do circuito local. **(b)** A via responsável pela inibição pré-sináptica na qual o axônio de um neurônio inibitório (cinza-escuro) faz sinapse no axônio terminal de uma fibra excitatória (cinza-claro). A letra maiúscula E significa uma sinapse excitatória; I, uma sinapse inibitória.

diferentes. Tais sistemas diferem de modos fundamentais dos sistemas hierárquicos. Os axônios destes neurônios são muito finos e contêm fibras desmielinizadas, de condução lenta; ramificam-se repetidamente e divergem para várias áreas. Os ramos do mesmo neurônio podem inervar várias partes com diferentes funções do SNC. Os axônios geralmente possuem dilatações periódicas (varicosidades) que contêm vesículas com transmissores. Em geral, os transmissores nos sistemas difusos são as aminas (norepinefrina, dopamina, 5-hidroxitriptamina [serotonina]) ou peptídios que exercem ações sobre os receptores metabotrópicos e, portanto, iniciam os efeitos sinápticos de longa duração. Baseado nestas observações está claro que os sistemas difusos não podem transportar informações topográficas específicas ou temporárias, pois grandes áreas do SNC devem ser afetadas ao mesmo tempo de forma uniforme. Estes sistemas estão envolvidos em funções globais, como dormir e andar, atenção, apetite e emoções.

NEUROTRANSMISSORES CENTRAIS

Para ser aceita como um neurotransmissor, uma substância química deve (1) estar presente em uma concentração maior na área da sinapse do que nas outras áreas (deve estar localizada em áreas adequadas), (2) ser liberada através de estímulo elétrico ou químico por um mecanismo dependente de cálcio e (3) produzir o mesmo tipo de resposta pós-sináptica observado com a ativação fisiológica da sinapse (deve simular uma sinapse). O Quadro 12.1 lista as substâncias químicas mais importantes atualmente aceitas como neurotransmissores no SNC.

Quadro 12.1 — Farmacologia dos neurotransmissores no sistema nervoso central

Transmissor	Distribuição anatômica	Principais subtipos de receptor	Mecanismos do receptor
Acetilcolina	Corpos celulares em todos os níveis, axônios curtos e longos	Muscarínico, M_1; bloqueado pela pirenzepina e atropina	Excitatório; ↓ condução do K^+; ↑ IP_3 e DAG
		Muscarínico, M_2; bloqueado pela atropina	Inibitório; ↑ condução do K^+; ↓ cAMP
	Sinapse celular Motoneuron-Renshaw	Nicotínico, N	Excitatório; ↑ condução de cátion
Dopamina	Corpos celulares em todos os níveis, axônios curtos, médios e longos	D_1; bloqueado pelas fenotiazinas	Inibitório; ↑ cAMP
		D_2; bloqueado pelas fenotiazinas e haloperidol	Inibitório (pré-sináptico); ↓ condução do Ca^{2+}
			Inibitório (pós-sináptico); ↑ condução do K^+; ↓ cAMP
Norepinefrina	Corpos celulares em pontes e tronco encefálico projetado em todos os níveis	Alfa$_1$; bloqueado pela prazosina	Excitatório; ↓ condução do K^+; ↑ IP_3 e DAG
		Alfa$_2$; ativado pela clonidina	Inibitório (pré-sináptico); ↓ condução do Ca^{2+}
			Inibitório (pós-sináptico); ↑ condução do K^+; ↓ cAMP
		Beta$_1$; bloqueado pelo propranolol	Excitatório; ↓ condução do K^+; ↑ cAMP
		Beta$_2$; bloqueado pelo propranolol	Inibitório; pode envolver ↑ na bomba eletrogênica de sódio
Serotonina (5-hidroxitriptamina)	Corpos celulares no mesencéfalo e pontes que se projetam para todos os níveis	5-HT_{1A}; a buspirona é um agonista parcial	Inibitório; ↑ condução do K^+
		5-HT_{2A}; bloqueado pela clozapina, risperidona e olanzapina	Excitatório; ↓ condução do K^+; ↑ IP_3 e DAG
		5-HT_3; bloqueado pela ondansetrona	Excitatório; ↑ condução de cátion
		5-HT_4	Excitatório; ↓ condução do K^+; ↑ cAMP
GABA	Interneurônios supraespinhais; interneurônios espinhais envolvidos na inibição pré-sináptica	$GABA_A$; facilitado pelos benzodiazepínicos e zolpidem	Inibitório; ↑ condução do Cl^-
		$GABA_B$; ativado pelo baclofeno	Inibitório (pré-sináptico); ↓ condução do Ca^{2+}
			Inibitório (pós-sináptico); ↑ condução do K^+
Glutamato, aspartato	Neurônios de transmissão em todos os níveis	Quatro subtipos; subtipo NMDA bloqueado pela fenciclidina, cetamina e memantina	Excitatório; ↑ condução de cátion
			Inibitório (pré-sináptico); ↓ condução do Ca^{2+}; ↓ cAMP
		Subtipos metabotrópicos	Excitatório (pós-sináptico); ↓ condução do K^+; ↑ IP_3 e DAG
Glicina	Interneurônios na medula espinhal e tronco encefálico	Único subtipo; bloqueado pela estriquinina	Inibitório; ↑ condução de Cl^-
Peptídios opioides	Corpos celulares em todos os níveis	Três principais subtipos: mu, delta e capa	Inibitório (pré-sináptico); ↓ condução do Ca^{2+}; ↓ cAMP
			Inibitório (pós-sináptico); ↑ condução do K^+; ↓ cAMP

Acetilcolina

Aproximadamente 5% dos neurônios no cérebro possuem receptores para a acetilcolina (ACh). A maioria das respostas do SNC à ACh é mediada por uma grande família de receptores muscarínicos M_1 acoplados à proteína G que apresentam excitação lenta quando ativados. O mecanismo iônico de excitação lenta envolve uma redução na permeabilidade da membrana ao potássio. Em poucos locais, a ACh provoca a inibição lenta do neurônio ao ativar o subtipo M_2 do receptor, que abre os canais de potássio. Os receptores nicotínicos estão presentes no SNC, mas são menos comuns que os receptores muscarínicos. Várias vias contêm acetilcolina, como os neurônios no neostriado, o núcleo medial septal e a formação reticular. As vias colinérgicas têm um importante papel nas funções cognitivas, especialmente a memória. A demência pré-senil do tipo Alzheimer está associada a uma grande perda de neurônios colinérgicos. Entretanto, a especificidade desta perda tem sido questionada porque os níveis de outros supostos transmissores — por exemplo, a somatostatina — também se reduz. Os fármacos que afetam a atividade dos sistemas colinérgicos no cérebro são os inibidores da acetilcolinesterase usados na doença de Alzheimer (p. ex., donepezila, rivastigmina) e os agentes bloqueadores muscarínicos utilizados no parkinsonismo (p. ex., benztropina).

Dopamina

As principais vias contendo dopamina são as projeções que ligam a substância *nigra* no gânglio basal ao neostriado; a região tegmental ventral para as estruturas límbicas, particularmente o córtex límbico; os sistemas medular-periventriculares, incertoipotalâmicos e tuberoinfundibulares. Todos os receptores dopaminérgicos são metabotrópicos. A dopamina exerce ações de inibição lenta nas sinapses em sistemas neuronais específicos através da ativação dos canais de potássio acoplados à proteína G. O receptor D_2 é o principal subtipo dopaminérgico nos neurônios do gânglio basal, estando amplamente distribuído no nível supraespinhal. Além dos dois receptores listados no Quadro 12.1, foram identificados três outros subtipos de receptor dopaminérgico (D_3, D_4 e D_5). Os fármacos que afetam a atividade das vias dopaminérgicas consistem nos antipsicóticos (p. ex., **clorpromazina**), estimulantes do SNC (p. ex., **anfetamina**) e antiparkinsonianos (p. ex., **levodopa**).

Norepinefrina

Os corpos celulares dos neurônios noradrenérgicos localizam-se principalmente no tronco encefálico (*locus ceruleus*) e na área tegmental lateral das pontes (formação reticular). Estes neurônios são diferentes porque fornecem um sinal adrenérgico difuso à maioria das regiões do SNC. Todos os subtipos de receptor noradrenérgico são metabotrópicos. Os efeitos inibitórios são provocados pela ativação dos receptores α_2, o que leva a um aumento na condução do potássio. Os efeitos excitatórios são produzidos por mecanismos direto e indireto. O mecanismo direto envolve o bloqueio da condução do potássio, que normalmente reduz a velocidade da descarga neuronal. Dependendo do tipo de neurônio, este efeito é mediado pelos receptores α_1 ou β. O mecanismo indireto envolve a desinibição, ou seja, os neurônios inibitórios do circuito local são inibidos. A facilidade da transmissão sináptica excitatória está de acordo com muitos dos processos comportamentais conhecidos por envolverem as vias noradrenérgicas (p. ex., atenção e despertar). Os estimulantes do SNC, inibidores da monoaminoxidase e antidepressivos tricíclicos possuem efeitos importantes na atividade das vias noradrenérgicas.

Serotonina

A maioria das vias da serotonina (5-hidroxitriptamina, 5-HT) origina-se de corpos celulares da rafe ou regiões medianas das pontes e do tronco encefálico superior; estas vias contêm fibras desmielinizadas que inervam a maioria das regiões do SNC. Foram identificados vários subtipos de receptor 5-HT, e, com exceção do subtipo 5-HT_3, todos são metabotrópicos. Na maioria das áreas do sistema nervoso central, a 5-HT tem forte ação inibitória, mediada pelos receptores 5-HT_{1A} e associada à hiperpolarização da membrana provocada por um aumento na condução do potássio. Na verdade, os receptores 5-HT_{1A} e $GABA_B$ estão associados à mesma família de canais de potássio. O receptor inotrópico 5-HT_3 exerce rápida ação excitatória em um número muito limitado de locais no SNC. As ações excitatórias e inibitórias poderão ocorrer no mesmo neurônio se os receptores adequados estiverem presentes. A maioria dos agentes usados no tratamento das principais depressões afeta as vias serotoninérgicas (p. ex., antidepressivos tricíclicos [TCA], inibidores seletivos da recaptação da serotonina [ISRS]). As ações de alguns estimulantes do SNC e fármacos antipsicóticos mais recentes também podem ser mediadas através de efeitos sobre a transmissão serotoninérgica. A reserpina, que pode provocar forte depressão, esgota os depósitos vesiculares de serotonina e norepinefrina nos neurônios do SNC. As outras funções reguladoras dos neurônios que contêm 5-HT consistem no sono, temperatura, apetite e controle neuroendócrino.

Ácido glutâmico (glutamato)

A maioria dos neurônios no cérebro é excitada pelo ácido glutâmico. Esta excitação é provocada pela ativação dos receptores ionotrópicos e metabotrópicos. Os receptores ionotrópicos podem ser divididos também em três subtipos conforme o fármaco que os ativa seletivamente: cainato (KA), alfa-amino-3-hidróxi-5-metilisoxazol-4-propionato (AMPA) e **N-metil-D-aspartato (NMDA)**. Os canais ativados por AMPA e KA são chamados de canais não NMDA, sendo permeáveis ao sódio e potássio. O canal ativado pelo NMDA é altamente permeável aos íons sódio, potássio e cálcio. Os receptores do NMDA têm um papel na plasticidade sináptica relacionada com o aprendizado e memória. A **memantina**, um antagonista do NMDA, é usada para o tratamento do doença de Alzheimer. A ativação excessiva de receptores do NMDA após dano aos neurônios pode ser responsável pela morte celular. Embora os testes clínicos não sejam animadores, foi demonstrado que o bloqueio dos receptores do NMDA atenua o dano neurológico provocado por anoxia em experimentos com animais. A ativação do receptor metabotrópico do glutamato pode resultar em ativação da **fosfolipase** C acoplada à proteína G ou inibição da adenililciclase. Conforme o tipo de sinapse, estes receptores podem iniciar uma lenta excitação pós-sináptica ou inibição pré-sináptica.

GABA e glicina

O GABA é o principal neurotransmissor que medeia IPSP nos neurônios no cérebro, sendo também importante na medula espinhal. O receptor GABA$_A$ localiza-se nos canais de íon cloreto, e a ligação do GABA abre o canal, hiperpolarizando a célula. Os receptores GABA$_B$ estão acoplados a proteínas G que ativam os canais de potássio ou inibem os canais de cálcio. IPSP rápidos são bloqueados pelos antagonistas do receptor GABA$_A$, e os IPSP lentos são bloqueados pelos antagonistas do receptor GABA$_B$. A grande maioria dos neurônios de circuito local sintetiza GABA, como os neurônios localizados no corno dorsal da medula espinhal.

Os fármacos que influenciam os receptores GABA$_A$ consistem nos sedativo-hipnóticos (p. ex., benzodiazepínicos, barbituratos) e alguns anticonvulsivantes (p. ex., **gabapentina, vigabatrina**). Os receptores GABA$_B$ são ativados pelo fármaco **baclofeno**, um fármaco muito útil no tratamento dos espasmos musculares (p. ex., na paralisia cerebral). Os receptores de glicina, mais numerosos na matéria cinza da medula espinhal do que no cérebro, são bloqueados pela **estriquinina**, um convulsivante espinhal. Em geral, as evidências de pesquisas indicam que a glicina é liberada pelos neurônios inibitórios do circuito local da medula espinhal envolvidos na inibição pós-sináptica.

Transmissores peptídios

Muitos peptídios foram identificados no SNC, e alguns satisfazem a maioria dos ou todos os critérios para serem aceitos como neurotransmissores. Estes peptídios consistem nos peptídios opioides (encefalinas, endorfinas, dinorfinas), neurotensina, substância P, somatostatina, colecistoquinina, polipeptídio vasoativo intestinal, neuropeptídio Y e hormônio de liberação da tirotropina. Como ocorre no sistema nervoso autônomo periférico, os peptídios coexistem com um transmissor não peptídio convencional no mesmo neurônio. Os transmissores peptídios bem-definidos são os peptídios opioides (beta-endorfina, met e leu-encefalina bem como dinorfina), distribuídos em todos os níveis dos neuráxis. As ações terapêuticas mais importantes dos analgésicos opioides (p. ex., **morfina**) são mediadas pelos receptores para estes peptídios endógenos. A substância P é um mediador de EPSP lento em neurônios envolvidos em vias sensoriais **nociceptivas** na medula espinhal e no tronco encefálico. Os transmissores peptídios diferem dos transmissores não peptídios porque (1) os peptídios são sintetizados no corpo celular e transportados para a terminação nervosa por um transporte axônico, e (2) não foram identificados mecanismos de recaptação ou enzimáticos específicos para encerrar as atividades.

Endocanabinoides

O principal ingrediente psicoativo na maconha ou *cannabis*, Δ^9-tetraidrocanabinol (Δ^9-THC), afeta o cérebro principalmente ao ativar um receptor canabinoide específico, CB1. Vários derivados lipídicos do cérebro (p. ex., 2-araquidonil-glicerol e anandamida) são ligantes endógenos dos receptores CB1. Estes ligantes não são armazenados, como os neurotransmissores clássicos, mas rapidamente sintetizados em resposta à despolarização e consequente entrada de cálcio. Os canabinoides endógenos são liberados pós-sinapse após a despolarização da membrana, mas agem na pré-sinapse (transmissão retrógrada) para reduzir a liberação do transmissor. Os canabinoides podem afetar a memória, cognição e percepção da dor através deste mecanismo.

Óxido nítrico

O gás óxido nítrico (NO) é sintetizado em vários tecidos em resposta a diversos estímulos. O SNC contém uma quantidade substancial de óxido nítrico sintase (NOS) em certas classes de neurônios. A NOS presente nos neurônios é uma enzima ativada pelo par cálcio-calmodulina e pela ativação dos receptores de NMDA, que aumenta o cálcio intracelular, resultando na geração de NO. O papel fisiológico do óxido nítrico foi estabelecido para o tecido liso vascular e erétil, seu papel na transmissão e plasticidade sinápticas ainda é controverso.

FOCO NA REABILITAÇÃO

Os fármacos que atuam no SNC constituem o grupo de agentes farmacológicos mais usado, podendo fornecer ampla faixa de benefícios terapêuticos — mas, por causa da organização do SNC, podendo também produzir grande variedade de reações adversas. Os fármacos que atuam no SNC podem ter efeitos (ambos positivos e negativos) nos três níveis da International Classification of Functioning, Disability and Health (ICF) Model of Disability: função e estrutura corporais, atividade e participação. Por exemplo, um benzodiazepínico (p. ex., **diazepam**), útil como agente sonífero (hipnótico) e relaxante do músculo esquelético, pode comprometer a função motora por causa de sua influência sobre o GABA, o que pode ter um efeito sobre a ativação muscular, capacidade de executar funções motoras básicas e participar nas responsabilidades em situações do cotidiano. Por outro lado, um antagonista da dopamina (p. ex., **clozapina**), quando usado para tratar a esquizofrenia, pode exercer fortes efeitos positivos sobre a capacidade da pessoa de participar em suas próprias responsabilidades em situações do cotidiano.

REFERÊNCIAS

Bettler B, et al..: $GABA_B$ receptors: Drugs meet clones. *Curr Opin Neurobiol* 1998;8:345.

Conn PJ, Pin JP: Pharmacology and functions of metabotropic glutamate receptors. *Annu Rev Pharmacol Toxicol* 1997;37:205.

Costa E: From $GABA_A$ receptor diversity emerges a unified vision of GABAergic inhibition. *Annu Rev Pharmacol Toxicol* 1998;38:321.

Dingledine R, et al.: The glutamate receptor ion channels. *Pharmacol Rev* 1999;51:7.

Hall ZW: *An Introduction to Molecular Neurobiology.* Sinauer, 1992.

Hokfelt T, et al.: Neuropeptides—an overview. *Neuropharmacology* 2000;39:1337.

Laube B, et al.: Modulation of glycine receptor function: A novel approach for therapeutic intervention at inhibitory synapses? *Trends Pharmacol Sci* 2002;23:519.

Martin GR, et al.: The structure and signaling properties of 5-HT receptors: An endless diversity? *Trends Pharmacol Sci* 1998;19:2.

Miller RJ: Presynaptic receptors. *Annu Rev Pharmacol Toxicol* 1998;38:201.

Missale C, et al.: Dopamine receptors: From structure to function. *Physiol Rev* 1998;78:189.

Nestler EJ, et al.: *Molecular Neuropharmacology.* New York: McGraw-Hill, 2001.

Seal RP, Amara SG: Excitatory amino acid transporters: A family in flux. *Annu Rev Pharmacol Toxicol* 1999; 39:431.

Walmsley B, et al.: Diversity of structure and function at mammalian central synapses. *Trends Neurosci* 1998; 21:81.

Wilson RI, Nicoll RA: Endocannabinoid signaling in the brain. *Science* 2002;296:678.

13

Fármacos Sedativo-Hipnóticos

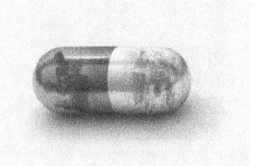

A escolha de um fármaco da classe dos sedativo-hipnóticos indica que seu principal uso é provocar sedação (com o concomitante alívio da ansiedade) ou estimular o sono. Como existe considerável variação química neste grupo, tal classificação de fármacos é baseada nos usos clínicos em vez de nas semelhanças na estrutura química. Os estados de ansiedade e distúrbios de sono constituem problemas comuns, sendo os sedativo-hipnóticos os fármacos prescritos em todo o mundo. Os fármacos desta classe consistem em alcoóis, benzodiazepínicos, barbituratos, carbamatos e vários hipnóticos mais recentes, como a eszopiclona, zaleplona e zolpidem (Fig. 13.1).

Um agente sedativo eficaz (ansiolítico) deve reduzir a ansiedade e exercer um efeito calmante. O grau de depressão do sistema nervoso central (SNC) provocado por um sedativo deve ser mínimo, respeitando a eficácia terapêutica. Um fármaco hipnótico deve produzir sonolência, estimulando o início e manutenção do sono. Os efeitos hipnóticos envolvem uma depressão mais acentuada do SNC do que a sedação, sendo obtidos com a maioria dos fármacos desta classe simplesmente por aumentar a dose. A depressão gradual da função do SNC dependente da dose é uma das características dos sedativo-hipnóticos. Entretanto, os fármacos diferem na relação entre a dose e o grau de depressão do SNC. Dois exemplos de tais relações dose-resposta são mostrados na Fig. 13.2. A inclinação linear para os barbituratos significa um aumento na dose superior ao necessário para que a hipnose possa levar a um estado de anestesia geral. Em doses ainda maiores, estes tipos de sedativo-hipnótico podem deprimir os centros respiratórios e vasomotores na medula, levando ao coma e morte. O desvio da relação linear dose-resposta, como demonstrado para os benzodiazepínicos, exige aumentos muito maiores de dose para alcançar a depressão do SNC mais profunda que a hipnose. Esta margem de segurança maior para os benzodiazepínicos e hipnóticos mais recentes (p. ex., zolpidem) é um importante motivo para seu uso frequente visando tratar os estados de ansiedade e distúrbios de sono.

PROPRIEDADES FARMACOCINÉTICAS GERAIS

A lipossolubilidade tem um importante papel na determinação da velocidade na qual um fármaco sedativo-hipnótico entra no SNC. A maioria dos fármacos sedativo-hipnóticos é lipossolúvel e bem-absorvida a partir do trato gastrintestinal com boa distribuição no cérebro. Esta propriedade é responsável pelo rápido início dos efeitos do triazolam, tiopental (Cap. 15) e hipnóticos mais recentes sobre o SNC, cuja absorção oral é extremamente rápida, sendo a absorção do diazepam e do metabólito ativo do clorazepato mais rápida ainda do que a dos outros benzodiazepínicos comumente usados. O **clorazepato** é convertido na sua forma ativa **desmetildiazepam** (nordiazepam) pela hidrólise ácida no estômago. A maioria dos barbituratos e outros sedativo-hipnóticos mais antigos é rapidamente absorvida no sangue após sua administração oral.

Todos os sedativo-hipnóticos atravessam a barreira placentária durante a gravidez. Se os sedativo-hipnóticos forem administrados no período pré-nascimento, poderão contribuir para a depressão das funções vitais do neonato. Os fármacos sedativo-hipnóticos também são detectáveis no leite materno, podendo exercer os efeitos depressores sobre o bebê durante o aleitamento.

A transformação metabólica em metabólitos mais hidrossolúveis é necessária à eliminação dos sedativo-hipnóticos do corpo. Os sistemas enzimáticos microssômicos

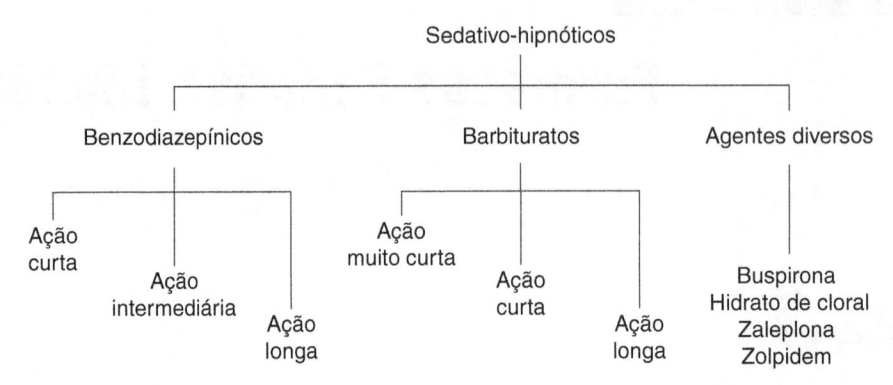

Figura 13.1 Fármacos usados como sedativo-hipnóticos. As classes de fármacos benzodiazepínicos e barbituratos são subdivididas em grupos de ação rápida, intermediária e longa, dependendo de suas respectivas meias-vidas.

que metabolizam os fármacos no fígado são os sistemas mais importantes nesta fase. Poucos sedativo-hipnóticos são excretados do corpo na forma inalterada; assim, a meia-vida de eliminação depende principalmente da velocidade da transformação metabólica. As velocidades e vias de metabolização variam entre os diferentes fármacos. Muitos benzodiazepínicos ativos são convertidos inicialmente em metabólitos ativos com meias-vidas longas. Após vários dias de terapia com alguns fármacos (p. ex., diazepam, **flurazepam**), o acúmulo dos metabólitos ativos pode levar à sedação excessiva. Os efeitos cumulativos e residuais são menos importantes para o **oxazepam** e **lorazepam**, que possuem meias-vidas mais curtas e são conjugados para formar metabólitos inativos. Com exceção do **fenobarbital**, excretado parcialmente inalterado na urina (20 a 30% em seres humanos), os barbituratos também são metabolizados pelas enzimas hepáticas. O zolpidem e zaleplona são rapidamente metabolizados em metabólitos inativos pelo fígado, possuindo meias-vidas de eliminação muito curtas de 1,5 a 3,5 h e 1 h, respectivamente. A eszopiclona é metabolizada mais lentamente, tendo meia-vida de 6 h. São recomendadas reduções na dose do zolpidem e zaleplona em pacientes com disfunção hepática, pacientes idosos e pacientes usando cimetidina. Os fármacos que induzem às enzimas do citocromo P450 no fígado podem aumentar a depuração da eszopiclona, zaleplona e zolpidem.

A duração das ações dos fármacos sedativo-hipnóticos no SNC varia entre algumas horas (p. ex., zaleplona < zolpidem = triazolam < **hidrato de cloral**) e mais de 30 h (p. ex., **clordiazepóxido**, clorazepato, diazepam, fenobarbital).

Algumas propriedades farmacocinéticas de benzodiazepínicos selecionados estão listadas no Quadro 13.1.

Fatores que afetam a biodisposição

A biodisposição dos sedativo-hipnóticos pode ser influenciada por vários fatores, particularmente as alterações na função hepática decorrentes de doença, aumento ou redução da atividade das enzimas microssômicas induzidos por fármacos (Cap. 3). Em pacientes muito idosos e pacientes com grave doença hepática, as meias-vidas de eliminação destes fármacos aumentam de forma significativa. Em tais casos, as doses múltiplas normais dos referidos sedativo-hipnóticos resultam em efeitos excessivos sobre o SNC.

A atividade das enzimas hepáticas microssômicas que metabolizam fármacos pode ser maior em pacientes expostos a certos sedativo-hipnóticos mais antigos, com

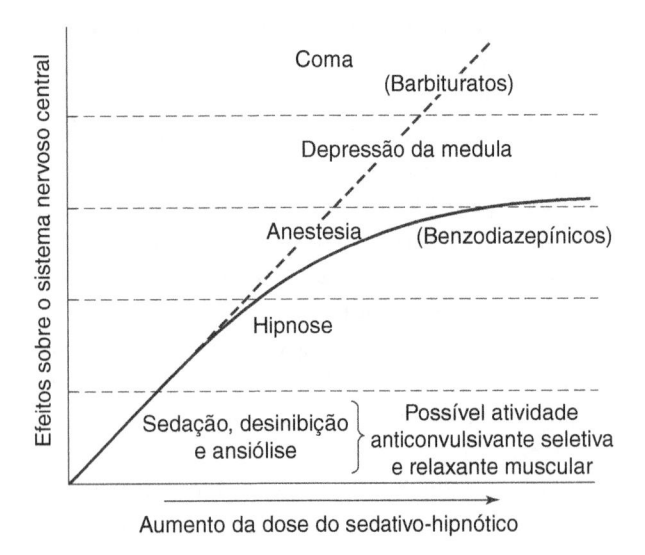

Figura 13.2 Curvas de dose-resposta que mostram as relações entre a dose dos benzodiazepínicos barbituratos e seus efeitos no SNC. Os benzodiazepínicos têm maior índice terapêutico que os barbituratos.

Quadro 13.1	Propriedades farmacocinéticas dos benzodiazepínicos em humanos		
Fármaco	Nível do pico sanguíneo (h)	Meia-vida de eliminação (h)[1]	Comentários
Alprazolam	1 a 2	12 a 15	Absorção oral rápida
Clorazepato	1 a 2 (Nordiazepam)	50 a 100	Pró-fármaco; hidrolisado para a forma ativa (nordiazepam) no estômago
Clordiazepóxido	2 a 4	15 a 40	Metabólitos ativos, biodisponibilidade errática a partir da injeção IM
Diazepam	1 a 2	20 a 80	Metabólitos ativos; biodisponibilidade errática a partir da injeção IM
Flurazepam	1 a 2	40 a 1.000	Metabólitos ativos com meias-vidas longas
Lorazepam	1 a 6	10 a 20	Sem metabólitos ativos
Oxazepam	2 a 4	10 a 20	Sem metabólitos ativos
Triazolam	1	2 a 3	Início rápido; ação de curta duração

[1]Inclui as meias-vidas dos principais metabólitos.

o uso crônico (indução enzimática). É muito provável que os barbituratos (especialmente o fenobarbital) provoquem este efeito, que pode resultar em aumento no seu metabolismo hepático assim como no metabolismo de outros fármacos. A biotransformação mais acentuada de outros agentes farmacológicos como resultado da indução enzimática pelos barbituratos é um mecanismo potencial relacionado com as interações medicamentosas. Por outro lado, o uso contínuo dos benzodiazepínicos e hipnóticos mais recentes não altera a atividade das enzimas hepáticas responsáveis pelo metabolismo dos fármacos.

PROPRIEDADES FARMACODINÂMICAS GERAIS

Os benzodiazepínicos, barbituratos, zolpidem bem como hipnóticos mais recentes e vários outros fármacos se ligam aos componentes moleculares do receptor $GABA_A$ presentes nas membranas dos neurônios no SNC. Este complexo receptor, que funciona como um canal iônico de cloreto, é ativado pelo neurotransmissor inibitório ácido gama-aminobutírico (GABA) (Cap. 12), o principal neurotransmissor inibitório no SNC.

Principais grupos de fármacos

Benzodiazepínicos

Os benzodiazepínicos potencializam a inibição GABAérgica em todos os níveis do neuráxis, como a medula espinhal, hipotálamo, hipocampo, substância negra, córtex cerebelar e córtex cerebral. Os receptores (ou locais de ligação) para os benzodiazepínicos formam uma parte do complexo molecular do canal iônico cloreto do receptor do $GABA_A$. O receptor $GABA_A$ existe em diferentes formas (isoformas), consistindo nas subunidades alfa, beta e gama. Os benzodiazepínicos se ligam a várias destas isoformas do receptor $GABA_A$. Os benzodiazepínicos aumentam a eficiência da inibição sináptica GABAérgica. Os benzodiazepínicos não substituem o GABA, mas parece que potencializam os efeitos do GABA sem ativar diretamente os receptores do GABA nem abrir os canais de cloreto associados (Fig. 13.3). A potencialização na condução do íon cloreto induzida pela interação dos benzodiazepínicos com os receptores $GABA_A$ significa um aumento na *frequência* da abertura do canal. Tal ação dos benzodiazepínicos pode ser antagonizada pelo fármaco flumazenil (discutido a seguir).

Barbituratos

Os barbituratos também facilitam as ações do GABA em vários locais no SNC, mas, diferente dos benzodiazepínicos, eles aumentam a *duração* da abertura do canal do cloreto regulada pelo GABA. Em altas concentrações, os barbituratos também podem ser GABAmiméticos, ativando diretamente os canais de cloreto. Estes efeitos envolvem um local de ligação ou locais diferentes dos locais de ligação dos benzodiazepínicos. As ações dos barbituratos não são antagonizadas pelo flumazenil.

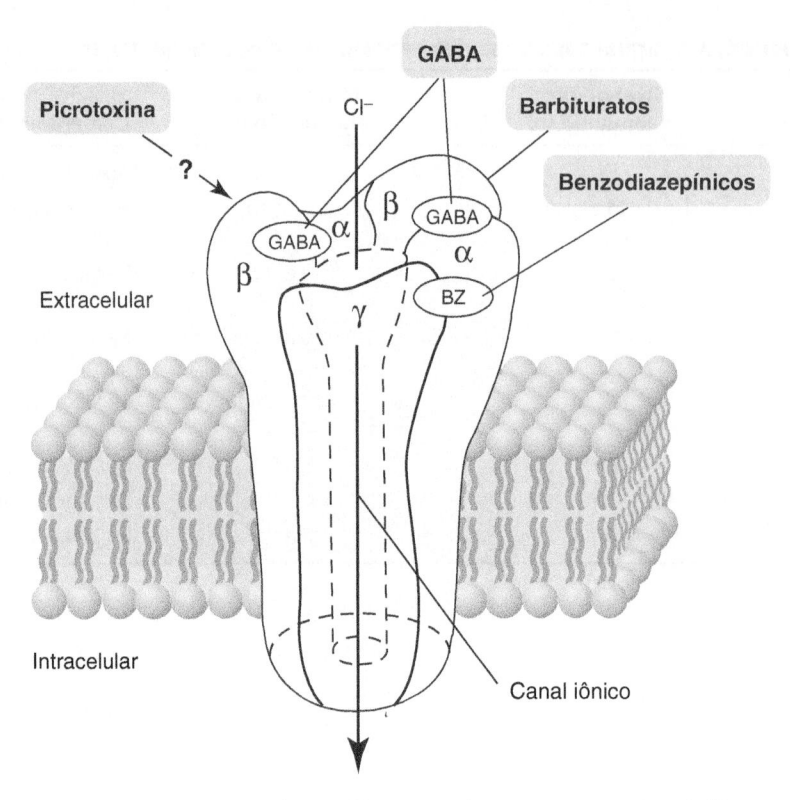

Figura 13.3 Mecanismo de ação dos sedativo-hipnóticos. (Reproduzida, com autorização, de Zorumski CF, Isenburg KE: Insights into the structure and function of GABA-benzodiazepine receptors: Ion channels and psychiatry. Am J Psychiatry 1991;148:162.)

Os barbituratos são menos seletivos em suas ações que os benzodiazepínicos, pois também deprimem as ações dos neurotransmissores excitatórios (p. ex., ácido glutâmico) e exercem efeitos nas membranas não sinápticas em paralelo com seus efeitos na transmissão do GABA. Estes múltiplos locais de ação dos barbituratos podem ser a base para sua capacidade de induzir à anestesia geral (Cap. 15) e seus efeitos depressivos bem expressivos sobre o sistema nervoso central (que resultam em baixa margem de segurança), em comparação com os dos benzodiazepínicos.

Fármacos hipnóticos mais recentes

Os hipnóticos **eszopiclona**, **zolpidem** e **zaleplona** não são benzodiazepínicos (BZ), mas exercem seus efeitos no SNC através da interação com alguns locais de ligação dos benzodiazepínicos, classificados como subtipo BZ_1. Diferente dos benzodiazepínicos, o zolpidem e outros hipnóticos mais novos se ligam de forma mais seletiva porque interagem apenas com as isoformas do receptor $GABA_A$ que contêm subunidades α_1. Seus efeitos depressivos sobre o SNC são antagonizados pelo flumazenil.

Interações receptor-ligante

Foram relatados dois principais tipos de interação do local de ligação do benzodiazepínico e o ligante: (1) os a*gonistas* facilitam as ações do GABA, o que ocorre em vários locais de ligação dos BZ no caso dos benzodiazepínicos. Os não benzodiazepínicos eszopiclona, zolpidem e zaleplona são agonistas seletivos no local de ligação dos BZ_1; (2) os a*ntagonistas* são representados pelo derivado sintético benzodiazepínico flumazenil, que bloqueia as ações dos benzodiazepínicos, mas não antagoniza as ações dos barbituratos ou do etanol.

Agonistas benzodiazepínicos

Efeitos nos órgãos

Os efeitos no SNC de muitos sedativo-hipnóticos dependem da dose, como mostrado na Fig. 13.2. Estes efeitos variam de sedação a alívio da ansiedade (ansiólise) através de hipnose (facilitação do sono), anestesia e coma. Os efeitos depressores são aditivos quando dois ou mais fármacos são administrados juntos. O declive da curva dose-resposta varia entre os grupos de fármacos; os que possuem curvas menos íngremes, como os benzodiazepínicos, são mais seguros para o uso clínico.

Sedação

Os benzodiazepínicos, barbituratos e sedativo-hipnóticos mais antigos exercem efeito calmante com a redução simultânea da ansiedade em doses relativamente baixas. Entretanto, na maioria dos casos, as ações ansiolíticas dos sedativo-hipnóticos são acompanhadas pela redução dos efeitos sobre as funções psicomotoras e cognitivas. Em modelos experimentais com animais, os fármacos sedativo-hipnóticos são capazes de desinibir o comportamento de punição suprimido. Esta desinibição foi equacionada com os efeitos antiansiedade dos sedativo-hipnóticos, não sendo uma característica de todos os fármacos que possuem efeitos sedativos (p. ex., antidepressivos). Entretanto, a desinibição do comportamento anteriormente suprimido pode estar mais relacionada com os efeitos desinibitórios do comportamento dos sedativo-hipnóticos, como euforia, comprometimento da capacidade de julgar e perda do autocontrole, que podem ocorrer em doses na faixa terapêutica usada para o controle da ansiedade. Os benzodiazepínicos também exercem efeitos de amnésia anterógrada dependente da dose (incapacidade de lembrar eventos que ocorreram durante a ação do fármaco).

Hipnose

Todos os sedativo-hipnóticos induzirão ao sono se forem administrados em uma dose elevada. Os efeitos dos sedativo-hipnóticos nos estágios do sono dependem de vários fatores, como o fármaco, dose e frequência da administração. Os efeitos dos benzodiazepínicos e sedativo-hipnóticos mais antigos sobre os padrões do sono normal são que (1) a latência do início do sono (tempo para adormecer) é reduzida, (2) a duração do estágio 2 de sono sincronizado, **o movimento não rápido dos olhos (NREM)**, aumentado, (3) a duração do sono dessincronizado, **o movimento rápido dos olhos (REM)**, se reduz, (4) a duração do estágio 4 do NREM, sono de ondas lentas, diminui. O zolpidem também reduz o sono REM, mas tem pouco efeito sobre o sono de ondas lentas. A eszopiclona e zaleplona reduzem a latência do início do sono com pouco efeito sobre o sono NREM ou REM.

O início mais rápido do sono e prolongamento do estágio 2 são os possíveis efeitos clinicamente úteis. Entretanto, a importância dos efeitos do fármaco sedativo-hipnótico sobre o REM e o sono de onda lenta não está clara. A interrupção proposital do sono REM pode provocar ansiedade e irritabilidade, seguindo-se por um aumento de rebote no sono REM em pessoas que usam sedativo-hipnóticos. Um padrão similar de "rebote do REM" pode ser detectado após a interrupção abrupta do tratamento com sedativo-hipnóticos, especialmente quando os fármacos com curta duração são usados em altas doses. O uso de sedativo-hipnóticos por mais de 1 a 2 semanas provoca tolerância a seus efeitos nos padrões do sono.

Anestesia

Como mostrado na Fig. 13.2, certos sedativo-hipnóticos em altas doses levam à depressão do SNC ao ponto conhecido como estágio III da anestesia geral (ver o Cap. 15). Entretanto, a adequação de um agente como auxiliar na anestesia depende principalmente das propriedades físico-químicas que determinam seu rápido início e a duração do efeito. Entre os barbituratos, o tiopental e **metoexital** são muito lipossolúveis, penetrando no tecido cerebral rapidamente após a administração intravenosa, característica que favorece seu uso para induzir à anestesia. A rápida redistribuição no tecido contribui para a curta duração da ação destes fármacos, um recurso útil na recuperação da anestesia.

Os benzodiazepínicos, como o dizepam, lorazepam e **midazolam**, são usados por via intravenosa na anestesia (Cap. 15), em muitos casos combinados com outros agentes. Não surpreende que os benzodiazepínicos, administrados em grandes doses como auxiliares dos anestésicos gerais, possam contribuir para depressão respiratória persistente pós-anestesia, sendo provável que esse fator tenha relação com as suas meias-vidas longas e a formação de metabólitos ativos.

Efeitos anticonvulsivantes

A maioria dos sedativo-hipnóticos é capaz de inibir o desenvolvimento e dispersão da atividade epiléptica no SNC. Existe alguma seletividade, pois alguns membros do grupo podem exercer efeitos anticonvulsivantes sem a marcante depressão do SNC (embora a função psicomotora possa ser prejudicada). Vários benzodiazepínicos, como o **clonazepam**, diazepam e lorazepam, são seletivos o bastante para serem clinicamente úteis no tratamento dos quadros de crise (ver o Cap. 14). Dos barbituratos, o fenobarbital e **metarbital** (convertido em fenobarbital no corpo) são eficazes no tratamento das **crises tonicoclônicas** generalizadas. Os hipnóticos mais novos — eszopiclona, zaleplona e zolpidem — não têm atividade anticonvulsivante.

Relaxamento muscular

Alguns sedativo-hipnóticos, particularmente os membros dos grupos do carbamato e benzodiazepínicos, exercem os efeitos sobre os reflexos polissinápticos e na transmissão internuncial, podendo, em doses maiores, também deprimir a transmissão na função esquelético-neuromuscular. Estas ações seletivas são usadas algumas vezes para relaxar o músculo voluntário na doença articular ou espasmo muscular (ver a seção Usos clínicos a seguir). Nenhum dos hipnóticos mais recentes tem atividade significativa sobre o relaxamento muscular.

Efeitos sobre a respiração e a função cardiovascular

Em doses hipnóticas para pacientes saudáveis, os efeitos dos sedativo-hipnóticos sobre a respiração são comparáveis às mudanças durante o sono natural. Entretanto, mesmo em doses terapêuticas, os sedativo-hipnóticos podem produzir significativa depressão respiratória em pacientes com doença pulmonar. Os efeitos sobre a respiração têm relação com a dose, sendo depressão do centro respiratório medular a causa mais comum de morte por causa da superdosagem de sedativo-hipnóticos.

Em doses superiores às usadas para a hipnose, não são observados efeitos significativos sobre o sistema cardiovascular em pacientes saudáveis. Entretanto, em quadros de hipovolemia, insuficiência cardíaca e outras doenças que comprometem a função cardiovascular, as doses normais de sedativo-hipnóticos podem provocar depressão, um provável resultado das ações sobre os centros vasomotores medulares. Em doses tóxicas, a contratilidade do miocárdio e o tônus vascular podem ser deprimidos pelos efeitos centrais e periféricos, levando ao colapso circulatório. Os efeitos sobre os sistemas respiratório e cardiovascular são mais marcantes quando os sedativo-hipnóticos são administrados por via intravenosa.

Tolerância e dependência

A tolerância (redução da sensibilidade ao fármaco após exposição repetida) é uma característica comum do uso dos sedativo-hipnóticos. A tolerância pode gerar o aumento da dose necessária para controlar o distúrbio ou para dormir. Também ocorre tolerância cruzada parcial entre os sedativo-hipnóticos descritos aqui e com **etanol** — uma característica de grande relevância clínica, como abordado adiante. Os mecanismos responsáveis pela tolerância dos sedativo-hipnóticos não são bem-compreendidos. Um aumento na velocidade do metabolismo do fármaco (**tolerância metabólica**) pode ser responsável, em parte, no caso da administração crônica de barbituratos, porém as mudanças na sensibilidade do SNC (tolerância farmacodinâmica) são mais importantes para a maioria dos sedativo-hipnóticos. No caso dos benzodiazepínicos, o desenvolvimento de tolerância em animais está associado à regulação negativa (*down – regulation*) dos receptores benzodiazepínicos no cérebro. Ocorre tolerância com o uso prolongado do zolpidem. Foi observada tolerância mínima com o uso da zaleplona ou eszopiclona.

As propriedades desejáveis perceptíveis do alívio da ansiedade, euforia, desinibição e promoção do sono têm levado ao abuso compulsivo de virtualmente todos os sedativo-hipnóticos. Por isso, a maioria dos fármacos sedativo-hipnóticos é classificada como fármacos schedule III ou schedule IV (nos EUA) (no Brasil, são controlados, segundo a Portaria nº 344/98 – ANVISA/MS) para prescrição. As consequências do uso abusivo desses agentes estão descritas nas áreas da psicologia e fisiologia. O componente psicológico pode ser comparado inicialmente com os padrões de comportamento neurótico dos pacientes difíceis de diferenciar dos bebedores inveterados de café ou fumantes de cigarros. Quando o padrão de uso do sedativo-hipnótico se torna compulsivo, surgem complicações mais sérias, como **dependência** fisiológica e tolerância.

A dependência fisiológica pode ser descrita como um estado fisiológico alterado que requer a administração contínua de medicamentos para evitar a **abstinência** ou **síndrome de retirada**. No caso dos sedativo-hipnóticos, a síndrome de retirada caracteriza-se pelo aumento da ansiedade, insônia e excitabilidade do SNC que pode progredir para as convulsões. A maioria dos sedativo-hipnóticos, como os benzodiazepínicos e etanol, é capaz de provocar dependência fisiológica com o uso crônico. Entretanto, a gravidade dos sintomas de retirada é diferente entre os fármacos, dependendo também da faixa das doses usadas imediatamente antes da interrupção do uso. Quando são usadas doses maiores de sedativo-hipnóticos, a retirada abrupta provoca sinais de retirada mais graves. As diferenças na gravidade dos sintomas de retirada entre os sedativo-hipnóticos estão relacionadas com a meia-vida, pois os fármacos com meias-vidas longas são lentamente eliminados, o que permite a retirada gradual com poucos sintomas físicos. O uso de fármacos com meias-vidas muito curtas para efeitos hipnóticos pode estimular os sintomas de retirada mesmo entre as doses. Por exemplo, o triazolam, um benzodiazepínico com meia-vida de 4 h, provoca ansiedade durante o dia quando usado para tratar distúrbios do sono. A abrupta interrupção do zolpidem, zaleplona ou eszopiclona também pode provocar os sintomas de retirada, embora com menor intensidade do que os observados com os benzodiazepínicos.

Antagonistas dos benzodiazepínicos: flumazenil

O flumazenil é um derivado benzodiazepínico com alta afinidade pelo receptor benzodiazepínico que age como um *antagonista competitivo*, sendo o único antagonista do receptor benzodiazepínico disponível para uso no momento; bloqueia muitas das ações dos benzodiazepínicos (e dos hipnóticos mais recentes, como o zolpidem), mas não antagoniza os efeitos dos outros sedativo-hipnóticos no SNC (barbituratos, alcoóis), opioides ou anestésicos gerais. O flumazenil foi aprovado para uso como reversor dos efeitos depressores do SNC provocados pela superdosagem de benzodiazepínicos e para acelerar a recuperação após o uso destes fármacos em procedimentos que utilizem anestesia. O fármaco reverte os efeitos sedativos dos benzodiazepínicos, porém é mais difícil prever o antagonismo da depressão respiratória induzida pelo benzodiazepínico. Quando administrado por via intravenosa, o flumazenil age rapidamente, mas tem curta meia-vida (0,7 a 1,3 h) por causa da rápida depuração hepática. Como todos os benzodiazepínicos possuem uma duração de ação mais longa que o flumazenil, é necessária a administração de repetidas doses do antagonista para reverter a sedação.

Os efeitos adversos do flumazenil consistem em agitação, confusão, tontura e náuseas. O flumazenil pode provocar uma grave síndrome de abstinência em pacientes que apresentam dependência fisiológica aos benzodiazepínicos. Ocorre melhora temporária do quadro mental com o flumazenil quando usando em pacientes com encefalopatia hepática.

USOS CLÍNICOS

Tratamento dos estados de ansiedade

As respostas psicológicas, comportamentais e fisiológicas que caracterizam a ansiedade podem assumir várias formas. Geralmente, a consciência da ansiedade é acompanhada do aumento da vigília, tensão motora e hiperatividade autonômica. Em muitos casos, a ansiedade é secundária a algumas doenças como, por exemplo, infarto agudo do miocárdio, angina de peito ou úlceras gastrintestinais, que por si sós requerem terapia específica. Outra classe de estados de ansiedade secundários (ansiedade situacional) resulta de circunstâncias que podem ser enfrentadas apenas uma ou poucas vezes, como a expectativa assustadora de procedimentos médicos ou odontológicos e doença ou tragédia na família. Embora esse tipo de ansiedade situacional tenda a ser autolimitante, é frequente o uso de sedativo-hipnóticos durante um curto período de tempo para o tratamento deste e de outros estados de ansiedade associados a doenças. De modo similar, a utilização de um sedativo-hipnótico como pré-medicação antes da cirurgia ou outro procedimento médico desagradável é racional e adequado (Quadro 13.2).

Os benzodiazepínicos continuam a ser amplamente usados para o tratamento dos estados de ansiedade. O **alprazolam** e clonazepam possuem maior eficácia do

---

Quadro 13.2 Usos clínicos dos sedativo-hipnóticos

Para o alívio da ansiedade
Para a insônia
Para a sedação e amnésia antes de procedimentos médicos e cirúrgicos
Para o tratamento de epilepsia e convulsões
Como um componente da anestesia equilibrada (administração intravenosa)
Para o controle dos quadros de retirada de etanol ou outros sedativo-hipnóticos
Para relaxamento muscular em desordens neuromusculares específicas

que os outros benzodiazepínicos no tratamento do distúrbio de pânico e fobias. A escolha dos benzodiazepínicos para a ansiedade é baseada em vários princípios farmacológicos consagrados: (1) um índice terapêutico relativamente alto (Fig. 13.2), como a disponibilidade do flumazenil para o tratamento da *overdose*; (2) pouco risco de interações medicamentosas com base na indução das enzimas do fígado; (3) baixa velocidade de eliminação, que pode favorecer a persistência dos efeitos úteis no SNC.

As desvantagens dos benzodiazepínicos consistem no risco de dependência, formação de metabólitos ativos, efeitos amnésicos e seu alto custo. Além disso, os benzodiazepínicos exercem depressão adicional no SNC quando administrados com outros fármacos, como o etanol. Os pacientes devem ser orientados sobre este possível efeito para evitar o comprometimento do desempenho de qualquer tarefa que exija atenção e coordenação motora.

No tratamento dos distúrbios generalizados de ansiedade, de pânico e certas fobias, os antidepressivos mais recentes, como a **paroxetina** e **venlafaxina** são considerados por muitas autoridades os fármacos de primeira escolha (ver o Cap. 19). Entretanto, estes agentes são pouco efetivos nos estados de ansiedade agudos.

Os agentes sedativo-hipnóticos para o tratamento da ansiedade devem ser usados com cautela apropriada de modo a minimizar os efeitos adversos. Uma dose prescrita não deve comprometer o raciocínio nem as funções motoras enquanto o paciente estiver acordado. Alguns pacientes poderão tolerar o fármaco melhor se as doses forem administradas na hora de dormir, com doses menores durante o dia. Geralmente, as prescrições são indicadas para curtos períodos, porque é rara uma justificativa para o tratamento a longo prazo. Os profissionais de saúde devem se esforçar para avaliar a eficácia da terapia medicamentosa a partir das respostas subjetivas do paciente. As pessoas que usam sedativos devem ser orientadas sobre o consumo de álcool e uso simultâneo de medicamentos isentos de prescrição à base de anti-histamínicos ou anticolinérgicos ou álcool.

As alternativas aos ansiolíticos já mencionados são a buspirona (Boxe 13.1) e fármacos betabloqueadores (p. ex., propranolol), podendo estes últimos ser usados como agentes ansiolíticos em casos de ansiedade de desempenho. A atividade excessiva do sistema nervoso simpático associada à ansiedade pode ser reduzida de forma satisfatória pelos betabloqueadores, e pode ocorrer leve melhora nos componentes não somáticos da ansiedade. Os efeitos adversos do propranolol sobre o SNC consistem em letargia, sonhos vívidos e redução da resposta cardíaca aos exercícios.

Tratamento dos distúrbios de sono

As terapias não farmacológicas úteis para os distúrbios do sono são dieta e exercícios adequados, evitar estimulantes antes de dormir, garantir um ambiente adequado para o sono e dormir em horários regulares. Entretanto, em alguns casos o paciente precisa e deve receber um

---

Boxe 13.1 | Buspirona

A buspirona tem efeitos ansiolíticos seletivos e suas características farmacológicas são muito diferentes das atribuídas aos fármacos descritos neste capítulo; alivia a ansiedade sem provocar fortes efeitos sedativos ou eufóricos e não tem propriedades hipnóticas, anticonvulsivantes ou relaxantes musculares; pode exercer seus efeitos ansiolíticos ao agir como um agonista parcial nos receptores 5-HT$_{1A}$ presentes no cérebro, mas também tem afinidade pelos receptores D$_2$ dopaminérgicos presentes no cérebro. Os pacientes tratados com buspirona não apresentarão sinais de ansiedade de rebote nem sintomas de abstinência se houver uma interrupção abrupta no tratamento. A buspirona possui uma tendência mínima ao abuso. Diferentemente dos benzodiazepínicos, os efeitos ansiolíticos da buspirona podem levar mais de 1 semana para surgirem, tornando o medicamento inadequado ao controle dos estados de ansiedade agudos. Ela é usada em estados de ansiedade generalizados, mas não se mostra muito eficiente nos distúrbios de pânico.

A buspirona provoca menor comprometimento psicomotor do que o diazepam e não afeta a capacidade de dirigir veículos nem potencializa os efeitos depressores no SNC provocados pelos sedativo-hipnóticos convencionais, etanol ou antidepressivos, e os pacientes idosos não são mais sensíveis aos seus efeitos. Podem ocorrer taquicardia, palpitações, nervosismo, desconforto gastrintestinal e parestesia com maior frequência com a buspirona do que com os benzodiazepínicos. A buspirona também provoca constrição da pupila dependente da dose. A pressão arterial pode ser elevada em pacientes que recebem os inibidores da monoaminoxidase (MAO) junto com buspirona.

sedativo-hipnótico por um período limitado. Deve-se observar que a abrupta interrupção da maioria dos fármacos desta classe pode levar a efeitos de rebote, como a insônia.

Os benzodiazepínicos são úteis na insônia primária e para o tratamento de certos distúrbios do sono. O fármaco a ser selecionado deve permitir o início rápido do sono (redução da latência do sono) e ter duração adequada, com poucos efeitos de "ressaca" (Boxe 13.2), como sonolência, disforia e depressão mental ou motora no dia seguinte. Os fármacos não benzodiazepínicos mais antigos, como o hidrato de cloral e pentobarbital, ainda são usados, porém geralmente os benzodiazepínicos ou um dos hipnóticos mais recentes são os preferidos. A sedação durante o dia é mais comum com os benzodiazepínicos que possuem menor velocidade de eliminação (p. ex., lorazepam) e os biotransformados em metabólitos ativos (p. ex., flurazepam). A amnésia anterógrada ocorre em alguma extensão com todos os benzodiazepínicos hipnóticos. Se utilizar os hipnóticos durante a noite, poderá ocorrer tolerância, o que pode levar a aumento da dose pelo paciente para produzir o efeito desejado. A eszopiclona, zolpidem e zaleplona possuem eficácia similar à dos benzodiazepínicos hipnóticos, mas prejudicam menos a função cognitiva durante o dia do que a maioria dos benzodiazepínicos.

O zolpidem é atualmente o fármaco hipnótico mais prescrito nos EUA; age rapidamente e, por causa da sua curta meia-vida, é importante no tratamento dos pacientes que acordam cedo no ciclo do sono. Os fármacos comumente usados para sedação e hipnose estão listados no Quadro 13.3 juntamente com as doses recomendadas.

Outros usos terapêuticos

O Quadro 13.2 resume outros usos clínicos importantes dos fármacos da classe dos sedativo-hipnóticos. Os fármacos usados no controle das distúrbios convulsivos e como agentes intravenosos na anestesia são discutidos nos Caps. 14 e 15. Para efeitos sedativos e possíveis efeitos amnésicos durante os procedimentos médicos ou cirúrgicos, como endoscopia (p. ex., broncoscopia), assim como medicação antes da anestesia, são preferidas formulações de fármacos de ação curta. Durante o período de supressão da dependência fisiológica do etanol ou outros sedativo-hipnóticos, os fármacos de longa duração, como o clordiazepóxido, diazepam ou, com menor duração, fenobarbital, devem ser administrados com progressiva redução da dose. O **meprobamato** e, mais recentemente, os benzodiazepínicos têm sido usados como relaxantes musculares com ação no sistema nervoso central, embora não haja indícios de eficácia desacompanhada de sedação. Possível exceção é o diazepam, que tem efeitos relaxantes úteis na espasticidade do músculo esquelético de origem central (Cap. 33).

EFEITOS ADVERSOS

Disfunção psicomotora

Muitos dos efeitos adversos comuns dos fármacos desta classe provêm da depressão das funções do SNC relacionadas com a dose. Doses relativamente baixas podem levar à sonolência durante o dia, comprometimento do discernimento e redução nas habilidades motoras, em alguns casos com significativo impacto na capacidade de dirigir, executar um trabalho e nas relações pessoais. Estes efeitos adversos são mais comuns com os benzodiazepínicos que possuem metabólitos ativos com meias-vidas longas (p. ex., diazepam, flurazepam). Os hipnóticos de ação curta, em especial o triazolam, podem provocar ansiedade e amnésia. Pode ocorrer amnésia anterógrada quando são administradas

---

Boxe 13.2 Síndrome da ressaca e uso crônico de sedativo-hipnóticos

Embora os benzodiazepínicos sejam usados amplamente no tratamento de estados de ansiedade e para insônia, seus efeitos adversos incluem sedação e sonolência durante o dia (síndrome da ressaca), depressão sinérgica do SNC com outros fármacos (especialmente álcool) e a possibilidade de dependência psicológica e fisiológica com o uso contínuo. Os fármacos ansiolíticos que agem através de sistemas não-GABAérgicos podem ter uma menor propensão para estas reações. Vários não benzodiazepínicos, incluindo buspirona, possuem tais características. Além disso, os hipnóticos mais recentes zolpidem e zaleplona são mais seletivos nas suas ações centrais embora eles atuem através dos receptores dos benzodiazepínicos.

Quadro 13.3 — Doses dos fármacos comumente usados para a sedação e hipnose

Sedação		Hipnose	
Fármaco	Dose (mg)	Fármaco	Dose (mg) (na hora de dormir)
Alprazolam	0,25 a 0,5, 2 ou 3 vezes/dia	Estazolam	0,5 a 2
Buspirona	5 a 10, 2 ou 3 vezes/dia	Eszopiclona	1 a 3
Clorazepato	5,0 a 7,5, 2 vezes/dia	Flurazepam	15 a 30
Clordiazepóxido	10 a 20, 2 ou 3 vezes/dia	Hidrato de cloral	500 a 1.000
Diazepam	5, 2 vezes/dia	Lorazepam	2 a 4
Fenobarbital	15 a 30, 2 ou 3 vezes/dia	Quazepam	7,5 a 15
Halazepam	20 a 40, 3 ou 4 vezes/dia	Secobarbital	100 a 200
Lorazepam	1 a 2, 1 ou 2 vezes/dia	Temazepam	7,5 a 30
Oxazepam	15 a 30, 3 ou 4 vezes/dia	Triazolam	0,125 a 0,5
		Zaleplona	5 a 20
		Zolpidem	5 a 10

altas doses de benzodiazepínicos, pois eles podem comprometer significativamente a capacidade de armazenar uma nova informação, particularmente as informações que envolvem processos de esforços cognitivos, enquanto a restauração da informação já apreendida fica intacta. Este efeito é utilizado como uma vantagem clínica em procedimentos desconfortáveis (p. ex., endoscopia), porque a dose adequada deixa o paciente capaz de cooperar durante o procedimento, mas com amnésia depois. O uso criminoso dos benzodiazepínicos em casos de golpes conhecidos como **"boa-noite, Cinderela"** é baseado nos seus efeitos amnésicos dependentes da dose. Os efeitos de "ressaca" não são incomuns após o uso de fármacos hipnóticos com longas meias-vidas de eliminação. Como os pacientes idosos são mais sensíveis aos efeitos dos sedativo-hipnóticos, metade da dose usada em adultos mais jovens é segura e eficiente para este grupo de pacientes. A sedação excessiva durante o dia aumenta o risco de quedas e fraturas em pacientes idosos. A causa reversível mais comum de confusão nos idosos é o uso excessivo de sedativo-hipnóticos. Em doses maiores, a toxicidade pode surgir como letargia ou exaustão ou na forma de sintomas grosseiros similares aos da intoxicação pelo etanol. É mais comum os pacientes com doença cardiovascular ou respiratória, ou comprometimento da função hepática e pacientes idosos apresentarem maior sensibilidade aos sedativo-hipnóticos. Os sedativo-hipnóticos podem exacerbar os problemas de respiração em pacientes com doença pulmonar crônica e nos que apresentam apneia do sono sintomática. O uso clínico extensivo do triazolam tem levado a relatos de sérios efeitos no SNC, como desinibição comportamental, delírio, agressão e violência. Embora a desinibição comportamental possa ocorrer com fármacos sedativo-hipnóticos, não parece mais prevalente com o triazolam do que com os outros benzodiazepínicos. As reações de desinibição durante o tratamento com benzodiazepínicos estão mais associadas ao uso de doses muito altas e ao nível de hostilidade do paciente antes do tratamento.

Overdose

Os sedativo-hipnóticos são os fármacos mais envolvidos com overdoses intencionais, em parte por causa da sua disponibilidade como agentes farmacológicos comumente prescritos. A *overdose* pode provocar grave depressão respiratória e cardiovascular, efeitos potencialmente letais que ocorrem com maior probabilidade com alcoóis, barbituratos e carbamatos do que com os benzodiazepínicos. O controle da intoxicação requer a manutenção das vias respiratórias abertas e suporte com ventilação. O flumazenil pode reverter os efeitos depressores do SNC dos benzodiazepínicos, zolpidem e zaleplona, mas não tem ação benéfica na *overdose* com outros sedativo-hipnóticos.

Outros efeitos adversos

Os efeitos adversos dos sedativo-hipnóticos não relacionados com suas ações sobre o SNC verificam-se com pouca frequência. As reações de hipersensibilidade, como exantemas cutâneos, raramente ocorrem com a maioria dos fármacos desta classe. Os relatos de teratogenicidade que leva à má formação do feto após o uso de alguns benzodiazepínicos justificam o cuidado no uso destes fármacos durante a gravidez. Os barbituratos podem precipitar a porfiria aguda intermitente em pacientes suscetíveis.

Alterações na resposta ao fármaco

Conforme a dose e duração do uso, a tolerância ocorre em diferentes níveis para muitos dos efeitos farmacológicos dos sedativo-hipnóticos. Entretanto, é importante observar que o grau de tolerância alcançado não é idêntico para todos os efeitos farmacológicos. Existe evidência de que a faixa de dose letal não fica significativamente alterada pelo uso crônico dos sedativo-hipnóticos. A tolerância cruzada entre os diferentes sedativo-hipnóticos, como o etanol, pode levar a uma resposta terapêutica não satisfatória quando as doses-padrões de um fármaco são usadas em paciente com recente histórico de uso excessivo destes medicamentos. Entretanto, existem poucos relatos de tolerância quando o zolpidem ou zaleplona foram usados por menos de 4 semanas.

Poderá ocorrer um estado de dependência fisiológica com o uso crônico de sedativo-hipnóticos, especialmente se as doses forem aumentadas. Este quadro pode evoluir até um grau não paralelo com qualquer outro grupo de fármacos, como os opioides. A retirada de um sedativo-hipnótico em uma pessoa com dependência pode ter graves manifestações com risco de vida. Os sintomas de retirada variam de inquietação, ansiedade, fraqueza e hipotensão ortostática a reflexos hiperativos, **convulsões generalizadas** e morte. A gravidade dos sintomas de retirada depende principalmente da faixa de dose usada imediatamente antes da interrupção, mas também do fármaco em questão. Os sintomas de retirada são geralmente mais graves após a interrupção do uso dos sedativo-hipnóticos que apresentam meias-vidas mais curtas. A eszopiclona, zolpidem e zaleplona são exceções porque os sintomas de retirada são mínimos após a interrupção abrupta destes agentes mais recentes. Os sintomas mostram-se menos visíveis com os fármacos de ação longa, que podem, parcialmente, efetuar sua própria retirada gradual por causa de sua eliminação lenta. A dependência cruzada, definida como a capacidade do fármaco de suprimir os sintomas de abstinência produzidos pela descontinuação de outro fármaco, é bem marcante entre os sedativo-hipnóticos, que justifica os regimes terapêuticos para o tratamento dos estados de abstinência: fármacos de ação longa, como o clordiazepóxido, diazepam e fenobarbital, podem ser usados para aliviar os sintomas provocados pela retirada de fármacos de ação rápida, como o etanol.

Interações medicamentosas

As interações medicamentosas mais frequentes, envolvendo os sedativo-hipnóticos, são as que se verificam com outros fármacos depressores do SNC, levando a efeitos aditivos, que ocorre quando os sedativo-hipnóticos são usados com outros fármacos da classe assim como com bebidas alcoólicas, anti-histamínicos, fármacos antipsicóticos, analgésicos opioides e antidepressivos tricíclicos. Deve-se observar que muitas suspensões e soluções de uso oral, como xaropes para tosse isentos de prescrição, contêm altas concentrações de etanol.

FOCO NA REABILITAÇÃO

A prevalência do uso de sedativo-hipnóticos é alta em pacientes em fase de reabilitação, embora estes fármacos (com exceção do diazepam) não sejam usados para influenciar outros distúrbios somáticos ou do músculo esquelético de forma direta. Os pacientes envolvidos em programas de reabilitação podem ter a ansiedade relacionada com seu estado físico e bem-estar. Além disso, os pacientes hospitalizados ou internados em casas de saúde ou em clínicas podem necessitar de sedativo-hipnóticos para tratar distúrbios de sono.

A administração dos fármacos sedativo-hipnóticos pode ter diferentes consequências clínicas. O uso destes fármacos como agentes para tratar a ansiedade poderá ser benéfico durante as sessões de terapia se eles deixarem o paciente calmo e relaxado. Entretanto, se o seu uso provocar fortes efeitos depressores do SNC, as sessões de terapia que exigem a participação do paciente, como treinamento de caminhada ou do controle motor, poderão ser improdutivas e potencialmente perigosas. O uso de sedativo-hipnóticos está associado a quedas e consequente traumatismos, especialmente com idosos.

A utilização de sedativo-hipnóticos por pacientes envolvidos em programas de reabilitação pode interferir nos resultados da função e estrutura corporais, atividade e nível de participação da deficiência.

RELEVÂNCIA CLÍNICA PARA A REABILITAÇÃO

Reações adversas a fármacos

- Sedação
- Efeitos sobre os músculos esqueléticos e outros efeitos somáticos

Efeitos que interferem na reabilitação

- Despertar e estado de alerta reduzidos
- Disfunção do controle motor
  - Fraqueza, maior tempo de resposta e processamento central alterado
  - Capacidade funcional prejudicada

Possíveis soluções para a terapia

- Explorar opções com o médico sobre os riscos e benefícios da medicação
- Agendar a terapia quando os níveis de fármacos estiverem reduzidos no organismo se os excessivos efeitos de ressaca e sedativos forem problemáticos.
  - Nota: os hipnóticos mais recentes não produzem fortes efeitos de ressaca. Além disso, para as condições de ansiedade crônica, os antidepressivos não sedativos, como os inibidores seletivos da recaptação da serotonina (ISRS), podem ser os fármacos mais adequados (Cap. 19).

ESTUDO DE CASO CLÍNICO

Breve histórico: o paciente é um homem de 72 anos com diagnóstico primário de estiramento lombar secundário provocado ao levantar um grande gerador durante a falta de energia no decorrer de recente ciclone tropical. Inicialmente, foi encaminhado a um ambulatório para exame por um ortopedista que recomendou a imagem por ressonância magnética (RM), cujos resultados foram negativos. O ortopedista indicou um tratamento-padrão para verificar se o homem responderia. O paciente foi, então, encaminhado à fisioterapia para avaliação e tratamento como indicado.

Quadro atual e terapia medicamentosa: no exame inicial, o paciente mostrou uma postura flexionada para a frente com limitada faixa de movimento do tronco em todos os planos com dor no limite da faixa; tinha sensibilidade ao toque na musculatura paraespinhal inferior, mais no lado esquerdo do que no direito. Com relação à atividade, apresentava limitada capacidade de sentar e levantar, mobilidade na cama e escadas e reclamou de dor com todas estas atividades. Com relação à participação, o paciente declarou ser incapaz de auxiliar na limpeza em casa e no quintal, e que se sentia pouco útil por depender dos outros para cuidar destas tarefas. Afirmou que tal situação o deixava muito ansioso e era incapaz de dormir à noite. Declarou, ainda, que atualmente estava usando diazepam à noite ocasionalmente para ajudar a dormir e ter uma noite tranquila. Este era o medicamento que o médico do ambulatório havia prescrito inicialmente e que acreditava ajudá-lo a dormir.

Cenário da reabilitação: o paciente começou a fisioterapia que consistia em estímulo elétrico e compressas térmicas para o alívio da dor, terapia manual e exercício terapêutico. Em várias ocasiões, o fisioterapeuta observou que, quando o paciente chegava à terapia de manhã cedo, mostrava-se mais disperso com seu exercício e aparentava estar muito cansado. O fisioterapeuta também observou que o paciente precisava de mais tempo para responder às perguntas e parecia estar confuso algumas vezes. Preocupado, o fisioterapeuta perguntou ao paciente sobre seu comportamento, e ele respondeu estar sonolento e com dificuldade de se concentrar.

Problema/opções clínicas: o fisioterapeuta perguntou ao paciente sobre os medicamentos que estava usando, tendo ficado claro que, quando o paciente apresentava estes sinais e sintomas, havia tomado diazepam na noite anterior para ajudá-lo a dormir e ter uma noite tranquila. O diazepam tem meia-vida de aproximadamente 43 h. Por causa das propriedades sedativas dos benzodiazepínicos, acredita-se que o paciente tinha o efeito de ressaca associado à longa meia-vida do fármaco (Boxe 13.2).

Intervenção contínua: o paciente foi estimulado a procurar seu médico e descrever seus problemas associados ao distúrbio do sono. E foi também incentivado a tentar reduzir ou eliminar este medicamento à noite para dormir, tendo sido informado de que este medicamento poderia provocar efeitos de ressaca como os

(continua)

ESTUDO DE CASO CLÍNICO (*continuação*)

que ele sentia mesmo durante as horas em que estava acordado, e que estes efeitos poderiam provocar consequências graves porque ele dirigia seu carro para ir à terapia.

Desfecho: o paciente procurou seu médico de confiança, que o orientou a não usar mais o referido medicamento para dormir de noite e tentar outras terapias não farmacológicas, como evitar estimulantes antes de se recolher, garantir um ambiente confortável para se deitar e dormir sempre na mesma hora. O médico também o orientou a usar, se fosse necessário, um analgésico isento de prescrição, como o ibuprofeno ou paracetamol, antes de dormir. O paciente seguiu estas recomendações e mais tarde relatou que passou a ter um sono tranquilo e não teve mais episódios de confusão ou letargia de manhã. Continuou com seu programa de fisioterapia, tendo alta quando se recuperou.

APRESENTAÇÕES DISPONÍVEIS

Antagonista dos benzodiazepínicos

Flumazenil
Parenteral: 0,1 mg/mℓ para injeção intravenosa

Barbituratos

Amobarbital
Parenteral: 250 e 500 mg de pó em frascos para reconstituir para injeção

Fenobarbital
Oral: comprimidos de 15; 16; 30; 60; 90; 100 mg; cápsulas de 16 mg; elixir de 15 e 20 mg/5 mℓ
Parenteral: 30; 60; 65; 130 mg/mℓ para injeção

Pentobarbital
Oral: cápsulas de 50 e 100 mg; elixir de 4 mg/mℓ
Retal: supositórios de 30; 60; 120; 200 mg
Parenteral: 50 mg/mℓ para injeção

Secobarbital
Oral: cápsulas de 100 mg

Benzodiazepínicos

Alprazolam
Oral: comprimidos de 0,25; 0,5; 1; 2 mg; solução oral de 0,1 e 1 mg/mℓ

Clordiazepóxido
Oral: cápsulas de 5; 10; 25 mg; comprimidos de 10 e 25 mg
Parenteral: 100 mg de pó para injeção

Clonazepam
Oral: comprimidos de 0,5; 1; 2 mg

Clorazepato
Oral: comprimidos e cápsulas de 3,75; 7,5; 15 mg
Liberação controlada oral: comprimidos de 11,25 e 22,5 mg

Diazepam
Oral: comprimidos de 2; 5; 10 mg; solução de 1 e 5 mg/mℓ
Parenteral: 5 mg/mℓ para injeção

Estazolam
Oral: comprimidos de 1 e 2 mg

Flurazepam
Oral: cápsulas de 15 e 30 mg

Halazepam
Oral: comprimidos de 20 e 40 mg

Lorazepam
Oral: comprimidos de 0,5 e 1, 2 mg; solução de 2 mg/mℓ
Parenteral: 2 e 4 mg/mℓ para injeção

Midazolam
Oral: xarope de 2 mg/mℓ
Parenteral: 1, 5 mg/mℓ em frascos de 1; 2; 5; 10 mℓ para injeção

Oxazepam
Oral: cápsulas de 10; 15; 30 mg; comprimidos de 15 mg

Quazepam
Oral: comprimidos de 7,5 e 15 mg

Temazepam
Oral: cápsulas de 7,5; 15; 30 mg

Triazolam
Oral: comprimidos de 0,125 e 0,25 mg

Fármacos diversos

Buspirona
Oral: comprimidos de 5; 10; 15 mg

Eszopiclona
Oral: comprimidos de 1; 2; 3 mg

Etclorvinol
Oral: cápsulas de 200; 500; 750 mg

Hidrato de cloral
Oral: cápsulas de 500 mg; xarope de 250 e 500 mg/5 mℓ
Retal: supositórios de 324; 500; 648 mg

Hidroxizina
Oral: comprimidos de 10; 25; 50; 100 mg; cápsulas de 25; 50; 100 mg; xarope de 10 mg/5 mℓ; suspensão de 25mg/5 mℓ
Parenteral: 25 e 50 mg/mℓ para injeção

Meprobamato
Oral: comprimidos de 200 e 400 mg
Liberação controlada oral: cápsulas de 200 e 400 mg

Paraldeído
Líquido, oral e retal: 1 g/mℓ.

Zaleplona
Oral: cápsulas de 5 e 10 mg

Zolpidem
Oral: comprimidos de 5 e 10 mg

REFERÊNCIAS

Farmacologia

Bateson AN: The benzodiazepine site of the GABA A receptor: An old target with new potential? *Sleep Med* 2004;5(Suppl 1):S9.

Blednov YA, et al.: Deletion of the alpha$_1$ or beta$_2$ subunit of GABA$_A$ receptors reduces actions of alcohol and other drugs. *J Pharmacol Exp Ther* 2003;304:30.

Chouinard G, et al.: Metabolism of anxiolytics and hypnotics: Benzodiazepines, buspirone, zopiclone and zolpidem. *Cell Mol Neurobiol* 1999;19:533.

Crestani F, et al.: Molecular targets for the myorelaxant action of diazepam. *Mol Pharmacol* 2001;59:442.

Drover DR: Comparative pharmacokinetics and pharmacodynamics of short-acting hypnosedatives: zaleplon, zolpidem and zopiclone. *Clin Pharmacokinet* 2004; 43:227.

Fricchione G: Generalized anxiety disorder. *N Engl J Med* 2004;351:675.

Gottesmann C: GABA mechanisms and sleep. *Neuroscience* 2002;111:231.

Holm KJ, Goa KL: Zolpidem: An update of its pharmacology, therapeutic efficacy and tolerability in the treat-ment of insomnia. *Drugs* 2000;59:865.

Israel AG, Kramer JA: Safety of zaleplon in the treatment of insomnia. *Ann Pharmacother* 2002;36:852.

Korpi ER, et al.: Drug interactions at GABA(A) receptors. *Prog Neurobiol* 2002;67:113.

Kralic JE, et al.: GABA(A) receptor alpha-1 subunit deletion alters receptor subtype assembly, pharmacological and behavioral responses to benzodiazepines and zolpidem. *Neuropharmacology* 2002;43:685.

Krystal AD: The changing perspective of chronic insomnia management. *J Clin Psychiatry*. 2004;65(Suppl 8):20.

Mintzer MZ, Griffiths RR: Triazolam and zolpidem: Effects on human memory and attentional processes. *Psychopharmacology* (Berl) 1999;144:8.

Patat A, et al.: Pharmacodynamic profile of zaleplon, a new non-benzodiazepine hypnotic agent. *Hum Psychopharmacol* 2001;16:369.

Rosenberg R, et al.: An assessment of the efficacy and safety of eszopiclone in the treatment of transient insomnia in healthy adults. *Sleep Med* 2005;6:15.

Rudolph U, et al.: GABA(A) receptor subtypes: Dissecting their pharmacological functions. *Trends Pharmacol Sci* 2001;22:188.

Rush CR, et al.: Zaleplon and triazolam in humans: Acute behavioral effects and abuse potential. *Psychopharmacology* (Berl) 1999;145:39.

Silber MH: Chronic Insomnia. *N Engl J Med* 2005;353:803.

Stahl SM: Selective actions on sleep or anxiety by exploiting GABA-A/benzodiazepine receptor subtypes. *J Clin Psychiatry* 2002;63:179.

Terzano MG, et al.: New drugs for insomnia: Comparative tolerability of zopiclone, zolpidem and zaleplon. *Drug Saf* 2003;26:261.

van Laar MW, Volkerts ER: Driving and benzodiazepine use: Evidence that they do not mix. *CNS Drugs* 1998;10:383.

Reabilitação

Leipzig RM, et al.: Drugs and falls in older people: A systematic review and meta-analysis: I. Psychotropic drugs. *J Am Geriatr Soc* 1999;47:30.

Neubauer DN: Sleep problems in the elderly. *Am Fam Physician* 1999;59:2551.

Perry SW, Wu A: Rationale for the use of hypnotic agent in a general hospital. *Ann Intern Med* 1984;100:441.

Stoudemire A: Epidemiology and psychopharmacology of anxiety in medical patients. *J Clin Psychiatry* 1996; 57–64.

Verster JC, et al.: Residual effects of sleep medication on driving ability. *Sleep Med Rev* 2004;8:309.

14

Fármacos Anticonvulsivantes

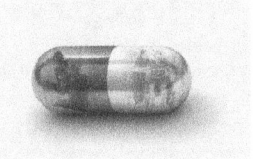

A epilepsia compreende um grupo de síndromes crônicas, que envolve **convulsões** recorrentes. Aproximadamente 1% da população mundial tem **epilepsia**, o segundo distúrbio neurológico mais comum depois do AVE. Embora a terapia- padrão controle as crises em 80% dos pacientes, estima-se que 500.000 pessoas nos EUA sofram com a epilepsia sem controle.

As convulsões são episódios de duração limitada da disfunção cerebral que provém *descarga anormal temporária* dos neurônios no cérebro. Existem várias causas para as convulsões, incluindo uma variedade de doenças neurológicas, como tumores, traumatismos na cabeça e acidente vascular encefálico. Em alguns pacientes, a causa das convulsões pode ser menos óbvia ou desconhecida, como anormalidade congênita ou fator genético. Em outros pacientes, as convulsões podem ser causadas por um acometimento tóxico agudo ou metabólico sistêmico subjacente (p. ex., infecções, hipoglicemia, hipoxia, envenenamento), e, para cada caso, a terapia adequada deve ser direcionada à anomalia em questão. A classificação dos tipos de convulsão com as descrições clínicas está listada no Quadro 14.1.

Os fármacos anticonvulsivantes eficazes possuem, em diferentes níveis, ações depressoras seletivas sobre a descarga neurológica anormal. Entretanto, variam nos seus mecanismos de ação e eficácia conforme o tipo de convulsão. Entretanto, na maioria das convulsões, a escolha do medicamento depende da classificação empírica da convulsão. Neste capítulo, discutimos os vários fármacos usados para tratar as convulsões com base na sua classe e mecanismo de ação (Quadro 14.2) bem como efeitos adversos (Quadro 14.3). Discutimos seus usos clínicos no tratamento da epilepsia com base na classificação empírica da convulsão (Fig. 14.1).

ESTRATÉGIAS DE TRATAMENTO

Por muitos anos, acreditava-se que um único fármaco desenvolvido seria eficaz contra todas as formas de epilepsia. Entretanto, as causas da epilepsia são muito diversas, podendo a terapia medicamentos eficiente em uma forma ser totalmente ineficaz em outras. Não obstante, existe alguma especificidade de acordo com o tipo de convulsão. Além disso, por causa de vários fatores farmacocinéticos e farmacodinâmicos, nem todos os pacientes respondem da mesma forma a um medicamento anticonvulsivante. Por isso, vários fármacos são usados para tratar a epilepsia.

Embora as convulsões sejam autolimitantes, mesmo na ausência de terapia medicamentosa, não é desejável a recorrência sem o controle das convulsões porque se acredita que as convulsões sem controle possam danificar os neurônios já afetados e até atingir neurônios saudáveis. Certos tipos de convulsão podem levar a dano ou até morte do paciente; no mínimo, as convulsões podem ser desagradáveis e prejudicar o convívio social do paciente. Por isso, tem sido feito amplo esforço para encontrar um fármaco eficaz em controlar ou eliminar as convulsões sem provocar muitos efeitos adversos (p. ex., sedação, letargia).

FARMACOLOGIA BÁSICA

Os fármacos usados para tratar a epilepsia geralmente inibem o disparo dos neurônios no cérebro por (1) aumentar os efeitos inibitórios do GABA, (2) reduzir os efeitos dos aminoácidos excitatórios glutamato e aspartato ou (3) alterar o movimento dos íons sódio e cálcio

Quadro 14.1 Classificação das convulsões

Classificação	Descrição
Convulsões parciais, simples	Consciência preservada; manifestadas de diversas formas como movimentos espasmódicos convulsivos, parestesias, sintomas físicos (percepção sensorial alterada, ilusões, alucinações, mudanças emocionais) e disfunção autonômica
Convulsões parciais, complexas	Debilitação da consciência precedida, acompanhada ou seguida pelos sintomas psicológicos
Convulsões tônico-clônicas, generalizadas	A fase tônica (menos de 1 min) envolve abrupta perda de consciência, rigidez muscular e parada respiratória; a fase clônica (2 a 3 min) envolve movimentos espasmódicos dos músculos com mordida dos lábios ou da língua e incontinências fecal e urinária; antigamente chamada de grande mal
Convulsões de ausência, generalizadas	Perda da consciência (frequente início abrupto e rápido), algumas vezes com automatismos, perda do tônus postural ou enurese; inicia na infância (antigamente, chamada de pequeno mal) e geralmente desaparece aos 20 anos
Convulsões mioclônicas	Espasmos mioclônicos únicos ou múltiplos
Estado epiléptico	Uma série de convulsões (geralmente tônico-clônicas) sem recuperação da consciência entre os ataques; constitui emergência com risco de vida

pelas membranas dos neurônios. O Quadro 14.2 lista os principais fármacos, alternativos e auxiliares para o tratamento da epilepsia de acordo com a classe do fármaco e mecanismos de ação.

Farmacocinética

Os fármacos anticonvulsivantes são usados por longos períodos, sendo a avaliação das suas propriedades farmacocinéticas importante para evitar toxicidade e interações medicamentosas. Para alguns destes fármacos (p. ex., fenitoína), pode ser necessária a determinação dos níveis plasmáticos e depuração nos pacientes para otimizar a terapia. Em geral, os fármacos anticonvulsivantes são bem-absorvidos por via oral, possuindo boa biodisponibilidade; a maioria deles é metabolizada por enzimas hepáticas, sendo, em alguns casos, formados metabólitos ativos. A resistência aos anticonvulsivantes pode envolver o aumento da expressão dos transportadores de fármacos na barreira hematencefálica.

As interações medicamentosas farmacocinéticas são comuns neste grupo de fármacos. Os fármacos que inibem o metabolismo dos (p. ex., cimetidina) ou deslocam os anticonvulsivantes dos locais de ligação às proteínas plasmáticas (p. ex., anti-inflamatórios não esteroides — AINE) podem aumentar as concentrações plasmáticas

```
                        Fármacos anticonvulsivantes
          ┌──────────────────┬──────────────┬──────────────────┐
   Convulsões tônico-clônicas  Convulsões    Convulsões        Fármacos substitutos
        e parciais            de ausência    mioclônicas        e auxiliares

        Carbamazepina         Etossuximida   Ácido valproico    Felbamato
        Fenitoína             Ácido valproico Clonazepam        Gabapentina
        Ácido valproico       Clonazepam                        Lamotrigina
        Lamotrigina           Lamotrigina                       Levetiracetam
                                                                Fenobarbital
                                                                Tiagabina
                                                                Topiramato
                                                                Vigabatrina
                                                                Zonisamida
```

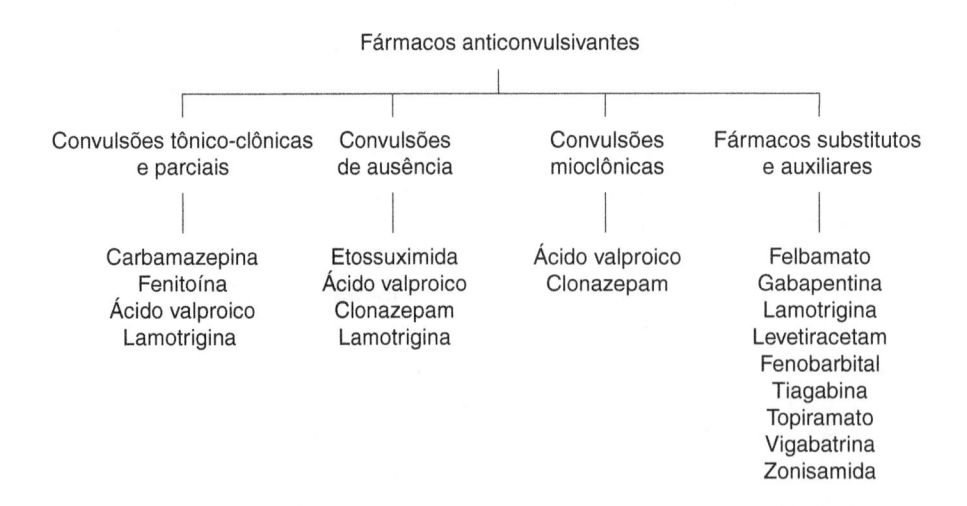

Figura 14.1 Medicamentos anticonvulsivantes comuns classificados de acordo com seu uso nos tipos de convulsões.

Quadro 14.2 Classificação e mecanismo de ação dos fármacos anticonvulsivantes comuns

Classe ou nome do fármaco	Mecanismo de ação proposto

Barbituratos
   Mefobarbital
   Pentobarbital
   Fenobarbital
   Primidona
	Facilitam os efeitos inibitórios do GABA; aumentam o tempo de abertura do canal de cloreto acionado pelo GABA. Em altas concentrações, também podem mimetizar os efeitos do GABA

Benzodiazepínicos
   Clonazepam
   Clorazepato
   Diazepam
   Lorazepam
	Facilitam os efeitos inibitórios do GABA; aumentam a frequência da abertura do canal de cloreto

Carbamazepina	Bloqueia os canais de sódio e inibe os disparos repetitivos de alta frequência nos neurônios
Felbamato	O mecanismo de ação é desconhecido; a evidência sugere o bloqueio do receptor do NMDA através do local de ligação da glicina
Gabapentina	Mecanismo de ação desconhecido; pode alterar o metabolismo do GABA, a liberação pós-sináptica do GABA ou a recaptação pelos transportadores do GABA

Hidantoínas
   Etotoína
   Fosfenitoína
   Mefenitoína
   Fenitoína
	Bloqueiam os canais de sódio e inibem a geração de potenciais de ação repetitivos; também podem afetar outros aminoácidos e neurotransmissores (norepinefrina, GABA, acetilcolina e serotonina)

Lamotrigina	Produz uma inativação dependente de voltagem e do uso dos canais de sódio; também pode afetar os canais de cálcio ativados por voltagem

Succinimidas
   Etossuximida
   Metossuximida
   Fensuximida
	Reduzem as correntes de cálcio de baixo limiar principalmente nos neurônios talâmicos

Tiagabina	Inibidor da captação do GABA nos neurônios e na glia, prolongando a ação inibitória do GABA liberado na sinapse
Topiramato	Bloqueia os canais de sódio dependentes de voltagem; também pode potencializar o efeito inibitório do GABA (em um local diferente dos locais para os benzodiazepínicos ou barbituratos)
Ácido valproico	Afeta as correntes de sódio ao bloquear os repetitivos disparos prolongados de alta frequência dos neurônios; bloqueio da excitação mediada pelo receptor do NMDA também pode ser importante
Vigabatrina	Aumenta a quantidade de GABA liberado nas sinapses; também pode potencializar o GABA ao inibir o transportador deste

GABA, ácido Gama-Aminobutírico; NMDA, N-Metil-D-Aspartato.

Quadro 14.3	Efeitos adversos e complicações pelo uso dos fármacos antiepiléticos
Fármaco antiepiléptico	Efeitos adversos
Benzodiazepínicos	Sedação, tolerância e dependência
Carbamazepina	Diplopia, ataxia, indução enzimática, discrasias sanguíneas e teratogênica; a oxcarbazepina é menos tóxica
Etossuximida	Desconforto gastrintestinal, letargia e dor de cabeça
Felbamato	Anemia aplásica e hepatotoxicidade
Gabapentina	Sedação, vertigem e mudança de comportamento
Lamotrigina	Sedação, ataxia, exantema com risco à vida e síndrome de Stevens-Johnson
Levetiracetam	Astenia, sonolência e sedação
Fenobarbital	Sedação, indução enzimática, tolerância e dependência
Fenitoína	Nistagmo, diplopia, ataxia, sedação, hiperplasia gengival, hirsutismo, anemia, indução enzimática e teratogênica
Ácido valproico	Desconforto gastrintestinal, hepatotoxicidade (rara, mas possivelmente fatal), inibição do metabolismo dos fármacos e teratogênico
Vigabatrina	Sedação, ganho de peso, agitação, confusão e psicose
Zonisamida	Sonolência, vertigem, agitação, exantema grave e síndrome de Stevens-Johnson

dos anticonvulsivantes para níveis tóxicos. Por outro lado, os fármacos que induzem às enzimas responsáveis pelo metabolismo destes fármacos (p. ex., rifampicina) podem tornar os níveis plasmáticos inadequados ao controle das convulsões.

FÁRMACOS ÚTEIS NO TRATAMENTO DAS CONVULSÕES PARCIAIS E TÔNICO-CLÔNICAS

Barbituratos

O **fenobarbital** e outros barbituratos, como o **mefobarbital**, eram considerados os agentes anticonvulsivantes mais seguros. Entretanto, medicamentos que produzem menos sedação vêm substituindo os barbituratos como fármacos de escolha para a maioria dos tipos de convulsão em adultos. Até o momento, os barbituratos são considerados os fármacos de escolha para as convulsões apenas em lactentes.

O fenobarbital, o protótipo dos barbituratos, suprime seletivamente os neurônios anormais, inibindo a propagação e suprimindo o disparo a partir do local de descarga. Os barbituratos facilitam e prolongam os efeitos inibitórios do ácido gama-aminobutírico (GABA). Em concentrações terapêuticas relevantes, aumentam a duração do tempo de abertura do canal de cloreto mediado pelo GABA, podendo bloquear o transmissor excitatório glutamato. Em alta concentração, os canais de sódio também podem ser bloqueados (Cap. 13). A potencialização da inibição mediada pelo GABA e redução da excitação mediada pelo glutamato são observadas com concentrações terapeuticamente relevantes do fenobarbital.

Os barbituratos são úteis no tratamento das **convulsões parciais** e convulsões tônico-clônicas generalizadas, embora sejam frequentemente utilizados como tentativa em virtualmente todo tipo de convulsão, especialmente quando se mostra difícil controlar os ataques. O efeito adverso mais comum é a sedação. O fenobarbital também pode provocar indução enzimática, tolerância e dependência.

Hidantoínas

Os fármacos desta classe são a **fenitoína**, **etotoína**, **mefenitoína** e **fosfenitoína**. A fenitoína, o protótipo das hidantoínas, é o fármaco anticonvulsivante não sedativo mais antigo, introduzido em 1938. Esta classe de fármacos também pode reduzir a excitabilidade neuronal por alterar a condução de potássio e cálcio através da membrana dos neurônios.

A fenitoína é um dos fármacos mais eficientes contra as convulsões parciais e as tônico-clônicas generalizadas. A fosfenitoína é um sal mais solúvel da fenitoína usado exclusivamente para o tratamento parenteral do **estado epiléptico** (ver adiante). A etotoína e mefenitoína raramente são usadas. Os efeitos adversos da fenitoína consistem em nistagmo, diplopia, ataxia, sedação, hiperplasia gengival, hirsutismo, anemia, indução enzimática e teratogênese.

Benzodiazepínicos

Vários membros do grupo dos benzodiazepínicos têm papéis importantes na terapia da epilepsia. Estes fármacos facilitam os efeitos inibitórios do GABA, sendo provável que sua ação anticonvulsivante seja mediada através deste mecanismo (Cap. 13).

O **diazepam** e **lorazepam** são usados no tratamento agudo intravenoso do estado epiléptico. O **clorazepato** é usado ocasionalmente como auxiliar nas **convulsões parciais complexas**. O clonazepam é um fármaco de ação longa com eficácia comprovada contra as **convulsões de ausência** (ver adiante). Também é um fármaco alternativo de escolha para as **convulsões mioclônicas**. Os efeitos adversos dos benzodiazepínicos consistem em sedação, tolerância e dependência.

Carbamazepina

Consiste em um composto tricíclico intimamente relacionado com a imipramina e antidepressivos similares. Seu mecanismo de ação é análogo ao da fenitoína; bloqueia os canais de sódio e inibe os disparos repetitivos de alta frequência nos neurônios; também age na pré-sinapse ao reduzir a transmissão sináptica, sendo provável que estes efeitos sejam responsáveis pelo seu efeito anticonvulsivante.

A carbamazepina é considerada um fármaco de escolha para as convulsões parciais, sendo frequentemente usada para o tratamento das convulsões tônico-clônicas generalizadas. Às vezes, é utilizado um derivado da carbamazepina, a **oxcarbazepina**. Uma vantagem clínica importante destes fármacos é que não são sedativos nas faixas terapêuticas comuns. São efeitos adversos a diplopia, ataxia, indução enzimática, **discrasias** sanguíneas e teratogênese.

Felbamato

Constitui um agente anticonvulsivante auxiliar com graves efeitos adversos que, no final das contas, limitam seu uso clínico. Embora seu exato mecanismo de ação seja desconhecido, as evidências sugerem que bloqueia o receptor do *N*-metil-D-aspartato (NMDA) através do local de ligação da glicina. Eficaz em alguns pacientes com convulsões parciais e convulsões mioclônicas, pode provocar anemia aplásica e grave hepatotoxicidade de forma inesperada em um grande número de pacientes, o que reduz seu uso.

Gabapentina

Um derivado de aminoácido, originalmente planejado para ser utilizado como espasmolítico, a gabapentina é mais eficiente como fármaco anticonvulsivante. Embora tenha uma estrutura similar à do GABA, não age sobre os receptores do GABA, podendo, entretanto, alterar o metabolismo deste neurotransmissor, sua liberação não sináptica ou a recaptação pelos transportadores do GABA. É observado um aumento na concentração de GABA no cérebro dos pacientes.

A gabapentina é eficiente como auxiliar no tratamento das convulsões parciais e convulsões tônico-clônicas generalizadas. Existe alguma evidência de sua eficácia como monoterapia, sendo também eficiente no tratamento da dor neuropática. Os efeitos adversos mais comuns da gabapentina são a sedação, vertigem, alteração no comportamento, ataxia, dor de cabeça e tremores.

Lamotrigina

É um fármaco auxiliar que produz uma inibição dependente de voltagem e do uso dos canais pré-sinápticos de sódio que resulta na supressão dos neurônios de disparo rápido. Provavelmente, tal ação seja responsável pela sua eficácia na epilepsia focal. Sua eficácia nas crises de ausência generalizadas pode envolver ações sobre os canais de cálcio ativados por voltagem.

A lamotrigina é útil no tratamento das convulsões parciais e convulsões de ausência e mioclônicas em crianças. São efeitos adversos a sedação, ataxia, náuseas, vertigem, dor de cabeça e dermatite com risco à vida (observada em pacientes pediátricos).

Tiagabina

Consiste em um inibidor da recaptação do GABA nos neurônios e na glia, prolongando a ação inibitória do GABA liberado na fenda sináptica. É indicada para o tratamento auxiliar das convulsões parciais, embora alguns pacientes se adaptem bem com este fármaco como monoterapia. Em geral, a tiagabina é bem-tolerada. Os poucos eventos adversos são relacionados com a dose, consistindo em nervosismo, vertigem, tremor, dificuldade de se concentrar e depressão. A confusão excessiva, sonolência ou ataxia podem levar à interrupção do tratamento com tiagabina. Raramente ocorre **psicose**.

Topiramato

É provável que o mecanismo de ação do topiramato envolva o bloqueio dos canais de sódio dependentes de voltagem. O fármaco também potencializa os efeitos inibitórios do GABA, agindo em um local diferente daquele dos benzodiazepínicos e barbituratos. O topiramato também bloqueia os receptores dos aminoácidos excitatórios. É provável que estas três ações contribuam para o efeito anticonvulsivante do topiramato, eficiente como auxiliar contra as convulsões parciais e convulsões tônico-clônicas generalizadas. Os principais efeitos adversos consistem em sedação, embotamento mental, cálculos renais e perda de peso.

Vigabatrina

Constitui um inibidor irreversível da GABA aminotransferase, a enzima responsável pela degradação do GABA. Aparentemente, age aumentando a quantidade de GABA liberado nas sinapses, potencializando os efeitos inibitórios. Também pode potencializar o GABA ao inibir o transportador da recaptação. Mostra-se útil no tratamento das convulsões parciais e convulsões tônico-clônicas como um agente alternativo. São efeitos adversos típicos a sedação, vertigem e ganho de peso. As reações adversas menos comuns, mas muito desagradáveis, são a agitação, confusão e psicose.

Outros fármacos

Os fármacos mais recentes utilizados para auxiliar no tratamento das convulsões parciais e convulsões tônico-clônicas, são a **levetiracetam** e **zonisamida**.

FÁRMACOS ÚTEIS NAS CONVULSÕES GENERALIZADAS (DE AUSÊNCIA)

Succinimidas

Esta classe de fármacos consiste na **etossuximida**, **fensuximida** e **metossuximida**, os principais agentes no tratamento das convulsões de ausência. Estes fármacos aumentam o limiar da convulsão e limitam a propagação da atividade elétrica no cérebro ao reduzir as correntes de cálcio de baixo limiar, efeito observado em concentrações terapêuticas significativas em neurônios talâmicos. A etossuximida é frequentemente usada em convulsões de ausência sem complicações se os pacientes conseguem tolerar seus efeitos colaterais no trato gastrintestinal, como dor, náuseas e vômitos. Os outros efeitos adversos são letargia e dor de cabeça.

Ácido valproico

Foi introduzido originalmente como principal agente no tratamento das convulsões generalizadas (de ausência), mas provou ser também eficaz contra as convulsões parciais, convulsões tônico-clônicas generalizadas e convulsões mioclônicas. É provável que o fármaco tenha amplo espectro de ação com mais de um mecanismo molecular. A ação contra as convulsões parciais pode ser uma consequência do efeito do fármaco nas correntes de sódio, bloqueando os disparos prolongados de alta frequência dos neurônios. O bloqueio da excitação mediada pelo receptor do NMDA também pode ser importante. Em altas concentrações, o ácido valproico igualmente aumenta a condução do potássio pelas membranas, hiperpolarizando o potencial da membrana em repouso.

O ácido valproico é usado como agente principal no tratamento das convulsões de ausência, convulsões parciais, convulsões tônico-clônicas generalizadas e convulsões mioclônicas. As reações adversas documentadas são desconforto gastrintestinal, hepatotoxicidade, inibição do metabolismo de fármacos, perda temporária de cabelo e teratogênese.

CONTROLE CLÍNICO DA EPILEPSIA

O diagnóstico de um tipo específico de convulsão é importante para que seja indicado o fármaco anticonvulsivante mais adequado (ou uma combinação de fármacos). A escolha do fármaco é geralmente baseada na eficácia estabelecida no estado epiléptico específico diagnosticado, sensibilidade conhecida do paciente e possível toxicidade do fármaco.

O tratamento envolve combinações de fármacos, seguindo o princípio de adicionar agentes eficazes conhecidos se os fármacos já utilizados não funcionaram. O Quadro 14.1 lista uma classificação empírica da convulsão com a descrição para cada caso. O Quadro 14.4 lista os tipos comuns de convulsão com os agentes principais, alternativos e auxiliares usados para tratá-los.

Convulsões de ausência

A etossuximida e ácido valproico são os fármacos preferidos no tratamento das convulsões de ausência porque provocam menos sedação e tolerância que o clonazepam. A etossuximida é usada frequentemente em convulsões de ausência sem complicações se os pacientes puderem tolerar seus efeitos colaterais gastrintestinais. O ácido valproico é particularmente útil em pacientes que apresentam simultaneamente convulsões generalizadas e tônico-clônicas. O clonazepam mostra-se eficaz como um fármaco alternativo, mas sua desvantagem é provocar sedação e tolerância. A lamotrigina e topiramato também são aprovados para uso em convulsões de ausência.

Convulsões mioclônicas

As convulsões mioclônicas são tratadas geralmente com o ácido valproico. O clonazepam pode ser eficaz, porém as altas doses necessárias ao tratamento provocam sonolência. O levetiracetam, lamotrigina e zonisamida também são usados como fármacos substitutos nas síndromes mioclônicas. O felbamato é utilizado como auxiliar, junto com os principais fármacos, mas pode provocar efeitos hematotóxicos e hepatotóxicos.

Convulsões tônico-clônicas generalizadas e parciais

O ácido valproico, carbamazepina e fenitoína são os fármacos de escolha para as convulsões tônico-clônicas generalizadas (grande mal) e a maioria dos casos de convulsões parciais simples e complexas. O fenobarbital é considerado atualmente o único agente alternativo para adultos, mas ainda é um fármaco usado principalmente em lactentes.

A lamotrigina é outro agente alternativo, mas sua utilidade se mostra limitada pelo potencial tóxico. A gabapentina pode ser usada como auxiliar em casos refratários. O topiramato é aprovado como auxiliar com outros agentes para as convulsões tônico-clônicas e parciais, e a vigabatrina também pode ser útil como fármaco substituto. Os agentes mais recentes para uso nas convulsões parciais são o levetiracetam, tiagabina e zonisamida.

Estado epilético

O diazepam ou lorazepam intravenoso são eficazes geralmente por acabar com os ataques e fornecer um controle rápido. Para a terapia longo prazo, a fenitoína intravenosa ou seu sal mais solúvel, fosfenitoína, são usados por serem muito eficazes e provocarem menos sedação que os benzodiazepínicos ou barbituratos. Entretanto, a fenitoína pode provocar cardiotoxicidade (provavelmente causada pelo seu solvente propilenoglicol), e a fosfenitoína é preferida para uso parenteral. O fenobarbital também é usado para o estado epiléptico, especialmente em crianças. Em casos muito graves de estado epiléptico que não respondem a estas medidas, pode-se usar anestesia geral.

Outros usos clínicos

Vários fármacos anticonvulsivantes são eficazes no tratamento do **transtorno bipolar**, como o ácido valproico,

Quadro 14.4 Métodos de tratamento dos principais tipos de convulsão

Tipo de convulsão	Principais agentes	Agentes alternativos	Agentes auxiliares
Crises de ausência	Etossuximida Ácido valproico	Clonazepam	Lamotrigina Topiramato
Convulsões mioclônicas	Ácido valproico	Clonazepam Lamotrigina	Felbamato
Convulsões parciais	Carbamazepina Fenitoína Ácido valproico	Fenobarbital Lamotrigina Vigabatrina Primidona	Gabapentina Tiagabina Topiramato Lamotrigina Felbamato
Convulsões tônico-mioclônicas	Carbamazepina Fenitoína Ácido valproico	Fenobarbital Lamotrigina Vigabatrina Primidona	Gabapentina Tiagabina Topiramato
Estado epiléptico	Diazepam (IV) Lorazepam (IV)	Fosfenitoína (IV) Fenitoína (IV) Fenobarbital (especialmente útil em crianças)	

IV, intravenoso(a).

carbamazepina, fenitoína e gabapentina. A carbamazepina e oxcarbazepina são fármacos de escolha para a neuralgia do trigêmeo. A gabapentina tem eficácia na dor de origem neuropática, como a **neuralgia pós-herpética**, e, da mesma forma que a fenitoína, pode ser importante no tratamento da **enxaqueca**.

QUESTÕES ESPECIAIS

A **teratogenicidade** é uma preocupação para as mulheres grávidas que usam medicamentos anticonvulsivantes. Os filhos de mulheres que utilizam anticonvulsivantes têm maior risco de má formação congênita. A espinha bífida está diretamente relacionada com o uso do ácido valproico e carbamazepina.

As crianças que usam anticonvulsivantes, especialmente o ácido valproico, devem ser monitoradas por causa do risco de **hepatotoxicidade**. O risco é maior para as crianças com mais de 2 anos, porém também pode ocorrer em pacientes de qualquer idade que utilizem vários fármacos anticonvulsivantes.

Se a retirada dos fármacos anticonvulsivantes for necessária, deverá ser feita gradualmente para evitar o aumento da frequência e gravidade das crises. Em geral, a retirada dos fármacos usados para tratar as convulsões de ausência é mais fácil do que a dos fármacos utilizados em tônico-clônicas parciais ou generalizadas. A retirada dos barbituratos e benzodiazepínicos é mais difícil, sendo, em alguns casos, necessário um tratamento de semanas ou meses para alcançar sua total retirada.

FOCO NA REABILITAÇÃO

A necessidade de os fisioterapeutas obterem um histórico médico completo com histórico de convulsões ou que estejam usando medicamentos anticonvulsivantes. Em muitos casos, um paciente recebe tratamento para um quadro que não se relaciona com a epilepsia (p. ex., quadro ortopédico ou terapia para cicatrização), devendo-se identificar o potencial risco para uma convulsão durante a terapia. Se o paciente estiver também recebendo terapia para um diagnóstico relacionado com a convulsão (p. ex., acidente vascular encefálico, tumor cerebral, traumatismo na cabeça), o fisioterapeuta poderá ajudar a determinar a eficácia da terapia anticonvulsivante. O principal objetivo da terapia medicamentosa é controlar a atividade convulsiva sem efeitos adversos graves. O fisioterapeuta pode ter um papel vital neste processo ao monitorar a resposta do paciente à medicação e informar à equipe médica qualquer resultado anormal. Em alguns casos, a terapia medicamentosa pode ser suficiente para controlar as convulsões, mas pode provocar graves efeitos adversos, alguns dos quais podem comprometer diretamente o processo de reabilitação, consistindo em sedação, vertigem, ataxia e desconforto gastrintestinal. Nos casos de ataxia, pode ser necessário adicionar exercícios de coordenação ao programa de reabilitação para combater este problema. Finalmente, alguns pacientes com epilepsia são sensíveis aos estímulos externos, como som e luz, devendo-se reduzir estes estímulos durante a terapia. Os fisioterapeutas devem estar alertas a qualquer mudança no comportamento ou estado funcional (p. ex., aumento das convulsões ou das reações adversas) em pacientes usando fármacos anticonvulsivantes e relatar estas mudanças à equipe médica.

RELEVÂNCIA CLÍNICA PARA A REABILITAÇÃO

Reações adversas a fármacos

- Sedação
- Vertigem
- Ataxia e desequilíbrio postural
- Desconforto gastrintestinal

Efeitos que interferem na reabilitação

- Despertar e estado de alerta reduzidos
- Desequilíbrio postural devido à ataxia
- Atividade convulsiva sem controle

Possíveis soluções para a terapia

- Explorar as opções com os médicos, considerando os riscos *versus* benefícios da medicação já que eles têm relação com os resultados funcionais
- Compreender que os resultados podem ser afetados em todos os níveis: função e estrutura corporal, atividade e participação

Potencialização dos resultados funcionais secundários à terapia medicamentosa

- Algumas pessoas com convulsões podem ficar livres delas ao usar um ou mais medicamentos anticonvulsivantes; em outras, estes medicamentos podem reduzir a frequência e intensidade das convulsões, permitindo que os pacientes obtenham sua reabilitação.

ESTUDO DE CASO CLÍNICO

Breve histórico: o paciente é um homem de 60 anos com diagnóstico inicial de acidente cerebral encefálico secundário a um acidente cerebrovascular do lado direito há cerca de 15 meses, com resultante hemiplegia esquerda. Inicialmente, o paciente passou por uma clínica de reabilitação por aproximadamente 8 semanas, tendo sido transferido para uma clínica, visando à reabilitação cognitiva, em que permaneceu por aproximadamente 8 semanas. Recebendo alta, foi para casa, onde vive com sua esposa. Quando teve alta, o paciente havia alcançado grande melhora na sua capacidade cognitiva e fala, mas ainda não andava sozinho. Posteriormente, recebeu a visita de profissionais de saúde, os quais constataram que ele poderia voltar a andar e o encaminharam a uma clínica de reabilitação para pacientes ambulatoriais.

Quadro médico atual e terapia medicamentosa: atualmente, o paciente vive com sua esposa e recebe a medicação adequada. Seus medicamentos consistem no escitalopram (antidepressivo), pantoprazol (inibidor da bomba de prótons), anlodipino (bloqueador dos canais de cálcio), varfarina, ácido valproico (anticonvulsivante) e lamotrigina (anticonvulsivante). O paciente afirmou que desenvolveu convulsão após o AVE, tendo sido tratado inicialmente apenas com o ácido valproico. Acrescentou que, por causa das fortes convulsões, foi adicionado um segundo anticonvulsivante, a lamotrigina. A cada 3 meses, ele verifica seus níveis de varfarina e ácido valproico.

Cenário da reabilitação: o paciente começou a terapia ambulatorial focando os três níveis do modelo de ICF (classificação internacional de função) para funcionamento e incapacidade (as funções corporais e níveis de estrutura, nível de atividade e nível de participação), melhorando nos três níveis.

Problema e opções clínicas: após vários meses de terapia ambulatorial, o fisioterapeuta observou que o paciente estava muito mais letárgico e cansado nas sessões consecutivas. O paciente começou a solicitar intervalos com maior frequência para descanso durante as sessões de tratamento. Também demonstrava muita dificuldade de se comunicar porque sua fala era fraca e abafada. Entretanto não havia sinais novos ou diferentes de problema sensorial ou neurológico motor *que pudessem sugerir outro acidente vascular encefálico.* O fisioterapeuta perguntou à esposa do paciente sobre seu comportamento, tendo ela respondido que o marido se mostrava menos ativo em casa. Ele, então, indagou sobre quando tinha sido a última vez que o paciente fizera um exame de sangue, respondendo a mulher que já passara algum tempo desde o último exame. O fisioterapeuta contactou o médico do paciente para falar sobre o quadro clínico atual do paciente. Agendou um exame de sangue para o mesmo dia, verificando que a concentração de ácido valproico no sangue do paciente se encontrava acima dos níveis terapêuticos, por isso o médico reduziu a dose diária deste ácido. Após alguns dias, o paciente recuperou o seu quadro mental e o físico, continuando sua fisioterapia sem problemas.

APRESENTAÇÕES DISPONÍVEIS

Ácido valproico
Oral: cápsulas de 250 mg; xarope de 250 mg/5 mℓ (valproato de sódio)
Liberação controlada oral: comprimidos de 125; 250; 500 mg (como divalproex sódico)
Parenteral: 100 mg/mℓ em frasco de 5 mℓ para injeção intravenosa

Carbamazepina
Oral: comprimidos de 200 mg; comprimidos mastigáveis de 100 mg; suspensão de 100 mg/5 mℓ
Liberação controlada de uso oral: comprimidos de 100; 200; 400 mg; cápsulas de 200 e 300 mg

Clonazepam
Oral: comprimidos de 0,5; 1; 2 mg

Clorazepato dipotássico
Oral: comprimidos e cápsulas de 3,75; 7,5; 15 mg
Comprimidos de liberação controlada: comprimidos de 11,25 e 22,5 mg

Diazepam
Oral: comprimidos de 2; 5; 10 mg; solução de 5 mg/5 mℓ e 5 mg/mℓ
Parenteral: 5 mg/mℓ para injeção intravenosa
Retal: solução viscosa de diazepam para uso retal de 2,5; 5; 10; 15; 20 mg

Etossuximida
Oral: cápsulas de 250 mg; xarope de 250 mg/5 mℓ

Etotoína
Oral: comprimidos de 250 e 500 mg

Felbamato
Oral: comprimidos de 400 e 600 mg; suspensão de 600 mg/5 mℓ

Fenitoína
Oral (liberação imediata): cápsulas de 100 mg; comprimidos mastigáveis de 50 mg; suspensão 30 e 125 mg/5 mℓ
Ação prolongada oral: cápsulas de 30 e 100 mg
Liberação lenta oral: cápsulas de 200 e 300 mg
Parenteral: 50 mg/mℓ para injeção intravenosa

Fenobarbital
Oral: comprimidos de 15; 16; 30; 60; 90; 100 mg, cápsulas de 16 mg; elixir de 15 e 20 mg/5 mℓ
Parenteral: 30; 60; 65; 130 mg/mℓ para injeção intravenosa ou intramuscular

Fosfenitoína
Parenteral: 75 mg/mℓ para injeção intravenosa ou intramuscular

Gabapentina
Oral: cápsulas de 100; 300; 400 mg; *filmtabs* de 600 e 800 mg; solução de 50 mg/mℓ

Lamotrigina
Oral: comprimidos de 25; 100; 150; 200 mg; comprimidos mastigáveis de 2; 5; 25 mg

Levetiracetam
Oral: comprimidos de 250; 500; 750 mg

Lorazepam
Oral: comprimidos de 0,5; 1; 2 mg; solução de 2 mg/mℓ
Parenteral: 2 e 4 mg/mℓ para injeção intravenosa ou intramuscular

Mefenitoína
Oral: comprimidos de 100 mg

Mefobarbital
Oral: comprimidos de 32; 50; 100 mg

Oxcarbazepina
Oral: comprimidos de 100; 300; 600 mg; solução de 60 mg/mℓ

Pentobarbital sódico
Parenteral: 50 mg/mℓ para injeção intravenosa ou intramuscular

Tiagabina
Oral: comprimidos de 4; 12; 16; 20 mg

Topiramato
Oral: cápsulas de 25; 100; 200 mg; cápsulas com pó dispersível para pulverização de 15 e 25 mg

Trimetadiona
Oral: comprimidos mastigáveis de 150 mg; cápsulas de 300 mg, solução de 40 mg/mℓ

REFERÊNCIAS

Backonja MM: Use of anticonvulsants for treatment of neuropathic pain. *Neurology* 2002;59(5 Suppl 2):S14.

Bialer M, et al.: Progress report on new antiepileptic drugs: a summary of the Fifth Eilat Conference. *Epilepsy Res* 2001;43:11.

Duncan JS: The promise of new antiepileptic drugs. *Br J Clin Pharmacol* 2002;53:123.

Hachad H, et al.: New antiepileptic drugs: Review on drug interactions. *Ther Drug Monit* 2002;24:91.

Levy RH, et al.: *Antiepileptic Drugs*, 5th ed. Philadelphia: Lippincott Williams & Wilkins, 2002.

Löscher W: Basic pharmacology of valproate: A review after 35 years of clinical use for the treatment of epilepsy. *CNS Drugs* 2002;16:669.

Siddiqui A, et al.: Association of multidrug resistance in epilepsy with a polymorphism in the drug-transporter gene *ABCB1*. *N Engl J Med* 2002;348:15.

Treiman DM, et al.: A comparison of four treatments for generalized convulsive status epilepticus. *N Engl J Med* 1998; 339:792.

Wallace SJ: Newer antiepileptic drugs: Advantages and disadvantages. *Brain Dev* 2001;23:277.

Reabilitação

Chaplin JE, et al.: The perceived rehabilitation needs of a hospital-based outpatient sample of people with epilepsy. *Seizure* 1998;7:329.

Fisher RS, et al.: The impact of epilepsy from the patient's perspective I. descriptions and subjective perceptions. *Epilepsy Res* 2000;41:39.

Marks WA, et al.: Epilepsy: Habilitation and rehabilitation. *Seminars Pediatr Neurol* 2003;10:151.

15
Anestésicos Gerais

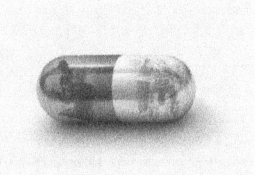

A anestesia geral é um estado caracterizado pela analgesia, inconsciência, amnésia, relaxamento do músculo esquelético bem como inibição dos reflexos sensoriais e autonômicos. A extensão na qual um fármaco anestésico pode exercer estes efeitos varia de acordo com o fármaco, dose e situação clínica.

Os fármacos usados como anestésicos gerais são depressores do sistema nervoso central (SNC) com ações que podem ser induzidas ou encerradas mais rapidamente do que os sedativo-hipnóticos convencionais (Cap. 13). Um fármaco anestésico ideal induz à anestesia de forma suave e rápida, permitindo a imediata recuperação após interromper sua administração; também precisa ter uma grande margem de segurança e ausência de efeitos adversos. Contudo, nenhum anestésico é capaz de alcançar todos estes efeitos desejáveis sem alguma desvantagem quando usado sozinho. A prática moderna da anestesiologia envolve o uso de combinações de fármacos intravenosos e inalatórios, usando as vantagens de suas propriedades favoráveis, e tentando reduzir suas reações adversas. Esta prática comum é chamada de **anestesia balanceada**. A classificação dos subgrupos de fármacos ou fármacos específicos usados para a anestesia balanceada é indicada na Fig. 15.1 e Quadro 15.1.

A técnica de anestesia varia conforme o tipo indicado de intervenção para diagnóstico, terapia ou cirurgia. Para procedimentos menores, são usadas a anestesia monitorada ou a **sedação consciente**, empregando sedativos orais ou parenterais, junto com os anestésicos locais (Cap. 16). Essas técnicas fornecem profunda analgesia, mas preservam a capacidade do paciente de manter abertas as vias respiratórias e responder a comandos verbais. Para procedimentos cirúrgicos mais demorados, a anestesia inclui com frequência o uso de benzodiazepínicos no pré-operatório, indução da anestesia com tiopental ou propofol intravenosos e manutenção da anestesia com a combinação de anestésicos inalatórios e intravenosos. Tais protocolos também incluem o uso de fármacos bloqueadores neuromusculares (Cap. 5). O monitoramento dos sinais vitais é o método-padrão para avaliar a profundidade da anestesia durante a cirurgia.

Embora os fisioterapeutas não estejam envolvidos no trabalho direto com o paciente submetido à anestesia geral, é importante ter a compreensão básica do mecanismo de ação e subsequentes efeitos residuais destes medicamentos, e de como podem influenciar a reabilitação vários dias após o seu uso.

ESTÁGIOS DA ANESTESIA

Os anestésicos modernos agem prontamente, alcançando rapidamente a anestesia profunda. Com os anestésicos antigos de ação mais lenta, a progressiva extensão da depressão central e o associado aumento da dose ou do tempo de exposição tradicionalmente são descritos como estágios da anestesia.

Estágio 1: analgesia. Nesse estágio, o paciente apresenta redução da consciência da dor, algumas vezes com amnésia. A consciência pode ser afetada, mas não é perdida.

Estágio 2: desinibição. O paciente parece estar delirante e excitado. Ocorre amnésia, os reflexos são potencializados, e a respiração é irregular; podem ocorrer esforço involuntário para vomitar, vômitos e incontinência. Por isto, são feitos esforços para limitar a duração e gravidade desse estágio, que termina com o restabelecimento da respiração regular.

```
                          Anestésicos gerais
                                 │
                  ┌──────────────┴──────────────┐
              Inalatórios                  Intravenosos
                  │                             │
           ┌──────┴──────┐        ┌─────────────┼─────────────┐
          Gás      Líquidos voláteis  Barbituratos         Benzodiazepínicos
      (óxido nitroso)   (halotano)     (tiopental)            (midazolam)
                                          │
                                   ┌──────┴──────┐
                              Dissociativos   Opioides
                                (cetamina)   (fentanila)
                                          │
                                      Diversos
                                  (etomidato, propofol)
```

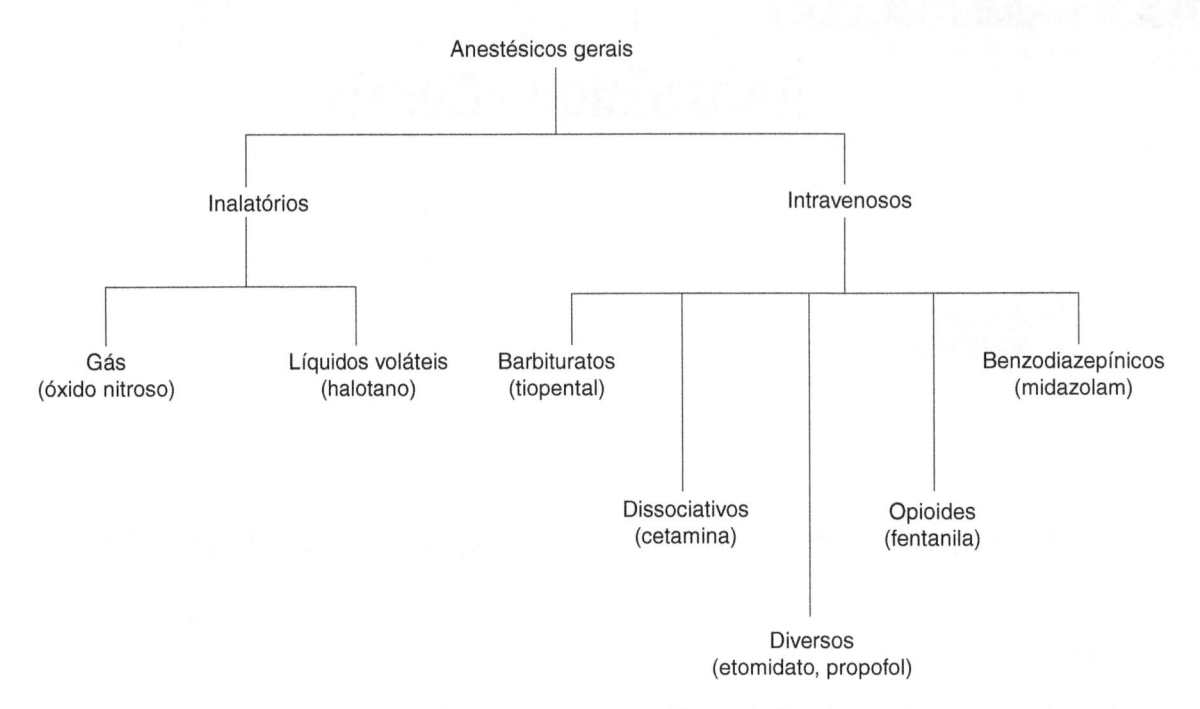

Figura 15.1 Classificação dos subgrupos de fármacos e agentes protótipos selecionados usados na anestesia geral.

Estágio 3: anestesia cirúrgica. Estágio em que o paciente se mostra inconsciente e não tem reflexos dolorosos, a respiração é regular, e a pressão arterial se mantém.

Estágio 4: depressão medular. O paciente desenvolve grave depressão respiratória e cardiovascular que exige suportes mecânico e farmacológico. Sem o suportes circulatório e respiratório completos, o paciente pode morrer em poucos minutos.

TIPOS DE ANESTESIA GERAL

Os anestésicos gerais são frequentemente administrados pela inalação ou injeção intravenosa. O **óxido nitroso**, um gás à temperatura e pressão ambientes, continua a ser um importante componente de muitos esquemas de anestesia. O **halotano, enflurano, isoflurano, desflurano, sevoflurano** e **metoxiflurano** são líquidos voláteis usados como anestésicos inalatórios. Vários fármacos são utilizados por via intravenosa, isoladamente ou combinados com outros fármacos, para alcançar um estado anestésico (como componentes da anestesia balanceada) ou sedar pacientes em unidades de terapia intensiva que ser ventiladas mecanicamente. Estes fármacos consistem nos barbituratos (tiopental, metoexital), benzodiazepínicos (**midazolam, diazepam**), analgésicos opioides (**morfina, fentanila, sufentanila, alfentanila, remifentanila**), **propofol, cetamina** e vários outros (**droperidol, etomidato, dexmedetomidina**).

Quadro 15.1 Classificação dos anestésicos gerais comumente usados

Anestésico geral	Subclasse	Protótipo	Outros agentes importantes
Anestésicos inalatórios	Líquidos voláteis Gás	Halotano Óxido nitroso	Enflurano, desflurano, isoflurano e sevoflurano
Anestésicos intravenosos	Barbituratos Opioides Fenóis Benzodiazepínicos Agente dissociativo Imidazol	Tiopental Morfina Propofol Midazolam Cetamina Etomidato	Tiamilal e metoexital Fentanila, alfentanila e remifentanila Diazepam

O Quadro 15.1 lista os fármacos comumente usados como anestésicos inalatórios ou intravenosos.

MECANISMOS DE AÇÃO

Os anestésicos gerais possuem vários mecanismos de ação. Como depressores do SNC, estes fármacos geralmente aumentam o limiar de disparo dos neurônios do SNC. A potência dos anestésicos inalatórios é basicamente proporcional à sua lipossolubilidade; as hipóteses mais antigas defendiam que o mecanismo de anestesia seria uma mudança não específica nas membranas lipídicas. As hipóteses mais modernas defendem os efeitos sobre os canais iônicos e mecanismos de neurotransmissão central como os mecanismos primários.

Os anestésicos inalatórios, barbituratos, benzodiazepínicos, etomidato e propofol facilitam a inibição mediada pelo ácido gama-aminobutírico (GABA) dos receptores do GABA$_A$; sensíveis às concentrações clinicamente relevantes dos anestésicos. A cetamina não produz seus efeitos via facilitação da função do receptor do GABA$_A$, mas pode agir via seu antagonismo ao neurotransmissor excitatório do ácido glutâmico no receptor N-metil-D-aspartato (NMDA). A maioria dos anestésicos inalatórios também inibe as isoformas do receptor nicotínico da acetilcolina em concentrações moderadas a elevadas. O receptor glicina sensível à estriquinina é outro canal iônico regulado por ligante que pode ser um alvo para certos anestésicos inalatórios. Os neurônios do SNC em diferentes regiões do cérebro possuem diferentes sensibilidades aos anestésicos gerais; a inibição dos neurônios envolvidos nas vias dolorosas ocorre antes da inibição dos neurônios no tronco encefálico e formação reticular do mesencéfalo (a área para o despertar e a vigilância).

ANESTÉSICOS INALATÓRIOS

Os anestésicos inalatórios — óxido nitroso e líquidos voláteis facilmente vaporizados — são administrados como gases. Sua pressão parcial, ou "tensão" no ar inalado, no sangue ou em outro tecido é uma medida da sua concentração. Como a pressão-padrão da mistura total inalada é a pressão atmosférica (760 mmHg no nível do mar), a pressão parcial também pode ser expressa como porcentagem da pressão atmosférica. Assim, o óxido nitroso a 50% no ar inalado teria uma pressão parcial de 380 mmHg.

A velocidade de indução da anestesia é uma característica muito importante dos fármacos anestésicos; depende das propriedades do fármaco e do quadro clínico do paciente. As propriedades importantes consistem na solubilidade, pressão parcial do gás inspirado, taxa de ventilação, fluxo sanguíneo pulmonar e gradiente de concentração arteriovenoso.

1. **Solubilidade**. Quanto mais rápido o fármaco entrar em equilíbrio no sangue, mais rapidamente passará para o cérebro a fim de produzir os efeitos anestésicos. Os fármacos com baixo coeficiente de partição sangue:gás (p. ex., óxido nitroso) entram em equilíbrio mais rápido do que os fármacos que possuem maior solubilidade no sangue (p. ex., halotano) e apresentam um início de ação mais rápido. Os coeficientes de partição para os anestésicos inalatórios estão apresentados no Quadro 15.2.
2. **Pressão parcial do gás inspirado**. Uma pressão parcial elevada do gás nos pulmões resulta na obtenção mais rápida dos níveis do anestésico no sangue, efeito que pode ser explorado pela administração inicial de concentrações do gás maiores que a necessária à manutenção da anestesia. Uma concentração inicial elevada do anestésico inspirado aumenta a velocidade de indução da anestesia por tornar maior a taxa de transferência para o sangue. Para os anestésicos inalatórios que possuem um início de anestesia relativamente lento (como o halotano ou enflurano), deve ser administrada uma concentração percentual maior (3 a 4%) no início para aumentar a velocidade de indução, sendo, em seguida, reduzida a concentração (para 1 a 2%) visando à manutenção quando for alcançada a anestesia adequada. A adição destes agentes combinados com um agente menos solúvel, como o óxido nitroso, reduz o tempo necessário à perda da consciência.
3. **Taxa de ventilação**. Quanto maior a ventilação, mais rápidos a elevação da pressão parcial alveolar e sanguínea do agente bem como o início da anestesia. A alta ventilação pode ser alcançada mediante a ventilação mecânica ou auxiliar por meio de um tubo endotraqueal (pacientes intubados).
4. **Fluxo sanguíneo pulmonar**. Em fluxos sanguíneos pulmonares elevados, a pressão parcial do gás no sangue aumenta em uma velocidade menor porque um volume maior de sangue é exposto ao gás

anestésico nos pulmões; assim, o início da anestesia é atrasado. Em vazões de fluxo menores, a taxa do aumento da tensão arterial dos anestésicos inalatórios é aumentada, e o início da anestesia torna-se mais rápido. No choque circulatório, este efeito pode acelerar a velocidade do início da anestesia com agentes que apresentam alta solubilidade no sangue.

5. **Gradiente de concentração arteriovenoso.** A captação dos anestésicos solúveis em tecidos altamente perfundidos pode reduzir a tensão do gás no sangue venoso misturado, o que pode influenciar a velocidade do início da anestesia porque o equilíbrio depende da diferença na tensão do anestésico entre o sangue arterial e o venoso. Quando for maior a diferença nas tensões do anestésico entre o sangue arterial e o venoso, maior quantidade do fármaco terá sido captada pelos órgãos, músculos etc., levando mais tempo para alcançar o equilíbrio com o tecido cerebral.

Término da ação do anestésico inalatório

Os anestésicos inalatórios têm sua ação encerrada pela redistribuição do fármaco do cérebro para o sangue e eliminação pelos pulmões. Como ocorre com a indução da anestesia, a velocidade de recuperação da anestesia é mais rápida com fármacos que têm baixos coeficientes de partição sangue:gás do que com anestésicos com alta solubilidade no sangue. Essa importante propriedade tem levado à introdução de vários anestésicos inalatórios mais recentes (p. ex., desflurano, sevoflurano), que, por causa de sua baixa solubilidade no sangue, caracterizam-se pelo tempo de recuperação consideravelmente mais curto em relação aos agentes mais antigos. Alguns líquidos voláteis, como o halotano e metoxiflurano, também são eliminados em parte pelo metabolismo no fígado. O metabolismo exerce pequena influência na velocidade da recuperação, mas pode ter um importante papel na toxicidade destes anestésicos.

Características da dose-resposta dos anestésicos inalatórios

O potencial dos anestésicos inalatórios é medido melhor através da **concentração alveolar mínima do anestésico (MAC),** definida como a concentração alveolar necessária para eliminar a resposta a um estímulo doloroso-padrão em 50% dos pacientes. Quanto maior a MAC de um anestésico, menor sua potência. Cada anestésico tem MAC média definida (Quadro 15.2), mas seu valor pode variar entre diferentes pacientes, dependendo da idade, quadro cardiovascular e uso de fármacos auxiliares. As estimativas do valor da MAC sugerem uma relação dose-resposta relativamente exagerada para os anestésicos inalatórios. As MAC para lactentes e pacientes idosos são menores que as MAC para os adolescentes e adultos jovens. Quando vários anestésicos são usados simultaneamente, seus valores de MAC são aditivos.

Uso clínico dos anestésicos inalatórios

Os anestésicos voláteis raramente são usados como os únicos agentes para a indução e manutenção da anestesia, sendo combinados com agentes intravenosos nos regimes de anestesia balanceada. Dos anestésicos inalatórios, o óxido nitroso, desflurano, sevoflurano e isoflurano são os mais usados nos EUA. A utilização de anestésicos voláteis mais solúveis vem diminuindo durante a última década à medida que os procedimentos cirúrgicos são feitos em ambulatórios (rápida estadia). Os baixos coeficientes sangue:gás de desflurano e sevoflurano permitem uma recuperação mais rápida e menos efeitos adversos no pós-operatório que o halotano ou isoflurano (Quadro 15.2). Embora o halotano ainda seja usado em anestesia pediátrica, o sevoflurano vem substituindo este fármaco em tal cenário. Como indicado anteriormente, o óxido nitroso, por si só, não tem suficiente potência para produzir a anestesia necessária à cirurgia, sendo usado com anestésicos voláteis ou intravenosos para produzir um estado de anestesia geral.

Efeitos adversos

Sistema nervoso central

O objetivo da anestesia é produzir analgesia, perda da consciência, amnésia e relaxamento muscular com a perda dos reflexos, sendo obtida através da depressão do SNC. Entretanto, existem outros efeitos no SNC considerados adversos ou indesejáveis, como a redução na resistência vascular, resultando em aumento do fluxo sanguíneo no cérebro, o que pode levar a um aumento na pressão intracraniana.

Sistema cardiovascular

A maioria dos anestésicos inalatórios (exceto o óxido nitroso) reduz moderadamente a pressão arterial sanguínea.

Quadro 15.2 Propriedades de alguns anestésicos inalatórios

Anestésico	Coeficiente de partição sangue:gás[1]	Concentração alveolar mínima (MAC) (%)[2]	Comentários
Óxido nitroso	0,47	> 100	Anestésico incompleto; início e recuperação rápidos
Desflurano	0,42	6 a 7	Baixa volatilidade; agente indutor fraco; rápida recuperação
Sevoflurano	0,69	2,0	Início e recuperação rápidos; instável em cal sódica
Isoflurano	1,40	1,4	Velocidade média de início e recuperação
Enflurano	1,80	1,7	Velocidade média de início e recuperação
Halotano	2,30	0,75	Velocidade média de início e recuperação
Metoxiflurano	12	0,16	Início e recuperação lentos

[1]Os coeficientes de partição (a 37° C) provêm de várias fontes na literatura.
[2]A MAC é a concentração de anestésico que produz imobilidade em 50% dos pacientes expostos a um estímulo ruim.

Dos gases voláteis, o enflurano e halotano são depressores do miocárdio que reduzem o débito cardíaco, e o isoflurano provoca vasodilatação periférica. Infelizmente, o fluxo sanguíneo para o fígado e rins também é reduzido pela maioria dos anestésicos inalatórios. O halotano aumenta a sensibilidade do miocárdio às catecolaminas endógenas e exógenas, podendo levar a arritmias ventriculares.

Sistema respiratório

No sistema respiratório, a taxa de respiração pode ser aumentada pelos anestésicos inalatórios, mas o volume periódico e a ventilação por minuto são reduzidos, levando a um aumento da tensão de CO_2 arterial. Os anestésicos inalatórios reduzem a resposta de ventilação à hipoxia até em concentrações subanestésicas (p. ex., durante a reanimação). O óxido nitroso tem o menor efeito sobre a respiração. A maioria dos anestésicos inalatórios é constituído por broncodilatadores, mas o desflurano é irritante pulmonar, podendo provocar broncospasmo, o que pode exigir o uso de um agente auxiliar para controlar as secreções.

Outros

Embora raras, várias toxicidades são, muitas vezes, associadas aos anestésicos inalatórios. Pode ocorrer hepatite pós-operatória após o uso de halotano. Quando os anestésicos inalatórios são usados com bloqueadores neuromusculares, especialmente a succinilcolina, pode ocorrer hipertermia maligna (Cap. 5). A hipertermia maligna caracteriza-se pela liberação não controlada de cálcio pelo retículo sarcoplasmático do músculo esquelético, levando a espasmo muscular, hipertermia e instabilidade autonômica. O **dantroleno** (Cap. 33), com tratamento de suporte, é indicado para o tratamento deste grave quadro com risco de morte.

ANESTÉSICOS INTRAVENOSOS

Com as mudanças nos sistemas de saúde nos últimos 20 anos, houve um aumento no uso de fármacos intravenosos na anestesia como auxiliares aos anestésicos inalatórios e em técnicas que não incluem anestésicos inalatórios (p. ex., anestesia intravenosa total). Diferente dos anestésicos inalatórios, os agentes intravenosos não exigem equipamento vaporizador especializado para liberação ou instalações caras para a recuperação e descarte dos gases exalados. Os fármacos intravenosos, como o tiopental, etomidato, cetamina e propofol, possuem um início de ação anestésica mais rápido que o mais veloz dos agentes gasosos inalatórios, como o desflurano e sevoflurano. Assim, os agentes intravenosos são comumente usados para a indução da anestesia. Vários fármacos intravenosos apresentam recuperação rápida o suficiente para permitir procedimentos cirúrgicos ambulatoriais. No caso do propofol, os tempos de recuperação são similares aos observados com os anestésicos inalatórios de ação curta. A potência anestésica dos agentes anestésicos intravenosos, como o tiopental, cetamina e propofol, é adequada para permitir seu uso como único anestésico em procedimentos cirúrgicos rápidos quando combinados com óxido nitroso e analgésicos opioides. O uso auxiliar de potentes opioides (p. ex., fentanila e compostos rela-

Quadro 15.3 — Características dos anestésicos intravenosos

Fármaco	Indução e recuperação	Comentários
Etomidato	Início rápido e recuperação moderadamente rápida	Estabilidade cardiovascular; reduzida esteroidogênese; movimentos musculares involuntários
Fentanila	Início e recuperação lentos; reversão com naloxona disponível	Usado na anestesia balanceada e sedação consciente; marcante analgesia
Cetamina	Início e recuperação moderadamente rápidos	Estimulação cardiovascular; aumento do fluxo sanguíneo cerebral; reações de emergência prejudicam a recuperação
Midazolam	Início e recuperação lentos; reversão com flumazenil disponível	Usado na anestesia balanceada e sedação consciente, estabilidade cardiovascular, marcante amnésia
Propofol	Início e recuperação rápidos	Usado na indução e para manutenção; hipotensão; ação antiemética útil
Tiopental	Início e recuperação rápidos (dose em *bolus*); recuperação lenta após a infusão	Agente de indução-padrão; depressão cardiovascular; evitar em porfirias

cionados) contribui para a estabilidade cardiovascular, potencializa a sedação e a analgesia profunda. Outros agentes intravenosos como os benzodiazepínicos (p. ex., midazolam, diazepam) possuem início e recuperação mais lentos e são raramente usados para indução da anestesia. Entretanto, a administração pré-anestésica de benzodiazepínicos pode ser usada para fornecer um nível basal de sedação e amnésia quando usados com outros agentes anestésicos. As características dos anestésicos intravenosos selecionados estão resumidas no Quadro 15.3.

Barbituratos

O **tiopental** e **metoexital** possuem alta lipossolubilidade, o que permite a entrada rápida no cérebro e provocam anestesia cirúrgica em um tempo de circulação (< 1 minuto). Estes fármacos são usados para indução da anestesia e para procedimentos cirúrgicos de curta duração. Seus efeitos anestésicos terminam com a redistribuição do cérebro para outros tecidos altamente perfundidos (Fig. 15.2), mas é necessário o metabolismo hepático para a eliminação do corpo. Os barbituratos são depressores dos sistemas respiratório e circulatório e, como eles deprimem o fluxo sanguíneo do cérebro, também podem reduzir a pressão intracraniana. (Consultar o Cap. 13 para uma discussão mais completa.)

Benzodiazepínicos

O midazolam é usado frequentemente com anestésicos inalatórios e opioides intravenosos. O início dos seus efeitos sobre o SNC é mais lento que o início de ação do tiopental e tem duração de ação mais longa. Ocorreram casos de grave depressão respiratória pós-operatória, mas o antagonista do receptor benzodiazepínico, **flumazenil**, pode ser usado para acelerar a recuperação. A sedação prolongada é um frequente problema durante a recuperação. (Consultar o Cap. 13 para uma discussão mais abrangente.)

Etomidato

Este anestésico intravenoso permite rápida indução com pouca mudança na função cardíaca ou taxa de respiração, e sua ação dura pouco. O fármaco não é analgésico, sendo sua principal vantagem a anestesia em pacientes com limitada reserva cardíaca ou respiratória. O etomidato pode provocar dor local e mioclonia ao ser injetado, bem como náuseas e vômitos no período pós-operatório. A administração prolongada pode causar supressão suprarrenal. Em pacientes gravemente enfermos, a infusão prolongada pode resultar em hipotensão e desequilíbrio eletrolítico.

Cetamina

Este fármaco produz um estado de anestesia dissociativa, na qual o paciente permanece consciente, mas tem marcante catatonia, analgesia e amnésia. A cetamina é similar ao agente **psicotomimético** fenciclidina (PCP), sendo o único anestésico intravenoso que constitui um estimulante cardiovascular, podendo sua ação levar a aumento na pressão intracraniana. Na maioria dos pacientes, a cetamina reduz a velocidade da respiração. Mas, o tônus muscular das vias respiratórias superiores é

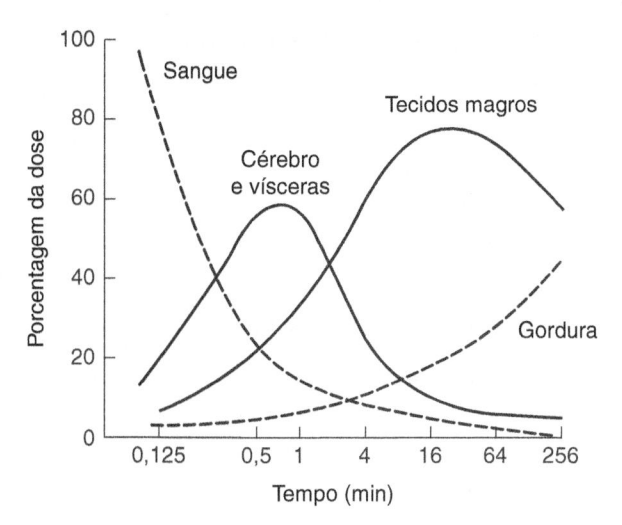

Figura 15.2 Redistribuição do tiopental após a administração intravenosa em *bolus*.

bem mantido e os reflexos das vias respiratórias preservados. As reações de emergência, como desorientação, excitação e alucinações, que ocorrem durante a recuperação da anestesia com cetamina, podem ser minimizadas pelo uso de benzodiazepínicos antes da cirurgia. Por causa da elevada incidência de crises psíquicas no pós-operatório associado ao uso da cetamina, ela não é comumente usada na cirurgia em geral nos EUA, sendo, porém, considerada útil para os pacientes geriátricos de risco elevado e pacientes instáveis (p. ex., choque cardiogênico ou séptico) por causa das suas propriedades cardioestimulantes; é também usada em baixas doses para a anestesia de pacientes ambulatoriais, junto com propofol e em crianças submetidas a procedimentos dolorosos (p. ex., troca de curativo em queimaduras).

Opioides

A **morfina** e **fentanila** são usadas com outros depressores do SNC (óxido nitroso, benzodiazepínicos) em anestesias, sendo importantes especialmente para os pacientes de alto risco que podem não sobreviver a uma anestesia geral. Os opioides intravenosos podem provocar rigidez do peito, o que pode prejudicar a ventilação. A depressão respiratória com estes fármacos pode ser revertida no pós-operatório com naloxona. A alfentanila e remifentanila são usadas para induzir anestesia. A recuperação das ações da remifentanila é mais rápida do que a dos outros opioides usados na anestesia graças ao seu rápido metabolismo pelas esterases presentes na corrente sanguínea e nos tecidos.

A **neuroleptanestesia** é um estado de analgesia e amnésia provocado quando a fentanila é usada com droperidol e óxido nitroso. Os opioides mais novos, similares à fentanila, vêm sendo introduzidos na anestesia intravenosa. Os analgésicos opioides também são usados em baixas doses para a administração epidural e espinhal, visando produzir excelente analgesia no pós-operatório. (Consultar o Cap. 20 para uma discussão mais abrangente.)

Propofol

É o anestésico intravenoso mais comumente usado nos EUA, produzindo anestesia tão rapidamente quanto os barbituratos intravenosos, e a recuperação também é mais rápida. O propofol tem ações antieméticas, e a recuperação não demora após infusão prolongada. É usado para a indução e manutenção da anestesia balanceada, além ser o principal anestésico em cirurgias com pacientes ambulatoriais. Pode provocar marcante hipotensão durante a indução da anestesia, principalmente através da redução da resistência periférica. Sua depuração corporal total é maior que o fluxo sanguíneo no fígado, sugerindo que a eliminação inclui outros mecanismos além do metabolismo pelas enzimas hepáticas.

FOCO NA REABILITAÇÃO

A principal preocupação do fisioterapeuta quando trata dos pacientes submetidos à anestesia geral é com o prolongado efeito pós-operatório destes agentes. Como as políticas de saúde estão em constante mudança e com os avanços atuais nos procedimentos cirúrgicos, muitos pacientes que precisam de anestesia geral para cirurgias simples podem ir para casa no mesmo dia, o que pode ser problemático, especialmente quando o paciente requer fisioterapia para imediata mobilização (p. ex., treinar o uso de muletas, atividades em pé).

Os efeitos adversos comuns que podem interferir na terapia consistem em sedação, confusão e fraqueza muscular (especialmente se foram usados agentes bloqueadores neuromusculares). O paciente idoso ou debilitado, com o comprometimento dos mecanismos de metabolismo e eliminação de fármacos, ainda pode apresentar alguns dos efeitos do anestésico (hipotensão, depressão respiratória, ataxia) por alguns dias após a interrupção dos agentes anestésicos. O fisioterapeuta pode auxiliar na recuperação do paciente que recebeu anestesia geral promovendo a imediata mobilização e implementando atividades para limpar os pulmões, como a percussão do peito, posicionamento para drenagem postural e exercícios de respiração visando combater os problemas pulmonares associados ao uso de anestésicos gerais. Estes anestésicos deprimem a depuração mucociliar nas vias respiratórias, provocando o aumento na secreção dos brônquios e acúmulo de muco nos pulmões, o que pode levar à atelectasia e infecções respiratórias.

RELEVÂNCIA CLÍNICA PARA A REABILITAÇÃO

Reações adversas a fármacos

- Sedação
- Confusão
- Fraqueza muscular e ataxia
- Comprometimento respiratório

Efeitos que interferem na reabilitação

- Sedação
- Quadro mental alterado
- Fraqueza muscular e ataxia
- Funções fisiológicas alteradas, como depressão respiratória e hipotensão

Possíveis soluções para a terapia

- Tempo: usualmente, a passagem do tempo permite que os efeitos da anestesia desapareçam.
- Procurar o médico se alguns efeitos adversos continuarem por um período prolongado de tempo.

ESTUDO DE CASO CLÍNICO

Breve histórico: a paciente, uma mulher de 72 anos, teve uma fratura secundária no eixo femoral proximal direito após uma queda de oito degraus do lado de fora do edifício de um consultório médico. Ela disse que tinha uma consulta de rotina anual e perdeu o equilíbrio ao pisar no degrau mais alto da escada que dá acesso ao edifício. Há cerca de 3 meses atrás, foi submetida a uma substituição total do joelho direito (TKR). Foi internada no hospital, precisando de uma fixação aberta de redução interna do fêmur direito. A altura da paciente é 1,56 m com índice de massa corporal de 31.

Quadro médico atual e terapia medicamentosa: a paciente foi encaminhada aos serviços de reabilitação 24 h após a cirurgia para iniciar a mobilização, atividade fora da cama e treinamento da caminhada sem descarga de peso à direita. Após a revisão do prontuário, o fisioterapeuta observou que o relatório da cirurgia não tinha interocorrências. O relatório da anestesia mostrou que a paciente recebeu anestesia balanceada de óxido nitroso inalatório para indução seguida de enflurano; os anestésicos intravenosos consistiam no tiopental e fentanila, além do sedativo-hipnótico oral diazepam. No momento, a paciente recebe medicação para dor se necessário.

Cenário da reabilitação: durante o exame inicial no primeiro dia após a cirurgia, mostrava-se letárgica e com bastante dificuldade de acordar. A enfermeira afirmou que a paciente teve uma noite tranquila, sem reclamações e que ela não pediu medicamento adicional para dor. O fisioterapeuta tentou várias vezes sentar a paciente na beira da cama, mas não conseguiu. Com a ajuda de três apoios, ele passou a paciente, por meio de uma transferência total de corpo com auxílio, para uma cadeira, visando a lenta mobilização até uma postura ereta. Durante esta atividade, foi difícil acordar a paciente, que não conseguia conversar com o fisioterapeuta, tendo sido transferida para a cama da mesma forma com que foi retirada. O fisioterapeuta registrou, no prontuário da paciente, a dificuldade de acordá-la e a sua dificuldade em seguir os comandos. No segundo dia após a cirurgia, o fisioterapeuta visitou a paciente novamente para atividades fora da cama e treinamento para andar. Neste dia, a paciente estava alerta e muito disposta em ajudar o fisioterapeuta com todas as atividades. Ela afirmou que não se lembrava do fisioterapeuta ter ido visitá-la no dia anterior.

Opções para o problema clínico: a conclusão é que a paciente ainda estava se recuperando dos efeitos da sua anestesia balanceada. Os efeitos prolongados podem ter ocorrido por causa do tipo de anestesia balanceada que ela recebeu ou por causa do tempo de eliminação prolongado já que os fármacos foram redistribuídos para os tecidos corporais (o diazepam é um benzodiazepínico muito lipossolúvel). No final, a paciente era capaz de sair da cama sozinha, fez o treino de caminhada sem descarga de peso à direita e recebeu alta com atendimento domiciliar.

APRESENTAÇÕES DISPONÍVEIS[1]

Cetamina
Parenteral: 10; 50; 100 mg/mℓ para injeção

Desflurano
Líquido: 240 mℓ para inalação

Dexmedetomidina
Parenteral: 100 mcg/mℓ para infusão intravenosa

Diazepam
Oral: comprimidos de 2; 5; 10 mg; solução de 5 mg/5 mℓ e 5 mg/mℓ
Liberação controlada oral: cápsulas de 15 mg
Parenteral: 5 mg/mℓ para injeção

Droperidol
Parenteral: 2,5 mg/mℓ para injeção intravenosa ou intramuscular

Enflurano
Líquido: 125 e 250 mℓ para inalação

Etomidato
Parenteral: 2 mg/mℓ para injeção

Halotano
Líquido: 125 e 250 mℓ para inalação

Isoflurano
Líquido: 100 mℓ para inalação

Lorazepam
Oral: comprimidos de 0,5; 1; 2 mg; solução de 2 mg/mℓ
Parenteral: 2 e 4 mg/mℓ para injeção

Metoexital
Parenteral: 0,5; 2,5; 5 g de pó para reconstituição para injeção

Metoxiflurano
Líquido: 15 e 125 mℓ para inalação

Midazolam
Parenteral: 1 e 5 mg/mℓ em frascos de 1; 2; 5; 10 mℓ para injeção
Oral: xarope de 2 mg/mℓ

Óxido nitroso (gás, fornecido em cilindros de cor azul)

Propofol
Parenteral: 10 mg/mℓ para injeção intravenosa

Sevoflurano
Líquido: 250 mℓ para inalação

Tiopental
Parenteral: 20 e 25 mg/mℓ de pó para reconstituição para injeção intravenosa

[1]Consultar o Cap. 20 para as formulações dos agentes opioides usados na anestesia.

REFERÊNCIAS

Abraham RB, et al.: Malignant hyperthermia. *Postgrad Med J* 1998;74:11.

Angelini G, et al.: Use of propofol and other nonbenzodiazepine sedatives in the intensive care unit. *Crit Care Clin* 2001;17:863.

Beaussier M, et al.: Comparative effects of desflurane and isoflurane on recovery after long lasting anaesthesia. *Can J Anaesth* 1998;45:429.

Campagna JA, et al.: Mechanisms of actions of inhaled anesthetics. *N Engl J Med* 2003;348:2110.

Dickinson R: Selective synaptic actions of thiopental and its enantiomers. *Anesthesiology* 2002;96:884.

Eger EI II, et al.: Minimum alveolar anesthetic concentration: A standard of anesthetic potency. *Anesthesiology* 1965;26:756.

Eger EI II: Uptake and distribution. In: *Anesthesia*, 4th ed. Miller RD (ed). Churchill Livingstone, 1994.

Kang TM: Propofol infusion syndrome in critically ill patients. *Ann Pharmacother* 2002;36:1453.

Nelson LE, et al.: The sedative component of anesthesia is mediated by GABAA receptors in an endogenous sleep pathway. *Nat Neurosci* 2002;5:979.

Park KW: Cardiovascular effects of inhalational anesthetics. *Int Anesthesiol Clin* 2002;40:1.

Patel S: Cardiovascular effects of intravenous anesthetics. *Int Anesthesiol Clin* 2002;40:15.

Rosen MA: Management of anesthesia for the pregnant surgical patient. *Anesthesiology* 1999;91:1159.

Trapani G, et al.: Propofol in anesthesia. Mechanism of action, structure-activity relationships, and drug delivery. *Curr Med Chem* 2000;7:249.

Trudell JR, Bertaccini E: Molecular modelling of specific and non-specific anaesthetic interactions. *Br J Anaesth* 2002;89:32.

White PF (ed): *Textbook of Intravenous Anesthesia*. Baltimore: Williams & Wilkins, 1997.

16

Anestésicos Locais

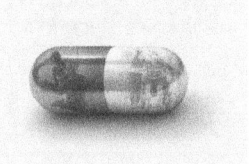

A anestesia local é a condição resultante do bloqueio da transmissão sensorial de uma área do corpo para o sistema nervoso central (SNC). Os anestésicos locais são um grupo de agentes com características químicas semelhantes que bloqueiam os canais de sódio das membranas excitatórias. Como tais fármacos podem ser administrados por aplicação tópica ou injeção na área-alvo, o efeito anestésico pode se restringir a uma área localizada (p. ex., córnea, braço, pé). Mesmo quando os referidos fármacos são administrados nas vizinhanças da medula espinhal, tal anestesia ainda é considerada uma forma de anestesia local porque somente é bloqueado um nível específico de transmissão do impulso no cordão. Administrados por via intravenosa, os fármacos podem ter efeitos em outros tecidos.

Os anestésicos locais são usados com uma variedade de propósitos, como cirurgia localizada, trabalho de parto e nascimento, além de manipulação de articulações, podendo também ser usados a curto prazo para o rápido alívio da dor em condições, como tendinites ou a longo prazo em certas situações, como dor associada ao câncer. O Quadro 16.1 apresenta alguns dos métodos de liberação dos anestésicos locais e os usos clínicos mais comuns de cada método.

QUÍMICA E FARMACOCINÉTICA

A maioria dos anestésicos locais usados hoje deriva de ésteres ou amidas. Além disso, existem aminas com a capacidade de se ligar a um próton (íon H⁺) e recebe este íon em condições ácidas. Tais anestésicos diferem na potência, duração de ação e atividade superficial (Fig. 16.1). Muitos dos anestésicos locais de ação curta são rapidamente absorvidos após a administração do local da injeção para a corrente sanguínea. Assim, a duração da ação local é limitada a menos que o fluxo sanguíneo na área seja reduzido, o que pode ser feito através da coadministração de um fármaco vasoconstritor (geralmente um agonista alfa [α] simpatomimético, como a **epinefrina** ou **fenilefrina**) com o agente anestésico local. O vasoconstritor retarda a remoção do fármaco do local de injeção e pode reduzir o potencial de toxicidade no SNC. A **cocaína** é uma importante exceção porque tem ação simpatomimética intrínseca (Cap. 6). Os agentes com ação mais longa (p. ex., **tetracaína** e **bupivacaína**) dependem menos da coadministração dos vasoconstritores. A atividade superficial (capacidade de alcançar nervos superficiais quando o agente é aplicado à superfície da pele ou mucosas) constitui uma propriedade de apenas uns poucos anestésicos locais (p. ex., cocaína e **benzocaína**).

O metabolismo dos anestésicos locais tipo éster é realizado pelas colinesterases plasmáticas e ocorre rapidamente. A **procaína**, o protótipo do anestésico local tipo éster, tem meia-vida de 1 a 2 min. As amidas são metabolizadas no fígado, possuindo meias-vidas de 2 a 6 h.

MECANISMO DE AÇÃO

Os anestésicos locais bloqueiam os canais de sódio dependentes de voltagem e reduzem o influxo dos íons sódio, evitando a despolarização da membrana e bloqueando a condução do potencial de ação. Os anestésicos locais ganham acesso a seus receptores nos canais a partir do citoplasma ou membrana (Fig. 16.2). Como a molécula do fármaco deve cruzar a membrana lipídica para alcançar o citoplasma, a forma mais lipossolúvel (não ionizada, não carregada)

Quadro 16.1 — Métodos de liberação e usos clínicos dos anestésicos locais

Método de administração	Descrições	Uso clínico
Administração tópica	O fármaco é aplicado diretamente sobre a superfície da pele, mucosa, córnea e outras regiões para produzir analgesia	Pouca irritação superficial ou dano (leve queimadura, abrasões, inflamação); pequenos procedimentos cirúrgicos (limpeza de feridas, aplicação de *piercing*, circuncisão); hipertonicidade
Administração transdérmica	O fármaco é aplicado sobre a superfície da pele ou outro tecido para que seja absorvido pelos tecidos subjacentes. Pode ser potencializado pelo uso de corrente elétrica (iontoforese) ou ultrassom (fonoforese)	Estruturas subcutâneas dolorosas (tendões, bursas, tecido mole); cirurgias dermatológicas
Anestesia por infiltração	O fármaco é injetado diretamente no tecido selecionado, difundindo-se para as terminações dos nervos sensoriais dentro deste tecido	Sutura de pele lacerada
Bloqueio do nervo periférico	O fármaco é injetado perto do tronco nervoso, sendo a transmissão pelo nervo periférico interrompida	Procedimentos odontológicos; pequenos procedimentos cirúrgicos — alguns quadros, como artrite reumatoide; dor nevrálgica específica
Bloqueio do nervo central	O fármaco é injetado no espaço ao redor da medula nervosa para bloqueio epidural ou espinhal	Procedimentos obstétricos; alternativa para anestesia geral visando a cirurgia lombar e artroplastias de quadril e joelho; alívio de dor aguda ou crônica
Bloqueio simpático	Interrupção seletiva da descarga eferente simpática (o anestésico não é usado para analgesia)	Síndrome de distrofia do reflexo simpático
Anestesia intravenosa regional (bloqueio de Bier)	O anestésico é injetado em uma veia periférica distal localizada em um braço ou perna selecionados com um torniquete próximo para isolar a circulação do membro	Usado para procedimentos cirúrgicos de menos de 45 min

alcança concentrações intracelulares eficazes mais rapidamente do que a forma ionizada.

Por outro lado, dentro do axônio, a forma ionizada (carregada) do fármaco é mais eficaz para bloquear a transmissão. Assim, as formas não ionizadas e ionizadas do fármaco têm papéis importantes, primeiro ao alcançar o local do receptor e segundo ao provocar o efeito. A afinidade do local do receptor dentro do canal de sódio pelo anestésico local será uma função do estado do canal, se estiver em repouso, aberto ou inativado, sendo, portanto, dependente da voltagem e do tempo, seguindo as mesmas regras do bloqueio dos canais de sódio obtido com os fármacos antiarrítmicos (Cap. 10). As fibras nervosas que disparam mais rapidamente (p. ex., fibras sensoriais) são bloqueadas antes das fibras de disparo mais lento (p. ex., fibras motoras).

Quando este anestésico local se liga ao local do receptor no canal de sódio, o canal permanece bloqueado. Ao bloquear um número suficiente de canais, o anestésico impede a propagação do potencial de ação na porção afetada do axônio. Outros íons podem influenciar a ação do anestésico local. Por exemplo, altas concentrações de K^+ extracelular potencializam a atividade do anestésico local, e uma concentração elevada de Ca^{+2} antagoniza o bloqueio.

EFEITOS FARMACOLÓGICOS

As diferenças na sensibilidade de vários tipos de fibra nervosa aos anestésicos locais dependem do diâmetro da fibra, mielinização, velocidade de disparo fisiológico

Quadro 16.2 Tamanho relativo e suscetibilidade dos tipos de fibra nervosa aos anestésicos locais

Tipo de fibra	Função	Diâmetro (μm)	Mielinização	Velocidade de condução (m/s)	Sensibilidade ao bloqueio
Tipo A					
Alfa	Propriocepção, motora	12 a 20	Grossa	70 a 120	+
Beta	Toque, pressão	5 a 12	Grossa	30 a 70	++
Gama	Fusos musculares	3 a 6	Grossa	15 a 30	++
Delta	Dor, temperatura	2 a 5	Grossa	12 a 30	+++
Tipo B	Pré-ganglionar autônomo	< 3	Leve	3 a 15	++++
Tipo C					
Raiz dorsal	Dor	0,4 a 1,2	Nenhuma	0,5 a 2,3	++++
Simpático	Pós-ganglionar	0,3 a 1,3	Nenhuma	0,7 a 2,3	++++

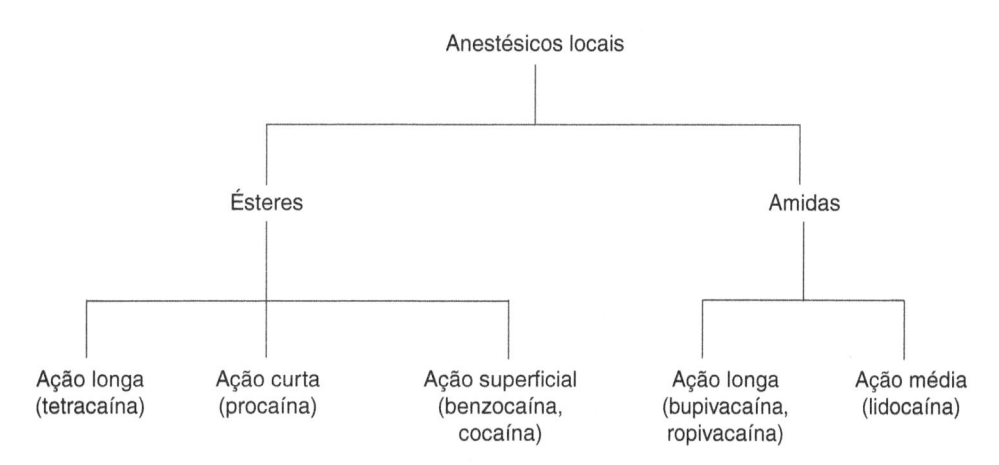

Figura 16.1 Anestésicos locais comuns subdivididos por classe e duração de ação.

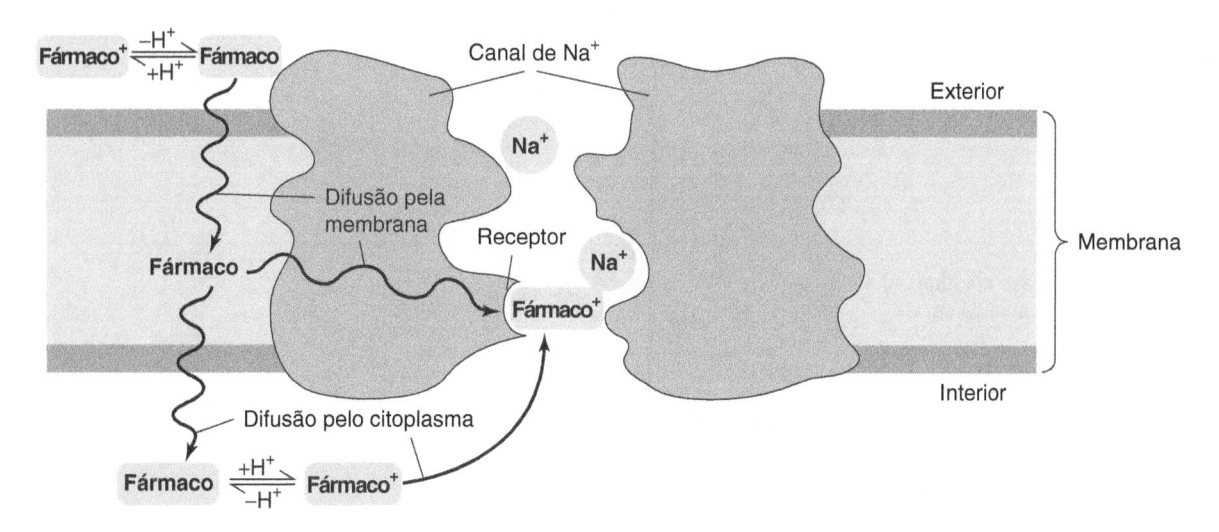

Anestésicos locais
- Ésteres
  - Ação longa (tetracaína)
  - Ação curta (procaína)
  - Ação superficial (benzocaína, cocaína)
- Amidas
  - Ação longa (bupivacaína, ropivacaína)
  - Ação média (lidocaína)

Figura 16.2 Diagrama esquemático do canal de sódio em um axônio e as vias pelas quais a molécula do anestésico local (fármaco) pode alcançar seu receptor. Os íons sódio não passam pelo canal quando o fármaco está ligado ao receptor. O anestésico local se difunde dentro da membrana na sua forma não carregada. A forma carregada também está presente nos espaços aquosos extra e intracelular.

e localização anatômica (Quadro 16.2). Em geral, as fibras menores são bloqueadas mais facilmente do que as maiores, e as fibras mielinizadas são bloqueadas mais facilmente do que as não mielinizadas. As fibras dolorosas ativadas disparam rapidamente; assim, concentrações menores de anestésicos locais bloqueiam a sensação de dor. As fibras localizadas na periferia de um feixe espesso de nervos são bloqueadas mais rapidamente do que as presentes no centro porque a exposição à alta concentração de anestésico se inicia de fora para dentro do feixe.

USOS CLÍNICOS

Os anestésicos locais geralmente são usados para pequenos ferimentos ou irritações na pele e vários procedimentos cirúrgicos; também são utilizados na anestesia espinhal através da injeção do fármaco no espaço epidural ou subaraquinoide ao redor da medula espinhal (Fig. 16.3). Podem ser usados, ainda, para produzir um bloqueio autônomo temporário em caso de isquemia dos membros. A lenta infusão epidural em baixas concentrações é feita com sucesso na analgesia pós-operatória (da mesma

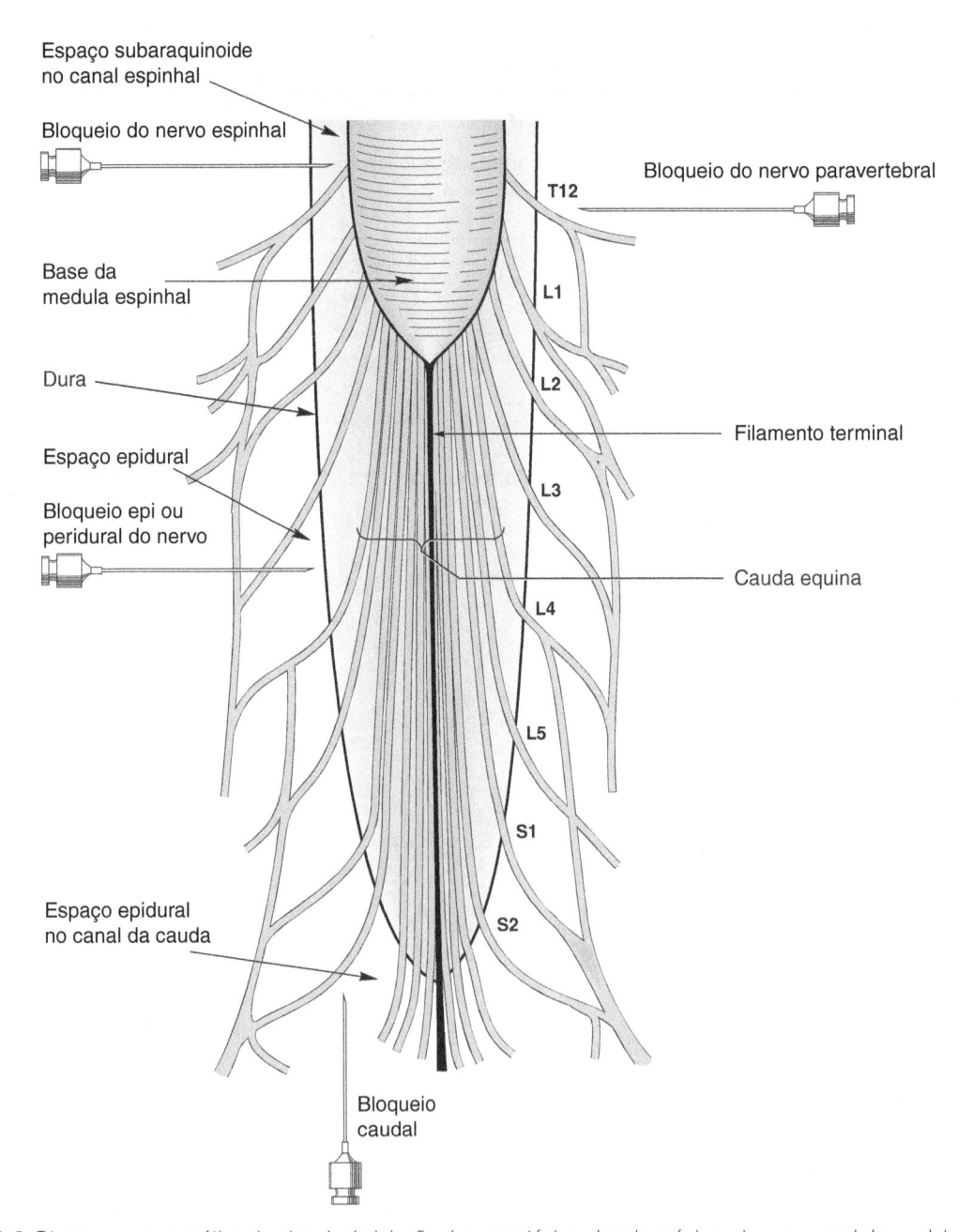

Figura 16.3 Diagrama esquemático dos locais de injeção dos anestésicos locais próximo do e no canal da medula.

forma que a infusão epidural de opioide no pós-operatório, ou seja, **analgesia controlada pelo paciente [PCA]**, ver o Cap. 20). Entretanto, a injeção epidural repetida em doses anestésicas pode provocar taquifilaxia. Ver o Quadro 16.1 para uma lista de usos clínicos dos anestésicos locais.

EFEITOS ADVERSOS

O efeito pretendido de qualquer anestésico local administrado produzir uma resposta regional ao afetar especificamente nervos-alvos. Entretanto, estes fármacos podem entrar na circulação geral, tendo efeitos sobre outros tecidos e órgãos. Poderão ocorrer os efeitos sistêmicos se um fármaco for usado em excessiva quantidade, se a quantidade do fármaco absorvida for maior que a prevista ou se for acidentalmente injetado diretamente na circulação sistêmica.

Os efeitos tóxicos mais importantes da maioria dos anestésicos locais ocorrem no SNC. Todos os anestésicos locais são capazes de produzir um espectro de efeitos centrais, como delírio, sedação, inquietação, confusão, agitação, nistagmo e, em doses muito altas, convulsões tonicoclônicas. As convulsões podem ser acompanhadas de coma com depressão cardiorrespiratória. A excitação do SNC pode ocorrer com a depressão deste sistema. Tal depressão pode prejudicar a função respiratória e levar à morte por insuficiência respiratória.

Com exceção da cocaína, todos os anestésicos locais são vasodilatadores. Os altos níveis plasmáticos destes fármacos podem provocar o bloqueio cardíaco e outros distúrbios da função elétrica cardíaca em pacientes com doença cardiovascular preexistente. Os efeitos cardiovasculares diretos associados a estes anestésicos (exceto a cocaína) consistem em vasodilatação, redução da frequência cardíaca, da força de contração, da excitabilidade e condução cardíaca. Se uma quantidade suficiente de anestésico local alcançar a circulação sistêmica estes efeitos depressores poderão ocorrer sobre o coração, podendo ser anulados pelas respostas reflexas barorreceptoras acionadas pela hipotensão. A **bupivacaína**, se administrada por via intravenosa, pode produzir grave toxicidade cardiovascular, como arritmias e hipotensão.

A capacidade da cocaína de bloquear a recaptação da norepinefrina nas ligações neuroefetoras simpáticas e as ações vasoconstritoras contribui para a toxicidade cardiovascular. Quando usada como droga de uso abusivo, a toxicidade cardiovascular da cocaína consiste em grave hipotensão com hemorragia cerebral, arritmias cardíacas e infarto do miocárdio.

A grave toxicidade que o anestésico local pode provocar é tratada de forma sintomática, não existindo antídotos específicos. Em geral, as convulsões são controladas usando **diazepam** intravenoso e um barbiturato de curta ação, como o **tiopental**. A hiperventilação com oxigênio também se mostra útil. Ocasionalmente, pode ser usado um fármaco que provoque o bloqueio neuromuscular para controlar as violentas atividades convulsivas. É difícil tratar a toxicidade cardiovascular provocada pela superdosagem com bupivacaína, efeito que pode matar adultos jovens saudáveis.

FOCO NA REABILITAÇÃO

Os anestésicos locais possuem aplicações em muitas condições clínicas, existindo, por isso, várias situações nas quais os fisioterapeutas podem usá-los de modo direto ou indireto. Os pacientes com pequenas feridas ou irritações na pele podem usar um anestésico tópico. Os fisioterapeutas podem estar envolvidos na administração do anestésico local tópico ou transdérmico para o tratamento de hipertonicidade (aumento da resistência ao alongamento passivo secundário a lesão do neurônio motor superior) ou distúrbios musculoesqueléticos (tendinite, bursite), respectivamente. Alguns pacientes envolvidos nos programas de reabilitação podem receber medicamentos que bloqueiam os nervos centrais para controlar dor forte ou crônica e ter sido encaminhados a programas de fisioterapia abrangentes para melhorar seu quadro funcional geral. Os pacientes submetidos a bloqueios autonômicos podem precisar de intervenção para restabelecer a função simpática e o fluxo sanguíneo normais. Finalmente, o fisioterapeuta deve estar ciente de pacientes com cateteres localizados que liberam analgésicos diretamente na medula após a cirurgia ou outros procedimentos médicos e os possíveis efeitos sobre as perdas motora e sensorial nas extremidades afetadas. A avaliação motora e a sensorial são vitais antes de implementar qualquer procedimento fisioterapêutico para garantir bons resultados.

Por causa da gravidade dos efeitos colaterais sistêmicos associados aos anestésicos locais, os fisioterapeutas devem ficar em alerta para sinais e sintomas dos efeitos adversos sistêmicos dos anestésicos locais em pacientes que usam estes fármacos.

RELEVÂNCIA CLÍNICA PARA A REABILITAÇÃO

Reações adversas a fármacos

Efeitos no SNC
- Confusão
- Agitação
- Inquietação

Efeitos cardiovasculares
- Hipotensão
- Bradicardia
- Redução do débito cardíaco

Efeitos que interferem na reabilitação

- Incapacidade de ter sensações, como a de dor, pressão profunda, toque suave, calor e frio
- Possível comprometimento motor

- Comprometimento por causa da distribuição sistêmica (delírio, sedação, inquietação, confusão, agitação, convulsões, redução da frequência cardíaca e hipotensão)

Possíveis soluções para a terapia

- Tempo: se os efeitos não apresentarem risco de vida, diminuirão com o tempo
- Avisar ao médico se os efeitos se prolongarem

Potencialização dos resultados funcionais secundários a terapia medicamentosa

- O alívio da dor com o anestésico local pode permitir aumento da função sem sedação

ESTUDO DE CASO CLÍNICO

Breve histórico: a paciente, de 48 anos, procurou fisioterapia para melhorar seu condicionamento físico geral e reduzir a dor nas costas ocasional provocada por suas atividades cansativas. Afirmou que há vários anos um médico prescreveu um relaxante do músculo esquelético que não ajudou e ainda a deixou sonolenta. A dor nas costas está sempre associada às atividades que exigem flexão do tronco, como cuidar do jardim ou passar aspirador de pó na casa. Também percebeu que estava difícil ficar sentada na cadeira, no trabalho, por muito tempo. Recentemente, alguns dos seus exercícios de rotina em uma academia local resultavam em dor nas costas.

Quadro médico atual e terapia medicamentosa: o quadro médico atual da paciente era exemplar. O único medicamento que usava no momento era um analgésico de venda livre, isento de prescrição, como o ibuprofeno ou paracetamol se tivesse dor.

Cenário da reabilitação: a avaliação inicial não revelou alterações importantes no alinhamento postural da coluna ou articulações sacroilíacas. A paciente indicou a parte inferior lombar da coluna e a região sacral como locais de origem da dor nas costas, esclarecendo que a dor não se irradiava para as extremidades inferiores. Ao exame físico, sentiu um pouco de fraqueza na sua musculatura estabilizadora central do tronco e sensibilidade ao toque da musculatura paraespinhal lombar inferior. O fisioterapeuta sugeriu que a paciente consultasse seu médico para descartar qualquer patologia na coluna.

Problema/opções clínicas: seu médico solicitou uma imagem por ressonância magnética (RM), descobrindo que a mulher tinha significativa estenose lombar. Por ser jovem e muito ativa, ele sugeriu um programa-padrão de fisioterapia e reeducação postural. Também prescreveu adesivos transdérmicos de lidocaína para usar no local se fosse necessário para controlar a dor. A paciente foi orientada a não usar o adesivo transdérmico por mais de 12 h em um período de 24 h. Agora a paciente referiu que, na maioria das vezes, sente dor no final da tarde e início da noite, e então começou a aplicar o adesivo quando percebeu a dor pela primeira vez de tarde, usando este medicamento durante a noite até a hora de dormir. Também iniciou um programa de reabilitação que consistia em exercícios, massagem profunda do tecido e reeducação postural em seu local de trabalho.

Recentemente, interrompeu o uso dos adesivos transdérmicos de lidocaína e mantém um estilo de vida ativo sem recorrência da dor na parte inferior das costas.

APRESENTAÇÕES DISPONÍVEIS

Articaína
Parenteral: 4% com epinefrina a 1:100.000

Benzocaína
Tópica: cremes a 5 e 6%; géis a 15 e 20%; pomadas a 5 e 20%; loção a 0,8%; líquido a 20%; *spray* a 20%

Bupivacaína
Parenteral: 0,25; 0,5; 0,75% para injeção; 0,25; 0,5; 0,75% com epinefrina a 1:200.000

Cloroprocaína
Parenteral: 1; 2; 3% para injeção

Cocaína
Tópica: solução a 40 e 100 mg/mℓ; pó de 5 e 25 g

Dibucaína
Tópica: creme a 0,5%; pomada a 1%

Diclonina
Tópica: solução a 0,5% e 1%

Levobupivacaína
Parenteral: 2,5; 5; 7,5 mg/mℓ

Lidocaína
Parenteral: 0,5; 1; 1,5; 2; 4% para injeção; 0,5; 1; 1,5; 2% com epinefrina a 1:200.000, 1 e 2% com epinefrina a 1:100.000, 2% com epinefrina a 1:50.000
Tópica: pomadas a 2,5 e 5%; creme a 0,5 e 4%; gel a 0,5 e 2,5%; solução a 2; 2,5; 4%; *patch* de 23 e 46 mg/2 cm^2

Mepivacaína
Parenteral: 1; 1,5; 2; 3% para injeção; 2% com levonordefrina a 1:20.000

Mistura eutética de lidocaína e etidocaína
Tópica: lidocaína a 2,5% mais etidocaína a 2,5%

Picrato de butambe
Tópico: pomada a 1%

Pramoxina
Tópica: creme, loção, *spray* e gel a 1%

Prilocaína
Parenteral: 4% para injeção; 4% com epinefrina a 1:200.000

Procaína
Parenteral: 1; 2; 10% para injeção

Proparacaína
Solução a 0,5% para uso oftálmico

Ropivacaína
Parenteral: solução a 0,2; 0,5; 0,75; 1% para injeção

Tetracaína
Parenteral: 1% para injeção; 0,2 e 0,3% com glicose a 6% para anestesia epidural
Tópica: pomada a 1%; solução a 0,5% (oftálmica); creme a 1 e 2%; solução a 2% para o nariz e garganta; gel a 2%

REFERÊNCIAS

Brau ME, *et al.*: Effect of drugs used for neuropathic pain management on tetrodotoxin-resistant Na⁺ currents in rat sensory neurons. *Anesthesiology* 2001;94:137.

Kanai Y, *et al.*: Lidocaine disrupts axonal membrane of rat sciatic nerve in vitro. *Anesth Analg* 2000;91:944.

Ragsdale DS, *et al.*: Molecular determinants of state-dependent block of Na⁺ channels by local anesthetics. *Science* 1994;265:1724.

Scholtz A: Mechanisms of (local) anaesthetics on voltagegated sodium and other ion channels. *Br J Anaesth* 2002;89:52.

Sinnott CJ, *et al.*: On the mechanism by which epinephrine potentiates lidocaine's peripheral nerve block. *Anesthesiology* 2003;98:181.

White PF: The role of non-opioid analgesic techniques in the management of pain after ambulatory surgery. *Anesth Analg* 2002;95:577.

Reabilitação

Lierz P, *et al.*: Comparison between bupivacaine 0.125% and ropivacaine 0.2% for epidural administration to outpatients with chronic low back pain. *Eur J Anaesthesiol* 2004;21:32.

Mak PH, *et al.*: Functional improvement after physiotherapy with a continuous infusion of local anaesthetics in patients with complex regional pain syndrome. *Acta Anaesthesiol Scand* 2003;47:94.

Peng YP, *et al.*: Continuous local anesthesia for post-operative mobilization of injured digits. *J Hand Surg* 2003;28:513.

YaDeau JT, *et al.*: The effects of femoral nerve blockade in conjunction with epidural analgesia after total knee arthroplasty. *Anesth Analg* 2005;101:891.

17
Controle Farmacológico da Doença de Parkinson e Outros Distúrbios Motores

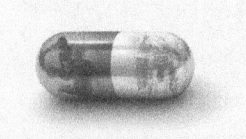

Os principais distúrbios motores consistem na doença de Parkinson, doença de Huntington, doença de Wilson e síndrome de Tourette. O Quadro 17.1 apresenta um resumo dos distúrbios motores comuns.

Existem vários tipos de movimento anormal ou sinal destes distúrbios, como *atetose, balismo, coreia, discinesia, distonia, tiques* e *tremores*, descritos no Quadro 17.2, e que podem ser causados por várias condições médicas gerais e certos fármacos, além dos distúrbios neurológicos mencionados.

Para compreender como os distúrbios motores são tratados, é importante conhecer sua patogênese básica. Muitas dos distúrbios motores são atribuídos a distúrbios dos gânglios basais, mas a função exata destas estruturas anatômicas ainda não foi totalmente compreendida, não sendo possível relacionar os sintomas das pessoas com o envolvimento de locais específicos. Além disso, as pessoas que apresentam a mesma doença, como a doença de Parkinson, podem ter sintomas muito diferentes e responder de forma diversa às terapias medicamentosas e de reabilitação. Os principais grupos de fármacos e os fármacos representativos usados na doença de Parkinson bem como nos outros distúrbios motores estão indicados na Fig. 17.1.

A FISIOPATOLOGIA DA DOENÇA DE PARKINSON

A doença de Parkinson é um distúrbio motor comum que envolve a disfunção nos gânglios basais e estruturas cerebrais associadas. Os sinais e sintomas consistem em *r*igidez dos músculos esqueléticos, *a*cinesia (ou bradicinesia), *f*ace fixa e sem expressão (máscara facial) e *t*remor quando em repouso (**RAFT** mnemônico). Na doença de Parkinson, ocorre uma degradação lenta e progressiva dos neurônios dopaminérgicos nos gânglios basais. Os sinais e sintomas clínicos resultam do desequilíbrio da função do neurotransmissor como resultado desta degeneração neuronal.

A origem da doença de Parkinson primária é desconhecida, mas pode estar relacionada com a exposição a alguma neurotoxina não identificada ou ocorrência de reações de oxidação com geração de radicais livres. A disfunção é progressiva, com o aumento da incapacidade, ocorrendo com maior frequência a partir da quinta ou sexta décadas de vida. O tratamento, tanto o farmacológico quanto o de reabilitação, pode retardar a incapacidade. As características patológicas consistem em redução nos níveis de dopamina na região estriada e degeneração dos neurônios dopaminérgicos no trato nigroestriado que normalmente inibe a atividade dos neurônios GABAérgicos estriados (Fig. 17.2). A maioria dos receptores dopaminérgicos pós-sinapse nos neurônios GABAérgicos é da subclasse D_2 (acoplados negativamente à adenililciclase). A redução da neurotransmissão dopaminérgica normal leva a uma excessiva ação excitatória dos neurônios colinérgicos sobre os neurônios GABAérgicos estriados, ou seja, as atividades da dopamina e acetilcolina ficam desequilibradas na doença de Parkinson (Fig. 17.3). Parece que a excessiva ação excitatória resultante é responsável pelos sinais típicos de bradicinesia e rigidez muscular.

Certos fármacos podem provocar sintomas parkinsonianos reversíveis (doença pseudoparkinsoniana), como os típicos agentes antipsicóticos, tais como o haloperidol e fenotiazinas, que bloqueiam os receptores de dopamina no cérebro. Em altas doses, a reserpina provoca sintomas similares, provavelmente ao depletar a dopamina do cérebro. A MPTP (1-metil-4-fenil-1,2,3,6-tetraidropiridina), um subproduto da tentativa da síntese de um

Quadro 17.1 Tipos de distúrbio motor

Distúrbio	Etiologia	Manifestações	Sinais comuns	Terapia
Doença de Parkinson	Perda dos neurônios dopaminérgicos nos gânglios basais	Tremor em repouso	Movimentos hesitantes, especialmente dos músculos finos (mãos, face)	Levodopa, agonistas dopaminérgicos; antimuscarínicos; estimulação cerebral
		Bradicinesia	Dificuldade de iniciar o movimento (p. ex., andar); expressão facial característica	
		Rigidez	Efeito "roda dentada"	
Tremor familiar, tremor básico, tremor postural fisiológico	Desconhecida	Tremor postural	Dificuldade de comer e beber; ataxia	Betabloqueador
Síndrome das pernas inquietas	Desconhecida; (deficiência de dopamina?)	Sentimento subjetivo de desconforto, especialmente à noite	Nenhum	Agonistas dopaminérgicos; por exemplo, ropinirol
Síndrome de Tourette	Desconhecida; (excesso de dopamina?)	Tiques motores	Contrações involuntárias, vocalizações	Clonidina; bloqueadores dopaminérgicos; por exemplo, haloperidol
Doença de Wilson	Erro congênito no transporte e ligação do cobre	Tremor em repouso e postural, coreia, ataxia	Depósito na córnea, aumento do cobre no fígado e nos testes de função hepática	Dieta pobre em cobre, fármacos quelantes do cobre
Doença de Huntington	Perda dos neurônios GABAérgicos nos gânglios basais; forte componente genético	Coreia	Movimentos anormais e demência	Nenhuma é satisfatória. Os bloqueadores dopaminérgicos ou fármacos depletores podem reduzir os movimentos anormais

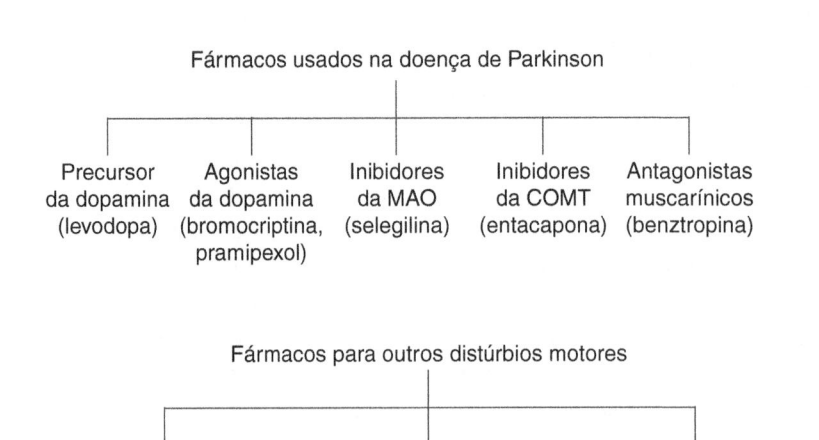

Fármacos usados na doença de Parkinson
- Precursor da dopamina (levodopa)
- Agonistas da dopamina (bromocriptina, pramipexol)
- Inibidores da MAO (selegilina)
- Inibidores da COMT (entacapona)
- Antagonistas muscarínicos (benztropina)

Fármacos para outros distúrbios motores
- Tremor (propranolol)
- Doença de Huntington e doença de Tourette (haloperidol, tetrabenazina)
- Doença de Wilson (penicilamina)

Figura 17.1 Classificação dos fármacos usados no tratamento da doença de Parkinson e outros distúrbios motores.

Quadro 17.2 — Tipos de movimento anormal

Movimento	Descrição
Tremor	Movimento de oscilação ao redor de uma articulação, como, por exemplo, dedos, punho, mandíbula
Tremor em repouso	Ocorre na ausência de algum movimento pretendido
Tremor postural	Ocorre enquanto mantém uma postura particular
Tremor de ação	Ocorre durante um esforço voluntário, como, por exemplo, pegar um lápis
Coreia	Movimentos irregulares, involuntários, que ocorrem em qualquer parte do corpo. Podem ser caretas ou movimentos da língua e fala anormal
Balismo	Uma forma de coreia que envolve os músculos proximais em que um membro pode se mover violentamente
Tiques	Movimentos coordenados súbitos, involuntários e repetitivos, como, por exemplo, piscar os olhos, girar a cabeça, fazer estalos com os lábios
Atetose	Movimentos involuntários lentos, de torção
Distonia	Atetose prolongada, contínua, que lembra uma postura anormal
Discinesia	Distonia aguda ou espasmo muscular, frequentemente causados pelos fármacos que bloqueiam a dopamina
Acatisia	Incapacidade de sentar ou ficar em pé, inquietação motora; geralmente provocada por fármacos que bloqueiam a dopamina
Mioclonia	Movimentos abruptos, rápidos, parecidos com convulsão; podem ser localizados ou generalizados

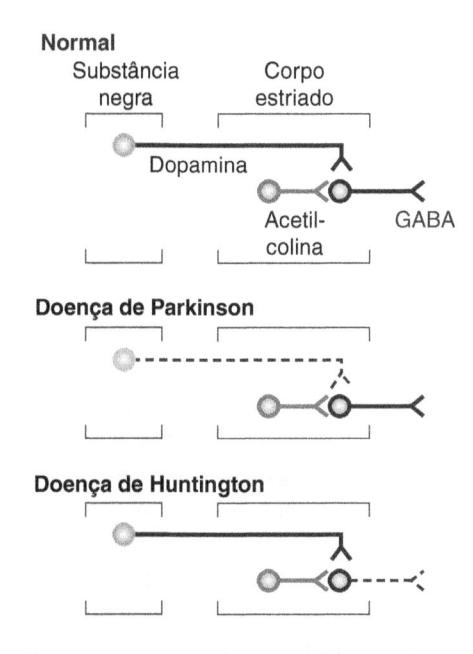

Figura 17.2 Representação esquemática da sequência dos neurônios envolvidos na doença de Parkinson e coreia de Huntington. **Topo**: os neurônios dopaminérgicos (*cinza-claro*) originários da substância negra normalmente inibem a produção GABAérgica do estriado, e os neurônios colinérgicos (*cinza*) exercem um efeito excitatório. **Meio**: neurônios na doença de Parkinson. O neurônio dopaminérgico (*pontilhado, cinza-claro*) é perdido com um relativo aumento na atividade colinérgica. **Fundo**: neurônios na doença de Huntington. Os neurônios colinérgicos podem ser perdidos (*cinza*), porém mais neurônios GABAérgicos (*preto pontilhado*) degeneram.

análogo ilícito da meperidina (um fármaco semelhante à heroína), provoca doença de Parkinson irreversível através da destruição dos neurônios dopaminérgicos no trato nigroestriado.

ESTRATÉGIAS TERAPÊUTICAS

As estratégias para o tratamento da doença de Parkinson consistem em restaurar a atividade dopaminérgica no cérebro por aumentar a atividade da dopamina já disponível ou fornecer dopamina exógena, restaurando o equilíbrio normal das influências colinérgicas e dopaminérgicas nos gânglios basais com fármacos antimuscarínicos ou uma combinação de ambos. A dificuldade é descobrir um regime de medicamentos de longo prazo que funcione sem efeitos adversos graves. Como a doença de Parkinson é uma doença progressiva, os regimes devem ser monitorados de perto por todos os profissionais envolvidos no cuidado do paciente. O principal fármaco usado no tratamento da doença de Parkinson é a **levodopa**. Outros agentes, como os agonistas dopaminérgicos, os inibidores da monoaminoxidase (MAO), amantadina (um agente antiviral com propriedades sobre a dopamina) e fármacos anticolinérgicos podem ser usados isoladamente ou com a levodopa, dependendo da necessidade do paciente. Uma visão geral dos fármacos

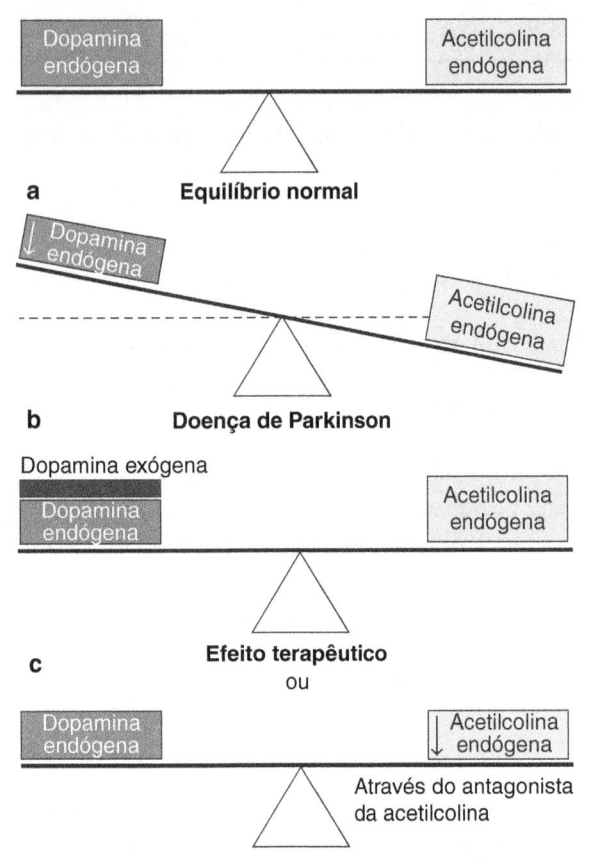

Figura 17.3 Representação esquemática do desequilíbrio dos neurotransmissores envolvidos na doença de Parkinson. (a) Equilíbrio normal da acetilcolina e dopamina no SNC; (b) na doença de Parkinson, a redução da dopamina leva ao desequilíbrio e inclinação para a acetilcolina; (c) a terapia medicamentosa na doença de Parkinson deve corrigir o desequilíbrio entre a acetilcolina e a dopamina. Esta correção pode ser obtida (1) aumentando o fornecimento de dopamina ou (2) bloqueando ou reduzindo os níveis de acetilcolina para restaurar o equilíbrio normal.

usados para tratar a doença de Parkinson é apresentada no Quadro 17.3, sendo as terapias não farmacológicas e neuroprotetoras discutidas no Boxe 17.1.

Levodopa

A dopamina não atravessa a barreira hematencefálica nem possui efeito terapêutico na doença de Parkinson se administrada pelas vias convencionais. Entretanto, seu precursor, L-dopa (levodopa), é transportado através da barreira hematencefálica para o cérebro, onde é rapidamente convertido em dopamina pela L-aminoácido descarboxilase (DOPA descarboxilase), uma enzima presente em vários tecidos do corpo, inclusive no cérebro. Para evitar a conversão prematura da levodopa em dopamina nos tecidos periféricos, é administrada geralmente com um inibidor da DOPA descarboxilase, como a **carbidopa**, que não atravessa a barreira hematencefálica e, assim, evita a conversão da levodopa em dopamina nestes tecidos. Tal combinação pode reduzir as exigências diárias de levodopa em aproximadamente 75% e reduz os efeitos adversos periféricos (Fig. 17.4).

Usos clínicos

A levodopa pode aliviar todas as características clínicas da doença de Parkinson, mas é particularmente eficiente no alívio da bradicinesia e suas incapacidades associadas. Os melhores resultados com a levodopa são obtidos nos primeiros anos de tratamento, podendo a resposta ser dramática. Embora não interrompa o progresso da doença de Parkinson, o início precoce do tratamento com a levodopa reduz a taxa de mortalidade. Entretanto, a sensibilidade ao fármaco reduz-se com o tempo, o que pode se refletir na progressão da doença. Alguns pacientes começam a desenvolver efeitos adversos em doses que toleravam bem no início, o que pode ser provocado pela supersensibilidade seletiva induzida pela desnervação ou pelo fármaco. Após um período (de geralmente meses a anos) de boa ou excelente resposta clínica, a resposta ao fármaco começa a flutuar rapidamente, mudando de acinesia para discinesia em poucas horas. Estas flutuações na resposta (o fenômeno de liga-desliga) podem estar relacionadas com as mudanças nos níveis de levodopa no sangue ou cérebro. A maioria dos pacientes precisa da administração de 3 ou 4 vezes ao dia, mas o fenômeno de liga-desliga não é totalmente eliminado com as mudanças no intervalo da administração. Os efeitos debilitantes destas flutuações da resposta nas atividades diárias podem ser reduzidos ao incluir agonistas dopaminérgicos no tratamento. Os inibidores da catecol-*O*-aminotransferase (COMT) usados adicionalmente também podem melhorar a resposta à levodopa (ver a discussão a seguir). As "paradas temporárias do fármaco" reduzem algumas vezes os efeitos tóxicos da levodopa, porém pouco afetam as flutuações da resposta, não sendo mais recomendadas.

Efeitos adversos

A maioria dos efeitos adversos associados à levodopa depende da dose usada. Os efeitos gastrintestinais consistem em anorexia, náuseas e êmese, afetando cerca de 80% dos pacientes quando o fármaco é administrado

Quadro 17.3 Terapia medicamentosa para a doença de Parkinson

Fármaco	Mecanismo de ação	Comentários
Levodopa	Convertido em dopamina após atravessar a barreira hematencefálica para restaurar os níveis de dopamina no SNC (geralmente administrado com carbidopa para evitar a conversão em dopamina fora do SNC)	Melhora de forma eficaz os sinais da doença de Parkinson, especialmente a bradicinesia; reduz a taxa de mortalidade; a sensibilidade pode diminuir com o uso a longo prazo
Bromocriptina e outros agonistas dopaminérgicos	Agem como agonistas parciais nos receptores D_2 da dopamina, particularmente no sistema extrapiramidal	Pode ser usado como monoterapia ou combinado com levodopa ou fármacos anticolinérgicos
Amantadina	O antagonismo nos receptores NMDA do glutamato resulta nas ações anticolinérgicas; também pode aumentar a síntese ou liberação do dopamina, ou inibir a recaptação da dopamina	Pode melhorar a bradicinesia, rigidez e tremor por algum tempo
Selegilina, rasagilina	Inibe seletivamente a MAO tipo B, a enzima que metaboliza a dopamina nos gânglios basais, permitindo que a dopamina permaneça mais tempo ativa	Algumas vezes é usado como único agente nos pacientes recém-diagnosticados. A rasagilina tem poucas ações estimulantes do SNC
Entacapona, tolcapona	Inibe a COMT, a enzima que converte a levodopa em 3-D-metildopa nos tecidos periféricos; permite que mais levodopa alcance o cérebro	Útil como auxiliar na administração de levodopa mais carbidopa; pode reduzir a quantidade de fármaco necessária para melhorar os sintomas
Benztropina, outros fármacos anticolinérgicos	Bloqueia os receptores muscarínicos, inibindo a excessiva influência da acetilcolina nas células do estriado	Pode melhorar o tremor e rigidez com pouco efeito sobre a bradicinesia; efeitos adversos periféricos frequentes

SNC, sistema nervoso central; COMT, catecol-O-metiltransferase; MAO monoaminoxidase; NMDA, N-metil-D-aspartato.

sem um inibidor da descarboxilase presente nos tecidos periféricos. Estes efeitos adversos podem ser reduzidos administrando o fármaco em doses divididas com ou imediatamente após as refeições e pelo aumento da dose diária total de forma gradual. A tolerância à ação emética da levodopa geralmente ocorre após alguns meses. Os antieméticos com ação central, como as fenotiazinas, devem ser evitados porque reduzem os efeitos da levodopa sobre a doença de Parkinson e exacerbam os sintomas. Quando a levodopa é administrada com a carbidopa para reduzir seu metabolismo fora do cérebro, os efeitos adversos gastrintestinais são mais raros, ocorrendo em menos de 20% dos casos; assim, os pacientes podem tolerar doses maiores.

Entre os efeitos cardiovasculares, a hipotensão postural é comum, especialmente no estágio precoce do tratamento, mas frequentemente assintomática. Os outros efeitos cardíacos são a taquicardia e arritmias cardíacas (raras). Também pode ocorrer hipertensão, especialmente na presença de inibidores não seletivos da monoaminoxidase ou quando são administradas grandes doses de levodopa.

As discinesias ocorrem em até 80% dos pacientes que recebem terapia com levodopa por longos períodos. A forma e natureza das discinesias variam muito, mas sua característica permanece inalterada nos pacientes. A **coreoatetose** da face e extremidades distais é a apresentação mais comum. Podem ocorrer coreia, balismo, atetose, distonia, mioclonia, tiques e tremores individualmente ou combinados na face, tronco ou membros. O desenvolvimento de discinesias está relacionado com a dose, mas existe considerável variação individual na dose necessária para produzi-las.

Foi reportada grande variedade de efeitos adversos mentais, como depressão, ansiedade, agitação, insônia, sonolência, confusão, delírios, alucinações, pesadelos, euforia e outras mudanças no humor ou personalidade. Tais efeitos adversos são mais comuns em pacientes que usam levodopa com um inibidor da descarboxilase em vez da levodopa isoladamente, talvez por causa dos níveis mais elevados que alcançam o cérebro. Os agentes antipsicóticos atípicos, como a clozapina e risperidona, podem ser úteis para anular as complicações no comportamento

> **Boxe 17.1 Terapia alternativa: procedimentos cirúrgicos e fármacos neuroprotetores**
>
> Em pacientes com a doença no estado avançado que não respondem mais à farmacoterapia, a intervenção cirúrgica pode ser benéfica. Podem ser utilizados ambos os procedimentos cirúrgicos (talamotomia e palidotomia) e lesões funcionais, reversíveis, induzidas por estimulação cerebral profunda com alta frequência. A estimulação talâmica é muito eficaz para o alívio do tremor, e a estimulação de outras regiões reduz as flutuações clínicas de liga-desliga.
>
> Atualmente, vários compostos estão sendo avaliados como potenciais agentes neuroprotetores que podem reduzir a progressão da doença, entre os quais se encontram antioxidantes, agentes antiapoptóticos, antagonistas do glutamato, fator neurotrófico derivado da glia administrado intraparenquialmente, coenzima Q10 e fármacos anti-inflamatórios, cuja eficácia ainda deve ser estabelecida, ainda não sendo indicados como agentes terapêuticos para a doença de Parkinson.

provocadas pela levodopa, a qual é contraindicada a pacientes com histórico de psicose.

Outros efeitos adversos reportados, mas raros, consistem em várias discrasias sanguíneas, ondas de calor, agravamento ou precipitação da gota, anormalidades do olfato ou paladar, coloração marrom da saliva, urina ou secreções vaginais, **priapismo** e midríase.

Agonistas do receptor dopaminérgico

Os agonistas dopaminérgicos agem diretamente sobre os receptores, podendo ter um efeito benéfico adicional ao da levodopa. Estes fármacos não dependem da conversão enzimática para obter um metabólito ativo e atravessam rapidamente a barreira hematencefálica. Mostram-se ativos por via oral. Os agonistas dopaminérgicos mais antigos, **bromocriptina** e **pergolida**, são derivados do esporão-do-centeio (*ergot*), e agindo como agonistas parciais nos receptores D_2 da dopamina no cérebro. Os agentes dopaminérgicos mais novos, **pramipexol** e **ropinirol**, são agonistas seletivos de D_3 e D_2, respectivamente, com eficácia similar à dos agentes antigos. Estes fármacos aumentam a atividade funcional das vias da dopamina, como as envolvidas nas funções extrapiramidais.

A bromocriptina é absorvida em uma extensão que varia desde o trato gastrintestinal e alcança níveis de pico plasmático 1 a 2 h após uma dose oral. Para reduzir os efeitos adversos, a dose deve ser elevada lentamente durante 2 ou 3 meses para alcançar o nível terapêutico desejado. A bromocriptina é excretada na bile e fezes. O pramipexol e ropinirol são rapidamente absorvidos após a administração oral, alcançando níveis de pico plasmático em aproximadamente 2 h. Ambos são administrados geralmente 3 vezes/dia, iniciando com uma dose menor e elevando a uma dose terapêutica em aproximadamente 3 a 4 semanas. O pramipexol é excretado em grande parte inalterado na urina, e o ropinirol é metabolizado no fígado pela CYP1A2, que também metaboliza outros fármacos, como a varfarina e cafeína.

Uso clínico

Os agonistas dopaminérgicos são usados como fármacos individualmente, combinados com a levodopa e fármacos anticolinérgicos, bem como em pacientes refratários ou que não toleram a levodopa. A bromocriptina tem sido amplamente usada para tratar a doença de Parkinson e o distúrbio endócrino chamado hiperprolactinemia (Cap. 22). A pergolida também é utilizada, tendo sido demonstrado, em estudos comparativos com a bromocriptina, ser mais eficiente por reduzir as flutuações da resposta e prolongar a eficácia da levodopa. Os agentes mais recentes, pramipexol e ropinirol, possuem menos efeitos adversos do que a bromocriptina e pergolida, sendo atualmente os fármacos de primeira linha no controle inicial da doença de Parkinson. O pramipexol pode ser mais neuroprotetor porque age como um sequestrador do peróxido de hidrogênio. Outro agonista do receptor dopaminérgico, **apomorfina**, foi aprovado recentemente para o tratamento de resgate da imobilidade aguda ("períodos de desliga") na doença de Parkinson. A apomorfina é administrada por via subcutânea, precisando de um tratamento anterior com antieméticos para evitar fortes náuseas e vômitos.

Efeitos adversos

Como ocorre com a levodopa, a maioria dos efeitos adversos associada aos agonistas dopaminérgicos depende da dose. Os efeitos gastrintestinais consistem em anorexia, náuseas e vômitos. Estes efeitos são mais visíveis no início do tratamento do fármaco, podendo ser reduzidos administrando o medicamento com as refeições. O efeito cardiovascular mais comum é a hipotensão

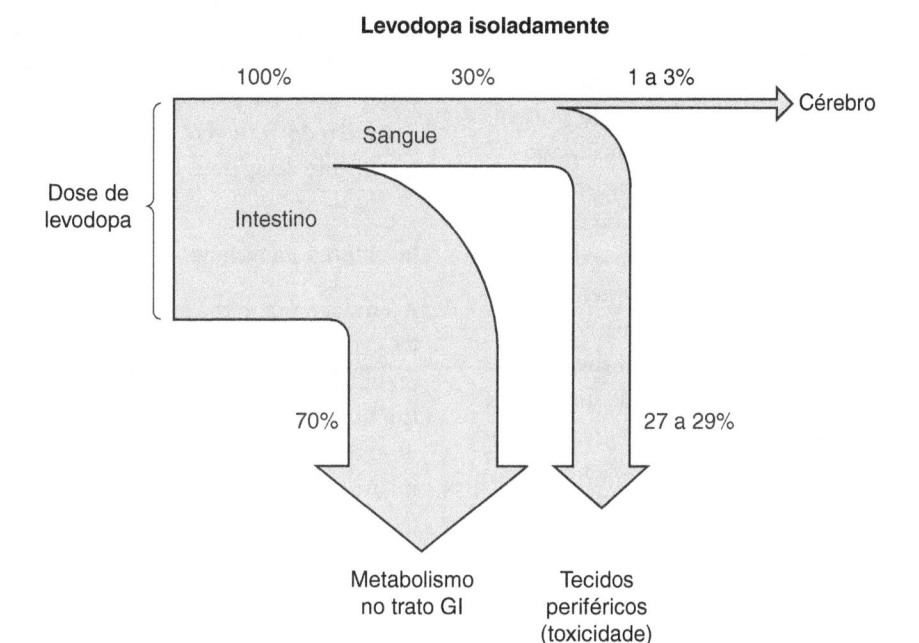

Levodopa isoladamente

```
Dose de levodopa: 100% → Intestino → Sangue → 30% → 1 a 3% → Cérebro
                                   ↓ 70%        ↓ 27 a 29%
                              Metabolismo    Tecidos
                              no trato GI    periféricos
                                             (toxicidade)
```

Levodopa com carbidopa

```
Dose de levodopa: 100% → Intestino → Sangue → 60% → 10% → Cérebro
                                   ↓ 40%        ↓ 50%
                              Metabolismo    Tecidos
                              no trato GI    periféricos
                                             (toxicidade)
```

Figura 17.4 Destino da levodopa administrada oralmente e o efeito da carbidopa (calculado a partir de dados obtidos em animais). A extensão de cada via indica a quantidade absoluta do fármaco presente em cada local, e as porcentagens apresentadas mostram a proporção relativa da dose administrada. Os benefícios da administração simultânea de carbidopa consistem em redução da quantidade de levodopa administrada inicialmente, redução na quantidade da levodopa desviada para o tecido periférico e aumento na fração da dose que alcança o cérebro.

postural, particularmente no início da terapia. Podem ocorrer arritmias cardíacas, uma indicação para a interrupção do tratamento. Foi reportado edema periférico. Podem ocorrer discinesias similares às causadas pela levodopa. Os efeitos no comportamento consistem em confusão, alucinações e ilusões, sendo mais comuns e graves com a bromocriptina e pergolida do que com a levodopa, sendo todos estes fármacos contraindicados a pacientes com histórico de psicose. Os efeitos relacionados com o esporão-do-centeio consistem em infiltrados pulmonares, distúrbios da valva cardíaca e **eritromelalgia**.

Inibidores da monoaminoxidase

A **selegilina** é um inibidor parcialmente seletivo da monoaminoxidase (MAO) tipo B, a isoforma da enzima que metaboliza a dopamina em detrimento da norepinefrina e serotonina; retarda a decomposição da dopamina e, assim, pode aumentar os níveis deste neurotransmissor no cérebro, de origem endógena ou obtido no tratamento com a levodopa. Em doses maiores, é menos seletiva e inibe a MAO-A bem como MAO-B, produzindo efeitos similares aos dos antidepressivos inibidores da MAO (Cap. 19).

Uso clínico

A selegilina é usada como um auxiliar da levodopa no tratamento da doença de Parkinson e tem sido utilizada como agente único em pacientes recém-diagnosticados. O fármaco pode reduzir o leve fenômeno de liga-desliga ou resistência observado na terapia com a levodopa. A selegilina tem poucos efeitos terapêuticos sobre a doença de Parkinson quando administrada isoladamente. O metabolismo hepático da selegilina leva à formação de desmetilselegilina (possível neuroprotetor com mecanismos antiapoptóticos) bem como pequenas quantidades de anfetamina e metanfetamina. A **rasagilina**, outro inibidor da MAO tipo B, recém-aprovada para o tratamento da doença de Parkinson, não forma esses metabólitos.

Efeitos adversos

O efeito adverso mais visível associado ao uso da selegilina é a insônia, que pode ser reduzida administrando o medicamento pela manhã. Outros efeitos menos visíveis consistem em mudanças no humor, discinesias, desconforto gastrintestinal e hipertensão. A rasagilina provoca poucos efeitos estimulantes no sistema nervoso central (SNC). A selegilina não deve ser usada por pacientes que recebem meperidina, antidepressivos tricíclicos ou inibidores da recaptação da serotonina por causa do risco de interações tóxicas agudas.

Amantadina

Foi descoberto, por acaso, que a amantadina, um agente antiviral, tem ação sobre a doença de Parkinson; inibe a estimulação da liberação da acetilcolina mediada pelo receptor ácido N-metil-D-aspártico (NMDA) no estriado de rato. Além deste efeito anticolinérgico, a amantadina pode potencializar a neurotransmissão dopaminérgica por aumentar a síntese ou liberação da dopamina, ou inibir a recaptação da dopamina.

Uso clínico

A amantadina tem limitada influência, mas favorável, sobre a bradicinesia, rigidez e tremor na doença de Parkinson, sendo menos potente que a levodopa e geralmente eficaz durante algumas semanas.

Efeitos adversos

A amantadina provoca vários efeitos indesejáveis no SNC, como inquietação, agitação, insônia, confusão e psicose tóxica aguda, mas todos podem ser anulados com a interrupção do fármaco. O edema periférico é outra complicação bem conhecida e melhora com diuréticos. Às vezes, surge **livedo reticular** (uma reação dermatológica) que geralmente desaparece 1 mês após a retirada do fármaco.

Inibidores da catecol-*O*-metiltransferase

A **entacapona** e **tolcapona** são inibidores seletivos da COMT, a enzima que converte a levodopa em 3-*O*-metildopa (3OMD). A inibição da dopa descarboxilase (pela carbidopa) está associada à ativação compensatória de outras vias do metabolismo da levodopa, especialmente a COMT. O aumento dos níveis plasmáticos de 3OMD está associado à baixa resposta terapêutica à levodopa, em parte porque o composto compete com a levodopa pelo transporte ativo no SNC. Tais inibidores seletivos da COMT prolongam a ação da levodopa por aumentar a quantidade transportada para o cérebro e diminuir sua concentração periférica.

Uso clínico

Estes agentes podem ser úteis em pacientes que recebem levodopa e desenvolveram flutuações da resposta, melhorando esta e prolongando o período "ligado"; também permitem a opção pela redução da dose total diária de levodopa. A tolcapona e entacapona estão disponíveis no mercado, mas a entacapona é preferida geralmente porque seu uso não está associado à hepatotoxicidade.

Efeitos adversos

O uso da tolcapona está associado à hepatotoxicidade, o que exige monitoramento de rotina dos testes de função hepática. Os outros efeitos adversos de ambos os fármacos estão relacionados com o aumento dos níveis de levodopa e consistem em discinesias, hipotensão, confusão e desconforto gastrintestinal.

Fármacos que bloqueiam a acetilcolina (fármacos antimuscarínicos)

Estes fármacos reduzem as ações excitatórias dos neurônios colinérgicos sobre as células no estriado ao bloquear os receptores muscarínicos. Os fármacos antimuscarínicos usados na doença de Parkinson são a **benztropina**, **orfenadrina**, **prociclidina** e **triexifenidila**.

Uso clínico

Os fármacos antimuscarínicos podem melhorar o tremor e rigidez da doença de Parkinson em 50% dos pacientes, mas têm pouco efeito sobre a bradicinesia. O tratamento é feito inicialmente com baixas doses, aumentando gradualmente até obter o benefício ou os efeitos adversos limitarem o aumento na dose. Se um paciente não responde a um fármaco, pode-se obter sucesso com outro fármaco. Em alguns pacientes, os agentes antimuscarínicos podem reduzir os efeitos da levodopa. Estes fármacos são úteis para atenuar os efeitos adversos extrapiramidais semelhantes aos do parkinsonismo de fármacos antipsicóticos típicos, como o haloperidol.

Efeitos adversos

Os medicamentos antimuscarínicos têm efeitos adversos periféricos e sobre o SNC. A toxicidade para o SNC consiste em sonolência, falta de atenção, confusão, ilusões e alucinações. Os efeitos adversos periféricos são típicos dos fármacos similares à atropina, consistindo em boca seca, visão borrada, midríase, retenção urinária, náuseas, prisão de ventre e taquicardia. Estes fármacos também exacerbam as **discinesias tardias** oriundas do uso prolongado dos fármacos antipsicóticos. A retirada do medicamento deve ser feita gradualmente para evitar a exacerbação aguda dos tremores.

OUTROS DISTÚRBIOS MOTORES

Doença de Huntington e outras coreias

A doença de Huntington (Quadro 17.1) caracteriza-se pela coreia e demência progressivas. O desenvolvimento da coreia resulta da perda das funções do transmissor GABA e potencialização da atividade dopaminérgica (Fig. 17.2). Pode ocorrer também déficit colinérgico porque a quantidade de colina acetiltransferase é reduzida nos gânglios basais dos pacientes com esta doença. A terapia medicamentosa envolve o uso de fármacos que depletam a dopamina (p. ex., **reserpina**, **tetrabenazina**) ou antagonistas do receptor da dopamina (p. ex., **haloperidol**). As tentativas farmacológicas de potencializar as atividades do GABA e acetilcolina no cérebro não tiveram sucesso em pacientes com esta doença. Entretanto, as técnicas de reabilitação podem ser úteis por desenvolver estratégias adequadas para ajudar o paciente na redução ou controle do movimento excessivo nas atividades normais. Quando a coreia surge como uma complicação de distúrbios médicos gerais ou por causa de um fármaco específico, o tratamento deve ser direcionado à causa ou retirada da substância que provoca o distúrbio, respectivamente.

Síndrome de Tourette

Tal síndrome (Quadro 17.1) é um distúrbio de causa desconhecida, caracterizado por vários tiques crônicos, involuntários, envolvendo movimentos súbitos, violentos e repetitivos, assim como vocalizações altas, obscenas ou hostis. A doença ocorre frequentemente na adolescência ou no adulto jovem, podendo, se grave, ter significativo impacto na vida do paciente. O recurso farmacológico mais eficiente disponível no momento é o haloperidol, um bloqueador do receptor D_2 (Cap. 18). (Notar que o haloperidol causa alta incidência de doença de Parkinson induzida por medicamento.) Se o fármaco não funcionar, outros medicamentos poderão ser testados, como a **pimozida** (outro bloqueador do receptor D_2), **carbamazepina** (um bloqueador dos canais de sódio), **clonazepam** (um benzodiazepínico) e **clonidina** (um agonista α_2).

Doença de Wilson

Um distúrbio recessivo genético do metabolismo do cobre, a doença de Wilson caracteriza-se por depósitos de sais de cobre no fígado e outros tecidos, como o cérebro, na patologia da doença, bem como sinais de disfunções hepática e neurológica, no aspecto clínico, que podem ser graves ou até fatais. O tratamento envolve o uso dos agentes quelantes, como a **penicilamina** e **trientina**, que removem o excesso de cobre. Os efeitos tóxicos da penicilamina são desconforto gastrintestinal, miastenia, neuropatia ótica e discrasias sanguíneas. A trientina pode ser menos eficaz, embora tenha poucos efeitos adversos além de leve anemia devido à deficiência de ferro em alguns pacientes.

Discinesias induzidas por fármacos

Os sintomas da doença de Parkinson causados por agentes antipsicóticos são geralmente reversíveis com a redução da dose do fármaco, mudança da terapia para um fármaco menos tóxico para a função extrapiramidal ou tratamento com um bloqueador muscarínico (**benztropina**). As distonias agudas provocadas por fármacos antipsicóticos geralmente são tratadas com anti-histamínicos (**difenidramina**), administrados por via parenteral, ou um benzodiazepínico (**diazepam**). A levodopa e bromocriptina não se mostram úteis porque os receptores da dopamina são bloqueados pelos fármacos antipsicóticos.

As discinesias tardias constituem uma forma especial de distúrbio motor que surge a partir da terapia neuroléptica de longo prazo com os tradicionais fármacos antipsicóticos; podem representar uma forma de supersensibilidade causada pela desnervação; geralmente, são irreversíveis, e não existe terapia medicamentosa específica disponível no momento. Infelizmente, os pacientes com discinesias tardias também não respondem bem à reabilitação para reduzir os movimentos anormais.

FOCO NA REABILITAÇÃO

A reabilitação é um importante componente do cuidado médico geral dos pacientes com distúrbios motores, especialmente nas doenças degenerativas, como a doença de Parkinson. Ensinar estratégias simples para reduzir e controlar seus movimentos anormais pode significar uma grande melhora na qualidade de vida e autoestima dos pacientes com distúrbios motores gerais. As terapias podem incluir treino de caminhada tradicional, treino de caminhada com suporte para o peso corporal, treino de equilíbrio, alongamento, treinamento proprioceptivo e treinamento de força. Com nossa crescente compreensão da importância de manter o sistema fisiológico (força muscular, comprimento do músculo, integridade das articulações, integridade do receptor) em pacientes com distúrbios neurológicos, a reabilitação pode diminuir a necessidade do paciente de aumentar rapidamente o uso de medicamentos antiparkinsonianos, sendo possível haver um efeito sinérgico da reabilitação física precoce e medicação para fornecer melhores resultados funcionais em todos os níveis da função corporal e estrutura, atividade e participação.

RELEVÂNCIA CLÍNICA PARA A REABILITAÇÃO

Reações adversas a fármacos

- Náuseas
- Anorexia
- Hipotensão ortostática
- Discinesia

Efeitos que interferem na reabilitação

- Fraqueza devido à anorexia e perda de peso
- Hipotensão ortostática grave
- A terapia ocorre durante o período "desliga" da medicação

Possíveis soluções para a terapia

- Combinação de terapias medicamentosas que reduzem os efeitos adversos, como hipotensão e perda de peso
- Reabilitação intensiva para maximizar o potencial
- Reabilitação coordenada com os efeitos de pico da terapia medicamentosa para máximo benefício

Potencialização dos resultados funcionais secundários à terapia medicamentosa

- Aumento da velocidade de movimento
- Aumento da força muscular
- Possível redução do tremor
- Possível redução da rigidez

ESTUDO DE CASO CLÍNICO

Breve histórico: o paciente, um homem de 78 anos de baixa estatura, foi encaminhado à fisioterapia após progressiva redução na sua capacidade física por causa da doença de Parkinson. Declarou que recebeu o diagnóstico da doença de Parkinson há 7 anos.

Quadro médico atual e terapia medicamentosa: o paciente informou que no início não precisou de medicamentos, tendo iniciado uma combinação de levodopa e carbidopa há 6 meses quando seus sinais e sintomas pioraram e seu neurologista concluiu que era hora de começar a medicação.

Cenário da reabilitação: as principais reclamações do paciente são rigidez generalizada, movimentos lentos e tremores de suas mãos e braços em repouso. Também

(*continua*)

ESTUDO DE CASO CLÍNICO (*continuação*)

sentiu que estava ficando muito fraco nos últimos meses. A avaliação postural mostrou que ele apresenta leve inclinação na postura e limitada faixa de movimentos passivo e ativo nos quadris bem como extremidades superiores na flexão, abdução e rotação externa. Sua força funcional geral estava reduzida para sua idade e ele tinha muito pouca resistência. Após a avaliação do fisioterapeuta, o paciente revelou que havia perdido 11 kg nos últimos 6 meses e que seu apetite vinha se reduzindo drasticamente.

Problema/opções clínicas: o fisioterapeuta acredita que a perda de peso do paciente ocorreu por causa da redução do apetite, resultado do tratamento com a levodopa. Embora ele estivesse usando levodopa com a carbidopa, que reduz os efeitos colaterais gastrintestinais associados à levodopa, ainda apresentava significativa perda de massa muscular. O fisioterapeuta disse ao médico que prescreveu a medicação e informou sobre o quadro físico do paciente. O médico recebeu o paciente, fazendo algumas mudanças no seu tratamento: reduziu sua dose de levodopa, adicionou pramipexol (um agonista dopaminérgico) e orientou-o a tomar sua medicação imediatamente após as refeições. O paciente começou um programa de reabilitação que consistia em reeducação neuromuscular, fisioterapia e a educação concorrente com este novo regime. Após vários meses, o homem sentia-se mais bem disposto, tendo significativa melhora na sua força. Também recuperou parte do peso que havia perdido e continuou seu programa de reabilitação.

APRESENTAÇÕES DISPONÍVEIS

Amantadina
Oral: cápsulas de 100 mg; xarope de 10 mg/mℓ

Benztropina
Oral: comprimidos de 0,5; 1; 2mg
Parenteral: 1 mg/mℓ para injeção

Biperideno
Oral: comprimidos de 2 g
Parenteral: 5 mg/mℓ para injeção

Bromocriptina
Oral: comprimidos de 2,5 mg; cápsulas de 5 mg

Carbidopa
Oral: comprimidos de 25 mg

Carbidopa/levodopa
Oral: comprimidos de 10 mg de carbidopa e 100 mg de levodopa; 25 mg de carbidopa e 100 mg de levodopa, 25 mg de carbidopa e 250 mg de levodopa
Liberação controlada oral: comprimidos de 25 mg de carbidopa e 100 mg de levodopa; 50 mg de carbidopa e 200 mg de levodopa

Entacapona
Oral: comprimidos de 200 mg

Levodopa
Oral: comprimidos e cápsulas de 100; 250; 500 mg

Orfenadrina
Oral: comprimidos de 100 mg
Liberação controlada oral: comprimidos de 100 mg
Parenteral: 30 mg/mℓ para injeção

Penicilamina
Oral: cápsulas de 125 e 250 mg; comprimidos de 250 mg

Pergolida
Oral: comprimidos de 0,05; 0,25; 1 mg

Pramipexol
Oral: comprimidos de 0,125; 0,25; 1; 1,5 mg

Prociclidina
Oral: comprimidos de 5 mg

Ropinirol
Oral: comprimidos de 0,25; 0,5; 1; 2; 5 mg

Selegilina
Oral: comprimidos de 5 mg

Tolcapona
Oral: comprimidos de 100 e 200 mg

Trientina
Oral: cápsulas de 250 mg

Triexifenidila
Oral: comprimidos de 2 e 5 mg; elixir de 2 mg/5 mℓ
Liberação controlada oral: cápsulas de 5 mg

REFERÊNCIAS

Aminoff MJ, Simon RP, Greenberg DA: *Clinical Neurology,* 5th ed. New York: McGraw-Hill/Lange, 2005.

Biglan KM, Holloway RG: A review of pramipexole and its clinical utility in Parkinson's disease. *Expert Opin Pharmacother* 2002;3:197.

Bjorklund LM, Isacson O: Regulation of dopamine cell type and transmitter function in fetal and stem cell transplantation for Parkinson's disease. *Prog Brain Res* 2002;138:411.

Bonelli RM, *et al.*: High-dose olanzapine in Huntington's disease. *Int Clin Psychopharmacol* 2002;17:91.

Bonuccelli U, *et al.*: Pergolide in the treatment of patients with early and advanced Parkinson's disease. *Clin Neuropharmacol* 2002;25:1.

Brewer GJ, *et al.*: Diagnosis and treatment of Wilson's disease. *Semin Neurol* 1999;19:261.

Clarke CE, Guttman M: Dopamine agonist monotherapy in Parkinson's disease. *Lancet* 2002;360:1767.

Dawson TM, Dawson VL: Neuroprotective and neurorestorative strategies for Parkinson's disease. *Nat Neurosci* 2002;5(Suppl):1058.

Deleu D, *et al.*: Clinical pharmacokinetic and harmacodynamic properties of drugs used in the treatment of Parkinson's disease. *Clin Pharmacokinet* 2002; 41:261.

Foltynie T, *et al.*: The genetic basis of Parkinson's disease. *J Neurol Neurosurg Psychiatry* 2002;73:363.

Lambert D, Waters CH: Essential tremor. *Curr Treat Options Neurol* 1999;1:6.

Le WD, Jankovic J: Are dopamine receptor agonists neuroprotective in Parkinson's disease? *Drugs Aging* 2001;18:389.

Leckman JF: Tourette's syndrome. *Lancet* 2002;360:1577.

McMurray CT: Huntington's disease: New hope for therapeutics. *Trends Neurosci* 2001;24(Suppl):S32.

Miyasaki JM, *et al.*: Practice parameter: Initiation of treatment for Parkinson's disease: An evidence-based review. *Neurology* 2002;58:11.

Muller-Vahl KR: The treatment of Tourette's syndrome: Current opinions. *Expert Opin Pharmacother* 2002;3:899.

Obeso JA, *et al.*: The evolution and origin of motor complications in Parkinson's disease. *Neurology* 2000; 55(Suppl 4):S13.

Paleacu D, *et al.*: Olanzapine in Huntington's disease. *Acta Neurol Scand* 2002;105:441.

Parkinson Study Group: A controlled trial of rasagiline in early Parkinson's disease: the TEMPO study. *Arch Neurol* 2002;59:1937.

Ross RT: Drug-induced Parkinson's disease and other movement disorders. *Can J Neurol Sci* 1990;22:155.

Schilsky ML: Diagnosis and treatment of Wilson's disease. *Pediatr Transplant* 2002;6:15.

Tuite P, Ebbitt B: Dopamine agonists. *Semin Neurol* 2001;21:9.

Reabilitação

Comella CL, *et al.*: Physical therapy and Parkinson's disease: A controlled clinical trial. *Neurology* 1994;44:376.

Dam M, *et al.*: Effects of conventional and sensory-enhanced physiotherapy on disability of Parkinson's disease patients. *Adv Neurol* 1996;69:551.

Miyai I, *et al.*: Long-term effect of body weight-supported treadmill training in Parkinson's disease; a randomized controlled trial. *Arch Phys Med Rehabil* 2002; 83:1370.

Platz T, *et al.*: Training improves the speed of aimed movements in Parkinson's disease. *Brain* 1996;121:505.

Scandalis TA, *et al.*: Resistance training and gait function in patients with Parkinson's disease. *Am J Phys Med Rehabil* 2001;80:38.

Thaut MH, *et al.*: Rhythmic auditory stimulation in gait training for Parkinson's disease patients. *Move Disord* 1996;11:193.

18

Fármacos Antipsicóticos e Lítio

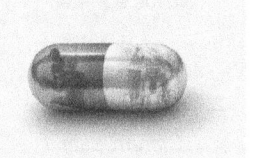

Os agentes antipsicóticos, também conhecidos como fármacos neurolépticos, são usados na **esquizofrenia,** sendo ainda eficazes no tratamento de outras psicoses e estados de agitação. Embora a terapia medicamentosa não cure a esquizofrenia, os sintomas, como pensamentos confusos, embotamento afetivo e alucinações ou ilusões, podem melhorar com o uso dos fármacos antipsicóticos. Infelizmente, é necessária a terapia prolongada (durante anos), que pode provocar grave toxicidade em alguns pacientes.

No transtorno afetivo bipolar, o lítio tem sido a base do tratamento por vários anos. Entretanto, o uso de novos agentes antipsicóticos e vários fármacos anticonvulsivantes vem aumentando nos últimos anos.

O termo psicose abrange vários transtornos mentais. A esquizofrenia é um tipo de psicose, caracterizado principalmente por um claro sentido sensorial, mas marcante perturbação no pensamento. A patogênese da esquizofrenia é desconhecida, embora se acredite que exista uma predisposição genética com base na incidência da esquizofrenia observada entre membros da mesma família. A base molecular da doença também não é conhecida, sendo, porém, possível ter relação com as anormalidades da função de neurotransmissor do grupo amina, especialmente da dopamina. Por isso, a terapia medicamentosa para a esquizofrenia é direcionada a este grupo de neurotransmissores e seus receptores.

O **transtorno bipolar afetivo (maníaco-depressivo)** é um transtorno psiquiátrico muito grave e frequentemente diagnosticado, caracterizado por ataques clínicos de mania com vários sintomas de esquizofrenia paranoide (grandiosidade, tendência a briga, pensamentos paranoicos e atividade excessiva), alternando com períodos de grave depressão.

A esquizofrenia é a forma mais comum de psicose, e, embora a atual terapia medicamentosa não cure a doença, o número de pacientes que precisam de internação em hospitais psiquiátricos reduziu-se abruptamente desde que foram descobertos os primeiros fármacos neurolépticos (reserpina e clorpromazina) úteis no início da década de 1950. Por causa dos efeitos positivos da terapia medicamentosa sobre os sintomas da doença, a filosofia psiquiátrica mudou para uma base mais biológica.

Os fisioterapeutas podem encontrar pacientes usando medicamentos antipsicóticos em vários contextos. Muitas instituições psiquiátricas empregam fisioterapeutas para cuidar de seus pacientes. Os fisioterapeutas também podem encontrar os pacientes fora do ambiente hospitalar usando medicamentos antipsicóticos (Fig. 18.1), que foram encaminhados para reabilitação por causa de um diagnóstico não relacionado com sua psicose.

FÁRMACOS ANTIPSICÓTICOS

Os principais subgrupos químicos dos fármacos antipsicóticos antigos são as **fenotiazinas** (p. ex., **clorpromazina, tioridazina, flufenazina**), **tioxantenos** (p. ex., **tiotixeno**) e **butirofenonas** (p. ex., **haloperidol**). Os fármacos mais recentes (de segunda geração ou fármacos atípicos) variam na sua estrutura química, mas também são eficazes no tratamento da esquizofrenia, como a **clozapina, loxapina, olanzapina, risperidona, quetiapina, ziprasidona** e **aripiprazol**. Em alguns pacientes, estes fármacos atípicos são mais eficazes e menos tóxicos que os mais antigos, sendo considerados atípicos por terem menor afinidade pelo receptor dopaminérgico D_2 e tenderem a ser mais seletivos nos seus efeitos farmacológicos com menos efeitos adversos, como

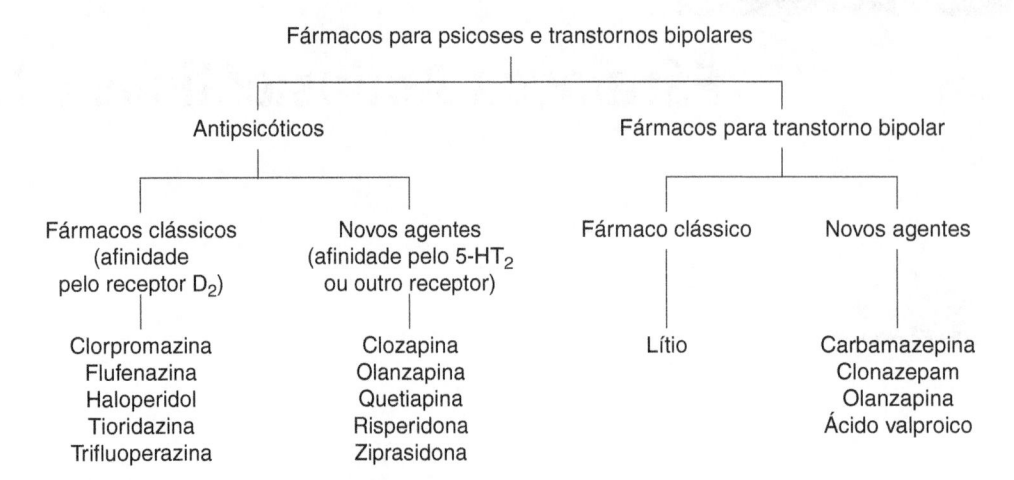

```
                    Fármacos para psicoses e transtornos bipolares
                    ┌──────────────────────────┴──────────────────────────┐
              Antipsicóticos                                    Fármacos para transtorno bipolar
        ┌───────────┴───────────┐                              ┌───────────┴───────────┐
  Fármacos clássicos      Novos agentes                   Fármaco clássico          Novos agentes
    (afinidade          (afinidade pelo 5-HT₂
  pelo receptor D₂)       ou outro receptor)
    Clorpromazina            Clozapina                         Lítio                 Carbamazepina
    Flufenazina              Olanzapina                                              Clonazepam
    Haloperidol              Quetiapina                                              Olanzapina
    Tioridazina              Risperidona                                             Ácido valproico
    Trifluoperazina          Ziprasidona
```

Figura 18.1 Fármacos usados no tratamento de psicoses e transtornos bipolares.

sedação e sintomas extrapiramidais (bradicinesia, rigidez e tremor). Entretanto, são mais caros que os fármacos antigos, genericamente prescritos. O Quadro 18.1 lista alguns agentes antipsicóticos, suas potências clínicas e a gravidade de alguns dos efeitos adversos.

Os fármacos antipsicóticos são bem-absorvidos quando administrados por via oral e, por serem lipossolúveis, entram rapidamente no sistema nervoso central (SNC) e na maioria dos outros tecidos do corpo. Muitos são extensivamente ligados a proteínas plasmáticas. Estes fármacos são metabolizados pelas enzimas hepáticas antes da eliminação e possuem meias-vidas plasmáticas que permitem uma única administração ao dia. A administração parenteral é indicada para o rápido início da terapia e tratamento de depósito, o qual ajuda a melhorar a adesão ao medicamento, um grande problema para os pacientes que sofrem de esquizofrenia.

Mecanismo de ação

O mecanismo de ação dos agentes antipsicóticos mais comumente relacionados com o tratamento da esquizofrenia é baseado na *hipótese da influência da dopamina sobre a esquizofrenia*, o qual propõe que o transtorno seja provocado pela excessiva atividade funcional do neurotransmissor dopamina em tratos neurológicos específicos no cérebro. A hipótese baseia-se nas observações de que muitos fármacos antipsicóticos bloqueiam os receptores de dopamina no cérebro (especialmente os receptores D_2) e que os fármacos agonistas dopaminérgicos (p. ex.,

Quadro 18.1 Fármacos antipsicóticos: potência e toxicidades

Fármaco	Potência clínica	Toxicidade extrapiramidal	Ação sedativa	Ação hipotensora
Clorpromazina	Baixa	Média	Alta	Alta
Flufenazina	Alta	Alta	Baixa	Muito baixa
Tiotixeno	Alta	Média	Média	Média
Haloperidol	Alta	Muito alta	Baixa	Muito baixa
Clozapina	Média	Muito baixa	Baixa	Média
Risperidona	Alta	Baixa[1]	Baixa	Baixa
Olanzapina	Alta	Muito baixa	Média	Baixa
Quetiapina	Baixa	Muito baixa	Média	Baixa a média
Ziprasidona	Média	Muito baixa	Baixa	Muito baixa
Aripiprazol	Alta	Muito baixa	Muito baixa	Baixa

[1] Em doses inferiores a 8 mg/dia.

anfetamina, levodopa) exacerbam a esquizofrenia. Também foi detectada maior densidade de receptores dopaminérgicos em algumas regiões cerebrais de pacientes diagnosticados com esquizofrenia e sem tratamento. A hipótese da relação da dopamina com a esquizofrenia não é satisfatória porque os fármacos antipsicóticos são parcialmente eficazes na maioria dos pacientes, e muitos fármacos eficazes têm afinidade muito maior por outros receptores do que pelos receptores D_2.

Existem cinco receptores dopaminérgicos conhecidos (D_1 a D_5), sendo cada um deles um membro da classe de receptor acoplado à proteína G. O receptor D_2, encontrado no caudado-putâmen, núcleo *accumbens*, córtex cerebral e hipotálamo, é ligado negativamente à adenililciclase através da proteína G_i. A eficácia terapêutica da maioria dos fármacos antipsicóticos antigos tem correlação com sua relativa afinidade pelo receptor D_2. Infelizmente, o bloqueio dos receptores D_2 também possui forte relação com a disfunção extrapiramidal. A maioria dos agentes antipsicóticos atípicos recentes possui maior afinidade por outros receptores além do receptor D_2. Por exemplo, a ação de bloqueio do adrenorreceptor α tem relação com os efeitos antipsicóticos de muitos destes fármacos (Quadro 18.2). A clozapina, um fármaco com significativas ações de bloqueio do receptor D_4 e **serotonina (5-HT)** tipo 2, tem pouca afinidade pelos receptores D_2. Vários dos fármacos atípicos novos (p. ex., olanzapina, aripiprazol e risperidona) possuem maior afinidade pelos receptores 5-HT_{2A}, embora também possam interagir com outros receptores além do D_2. A ziprasidona é antagonista dos receptores D_2, 5-HT_{2A} e 5-HT_{1D} bem como agonista do receptor 5-HT_{1A}. O novo agente antipsicótico aripiprazol é um agonista parcial os receptores D_2 e 5-HT_{1A}, mas um forte antagonista dos receptores 5-HT_{2A}. A disfunção extrapiramidal provocada pela maioria dos fármacos atípicos é mais suave do que a causada pelos fármacos padronizados utilizados no tratamento da esquizofrenia. Com exceção do haloperidol, todos os fármacos antipsicóticos bloqueiam, em alguma extensão, os receptores H_1 da histamina.

O bloqueio do receptor da dopamina é o principal efeito relacionado com o benefício terapêutico proporcionado pelos antipsicóticos mais antigos. Os tratos dopaminérgicos no cérebro consistem nas vias mesocortical-mesolímbicas (regulam o pensamento e humor), trato nigroestriado (função extrapiramidal), vias tuberoinfundibulares (controlam a liberação de prolactina) e a zona de gatilho quimiorreceptor (êmese). É provável que o bloqueio do receptor dopaminérgico na região mesocortical-mesolímbica seja o responsável pelos efeitos antipsicóticos, e uma ação similar na zona de gatilho quimiorreceptor promove as propriedades antieméticas úteis de alguns antipsicóticos. Os efeitos adversos resultantes do bloqueio do receptor em outros tratos dopaminérgicos, um grande problema com os fármacos antipsicóticos, consistem na disfunção extrapiramidal e hiperprolactinemia (ver a seção Efeitos adversos adiante).

Quadro 18.2 Ações relativas de bloqueio do receptor dos fármacos neurolépticos

Fármaco	Bloqueio D_2	Bloqueio D_4	Bloqueio alfa$_1$	Bloqueio 5-HT$_2$	Bloqueio M	Bloqueio H_1
A maioria das fenotiazinas e tioxantinas	++	—	++	+	+	+
Tioridazina	++	—	++	+	+++	+
Haloperidol	+++	—	+	—	—	—
Clozapina	—	++	++	++	++	+
Molindona	++	—	+	—	+	+
Olanzapina	+	—	+	++	+	+
Quetiapina	+	—	+	++	+	+
Risperidona	++	—	+	++	+	+
Ziprasidona	++	—	++	++	—	+
Aripiprazol[1]	+	+	+	++	—	+

[1]Agonista parcial nos receptores D_2 e 5-HT$_{1A}$, bem como atividade antagonista nos receptores 5-HT$_{2A}$.
+, bloqueio; —, sem efeito. O número de sinais positivos indica a intensidade do bloqueio do receptor.
D, dopamínico; M, muscarínico; H, histamínico; 5-HT, serotoninérgico

Uso clínico

O principal uso clínico dos fármacos antipsicóticos é no tratamento da esquizofrenia. Estes agentes reduzem alguns dos sintomas positivos da esquizofrenia, como a hiperatividade, ideias bizarras, alucinações e ilusões. Consequentemente, os fármacos antipsicóticos podem facilitar o funcionamento da atividade individual e a participação social nos ambientes hospitalar e ambulatorial. Os efeitos benéficos levam algumas semanas para surgir. Os fármacos atípicos mais recentes também melhoram alguns dos sintomas negativos da esquizofrenia, como sentimentos embotados e isolamento social. Os fármacos antigos ainda são comumente usados, em parte por causa do seu baixo custo em comparação com o dos agentes novos. Entretanto, nenhum dos fármacos tradicionais tem muito efeito sobre os sintomas negativos. Um grupo representativo de fármacos antipsicóticos, os agentes típicos antigos e atípicos novos, com vantagens e desvantagens seletivas é apresentado no Quadro 18.3.

Os fármacos antipsicóticos são frequentemente usados com o lítio no tratamento inicial da mania (discutido a seguir). A olanzapina tem sido usada como agente único na fase maníaca e age com estabilizador do humor no transtorno bipolar. Os fármacos antipsicóticos também são usados no controle dos sintomas psicóticos dos transtornos esquizoafetivos, na síndrome de Tourette e para o controle das psicoses tóxicas provocadas pela *overdose* de certos estimulantes do SNC. Embora a **molindona** raramente seja usada na esquizofrenia, é eficaz no tratamento da síndrome de Tourette. Os antipsicóticos atípicos novos são utilizados para aliviar os sintomas psicóticos nos pacientes com a doença de Alzheimer ou a de Parkinson.

Além disso, a maioria das fenotiazinas possui ações antieméticas relacionadas com o bloqueio dos receptores D2 e H1. E o bloqueio deste último contribui para seu uso como antipruriginoso e sedativo.

Efeitos adversos

A maioria dos efeitos indesejáveis dos antipsicóticos constitui uma extensão de suas ações farmacológicas conhecidas (Quadros 18.1 e 18.4). Poucos efeitos são reações alérgicas ou idiossincráticas.

Sintomas extrapiramidais

Uma síndrome semelhante à doença de Parkinson, com bradicinesia, rigidez e tremor, é um efeito adverso muito comum que ocorre logo no início do tratamento com os agentes antigos. Estes efeitos extrapiramidais dependentes da dose são reversíveis com a redução da dose do fármaco ou tratamento dos sintomas com os fármacos convencionais do tipo muscarínico usados no tratamento da doença de Parkinson (Cap. 17). A toxicidade extrapiramidal ocorre com mais frequência com o haloperidol e as fenotiazinas mais potentes (p. ex., flufenazina, trifluoperazina). O pseudoparkinsonismo ocorre raramente com a clozapina e os fármacos mais recentes. Outras disfunções neurológicas reversíveis que se verificam com maior frequência pelo uso dos agentes antigos são a acatisia e distonias, que geralmente respondem ao tratamento com difenidramina ou agentes bloqueadores do receptor muscarínico.

A discinesia tardia é um transtorno caracterizado pelos movimentos coreoatetoides dos músculos dos lábios, língua e mandíbula. Contudo, esta importante toxicidade pode ser irreversível. As discinesias tardias costumam surgir após vários anos de terapia antipsicótica, mas podem aparecer nos 6 primeiros meses. Os fármacos antimuscarínicos, que geralmente aliviam outros efeitos extrapiramidais, podem *aumentar* a gravidade dos sintomas da discinesia tardia. E, para tal discinesia, não existe tratamento medicamentoso eficaz. A troca da terapia para clozapina não exacerba este quadro. A discinesia tardia pode ser atenuada *temporariamente* pelo aumento do fármaco neuroléptico, o que sugere poder a discinesia tardia ser provocada pela sensibilização do receptor dopaminérgico.

Efeitos autonômicos

Tais efeitos são oriundos do bloqueio dos receptores muscarínicos periféricos e adrenoceptores α, sendo mais difíceis de controlar em pacientes idosos. Pode ocorrer tolerância a alguns dos efeitos autonômicos com a terapia contínua. A tioridazina tem os efeitos autonômicos mais fortes; o haloperidol, os efeitos mais fracos. A clozapina e a maioria dos fármacos atípicos possuem efeitos autonômicos intermediários (Quadro 18.2).

O bloqueio do receptor muscarínico, com efeitos semelhantes aos da atropina (boca seca, prisão de ventre, retenção urinária e problemas visuais) são frequentemente expressos com o uso da tioridazina e fenotiazinas (p. ex., clorpromazina). Estes efeitos também ocorrem com clozapina e a maioria dos fármacos atípicos, mas não com a ziprasidona ou aripiprazol. Os efeitos antimuscarínicos sobre o SNC

Quadro 18.3 — Alguns fármacos antipsicóticos importantes

Classe do fármaco	Fármaco	Vantagens	Desvantagens
Agentes tradicionais			
Fenotiazinas	Clorpromazina[1]	Genérico, barato	Muitos efeitos adversos, especialmente autonômicos
	Tioridazina[2]	Ligeira síndrome extrapiramidal, genérico	Limite de 800 mg/dia; sem forma parenteral; cardiotoxicidade
	Flufenazina[3]	Forma para depósito também disponível (enantato, decanoato)	(?) Aumento da discinesia tardia
Tioxanteno	Tiotixeno	Forma parenteral também disponível; (?) aumento da discinesia tardia	Incerta
Butirofenona	Haloperidol	Forma parenteral também disponível; genérico	Grave síndrome extrapiramidal
Dibenzoxazepina	Loxapina	(?) Sem ganho de peso	Incerta
Agentes atípicos			
	Clozapina	Pode beneficiar os pacientes que apresentam resistência ao tratamento; pouca toxicidade extrapiramidal	Pode provocar agranulocitose em até 2% dos pacientes
	Risperidona	Eficácia abrangente; pouca ou nenhuma disfunção do sistema extrapiramidal em baixas doses	Disfunção do sistema extrapiramidal e hipotensão com doses maiores
	Olanzapina	Eficiente contra os sintomas negativos e positivos; pouca ou nenhuma disfunção do sistema extrapiramidal	Ganho de peso
	Quetiapina	Similar à risperidona; provável pouco ganho de peso	A dose deve ser ajustada se a hipotensão estiver associada ao quadro; meia-vida curta e administração 2 vezes/dia
	Ziprasidona	Provável pouco ganho de peso em relação à clozapina, forma parenteral disponível	Prolongamento do QT_c
	Aripiprazol	Menor tendência a ganho de peso, meia-vida longa, potencial de mecanismo desconhecido	Incerta, possível toxicidade desconhecida

[1] Outras fenotiazinas alifáticas: promazina e triflupromazina.
[2] Outra fenotiazina piperidínica: mesoridazina.
[3] Outras fenotiazinas piperazínicas: perfenazina e proclorperazina, trifluoperazina.

podem incluir um estado tóxico de confusão similar ao produzido pela atropina e os antidepressivos tricíclicos (Quadro 18.4).

O bloqueio do receptor α, que se apresenta como hipotensão postural, é um efeito adverso comum de muitos destes fármacos, em especial as fenotiazinas. Nos pacientes idosos, devem ser tomadas medidas para evitar quedas por causa da perda do equilíbrio. Todos os fármacos atípicos podem provocar hipotensão ortostática. A incapacidade de ejacular é comum nos homens tratados com as fenotiazinas (Quadro 18.4).

Efeitos sobre o metabolismo e sistema endócrino

O ganho de peso é bastante comum, especialmente com muitos dos agentes atípicos, entre os quais a clozapina e olanzapina. Pode ser necessário o monitoramento da ingestão de alimentos, especialmente carboidratos. O paciente pode desenvolver hiperglicemia, mas deve-se confirmar se é secundária ao ganho de peso, associada à resistência à insulina ou por outros mecanismos potenciais. A hiperprolactinemia nas mulheres resulta na síndrome de amenorreia-galactorreia e infertilidade; nos homens, em perda da libido, **impotência** e possível infertilidade.

Quadro 18.4 — Efeitos farmacológicos adversos dos fármacos antipsicóticos

Tipo	Manifestações	Mecanismo
Sistema nervoso autônomo	Perda da acomodação, boca seca, dificuldade de urinar, prisão de ventre	Bloqueio do colinorreceptor muscarínico
	Hipotensão ortostática, impotência, impossibilidade de ejacular	Bloqueio do alfa-adrenorreceptor
Sistema nervoso central	Pseudoparkinsonismo, acatisia e distonias	Bloqueio do receptor dopaminérgico
	Discinesia tardia	Supersensibilidade dos receptores muscarínicos
	Estado tóxico de confusão	Bloqueio muscarínico
Sistema endócrino	Amenorreia-galactorreia, infertilidade e impotência	Bloqueio do receptor muscarínico que resulta em hiperprolactinemia
Outros	Ganho de peso	Possível bloqueio combinado de H_1 e $5\text{-}HT_2$

A maioria destes efeitos colaterais endócrinos é manifestação previsível do bloqueio do receptor D_2 dopaminérgico na glândula pituitária. A dopamina é o regulador inibidor normal da secreção de prolactina.

Síndrome neuroléptica maligna

Os pacientes particularmente sensíveis aos efeitos extrapiramidais dos fármacos antipsicóticos podem desenvolver a síndrome hipertérmica maligna com risco de morte. Os sintomas consistem em rigidez muscular, comprometimento da transpiração, hiperpirexia e instabilidade autonômica. O tratamento medicamentoso envolve o uso imediato de dantroleno e agonistas dopaminérgicos.

Sedação

As propriedades sedativas dos fármacos antipsicóticos variam (Quadro 18.1), sendo mais marcantes com as fenotiazinas (especialmente clorpromazina) do que com os outros antipsicóticos. Antigamente, acreditava-se que a sedação potencializasse a eficácia destes fármacos, contudo a prática atual indica que tais efeitos não são benéficos, podendo ser prejudiciais em pacientes com psicose que deixaram de receber a medicação. A flufenazina e haloperidol são os que provocam menos sedação entre os fármacos antigos; o aripiprazol parece ser o menos sedativo entre os novos agentes.

Efeitos diversos

Pode ocorrer comprometimento visual provocado pelos depósitos de tioridazina na retina. Em altas doses, a tioridazina também pode provocar graves distúrbios de condução no coração que podem resultar em arritmias ventriculares fatais. A ziprasidona prolonga o intervalo QT no eletrocardiograma, o que pode levar a arritmias cardíacas (p. ex., *torsade de pointes*). A clozapina provoca pequena, mas importante, incidência (1 a 2%) de agranulocitose e, em altas doses, pode causar convulsões.

LÍTIO E OUTROS FÁRMACOS USADOS NO TRANSTORNO BIPOLAR

O transtorno afetivo bipolar (maníaco-depressivo) é uma condição psiquiátrica muito grave, caracterizada por ataques cíclicos de mania com vários sintomas de esquizofrenia paranoica. Os episódios de mudança de humor característicos deste quadro não têm relação com os eventos do dia a dia. Embora o exato distúrbio biológico não tenha sido identificado, ocorre uma preponderância de atividade relacionada com as catecolaminas durante a fase maníaca. Os fármacos que aumentam esta atividade tendem a exacerbar a mania, e os que reduzem a atividade da dopamina ou norepinefrina aliviam a mania. A acetilcolina ou glutamato também podem estar envolvidos no processo da doença. A natureza da troca abrupta de mania por depressão experimentada por alguns pacientes é desconhecida. O transtorno bipolar tem um forte componente familiar, tendo estudos genéticos identificado pelos menos três possíveis ligações entre diferentes cromossomos.

O **lítio** também é indicado como um fármaco "antimaníaco", mas sua correta indicação é como agente "estabilizador do humor" porque sua principal ação é evitar as oscilações do humor. A **carbamazepina** também se mostra eficaz em alguns pacientes maníaco-depressivos apesar de não ser aprovada para tal uso. O **ácido valproico** foi aprovado recentemente para o tratamento da mania e está sendo avaliado para uso como estabilizador do humor. Os antipsicóticos atípicos, começando com a olanzapina, estão sendo investigados e aprovados como agentes antimania e potenciais estabilizadores do humor (Fig. 18.1).

O lítio é rápida e completamente absorvido do intestino; distribui-se por todo o líquido corporal; e não é metabolizado, sendo eliminado pelos rins em uma velocidade correspondente a um quinto daquela da creatinina. A meia-vida do lítio é de 20 h. Os níveis plasmáticos devem ser monitorados, especialmente durante as primeiras semanas de tratamento, para estabelecer um regime de dosagem eficaz e seguro. O acúmulo de lítio no corpo é responsável pelos principais problemas com o seu uso. A faixa da concentração plasmática terapêutica é de 0,6 a 1,4 mEq/ℓ. Os níveis plasmáticos do lítio podem ser alterados por mudanças no líquido corporal. Desidratação ou tratamento com diuréticos tiazídicos podem resultar em aumento do lítio no sangue a níveis tóxicos. A teofilina aumenta a depuração renal do lítio. A farmacocinética do lítio está descrita no Quadro 18.5.

Mecanismo de ação

O mecanismo de ação do lítio não está bem-definido. Existem três possíveis mecanismos: (1) um efeito sobre o eletrólito e transporte de íons, (2) um efeito sobre os neurotransmissores e sua liberação, bem como (3) um efeito sobre os segundos mensageiros e enzimas intracelulares que medeiam as ações dos transmissores.

As propriedades do lítio são similares às do sódio, podendo ele substituir este na geração de potenciais de ação e nas trocas de Na^+-Na^+ pelas membranas, inibindo tal processo. O lítio também potencializa algumas das ações da serotonina e pode reduzir a rotatividade da norepinefrina e dopamina. Também pode aumentar a síntese da acetilcolina. Entretanto, uma das ações mais bem-definidas do lítio é o seu efeito sobre os inositolfosfatos; inibe a reciclagem dos fosfoinositídios nas membranas neurológicas envolvidas na geração do trifosfato de inositol (IP_3) e diacilglicerol (DAG). Estes segundos mensageiros são importantes na neurotransmissão das aminas, como as neurotransmissões mediadas pelos adrenorreceptores centrais e receptores muscarínicos (Fig. 18.2). É possível que a atividade nas vias dependentes de **fosfatidilinositol** 4,5-bifosfato (PIP_2) provoque um aumento anormal nos episódios de mania, e o lítio seja responsável pela depressão seletiva dos circuitos excessivamente ativos.

Uso clínico

O carbonato de lítio é usado no tratamento do transtorno bipolar. A terapia de manutenção com o lítio reduz o comportamento maníaco bem como a frequência e magnitude das oscilações do humor. Os neurolépticos ou benzodiazepínicos são necessários no começo do tratamento porque o lítio tem um início de ação lento. Os fármacos antidepressivos devem ser administrados simultaneamente durante a depressão. Os fármacos alternativos importantes no tratamento do transtorno bipolar consistem na olanzapina e ácido valproico bem como vários outros fármacos anticonvulsivantes (p. ex., clonazepam, gabapentina, lamotrigina).

O lítio também pode ser usado com agentes antipsicóticos para o tratamento da esquizofrenia em pacientes que apresentam resistência ao tratamento com os agentes antipsicóticos regulares. Outro uso interessante do lítio é como auxiliar aos antidepressivos tricíclicos e inibidores seletivos da recaptação de serotonina em pacientes com depressão unipolar que não respondem totalmente à monoterapia com o antidepressivo. Para esta aplicação, é adequado usar as menores doses da faixa recomendada para mania.

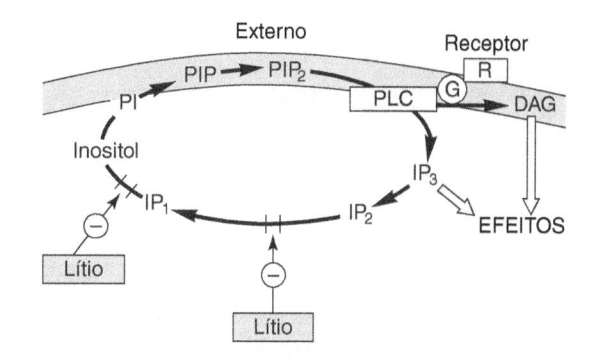

Figura 18.2 Efeito do lítio sobre o sistema de segundo mensageiro trifosfato de inositol (IP_3) e diacilglicerol (DAG). O diagrama mostra a membrana sináptica de um neurônio no cérebro. (PLC, fosfolipase C; G, proteína acopladora; R, receptor; EFEITOS, ativação da proteinoquinase C, mobilização do Ca^{+2} intracelular etc.). Ao interferir na reciclagem dos substratos do inositol, o lítio pode provocar a depleção da fonte do segundo mensageiro IPl_2 e reduzir a liberação de IP_3 e DAG. O lítio também pode agir através de outros mecanismos.

Quadro 18.5 Farmacocinética do lítio

Absorção	Virtualmente completa em 6 a 8 h; níveis de pico plasmáticos em 30 min a 2 h
Distribuição	Na água total do corpo; entrada lenta no compartimento intracelular. O volume inicial de distribuição é de 0,5 l/kg, subindo para 0,7 a 0,9 l/kg; alguma sequestração no osso. Não se liga a proteínas
Metabolismo	Nenhum
Excreção	Virtualmente pela urina apenas. A depuração do lítio é cerca de 20% de creatinina. Meia-vida plasmática de 20 h
Concentração plasmática-alvo	0,6 a 1,4 mEq/ℓ

Efeitos adversos

Os efeitos adversos neurológicos do lítio nos níveis terapêuticos consistem em tremores, sedação, ataxia e afasia. Qualquer mudança marcante no comportamento mental, como confusão, isolamento ou movimentos motores bizarros, pode indicar toxicidade do medicamento, devendo ser avaliadas as concentrações séricas. Pode ocorrer o aumento da tireoide, mas sua disfunção é rara. É comum ocorrer diabetes insípido nefrogênico reversível nas doses terapêuticas. O edema é um efeito adverso frequente da terapia com lítio, podendo estar relacionado com um possível efeito do lítio sobre a retenção de sódio. Foram observadas erupções acneiformes temporárias na pele no início do tratamento. A leucocitose também é um efeito adverso observado durante o tratamento com lítio. O uso de lítio no decorrer da gravidez pode aumentar a incidência das anomalias cardíacas congênitas (anomalia de Ebstein). O lítio é contraindicado a mulheres amamentando.

FOCO NA REABILITAÇÃO

Os fármacos antipsicóticos tiveram um grande impacto no tratamento psiquiátrico nos últimos 50 anos. Transferiram o cuidado dos pacientes das instituições psiquiátricas para a comunidade. Muitos pacientes adquiriram melhor qualidade de vida com esta mudança. Assim, inúmeros fisioterapeutas tiveram a oportunidade de tratar tais pacientes. Independente do motivo pelo qual são encaminhados para reabilitação, o tratamento medicamentoso melhora o comportamento e percepção da realidade, o que tem um impacto positivo na sua reabilitação.

A equipe médica deve sempre avaliar o risco dos efeitos colaterais com os benefícios dos fármacos antipsicóticos. Alguns efeitos adversos, como sedação, boca seca e prisão de ventre, são apenas sintomáticos, podendo ser tolerados. Os fisioterapeutas devem observar se o paciente apresenta hipotensão ortostática com potencial risco de quedas e orientá-lo. Os principais efeitos adversos associados ao uso de agentes antipsicóticos antigos são os efeitos extrapiramidais da bradicinesia, tremores e rigidez. Os fisioterapeutas devem observar qualquer mudança no equilíbrio, postura ou movimentos involuntários e reportá-los ao médico.

RELEVÂNCIA CLÍNICA PARA A REABILITAÇÃO

Reações adversas a fármacos

- Sedação
- Hipotensão ortostática
- Efeitos extrapiramidais

Efeitos que interferem na reabilitação

- Sedação
- Bradicinesia, tremores e rigidez
- Problemas com o equilíbrio e postura
- Discinesia tardia

Possíveis soluções para a terapia

- Hipotensão ortostática: roupas de compressão, mesa inclinada, tempo para a pressão sanguínea do paciente se ajustar a mudanças na postura; monitorar a resposta ao exercício

Potencialização dos resultados funcionais secundários à terapia medicamentosa

- Em muitos casos, estes medicamentos podem ajudar com os resultados funcionais dentro dos níveis da atividade e participação.

ESTUDO DE CASO CLÍNICO

Breve histórico: o paciente, de 56 anos, foi encaminhado à reabilitação pelo seu médico após relatar quedas frequentes e perda de equilíbrio observadas por sua esposa. Tem um histórico de esquizofrenia bem controlada com a medicação. Também reportou vários episódios recentes de delírio, comentando que começou a sentir muita rigidez e que era difícil se movimentar.

Quadro médico atual e terapia medicamentosa: o paciente não apresenta problemas médicos. Os testes neurológicos recentes descartaram qualquer patologia no SNC. No momento, está usando pantoprazol (um inibidor da bomba de prótons) e risperidona. Seu médico aumentou a dose de risperidona após recente episódio de psicose.

Cenário da reabilitação: o paciente não apresentou desconforto físico agudo. A avaliação revelou que sofria de hipotensão ortostática visível pela rápida queda na pressão sanguínea com mudanças de postura. Também apresentou rigidez postural confirmada pela resistência ao alongamento passivo das extremidades superiores e inferiores, sendo tal resistência mais forte nas extremidades inferiores. Não apresentou tremor durante o repouso. O teste de equilíbrio, usando o clinical test for sensory integration and balance, revelou aumento da oscilação em condições sem visão ou visão afetada e capacidade somatossensorial prejudicada.

Problema/opções clínicas: o fisioterapeuta e o médico chegaram à conclusão de que este paciente sofre os efeitos adversos da hipotensão postural e disfunção do sistema extrapiramidal que podem estar associados ao uso de altas doses de risperidona. Como tal dose estava controlando a psicose do paciente, o médico relutou em fazer qualquer mudança abrupta na medicação. Assim, o fisioterapeuta orientou o paciente e sua esposa sobre a hipotensão postural e como evitar os episódios de síncope. Também iniciou um programa de alongamento e treino do balanço funcional. O paciente, fisioterapeuta e médico concordaram em acompanhar de perto os sintomas. O quadro clínico seria reavaliado em 3 meses.

APRESENTAÇÕES DISPONÍVEIS

Agentes antipsicóticos

Aripiprazol
Oral: comprimidos de 10; 15; 20; 30 mg

Clorpromazina
Oral: comprimidos de 10; 25; 50; 100; 200 mg
Xarope de 10 mg/5 mℓ; concentrado de 30 e 100 mg/mℓ
Liberação controlada oral: cápsulas de 30; 75; 150 mg
Retal: supositórios de 25 e 100 mg
Parenteral: 25 mg/mℓ para injeção intramuscular

Clozapina
Oral: comprimidos de 25 e 100 mg

Éster de haloperidol
Parenteral: 50 e 100 mg/mℓ para injeção intramuscular

Ésteres de flufenazina
Parenteral: 25 mg/mℓ

Flufenazina
Oral: comprimidos de 1; 25; 5; 10 mg; elixir de 2,5 mg/5 mℓ; concentrado de 5 mg/mℓ
Parenteral: 2,5 mg/mℓ para injeção intramuscular

Haloperidol
Oral: comprimidos de 0,5; 1; 2; 5; 10 e 20 mg; concentrado de 2 mg/mℓ
Parenteral: 5 mg/mℓ para injeção intramuscular

Loxapina
Oral: cápsulas de 5; 10; 25; 50 mg; concentrado de 25 mg/mℓ
Parenteral: 50 mg/mℓ para injeção intramuscular

Mesoridazina
Oral: comprimidos de 10; 25; 50; 100 mg; concentrado de 25 mg/mℓ
Parenteral: 25 mg/mℓ para injeção intramuscular

Molindona
Oral: comprimidos de 5; 10; 25; 50; 100 mg; concentrado de 25 mg/mℓ

Olanzapina
Oral: comprimidos de 2,5; 5; 7,5; 10; 15; 20; comprimidos de desintegração oral de 5; 10; 15; 20 mg

Perfenazina
Oral: comprimidos de 2; 4; 8; 16 mg; concentrado de 16 mg/5 mℓ
Parenteral: 5 mg/mℓ para injeção intramuscular ou intravenosa

Pimozida
Oral: comprimidos de 1 e 2 mg

Proclorperazina
Oral: comprimidos 5 e 10 mg; xarope de 5 mg/5 mℓ
Liberação controlada oral: cápsulas de 10 e 15 mg
Retal: supositórios de 2,5; 5; 25 mg
Parenteral: 5 mg/mℓ para injeção intramuscular

Promazina
Oral: comprimidos de 25 e 50 mg
Parenteral: 25 e 50 mg/mℓ para injeção intramuscular

Quetiapina
Oral: comprimidos de 25; 100; 200; 300 mg

Risperidona
Oral: comprimidos de 0,25; 0,5; 1; 2; 3; 4 mg; solução oral de 1 mg/mℓ

Tioridazina
Oral: comprimidos de 10; 15; 25; 50; 100; 150; 200 mg; concentrado de 30 e 100 mg/mℓ; suspensão de 25 e 100 mg/5 mℓ

Tiotixeno
Oral: cápsulas de 1; 2; 5; 10; 20 mg; concentrado de 5 mg/mℓ

Trifluoperazina
Oral: comprimidos de 1; 2; 5; 10 mg; concentrado de 10 mg/mℓ
Parenteral: 2 mg/mℓ para injeção intramuscular

Triflupromazina
Parenteral: 10 e 20 mg/mℓ para injeção intramuscular

Ziprasidona
Oral: cápsulas de 20; 40; 60; 80 mg
Parenteral: 20 mg/mℓ para injeção intramuscular

Estabilizadores do humor

Ácido valproico
Oral: cápsulas de 250 mg; xarope de 250 mg/5 mℓ

Carbonato de lítio (Nota: 300 mg de carbonato de lítio equivalem a 8,12 mEq de Li$^+$)
Oral: cápsulas de 150; 300; 600 mg; comprimidos de 300 mg; xarope de 8 mEq/5 mℓ
Liberação controlada oral: comprimidos de 300 e 450 mg

Carbamazepina
Oral: comprimidos de 200 mg, comprimidos mastigáveis de 100 mg; suspensão de 100 mg/5 mℓ
Liberação controlada oral: comprimidos de 100; 200; 400 mg; cápsulas de 200 e 300 mg

Divalproex
Oral: comprimidos de liberação lenta de 125; 250; 500 mg

REFERÊNCIAS

Antipsicóticos

Bilder RM, et al.: Neurocognitive effects of clozapine, olanzapine, risperidone, and haloperidol in patients with chronic schizophrenia or schizoaffective disorder. *Am J Psychiatry* 2002;159:1018.

Breier A, Berg PH: The psychosis of schizophrenia: Prevalence, response to atypical antipsychotics, and prediction of outcome. *Biol Psychiatry* 1999;46:361.

Carlsson A, et al.: Neurotransmitter interactions in schizophrenia—therapeutic implications. *Biol Psychiatry* 1999;46:1388.

Dickey W: The neuroleptic malignant syndrome. *Prog Neurobiol* 1991;36:423.

Freudenreich O, Goff DC: Antipsychotic combination therapy in schizophrenia. A review of efficacy and risks of current combinations. *Acta Psychiatr Scand* 2002;106:323.

Haddad PM, Anderson IM: Antipsychotic-related QTc prolongation, torsade de pointes and sudden death. *Drugs* 2002;62:1649.

Hugenholtz GW, et al.: Short-acting parenteral antipsychotics drive choice for classical versus atypical agents. *Eur J Clin Pharmacol* 2003;58:757.

McGavin JK, Goa KL: Aripiprazole. *CNS Drugs* 2002;779:786.

Seeman P: Dopamine receptors and the dopamine hypothesis of schizophrenia. *Synapse* 1987;1:133.

Stefansson H, et al.: Neuregulin 1 and susceptibility to schizophrenia. *Am J Hum Genet* 2002;71:877.

Estabilizadores de humor

Bowden CL: Valproate in mania. In Bipolar Medications: Mechanisms of Action. Manji HK, Bowden CL, Belmaker RH (eds). Arlington, VA: American Psychiatric Press, 2000.

Bowden CL, et al.: Efficacy of divalproex vs lithium, placebo in the treatment of mania. *JAMA* 1994;271:918.

Goodwin FK, Ghaemi SN: Bipolar disorder: state of the art. *Dialogues Clin Neurosci* 1999;1:41.

Jope RS: Anti-bipolar therapy: mechanism of action of lithium. *Mol Psychiatry* 1999;4:117.

Manji HK, Chen G: PKC, MAP kinases and the bcl-2 family of proteins as long-term targets for mood stabilizers. *Mol Psychiatry* 2002;(7 Suppl 1):S46.

Schou M: Lithium treatment at 52. *J Affect Disord* 2001; 67:21.

19

Agentes Antidepressivos

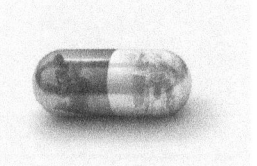

A depressão maior é uma das formas mais comuns de doença mental nos EUA; 6% da população apresentam depressão em algum momento (prevalência pontual) e 10% tornam-se depressivos durante sua vida (prevalência durante toda a vida). Os sintomas de depressão podem ser tanto psicológicos quanto fisiológicos e frequentemente se mostram sutis e não identificados pelos pacientes bem como profissionais de saúde; podem consistir em tristeza e desespero, distúrbios de sono (muito ou muito pouco), anorexia, fadiga, queixas somáticas e pensamento suicida.

A depressão é um distúrbio heterogêneo, classificado quanto (1) depressão "reativa" ou "secundária" (mais comum), que ocorre em resposta a estímulos, como desgaste ou doença; (2) depressão "endógena" ou distúrbio depressivo maior, um distúrbio bioquímico geneticamente determinado de humor depressivo sem causa médica ou situacional óbvia, manifestado por incapacidade de sentir normalmente prazer ou enfrentar situações comuns da vida; (3) depressão associada ao transtorno bipolar afetivo (maníaco-depressivo).

Os fisioterapeutas podem encontrar pacientes usando medicamentos antidepressivos em várias circunstâncias. Muitos pacientes incapazes de mudar de vida se tornam depressivos, precisando de medicamentos por um tempo limitado para controlar sua depressão. Outros pacientes podem ter um histórico de depressão crônica sem relação com seu diagnóstico de fisioterapia, necessitando de tratamento a longo prazo. Os fármacos usados nos distúrbios depressivos são muito eficazes em alguns pacientes, mas pouco em outros. Os pacientes não são curados. As principais subclasses de fármacos antidepressivos estão apresentadas na Fig. 19.1.

PATOGÊNESE DA DEPRESSÃO MAIOR

A *hipótese da ação das aminas sobre o humor* supõe que as aminas cerebrais, particularmente norepinefrina (NE) e serotonina (5-HT), são neurotransmissores em vias envolvidas na expressão do humor. De acordo com esta hipótese, ocorre uma redução da função na atividade de tais aminas que resulta na depressão, e o aumento na atividade resulta na elevação do humor. Tal hipótese baseia-se em estudos mostrando que os fármacos (como a reserpina) que depletam as aminas de ação central provocam depressão e que a maioria dos fármacos capazes de aliviar os sintomas da depressão maior potencializa as ações dos neurotransmissores 5-HT e NE nas sinapses no sistema nervoso central. Esta hipótese apresenta as seguintes dificuldades: (1) os estudos *post mortem* não revelaram redução nos níveis cerebrais de NE ou 5-HT em pacientes não tratados que sofriam de depressão endógena; (2) embora os fármacos antidepressivos possam provocar mudanças bioquímicas na atividade da amina cerebral em algumas horas, podem ser necessárias semanas para que alcancem os efeitos clínicos; (3) com o uso crônico, a maioria dos antidepressivos provoca uma regulação negativa dos receptores das aminas; (4) pelo menos um antidepressivo eficaz, a bupropiona, tem poucos efeitos sobre a NE ou 5-HT no cérebro.

Embora a hipótese das aminas seja indubitavelmente muito simplista, ela fornece os principais modelos experimentais para a descoberta de novos fármacos antidepressivos. Assim, todos os antidepressivos atualmente disponíveis, exceto a bupropiona, possuem ações significativas sobre o metabolismo ou recaptação destas aminas ou são antagonistas dos receptores pré-sinápticos de serotonina ou norepinefrina, ou de ambos os neurotransmissores.

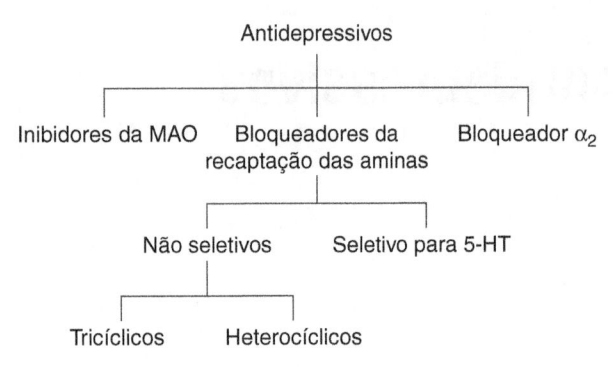

232 FÁRMACOS QUE AFETAM O SISTEMA NERVOSO CENTRAL

Figura 19.1 Principais subclasses de antidepressivos.

Quadro 19.1 Lista dos fármacos antidepressivos comuns

Fármaco

Tricíclicos
- Amitriptilina
- Clomipramina
- Desipramina
- Doxepina
- Imipramina
- Nortriptilina
- Protriptilina
- Trimipramina

Segunda geração e fármacos subsequentes
- Amoxapina
- Bupropiona
- Duloxetina
- Maprotilina
- Mirtazapina
- Nefazodona
- Trazodona
- Venlafaxina

Inibidores da monoaminoxidase
- Fenelzina
- Tranilcipromina

Inibidores seletivos da recaptação da serotonina
- Citalopram
- Escitalopram
- Fluoxetina
- Fluvoxamina
- Paroxetina
- Sertralina

CLASSIFICAÇÃO DOS FÁRMACOS

Os fármacos que possuem atividade antidepressiva estão agrupados em categorias baseadas nas suas estruturas químicas ou possíveis mecanismos de ação. As categorias consistem nos **antidepressivos tricíclicos** (TCA), heterocíclicos (fármacos de segunda e terceira gerações que sucederam os TCA), **inibidores da monoaminoxidase** (IMAO) e **inibidores seletivos da recaptação da serotonina** (ISRS). O Quadro 19.1 lista os fármacos antidepressivos comuns.

Antidepressivos tricíclicos

Os antidepressivos tricíclicos (p. ex., **imipramina, amitriptilina**) foram os primeiros antidepressivos que apresentaram ação satisfatória; têm a estrutura similar à dos antipsicóticos do grupo das fenotiazinas, possuindo alguns dos seus efeitos farmacológicos. Os TCA são bem-absorvidos por via oral, mas podem sofrer metabolismo de primeira passagem; possuem elevados volumes de distribuição, e sua eliminação é mais demorada. Faz-se necessário intenso metabolismo hepático para sua eliminação; as meias-vidas plasmáticas de 8 a 36 h permitem uma única administração por dia. A amitriptilina e imipramina produzem os metabólitos ativos **nortriptilina** e **desipramina**, respectivamente.

Antidepressivos heterocíclicos

Estes fármacos possuem estruturas diferentes, sendo considerados os antidepressivos de segunda geração (p. ex., **amoxapina, bupropiona, maprotilina, trazodona**), e os mais novos, de terceira geração (**duloxetina, mirtazapina, nefazodona, venlafaxina**). A farmacocinética da maioria destes agentes é similar à dos TCA. A nefazodona e trazodona são exceções; suas meias-vidas mostram-se muito curtas, exigindo geralmente administração 2 ou 3 vezes/dia.

Inibidores da monoaminoxidase

Os IMAO (p. ex., **fenelzina, tranilcipromina**) possuem estrutura similar à das anfetaminas, sendo ativos quando administrados por via oral; inibem a MAO-A, que metaboliza a NE, 5-HT e tiramina, bem como a MAO-B, que metaboliza a dopamina. A tranilcipromina tem início de efeito mais rápido, porém duração mais curta (em torno de 1 semana) que a dos outros IMAO (2 a 3 semanas). Apesar da ação prolongada, os IMAO devem ser administrados diariamente. É prudente levar em consideração que o efeito do fármaco dura 7 dias (tranilcipromina) a 2 ou 3 semanas (fenelzina) após a *interrupção* do uso do fármaco. Estes fármacos são inibidores das enzimas hepáticas que metabolizam fármacos, podendo provocar muitas interações medicamentosas.

Inibidores seletivos da recaptação da serotonina

A **fluoxetina** é o protótipo de um grupo de fármacos que são ISRS. Todos sofrem metabolismo hepático, possuindo meias-vidas de 18 a 24 h. Entretanto, a fluoxetina forma um metabólito ativo com meia-vida de vários dias (a base para uma formulação a ser administrada 1 vez na semana). Os outros membros deste grupo (p. ex., **sertralina**, **citalopram**, **escitalopram**, **fluvoxamina**, **paroxetina**) não geram metabólitos de ação longa.

MECANISMOS DE AÇÃO

Os potenciais locais de ação dos antidepressivos nas sinapses do SNC são mostrados na Fig. 19.2. A maioria dos fármacos antidepressivos provoca potencialização das ações da norepinefrina, serotonina ou ambas. A única exceção é a bupropiona, que tem um mecanismo de ação desconhecido. O uso prolongado de tricíclicos e IMAO, mas não de ISRS, leva a uma *regulação negativa* dos receptores beta-adrenérgicos.

Antidepressivos tricíclicos

O efeito agudo dos fármacos tricíclicos é inibir os mecanismos de recaptação (*NET* [transportador da NE] e *SERT* [transportador da serotonina]), responsável pelo término das ações sinápticas da NE e 5-HT no cérebro, sendo provável que tal ação resulte na potencialização das ações do neurotransmissor nos receptores pós-sinápticos.

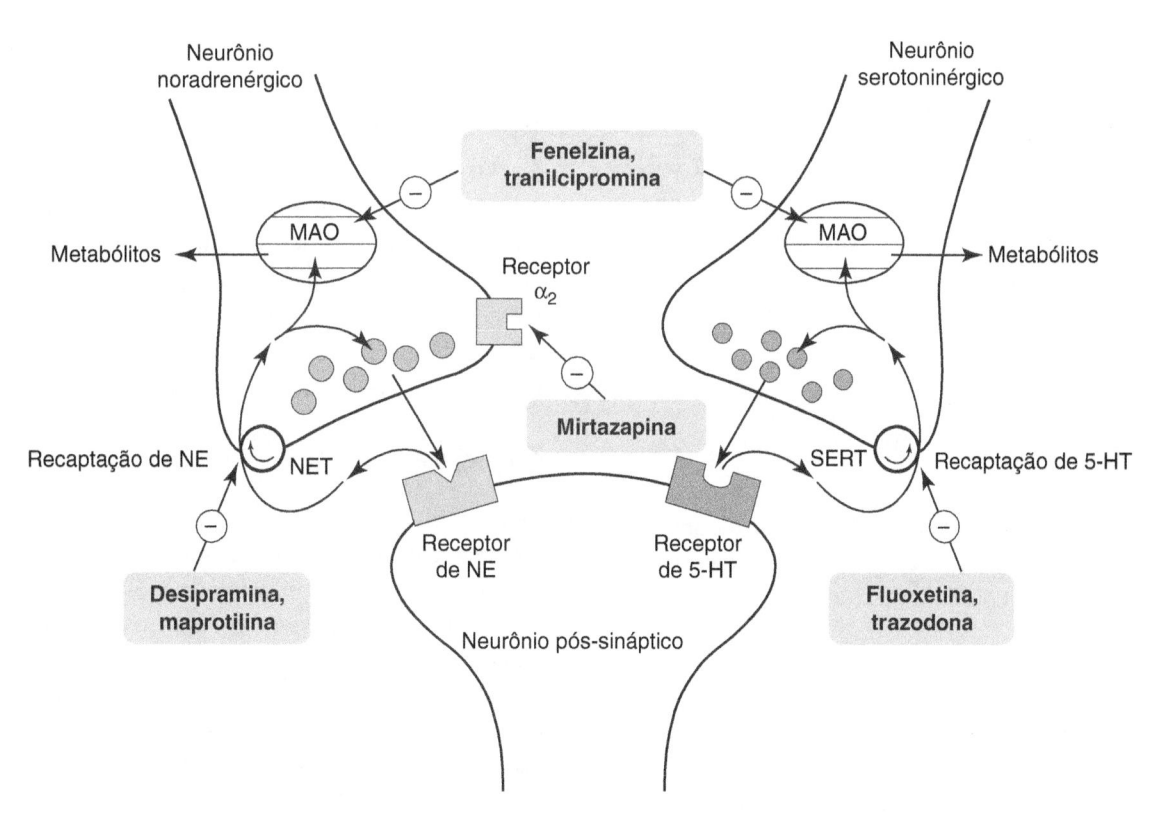

Figura 19.2 Possíveis locais de ação dos fármacos antidepressivos. A inibição da recaptação neuronial da norepinefrina (NE) e serotonina (5-HT) aumenta as atividades sinápticas destes neurotransmissores. A inibição da monoaminoxidase aumenta o estoque pré-sináptico de NE e 5-HT, que leva a aumento dos efeitos dos neurotransmissores. O bloqueio do autorreceptor α_2 pré-sináptico evita a inibição da retroalimentação da liberação da NE. (NET, transportador da NE; SERT, transportador da 5-HT.) NOTA: estas são as ações agudas dos antidepressivos.

Antidepressivos heterocíclicos

Alguns fármacos de segunda geração inibem a recaptação da NE (p. ex., maprotilina), outros têm mais efeito sobre a recaptação da 5-HT (p. ex., trazodona). O fármaco de terceira geração venlafaxina, embora não seja um tricíclico, é um potente inibidor do transportador da 5-HT e, em doses maiores, também inibe o transportador da NE. A mirtazapina possui uma ação única: aumenta a liberação de amina das terminações nervosas através do antagonismo dos adrenoceptores α_2 pré-sinápticos envolvidos na inibição da retroalimentação. Entretanto, o antagonismo pré-sináptico dos receptores 5-HT$_{2A}$ e 5-HT$_{2C}$ tem relação com as ações antidepressivas da mirtazapina, nefazodona e trazodona.

Inibidores da monoaminoxidase

Os IMAO aumentam os níveis de amina no cérebro ao interferirem no seu metabolismo nas terminações nervosas, levando a aumento das vesículas de armazenamento da NE e 5-HT. Quando a atividade neuronal descarrega as vesículas, são liberadas quantidades maiores das aminas, o que provavelmente potencializa suas ações.

Inibidores seletivos da recaptação da serotonina

O efeito agudo dos ISRS é uma ação altamente seletiva nos transportadores da 5-HT; bloqueiam a recaptação da 5-HT sem afetar a recaptação de outras aminas neurotransmissoras; por causa da sua seletividade, produzem menos efeitos adversos desagradáveis do que os fármacos antidepressivos não seletivos.

USOS CLÍNICOS

A principal indicação para estes fármacos é o tratamento da depressão, mas a experiência clínica e testes controlados estabeleceram outras indicações.

Depressão

Os pacientes com depressão maior geralmente variam na sua sensibilidade a cada agente. Como os efeitos adversos são mais toleráveis, e tais fármacos apresentam maior segurança na superdosagem (ver discussão adiante), os fármacos recentes (ISRS, alguns heterocíclicos), constituem os antidepressivos mais prescritos no momento. Entretanto, nenhum destes antidepressivos mais recentes mostrou ser mais eficiente do que os tricíclicos, que, como agentes alternativos, ainda são mais úteis em pacientes com retardo psicomotor, distúrbios de sono, pouco apetite e perda de peso. Os IMAO podem ser mais úteis em pacientes com ansiedade significativa, fobias e hipocondria. Os ISRS podem reduzir o apetite, e os pacientes com sobrepeso perdem o peso com o uso destes fármacos, pelo menos durante os primeiros 6 a 12 meses de tratamento.

Síndrome do pânico

A imipramina, um TCA, foi apresentada pela primeira vez em 1962 como sendo eficaz nos episódios agudos de ansiedade, mais tarde classificados como ataques de pânico. Estudos recentes mostraram que a imipramina é eficaz como os IMAO e benzodiazepínicos. Também foi mostrado que os ISRS são eficazes no tratamento da síndrome do pânico. Em alguns casos, os benzodiazepínicos constituem os fármacos de primeira escolha, por serem bem tolerados e seus efeitos clínicos surgirem de imediato. Por outro lado, para evitar a dependência fisiológica associada ao uso crônico dos benzodiazepínicos, os ISRS são aceitos por muitos pacientes, embora precisem de algumas semanas para apresentar os efeitos terapêuticos satisfatórios.

Transtorno obsessivo-compulsivo

Os ISRS são os únicos fármacos eficientes no tratamento deste transtorno. Estudos recentes se concentraram na fluoxetina e outros ISRS, embora a clomipramina, um inibidor misto para a captação da serotonina e norepinefrina possa ser mais potente. A fluvoxamina é comercializada exclusivamente para o transtorno obsessivo-compulsivo nos EUA.

Dor crônica

Os médicos da dor descobriram que os tricíclicos podem ser úteis para tratar vários estados dolorosos crônicos que geralmente não possuem diagnóstico conclusivo. Contudo, não está claro se tais estados dolorosos representam depressão ou se tais pacientes apresentam uma depressão secundária com o início da dor após uma agressão. É possível que os tricíclicos atuem diretamente nas vias relacionadas com a dor.

Estudos controlados com doses maiores de venlafaxina e duloxetina, que inibem a captação da norepinefrina e serotonina, também apresentaram eficácia em estados dolorosos. Entretanto, os ISRS não são eficazes no controle da dor crônica.

Outros usos clínicos

Os TCA são usados também no tratamento dos transtornos bipolares afetivos, enurese e transtorno do défice de atenção hipercinético. Além do seu uso comum nas doenças depressivas, os ISRS também se mostram eficazes em pacientes que sofrem de ansiedade generalizada, fobias sociais, bulimia e tensão pré-menstrual, podendo, ainda, ser úteis no tratamento da dependência do álcool. A trazodona é frequentemente prescrita para a insônia. A bupropiona é usada para o tratamento dos pacientes que tentam se livrar da dependência da nicotina.

EFEITOS ADVERSOS

Os efeitos indesejáveis mais comuns dos fármacos antidepressivos são pouco expressivos, mas podem comprometer seriamente a adesão do paciente ao tratamento. Quanto mais grave o quadro depressivo do paciente, maior a probabilidade de tolerar os efeitos adversos. Os efeitos adversos de vários antidepressivos estão resumidos no Quadro 19.2.

Antidepressivos tricíclicos

Alguns dos efeitos adversos dos TCA são previsíveis a partir de seus efeitos farmacodinâmicos e consistem em (1) sedação excessiva, cansaço, fadiga e, ocasionalmente, confusão; (2) efeitos simpatomiméticos, como taquicardia, agitação, transpiração e insônia; (3) efeitos antimuscarínicos (especialmente a amitriptilina); (4) hipotensão ortostática, anormalidades no eletrocardiograma e cardiomiopatias; (5) tremores e parestesias; (6) ganho de peso. A superdosagem com os tricíclicos é muito perigosa, e a ingestão de pequena quantidade correspondente a 2 semanas de tratamento, letal. As manifestações de superdosagem consistem em (1) agitação, delírio, irritabilidade neuromuscular, convulsões e coma; (2) depressão respiratória e colapso circulatório; (3) hiperpirexia; (4) efeitos de condução cardíaca e graves arritmias. Os três cês — coma, convulsões e cardiotoxidade — são característicos.

Antidepressivos heterocíclicos

Os fármacos de segunda e terceira gerações possuem diferentes efeitos adversos. A mirtazapina causa ganho de peso e é muito sedativa, como a trazodona.

Quadro 19.2 Efeitos adversos dos fármacos antidepressivos

Fármaco/classe do fármaco	Efeitos adversos
Tricíclicos	Sedação (sonolência, efeitos aditivos com outros sedativos)
	Simpatomiméticos (tremores, insônia)
	Antimuscarínicos (visão borrada, prisão de ventre, hesitação urinária, confusão)
	Cardiovasculares (hipotensão ortostática, defeitos de condução, arritmias)
	Psiquiátricos (agravamento de psicose, síndrome de retirada)
	Neurológicos (convulsões)
	Metabólico-endócrinos (ganho de peso, distúrbios sexuais)
Inibidores da monoaminoxidase	Distúrbios do sono, ganho de peso, hipotensão postural, distúrbios sexuais (fenelzina)
Amoxapina	Similar aos tricíclicos com a adição de alguns efeitos associados aos antipsicóticos
Maprotilina	Similares aos dos tricíclicos; as convulsões são relacionadas com a dose
Mirtazapina	Sonolência, aumento do apetite, ganho de peso, tontura
Trazodona, nefazodona	Sonolência, vertigem, insônia, náuseas, agitação
Venlafaxina	Náuseas, sonolência, transpiração, vertigem, distúrbios sexuais, hipertensão, ansiedade
Bupropiona	Tontura, boca seca, transpiração, tremor, agravamento da psicose, potencial para convulsões em altas doses
Fluoxetina e outros inibidores da recaptação da serotonina	Sintomas gastrintestinais, redução da libido, disfunção sexual, ansiedade (aguda), insônia, tremores

A amoxapina, maprotilina, mirtazapina e trazodona provocam alguns efeitos autonômicos. A amoxapina também é um bloqueador do receptor dopaminérgico e pode provocar acatisia, pseudoparkinsonismo e síndrome de amenorreia-galactorreia. Os efeitos adversos da bupropiona são tontura, boca seca, agravamento da psicose e, em altas doses, convulsões. Estas últimas e a cardiotoxicidade são características visíveis da superdosagem com a amoxapina e maprotilina. A venlafaxina provoca astenia e sonolência, sendo a superdosagem cardiotóxica. A nefazodona é hepatotóxica, devendo os pacientes e cuidadores estar alerta aos sinais e sintomas de disfunção hepática, como anorexia, desconforto gastrintestinal e **icterícia**.

Inibidores seletivos da recaptação da serotonina

A fluoxetina e outros ISRS podem provocar náuseas, dor de cabeça, ansiedade, agitação, insônia e disfunção sexual. O nervosismo pode melhorar ao iniciar o tratamento com baixas doses ou com o uso auxiliar de benzodiazepínicos ou de trazodona em pequenas doses. Os efeitos extrapiramidais que surgem no início do tratamento podem consistir em acatisia, discinesias e reações distônicas. As convulsões são uma consequência de forte superdosagem. A síndrome de retirada foi descrita para os ISRS, consistindo em náuseas, tontura, ansiedade, tremores e palpitações.

Inibidores da monoaminoxidase

Os efeitos adversos dos IMAO consistem em reações hipertensivas em resposta aos simpatomiméticos, hipertermia e estimulação do SNC que levam a agitação e convulsões. A crise hipertensiva pode ocorrer em pacientes usando IMAO que consomem alimentos ou medicamentos contendo altas concentrações de simpatomiméticos, como a tiramina (Quadro 19.3).

Na ausência de simpatomiméticos em geral, os IMAO *reduzem* a pressão sanguínea, e a superdosagem com estes fármacos pode levar a choque, hipertermia e convulsões.

USO DE ANTIDEPRESSIVOS EM CRIANÇAS E ADOLESCENTES

Os estudos que sugerem um maior risco de suicídio em crianças e adolescentes que usam antidepressivos receberam atenção da mídia. Contudo, não está claro se os fármacos (em vez da doença) são responsáveis, embora a incidência de suicídio venha aumentando em pessoas deprimidas independente de receberem ou não o tratamento adequado. Por isso, os pais, familiares e tutores de crianças e adolescentes em tratamento com antidepressivos devem estar cientes dos potenciais sinais de advertência, como agitação, irritabilidade e mudanças incomuns no humor bem como qualquer outro indicador de tendência suicida. O monitoramento deve ser feito diariamente, sendo qualquer mudança imediatamente informada ao médico.

INTERAÇÕES MEDICAMENTOSAS

Os pacientes podem apresentar interações farmacodinâmicas e farmacocinéticas quando usam os antidepressivos com outros fármacos. As interações dos fármacos tricíclicos consistem em depressão aditiva do SNC pelo uso de outros depressivos com ação central, como o etanol, barbituratos, benzodiazepínicos e opioides. Os tricíclicos também podem provocar inversão da ação anti-hipertensiva da guanetidina ao bloquear seu transporte para as terminações nervosas simpáticas; menos comumente, podem interferir nas ações anti-hipertensivas da metilnorepinefrina (o metabólito ativo da metildopa) e clonidina.

Dos fármacos heterocíclicos, a nefazodona e venlafaxina são inibidores das isoenzimas do citocromo P450. Embora tenham esta ação, a nefazodona inibe o metabolismo do alprazolam e triazolam, e a venlafaxina o do haloperidol.

Os ISRS também são inibidores das isoenzimas hepáticas do citocromo P450, o que leva a aumento da atividade de outros fármacos, como TCA e varfarina. O citalopram e escitalopram provocam menos interações medicamentosas do que os outros ISRS. A **síndrome serotoninérgica** foi descrita pela primeira vez para uma interação entre a fluoxetina e um IMAO. Esta síndrome com risco de morte consiste em grave rigidez muscular, mioclonia, hipertermia, instabilidade cardiovascular e marcantes efeitos estimulantes no SNC, como convulsões. Os fármacos envolvidos são os IMAO, TCA, meperidina e, possivelmente, drogas recreativas ilícitas como a metilenodioximetanfetamina (MDMA, *ecstasy*). Os fármacos anticonvulsivantes, relaxantes musculares e bloqueadores dos receptores 5-HT são usados no controle desta síndrome.

Quadro 19.3 Alimentos, bebidas e medicamentos de venda livre isentos de prescrição que os pacientes sob tratamento com inibidores da monoaminoxidase devem evitar

Carne e peixe
  Arenque em conserva
  Fígado
  Embutidos (*dry sausage*) (*genoa salami* [salame genovês ou salame de Gênova], *hard salami*, *pepperoni* e *hebanon Bologna*)*

Vegetais
  Vagem de feijão (vagem de fava)
  Chucrute

Laticínios
  Queijo (queijo *cottage* e creme de queijo — *cream cheese* — são permitidos)
  Iogurte

Bebidas
  Cerveja e vinho
  Cerveja sem álcool ou com reduzido teor de álcool bem como vinho e produtos à base de vinho

Diversos
  Extrato de levedura
  Extrato de carne
  Quantidades excessivas de chocolate e cafeína
  Os alimentos ricos em proteína estragados ou inadequadamente refrigerados, manuseados ou armazenados, como carnes, peixe e laticínios — incluindo os alimentos que podem sofrer mudanças no teor de proteína por envelhecimento, conserva, fermentação ou defumação para melhorar seu sabor — devem ser evitados

Medicamentos de venda livre
  Medicamentos para combater o resfriado e tosse (incluindo os que contêm dextrometorfano)
  Descongestionantes nasais (comprimidos, gotas ou *spray*)
  Medicamentos para a febre do feno (alergia)
  Medicamentos para a sinusite
  Medicamentos inalatórios para a asma
  Medicamentos redutores de apetite

*N.R.T.: nomes de alimentos típicos de uma região são geralmente difíceis de traduzir (muitos deles, inclusive, não tem tradução). Assim, o termo *sausage* pode significar salsicha, linguiça (que não existe nos EUA) ou chouriço. *Dry sausage* é uma preparação alimentar típica americana. Os exemplos citados, apesar de aparentemente italianos, são típicos dos EUA, sendo muito populares devido ao grande número de ítalo-americanos. Por isso, optei por manter os nomes no original (p. ex., *genoa salami*). *Pepperoni*, em italiano, significa pimentão, mas, nos EUA, *pepperoni* é um tipo de salame. Já o *hebanon bologna* é o salame italiano em versão americana (Pensilvânia, EUA).

O Quadro 19.4 apresenta as interações medicamentosas observadas com os medicamentos antidepressivos.

FOCO NA REABILITAÇÃO

Os fármacos antidepressivos são frequentemente prescritos a pacientes que sofreram acidente vascular encefálico, esclerose múltipla, dano à medula espinal, amputação e traumatismo grave. Os fisioterapeutas que tratam dos pacientes que têm uma lesão catastrófica sustentada ou doença possuem maior probabilidade de encontrar pacientes que usam agentes antidepressivos para melhorar o humor e a sensação de bem-estar. A utilização destes agentes no início do processo de reabilitação pode melhorar os ganhos e resultados funcionais. Mas, o tratamento eficiente da depressão é uma tarefa difícil na clínica – pois, mesmo com o tratamento farmacológico e o psicológico adequados, alguns pacientes não respondem, podendo ser necessário um tratamento de 1 mês ou até mais antes que sejam observados seus benefícios. Os efeitos adversos do tratamento medicamentoso também

Quadro 19.4 — Interações medicamentosas observadas com os medicamentos antidepressivos

Antidepressivo	Usado com	Consequência
Fluoxetina	Lítio, tricíclicos, varfarina	Aumento dos níveis sanguíneos do segundo fármaco; pode ser necessário reduzir a dose
Fluvoxamina	Alprazolam, teofilina, tricíclicos, varfarina	Aumento dos níveis sanguíneos do segundo fármaco; pode ser necessário reduzir a dose
IMAO	Simpatomiméticos, tiramina ISRS	Crise hipertensiva, síndrome serotoninérgica
Nefazodona	Alprazolam, triazolam	Aumento dos níveis sanguíneos do segundo fármaco; pode ser necessário reduzir a dose
Paroxetina	Prociclidina, teofilina, tricíclicos, varfarina	Aumento dos níveis sanguíneos do segundo fármaco; pode ser necessário reduzir a dose
Sertralina	Tricíclicos, varfarina	Aumento dos efeitos; pode ser necessário reduzir a dose
Tricíclicos	Depressores do SNC (p. ex., etanol, sedativo-hipnóticos)	Depressão aditiva do SNC[1]
	Clonidina, guanetidina, metildopa	Redução dos efeitos anti-hipertensivos

SNC, sistema nervoso central; IMAO, inibidores da monoaminoxidase; ISRS, inibidores seletivos da recaptação da serotonina.
[1] Inclui os tricíclicos e heterocíclicos com ações sedativas (p. ex., mirtazapina, nefazodona e trazodona).

variam de pessoa a pessoa, devendo ser monitorados de perto, e mudanças no regime medicamentoso precisam ser feitas até que a dose ideal para cada indivíduo seja identificada.

RELEVÂNCIA CLÍNICA PARA A REABILITAÇÃO

Reações adversas a fármacos

Tricíclicos/heterocíclicos

- Sedação
- Hipotensão ortostática
- Efeitos simpatomiméticos (tremores)
- Efeitos antimuscarínicos (prisão de ventre, hesitação urinária, visão borrada)

ISRS

- Insônia, agitação ("crise de nervos")
- Náuseas e diarreia

IMAO

- Excitação do SNC e possível crise hipertensiva
- Hipotensão postural

Efeitos que interferem na reabilitação

- Sedação
- Problemas cardiovasculares
  - Hipotensão ortostática
  - Crise hipertensiva

Possíveis soluções para a terapia

- Hipotensão ortostática: roupas de compressão, mesa inclinada, tempo para a pressão sanguínea do paciente se ajustar às mudanças na postura; monitorar a resposta ao exercício

Potencialização dos resultados funcionais secundários à terapia medicamentosa

- Em muitos casos, estes medicamentos podem ajudar com resultados funcionais globais tanto na atividade quanto nos níveis de participação por causa dos seus efeitos psicológicos

ESTUDO DE CASO CLÍNICO

Breve histórico: o paciente tem 44 anos e um diagnóstico primário de amputação da parte inferior da perna direita após um grave traumatismo durante um acidente com veículo a motor. Inicialmente, foi tratado no hospital com *status* 1 do nível de traumatismo, tendo sido submetido à cirurgia para a retirada da perna e pé. A parte remanescente da perna mede 20 cm a partir do joelho. Enquanto estava internado, o paciente foi acompanhado por fisioterapia – padrão, terapia ocupacional e serviço social, recebendo alta, e sendo encaminhado à terapia ambulatorial para posterior intervenção e treinamento com prótese permanente.

Quadro atual e terapia medicamentosa: após o exame inicial das funções do corpo e nível das estruturas, o paciente mostrou moderada fraqueza na sua extremidade inferior direita. Sentia dor e apresentava sensibilidade no membro residual. Com relação à atividade, o paciente tinha capacidade limitada de sentar e levantar, caminhar, subir escadas, e reclamava de dor no membro direito residual com todas as atividades que implicavam suportar peso. Em termos de participação, o paciente reclamou ser incapaz de trabalhar e que estava preocupado por ser autônomo e trabalhar com paisagismo. Declarou que ficava muito ansioso e era incapaz de dormir à noite. Ocasionalmente, usava diazepam à noite para dormir e tramadol para dor, se necessário.

Cenário da reabilitação: o paciente iniciou a reabilitação, que consistia em exercício, treino da caminhada e atividades do dia a dia. Em várias ocasiões, o fisioterapeuta observou que o paciente reclamava não ser capaz de recuperar o fôlego e que sentia queimação e sensação de "aperto" no seu peito. Questionado, respondeu que acontecia quase todo dia no início da tarde e ocasionalmente durante o dia. Também afirmou que estava com dificuldade de dormir à noite, mas não estava usando diazepam porque se sentia "sonolento" na manhã seguinte.

Problema/opções clínicas: com o consentimento do paciente, o fisioterapeuta entrou em contato com o médico dele, informando sobre suas reclamações. O paciente subsequentemente fez um minucioso exame cardiológico que não apresentou problema. O médico do paciente chegou à conclusão de que ele estava sofrendo de depressão secundária, prescreveu paroxetina 2 vezes/dia e esomeprazol uma 1vez/dia.

Desfecho: o paciente aceitou este regime sem reações adversas relevantes. Continuou sua reabilitação e, nas semanas seguintes, informou que seu sono tinha melhorado bem como que a queimação e sensação de aperto no peito desapareceram. O fisioterapeuta observou melhora na atitude do paciente na reabilitação e aceitação do programa de exercício em casa bem como treinamento com a prótese. O paciente continuou a fisioterapia e depois recebeu alta, pois apresentava independência em todas as atividades funcionais. No final, voltou ao trabalho.

APRESENTAÇÕES DISPONÍVEIS

Tricíclicos

Amitriptilina
Oral: comprimidos de 10; 25; 50; 75; 100; 150 mg
Parenteral: 10 mg/mℓ para injeção intramuscular

Clomipramina (indicado apenas para transtorno obsessivo-compulsivo)
Oral: cápsulas de 25; 50; 75 mg

Desipramina
Oral: comprimidos de 10; 25; 50; 75; 100; 150 mg

Doxepina
Oral: comprimidos de 10; 25; 50; 75; 100; 150 mg; concentrado de 10 mg/mℓ

Imipramina
Oral: comprimidos de 10; 25; 50 mg (como cloridrato); cápsulas de 75; 100; 125; 150 mg (como pamoato)
Parenteral: 25 mg/2 mℓ para injeção intramuscular

Nortiptilina
Oral: cápsulas de 10; 25; 50 e 75 mg; concentrado de 10 mg/5 mℓ

Protriptilina
Oral: comprimidos de 5 e 10 mg

Trimipramina
Oral: cápsulas de 25; 50; 100 mg

Segunda geração e fármacos subsequentes

Amoxapina
Oral: comprimidos de 25; 50; 100; 150 mg

Bupropiona
Oral: comprimidos de 75 e 100 mg; comprimidos de liberação controlada de 150 mg

Duloxetina
Oral: cápsulas de 20; 30; 60 mg

Maprotilina
Oral: comprimidos de 25; 50; 75 mg

Mirtazapina
Oral: comprimidos de 15; 30; 45 mg

Nefazodona
Oral: comprimidos de 50; 100; 150; 200; 250 mg

Trazodona
Oral: comprimidos de 50; 100; 150; 300 mg

Venlafaxina
Oral: comprimidos de 25; 37,5; 50; 75; 100 mg; comprimidos de liberação prolongada de 150 mg

Inibidores seletivos da recaptação da serotonina

Citalopram
Oral: comprimidos de 20 e 40 mg

Escitalopram
Oral: comprimidos de 5; 10; 20 mg

Fluoxetina
Oral: pó (pulvules) de 10 e 20 mg; comprimidos de 10 mg; líquido de 20 mg/5 mℓ
Liberação oral controlada: cápsulas de 90 mg

Fluvoxamina (indicada apenas para o transtorno obsessivo-compulsivo)
Oral: comprimidos de 25; 50; 100 mg

Paroxetina
Oral: comprimidos de 10; 20; 30; 40 mg; suspensão de 10 mg/5 mℓ; comprimidos de liberação controlada de 12,5; 25; 37,5 mg

Sertralina
Oral: comprimidos de 25; 50; 100 mg

Inibidores da monoaminoxidase

Fenelzina
Oral: comprimidos de 25 mg

Tranilcipromina
Oral: comprimidos de 10 mg

Outros

Atomoxetina
Oral: cápsulas de 10; 18; 25; 40; 60 mg

REFERÊNCIAS

American Psychiatric Association: *Diagnostic and Statistical Manual of Mental Disorders,* 4th ed. Arlington, VA, 1994.

American Psychiatric Association: APA practice guideline for major depressive disorder in adults. *Am J Psychiatry* 1993;150 (Suppl):1.

Anderson IM, Tomenson BM: Selective serotonin reuptake inhibitors versus tricyclic antidepressants: A meta-analysis of efficacy and tolerability. *J Affect Disord* 2000;58:19.

Boyer EW, Shannon M: The serotonin syndrome. *N Engl J Med* 2005;352(11):1112.

Briley M: New hope in the treatment of painful symptoms in depression. *Curr Opin Investig Drugs* 2003;4:42.

Duman RS, *et al.*: A molecular and cellular theory of depression. *Arch Gen Psychiatry* 1997;54:597.

Ernst CL, Goldberg JF: Antidepressant properties of anticonvulsant drugs for bipolar disorder. *J Clin Psychopharmacol* 2003; 23:182.

Geddes JR, *et al.*: Relapse prevention with antidepressant drug treatment in depressive disorders: A systematic review. *Lancet* 2003;361:653.

Gillman PK: A review of serotonin toxicity data: Implications for the mechanisms of antidepressant drug action. *Biol Psychiatry* 2006;59(11):1046.

Harvey AT, *et al.*: Evidence of the dual mechanisms of action of venlafaxine. *Arch Gen Psychiatry* 2000;57:503.

Leslie LK, *et al.*: The Food and Drug Administration's Deliberations on Antidepressant Use in Pediatric Patients. *Pediatrics* 2005; 116:195.

Mann JJ: The medical management of depression. *N Engl J Med* 2005;353:1819.

Merikangas KR, *et al.*: Workgroup Reports: NIMH Strategic Plan for Mood Disorders Research, Future of Genetics of Mood Disorders Research. *Biol Psychiatry* 2002;52:457.

Meyer JH, *et al.*: Occupancy of serotonin transporters by paroxetine and citalopram during treatment of depression: A [(11) C]DASB PET imaging study. *Am J Psychiatry* 2001;158:1843.

Nestler EJ, *et al.*: Preclinical models: Status of basic research in depression. *Biol Psychiatry* 2002;52:503.

Rush JA, Ryan ND: Current and emerging therapeutics for depression. In *Neuropsychopharmacology: The Fifth Generation of Progress.* Davis KL, *et al.*, ed. Philadelphia: Lippincott Williams & Wilkins, 2002.

Schatzberg I, *et al.*: Molecular and cellular mechanisms in depression. In *Neuropsychopharmacology: The Fifth Generation of Progress.* Davis KL, *et al.*, ed. Philadelphia: Lippincott Williams & Wilkins, 2002.

Simon GE, *et al.*: Suicide risk during antidepressant treatment. *Am J Psychiatry* 2006;163:41.

Stahl SM, *et al.*: Comparative efficacy between venlafaxine and SSRIs: A pooled analysis of patients with depression. *Biol Psychiatry* 2002;52:1166.

Reabilitação

Allen BP, *et al.*: Minor depression and rehabilitation outcome for older adults in subacute care. *J Behav Health Serv Res* 2004;31:189.

Hosaka T, *et al.*: Pschiatric evaluation of rehabilitation patients. *Tokai J Exp Clin Med* 1994;19:11.

20

Analgésicos e Antagonistas Opioides

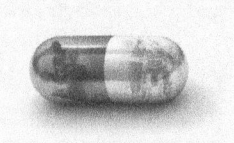

Produtos derivados da papoula do ópio têm sido usados para aliviar dores fortes por centenas (possivelmente milhares) de anos. A **morfina**, o protótipo do agonista opioide, alivia a dor com uma eficácia exemplar. Este alcaloide (seu nome se origina de Morfeu, o deus grego dos sonhos) é extraído do ópio bruto, obtido da vagem de sementes da papoula do ópio. A morfina ainda é o padrão em relação a todos os fármacos que possuem forte ação analgésica quando comparados em termos de eficácia e potência. Estes fármacos são coletivamente conhecidos como analgésicos opioides, consistindo não apenas nos alcaloides naturais e derivados semissintéticos do ópio mas também nos substitutos sintéticos (analgésicos semelhantes aos opioides cujas ações são bloqueadas pelo antagonista não seletivo **naloxona**) e peptídios endógenos que interagem com vários subtipos de receptor opioide. Os analgésicos opioides caracterizam-se por sua capacidade de aliviar a dor moderada a grave. Muitos opioides também possuem efeitos antitussígenos ou antidiarreicos.

A terapia medicamentosa analgésica e diversos tratamentos fisioterápicos são usados para alcançar o mesmo resultado: o alívio da dor. Por isso, os analgésicos estão entre os medicamentos mais prescritos para os pacientes encaminhados à reabilitação, sendo essencial que os fisioterapeutas conheçam os usos indicados e efeitos adversos comuns dos analgésicos opioides para efetivamente monitorar os resultados dos pacientes. Os opioides são classificados como substâncias controladas por causa do risco de abuso; assim, também é necessário compreender os sinais clínicos da dependência física e tolerância. As principais subclasses de agonistas e antagonistas opioides estão apresentadas na Fig. 20.1.

O outro grupo principal de fármacos analgésicos consiste no ácido acetilsalicílico e outros fármacos anti-inflamatórios não esteroides (AINE). Estes últimos possuem uma eficácia máxima significativamente menor que os opioides e não apresentam o risco de dependência química, não sendo considerados narcóticos e vendidos sob prescrição médica simples, estando alguns isentos de prescrição médica. Os AINE são discutidos no Cap. 34.

PEPTÍDIOS OPIOIDES ENDÓGENOS

Embora não sejam peptídios, os alcaloides opioides (p. ex., morfina) produzem analgesia através de ações em regiões do cérebro que contêm peptídios endógenos com propriedades farmacológicas semelhantes às destes fármacos. O termo atualmente usado para tais substâncias é peptídios opioides endógenos, que substitui o antigo nome, *endorfinas*. Foram descritas três famílias de **peptídios opioides endógenos**: **encefalinas**, **dinorfanos** e **endorfinas**. Estes peptídios são sintetizados no corpo dos neurônios e transportados para as extremidades dos neurônios onde são acumulados em vesículas sinápticas e liberados a partir das terminações nervosas. Embora quimicamente bem diferentes dos alcaloides opioides, estes peptídios endógenos se ligam aos receptores dos opioides e modulam a transmissão no cérebro e medula espinhal bem como nos aferentes primários. Mas, não está claro se tais peptídios funcionam como os clássicos neurotransmissores ou como neuropeptídios moduladores. Estes peptídios também são encontrados na medula suprarrenal e no plexo neural (sistema nervoso entérico) do intestino.

```
                              Opioides
           ┌──────────────────────┼──────────────────────┐
       Agonistas         Agonista-antagonistas mistos  Antagonistas
                         (buprenorfina e nalbufina)    (naloxona e
                                                        naltrexona)
  ┌──────────┼──────────┐
Fortes    Moderados    Fracos
(morfina, (codeína e  (propoxifeno)
metadona e oxicodona)
meperidina)
```

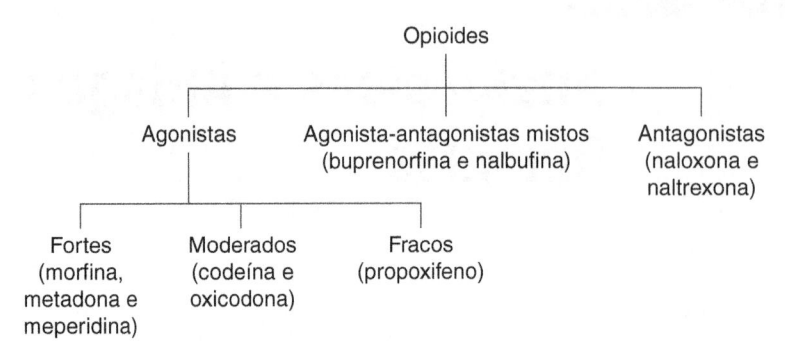

Figura 20.1 Principais subclasses de agonistas e antagonistas opioides.

CLASSIFICAÇÃO DOS FÁRMACOS

Os analgésicos opioides e fármacos relacionados são derivados de vários subgrupos químicos, podendo ser classificados de várias formas. Os fármacos opioides podem ser subdivididos de acordo com seus principais usos terapêuticos, ou seja, analgésicos, antitussígenos e antidiarreicos. Um segundo método de classificação é de acordo com sua força de analgesia: agonistas fortes, moderados ou fracos. Os agonistas parciais são opioides que exercem menos analgesia que a morfina, um agonista total forte. Outra maneira clinicamente útil de classificar estes fármacos é baseada na sua proporção de efeitos agonistas a antagonistas. Assim, os fármacos opioides podem ser classificados como agonistas puros (ativadores de receptor [forte ou suave a moderado]), antagonistas puros (bloqueadores de receptor) ou agonista-antagonistas, capazes de ativar um subtipo de receptor opioide e bloquear outro subtipo (Quadro 20.1).

PROPRIEDADES FARMACOCINÉTICAS

A maioria dos fármacos desta classe é bem absorvida quando administrada por vias subcutânea, intramuscular e oral. Entretanto, por causa do intenso metabolismo de primeira passagem, a dose oral de alguns opioides, como a morfina, hidromofrona e oximorfona, deve ser muito maior que a dose parenteral para obter o efeito terapêutico. A administração nasal de alguns opioides pode resultar em maior biodisponibilidade ao evitar o metabolismo de primeira passagem. Além disso, existem formas de liberação prolongada para alguns fármacos, como a morfina e oxicodona. As outras vias de administração dos opioides são a mucosa oral, iontoforese e adesivo (*patch*) transdérmico, que pode liberar os potentes analgésicos por dias. As vias epidural e intratecal são geralmente usadas para analgesia pós-cirúrgica.

Os fármacos opioides são amplamente distribuídos nos tecidos do corpo, mas as maiores concentrações se localizam em tecidos altamente perfundidos, como o cérebro, pulmões, fígado, rins e baço. As concentrações dos fármacos no músculo esquelético podem ser menores, porém este tecido serve como o principal reservatório por causa do seu grande volume. Embora o fluxo sanguíneo para o tecido adiposo seja muito menor que para os tecidos altamente perfundidos, o acúmulo pode ser um importante fator, particularmente após a administração frequente de altas doses ou infusão contínua de opioides muito lipofílicos lentamente metabolizados (p. ex., fentanila). Os opioides atravessam a barreira placentária, exercendo efeitos que podem resultar na depressão respiratória e, com a exposição contínua, dependência física dos neonatos.

Com poucas exceções, os opioides são metabolizados pelas enzimas hepáticas e geram metabólitos polares inativos (a maioria é de conjugados glicuronídios) antes de sua eliminação pelos rins. Entretanto, a morfina-6-glicuronídio, um metabólito da morfina, tem atividade analgésica equivalente à da morfina, e a morfina-3-glicuronídio (o metabólito primário) possui efeitos excitatórios sobre os neurônios. Também ocorre metabolismo em alguma extensão em outros tecidos, como os pulmões, rins e o sistema nervoso central.

MECANISMO DE AÇÃO

Os analgésicos opioides produzem analgesia ao se ligarem aos receptores específicos acoplados à proteína G, localizados principalmente no cérebro e medula espinhal, bem como alteram a transmissão e modulação da dor.

Quadro 20.1 — Analgésicos opioides comuns

Nome genérico	Via de administração	Duração (h)
Agonistas fortes		
Morfina[1]	Oral, IM, IV e SC	4 a 5
	Epidural e intratecal	Até 24
Hidromorfona	Oral, IM, IV e SC	2 a 4
Oximorfona	IM, IV, SC e retal	3 a 6
Metadona	Oral, IM e IV	4 a 6
Meperidina	Oral, IM, IV e SC	2 a 4
Fentanila	IM	1 a 2
	IV	0,5 a 1
Sulfentanila	IV	1 a 1,5
Alfentanila	IV	0,25 a 0,75
Levorfanol	Oral, IM, IV e SC	4 a 5
Agonistas leves a moderados		
Codeína	Oral, IM e SC	4
Hidrocodona[2]	Oral	4 a 6
Oxicodona[1,3]	Oral	3 a 4
Propoxifeno	Oral	4 a 6
Agonista parcial		
Buprenorfina	Oral, IM e IV	4 a 8
Agonista-antagonistas mistos		
Pentazocina	Oral	3
	IM, IV e SC	2 a 3
Nalbufina	IM, IV e SC	3 a 6
Butorfanol	IM	3 a 4
	IV	2 a 4

IM, intramuscular; IV, intravenosa; SC, subcutânea.
[1]Disponível em formas de liberação controlada de morfina e oxicodona.
[2]Disponível em comprimidos com paracetamol.
[3]Disponível em comprimidos com paracetamol; ácido acetilsalicílico.

Receptores

Os opioides receptores estão localizados nos neurônios primários aferentes e da transmissão da dor na medula espinhal (vias ascendentes), bem como nos neurônios no mesencéfalo e medula (vias descendentes) que modulam a dor (Fig. 20.2). Os outros receptores opioides que possam estar envolvidos na alteração da reatividade a dor localizam-se nos neurônios nos gânglios basais, hipotálamo, estruturas límbicas e córtex cerebral.

Existem três principais subtipos de receptor opioide detalhadamente caracterizados: μ (**mu**), δ (**delta**) e κ (**capa**). Os três subtipos de receptor estão envolvidos nos mecanismos da analgesia (Quadro 20.2). A ativação do receptor μ tem um papel fundamental nas ações de depressão respiratória dos opioides, e parece que a ativação do receptor κ está envolvida na sedação.

Mecanismos iônicos

Os analgésicos opioides *inibem* a atividade sináptica parcialmente através da ativação direta dos receptores opioides e parcialmente através da liberação dos peptídios opioides endógenos, que por si sós inibem os neurônios. Os três principais receptores opioides se acoplam aos seus efetores através das proteínas G e

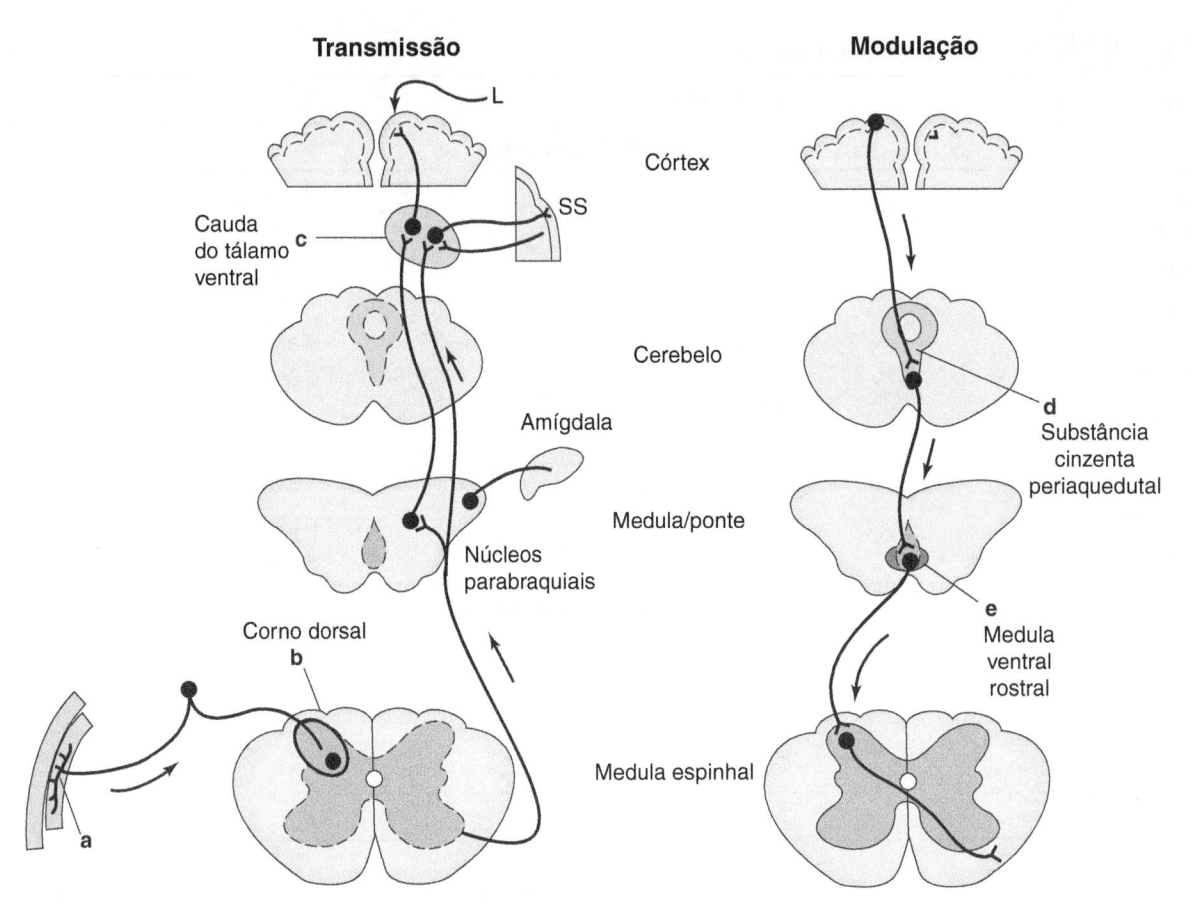

Figura 20.2 Prováveis locais de ação dos analgésicos opioides. À esquerda, estão demonstrados os locais de ação da via ascendente de transmissão da dor a partir da periferia para os centros superiores. (a) Ação direta dos opioides sobre os tecidos periféricos inflamados. (b) A inibição ocorre na medula espinhal. (c) Possível local de ação no tálamo. Diferentes regiões talâmicas se projetam para o córtex somatossensorial (SS) ou límbico (L). Núcleos parabranquiais (medula/ponte) se projetam para a amígdala. À direita, são demonstrados os locais de ação da via descendente de transmissão da dor (modulação). As ações dos opioides nos neurônios que modulam a dor no mesencéfalo (d) e medula (e) controlam indiretamente as vias de transmissão da dor.

ativam a fosfolipase C ou inibem a adenililciclase. No nível pós-sináptico, a ativação destes receptores pode abrir os canais do íon K$^+$, o que leva à hiperpolarização da membrana (potenciais pós-sinápticos inibitórios). No nível pré-sináptico, a ativação do receptor opioide pode fechar os canais do íon Ca^{2+} ativados por voltagem para inibir a liberação de neurotransmissor. A Fig. 20.3 ilustra esquematicamente a ação pré-sináptica nos três tipos de receptor e o efeito pós-sináptico nos receptores μ sobre os aferentes nociceptivos na medula espinhal. A ação pré-sináptica — liberação do transmissor reduzida — foi demonstrada para vários neurotransmissores, como o glutamato, o principal aminoácido excitatório liberado a partir das terminações nervosas nociceptoras, assim como a acetilcolina, norepinefrina, serotonina e substância P.

Distribuição do receptor e mecanismos neuroniais da analgesia

Os locais de ligação dos receptores opioides foram localizados autorradiograficamente para cada subtipo de receptor. Os três principais receptores estão presentes em altas concentrações no corno dorsal da medula espinhal (Fig. 20.2b). Os receptores encontram-se presentes nos neurônios envolvidos no mecanismo da dor, na medula espinhal e nos eferentes primários que liberam o sinal nociceptivo para estes (Fig. 22.2, lado esquerdo). Os agonistas opioides inibem a liberação dos transmissores excitatórios a partir destes aferentes primários e inibem diretamente os neurônios de transmissão de dor presentes no corno dorsal. Assim, os opioides exercem um poderoso efeito analgésico diretamente na medula

Quadro 20.2 Subtipos de receptor opioide, algumas de suas funções e afinidade do peptídio opioide endógeno

Subtipo de receptor	Funções	Afinidade do peptídio opioide endógeno
μ (mu)	Analgesias supraespinhal e espinhal; sedação; inibição da respiração; redução da velocidade do trânsito GI; modulação da liberação de hormônios e neurotransmissores	Endorfinas > encefalinas > dinorfinas
δ (delta)	Analgesias supraespinhal e espinhal; modulação da liberação de hormônios e neurotransmissores	Encefalinas > endorfinas e dinorfinas
κ (capa)	Analgesias supraespinhal e espinhal; efeitos psicotomiméticos; redução da velocidade do trânsito GI	Dinorfinas > endorfinas e encefalinas

GI, gastrintestinal.

espinhal. Esta **ação sobre a medula** é explorada na clínica ao aplicar os opioides agonistas diretamente na medula espinhal, o que promove o efeito analgésico local e reduz a depressão respiratória, náuseas e vômitos bem como sedação que podem ocorrer a partir das **ações supraespinhais** dos opioides administrados por via sistêmica.

Sob a maioria das circunstâncias, os opioides são administrados por via sistêmica e agem simultaneamente nas áreas supraespinhal e espinhal; a interação nestas duas áreas pode aumentar sua eficácia analgésica geral. Existem diferentes combinações de receptores opioides nas regiões supraespinhais envolvidas na transmissão e modulação da dor (Fig. 20.2). Os mais importantes são os locais de ligação dos opioides nas vias descendentes de modulação da dor (Fig. 20.2, à direita), como a medula ventral rostral, *locus* ceruleus e substância cinzenta periaqueductal do mesencéfalo. Nestes locais, como em outros, os opioides são inibitórios; assim, os neurônios que enviam os processos para a medula espinhal para inibir os neurônios envolvidos na transmissão da dor são ativados pelos fármacos, o que resulta na inibição dos neurônios inibitórios em vários locais (Fig. 20.4).

Quando os opioides responsáveis pelo alívio da dor são administrados sistematicamente, é possível que atuem sobre os circuitos cerebrais normalmente regulados pelos peptídios opioides endógenos. Parte da ação do alívio da dor dos opioides exógenos envolve a liberação dos peptídios opioides endógenos. Um agonista opioide exógeno (p. ex., morfina) pode agir diretamente no receptor μ, mas tal ação pode levar à liberação de opioides endógenos que adicionalmente agem nos receptores δ e κ. Assim, um ligante seletivo para o receptor pode iniciar uma sequência complexa de eventos que consistem em várias sinapses, transmissores e tipos de receptor.

Estudos em animais e seres humanos demonstraram que os opioides endógenos e exógenos também podem produzir analgesia mediada por opioide em locais *fora* do sistema nervoso central (SNC). A dor associada à inflamação parece especialmente sensível a estas ações opioides periféricas, e a identificação dos receptores μ funcionais nas terminações periféricas dos neurônios sensoriais apoia tal hipótese. Além disso, a ativação dos receptores μ periféricos leva a uma redução na atividade sensorial dos neurônios e na liberação do transmissor. Por exemplo, foi demonstrado que a administração de opioides nos joelho dos pacientes submetidos a artroscopia tem resultados positivos. Com o desenvolvimento, os opioides seletivos para local periférico poderão ser auxiliares úteis no futuro tratamento da dor oriunda de processos inflamatórios (Boxe 20.1). Além disso, novas dinorfinas com ação periférica podem ser uma opção para o tratamento das dores viscerais.

Tolerância e dependência física

Com a administração frequentemente repetida de doses terapêuticas de morfina ou seus derivados, ocorre gradual perda de efetividade, processo chamado de tolerância, ou seja, para obter a resposta inicial, é necessário administrar uma dose maior. Em geral, a dependência física surge com a tolerância; tal dependência é definida pela ocorrência da síndrome de **retirada** ou **abstinência** característica quando o medicamento é abruptamente interrompido. Os sintomas consistem em rinorreia, lacrimejamento, calafrios, arrepios, dores musculares, diarreia, bocejo, ansiedade e hostilidade. Ocorre um estado de sintomas mais grave de **retirada precipitada** quando um antagonista opioide (p. ex., naloxona) é administrado a uma pessoa com dependência física.

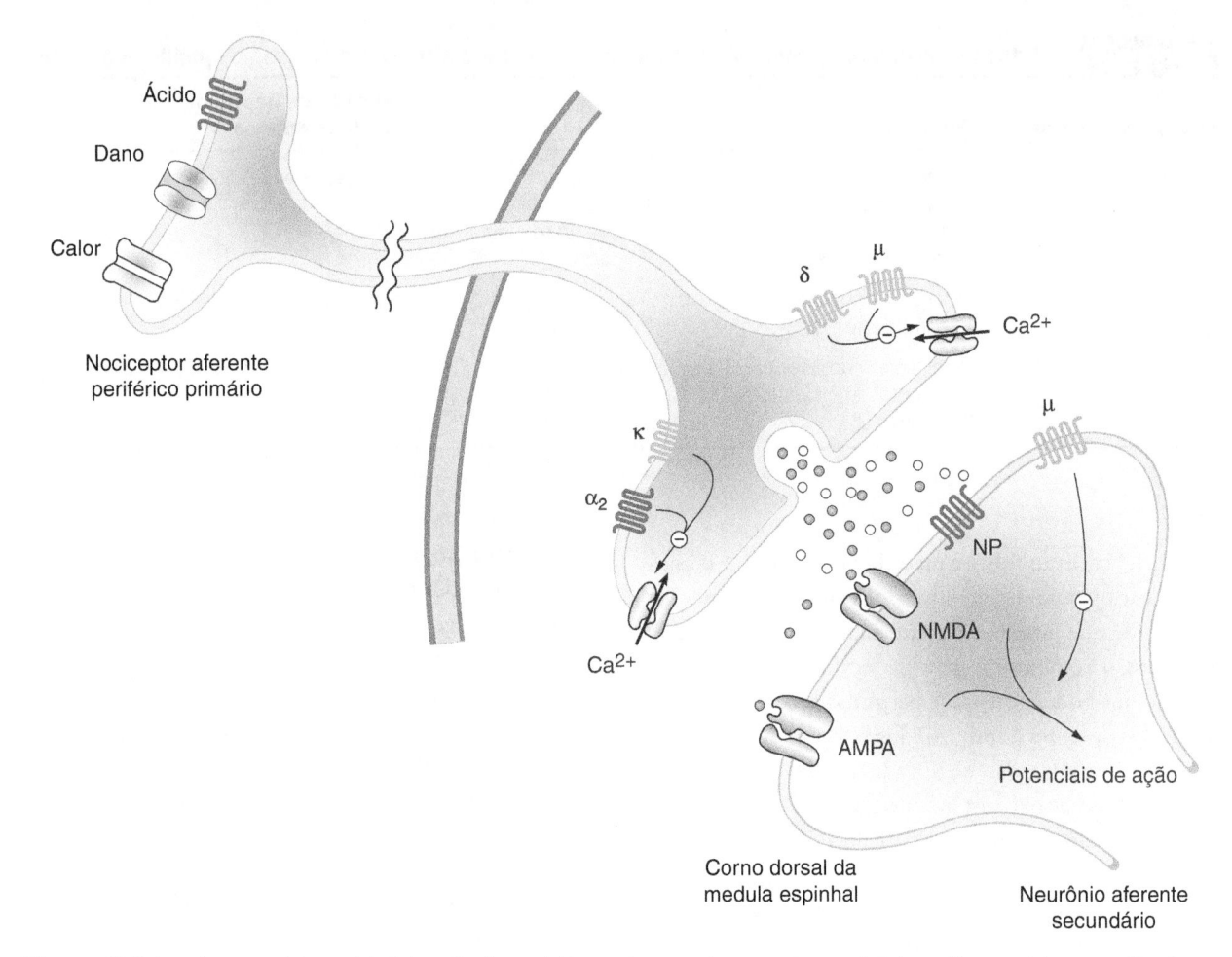

Figura 20.3 Locais na medula espinhal da ação dos opioides e alguns outros agentes analgésicos. Os agonistas μ, κ e δ reduzem a liberação de transmissor (glutamato e neuropeptídios excitatórios em geral) a partir das terminações pré-sinápticas dos aferentes primários nociceptivos. Os agonistas μ também hiperpolarizam os neurônios de segunda ordem envolvidos na transmissão da dor por aumentar a condução do K$^+$, levando ao potencial inibitório pós-sináptico. Parece que os agonistas alfa$_2$ agem sobre os adrenoceptores na terminação pré-sináptica do neurônio aferente primário. AMPA e NMDA, receptores do glutamato; NP, neuropeptídio

O mecanismo envolvido no desenvolvimento da tolerância e dependência física é pouco compreendido, mas a constante ativação dos receptores μ, como ocorre com o tratamento da dor crônica grave, parece ter um papel importante na indução e manutenção deste mecanismo. Recente pesquisa sugere que o receptor opioide δ é um componente importante na manutenção da tolerância. Além disso, o conceito de **receptor não-acoplado** vem ganhando destaque. Nesta hipótese, a tolerância ocorre por causa de uma disfunção das interações estruturais entre o receptor μ e as proteínas G, sistemas de segundos mensageiros e seus canais iônicos-alvos. E foi demonstrado que o receptor NMDA (N-metil-D-aspartato) do glutamato tem um papel fundamental no desenvolvimento e manutenção da tolerância porque os antagonistas do receptor NMDA, como a cetamina, podem bloquear o desenvolvimento de tolerância. Além da tolerância, a administração constante de analgésicos opioides pode levar a *aumento* da sensação de dor (hiperalgesia). A dinorfina derivada da medula espinhal é o principal candidato à mediação da hiperalgesia induzida por opioide.

EFEITOS AGUDOS DA MORFINA E SEUS DERIVADOS

Efeitos no sistema nervoso central

Os principais efeitos dos analgésicos opioides com afinidade pelos receptores μ situam-se no SNC, sendo os efeitos mais importantes a analgesia, euforia, sedação e depressão respiratória. Com o uso repetido, ocorre elevado grau de tolerância a todos estes efeitos.

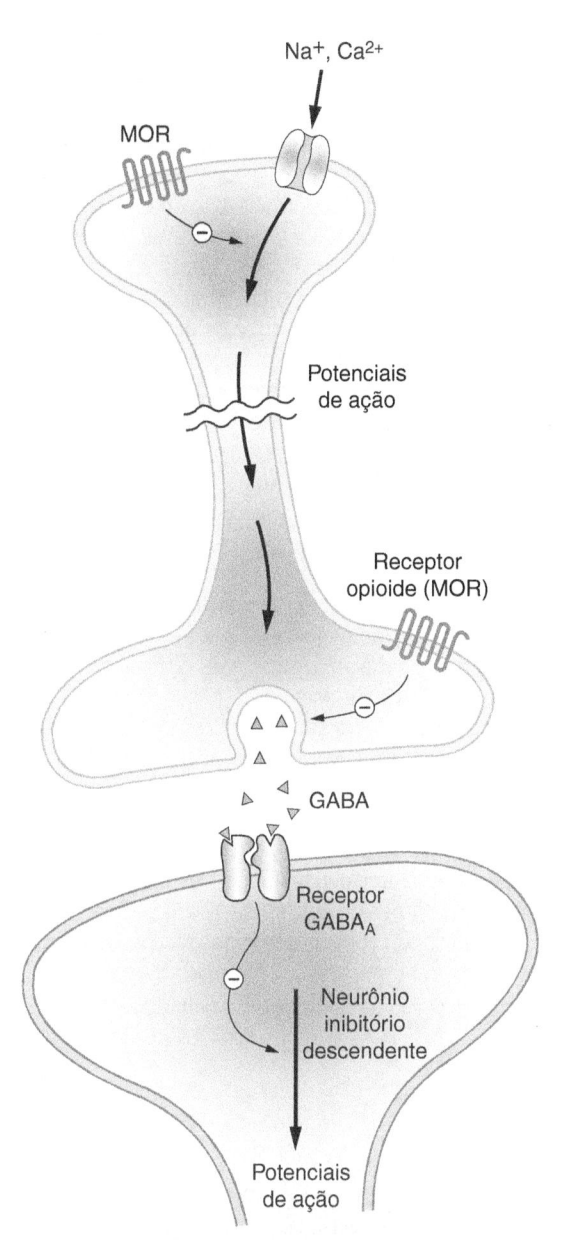

Figura 20.4 Sistema do circuito elétrico local do tronco encefálico que sustenta o efeito das vias descendentes através da analgesia mediada pelo receptor μ opioide (MOR). O neurônio inibitório da dor é indiretamente excitado pelos opioides (exógenos ou endógenos), o que leva à inibição do interneurônio (GABAérgico) inibitório (*GABA*). Este mecanismo potencializa a inibição do processamento nociceptivo no corno dorsal da medula espinhal.

Analgesia

Os opioides são os fármacos mais potentes disponíveis para o alívio da dor, atenuando os aspectos emocionais (afetivos) e sensoriais da dor. Os agonistas fortes (os que possuem maior eficácia analgésica, agonistas totais) consistem na **morfina, metadona, meperidina, fentanila, levorfanol** e **heroína**. A **codeína, hidrocodona** e **oxicodona** são agonistas parciais com eficácia analgésica leve a moderada. O **propoxifeno** é um fármaco agonista muito fraco.

Euforia

Geralmente, os pacientes ou usuários de drogas que recebem morfina intravenosa experimentam uma agradável sensação de que estão flutuando, com redução da ansiedade e sofrimento. Entretanto, pode ocorrer disforia em alguns casos, um estado desagradável caracterizado por inquietação e mal-estar, efeitos que podem ocorrer em doses inferiores às exigidas para a analgesia máxima.

Sedação

A sonolência e confusão mental são frequentemente simultâneas à ação do opioide. O paciente pode ter ou não um pouco de amnésia. O sono induzido pelos opiáceos em idosos é mais frequente do que em pessoas jovens saudáveis. Geralmente o paciente pode acordar sem dificuldade deste sono. Entretanto, a combinação de morfina com outros fármacos depressores do SNC, como os sedativo-hipnóticos, pode resultar em um sono muito profundo. A sedação marcante é mais frequente com compostos relacionados com a morfina e seus derivados, e menos frequente com os agentes sintéticos, como a meperidina e fentanila.

Depressão respiratória

As ações dos opioides na medula levam à inibição do centro respiratório com redução da resposta ao teste de estimulação com dióxido de carbono. Com os agonistas totais, a depressão respiratória pode ser observada em doses analgésicas comuns, sendo tal depressão dependente da dose e fortemente influenciada pelo grau de intensidade sensorial que ocorre no momento. Por exemplo, é possível superar parcialmente a depressão respiratória induzida por opioide com vários tipos de estímulo. Quando os fortes estímulos dolorosos que evitam a ação depressora de uma grande dose de opioide são aliviados, a referida depressão pode, de forma súbita, tornar-se marcante. Pequena a moderada redução na função respiratória, medida pela elevação da $Paco_2$ pode ser bem tolerada no paciente sem comprometimento respiratório anterior. Entretanto,

Boxe 20.1 Canais iônicos e novos analgésicos

Até a dor aguda mais forte (que dura algumas horas a dias) pode ser bem controlada com efeitos adversos significativos, mas toleráveis, com os analgésicos disponíveis no momento, especialmente os opioides. Entretanto, o controle da dor crônica (que dura semanas a meses) não é satisfatório com os opioides. Sabe-se que, na dor crônica, os receptores pré-sinápticos nas terminações dos nervos sensoriais periféricos contribuem para o aumento da excitabilidade das extremidades dos nervos sensoriais (sensibilização periférica). O neurônio sensorial hiperexcitável bombardeia a medula espinhal, aumentando a excitabilidade e alterações sinápticas no corno dorsal (sensibilização central). Parece que tais mudanças são importantes nos estados de dor crônica de origens inflamatória e neuropática.

Na tentativa de encontrar analgésicos que apresentem melhores resultados no tratamento da dor crônica, têm sido concentrados esforços na transmissão sináptica no processamento da nocicepção e sensorial. Os canais iônicos potencialmente importantes, associados a tais processos na periferia, consistem nos membros da família de potenciais receptores temporários — como o receptor TRPV1 (capsaicina), ativado pelo calor e produtos oriundos do processo inflamatório —assim como nos receptores P2X (sensíveis às purinas liberadas do dado tecidual). Um tipo especial de canal de sódio (Nav1,8), também conhecido como canal PN3/SNS, regulado por voltagem e resistente à tetrodotoxina, parece intrinsecamente associado aos neurônios nociceptivos nos gânglios da raiz dorsal. A mexiletina, útil em alguns estados dolorosos crônicos, pode agir através do bloqueio deste canal. Alguns bloqueadores dos canais de cálcio tipo N regulados por voltagem apresentam efeitos analgésicos. Um peptídio sintético relacionado com a ômicron-conotoxina, uma toxina do caracol marinho, que bloqueia seletivamente estes canais de cálcio, encontra-se na etapa de testes clínicos como analgésico. A gabapentina, um análogo anticonvulsivante do ácido gama-aminobutírico (GABA) (Cap. 14), constitui um tratamento eficaz para a dor neuropática (lesão no nervo), tendo sido demonstrado que bloqueia a dor e hiperalgesia associadas à inflamação. Os potenciais locais de ação da gabapentina consistem na família alfa-2-delta dos canais de cálcio.

Parece que os receptores do *N*-metil-D-aspartato (NMDA) têm um papel muito importante na sensibilização central nos níveis espinhal e supraespinhal. Embora alguns antagonistas do NMDA tenham demonstrado atividade analgésica (p. ex., a cetamina), é difícil encontrar agentes com perfil aceitável de efeitos colaterais ou neurotoxicidade. Parece que o GABA e acetilcolina (receptores nicotínicos diretos) controlam a liberação sináptica no nível central de vários transmissores envolvidos na nocicepção. A própria nicotina e certos análogos provocam analgesia. Um agonista nicotínico encontrado em alguns sapos (epibatidina) tem significativo efeito analgésico.

Embora nenhum dos estudos descritos até o momento tenha fornecido um fármaco analgésico aprovado, já propiciaram melhor compreensão da nocicepção e analgesia.

---

pessoas com asma, doença obstrutiva pulmonar crônica ou *cor pulmonale* (sobrecarga do ventrículo pulmonar causada por hipertensão pulmonar) podem não tolerar esta redução na função respiratória. O aumento da P_{CO_2} pode provocar dilatação cerebrovascular, resultando em aumento do fluxo sanguíneo cerebral e consequente aumento na pressão intracraniana.

Ações antitussígenas

A supressão do reflexo da tosse constitui uma ação bem conhecida dos opioides, entretanto o mecanismo exato é desconhecido. A codeína, em particular, tem sido usada em pessoas que sofrem de tosse de origem patológica e pacientes nos quais é necessário manter a ventilação através de tubo endotraqueal. Mas, a supressão da tosse pelos opioides pode levar ao acúmulo de secreções bem como à consequente obstrução das vias respiratórias e atelectasia.

Miose

A constrição das pupilas é observada virtualmente em todos os agonistas opioides com exceção da meperidina. A miose é uma ação farmacológica para a qual ocorre pouca ou nenhuma tolerância, sendo, por isso, valiosa no diagnóstico de overdose de opioides. A miose é observada até em viciados com elevado grau de tolerância aos opioides. Esta ação — que pode ser bloqueada pelos antagonistas opioides, como a naloxona — é mediada pelas vias parassimpáticas, que, por outro lado, podem ser bloqueadas pela atropina. A meperidina possui ação antimuscarínica suficiente para evitar miose.

Náuseas e vômitos

Os analgésicos opioides podem ativar a zona de gatilho quimiorreceptor do tronco encefálico responsável pela produção de náuseas e vômitos. Pode ser que também exista um componente vestibular neste efeito porque o caminhar aumenta a incidência das náuseas e vômitos.

Rigidez do tronco

Foi observada uma intensificação do tônus dos grandes músculos do tronco com vários opioides. A rigidez do tronco resulta da ação destes fármacos nos níveis supraespinhais, efeito que reduz a acomodação torácica e, desta forma, interfere na ventilação, sendo mais aparente quando altas doses de opioides muito lipossolúveis (p. ex., fentanila, sulfentanila, alfentanila) são rapidamente administradas por via intravenosa. A rigidez do tronco pode ser superada com a administração de um antagonista opioide, cujo curso também anula a ação analgésica do opioide. A prevenção da rigidez do tronco enquanto preserva a analgesia requer o uso concomitante de agentes bloqueadores neuromusculares.

Efeitos periféricos

Sistema cardiovascular

A maioria dos opioides não tem efeito significativo direto sobre o coração nem efeitos relevantes no ritmo cardíaco (exceto bradicardia). A meperidina é uma exceção porque sua ação antimuscarínica pode resultar em taquicardia. Em geral, a pressão sanguínea é bem conservada em pessoas que recebem opioides, exceto se o sistema cardiovascular estiver sob estresse, quando pode ocorrer hipotensão. Este efeito hipotensor verifica-se provavelmente por causa das dilatações arterial e venosa periféricas atribuídas a vários mecanismos, induzindo à depressão central dos mecanismos estabilizadores vasomotores e liberação de histamina. Não se observa nenhum efeito sobre o débito cardíaco nem o eletrocardiograma é significativamente afetado. Entretanto, deve-se ter cuidado com pacientes que apresentam redução do volume sanguíneo, porque os mecanismos aqui descritos tornam estes pacientes muito suscetíveis à hipotensão. Os analgésicos opioides afetam muito pouco a circulação cerebral, exceto quando a P_{CO_2} sobe como consequência da depressão respiratória.

Trato gastrintestinal

Ocorre prisão de ventre por causa da redução da peristalse intestinal, provavelmente mediada pelos efeitos sobre os receptores opioides no sistema nervoso entérico. No estômago, a motilidade (contração rítmica e relaxamento) pode diminuir, mas o tônus (contração persistente) pode aumentar — particularmente na porção central. No intestino grosso, as ondas peristálticas propulsivas são reduzidas, e o tônus aumentado, o que atrasa a passagem das fezes e permite o aumento da absorção da água, levando à prisão de ventre. Esta poderosa ação é a base do uso clínico de alguns dos referidos fármacos como agentes antidiarreicos.

Músculo liso

Os opioides (com exceção da meperidina) provocam a contração do músculo liso do trato biliar, o que pode causar cólica ou espasmo biliar, aumento do tônus do esfíncter da uretra e da bexiga, assim como redução no tônus uterino, a qual pode contribuir para prolongar o trabalho de parto.

Efeitos renais

A função renal é reduzida pelos opioides Em seres humanos, é possível que este efeito ocorra principalmente por causa da redução do fluxo plasmático renal. Os opioides podem reduzir a pressão sanguínea sistêmica e a taxa de filtração glomerular. Além disso, foi descoberto que os opioides μ possuem efeito antidiurético em seres humanos. Os mecanismos podem envolver os locais centrais e periféricos, mas as contribuições de cada um são desconhecidas. Os opioides também potencializam a reabsorção tubular do sódio nos rins. O papel das mudanças induzidas pelos opioides sobre a liberação do hormônio antidiurético é controverso. O tônus da uretra e o da bexiga são aumentados com doses terapêuticas dos analgésicos opioides. O aumento do tônus do esfíncter pode levar à retenção urinária, especialmente em pacientes no pós-operatório e homens idosos com hiperplasia de próstata. Ocasionalmente, a cólica ureteral provocada por um cálculo renal piora com o aumento do tônus ureteral provocado pelos opioides.

Prurido

As doses terapêuticas dos analgésicos opioides (especialmente a morfina) produzem vermelhidão e aquecimento da pele, acompanhados algumas vezes por transpiração e coceira; podendo os efeitos no SNC e a liberação periférica de histamina serem responsáveis por estas reações. O **prurido** induzido pelos opioides e, ocasionalmente, a **urticária** surgem com maior frequência quando os analgésicos opioides são administrados por via parenteral. Além disso, quando opioides, como a morfina, são administrados por via espinhal ou epidural, sua utilidade pode ser limitada por intenso prurido nos lábios e tronco.

USOS CLÍNICOS

O tratamento da dor é uma tarefa desafiadora que deve se iniciar com cuidadosas tentativas de avaliar a fonte e magnitude da dor. A quantidade de dor experimentada pelo paciente é frequentemente descrita usando uma escala numérica analógica visual (SAV) com palavras-códigos que variam de sem dor (0) a com dor excruciante (10). Uma escala similar pode ser usada com crianças e pacientes que não podem falar; esta escala representa cinco rostos que variam desde o com sorriso (sem dor) ao com choro (dor máxima).

Na dor grave, a administração de um analgésico opioide geralmente é considerada uma parte importante do planejamento do tratamento da dor. A determinação da via de administração (oral, parenteral, espinhal), duração da ação do fármaco, efeito máximo (máxima atividade intrínseca), duração da terapia, potencial para efeitos adversos e experiência posterior do paciente com opioides deve ser enviada para o médico responsável e monitorada pela equipe envolvida no cuidado do paciente. Um dos principais erros cometidos pelos médicos nestes casos é não avaliar a dor do paciente de forma adequada e comparar sua gravidade com um nível adequado de terapia medicamentosa. Também é importante o princípio de que, após a liberação do plano terapêutico, sua efetividade seja reavaliada e o plano modificado, se for necessário, se a resposta foi excessiva ou inadequada.

O uso de fármacos opioides em situações agudas pode diferir da sua utilização no tratamento da dor crônica, em que vários outros fatores devem ser considerados, como o desenvolvimento de tolerância e dependência física com os analgésicos opioides.

Analgesia

No cenário da dor aguda, os fortes agonistas devem ser administrados por via parenteral para o tratamento da dor moderada a grave, relativamente constante; mas, a dor aguda, intermitente não é bem controlada com este tratamento. A dor associada ao câncer e outras doenças terminais deve ser tratada de forma agressiva e frequentemente requer um acompanhamento multidisciplinar para obter o controle eficaz. Tais condições podem exigir o uso contínuo de potentes analgésicos opioides e estão associadas à tolerância e dependência. Entretanto, existe uma tolerância cruzada incompleta para os efeitos do receptor μ entre as várias subclasses de opioides, sendo esta a base para a "rotação" de opioides no controle da dor crônica. Se ocorrerem tolerância e dependência, tal fato não deverá ser usado como uma barreira para que os pacientes recebam o melhor cuidado possível e tenham qualidade de vida. Uma pesquisa sobre o funcionamento de asilos demonstrou que a administração de opioides em intervalos fixos (uma dose regular em intervalos regulares) é mais eficiente para alcançar o alívio da dor do que a administração apenas em caso de dor. Estão disponíveis novas formas farmacêuticas de opioides que permitem uma liberação mais lenta do fármaco (p. ex., formas de liberação prolongada de morfina e oxicodona). Sua vantagem é proporcionar um nível mais longo e estável de analgesia.

A analgesia prolongada, com redução nos efeitos adversos, pode ser obtida com a administração epidural de alguns fármacos agonistas fortes (p. ex., fentanila e morfina). Se o distúrbio na função gastrintestinal impedir o uso de morfina por via oral como uma preparação de liberação prolongada, o sistema transdérmico de fentanila (adesivo de fentanila) poderá ser usado por longos períodos. A administração de opioides fortes pela insuflação nasal é eficaz, mas existem poucas apresentações disponíveis para esta via de administração. Os analgésicos opioides são frequentemente usados durante o trabalho de parto, mas deve-se ter o cuidado de minimizar o risco de depressão neonatal porque os opioides atravessam a barreira placentária.

No caso de dor menos grave ou crônica, os agonistas moderados podem ser administrados por via oral. Além disso, foi demonstrado que os fármacos estimulantes, como as anfetaminas, potencializam as ações analgésicas dos opioides, podendo ser auxiliares muito úteis no paciente com dor crônica. Também, outros grupos de fármacos, como os anticonvulsivantes e antidepressivos, são úteis no controle da síndrome da dor crônica (Caps. 14 e 19, respectivamente), devendo ser levados em consideração.

Supressão da tosse

Tal supressão pode ser obtida com doses menores de opioides do que as necessárias para analgesia. Entretanto, nos últimos anos, o uso de analgésicos opioides para acalmar a tosse vem diminuindo, em grande parte por causa do desenvolvimento de vários compostos sintéticos eficazes que não são analgésicos nem viciantes. Ver o Cap. 35 para mais informações. O uso de fármacos antitussígenos orais inclui a **codeína** e o **dextrometorfano**.

Tratamento da diarreia

Quase todo tipo de diarreia pode ser controlado com os analgésicos opioides – mas, se ela estiver associada à infecção, o uso não deverá substituir o adequado tratamento antimicrobiano. Antigamente, as preparações não refinadas de ópio (p. ex., elixir paregórico) eram usadas para controlar a diarreia, porém hoje são usados derivados sintéticos com efeitos gastrintestinais mais seletivos e pouco ou nenhum efeito sobre o SNC. Estão disponíveis várias preparações especificamente para esta indicação (p. ex., **difenoxilato** e **loperamida**). Ver o Cap. 36 para mais informações.

Controle do edema pulmonar agudo

A morfina intravenosa tem uma grande capacidade de reduzir a dispneia do edema pulmonar associada à insuficiência do ventrículo esquerdo. O mecanismo não está claro, mas é provável que ele envolva a redução da *percepção* da falta de ar diminua a ansiedade do paciente assim como a pré (reduz o tônus venoso) e pós-carga (diminui a resistência periférica) cardíacas. A morfina também pode ser particularmente útil no tratamento da dor associada à isquemia do miocárdio em pacientes com edema pulmonar agudo. Entretanto, outros fármacos com mínimo ou nenhum efeito depressor do sistema respiratório (diuréticos) podem igualmente ser usados para controlar o edema pulmonar agudo.

Anestesia

Os opioides são úteis como fármacos no pré-operatório por causa das suas propriedades sedativas, ansiolíticas e analgésicas; também são usados no per operatório como **agentes auxiliares**, nos protocolos de anestesia balanceada (Cap. 15). Altas doses de opioides intravenosos (p. ex., morfina, fentanila) são frequentemente um componente primário do regime anestésico, mais comumente na cirurgia cardíaca e outros tipos de cirurgia de alto risco, quando o principal objetivo é reduzir a depressão cardiovascular. Em tais situações, deve ser providenciada assistência respiratória mecânica.

Por causa da sua ação direta nos neurônios superficiais do corno dorsal da medula espinhal, os opioides também podem ser usados como analgésicos regionais pela administração nos espaços epidural e subaraquinoide da coluna espinhal. A analgesia de longa duração com poucos efeitos adversos pode ser obtida pela administração epidural de 3 a 5 mg de morfina, seguida de infusão lenta por cateter inserido no espaço epidural. Inicialmente, acreditava-se que a administração epidural de opioides poderia produzir seletivamente analgesia sem comprometimento das funções motoras, autonômicas ou sensoriais além da dor. Entretanto, pode ocorre depressão respiratória após o fármaco ser injetado no espaço epidural e ser necessário realizar a reversão com naloxona. Outros efeitos, como prurido, náuseas e vômitos, são comuns após a administração epidural ou subaraquinoide de opioides, podendo eles também ser revertidos com naloxona, se necessário. Atualmente, a via epidural é a preferida porque os efeitos colaterais são menos comuns. A morfina é o agente mais usado, porém o uso de baixas doses de anestésicos locais, combinados com fentanila infundida através de um cateter epidural torácico, também se tornou um método aceitável para o controle da dor em pacientes durante a recuperação de uma cirurgia abdominal superior de grande porte. Em raros casos-controle da dor crônica, os profissionais de saúde podem escolher um implante com bomba de infusão programável conectada a um cateter espinhal para a infusão contínua de opioides ou outros analgésicos.

Dependência ao opioide

A **metadona**, um dos opioides de ação longa, é usada no controle dos estados de retirada de opioides e nos programas de manutenção para viciados. Nos estados de retirada de opioides, a metadona permite uma lenta redução do efeito opioide que reduz a intensidade dos sintomas da abstinência. A **buprenorfina** tem uma ação mais longa e algumas vezes é usada nos estados de retirada. Nos programas de manutenção para viciados, a ação prolongada da metadona bloqueia os efeitos que levam à euforia, provocados por opioides de ação mais curta (p. ex., heroína, morfina).

VIAS ALTERNATIVAS DE ADMINISTRAÇÃO

Os **supositórios retais** de morfina e hidromorfona têm sido usados quando as vias oral e parenteral não são desejáveis. O adesivo transdérmico fornece níveis sanguíneos estáveis do fármaco e melhor controle da dor, bem como evita a administração repetida de injeções parenterais. A fentanila é o opioide usado com mais sucesso na aplicação transdérmica, sendo amplamente utilizada em pacientes que sofrem de dor crônica. A via intranasal evita a administração de injeções parenterais e o metabolismo de primeira passagem dos fármacos administrados por via oral. O butorfanol é o opioide mais usado no momento, disponível nos EUA, para a formulação nasal. Uma alternativa à administração parenteral é a via **bucal transmucosa**, que usa uma pastilha ou um "pirulito" de citrato de fentanila.

Outro tipo de controle da dor, chamado de analgesia controlada pelo paciente (ACP) é usado em vários hospitais; permite que o paciente controle um dispositivo de infusão parenteral (geralmente intravenoso) ao pressionar um botão para liberar uma dose pré-programada do analgésico opioide desejado. Testes clínicos sugerem que este recurso permite um melhor controle da dor por usar menos opioide, tornando-o muito útil no controle da dor no pós-operatório. A superdosagem por causa do mau uso ou programação errada da ACP deve ser evitada porque existe o risco de depressão respiratória com hipoxia.

EFEITOS ADVERSOS E TOXICIDADE

Os efeitos adversos dos analgésicos opioides que constituem extensões de suas ações farmacológicas agudas consistem em depressão respiratória, náuseas, vômitos e prisão de ventre (Quadro 20.3). Além disso, devem-se levar em consideração a tolerância e dependência, o diagnóstico e tratamento da superdosagem, bem como as interações medicamentosas.

Tolerância e dependência

O desenvolvimento da tolerância começa com a primeira dose de um opioide, mas só é visível após 2 a 3 semanas de exposição frequente às doses comuns; surge mais rapidamente quando doses maiores são administradas com mais frequência. Este quadro se desenvolve em diversos graus para os diferentes efeitos dos fármacos opioides: observam-se marcante tolerância à analgesia, euforia, sedação, depressão respiratória, náuseas, vômitos e o efeito antitussígeno. A tolerância é mínima para a miose, prisão de ventre e convulsões.

Quadro 20.3 Efeitos adversos dos analgésicos opioides

Inquietação, tremedeira e hiperatividade (em reações disfóricas)
Depressão respiratória
Náuseas e vômitos
Aumento da pressão intracraniana
Hipotensão postural acentuada pela hipovolemia
Prisão de ventre
Retenção urinária
Coceira em volta do nariz e urticária (mais frequente com a administração parenteral e a espinhal)

A tolerância cruzada constitui uma característica muito importante dos opioides; ou seja, a tolerância do paciente à morfina resulta em redução na resposta analgésica a outros analgésicos opioides, o que é relevante para os agentes com atividade agonista principalmente sobre o receptor μ. A morfina e seus derivados exibem tolerância cruzada não apenas com relação às suas ações analgésicas mas também aos efeitos eufóricos, sedativos e respiratórios. Mas, a tolerância cruzada que existe entre os agonistas do receptor μ pode ser parcial ou incompleta, o que apoia o uso rotatório de opioides no controle da síndrome da dor crônica.

A dependência de fármacos do tipo opioide é marcada pela síndrome de retirada ou abstinência. Por causa da gravidade, a **síndrome de retirada**, é frequentemente tratada com terapia de substituição usando metadona para remover lentamente o fármaco do organismo com poucos sinais e sintomas graves da retirada (ver a discussão a seguir). Infelizmente, a **dependência psicológica** é reforçada pelo desenvolvimento da dependência física. A euforia, indiferença aos estímulos e sedação causadas pelos analgésicos opioides tendem a promover seu uso compulsivo. O usuário experimenta efeitos abdominais semelhantes a um intenso orgasmo, o que também contribui para seu abuso. Entretanto, como existem diferenças farmacológicas entre os vários opioides, também há diferenças na dependência psicológica e gravidade dos efeitos de retirada. Por exemplo, a retirada da dependência de um forte agonista está associada a sinais e sintomas de retirada mais graves que a retirada de um agonista suave ou moderado.

A administração de um *antagonista* opioide a uma pessoa que apresenta dependência a este tipo de medicamento é seguida por graves e rápidos sintomas de retirada. O potencial para a dependência física e psicológica dos opioides agonista-antagonistas parciais é menor que o potencial dos fármacos agonistas.

Overdose

Uma tríade de constrição de pupila, estado comatoso e depressão respiratória é característica da overdose com opioides, sendo o último efeito responsável pela maioria dos óbitos. O diagnóstico de overdose será confirmado se a injeção intravenosa de naloxona, um fármaco antagonista, produzir sinais imediatos de recuperação. O tratamento da overdose envolve o uso de antagonistas, como naloxona, e outras medidas terapêuticas, especialmente o suporte com ventilação mecânica.

Interações medicamentosas

As mais importantes, envolvendo os analgésicos opioides, são a depressão aditiva do SNC com o uso de etanol, sedativo-hipnóticos, anestésicos, antipsicóticos, antidepressivos tricíclicos e anti-histamínicos. O uso concomitante de alguns opioides (p. ex., meperidina) com os inibidores da monoaminoxidase aumenta a incidência do coma hiperpirético. A meperidina também está envolvida na síndrome serotoninérgica quando usada com inibidores seletivos da recaptação da serotonina (Quadro 20.4).

Contraindicações e cuidados na terapia

Uso de agonistas puros com agonistas parciais fracos

Como descrito no Cap. 2, um agonista parcial se comporta como um antagonista quando administrado na presença de um agonista total. Assim, ao administrar um agonista parcial fraco, como a pentazocina, a um paciente também recebendo um agonista total (p. ex., morfina), esta interação pode reduzir a analgesia ou levar a um estado de retirada, combinações que devem ser evitadas.

Uso em pacientes com dano cerebral

A depressão respiratória causada pelos opioides provoca uma retenção de dióxido de carbono, processo que leva à vasodilatação cerebral. Em pacientes com dano cerebral, a elevação resultante na pressão intracraniana pode ser fatal.

Uso durante a gravidez

O uso crônico dos opioides durante a gravidez pode resultar em dependência física do feto dentro do útero e sintomas de retirada no neonato, no período inicial pós-parto. Uma grave síndrome de retirada no bebê pode resultar em irritabilidade, choro irritante, diarreia ou até convulsões em alguns casos. Quando os sintomas de retirada são considerados relativamente suaves, o tratamento deve controlar estes sintomas utilizando o diazepam; no caso de retirada mais grave, são necessárias pequenas doses de opioides.

Uso em pacientes com função pulmonar reduzida

Em pacientes com reserva respiratória limitante, as propriedades depressoras dos analgésicos opioides podem levar à insuficiência respiratória aguda.

Uso em pacientes com a função hepática ou a renal reduzidas

A maioria dos opioides é metabolizada principalmente no fígado, e seus metabólitos são eliminados na urina. Assim, as meias-vidas da morfina e de seus derivados são prolongadas em pacientes com o comprometimento da função hepática ou da renal. Pode ocorrer acúmulo do fármaco original e seus metabólitos; por isso, a dose deve ser reduzida em tais pacientes.

Uso em pacientes com doença endócrina

Pacientes com insuficiência da glândula suprarrenal (doença de Addison) e hipotireoidismo (mixedema) podem ter respostas prolongadas ou exageradas aos opioides.

Quadro 20.4 Interações medicamentosas dos opioides

Grupo do fármaco	Interação com opioides
Sedativo-hipnóticos	Aumento da depressão do sistema nervoso central, particularmente depressão respiratória
Antipsicóticos tranquilizantes	Aumento da sedação. Efeitos variáveis sobre a depressão respiratória. Potencialização dos efeitos cardiovasculares (ações antimuscarínicas e alfabloqueadoras)
Inibidores da MAO	Contraindicação relativa para todos os analgésicos opioides por causa da alta incidência de coma hiperpirético; também foi reportada hipertensão

MAO, monoaminoxidase.

FÁRMACOS AGONISTA-ANTAGONISTAS

Atividade analgésica

A atividade analgésica dos agonista-antagonistas mistos varia de acordo com o fármaco, mas é menor do que a dos agonistas fortes, como a morfina. A **buprenorfina** e **nalbufina** fornecem maior analgesia do que a pentazocina, similar à codeína na eficácia analgésica.

Receptores

A nalbufina e pentazocina são agonistas κ, com fraca atividade antagonista sobre o receptor μ. A buprenorfina é um agonista do receptor μ com fracos efeitos sobre os receptores δ e κ, características que podem levar a resultados imprevisíveis se tais fármacos agonista-antagonistas mistos forem usados com agonistas puros, como a morfina. A buprenorfina tem um efeito de longa duração porque se liga fortemente aos receptores μ; embora sua atividade prolongada possa ser clinicamente útil (p. ex., suprimir os sinais de retirada em estados de dependência), esta propriedade transmite seus efeitos resistentes à reversão com a naloxona.

Efeitos

Os fármacos agonista-antagonistas mistos geralmente provocam sedação em doses analgésicas, também podendo ocorrer vertigem, transpiração e náuseas, e os possíveis efeitos adversos são ansiedade, alucinações e pesadelos. A depressão respiratória pode ser menos intensa do que com os agonistas puros, mas não é revertida pela naloxona. A tolerância surge com o uso crônico, sendo, porém, menor do que a tolerância com os agonistas puros, e existe um risco mínimo de tolerância cruzada. Ocorre dependência física, mas a tendência ao abuso dos fármacos agonista-antagonistas mistos é menor do que a que ocorre com os agonistas totais.

ANTAGONISTAS OPIOIDES

A **naloxona**, **nalmefeno** e **naltrexona** são antagonistas puros do receptor opioide que possuem alguns poucos efeitos em doses que produzem marcante antagonismo sobre os efeitos dos agonistas. Estes fármacos possuem maior afinidade pelos receptores μ do que por outros receptores opioides. O principal uso clínico dos antagonistas opioides é no tratamento da overdose aguda com opioides. A naloxona e nalmefeno são administrados por via intravenosa. Como a naloxona tem uma ação de curta duração (1 a 2 h), podem ser necessárias várias doses overdose com opioides. O nalmefeno tem uma ação de 8 a 12 h de duração. A naltrexona possui meia-vida de eliminação longa e bloqueia as ações dos agonistas fortes (p. ex., heroína) por pelo menos 24 h após a administração oral. A naltrexona também reduz o desejo pelo etanol, estando aprovada para uso auxiliar nos tratamentos da dependência do álcool.

Diversos

O **tramadol** é um analgésico não AINE e não opioide com ação central de eficácia moderada. Parece que seu mecanismo de ação envolve a potencialização da neurotransmissão serotonérgica, podendo sua eficácia analgésica ser bloqueada pela coadministração do antagonista do receptor $5\text{-}HT_3$ da serotonina, a ondansetrona. O tramadol também inibe a função do transportador da norepinefrina, sendo um fraco agonista do receptor μ.

A toxicidade do tramadol inclui convulsões, sendo o fármaco contraindicado aos pacientes com histórico de epilepsia e para o uso com outros fármacos que reduzem o limiar convulsivo. Os outros efeitos colaterais consistem em náuseas e vertigem, que diminuem após alguns dias de terapia. Até o momento, não foram reportados efeitos clinicamente relevantes sobre o sistema respiratório ou o cardiovascular.

FOCO NA REABILITAÇÃO

O uso de analgésicos opioides representa um dos métodos mais eficazes para o tratamento da dor moderada a grave, Os fisioterapeutas podem encontrar pacientes que usam estes medicamentos durante a recuperação do traumatismo ou após uma cirurgia (alívio da dor aguda), e em pacientes com câncer terminal ou dor crônica (alívio da dor crônica). Os efeitos adversos comuns da sedação e náuseas podem ser um obstáculo para algumas intervenções terapêuticas, mas o alívio da dor fornecido pelos fármacos pode permitir a progressão do programa de reabilitação e alcançar os resultados desejados. O fisioterapeuta deve identificar se tais fármacos podem ter um profundo efeito sobre a resposta respiratória dos pacientes a exercícios por causa da depressão dos quimiorreceptores medulares e potencial comprometimento da resposta respiratória ao exercício, que pode levar à hipoxia e **hipercapnia**.

Outro efeito adverso dos opioides é a tendência a provocar prisão de ventre, o que pode ser problemático em pacientes com condições que reduzem a motilidade gastrintestinal (p. ex., dano à medula espinhal, cirurgia abdominal). Por isso, os laxantes ou estimulantes gastrintestinais devem ser administrados para reduzir o risco de impactação fecal provocado pelo opioide. Os fisioterapeutas devem estar cientes sobre este efeito colateral bem como esclarecer os pacientes e seus cuidadores acerca da gravidade de tal problema. Infelizmente, com o uso prolongado dos opioides, os pacientes se tornam fisicamente dependentes. Quando os pacientes passam pelo gradativo processo de interrupção dos opioides, podem experimentar sintomas de retirada, como dores musculares difusas. Contudo, embora as dores musculares provocadas pela retirada do opioide não ocorram por causa de um distúrbio somático real, muitos agentes físicos, como o calor e eletroterapia, além de técnicas manuais, como massagem e relaxamento podem fornecer algum alívio para estes sintomas somáticos.

RELEVÂNCIA CLÍNICA PARA A REABILITAÇÃO

Reações adversas a fármacos

- Prisão de ventre
- Depressão respiratória
- Náuseas e vômitos
- Vertigem ou confusão mental
- Hipotensão
- Desenvolvimento de tolerância e dependência física

Efeitos que interferem na reabilitação

- Sedação, lentidão mental e sonolência podem afetar as intervenções nos pacientes
- A depressão respiratória pode causar a hipoxia e hipercapnia
- A resposta respiratória ao exercício pode ser enfraquecida
- A retirada do opioide pode levar a dores musculares difusas

Possíveis soluções para a terapia

- Os pacientes não receberem opioides por longos períodos por causa do risco de tolerância e dependência. Entretanto, as sessões de fisioterapia devem ser feitas nos níveis de pico para o máximo benefício analgésico
- Se ocorrerem problemas, discutir possíveis alternativas com o médico que prescreveu a terapia para maximizar o potencial durante as sessões de fisioterapia
- Ter ciência sobre o potencial de abuso com esta classe de medicamentos

Potencialização dos resultados funcionais secundários à terapia medicamentosa

- Os analgésicos opioides reduzem os níveis de dor, permitindo uma maior participação do paciente na reabilitação

ESTUDO DE CASO CLÍNICO

Breve histórico: a paciente, de 58 anos, tem longo histórico de osteoartrite bilateral dos joelhos. Vem sendo tratada de forma tradicional, nos últimos anos para a dor com medicamentos (inibidores da ciclo-oxigenase-2 [COX-2] por via oral e injeções intra-articulares de betametasona) e fisioterapia. Comentou que tem sentido mais dor e perda da função nos últimos anos. A paciente e seu médico chegaram à conclusão de que era hora da substituição total bilateral do joelho, tendo sido a paciente submetida à artroplastia total bilateral de joelho sem complicações.

Quadro médico atual e terapia medicamentosa: no quarto dia pós-operatório, a paciente usou a bomba ACP com sulfato de morfina para controlar a dor. Também recebeu meperidina por via oral para a dor incidental.

Cenário da reabilitação: a paciente foi encaminhada à fisioterapia para a faixa de movimentos ativos e passivos (ROM) em ambas as extremidades inferiores bem como treino da mobilidade ereta antes da admissão em um centro de reabilitação.

(*continua*)

ESTUDO DE CASO CLÍNICO (*continuação*)

Problema/opções clínicas: a paciente estava ansiosa para iniciar o tratamento e obter progresso; entretanto, confessou que tinha pouca tolerância a dor. Como sente desconforto associado às atividades ROM ativas e passivas, o fisioterapeuta pediu que tomasse seu medicamento antes das sessões de fisioterapia. Em várias ocasiões, ela mostrou tolerar muito bem os exercícios ROM ativos e passivos com este regime de medicamento. Entretanto, quando ficou de pé e tentou caminhar, sentiu fadiga e falta de ar. Em uma ocasião, seu quadro era tão grave que teve uma síncope. O fisioterapeuta identificou que estes sinais e sintomas poderiam ocorrer por causa da quantidade de analgésico opioide que a paciente estava usando antes das sessões de fisioterapia. Embora a medicação estivesse ajudando-a na melhora do ROM ativo e passivo, provocava efeitos adversos no treinamento da mobilidade. O fisioterapeuta conversou com a paciente, a enfermeira e o médico, ficando decidido que, para um melhor resultado, a paciente treinaria a caminhada/mobilidade durante a primeira parte da sua sessão de fisioterapia e que receberia uma dose oral de meperidina antes de iniciar os exercícios ROM ativos e passivos. E embora o início da analgesia fosse atrasado com tal recurso terapêutico, observou-se que este regime permitiria que a paciente conseguisse o benefício máximo da fisioterapia antes da reabilitação. O regime foi utilizado durante várias sessões, provando ser vantajoso, pois a equipe de enfermagem estava sempre disponível para fornecer a medicação oral no momento em que fosse necessário.

APRESENTAÇÕES DISPONÍVEIS[1]

Analgésicos opioides

Alfentanila

Acetato de levometadila
Oral: solução de 10 mg/mℓ. **Nota:** aprovado apenas para o tratamento do vício por narcóticos.

Buprenorfina
Oral: comprimidos sublinguais de 2 e 8 mg
Parenteral: 0,3 mg/mℓ para injeção

Butorfanol
Parenteral: 1 e 2 mg/mℓ para injeção
Nasal: *spray* nasal de 10 mg/mℓ

Codeína (sulfato ou fosfato)
Oral: comprimidos de 15; 30; 60 mg; solução de 15 mg/5 mℓ
Parenteral: 30 e 60 mg/mℓ para injeção

Dezocina
Parenteral: 5; 10; 15 mg/mℓ para injeção

Fentanila
Parenteral: 50 mg/mℓ para injeção
Sistema transdérmico de fentanila: liberação de 25; 50; 70; 100 mcg/h
Tablete oral de 100; 200; 300; 400 mcg
Tablete em bastão de 200; 400; 600; 800; 1.200; 1.600 mcg

Hidromorfona
Oral: comprimidos de 1; 2; 3; 4; 8 mg; líquido de 5 mg/mℓ
Parenteral: 1; 2; 4; 10 mg/mℓ para injeção
Retal: supositórios de 3 mg

Levorfanol
Oral: comprimidos de 2 mg
Parenteral: 2 mg/mℓ para injeção

Meperidina
Oral: comprimidos de 50 e 100 mg; xarope de 50 mg/5 mℓ
Parenteral: 25; 50; 75; 100 mg por dose por injeção

Metadona
Oral: comprimidos de 5 e 10 mg; comprimidos dispersíveis de 40 mg; solução de 1; 2; 10 mg/mℓ
Parenteral: 10 mg/mℓ para injeção

Sulfato de morfina
Oral: comprimidos de 10; 15; 30 mg; cápsulas de 15 e 30 mg; solução de 10; 20; 100 mg/ 5 mℓ
Comprimidos orais de liberação controlada: comprimidos de 15; 30; 60; 100; 200 mg
Liberação oral controlada: cápsulas de 20; 50; 100 mg
Parenteral: 0,5; 1; 2; 4; 5; 8; 10; 15; 25; 50 mg/mℓ para injeção
Retal: supositórios de 5; 10; 20; 30 mg

Nalbufina
Parenteral: 10 e 20 mg/mℓ para injeção

Oxicodona
Oral: comprimidos e cápsulas de 5 mg; solução de 1 e 20 mg/mℓ
Liberação oral controlada: comprimidos de 10; 20; 40; 80; 100 mg

Oximorfona
Parenteral: 1 e 1,5 mg/mℓ para injeção
Retal: supositórios de 5 mg

Pentazocina (Talwin)
Oral: Ver as combinações de analgésicos.
Parenteral: 30 mg/mℓ para injeção

Propoxifeno
Oral: cápsulas de 65 mg; comprimidos de 100 mg
Nota: este produto não é recomendado.

Remifentanila
Parenteral: 3; 5; 10 mg em pó para reconstituição para injeção

Sufentanila
Parenteral: 50 mcg/mℓ para injeção

Tramadol
Oral: comprimidos de 50 mg

Combinações de analgésicos[2]

Codeína/ paracetamol
Oral: comprimidos ou cápsulas de codeína de 15; 30; 60 mg mais paracetamol de 300 ou 325 mg; comprimidos de codeína de 12 mg mais paracetamol de 120 mg

Codeína/ ácido acetilsalicílico
Oral: comprimidos de codeína de 30 e 60 mg mais ácido acetilsalicílico de 325 mg

Hidrocodona/ibuprofeno
Oral: hidrocodona de 7,5 mg mais ibuprofeno de 200 mg

Hidrocodona/ paracetamol
Oral: comprimidos de hidrocodona de 2,5; 5; 7,5; 10 mg mais paracetamol de 500 ou 650 mg

Oxicodona/ácido acetilsalicílico
Oral: oxicodona de 4,9 mg mais ácido acetilsalicílico de 325 mg

Oxicodona/paracetamol
Nota: altas doses de paracetamol podem provocar hepatotoxicidade com o uso repetido.
Oral: comprimidos de oxicodona de 5 mg mais paracetamol de 325 ou 500 mg

Propoxifeno/ácido acetilsalicílico ou paracetamol.
Nota: este produto não é recomendado.
Oral: propoxifeno de 65 mg mais ácido acetilsalicílico de 389 mg mais cafeína de 32,4 mg; propoxifeno de 50; 65; 100 mg mais paracetamol de 325 ou 650 mg

Antagonistas opioides

Nalmefeno
Parenteral: 0,1 e 1 mg/mℓ para injeção

Naloxona
Parenteral: 0,4 e 1 mg/mℓ; 0,02 mg/mℓ (para uso neonatal) para injeção

Naltrexona
Oral: comprimidos de 50 mg

Antitussígenos

Codeína
Oral: comprimidos de 15; 30; 60 mg; constituinte de várias marcas de xarope[2]

Dextrometorfano
Oral: pastilhas de 2,5; 5; 7,5; 15 mg; xarope de 3,5; 5; 7,5; 10; 15 mg/5 mℓ; líquido de liberação controlada de 30 mg; constituinte de várias marcas de xarope[1]

[1] As preparações de opioides antidiarreicos estão listadas no Cap. 36.
[2] Existem muitas combinações de produtos disponíveis no mercado, sendo citadas aqui apenas algumas das mais comumente prescritas.
Os produtos de combinações com codeína disponíveis em várias concentrações são geralmente indicados como No. 2 (codeína de 15 mg), No. 3 (codeína de 30 mg) e No. 4 (codeína de 60 mg). Os médicos devem estar cientes sobre o possível perigo de dano renal com o paracetamol, ácido acetilsalicílico e AINE presentes nestas combinações de analgésicos.

REFERÊNCIAS

Arcioni R, *et al.*: Ondansetron inhibits the analgesic effects of tramadol: A possible 5-HT(3) spinal receptor involvement in acute pain in humans. *Anesth Analg* 2002;94:1553.

Basbaum AI, Jessel T: The perception of pain. In *Principles of Neural Science*, 4th ed. Kandel ER, *et al.*, eds. New York: McGraw-Hill, 2000.

Benedetti C, Premuda L: The history of opium and its derivatives. In *Advances in Pain Research and Therapy*, Vol 14.

Benedetti C, *et al.*, eds. New York: Raven Press, 1990. Bolan EA, *et al.*: Synergy between mu opioid ligands: Evidence for functional interactions among mu opioid receptor subtypes. *J Pharmacol Exp Ther* 2002; 303:557.

Davis MP, Walsh D: Methadone for relief of cancer pain: A review of pharmacokinetics, pharmacodynamics, drug interactions and protocols of administration. *Support Care Cancer* 2001;9:73.

Laughlin TM, *et al.*: Mechanisms of induction of persistent nociception by dynorphin. *J Pharmacol Exp Ther* 2001;299:6.

Mercadante S: Opioid rotation for cancer pain: Rationale and clinical aspects. *Cancer* 1999;86:1856.

Mitchell JM, *et al.*: A locus and mechanism of action for associative morphine tolerance. *Nat Neurosci* 2000;3:47.

Parris WC, *et al.*: The use of controlled-release oxycodone for the treatment of chronic cancer pain: A randomized, double-blind study. *J Pain Symptom Manage* 1998;16:205.

Shir Y, *et al.*: Methadone is safe for treating hospitalized patients with severe pain. *Can J Anaesth* 2001;48:1109.

Sindrup SH, Jensen TS: Efficacy of pharmacological treatments of neuropathic pain: An update and effect related to mechanism of drug action. *Pain* 1999;83:389.

Tzschentke TM: Behavioral pharmacology of buprenorphine, with a focus on preclinical models of reward and addiction. *Psychopharmacology* (Berl) 2002;161:1.

Vanderah TW, *et al.*: Mechanisms of opioid-induced pain and antinociceptive tolerance: Descending facilitation and spinal dynorphin. *Pain* 2001;92:5.

Von Dossow V, *et al.*: Thoracic epidural anesthesia combined with general anesthesia: The preferred anesthetic technique for thoracic surgery. *Anesth Analg* 2001;92:848.

Wang Z, *et al.*: Pronociceptive actions of dynorphin maintain chronic neuropathic pain. *J Neurosci* 2001;21:1779.

Williams JT, *et al.*: Cellular and synaptic adaptations mediating opioid dependence. *Physiol Rev* 2001;81:299.

Referências de reabilitação

Allan L, *et al.*: Transdermal fentanyl versus sustained release oral morphine in strong-opioid naïve patients with chronic low back pain. *Spine* 2005;30:2484.

Bourne MH, *et al.*: Tramadol/acetaminophen tablets in the treatment of postsurgical orthopedic pain. *Am J Orthop* 2005; 34:592.

Vogt MT, *et al.*: Analgesic usage for low back pain: Impact on health care costs and service use. *Spine* 2005;30:1075.

Zorowitz RD, *et al.*: Usage of pain medications during stroke rehabilitation: the Post-Stroke Rehabilitation Outcomes Project (PSROP). *Top Stroke Rehab* 2005;12:37.

21

Drogas de Uso Abusivo*

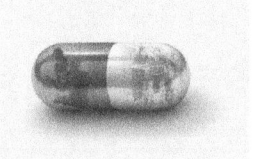

Como todos sabem, o **uso abusivo** consiste em qualquer uso ilícito de um fármaco para fins não medicinais, geralmente para alterar a consciência, mas também para o fisiculturismo. O termo também indica o uso deliberado de substâncias químicas comumente não consideradas drogas pelo público leigo, mas que podem ser perigosas para o usuário. Quase sempre, a motivação para o uso abusivo de drogas parece ser a esperada sensação de prazer derivada dos efeitos sobre o sistema nervoso central (SNC). Se a dependência fisiológica estiver presente, evitar a **síndrome de retirada** ou **de abstinência** irá reforçar o uso abusivo contínuo da droga.

O termo uso abusivo de drogas tem um caráter social pejorativo, podendo assumir diferentes significados conforme as pessoas. Algumas também podem distinguir o uso abusivo de fármacos do mau uso de fármacos, significando este último que o fármaco é usado para uma indicação errada, na dose errada ou por muito tempo. No contexto do uso abusivo de fármacos, o próprio fármaco é menos importante do que o padrão de uso. Por exemplo, tomar 50 mg de diazepam para aumentar o efeito de uma dose diária de metadona é um caso de uso abusivo de diazepam. Por outro lado, ingerir a mesma dose diária excessiva do fármaco, mas apenas para efeito ansiolítico, é um exemplo de mau uso do diazepam.

Neste capítulo, discutimos a terminologia relevante para as drogas de uso abusivo, as implicações socioeconômicas e culturais do uso de tais drogas, bem como as principais classes dessas drogas junto com alguns exemplos para cada classe. As principais classes de drogas utilizadas no contexto do uso abusivo são apresentadas na Fig. 21.1, e os agentes protótipos de cada classe no Quadro 21.1.

DEFINIÇÕES

A **dependência** se refere aos fenômenos biológicos geralmente associados ao uso abusivo de drogas. A **dependência psicológica** se manifesta através do comportamento compulsivo de procura pela droga, no qual a pessoa usa o agente repetitivamente para obter satisfação pessoal, ignorando os riscos para a saúde. A privação do agente por um curto período de tempo geralmente resulta em forte desejo ou ânsia pela droga. O fumo de cigarros é um exemplo. A **dependência fisiológica** está presente quando a retirada da droga produz sinais e sintomas que são frequentemente o oposto dos que o usuário procura. Uma explicação tradicional para estas manifestações é que o corpo se ajusta a uma nova homeostase durante o período de uso da droga e reage ao contrário quando este equilíbrio é abalado. A síndrome de retirada de álcool é talvez o exemplo mais conhecido, porém leves graus de retirada podem ser observados nas pessoas que bebem uma grande quantidade de café. A dependência psicológica quase sempre vem antes da dependência fisiológica, mas não leva inevitavelmente à dependência fisiológica. O termo **vício** é usado para indicar um estado de dependência fisiológica e psicológica, mas a palavra é imprecisa para uso científico.

A tolerância significa uma resposta reduzida aos efeitos da droga; assim, são necessárias doses progressivamente maiores para alcançar o mesmo efeito. A tolerância está intimamente associada ao fenômeno da dependência fisiológica; deve-se em grande parte às respostas compensatórias

---
* N.T.: para consultar a lista de substâncias controladas no Brasil, consultar a Portaria nº 344, da ANVISA/Ministério da Saúde, de 12 de maio de 1998, e suas atualizações.

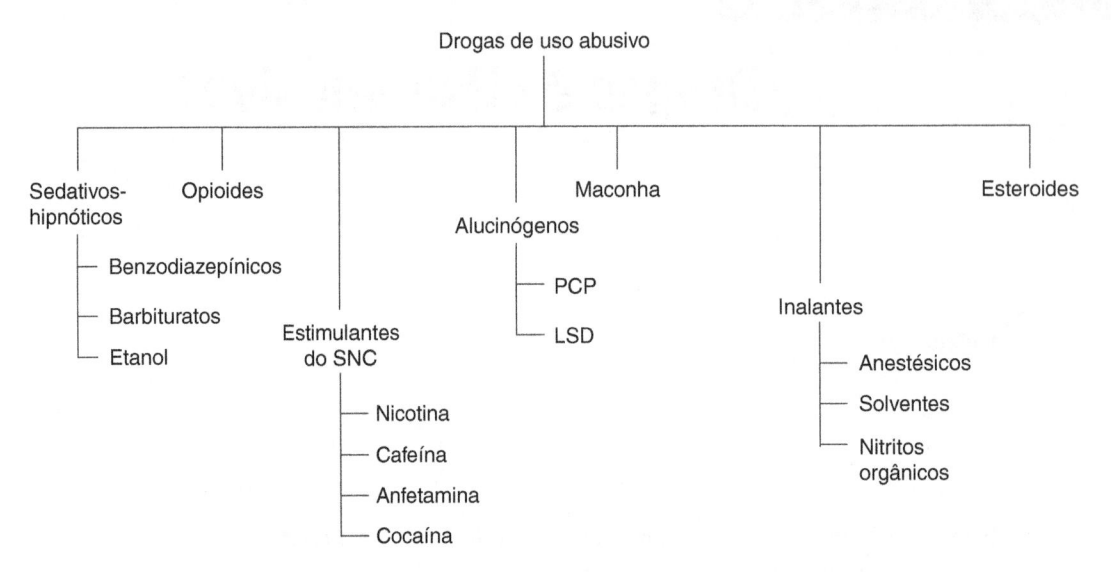

Figura 21.1 Principais classes de drogas de uso abusivo. LSD, dietilamina do ácido lisérgico; PCP, fenciclidina.

que suavizam a ação farmacodinâmica da droga. Já foi reportada ocasionalmente *tolerância metabólica* pelo aumento da disposição da droga após uso crônico.

A **tolerância funcional**, que pode ser mais comum, ocorre por causa das mudanças compensatórias nos receptores, enzimas efetoras ou ações da droga sobre as membranas.

Várias técnicas experimentais têm sido concebidas para prever a capacidade da droga de produzir dependência e para avaliar a sua probabilidade de uso abusivo. A maioria destas técnicas emprega a autoadministração da droga por animais. As taxas de reforço podem ser alteradas para tornar o trabalho do animal mais pesado para cada dose da droga, fornecendo também medida semiquantitativa. São feitas comparações contra uma droga-padrão na classe; por exemplo, a morfina contra os opioides. A retirada de drogas em animais dependentes avalia a natureza da síndrome de retirada, podendo ser empregada para testar os fármacos que possam ser usados em substituição cruzada da droga-padrão. A maioria dos agentes com potencial significativo para dependência psicológica ou fisiológica pode ser prontamente detectada usando essas técnicas. Entretanto, o risco atual de uso abusivo é difícil prever porque muitas variáveis entram na decisão de abusar de drogas.

Quadro 21.1 Principais classes de drogas de uso abusivo com substâncias prototípicas e substâncias de uso abusivo adicionais

Classe	Protótipo	Outros agentes importantes
Sedativo-hipnóticos	Etanol, fenobarbital, clordiazepóxido	Diazepam, metaqualona, meprobamato, secobarbital, GHB
Analgésicos opioides	Heroína	Fentanila, meperidina e outros analgésicos opioides fortes
Estimulantes	Anfetamina, cafeína, cocaína, nicotina	Metanfetamina, fenmetrazina, DOM, MDA, MDMA
Alucinógenos	LSD, fenciclidina	Mescalina, quetamina, escopolamina
Maconha	"Erva", *marijuana*	Haxixe, dronabinol
Inalantes	Óxido nitroso, tolueno, nitrito de amila	Clorofórmio, benzeno, éter, nitrito de isobutila
Esteroides	Testosterona	Nandrolona, fluoximesterona, testolactona

DOM, 2,5-dimetóxi-4-metilanfetamina; GHB, gamaidroxibutirato; LSD, dietilamina do ácido lisérgico; MDA, metilenodioxianfetamina; MDMA, metilenodioximetanfetamina.

CONSIDERAÇÕES CULTURAIS

As atuais atitudes nos EUA sobre as drogas que possuem grande potencial para uso abusivo são refletidas nas substâncias controladas, listadas no Quadro 21.2. Essa lista é similar às publicadas pelos órgãos de controle internacionais. Tais listas afetam a obediência à lei dos fabricantes e prescritores éticos de fármacos, fabricantes ou fornecedores, tendo pequeno efeito inibitório de drogas; são em relação aos dribladas pela síntese de **"drogas planejadas"** que possuem pequenas modificações nas estruturas químicas das drogas até então existentes com pouca ou nenhuma mudança nas suas ações farmacodinâmicas; assim, devem ser periodicamente revisadas para incluir essas tentativas de produzir compostos atualmente não listados.

O uso abusivo de drogas que alteram o pensamento é baseado em uma complicada ação recíproca de três fatores: o usuário, o cenário no qual a droga é usada e a droga. Assim, a personalidade do usuário e o cenário podem exercer forte influência sobre o que o usuário experimenta. Contudo, independente destas circunstâncias, geralmente é possível identificar um conjunto de efeitos de uma droga que será experimentada por quase todos sob quaisquer circunstâncias se a dosagem for adequada.

NEUROBIOLOGIA DAS DROGAS DE USO ABUSIVO

Durante os últimos 20 anos, foi obtido substancial progresso no esclarecimento da neurobiologia das drogas de uso abusivo e seus efeitos. A maioria das ou todas as drogas de uso abusivo agem através de sistemas de neurotransmissores que envolvem a norepinefrina (NE), dopamina (DA), ácido gama-aminobutírico (GABA), serotonina (5-HT), glutamato, endorfinas ou encefalinas. Mas, independente da droga e do neurotransmissor inicial, parece que a via comum final no vício é o sistema mesolímbico dopaminérgico do cérebro, exercendo especialmente a área ventral tegmental e o *nucleus accumbens* papéis importantes. Parece que o *locus ceruleus* tem um papel importante durante a retirada. A última descoberta possui importantes implicações no tratamento, como o uso de clonidina (um simpatolítico) para a retirada de opioides.

No caso dos estimulantes, como as anfetaminas e cocaína, a conexão com os efeitos mediados pela dopamina é facilmente observada, pois estas drogas influenciam diretamente a transmissão dopaminérgica. Outras classes de fármacos, como os benzodiazepínicos, possuem receptores nos canais de cloreto associados ao GABA, e outras drogas de uso abusivo, como a fenciclidina, ligam-se a locais nos complexos dos canais do receptor de aminoácido excitatório. Foram descobertos ligantes endógenos para os receptores que se ligam a drogas, como os opioides e canabinoides. São exemplos a betaendorfina (para o receptor opioide μ) e anandamida (para os receptores canabinoides). Estes receptores são fundamentais para os efeitos agudos dessas drogas de uso abusivo.

Muitas descobertas neurobiológicas sobre os mecanismos de dependência de drogas em modelos de animais foram confirmados em estudos com humanos, que consistem na administração de fármacos enquanto medem os resultados neuroendócrinos e comportamentais, promovem avaliações dos ligantes endógenos no fluido cerebrospinhal de pacientes dependentes de drogas e realizam estudos de neuroimagem, particularmente

Quadro 21.2 Anexos das substâncias controladas

Anexo	Valor clínico	Potencial para o vício	Exemplos
I	Sem uso médico	Alto	Flunitrazepam, heroína, LSD, maconha,[1] mescalina, metaqualona, PCP, DOM, MDMA
II	Uso médico	Alto	Agonistas opioides fortes, cocaína, barbituratos de meia-vida curta, anfetaminas, canabinóis, metilfenidato
III	Uso médico	Moderado	Esteroides anabolizantes, codeína e agonistas opioides moderados, dronabinol, tiopental
IV	Uso médico	Baixo	Benzodiazepínicos, hidrato de cloral, meprobamato, agonistas opioides fracos, propoxifeno, zaleplona, zolpidém

DOM, 2,5-dimetóxi-4-metilanfetamina; LSD, dietilamida do ácido lisérgico; MDMA, metilenodioximetanfetamina; PCP, fenciclidina.
[1] A maconha não apresenta alto potencial viciante, mas está incluída nesta categoria por razões históricas e políticas

imagens de neurorreceptores. Os radioligantes disponíveis permitem o exame dos receptores e transportadores da dopamina, receptores de opioides e a atividade funcional cerebral baseada no fluxo sanguíneo ou consumo de glicose. Estes estudos de neuroimagem dos neurorreceptores mostraram que o uso abusivo crônico de drogas que produzem tolerância, dependência e sensibilização podem ter efeitos associados sobre vários receptores e transportadores, sendo tais mudanças tipificadas pelo uso abusivo de cocaína, no qual o número de receptores D_2 é reduzido, e o de transportadores pré-sinápticos da dopamina aumenta. Os estudos do fluxo sanguíneo e consumo de glicose mostraram que o uso agudo de drogas está associado a reduções substanciais na atividade metabólica do cérebro e que a taxa de troca tem relação com os efeitos de reforço das drogas de uso abusivo.

PRINCIPAIS GRUPOS DE FÁRMACOS

Sedativo-hipnóticos

O uso médico destes fármacos, com exceção do etanol, é discutido no Cap. 13, consistindo tal grupo nos barbituratos, benzodiazepínicos e etanol. Os benzodiazepínicos são comumente prescritos para a ansiedade e, como são fármacos incluídos no Anexo IV, possuem pouca tendência de uso abusivo (Quadro 21.2). Os barbituratos de ação curta, como o **secobarbital,** apresentam alto potencial viciante, sendo classificados como Anexo II (Quadro 21.2). Por outro lado, o **flunitrazepam** não possui valor medicinal, classificando-se como Anexo I. O etanol não está listado nos anexos de substâncias controladas com tendência de uso abusivo.

Efeitos fisiológicos

Os sedativo-hipnóticos reduzem a inibição, suprimem a ansiedade e produzem relaxamento. Acredita-se que todas estas ações estimulem o uso repetitivo e desenvolvimento de dependência psicológica. Tais fármacos são depressores do SNC, e seus efeitos depressores potencializados pelo uso concomitante de analgésicos opioides, agentes antipsicóticos, maconha e qualquer outra droga com propriedades sedativas. As *overdoses* agudas comumente terminam em morte como resultado da depressão dos centros respiratório e cardiovascular medulares (Quadro 21.3). O controle da overdose consiste na manutenção das vias respiratórias abertas e suporte ventilatório. O **flumazenil** pode ser usado para reverter os efeitos depressores dos benzodiazepínicos no SNC, mas não existe antídoto para os barbituratos ou etanol. O **flunitrazepam,** um potente benzodiazepínico de ação rápida com marcantes propriedades amnésticas, é usado como "droga de estupro". Adicionado a bebidas alcoólicas, o **hidrato de cloral,** ou o **gamaidroxibutirato** (**GHB**; oxibato de sódio), também deixa a vítima incapaz de resistir ao estupro. Entretanto, qualquer sedativo-hipnótico, sozinho ou combinado com outros depressores do SNC, pode reduzir a capacidade individual de resistir a avanços sexuais indesejados.

Abstinência

O uso contínuo dos sedativo-hipnóticos leva à dependência fisiológica. Os sinais e sintomas da síndrome de abstinência são mais visíveis com fármacos que possuem meias-vidas inferiores a 24 h. São exemplos o **etanol, secobarbital** e **metaqualona.** Entretanto, a dependência

Quadro 21.3 Manifestações da *overdose* e retirada de drogas de uso abusivo selecionadas

Droga	Efeitos da *overdose*	Sinais e sintomas de retirada
Barbituratos; benzodiazepínicos; etanol[1]	Fala arrastada, comportamento de "bêbado", pupilas dilatadas, pulso fraco e rápido, pele fria e úmida, respiração superficial, coma, morte	Ansiedade, insônia, delírio, tremor, convulsões, morte
Heroína; outros analgésicos opioides	Pupilas contraídas, pele fria e úmida, náuseas, sonolência, depressão respiratória, coma, morte	Náuseas, calafrios, transpiração, cãibras, lacrimejamento, rinorreia, bocejo, hiperpneia, tremor
Anfetaminas; metilfenidato; cocaína[2]	Agitação, hipertensão, taquicardia, ilusões, alucinações, hipertermia, convulsões, morte	Apatia, irritabilidade, aumento do tempo de sono, desorientação, depressão

[1] A retirada do etanol provoca também o estado alucinatório de fortes delírios.
[2] As arritmias cardíacas, infarto do miocárdio e acidente vascular encefálico ocorrem mais frequentemente na *overdose* de cocaína do que na dos outros estimulantes do SNC.

fisiológica pode ocorrer com qualquer sedativo-hipnótico, como os benzodiazepínicos de ação longa. Os sinais mais importantes de abstinência derivam da excessiva estimulação do SNC, consistindo em ansiedade, tremor, náuseas e vômitos, delírio e alucinações (Quadro 21.3). As convulsões não são incomuns, ocorrem mais no final do processo de retirada e podem ser fatais.

O tratamento da retirada de sedativo-hipnóticos envolve a administração de sedativo-hipnóticos de longa ação, como **diazepam**, para suprimir a síndrome de retirada aguda, seguida por gradual redução da dose. A **clonidina** ou **propranolol** também podem ser importantes para suprimir a excessiva atividade simpática.

Uma síndrome da retirada terapêutica ocorre após a interrupção de sedativo-hipnóticos após um longo período de uso. Além dos sintomas da retirada clássica, apresentados no Quadro 21.6, esta síndrome inclui a perda de peso, parestesias e dor de cabeça.

Etanol

É uma droga sedativo-hipnótica com poucas aplicações médicas, mas seu uso abusivo como droga social é responsável pelos principais problemas médicos e socioeconômicos.

Farmacocinética

Após a ingestão, o etanol é rápida e completamente absorvido, sendo, em seguida, distribuído para a maioria dos tecidos do corpo, sendo seu volume de distribuição equivalente ao da água total do corpo (0,5 a 0,7 ℓ/kg).

O etanol é metabolizado em acetaldeído por dois sistemas de enzima (Fig. 21.2). O primeiro sistema é constituído pela **álcool desidrogenase** (ADH), uma enzima no citosol e dependente da nicotinamida adenina dinucleotídio (NAD), encontrada principalmente no fígado e intestino, contribuindo para o metabolismo das pequenas a moderadas doses de etanol. Por causa do limitado suprimento da coenzima NAD, a reação tem cinética de ordem zero, resultando em capacidade fixa de metabolismo do etanol de 7 a 10 g/h. Tal metabolismo no trato gastrintestinal é menor em mulheres do que em homens, o que justificaria a maior sensibilidade das mulheres quando ingerem a mesma quantidade de bebida alcoólica. O segundo sistema, o **sistema microssômico de oxidação do etanol (MEOS)**, é um sistema de oxidases microssômicas de função mista que pouco contribuem para o metabolismo do etanol em níveis sanguíneos inferiores a 100 mg/dℓ. Entretanto, o MEOS aumenta sua atividade com a exposição crônica ao etanol ou agentes indutores, como os barbituratos. Este aumento pode ser responsável, em parte, pelo desenvolvimento da tolerância ao etanol. Como discutido anteriormente (Cap. 3), uma isoforma do citocromo P450 induzida pelo etanol converte o paracetamol em um metabólito hepatotóxico.

O acetaldeído formado da oxidação do etanol por qualquer um dos sistemas é rapidamente metabolizado em acetato pela **aldeído desidrogenase**, uma enzima mitocondrial encontrada no fígado e muitos outros tecidos, sendo inibida pelo **dissulfiram** (Fig. 21.2) e outros outros fármacos, como o metronidazol, hipoglicemiantes orais e algumas cefalosporinas. Além disso, alguns descendentes de asiáticos com deficiência genética de aldeído desidrogenase podem experimentar reações de náuseas e rubor por causa do acúmulo de acetaldeído após o consumo de pequenas quantidades de etanol.

Efeitos fisiológicos agudos

SNC. Os principais efeitos agudos do etanol sobre o SNC consistem em sedação, perda da inibição, falta de discernimento, fala arrastada e ataxia (Quadro 21.4). A redução na capacidade de dirigir ocorre em níveis sanguíneos de etanol entre 60 e 80 mg/dℓ. Os níveis

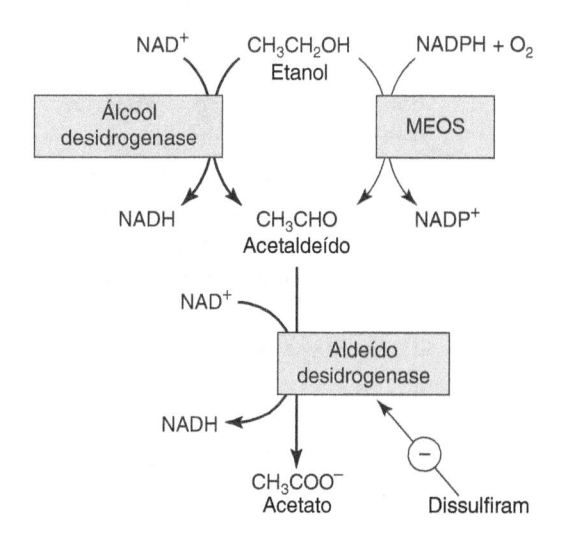

Figura 21.2 Metabolismo do etanol em acetaldeído pela enzima álcool desidrogenase e pelo sistema microssômico de oxidação do etanol (MEOS). A enzima aldeído desidrogenase metaboliza o acetaldeído em ácido acético, sendo inibida pelo dissulfiram.

Quadro 21.4	Concentração de álcool no sangue (CAS) e efeitos clínicos em indivíduos não tolerantes
CSA (mg/dℓ)[1]	Efeito clínico
50 a 100	Sedação, sensação de estar "alto", aumento do tempo de reação
100 a 200	Função motora prejudicada, fala arrastada, ataxia
200 a 300	Êmese, estupor
300 a 400	Coma
> 500	Depressão respiratória, morte

[1] Em muitas partes dos EUA, um nível sanguíneo superior a 80 a 100 mg/dℓ para os adultos ou 10 mg/dℓ para as pessoas até 21 anos é suficiente para condenar por "dirigir sob a influência do álcool".*

*N. T.: no Brasil, o Código Nacional de Trânsito considera crime dirigir sob a influência do álcool, se a concentração alcoólica no sangue for superior a 0,6 g/ℓ de sangue.

sanguíneos de 120 a 160 mg/dℓ estão geralmente associados a forte embriaguez. Os níveis superiores a 300 mg/dℓ podem levar à perda da consciência, anestesia e coma com possível depressão respiratória e cardiovascular fatal. Em geral, níveis sanguíneos superiores 500 mg/dℓ são letais. Embora os alcoólicos crônicos com tolerância aos efeitos do etanol quase sempre possam suportar níveis sanguíneos muito maiores que os bebedores ocasionais, o nível sanguíneo letal varia pouco. Ocorre depressão aditiva do SNC com a ingestão concomitante de uma grande variedade de depressores do SNC, como os sedativo-hipnóticos, agonistas opioides, além de muitos fármacos que bloqueiam os receptores muscarínicos e H_1 histamínicos.

Os mecanismos moleculares envolvidos nos complexos efeitos do etanol sobre o SNC ainda não são totalmente compreendidos. Também ainda não foram identificados receptores específicos do etanol. Por outro lado, parece que o etanol modula a função de várias proteínas sinalizadoras; facilita a ação do GABA nos receptores $GABA_A$, inibe a capacidade do glutamato de ativar os receptores do N-metil-D-aspartato (NMDA) e modifica as atividades da adenililciclase, fosfolipase C e canais iônicos. Os "apagões" provocados pelo etanol podem se originar da interferência nos receptores do NMDA.

OUTROS SISTEMAS ORGÂNICOS. O etanol, mesmo em concentrações sanguíneas relativamente baixas, deprime de forma significativa a contratilidade cardíaca. O músculo liso vascular é relaxado, o que leva à vasodilatação, algumas vezes com marcante hipotermia.

Tratamento do alcoolismo

DEPRESSÃO DO SNC. A intoxicação resultante da ingestão aguda de etanol é controlada pela manutenção dos sinais vitais e prevenção da aspiração de vômitos, podendo ser necessária a correção do desequilíbrio eletrolítico nestes pacientes. A tiamina também deve ser administrada a fim de proteger o paciente contra a síndrome de Wernicke-Korsakoff, relativamente incomum, mas que consiste em um importante quadro caracterizado pela paralisia dos músculos externos dos olhos, ataxia e estado de confusão que pode progredir para o coma e morte; está associada à deficiência da tiamina, mas raramente é observada na ausência do alcoolismo, sendo comum que os sinais oculares, ataxia e confusão melhorem após a administração rápida de tiamina. Entretanto, a maioria dos pacientes permanece com um distúrbio de memória crônico e incapacitante conhecido como psicose de Korsakoff.

SÍNDROME DE RETIRADA DO ÁLCOOL. No usuário crônico de etanol, a interrupção pode levar a uma síndrome de retirada caracterizada por insônia, tremor, ansiedade, bem como em casos graves, convulsões e **delirium tremens** (**DT**) com risco de morte. Os efeitos periféricos consistem em náuseas, vômitos, diarreia e arritmias. A síndrome de retirada geralmente é controlada pela administração de tiamina, correção do desequilíbrio eletrolítico e administração de sedativo-hipnóticos, como **lorazepam** ou **diazepam**. Em seguida, a dose dos sedativo-hipnóticos deve ser gradualmente reduzida. A intensidade da síndrome de retirada também pode ser diminuída com a administração de clonidina ou propranolol.

ABSTINÊNCIA. O alcoolismo é um complexo problema social e médico caracterizado por elevada taxa de reincidência. O inibidor da enzima aldeído desidrogenase dissulfiram é usado como auxiliar em alguns programas de tratamento. Se o etanol for consumido por um paciente usando dissulfiram, o acúmulo de acetaldeído levará a náuseas, dor de cabeça, rubor e hipotensão. Como o dissulfiram apresenta graves efeitos adversos, raramente é usado. Parece que vários sistemas neurotransmissores do SNC são alvos dos fármacos que podem diminuir o desejo pelo álcool. O antagonista do receptor opioide **naltrexona** é útil neste contexto, provavelmente por causa da sua capacidade de reduzir os efeitos dos peptídeos opioides endógenos no cérebro. Outros agentes sob investigação para o tratamento do alcoolismo são o **acamprosato**, um antagonista do receptor do NMDA, **ondansetrona**, um antagonista do receptor $5-HT_3$, e **topiramato**, um inibidor pré-sináptico da recaptação do GABA.

Analgésicos opioides

O uso médico destes fármacos (Quadro 21.1) é discutido no Cap. 20; são responsáveis por muitos casos de uso abusivo de drogas; compõem amplo espectro e drogas classificadas nos anexos, desde a **heroína** até o **propoxifeno**. A heroína é uma droga do Anexo I, e o propoxifeno do Anexo IV (Quadro 21.2), o que mostra as diferenças no perigo do vício.

Efeitos fisiológicos

Os fármacos e drogas de uso abusivo mais comuns neste grupo são a **heroína**, **morfina**, **oxicodona** bem como, entre os profissionais de saúde, **meperidina** e **fentanila**. Os efeitos da heroína intravenosa são descritos pelos viciados como um "barato" (*rush*) ou sensação orgásmica, seguida por euforia e sedação. A administração intravenosa de opioides está associada ao rápido desenvolvimento de tolerância bem como dependência psicológica e fisiológica. A administração oral ou o fumo de opioides provocam efeitos mais suaves, com um início mais lento da tolerância e dependência. A *overdose* de opioides leva à depressão respiratória que progride para o coma e morte (Quadro 21.3). A *overdose* pode ser controlada com **naloxona** ou **nalmefeno** intravenoso e suporte ventilatório.

Retirada

A falta de opioides em pessoas fisiologicamente dependentes leva a uma síndrome de abstinência que consiste em lacrimejamento, rinorreia, bocejo, sudorese, fraqueza, pele arrepiada (*cold turkey*), náuseas e vômitos, tremor e espasmos musculares (*kicking the habit*) bem como hiperpneia (Quadro 21.3). Embora extremamente desagradável, a retirada de opioides raramente é fatal, diferente da retirada dos sedativo-hipnóticos. O tratamento envolve a substituição da droga ilícita por um agente farmacologicamente equivalente, como a metadona, seguindo-se lenta redução da dose da medicação. A clonidina e buprenorfina, um opioide de ação longa, também são usadas para suprimir os sintomas de retirada. A administração de naloxona a pessoa usando opioides fortes pode levar a sintomas de retirada mais rápidos e intensos. Os neonatos nascidos de mães fisiologicamente dependentes de opioides precisam de tratamento especial dos sintomas de retirada.

Estimulantes

A cafeína e nicotina são comumente usadas como drogas estimulantes lícitas, e a grande maioria das drogas estimulantes produtoras de euforia, como a cocaína e anfetaminas, são as drogas ilícitas mais usadas. A nicotina também é brevemente discutida no Cap. 5. Apesar de seus efeitos comportamentais similares, a cafeína, nicotina, cocaína e anfetamina possuem estruturas químicas e locais de ação no cérebro bem diferentes.

Cafeína e nicotina

A cafeína, um derivado da metilxantina, exerce suas ações centrais e pelo menos algumas ações periféricas ao bloquear os receptores de adenosina. Alguns efeitos em altas concentrações podem ser causados pelo bloqueio da fosfodiesterase, a enzima responsável pelo metabolismo do monofosfato cíclico de adenosina (cAMP) e monofosfato cíclico de guanosina (cGMP). Como a cafeína não age sobre as estruturas dopaminérgicas do cérebro relacionadas com a recompensa e vício, seu potencial para uso abusivo e dependência é bem pequeno. A nicotina é uma das drogas lícitas mais usadas no mundo, por causa da intensa propaganda e por produzir poderosa dependência psicológica e fisiológica. Cerca de 28% dos adultos nos EUA fumam cigarros porque se tornaram dependentes da nicotina. Além disso, o uso de produtos à base de tabaco sem fumaça, como o rapé e goma de mascar de tabaco, vem aumentando entre os adolescentes. Nos EUA, as mortes atribuídas diretamente ao fumo são responsáveis por 20% das mortes e 30% das mortes relacionadas com o câncer. Cerca de 90% dos casos de doença pulmonar obstrutiva crônica nos EUA são decorrentes do fumo.

EFEITOS FISIOLÓGICOS. A cafeína nas bebidas e nicotina no tabaco são produtos legais na maioria dos países do Ocidente, embora tenham vários efeitos médicos adversos. A dependência psicológica da cafeína e nicotina já é bem conhecida. Recentemente, a demonstração de sinais e sintomas de abstinência forneceu a prova para a dependência fisiológica para estes compostos.

RETIRADA. A ansiedade e desconforto mental experimentados pelas pessoas ao interromper o consumo de nicotina são os principais empecilhos para se livrar do vício. A retirada da cafeína é acompanhada por letargia, irritabilidade e cefaleias. Um fato surpreendente é que os sintomas de retirada ocorrem em menos de 3% dos consumidores regulares de café.

TOXICIDADE. A toxicidade aguda com a superdosagem de cafeína ou nicotina consiste em estimulação excessiva do SNC com tremor, insônia e nervosismo, estimulação cardíaca e arritmias, bem como, no caso da nicotina, paralisia respiratória. Foi reportada grave toxicidade em crianças tenras que ingeriram goma de nicotina ou adesivos de nicotina descartados, usados como substitutos dos produtos à base de tabaco. A morbidade associada à superdosagem da cafeína, que pode incluir efeitos desagradáveis no sono e ritmo cardíaco, é muito menor do que aassociada aos outros estimulantes.

Anfetaminas e cocaína

A cocaína é um produto originário de uma planta que tem sido usado, nos últimos 1.200 anos, como hábito de mascar folhas de coca pelos nativos dos Andes, sul-americanos. Por outro lado, a anfetamina foi sintetizada no final dos da década de 1920, tendo um grande número de análogos. Um alcaloide natural intimamente relacionado, **catinona**, produz efeitos indistinguíveis dos efeitos da anfetamina, sendo encontrado na planta *khat* (*Catha edulis*). É provável que as anfetaminas atuem através do aumento da liberação dos neurotransmissores catecolaminérgicos, como a dopamina. Estas drogas provocam liberação intracelular da dopamina das vesículas sinápticas dentro da terminação nervosa. O aumento da dopamina na terminação sináptica faz com que os transportadores da dopamina liberem este neurotransmissor na sinapse, o que se diferencia da tradicional exocitose de dopamina na terminação pré-sináptica. A anfetamina e seus análogos também inibem o metabolismo da dopamina pela monoaminoxidase intracelular (MAO (Cap. 4).

A cocaína reduz a recaptação de dopamina e norepinefrina no neurônio ao inibir os transportadores envolvidos na recaptação de tais neurotransmissores. Um modelo útil que representa a ação destas duas drogas nos centros de recompensa do SNC está mostrado na Fig. 21.3. Notar que ambas as drogas levam a aumento da concentração de dopamina na sinapse.

ANFETAMINAS

Efeitos fisiológicos. As anfetaminas provocam uma sensação de euforia e autoconfiança que contribui para o rápido desenvolvimento de dependência psicológica. As drogas nesta classe consistem na **dextroanfetamina** e **metanfetamina** (*speed*), uma forma dela em cristal (*ice*) pode ser fumada. O uso abusivo crônico de altas doses pode levar a um estado psicótico, com ilusões e paranoia que podem ser difíceis de serem distinguidas da esquizofrenia. Os sintomas de *overdose* incluem agitação, inquietação, taquicardia, hipertermia, hiperreflexia e possivelmente convulsões (Quadro 21.3). Não existe um antídoto específico e as medidas de suporte são voltadas para controlar a temperatura corporal e proteção contra arritmias cardíacas e convulsões. O uso crônico de anfetaminas também está associado ao desenvolvimento de artrite necrosante, levando a hemorragia cerebral e insuficiência renal.

Tolerância e retirada. A tolerância pode ser marcante e pode ocorrer síndrome de abstinência, caracterizada por aumento do apetite, sonolência e depressão mental com a retirada da droga. Os fármacos antidepressivos podem ser indicados para auxiliar no processo.

CONGÊNERES DAS ANFETAMINAS. Vários congêneres químicos das anfetaminas possuem propriedades alucinógenas. Eles incluem **2,5-dimetoxi-4-metilanfetamina** (DOM, STP), **metilenodioxianfetamina** (MDA) e **metileno-dioximetanfetamina** (MDMA; *ecstasy*). A MDMA serve para facilitar a comunicação interpessoal e age como potencializador sexual. A MDMA e substâncias similares são classificadas como **drogas de RAVE**. Estudos tomográficos com emissão de pósitrons dos cérebros de usuários regulares de MDMA mostram depleção dos neurônios nos tratos serotoninérgicos. A toxicidade pela *overdose* consiste nas características clínicas observadas com a *overdose* de anfetamina e o potencial para hipertermia.

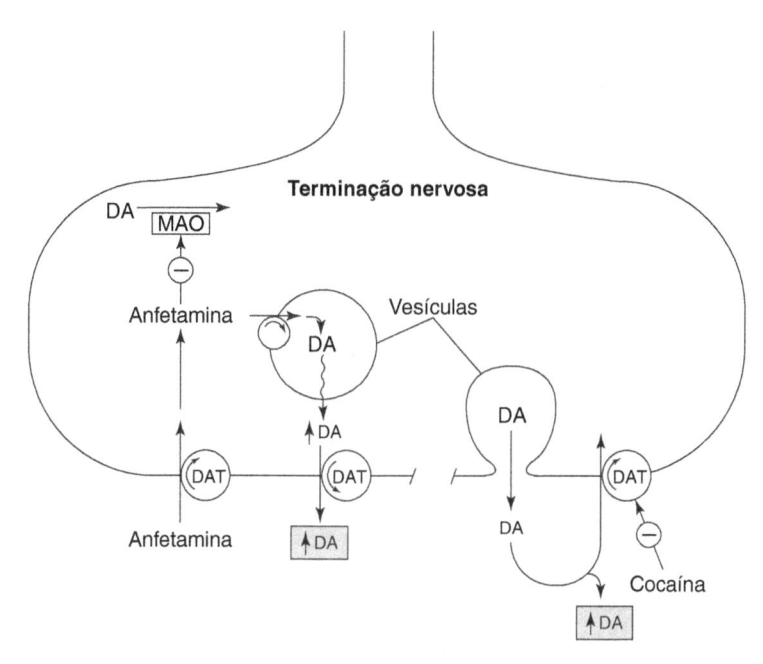

Figura 21.3 Um modelo para a ação da cocaína e anfetamina na sinapse dopaminérgica no sistema nervoso central. A cocaína (lado direito) bloqueia o transportador responsável pela recaptação da dopamina (DAT). A anfetamina (lado esquerdo) tem vários efeitos, entra na extremidade nervosa através do transporte pelo DAT e desloca a dopamina (DA) das vesículas ao alterar seu pH, também inibe o metabolismo da dopamina pela MAO na extremidade nervosa. O aumento da dopamina no neurônio leva à inversão do DAT, e a dopamina invade a sinapse.

COCAÍNA

Efeitos fisiológicos. A cocaína (*super-speed*) tem efeitos marcantes similares aos da anfetamina. Seu uso abusivo é comum nos EUA, parcialmente por causa da disponibilidade em forma de base livre (*crack*) que pode ser fumada. A euforia, autoconfiança e vigilância produzidas pela cocaína são de curta duração, reforçando seu uso contínuo.

As *overdoses* com cocaína comumente levam ao óbito por arritmias, convulsões ou parada respiratória (Quadro 21.3). O bloqueio da recaptação da norepinefrina é responsável, em parte, pela cardiotoxicidade. Sua ação anestésica local também contribui para o surgimento de convulsões. Além disso, a poderosa ação vasoconstritora da cocaína pode levar a graves episódios hipertensivos, resultando em infarto do miocárdio e acidente vascular encefálico. Não existe antídoto disponível. O uso abusivo de cocaína durante a gravidez está associado a aumento da morbidade fetal e mortalidade.

Retirada. A síndrome de abstinência após a retirada da cocaína é similar à observada após a interrupção da anfetamina. É comum a pessoa apresentar grave depressão do humor que estimula a compulsão ao uso da droga. Podem ser indicados fármacos antidepressivos. Os bebês nascidos de mães usuárias de cocaína ou anfetaminas podem apresentar anormalidades teratogênicas, aumento da morbidade e mortalidade, bem como ser dependentes de cocaína. Os sinais e sintomas da retirada estão listados no Quadro 21.3.

Alucinógenos

Estes agentes modulam vários neurotransmissores. Incluem moduladores do glutamato nos receptores NMDA, sendo a **fenciclidina (PCP)** a droga protótipo. Outras drogas, como a **dietilamida do ácido lisérgico (LSD)**, podem modular as ações da norepinefrina, dopamina e serotonina.

Fenciclidina

A PCP ("pó de anjo" ["*angel dust*"]) é provavelmente o mais perigoso dos agentes alucinógenos populares no momento. Os receptores da PCP foram identificados no cérebro, agindo como um antagonista dos receptores do NMDA. As reações psicóticas são comuns com a PCP, e o discernimento comprometido geralmente leva a comportamento impulsivo. Este fármaco deve ser classificado como um *psicotomimético*. Os efeitos da *overdose* com a PCP consistem em nistagmo, hipertensão marcante, hipertermia e convulsões, que podem ser fatais.

Os benzodiazepínicos de uso parenteral (p. ex., diazepam, lorazepam) são usados para frear a excitação e proteger contra as convulsões. A cetamina, um congênere estrutural da PCP, também é usada como droga de uso abusivo.

Agentes alucinógenos diversos

Várias drogas com efeitos alucinógenos similares foram classificadas como de risco de uso abusivo — LSD, **mescalina** e **psilocibina**. Essas três substâncias são quimicamente semelhantes aos três principais neurotransmissores: NE, DA e 5-HT. O LSD é um agonista parcial dos subtipos dos receptores $5-HT_{1A}$ e $5-HT_{1C}$. As interações dos agonistas podem ser relevantes para os efeitos alucinógenos, e as interações do antagonista do receptor $5-HT_2$ podem ser mais importantes nos efeitos periféricos.

Os efeitos alucinógenos também podem ocorrer com a escopolamina e outros agentes antimuscarínicos. Os efeitos na percepção e psicológicos de tais drogas são geralmente acompanhados por marcantes efeitos somáticos, particularmente náuseas, fraqueza e parestesias. Também podem ocorrer reações de pânico ("viagens ruins [*bad trips*]"). Existe pouca evidência de que o uso destes agentes leve ao desenvolvimento de dependência fisiológica.

Maconha

A maconha (*marijuana*) é um termo coletivo para os constituintes psicoativos nos extratos brutos da planta *Cannabis sativa* (cânhamo), o componente ativo que inclui os compostos **tetraidrocanabinol (THC)**, **canabidiol (CBD)** e **canabinol (CBN)**. O haxixe é um material parcialmente purificado mais potente. Foi identificado um *receptor canabinoide* acoplado à proteína G (CB1), o qual existe em grande quantidade nos núcleos de corrente dos gânglios basais, substância negra, *pars reticulata*, *globus pallidus*, hipocampo e tronco encefálico.

Efeitos fisiológicos

Os efeitos centrais da maconha resultam na sensação de estar "alto", consistindo em euforia, desinibição, risada descontrolada, mudanças na percepção e sensação de estado semelhante a um sonho. Pode ser difícil se concentrar. Ocorre vasodilatação, e é característico o aumento da frequência do pulso. Os usuários habituais apresentam a conjuntiva avermelhada. Foi observado um suave estado de retirada apenas em usuários compulsivos de maconha por longo tempo. Os perigos do uso da maconha são o comprometimento do discernimento e reflexos, efeitos potencializados pelo uso concomitante de sedativo-hipnóticos, como o etanol. Os efeitos terapêuticos da maconha consistem em sua capacidade de reduzir a pressão intraocular e suas ações antieméticas. O **dronabinol** é uma formulação do THC (Anexo III) usado para combater as náuseas na quimioterapia contra o câncer.

Inalantes

Certos gases ou líquidos voláteis são usados como droga de uso abusivo porque o usuário alcança uma sensação de euforia e desinibição. Estas substâncias podem ser divididas em três grandes grupos: anestésicos, solventes industriais e nitritos orgânicos.

Anestésicos

Este grupo abrange o **óxido nitroso**, **clorofórmio** e **éter dietílico**. Os anestésicos gerais são discutidos no Cap. 15; são perigosos porque afetam o discernimento e induzem à perda de consciência. A inalação de óxido nitroso como gás puro sem oxigênio causa asfixia e morte. Éter e clorofórmio deixam o coração sensível a arritmias. E o éter é inflamável.

Solventes industriais

Os solventes e uma grande variedade de compostos voláteis estão presentes em produtos comerciais, como gasolina, diluentes de tintas, propelentes para aerossol, colas, cimento de borracha e graxa de sapato. Como é fácil encontrá-las, estas substâncias são frequentemente usadas no início da adolescência. Os ingredientes ativos consistem em benzeno, hexano, metiletilcetona, tolueno e tricloroetileno. Muitos destes componentes são tóxicos para o fígado, rins, pulmões, medula óssea e nervos periféricos, bem como provocam dano cerebral em animais.

Nitritos orgânicos

Nitrito de amilo, **nitrito de isobutila** e outros nitritos orgânicos são citados como *poppers*,* usados principalmente para aumentar o vigor nas relações sexuais. A inalação dos nitritos provoca vertigem, taquicardia, hipotensão e rubor. Com a exceção da **metemoglobinemia**, foram relatados poucos efeitos adversos graves.

---

* N.R.T.: *poppers* são ampolas de vidro contendo nitrito de amilo ou de isobutila, inalados para aumentar o vigor sexual.

Esteroides

Em vários países, incluindo os EUA, os esteroides anabolizantes são substâncias controladas (Anexo III) por causa do seu potencial para o uso abusivo (Quadro 21.2). Os efeitos que os usuários procuram são aumento na massa e força musculares, e não a euforia. Entretanto, o uso excessivo pode provocar efeitos adversos comportamentais, cardiovasculares, endócrinos e musculoesqueléticos. O fechamento prematuro das epífises, masculinização nas mulheres e acne, em alguns casos grave, são os efeitos adversos androgênicos previsíveis. Foi reportada disfunção hepática, e o uso abusivo dos esteroides anabólicos pode apresentar maior risco de infarto do miocárdio. As manifestações comportamentais consistem em aumento na libido e agressividade (*roid rage*: comportamento agressivo; *roid*, abreviação para esteroide, e *rage*, raiva). Os sintomas descritos para a síndrome de retirada dos esteroides são fadiga e depressão.

FOCO NA REABILITAÇÃO

As comorbidades associadas às drogas de uso abusivo constituem alguns dos problemas mais difíceis que os profissionais de saúde podem encontrar. Estes compostos são autoadministrados pelos pacientes, que frequentemente se negam a informar seu uso aos profissionais. O problema é mais complicado porque as manifestações e complicações clínicas variam conforme as drogas usadas indiscriminadamente. Os efeitos adversos mais importantes que podem afetar os tratamentos de reabilitação consistem nos associados aos sistemas cardiovascular e nervoso central.

Entre os agentes lícitos, a cafeína e nicotina possuem alguns efeitos simpatomiméticos, podendo aumentar a incidência de efeitos adversos durante a terapia por causa do aumento da pressão sanguínea e frequência cardíaca, bem como a sensibilização do coração a arritmias. Além disso, o fumo de tabaco resulta no aumento da concentração de monóxido de carbono (CO) e carboxiemoglobina no sangue, decorrendo esta última da ligação do monóxido de carbono à hemoglobina, o qual se liga à hemoglobina com uma afinidade 200 vezes maior que a do oxigênio, e a ligação do CO impede a do oxigênio à hemoglobina. Os fumantes pesados podem apresentar até 9% da sua hemoglobina como carboxiemoglobina e significativa redução na sua capacidade de praticar exercícios por causa da menor capacidade do sangue de levar oxigênio para os tecidos O fumante regular de maconha possui uma redução similar na capacidade de praticar exercícios resultante da carboxiemoglobina.

O uso de agentes ilícitos pode ser complicado quando o paciente nega este fato. Por isso, os profissionais de saúde precisam identificar as manifestações de uso abusivo de tais agentes ilícitos e as manifestações de retirada do preferido uso. Para os estimulantes do SNC, como as anfetaminas e cocaína, o potencial para eventos adversos cardiovasculares, termorregulatórios ou do SNC ocorre durante o estágio de uso abusivo com maior incidência para a cocaína em comparação com as anfetaminas. Os pacientes de programas de tratamento para a abstinência de estimulantes do SNC têm um quadro clínico oposto, apresentando depressão e fadiga, resposta psicomotora lenta bem como possíveis queixas de mialgia e artralgia.

Os pacientes que abusam de depressores do SNC e opioides apresentam manifestações opostas às dos que abusam dos estimulantes do SNC, ocorrendo depressão e fadiga com resposta psicomotora atrasada durante o período de abuso, e o risco de eventos adversos do SNC, como convulsões, pode surgir durante os períodos de abstinência.

Para os alucinógenos, a incidência de morbidade e mortalidade é maior para a PCP e cetamina em comparação com o LSD e outros agentes. O médico deve identificar as potenciais manifestações cardiovasculares da PCP (hipertensão e taquicardia) que interferem na terapia. O comportamento agressivo pode estar associado à intoxicação por PCP. As manifestações de uso abusivo de maconha são atividade psicomotora retardada e menor capacidade de praticar exercício como resultado da elevação do nível de carboxiemoglobina.

O uso abusivo crônico de esteroides resulta em elevação das lipoproteínas de baixa densidade (LDL) bem como nas fisiopatologias associadas a aumento da LDL e **aterosclerose**. Os pacientes que usam doses muito altas de esteroides androgênicos podem apresentar hostilidade e agressividade.

RELEVÂNCIA CLÍNICA PARA A REABILITAÇÃO

Reações adversas a fármacos

O principal problema com as drogas de uso abusivo é a dificuldade que os pacientes têm de falar aos profissionais de saúde sobre o seu vício.

- Os estimulantes do SNC (cocaína, anfetaminas) e alucinógenos (fenciclidina, cetamina) são estimulantes cardiovasculares.

- Os analgésicos opioides, álcool e outros depressores do SNC são depressores respiratórios.
- Os alucinógenos (LSD, fenciclidina, cetamina e outros), analgésicos opioides, álcool, maconha e outros depressores do SNC podem levar a mudanças cognitivas.
- Os esteroides anabolizantes podem provocar mudanças no comportamento.
- O álcool, os depressores do SNC, a maconha e os analgésicos opioides reduzem a capacidade psicomotora.
- A maconha e os nitritos orgânicos podem provocar hipotensão ortostática.
- Durante a retirada dos estimulantes do SNC, o paciente pode apresentar redução das funções cognitiva e psicomotora.
- A retirada do álcool e depressores do SNC pode resultar em menor atividade do SNCe autonômica (simpática).

Efeitos que interferem na reabilitação

- Os estimulantes do sistema nervoso central (cocaína, anfetaminas) ealucinógenos (fenciclidina, cetamina) predispõem o paciente a maior risco de hipertermia, hipertensão grave, convulsões, arritmias cardíacas, angina de peito e infarto do miocárdio.
- Os analgésicos opioides, álcool e outros depressores do SNC reduzem o impulso respiratório, sendo a hipoxia a manifestação clínica deste quadro.
- As alterações cognitivas e comportamentais podem surgir com muitas das drogas de uso abusivo.
  - Os psicotomiméticos (fenciclidina, cetamina) podem tornar o paciente combativo.
- Os alucinógenos (LSD, maconha e outros) podem causar alucinações.
- O álcool, analgésicos opioides e outros depressores do SNC podem reduzir as inibições, levando a comportamento anormal.
- Os esteroides anabolizantes podem aumentar o comportamento agressivo (*roid rage*).
- O uso corrente de álcool, outros depressores do SNC, maconha e analgésicos opioides aumenta o risco de quedas e danos.
- A hipotensão ortostática pode fazer com que os pacientes desmaiem ao serem levantados para a posição supina, ao sair da área de aquaterapia se o exercício aeróbico for encerrado sem um adequado período de desaquecimento.
- A retirada dos estimulantes do SNC (cocaína, anfetaminas) pode resultar em sonolência, depressão mental e exaustão.
- A retirada dos depressores do SNC e do álcool pode resultar em convulsões, arritmias, aumento da ansiedade e agitação.

Possíveis soluções para a terapia

- Recomendar que o paciente discuta o uso destas drogas com seu médico ou grupos de terapia adequados (p. ex., Alcoólicos Anônimos, Narcóticos Anônimos).

Potencialização dos resultados funcionais secundários à terapia medicamentosa

- Nenhuma das drogas de uso abusivo potencializa os resultados funcionais na reabilitação.

ESTUDO DE CASO CLÍNICO

Breve histórico: o paciente, com 54 anos, empregado de uma fábrica de automóveis, há dois sofreu um acidente na região lombar, na linha de montagem. Comenta que estava girando e dobrando quando sentiu uma dor forte no lado esquerdo da região lombar, tendo sido encaminhado imediatamente à sala de emergência onde foi avaliado e recebeu o diagnóstico de contratura do músculo da região lombar. Foram indicados para ele codeína e paracetamol a fim de aliviar a dor, tendo sido agendados uma avaliação e acompanhamento no programa de fortalecimento da musculatura antes de retornar para o horário integral na empresa.

Quadro médico atual e terapia medicamentosa: o homem em questão foi avaliado há 1 semana na clínica de reabilitação. Durante a avaliação, o paciente referiu sentir dores no peito ao fazer esforço, tendo recebido o diagnóstico de angina de esforço. Afirmou que o desconforto não era frequente e se recusava a tomar outros medicamentos além de um comprimido de ácido acetilsalicílico por dia. Também fumava metade de um maço de cigarros por dia há mais de 30 anos.

Cenário da reabilitação: os tratamentos de reabilitação iniciais foram planejados para reduzir a dor na

(*continua*)

ESTUDO DE CASO CLÍNICO (continuação)

região lombar. Na semana passada, o paciente declarou que continuou a tomar a mistura de codeína com paracetamol diariamente, e que chegava às 08 h 30 min da manhã para iniciar o componente de fortalecimento da musculatura na reabilitação. Afirmou que tomava a codeína/paracetamol e ingeriu um café da manhã, que consistia em "café e dois cigarros", 1 h antes. O programa de fortalecimento muscular é um conjunto de atividades aeróbicas para mimetizar as atividades do paciente na fábrica, visando melhorar a função biomecânica e reduzir a incidência dedanos relacionados com o trabalho. O paciente iniciou as atividades,continuando por cerca de 10 min. Naquele momento, reclamou de falta de ar e dor ao longo do braço esquerdo. Sua pressão sanguínea e a frequência cardíaca eram de 155/92 mmHg e 99 bpm, respectivamente, e regulares. O paciente foi monitorado, tendo a angina e dispneia desaparecido nos 20 min seguintes. A pressão sanguínea e frequência cardíaca posteriormente passaram a ser de 131/84 mmHg e 83 bpm, respectivamente.

Problema /opções clínicas: o paciente usava dois estimulantes cardiovasculares — nicotina e cafeína — no café da manhã, antes de fazer o programa de fortalecimento. O fumo também aumentava sua carboxiemoglobina e reduzia a capacidade do sangue de transportar o oxigênio bem como a tolerância ao exercício. A medicação usada, que contém um opioide (codeína), inibia o impulso do centro respiratório. Esta combinação de medicamentos legais e prescritos deixa o paciente predisposto à hipoxia cardíaca de esforço, especialmente depois que o paciente informou ter histórico de angina por esforço. O fisioterapeuta deve procurar o médico para solicitar a aprovação de participação adicional do paciente no trabalho de fortalecimento antes da próxima sessão; deve também orientar o paciente a não fumar nem beber café antes de participar deste tratamento por causa do potencial de tais agentes aumentar a chance de angina de esforço durante atividade aeróbica. A administração da medicação antes da sessão de fisioterapia deve ser discutida com o médico do paciente.

APRESENTAÇÕES DISPONÍVEIS

Fármacos para o tratamento da síndrome aguda de retirada de álcool

Acamprosato
Oral: liberação lenta, 333 mg

Diazepam
Oral: comprimidos de 2, 3, 10 mg; soluções de 5 mg/5mℓ
Parenteral: 5 mg/mℓ para injeção

Lorazepam
Oral: comprimidos de 0,5; 1; 2 mg
Parenteral: 2 e 4 mg/mℓ para injeção

Oxazepam
Oral: cápsulas de 10; 15; 30 mg; comprimidos de 15 mg

Tiamina
Parenteral: 100 mg/mℓ para injeção intravenosa

Fármacos para a prevenção de uso abusivo de álcool

Dissulfiram
Oral: comprimidos de 250 e 500 mg

Naltrexona
Oral: comprimidos de 50 mg

REFERÊNCIAS

Everitt BJ, et al.: The neuropsychological basis of addictive behaviour. *Brain Res Brain Res Rev* 2001; 36:129.

Lüscher C: Drugs of abuse. *Basic & Clinical Pharmacology*, 10th ed. Katzung BK, ed. New York: McGraw-Hill, 2007.

Melichar JK, et al.: Addiction and withdrawal — current views. *Curr Opin Pharmacol* 2001;1:84.

Nestler EJ: Molecular basis of long-term plasticity underlying addiction. *Nat Rev Neurosci* 2001; 2:119.

Weiss F, et al.: Compulsive drug-seeking behavior and relapse. Neuroadaptation, stress, and conditioning factors. *Ann N Y Acad Sci* 2001;937:1.

Websites: www.health.org and www.drugabuse.gov

Sedativos, etanol e gamaidroxibutirato

Brent J, et al.: Fomepizole for the treatment of ethylene glycol poisoning. Methylpyrazole for Toxic Alcohols Study Group. *N Engl J Med* 1999;340,832.

CDC Fetal Alcohol Syndrome ebsite:http://www.cdc.gov/ncbddd/fas/

Hoffman PL, et al.: Transgenic and gene "knockout" models in alcohol research. *Alcohol Clin Exp Res* 2001; 25(Suppl):606.

Jacobsen D: New treatment for ethylene glycol poisoning. *N Engl J Med* 1999;340:879.

Li TK: Pharmacogenetics of responses to alcohol and genes that influence alcohol drinking. *J Stud Alcohol* 2000;61:5.

Longo LP, Johnson B: Addiction: Part I. Benzodiazepines — side effects, abuse risk, and alternatives. *Am Fam Physician* 2000;61:2121.

National Institute on Drug Abuse (NIDA). Website on Alcohol: http://www.nida.nih.gov/DrugPages/Alcohol.html

Nelson S, Knolls JK: Alcohol, host defence and society. *Nat Rev Immunol* 2002;2:205.

Okun MS, et al.: GHB: An important pharmacologic and clinical update. *J Pharm Pharm Sci* 2001;4:167.

Olney JW, et al.: The enigma of fetal alcohol neurotoxicity. *Ann Med* 2002;34:109.

Spies CD, et al.: Effects of alcohol on the heart. *Curr Opin Crit Care* 2001;7:337.

Opioides

Gonzalez G, et al.: Treatment of heroin (Diamorphine) addiction: Current approaches and future prospects. *Drugs* 2002;62:1331.

Estimulantes

Balfour D, Le Houezec J: Advances in neuroscience and pharmacology of nicotine. 3rd SRNT Europe Conference. *Nicotine Tob Res* 2002;4:229.

Davidson C, et al.: Methamphetamine neurotoxicity: Necrotic and apoptotic mechanisms and relevance to human abuse and treatment. *Brain Res Brain Res Rev* 2001;36:1.

Feinstein AR, et al.: Do caffeine-containing analgesics promote dependence? A review and evaluation. *Clin Pharmacol Ther* 2000;68:457.

Kosten TR, et al.: The potential of dopamine agonists in drug addiction. *Exp Opin Investig Drugs* 2002;11:491.

Reneman L, et al.: Cortical serotonin transporter density and verbal memory in individuals who stopped using 3,4-methylenedioxymethamphetamine (MDMA or "ecstasy"): Preliminary findings. *Arch Gen Psychiatry* 2001;58:901.

Alucinógenos

Halpern JH, Pope HG Jr: Hallucinogens on the Internet: A vast new source of underground drug information. *Am J Psychiatry* 2001;158:481.

Koesters SC, et al.: MDMA ("ecstasy") and other "club drugs." The new epidemic. *Pediatr Clin North Am* 2002;49:415.

Website: www.clubdrugs.org

Maconha

Ashton CH: Pharmacology and effects of cannabis: A brief review. *Br J Psychiatry* 2001;178:101.

Gruber AJ, Pope HG Jr: Marijuana use among adolescents. *Pediatr Clin North Am* 2002;49:389.

Maldonado R, Rodríguez de Fonseca F: Cannabinoid addiction: Behavioral models and neural correlates. *J Neurosci* 2002;22:3326.

Pope HG Jr, et al.: Neuropsychological performance in long-term cannabis users. *Arch Gen Psychiatry* 2001;58:909.

Inalantes

Neumark YD, et al.: The epidemiology of adolescent inhalant drug involvement. *Arch Pediatr Adolesc Med* 1998;152:781.

Riegel AC, French ED: Abused inhalants and central reward pathways: Electrophysiological and behavioral studies in the rat. *Ann N Y Acad Sci* 2002;965:281.

Rosenberg NL, et al.: Neuropsychologic impairment and MRI abnormalities associated with chronic solvent abuse. *J Toxicol Clin Toxicol* 2002;40:21.

Esteroides

Bahrke MS, et al.: Risk factors associated with anabolicandrogenic steroid use among adolescents. *Sports Med* 2000;29:397.

Pope HG, et al.: Effects of supraphysiological doses of testosterone on mood and aggression in normal men. *Arch Gen Psychiatry* 2000;57:133.

Website: www.steroidabuse.org

Reabilitação

Benzaquen BS, et al.: Effects of cocaine on the coronary arteries. *Am Heart J* 2001;142:402.

Boissonnault WG, Koopmeiners MB: Medical history profile: orthopaedic physical therapy outpatients. *J Orthop Sports Phys Ther* 1994;20:2.

Daher Ede F, et al.: Rhabdomyolysis and acute renal failure after strenuous exercise and alcohol abuse: case report and literature review. *Sao Paulo Med J* 2005; 123:33.

Das G. Cardiovascular effects of cocaine abuse. *Int J Clin Pharmacol Ther Toxicol* 1993;31:521.

Duarte JA, et al.: Strenuous exercise aggravates MDMAinduced skeletal muscle damage in mice. *Toxicology* 2005;206:349.

Foltin RW, et al.: Cardiovascular effects of cocaine in humans: Laboratory studies. *Drug Alcohol Depend* 1995; 37:193.

George AJ: Central nervous system stimulants. *Baillieres Best Pract Res Clin Endocrinol Metab* 2000;14:79.

Maki T, et al.: Effect of ethanol drinking, hangover, and exercise on adrenergic activity and heart rate variability in patients with a history of alcohol-induced atrial fibrillation. *Am J Cardiol* 1998;82:317.

Marques-Magallanes JA, et al.: Impact of habitual cocaine smoking on the physiologic response to maximum exercise. *Chest* 1997;112:1008.

Millis RM: Effects of recreational drugs on physical activity. *J Natl Med Assoc* 1987;79:59.

Nademanee K: Prevalence of myocardial ischemia in cocaine addicts. *NIDA Res Monogr* 1991;108:116.

Parrott AC: MDMA (3,4-methylenedioxymethamphetamine) or ecstasy: The neuropsychobiological implications of taking it at dances and raves. *Neuropsychobiology* 2004;50:329.

Pradhan SN: Phencyclidine (PCP): Some human studies. *Neurosci Biobehav Rev* 1984;8:493.

Seymour HR, et al.: Severe ketoacidosis complicated by "ecstasy" ingestion and prolonged exercise. *Diabet Med* 1996;13:908.

Tópicos Selecionados Sobre a Função Endócrina

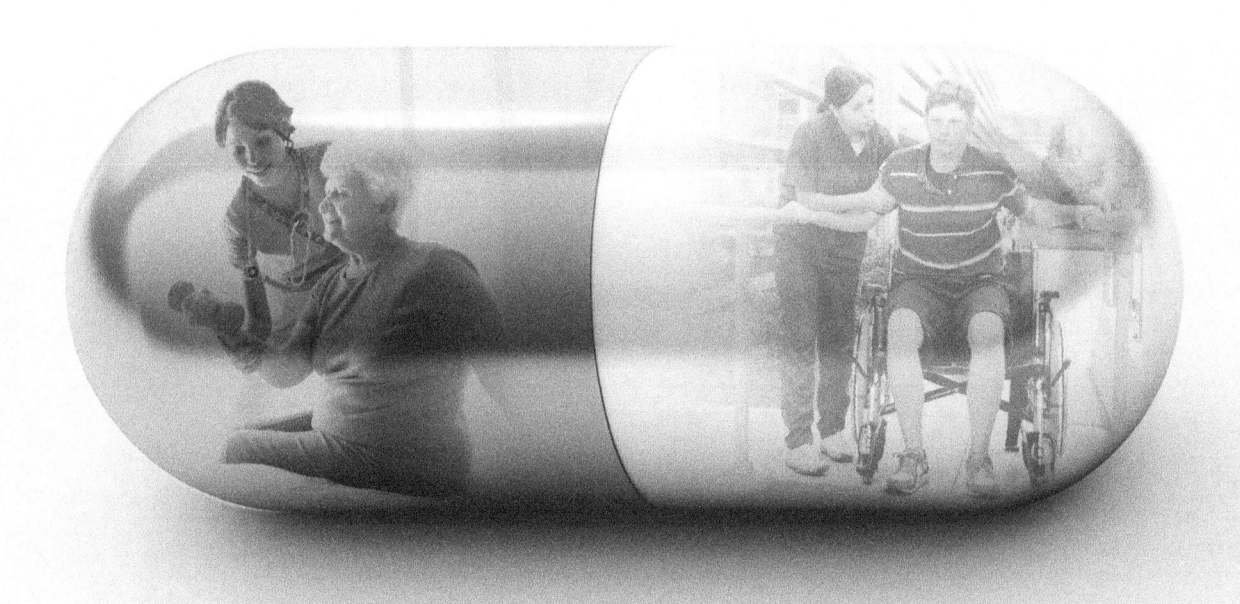

22

Farmacologia do Crescimento, Tireoide e Gônadas

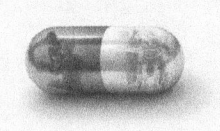

O sistema endócrino integra os principais sistemas orgânicos entre si e com o sistema nervoso, sendo os **hormônios** — liberados por células especializadas, circulam no sangue bem como regulam os processos fisiológicos em vários órgãos-alvos — os ligantes endógenos que o sistema endócrino usa para executar esta integração. Em vários sistemas endócrinos, os hormônios agem em série para regular o funcionamento de um órgão. A liberação de um hormônio regula a liberação do próximo hormônio. Uma sequência desse tipo fornece vários níveis de regulação e integração, bem como permite a *retroalimentação negativa*, na qual o último hormônio na sequência pode reduzir a produção dos primeiros hormônios e, assim, regular sua própria produção (Fig. 22.1). O sistema endócrino fornece muitos alvos terapêuticos úteis, e diversos fármacos podem mimetizar ou bloquear os efeitos dos hormônios naturais.

Este capítulo discute os fármacos que regulam três sistemas endócrinos relacionados, quais sejam: (1) o sistema endócrino hipotalâmico-pituitário, que exerce controle sobre muitas funções integradas e outros tecidos endócrinos, bem como interage diretamente com o sistema nervoso; (2) a glândula tireoide, um regulador essencial para crescimento, desenvolvimento e funcionamento normal de muitos sistemas orgânicos; e (3) o sistema das glândulas sexuais, que regula o desenvolvimento e funcionamento dos tecidos reprodutivos. Outros capítulos discutem a farmacologia dos fármacos que influenciam a função dos hormônios produzidos pela glândula suprarrenal (Cap. 23), hormônios que regulam a glicose no sangue (Cap. 24) e os envolvidos com a mineralização óssea (Cap. 25).

HORMÔNIOS HIPOTALÂMICOS

O controle geral do metabolismo, crescimento e reprodução é mediado por uma combinação de sistemas neurais e endócrinos localizada no hipotálamo e na glândula pituitária. A pituitária possui um lóbulo anterior (*adenoi-pófise*) e um posterior (*neuro-hipófise*), estando conectada ao hipotálamo por um eixo de fibras neurossecretoras e vasos sanguíneos, incluindo um sistema venoso portal que drena o hipotálamo e perfunde a pituitária anterior. O sistema venoso portal carrega os hormônios que liberam pequenos peptídios regulatórios do hipotálamo para a pituitária anterior. Estes hormônios regulam a liberação dos hormônios da pituitária anterior, que regulam os tecidos-alvos no corpo (Quadro 22.1). Os hormônios liberados pelo lóbulo posterior da pituitária (ocitocina e vasopressina) são sintetizados no hipotálamo e transportados pelas fibras neurossecretoras do pedúnculo pituitário para o lóbulo posterior, a partir do qual são liberados para circulação (Quadro 22.1).

Os hormônios hipotalâmicos e pituitários assim como os seus análogos sintéticos possuem aplicações farmacológicas em três áreas: (1) terapia de reposição para os quadros de deficiência hormonal, (2) terapia com antagonistas para as doenças que levam à produção ou resposta excessiva aos hormônios pituitários e (3) ferramentas de diagnóstico para realizar testes de estimulação.

Hormônio liberador do hormônio de crescimento (GHRH)

O GHRH é um hormônio hipotalâmico que estimula a liberação do hormônio do crescimento (GH) da pituitária anterior. O GH (também conhecido como somatotropina) é um importante regulador do crescimento em crianças e da manutenção dos tecidos nos adultos. Dois pequenos peptídios sintéticos com atividade semelhante à do GHRH estão disponíveis para uso clínico. Em pessoas saudáveis, estes peptídios produzem um rápido

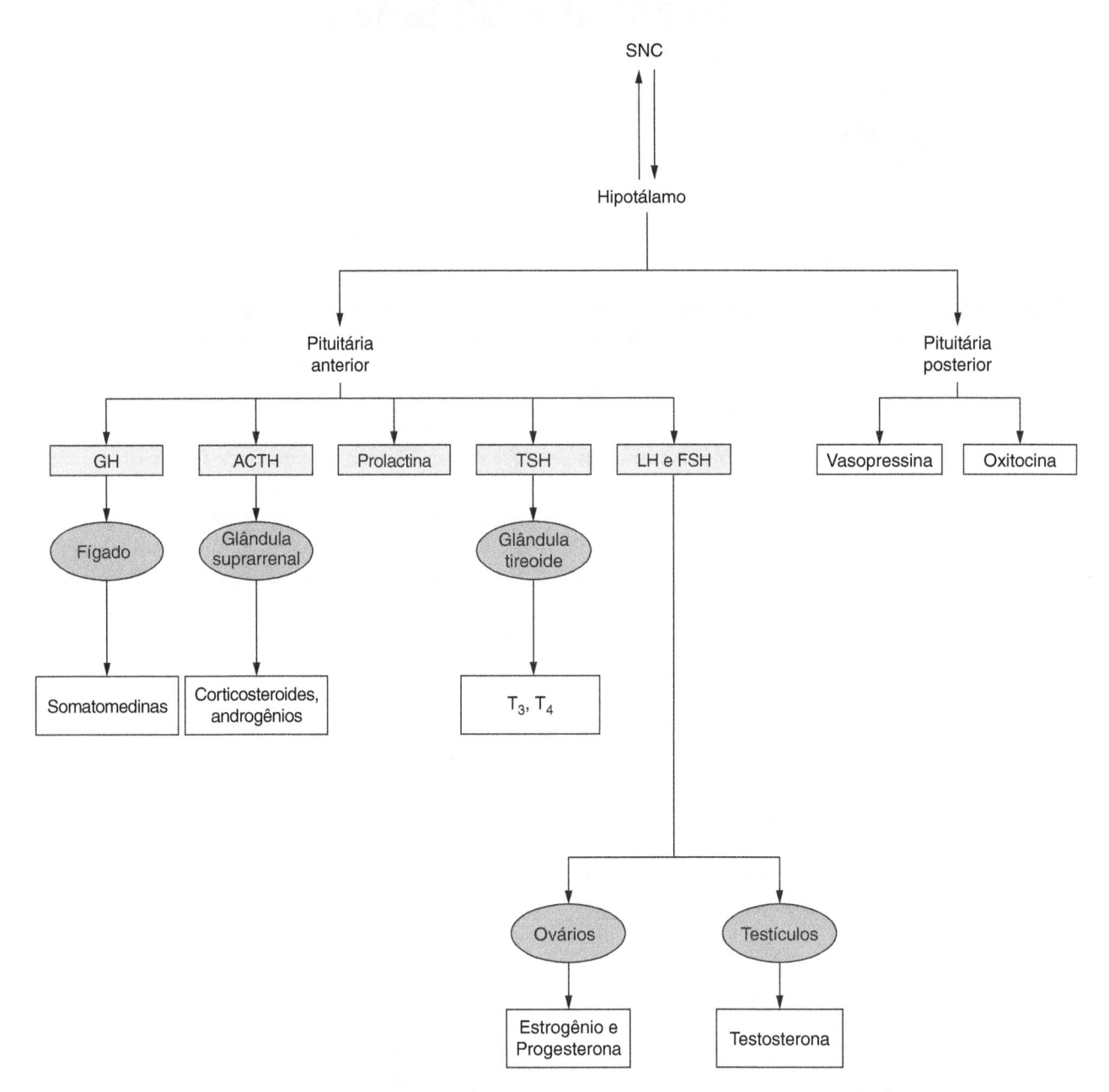

Figura 22.1 Controle hormonal em várias etapas da cascata hipotálamo-pituitária-órgão com controle da retroalimentação. Os hormônios a partir do órgão terminal (alvo) regulam a liberação dos hormônios na parte superior da cascata. Na maioria dos casos, o hormônio final exerce um efeito de retroalimentação negativa, embora também possa ocorrer um sistema de retroalimentação positiva. Os hormônios da glândula suprarrenal descritos aqui são discutidos no Cap. 23. ACTH, hormônio adrenocorticotrófico; ADH, hormônio antidiurético; SNC, sistema nervoso central; FSH, hormônio foliculoestimulante; LH, hormônio luteinizante; THS, hormônio estimulante da tireoide.

Quadro 22.1 Ligações entre os hormônios hipotalâmicos, os pituitários e os das glândulas-alvos

Hormônio hipotalâmico	Hormônio pituitário	Órgão-alvo	Hormônio do órgão-alvo
Hormônio liberador do hormônio de crescimento (GHRH)	Hormônio do crescimento (GH)	Fígado	Somatomedinas
Somatostatina[1]	Hormônio do crescimento (GH)	Fígado	Somatomedinas
Hormônio liberador de tirotropina (TRH)	Hormônio estimulante da tireoide (TSH)	Tireoide	Tiroxina, triiodotironina
Hormônio liberador da corticotropina (CRH)	Hormônio adrenocorticotrópico (ACTH)	Córtex suprarrenal	Glicocorticoides, mineralocorticoides e androgênios
Hormônio liberador da gonadotropina (GnRH)	Hormônio foliculoestimulante (FSH) e hormônio luteinizante (LH)	Glândulas sexuais	Estrogênio, progesterona e testosterona
Hormônio inibidor da prolactina (PIH; dopamina)	Prolactina (PRL)	Pituitária anterior	
Oxitocina	Nenhum	Músculos lisos, especialmente o útero	
Vasopressina	Túbulo renal e músculo liso	Nenhum	

[1]Inibe a liberação de GH e FSH. Também encontrado em tecidos do sistema gastrintestinal; inibe a liberação de gastrina, glucágon e insulina.

aumento nas concentrações plasmáticas de GH, sendo usados como ferramentas de diagnóstico em pacientes com deficiência de GH para determinar se a causa desta deficiência é um problema no hipotálamo, na pituitária ou nos tecidos-alvos do GH.

Somatostatina

Consistindo no hormônio inibidor da liberação da somatotropina (SRIF), a somatostatina é um peptídio composto de 14 aminoácidos, encontrado no pâncreas e outras partes do sistema gastrintestinal assim como no sistema nervoso central; inibe a liberação de vários hormônios, como o GH, glucágon, insulina e gastrina. Por causa da sua curta duração, a própria somatostatina não tem valor clínico. A **octreotida**, um análogo sintético da somatostatina com duração mais longa, é usada para reduzir os sintomas provocados por certos tumores que produzem quantidades excessivas de hormônios. Os tumores responsáveis, em parte, pelos efeitos inibitórios da octreotida consistem nos tumores secretores de GH, que provocam **acromegalia**, tumores carcinoides, gastrinoma e glucagonoma. Deve-se administrar octreotida regularmente via subcutânea 2 a 4 vezes/dia. Se um breve curso de administração regular de octreotida mostrar ser eficiente e bem tolerado, uma formulação intramuscular de liberação lenta deverá ser administrada a cada 4 meses para terapia a longo prazo. Os efeitos adversos associados à octreotida envolvem principalmente o sistema gastrintestinal e o coração.

Hormônio liberador de tirotropina (TRH)

O TRH ou **protirrelina** é um tripeptídio que estimula a liberação de **tirotropina** (hormônio estimulante da tireoide, TSH) pela pituitária anterior; também aumenta a produção de prolactina pela pituitária anterior, mas não tem efeito sobre a liberação de GH ou da adrenocorticotropina (ACTH). O TRH é usado no diagnóstico de disfunção da tireoide.

Hormônio liberador de corticotropina (CRH)

O CRH é um peptídio composto de 41 aminoácidos que estimula a secreção de ACTH e um peptídio intimamente relacionado, a betaendorfina, pela pituitária anterior, sendo usado para diagnosticar a origem das anomalias relacionadas com a secreção de ACTH. Os tumores que secretam ACTH localizados na pituitária geralmente respondem ao CRH exógeno com um aumento na secreção de ACTH. Por outro lado, a secreção de ACTH por tumores localizados fora da pituitária raramente responde ao CRH exógeno.

Hormônio liberador de gonadotropina (GnRH)

O GnRH, um decapeptídio, coordena a função reprodutora em homens e mulheres ao regular a liberação de duas gonadotropinas — o hormônio luteinizante (LH) e hormônio foliculoestimulante (FSH) — pela pituitária anterior. Quando administrado de forma pulsátil, o que mimetiza o padrão endógeno de secreção, o GnRH recombinante estimula a liberação das gonadotropinas. A administração pulsátil de GnRH é usada para determinar a origem da puberdade tardia em adolescentes e, em raros casos, para tratar infertilidade provocada pela disfunção hipotalâmica em ambos os sexos.

A **leuprolida** foi o primeiro de vários peptídios sintéticos com atividade agonista do GnRH. Quando administrados em doses em pulsos, estes peptídios sintéticos, como o GnRH, estimulam a liberação das gonadotropinas. Por outro lado, a administração fixa *inibe* a liberação das gonadotropinas por causa da regulação negativa dos receptores de GnRH nas células pituitárias que normalmente liberam gonadotropinas. A administração estável de agonistas do GnRH é usada para suprimir a secreção de gonadotropinas em pacientes com carcinoma prostático ou outros tumores sensíveis aos esteroides sexuais, **endometriose** ou **puberdade precoce**. Os agonistas do GnRH também são usados para suprimir a liberação das gonadotropinas em mulheres submetidas à hiperestimulação ovariana controlada e na tecnologia da reprodução assistida, como a fertilização *in vitro*.

O **ganirrélix** e **cetrorrélix** são novos *antagonistas* do GnRH que podem ser usados para evitar as oscilações prematuras do LH durante a hiperestimulação ovariana controlada. Estes antagonistas do GnRH também podem ser eficientes em distúrbios atualmente tratados com agonistas do GnRH, como a endometriose, fibromas uterinos e câncer de próstata.

Hormônio inibidor da prolactina

A dopamina (também chamada de hormônio inibidor da prolactina, PIH) é o principal regulador fisiológico da liberação de prolactina. Ao agir através dos receptores D_2, a dopamina *inibe* a liberação de prolactina. A dopamina propriamente dita não é usada para tratar a hiperprolactinemia. Por outro lado, a **bromocriptina** e outros derivados do *ergot* ativos por via oral, como a **pergolida**, são usados para reduzir a secreção de prolactina a partir de glândulas normais assim como de **prolactinomas**.

HORMÔNIOS DA PITUITÁRIA ANTERIOR

Hormônio do crescimento (somatotropina)

As formas recombinantes do GH humano são a **somatropina** e **somatrém**, sendo este último a combinação de somatotropina com metionina extra adicionada à proteína. O hormônio do crescimento recombinante é usado para tratar a deficiência de GH em crianças e adultos. As meninas com a síndrome de Turner tratadas com GH frequentemente alcançam a altura ideal para adultos. O tratamento com GH também melhora o crescimento em crianças com insuficiência renal crônica ou infecção pelo HIV. O hormônio do crescimento igualmente é útil no tratamento dos adultos com emaciação associada à síndrome da imunodeficiência adquirida (AIDS).

Hormônio estimulante da tireoide (TSH)

Nas células da tireoide, o TSH aumenta a captação de iodo e produção dos hormônios tireoidianos, sendo usado como ferramenta diagnóstica para distinguir entre o hipotireoidismo primário e o secundário.

Hormônio adrenocorticotrópico (ACTH)

A adrenocorticotropina é um grande peptídio formado de um peptídio precursor maior, a pro-opiomelanocortina. Este precursor também é a fonte do hormônio estimulante do alfamelanócito, betaendorfina e metencefalina. A **tetracosactida**, um análogo sintético do ACTH, é usada para diagnosticar os pacientes com produção anormal de corticosteroide.

Hormônio foliculoestimulante (FSH)

O FSH é uma glicoproteína que estimula a gametogênese e o desenvolvimento do folículo em mulheres bem como a espermatogênese em homens, existindo duas preparações disponíveis para uso clínico. A urofolitropina pode ser purificada a partir da urina de mulheres pós-menopáusicas e está disponível em uma forma recombinante, o folitropina α (rFSH). Estes produtos são usados combinados com outros fármacos para tratar a infertilidade em ambos os sexos.

Hormônio luteinizante (LH)

Nas mulheres, LH age sincronizado com o FSH para regular a produção de esteroides sexuais, o desenvolvimento folicular e a ovulação. Nos homens, regula a produção de testosterona. Existe uma forma recombinante de LH disponível para uso clínico. A gonadotropina coriônica humana (hCG), que possui estrutura quase idêntica à do LH, é usada para tratar o hipogonadismo em homens e mulheres, e como parte da hiperestimulação ovariana controlada e programas de reprodução assistida.

Menotropinas

As menotropinas são gonadotropinas humanas menopáusicas, que consistem em uma mistura de FSH e LH purificados, oriundos da urina de mulheres na pós-menopausa. O produto é usado com hCG no tratamento dos quadros de hipogonadismo e como parte da hiperestimulação ovariana controlada bem como da reprodução assistida.

A TIREOIDE E FÁRMACOS ANTITIREOIDIANOS

A glândula tireoide secreta dois tipos de hormônio, sendo primeiro a calcitonina, um importante peptídio no metabolismo do cálcio e na mineralização óssea. A calcitonina é discutida no Cap. 25. O segundo tipo de hormônio tireoidiano é constituído por dois hormônios à base de iodo, tiroxina (T_4) e triiodotironina (T_3), que atuam sobre o crescimento, desenvolvimento e metabolismo (Fig. 22.2).

Hormônios tireoidianos

Controle, síntese, transporte e mecanismo de ação
O funcionamento da tireoide é controlado pelo TSH liberado da pituitária anterior e pela disponibilidade de iodo. Altos níveis de hormônios tireoidianos inibem a liberação de TSH, gerando um eficiente mecanismo de controle de retroalimentação negativa. O iodo, oriundo da alimentação e suplementos de iodo, é necessário à síntese dos hormônios tireoidianos. A captação do iodo é um processo ativo, e o íon iodo está altamente concentrado na glândula tireoide (Fig. 22.3). Os resíduos de tirosina da proteína tiroglobulina recebem iodo na glândula para formar mono — (MIT) e diiodotirosina (DIT). A T_4 é formada a partir da combinação de duas moléculas de DIT; a T_3, pela combinação de uma molécula de MIT e uma de DIT. A ingestão inadequada de iodo resulta em aumento difuso da glândula, chamado de **bócio**. Concentrações de iodo acima do normal inibem a iodinação da tirosina, um efeito útil no tratamento da doença da tireoide. Na **doença de Graves**, os linfócitos liberam uma **imunoglobulina** estimulante da tireoide que provoca **tireotoxicose**. Como estes linfócitos não são suscetíveis à retroalimentação negativa, as concentrações sanguíneas de hormônio tireoidiano podem tornar-se muito altas.

A glândula tireoide secreta T_3 e T_4. Embora a T_3 liberada da tireoide seja ativa, a maior parte da T_3 circulante é formada pela deiodinação da T_4 nos tecidos. A T_3 e T_4 são transportadas no sangue pela globulina ligante da tiroxina (TBG), uma proteína sintetizada no fígado. A T_3 é cerca de 10 vezes mais potente que a T_4. Como a T_4 é convertida em T_3 nas células-alvos, o fígado e os rins, grande parte do efeito da T_3 circulante é provavelmente decorrente da retirada de um iodo da T_4 nos tecidos.

O hormônio tireoidiano se liga a receptores intracelulares que controlam a expressão dos genes responsáveis por muitos processos metabólicos. A T_3 estimula a síntese de diferentes proteínas conforme o tecido envolvido, tais como a Na^+/K^+ ATPase, proteínas contráteis no músculo liso e coração, enzimas envolvidas no metabolismo lipídico e importantes componentes para o desenvolvimento no cérebro. Além disso, a T_3 pode também ter um efeito distinto, mediado por receptor de membrana em alguns tecidos.

Efeitos fisiológicos

As ações dos hormônios tireoidianos consistem no crescimento e desenvolvimento normais dos sistemas nervoso,

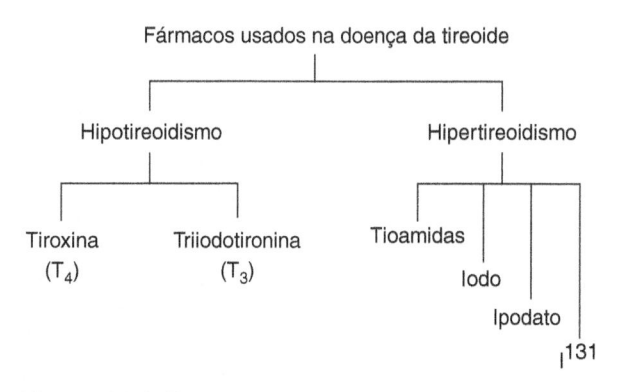

Figura 22.2 Tratamento da doença da tireoide. O tratamento farmacológico pode ser dividido em suplementação com hormônios exógenos, quando o função tireoidiana é insuficiente (hipotireoidismo), ou inibição da função tireoidiana, quando os hormônios tireoidianos estão em excesso (hipertireoidismo).

esquelético e reprodutor, bem como na regulação do metabolismo das gorduras, carboidratos, proteínas e vitaminas. As principais características da atividade excessiva (hipertireoidismo) e da insuficiente (hipotireoidismo) da tireoide estão listadas no Quadro 22.2.

Uso clínico

A terapia com o hormônio tireoidiano pode ser feita com a T_4 ou T_3. A T_4 sintética (levotiroxina) é geralmente a primeira escolha. A T_3 tem ação mais rápida, porém meia-vida mais curta, sendo mais cara.

Efeitos adversos

A toxicidade devido à excessiva suplementação de hormônios tireoidianos é expressa como hipertireoidismo (Quadro 22.2). Os pacientes idosos, com doença cardiovascular e os que possuem hipotireoidismo de longa data são altamente sensíveis aos efeitos estimulatórios da T_4 sobre o coração, devendo tal sensibilidade ser considerada no processo de reabilitação para estes pacientes.

Fármacos antitireoidianos

Tioamidas

A **propiltiouracila** (PTU) e **metimazol** são pequenas moléculas com enxofre que inibem a produção do hormônio tireoidiano através de vários mecanismos, o mais importante dos quais é o bloqueio da iodinação dos resíduos de tirosina da tiroglobulina (Fig. 22.3). Além disso, tais fármacos podem bloquear o acoplamento da DIT e MIT. As tioamidas podem ser ingeridas por via oral, sendo efetivas na maioria dos pacientes com hipertireoidismo não complicado. Como a síntese (em vez da liberação) do hormônio tireoidiano é inibida, o início da atividade destes fármacos se mostra usualmente lento, quase sempre requerendo 3 a 4 semanas para ter um efeito pleno. Entretanto, alta dose da PTU também inibe a conversão da T_4 em T_3. A chance de a PTU atravessar a placenta ou chegar ao leite materno é menor do que a do metimazol, mas deve ser usada com cuidado em mulheres grávidas ou amamentando. O efeito tóxico mais comum é o exantema cutâneo. Raramente ocorrem reações imunológicas graves, mas são usualmente reversíveis, consistindo em **vasculite**, **hipoprotrombinemia** e agranulocitose.

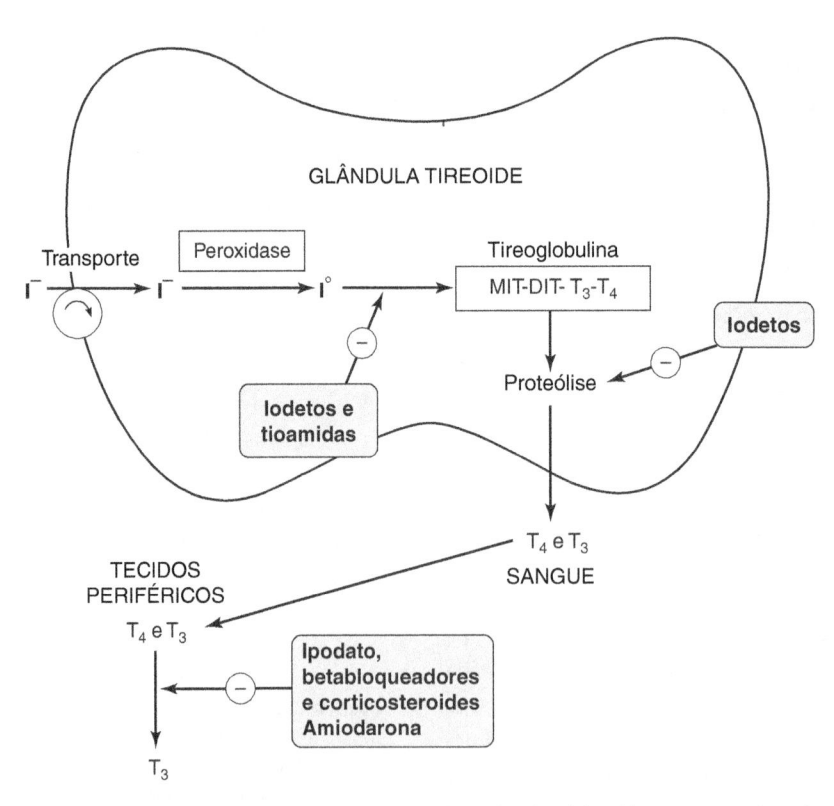

Figura 22.3 Biossíntese dos hormônios tireoidianos e os locais de ação de vários fármacos que interferem nesta biossíntese. DIT, diiodotirosina; MIT, monoiodotirosina; T_3, triiodotironina; T_4, tiroxina.

Quadro 22.2 — Manifestações de hipertireoidismo e hipotireoidismo

Sistema	Hipertireoidismo	Hipotireoidismo
Pele e anexos	Pele quente e úmida; transpiração; intolerância ao calor; cabelo fino e escasso; unhas de Plummer; dermopatia pré-tibial (doença de Graves)	Pálida, fria e intumescida; cabelo seco e quebradiço; unhas quebradiças
Olhos e face	Retração da pálpebra superior com olhar arregalado; edema periorbital; exoftalmia; diplopia (doença de Graves)	Queda das pálpebras; edema periorbital; perda dos aspectos temporais das sobrancelhas; inchaço, expressão facial sem sulcos; macroglassia
Sistema cardiovascular	Redução da resistência vascular periférica; aumento da frequência cardíaca, do volume sistólico, do débito cardíaco, da pressão do pulso; insuficiência cardíaca de alto débito; aumento dos efeitos inotrópicos e cronotrópicos; arritmias; angina	Aumento da resistência vascular periférica; redução da frequência cardíaca, volume de ACV, débito cardíaco, volume sistólico; insuficiência cardíaca de baixo débito; ECG: bradicardia, prolongamento do intervalo PR, onda T plana e baixa voltagem; efusão pericárdica
Sistema respiratório	Dispneia; redução da capacidade vital	Efusões pleurais; hipoventilação e retenção de CO_2
Sistema gastrintestinal	Aumento do apetite; aumento da frequência de evacuação; hipoproteinemia	Redução do apetite; redução da frequência de evacuação; ascites
Sistema nervoso central	Nervosismo; hipercinesia; instabilidade emocional	Letargia; lentidão dos processos mentais; neuropatias
Sistema musculoesquelético	Fraqueza e fadiga muscular; aumento dos reflexos profundos dos tendões; hipercalcemia; osteoporose	Rigidez e fadiga muscular; redução dos reflexos profundos dos tendões; aumento da fosfatase alcalina, LDH e AST
Sistema renal	Leve poliúria; aumento do fluxo sanguíneo renal; aumento da taxa de filtração glomerular	Excreção de água reduzida; redução no fluxo sanguíneo renal e na taxa de filtração glomerular
Sistema hematopoeico	Aumento da eritropoiese; anemia[1]	Redução da eritropoiese; anemia[1]
Sistema reprodutivo	Ciclo menstrual irregular; redução da fertilidade; aumento do metabolismo dos esteroides sexuais	Hipermenorreia; infertilidade; diminuição da libido; impotência; oligospermia; redução do metabolismo dos esteroides sexuais
Sistema metabólico	Aumento na velocidade metabólica basal; balanço de nitrogênio negativo; hiperglicemia; aumento da concentração de ácidos graxos livres; redução do colesterol e triglicerídios; aumento da degradação dos hormônios; aumento das exigências de vitaminas lipo e hidrossolúveis; aumento do metabolismo de fármacos	Redução da velocidade metabólica basal; balanço de nitrogênio ligeiramente positivo; lentidão da degradação da insulina com aumento da sensibilidade; aumento da concentração de colesterol e triglicerídios; redução da degradação dos hormônios; redução das necessidades de vitaminas lipo e hidrossolúveis; redução dos metabolismo de fármacos

AST, aspartato aminotransferase; ECG, eletrocardiograma; LDH, lactato desidrogenase.
[1]Em geral, a anemia do hipertireoidismo é normocrômica e provocada pelo aumento da troca das células vermelhas do sangue. A anemia do hipotireoidismo pode ser normocrômica, hipercrômica ou hipocrômica, e ser provocada pela redução na velocidade de produção, da absorção de ferro e de ácido fólico ou pela anemia perniciosa autoimune.

Sais de iodeto e iodo

Os sais de iodeto inibem a liberação do hormônio tireoidiano, possivelmente ao inibir a proteólise da tiroglobulina (Fig. 22.3). Estes sais também reduzem o tamanho e vascularidade da glândula tireoide hiperplásica. Como os sais de iodeto também inibem a liberação e síntese dos hormônios tireoidianos, o início de sua ação ocorre relativamente rápido, em 2 a 7 dias. Entretanto, seus efeitos se mostram temporários, pois a tireoide "escapa" do bloqueio do iodeto após algumas semanas de tratamento. Os sais de iodeto são usados para controlar o hipertireoidismo grave, a "tempestade tireoidiana" (súbita exacerbação de todos os sintomas do hipertireoidismo com risco de morte), e visando preparar os pacientes para a ressecção cirúrgica de uma tireoide hiperativa. As formas comuns deste fármaco são a solução oral, como a solução de Lugol (iodo e iodeto de potássio) ou solução saturada de iodeto de potássio.

Iodo radioativo e meios de contraste com iodo

O iodo radioativo (I^{131}) é administrado e se concentra na tireoide tão rapidamente que uma dose suficiente para lesar gravemente a glândula pode ser administrada sem ameaçar os outros tecidos. Diferente das tioamidas e sais de iodeto, uma dose eficiente de I^{131} pode produzir a cura permanente do hipertireoidismo sem cirurgia. O I^{131} não deve ser usado em mulheres grávidas ou amamentando.

Certos meios de contraste com iodo, como o **ipodato**, são eficazes na supressão da conversão da T_4 em T_3 no fígado, rim e outros tecidos periféricos (Fig. 22.5). A inibição da liberação do hormônio tireoidiano pode ser parte do mecanismo de ação. O ipodato é útil para reduzir rapidamente as concentrações de T_3 no hipertireoidismo.

Outros fármacos

Os outros agentes usados no tratamento do hipertireoidismo são os antagonistas do receptor beta-adrenérgico (Cap. 6), particularmente úteis no controle da taquicardia e outras anomalias cardíacas causadas pelo hipertireoidismo grave. O propranolol também inibe a conversão da T_4 em T_3 (Fig. 22.3). Finalmente, vários outros fármacos não comumente usados no tratamento da disfunção da tireoide podem afetar os níveis de hormônios tireoidianos ao alterar a sua síntese, transporte ou metabolismo (Quadro 22.3).

Quadro 22.3 Efeitos dos fármacos e função da tireoide

Efeito	Fármacos
Alteração na síntese do hormônio tireoidiano	
Inibição da secreção de TRH ou TSH sem indução de hipotireoidismo	Dopamina, levodopa, corticosteroides, somatostatina
Inibição da síntese do hormônio tireoidiano ou liberação com a indução do hipotireoidismo (ou ocasionalmente hipertireoidismo)	Iodetos (incluindo a amiodarona), lítio, aminoglutetimida, tioamidas, etionamida
Alteração do transporte do hormônio tireoidiano bem como níveis séricos de T_3 total e T_4, mas geralmente sem modificação do FT_4 ou TSH	
Aumento da TBG	Estrogênios, tamoxifeno, heroína, metadona, mitotano, fluoruracila
Redução da TBG	Androgênios, glicocorticoides
Deslocamento de T_3 e T_4 da TBG com hipertiroxinemia temporária	Salicilatos, fenclofenaco, ácido mefenâmico, furosemida
Alteração do metabolismo de T_4 e T_3 com níveis séricos de T_3 e T_4 modificados, mas não os níveis de FT_4 ou TSH	
Indução do aumento da atividade das enzimas hepáticas	Fenitoína, carbamazepina, fenobarbital, rifampicina, rifabutina, nicardipino, imatinibe, inibidores da protease
Inibição da 5'-deiodinase com redução de T_3 e aumento de rT_3[2]	Ácido iopanoico, ipodato, amiodarona, betabloqueadores, corticosteroides, propiltiouracila, flavonoides
Outras interações	
Interferência na absorção de T_4	Colestiramina, colestipol, hidróxido de alumínio, sucralfato, raloxifeno, sulfato ferroso, algumas preparações à base de cálcio, farelo, soja, ciprofloxacino, poliestirenossulfonato de sódio
Indução da doença autoimune da tireoide com hipo ou hipertireoidismo	Interferona α, interleucina 2

TBG, globulina ligante de tiroxina; TRH, hormônio liberador de tiroxina; TSH, hormônio estimulante da tireoide.
[1] FT_4 é tiroxina livre não ligada a TBG.
[2] rT_3 é um metabólito inativo deiodinado de T_4.

HORMÔNIOS GONADAIS E SEUS INIBIDORES

Os hormônios gonadais são os esteroides do ovário (estrogênios e progesterona) e testículo (principalmente a testosterona) (Fig. 22.4). Devido a seu uso como anticoncepcionais, foram produzidos muitos estrogênios sintéticos e agonistas dos receptores de pogesterona, como os agonistas dos receptores, agonistas parciais, antagonistas e alguns fármacos com efeitos mistos, mostrando estes últimos efeitos agonistas em alguns tecidos e antagonistas em outros tecidos. Os agonistas mistos com efeitos estrogênicos são chamados de **moduladores seletivos do receptor do estrogênio** (SERM). Os androgênios sintéticos, os que possuem atividade anabólica, também estão disponíveis para uso clínico. Um grupo variado de fármacos com efeitos antiandrogênicos também é usado no tratamento do câncer de próstata, hiperplasia prostática benigna e hirsutismo em mulheres.

Hormônios do ovário

O ovário é a principal fonte de hormônios sexuais nas mulheres durante o período fértil (entre a puberdade e a menopausa). No decorrer do ciclo menstrual, em resposta ao FSH e LH secretados pela pituitária anterior, um folículo amadurece no ovário, secreta crescentes quantidades de estrogênio, libera um óvulo e finalmente se transforma no corpo lúteo, que secreta progesterona. Se o óvulo não for fertilizado e implantado, o corpo lúteo irá degenerar. O endométrio uterino, que cresce por causa da estimulação pelo estrogênio, descama como parte do fluxo menstrual e o ciclo se repete. O estrogênio e a progesterona entram nas células, ligando-se aos receptores no citosol. O complexo receptor-hormônio se desloca para o núcleo, onde modula a expressão do gene.

Estrogênios

O principal estrogênio ovariano nas mulheres é o estradiol. Embora ele tenha baixa biodisponibilidade oral, esta biodisponibilidade aumenta na forma micronizada. O fármaco também pode ser administrado através de adesivo transdérmico ou creme vaginal. Os ésteres de longa ação do estradiol convertidos no corpo em estradiol, como o cipionato de estradiol, podem ser administrados através de injeção intramuscular. As misturas de estrogênios conjugados de origem biológica são usadas

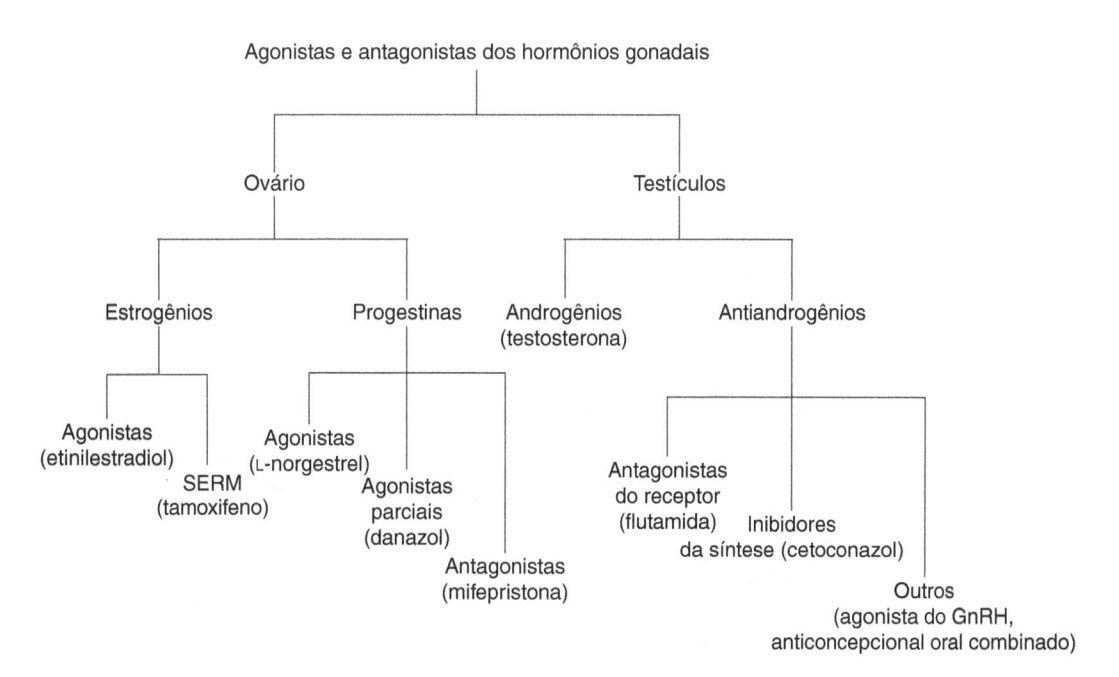

Figura 22.4 Classes de fármacos usados para a contracepção e tratamento da disfunção gonodal. Os hormônios gonodais são divididos nos esteroides do ovário (estrogênios e agonistas do receptor de progesterona) e os do testículo (principalmente a testosterona). As divisões subsequentes consistem em fármacos que inibem a síntese dos hormônios esteroidais, agonistas parciais e antagonistas de receptores, bem como os que agem como agonistas em alguns tecidos e antagonistas em outros. Esta última divisão de agonistas mistos é chamada de moduladores seletivos do receptor de estrogênio (SERMs).

por via oral para terapia de reposição hormonal (TRH). O **etinilestradiol** e **mestranol** são estrogênios sintéticos com alta biodisponibilidade usados como anticoncepcionais hormonais.

EFEITOS FISIOLÓGICOS. O estrogênio é essencial para o desenvolvimento sexual normal nas mulheres, sendo responsável pelo crescimento da vagina, útero e trompas de Falópio durante a infância, surgimento das características sexuais secundárias e a explosão do crescimento associada à puberdade. O estrogênio também tem vários efeitos metabólicos; modifica os níveis séricos de proteínas e reduz a reabsorção óssea; também potencializa a coagulabilidade do sangue e aumenta os níveis plasmáticos de colesterol da lipoproteína de alta densidade (HDL) bem como dos triglicerídios, reduzindo o colesterol da lipoproteína de baixa densidade (LDL). A administração contínua de estrogênio, especialmente em combinação com uma progestina, inibe a secreção das gonadotropinas da pituitária anterior (Fig. 22.5).

USO CLÍNICO. Os estrogênios são usados no tratamento do hipogonadismo nas mulheres jovens (Quadro 22.4). Outro uso é na TRH (terapia de reposição hormonal) em mulheres com deficiência de estrogênio provocada pela falência ovariana prematura, menopausa ou remoção cirúrgica dos ovários. A TRH alivia o fogacho e as mudanças atróficas no trato urogenital. O estrogênio é também efetivo na prevenção da perda óssea e osteoporose; entretanto, existe alto risco de eventos cardiovasculares e câncer de mama quando este hormônio é usado em mulheres na pós-menopausa para obter tal efeito farmacológico. Finalmente, os estrogênios são componentes dos anticoncepcionais hormonais (ver a discussão a seguir).

EFEITOS ADVERSOS. Deve-se ter cuidado no ajuste da dose do estrogênio nas meninas que apresentam hipogonadismo para evitar o fechamento prematuro das epífises dos ossos longos, o que provoca baixa estatura. A relação entre a terapia a longo prazo com estrogênio e câncer continua a ser ativamente investigada. Quando usado isoladamente para TRH em mulheres com útero, o estrogênio aumenta o risco de câncer de endométrio. Entretanto, esse efeito pode ser anulado combinando o estrogênio com uma progestina. O estrogênio usado pelas mulheres na pós-menopausa também está associado a pequeno aumento no risco do câncer de mama, infarto do miocárdio e acidente vascular encefálico. Estes riscos não são reduzidos pelo uso simultâneo de progestina na terapia. As toxicidades dependentes da dose consistem em náuseas, sensibilidade da mama, maior risco de enxaqueca, eventos tromboembólicos (p. ex., trombose venosa profunda), doença da vesícula biliar, hipertrigliceridemia e hipertensão.

Progestinas

A progesterona é a principal progestina nos seres humanos. A forma micronizada é usada por via oral para

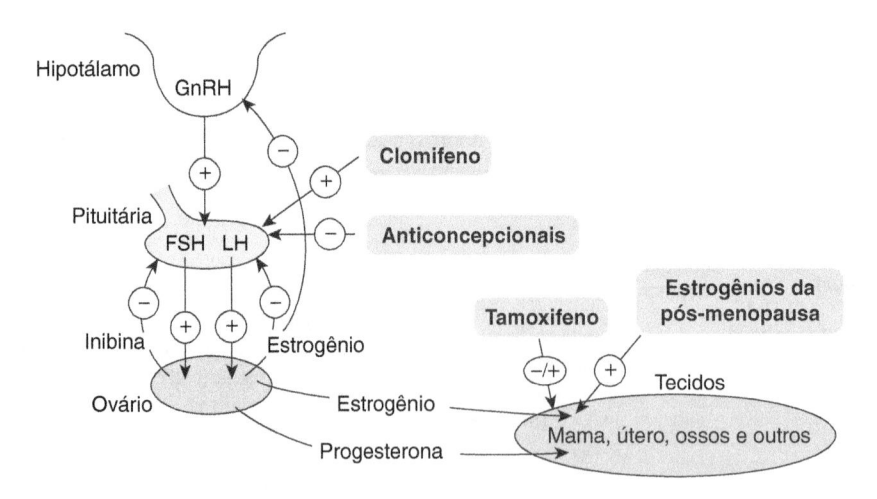

Figura 22.5 Locais de ação de vários hormônios ovarianos e seus análogos. O clomifeno, um agonista-antagonista misto, é antagonista nos receptores de estrogênio na pituitária e hipotálamo, evita a retroalimentação negativa e aumenta a produção de gonadotropinas da pituitária. O tamoxifeno, um SERM, é antagonista nos receptores do estrogênio na mama, mas age como agonista em outros tecidos. Os anticoncepcionais hormonais reduzem a produção de FSH e LH da pituitária, ao ativar os receptores que medeiam a inibição da retroalimentação, e possuem efeitos importantes no trato genital (não apresentados).

Quadro 22.4 Principais aplicações dos hormônios sexuais e seus antagonistas

Aplicação clínica	Fármacos
Hipogonadismo em meninas, mulheres	Estrogênios conjugados etinilestradiol, ésteres de estradiol
Terapia de reposição hormonal	Componente estrogênico: estrogênios conjugados, estradiol, estrona, estriol
	Componente progestínico: progesterona, acetato de medroxiprogesterona
Contraceptivo hormonal oral	Combinado: etinilestradiol ou mestranol mais uma progestina
	Progestina apenas: noretindrona ou norgestrel
Anticoncepcional parenteral	Medroxiprogesterona como injeção intramuscular com depósito
	Etinilestradiol e L-noregestromina como adesivo semanal
	Etinilestradiol e etonogestrel como anel vaginal mensal
	Etonogestrel como implante subcutâneo
	L-norgestrel como dispositivo intrauterino (DIU)
Anticoncepcional pós-coito (emergência)	L-norgestrel, anticoncepcionais orais combinados
Dismenorreia refratária ao tratamento tradicional ou sangramento uterino	Estrogênios conjugados, etinilestradiol, anticoncepcional oral, agonista do GnRH, injeção de depósito de acetato de medroxiprogesterona
Infertilidade	Clomifeno; hMG e hCG; análogos do GnRH; progesterona; bromocriptina
Abortivo	Mifepristona (RU 486) e prostaglandina
Endometriose	Contraceptivo oral, injeção de depósito de acetato de medroxiprogesterona, agonista do GnRH, danazol
Câncer de mama,	Tamoxifeno, inibidores da aromatase (p. ex., anastrozol)
Osteoporose em mulheres na pós-menopausa	Estrogênios conjugados, estradiol, raloxifeno
Hipogonadismo em meninos, homens; terapia de reposição	Enantato ou cipionato de testosterona; metiltestosterona; fluoximesterona, testosterona (adesivo)
Síntese das proteínas anabólicas	Oxandrolona, estanozolol
Hiperplasia de próstata (benigna)	Finasterida
Carcinoma de próstata	Agonista do GnRH, antagonistas do receptor androgênio (p. ex., flutamida)
Hirsutismo	Anticoncepcional oral combinado, espironolactona, flutamida, agonista do GnRH

IM, intramuscular; GnRH, hormônio liberador de gonadotropina; hCG, gonadotropina coriônica humana; hMG; menotropinas.

TRH, e existem cremes vaginais à base de progesterona. As progestinas sintéticas (p. ex., **medroxiprogesterona**) possuem melhor biodisponibilidade oral. Os compostos da 19-nortestosterona diferem basicamente no seu grau de efeitos androgênicos. Os fármacos mais antigos, como o **L-norgestrel** e **noretindrona,** são mais androgênicos que as novas progestinas, como o **norgestimato** e **desogestrel.**

EFEITOS FISIOLÓGICOS. A progesterona induz às mudanças na secreção do endométrio, sendo necessária à manutenção da gravidez. Outras progestinas também estabilizam o endométrio, mas não são capazes de manter a gravidez. As progestinas não afetam, de forma significativa, as proteínas plasmáticas, mas sim o metabolismo do carboidrato e estimulam o depósito de gordura. Altas doses suprimem a secreção da gonadotropina e evitam a ovulação.

USO CLÍNICO. As progestinas são usadas como anticoncepcionais, isoladamente ou em combinação com um estrogênio. Como já discutido, são utilizadas com um estrogênio na TRH para evitar o câncer de endométrio induzido pelo estrogênio. A progesterona é usada na tecnologia dos programas de reprodução assistida para facilitar e manter a gravidez.

EFEITOS ADVERSOS. A toxicidade das progestinas é baixa. Entretanto, podem aumentar a pressão sanguínea e reduzir o colesterol da lipoproteína de alta densidade (HDL). O uso prolongado de altas doses em mulheres na pré-menopausa está associado à redução reversível na densidade óssea e reinício atrasado da ovulação após o término da terapia.

Anticoncepcionais hormonais

Os anticoncepcionais contêm uma combinação de um estrogênio e uma progestina ou apenas progestina. Estão disponíveis em várias apresentações, como pílulas para uso oral, injeções de ação longa, adesivos transdérmicos, anéis vaginais e dispositivos intrauterinos (DIU) (Quadro 22.4). Existem três tipos de anticoncepcional oral disponíveis para as mulheres nos EUA. As preparações monofásicas são uma combinação de comprimidos de estrogênio-progestina usados em uma dose constante por todo o ciclo menstrual. As preparações bi e trifásicas são combinações nas quais a dose de progestina, estrogênio ou ambos muda durante o mês para simular as mudanças hormonais do ciclo menstrual. O terceiro tipo de preparação contém apenas progestina.

Os anticoncepcionais **pós-coito** (também conhecidos como "anticoncepcionais de emergência") evitam a gravidez se administrados em 72 h após a relação sexual sem proteção. Vários tipos de preparação de uso oral são efetivos: estrogênios isolados, L-norgestrel (apenas progestina), pílulas contendo um estrogênio e uma progestina, bem como **mifepristona** (RU 486), um antagonista da progesterona.

Mecanismo de ação

Os anticoncepcionais hormonais combinados possuem várias ações, sendo a principal delas a inibição da ovulação. As mudanças adicionais nas glândulas do muco cervical, trompas de Falópio e endométrio também reduzem a probabilidade de fertilização e implantação. As apresentações apenas com progestina nem sempre inibem a ovulação, agindo por outro mecanismo, diferente dos listados anteriormente. Os mecanismos de ação dos anticoncepcionais pós-coito não estão bem compreendidos. Quando administrados antes da onda de LH, inibem a ovulação; também afetam o muco cervical, a função da trompa e o revestimento endometrial.

Outros usos clínicos e efeitos benéficos

Os usos clínicos adicionais dos anticoncepcionais hormonais combinados estão apresentados no Quadro 22.4. As combinações de anticoncepcionais hormonais são usadas para evitar a deficiência de estrogênio em mulheres jovens com hipogonadismo primário após seu crescimento. As combinações de contraceptivos hormonais e progestinas são utilizadas para tratar acne, hirsutismo, **dismenorreia** e endometriose. As usuárias de anticoncepcionais hormonais combinados têm menor risco de cisto ovariano, cânceres ovariano e endometrial, doença benigna da mama e inflamações pélvicas, assim como menor incidência de gravidez ectópica, anemia por deficiência de ferro e artrite reumatoide.

Efeitos adversos

A incidência da toxicidade dependente da dose vem caindo desde a introdução dos anticoncepcionais combinados orais de baixa dose. Os efeitos adversos mais visíveis são o **tromboembolismo** e maior risco de desenvolver câncer de mama precoce.

O maior risco de tromboembolismo resulta do efeito do componente estrogênico dos contraceptivos hormonais combinados sobre a síntese hepática dos fatores de coagulação do sangue. Ocorre alto risco de eventos tromboembólicos em mulheres mais velhas, fumantes, com histórico familiar de tais problemas e com defeitos genéticos que afetam a produção ou função dos fatores de coagulação. Este alto risco provoca elevado potencial de infarto do miocárdio, acidente vascular encefálico, trombose de veia profunda e embolia pulmonar. Entretanto, o risco de tromboembolismo gerado pelo uso de anticoncepcionais hormonais combinados é geralmente menor que o imposto pela gravidez.

A evidência também sugere que o risco de câncer de mama durante toda a vida em mulheres usuárias ou que já usaram anticoncepcionais hormonais não é afetado pelo uso de anticoncepcional oral, mas o câncer de mama pode surgir mais cedo do que nas mulheres que nunca utilizaram anticoncepcional oral.

Os anticoncepcionais também podem apresentar outros efeitos tóxicos. Os anticoncepcionais combinados de baixa dose ou apenas progestina provocam significativo sangramento de escape, especialmente durante os primeiros meses de terapia. Os outros efeitos tóxicos dos anticoncepcionais hormonais são náuseas, sensibilidade das mamas, cefaleia, pigmentação da pele e depressão. As preparações com progestinas antigas e mais androgênicas podem provocar ganho de peso, acne e hirsutismo. A alta dose de estrogênio em anticoncepcionais pós-coito está associada a fortes náuseas.

Moduladores seletivos do receptor de estrogênio (SERM)

Os SERMs são ligantes mistos do receptor de estrogênio que agem como agonistas em alguns tecidos e como agonistas parciais ou antagonistas em outros tecidos.

O **tamoxifeno** é um SERM eficaz no tratamento do câncer de mama responsivo a hormônios, agindo como um antagonista para evitar a ativação do receptor pelos estrogênios endógenos (Fig. 22.5). O uso profilático do tamoxifeno reduz a incidência de câncer de mama em mulheres com alto risco desse tipo de câncer. Entretanto, ele age como um agonista nos receptores de estrogênio no endométrio, provocando hiperplasia e aumentando o risco de câncer endometrial. Este fármaco pode provocar fogachos, reflexo do efeito antagonista, aumentando também o risco de trombose venosa, um efeito agonista. Nos ossos, o tamoxifeno tem mais ações estrogênicas agonistas do que antagonistas, evitando a osteoporose em mulheres usando este fármaco para o tratamento do câncer de mama. O **toremifeno** tem estrutura, propriedades, indicações e efeitos tóxicos similares aos do tamoxifeno.

O **raloxifeno**, aprovado para a prevenção da osteoporose em mulheres na pós-menopausa e do câncer de mama em mulheres do grupo de alto risco, tem efeito agonista parcial nos ossos. Semelhante ao tamoxifeno, possui efeitos antagonistas no tecido da mama e reduz a incidência do câncer de mama em mulheres do grupo de alto risco. Diferente do tamoxifeno, este fármaco não tem efeitos estrogênicos no tecido endometrial. Os seus efeitos adversos também consistem em fogachos e maior risco de trombose venosa.

Outros agonistas, antagonistas e inibidores da síntese do estrogênio e a da progesterona

O **clomifeno** é usado para induzir à ovulação em mulheres anovulatórias que desejam engravidar; é um composto não esteroide com ações seletivas nos tecidos. Ao bloquear seletivamente os receptores de estrogênio na pituitária anterior, reduz a retroalimentação negativa bem como aumenta a secreção de FSH e LH. Este aumento nas gonadotropinas estimula a ovulação.

A **mifepristona** (RU 486) é um antagonista esteroide ativo oral dos receptores da progesterona e glicocorticoides, sendo usada principalmente como abortivo no início da gravidez, até 49 dias após o último período menstrual. Quando administrada como uma dose oral única, seguida pela administração de um análogo da prostaglandina E ou da F, é obtida elevada porcentagem de aborto completo com baixa incidência de toxicidade grave.

O **danazol** é um agonista parcial fraco que se liga aos receptores de progestina, androgênio e glicocorticoides. O danazol também inibe várias enzimas do sistema P450 envolvidas na síntese dos esteroides sexuais, sendo também usado no tratamento da endometriose e doença fibrocística da mama.

Os inibidores da aromatase, como o **anastrozol** e compostos relacionados, são inibidores não esteroidais da aromatase, a enzima necessária à síntese dos estrogênios. Estes fármacos são usados no tratamento do câncer de mama (Cap. 31).

Androgênios

O controle hipotalâmico-pituitário da secreção de testosterona e androgênios relacionados é apresentado na Fig. 22.6. A testosterona e androgênios relacionados são produzidos nos testículos, na glândula suprarrenal e uma pequena quantidade, nos ovários. A testosterona é sintetizada a partir da progesterona e deidroepiandrosterona (DHEA), possuindo uma forma sulfatada (DHEAS). No plasma, a testosterona se liga parcialmente a uma proteína de transporte, a globulina ligante dos hormônios sexuais (SHBG). A testosterona por si só é ativa em alguns tecidos, sendo, porém, convertida, em vários órgãos (como a próstata), em **diidrotestosterona** (DHT), o hormônio ativo em tais tecidos. A testosterona administrada por via oral tem pouco efeito por causa do seu rápido metabolismo hepático. O fármaco pode ser administrado como injeção de ésteres de longa ação ou adesivo transdérmico. Também existem apresentações orais ativas (Quadro 22.4).

Muitos androgênios são sintetizados para tentar aumentar os efeitos anabólicos (aumento da massa muscular) sem incrementar as ações androgênicas (características masculinas). A **oxandrolona** e **estanozolol** são exemplos de fármacos que no teste laboratorial apresentam maior proporção de ação anabólica:androgênica. Entretanto, todos os esteroides anabólicos possuem efeitos agonistas androgênicos quando usados em seres humanos.

Efeitos fisiológicos

Como os hormônios esteroides discutidos anteriormente, os androgênios entram nas células e se ligam aos receptores cistosólicos (Fig. 22.6). O complexo hormônio-receptor entra no núcleo, modulando a expressão dos genes-alvos. A testosterona é necessária ao desenvolvimento normal do feto e bebê do sexo masculino, sendo responsável pelas principais mudanças dos meninos na puberdade, como o crescimento do pênis, da laringe e do esqueleto; desenvolvimento dos pelos faciais, púbicos e axilares; escurecimento da pele; e aumento da massa muscular. Após a puberdade, a testosterona mantém as características sexuais secundárias, a fertilidade e a libido. Finalmente, a testosterona (como diidrotestosterona) atua nas células do cabelo, provocando a calvície típica dos homens.

Os principais efeitos dos androgênios, além do desenvolvimento e manutenção das características masculinas normais, é a ação anabólica que leva a aumento do tamanho dos músculos e força, bem como da produção das células vermelhas do sangue. A excreção da ureia é reduzida, e o balanço do nitrogênio se torna mais positivo. A testosterona também ajuda a manter a densidade óssea normal.

Uso clínico

O principal uso clínico dos androgênios é a terapia de reposição no hipogonadismo (Quadro 22.4), sendo também usados para estimular a produção de células vermelhas em algumas anemias e aumento de peso em pacientes com síndromes debilitantes (p. ex., emaciamento associado à AIDS). Os efeitos anabólicos são explorados de forma ilícita pelos atletas que querem aumentar a massa e força musculares, bem como potencializar o desempenho atlético, sendo, por este motivo, banidos pelas organizações atléticas amadoras e profissionais.*

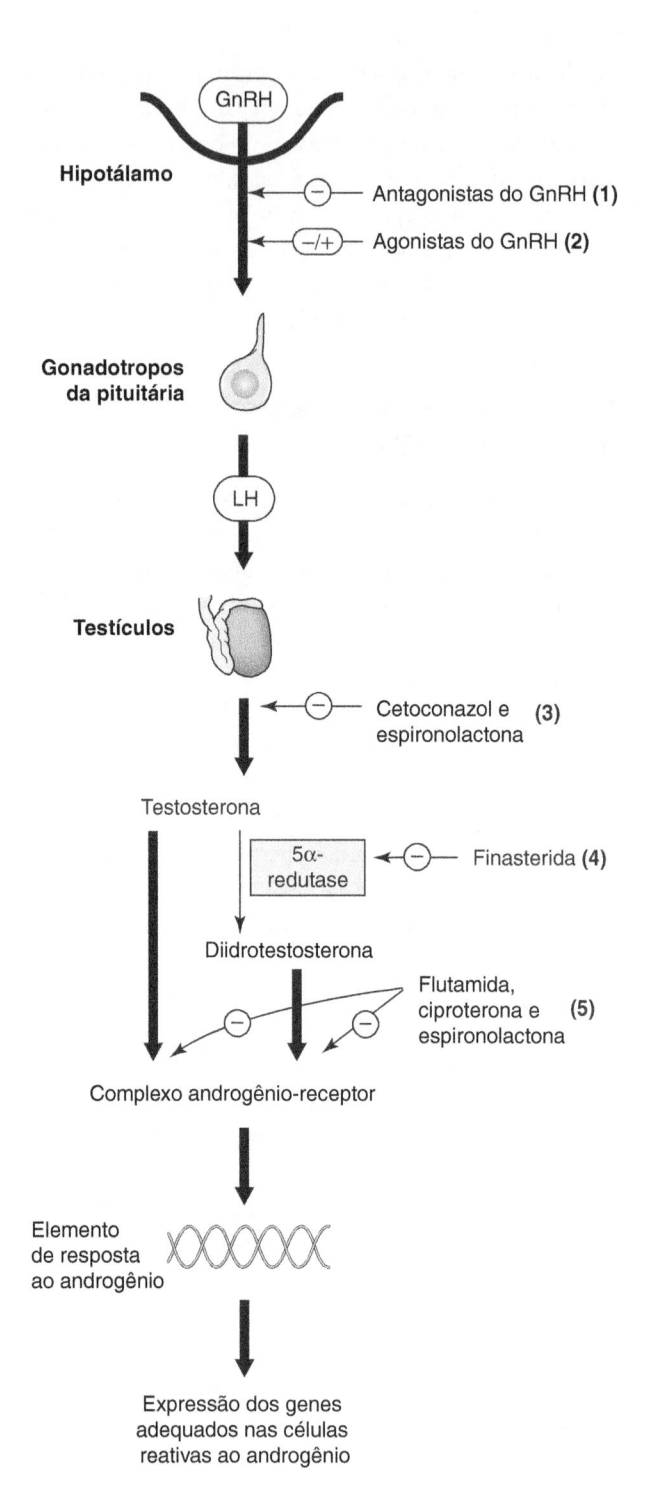

Figura 22.6 Controle da secreção e atividade dos hormônios androgênios e alguns locais de ação dos antiandrogênios: **(1)** inibição competitiva dos receptores do hormônio liberador da gonadotropina (GnRH); **(2)** estimulação (+) ou inibição (−) pelos agonistas do GnRH; **(3)** inibição da síntese da testosterona pelo cetoconazol e possivelmente pela espironolactona; **(4)** inibição da produção da diidrotestosterona pela finasterida; **(5)** inibição da ligação do androgênio no seu receptor pela flutamida e outros fármacos.

---

*N.T.: no Brasil, o uso de substâncias anabolizantes (androgênios) é regulamentado pela Portaria nº 344/98, da ANVISA/Ministério da Saúde; lista C5.

Efeitos adversos

O uso de androgênios pelas mulheres provoca irregularidade do ciclo menstrual e virilização que consiste em hirsutismo, aumento do clitóris e alteração da voz. Nas mulheres grávidas de bebês do sexo feminino, os androgênios exógenos podem provocar a virilização da genitália externa do feto. Paradoxalmente, doses excessivas de androgênios nos homens podem levar à feminização, caracterizada pela ginecomastia, redução dos testículos e infertilidade, sendo provocada pela inibição da retroalimentação da pituitária anterior e conversão dos androgênios exógenos em estrogênios. As altas doses em homens também provocam mudanças comportamentais, como hostilidade e agressão (*roid rage*) (Cap. 21). Em ambos os sexos, as altas doses de esteroides anabolizantes podem provocar icterícia colestática, elevação dos níveis das enzimas hepáticas, possivelmente carcinoma hepatocelular, aumentos nos níveis lipídicos (provocando aterosclerose) e retenção de sódio (causando hipertensão).

Antiandrogênios

A redução dos efeitos dos androgênios é um importante tipo de terapia para a doença prostática benigna e a maligna, puberdade precoce, perda de cabelo e hirsutismo. Existem vários fármacos que agem em locais diferentes na via androgênica (Fig. 22.6).

Análogos do hormônio de liberação da gonadotropina

A redução na secreção da gonadotropina, especialmente a secreção de LH, reduz a produção de testosterona. Como já descrito, tal redução pode ser feita com preparações de depósito de longa duração de **leuprolida** ou agonistas similares do GnRH. Estes análogos são usados no carcinoma de próstata. Durante a primeira semana de terapia, um antagonista do receptor androgênico, como a **flutamida**, deve ser adicionado para evitar a **expansão do tumor** que pode surgir depois de uma explosão na síntese da testosterona provocada pela ação agonista inicial do análogo do GnRH. Em algumas semanas, a produção de testosterona cai para o nível normal ou abaixo deste.

Inibidores da síntese dos esteroides

Todos os hormônios esteroides são derivados do colesterol; consistem em hormônios sexuais discutidos aqui e corticosteroides discutidos no Cap. 23. O **cetoconazol**, um agente antifúngico (Cap. 29), inibe as enzimas do citocromo P450 necessárias à síntese dos esteroides sexuais e suprarrenais. O cetoconazol é usado para suprimir a síntese dos esteroides suprarrenais em pacientes com tumores metastáticos que respondem aos esteroides. Parte do efeito antiandrogênico da **espironolactona**, um fármaco usado principalmente como diurético poupador de potássio (Cap. 7), surge por causa da inibição da 17α-**redutase**, uma enzima envolvida na síntese dos androgênios.

Inibidores da 5α-redutase

A testosterona é convertida em DHT pela enzima 5α-redutase. Alguns tecidos, principalmente a próstata e folículos capilares, dependem da DHT mais do que da testosterona para a estimulação androgênica. A 5α-redutase é inibida pela **finasterida**, um fármaco usado para tratar a hiperplasia benigna de próstata que, em doses menores, evita a queda de cabelo nos homens. Como o fármaco não interfere na ação da testosterona, é pouco provável que cause efeitos, como impotência, infertilidade e perda da libido em relação aos outros antiandrogênios.

Inibidores dos receptores

A **flutamida** e fármacos relacionados consistem em compostos não esteroides que agem como antagonistas competitivos nos receptores androgênicos; são usados para reduzir a ação dos androgênios endógenos em pacientes com carcinoma de próstata. O diurético espironolactona também inibe os receptores androgênicos, sendo usado no tratamento do hirsutismo.

Anticoncepcionais hormonais combinados

Os anticoncepcionais hormonais combinados exercem um efeito antiandrogênico quando usados em mulheres com hirsutismo, um quadro provocado pela produção excessiva dos esteroides androgênicos. O estrogênio presente no contraceptivo estimula a produção hepática da globulina ligante dos hormônios sexuais, o que reduz a concentração do androgênio livre no sangue.

FOCO NA REABILITAÇÃO

Muitos fármacos com ação endócrina influenciam a prática do fisioterapeuta, e outros influenciam diretamente as respostas dos pacientes à reabilitação. Muitas mulheres na pós-menopausa usam estrogênios e progestinas para TRH. Algumas destas mulheres experimentam cânceres de mama e endometrial ou eventos cardiovasculares provocados pela TRH.

As pacientes submetidas a tais procedimentos podem ser encaminhadas à reabilitação. A suplementação androgênica em homens idosos com hipogonadismo ou níveis reduzidos de testosterona melhora a densidade mineral óssea e a tolerância ao exercício. Entretanto, o uso abusivo destes fármacos por atletas leva à distribuição anormal do colesterol nas lipoproteínas séricas bem como aumenta o risco de aterosclerose e morbidades cardiovasculares. Os fisioterapeutas devem estar cientes tais efeitos adversos e orientar os atletas.

Os fármacos que afetam a função endócrina também podem influenciar diretamente a resposta do paciente à reabilitação. Por exemplo, a suplementação excessiva com a tiroxina (T_4) surge como hipertireoidismo. A disfunção cardiovascular e a respiratória provocadas pelo hipertireoidismo podem não surgir durante o repouso, mas ocorrerem com o exercício.

RELEVÂNCIA CLÍNICA PARA A REABILITAÇÃO

Reações adversas a fármacos

Hormônios tireoidianos

- Intolerância ao exercício associada ao hiper e hipotireoidismo
- Intolerância a mudanças de temperatura
- Hipotireoidismo: intolerância ao frio
- Hipertireoidismo: intolerância ao calor

Estrogênios e agonistas dos receptores de progesterona

- Trombose de veia profunda
- Infarto do miocárdio
- Hipertensão

Efeitos que interferem na reabilitação

- Redução na participação em atividades aeróbicas por causa da disfunção da tireoide
- Maior risco de embolia durante a terapia
- Maior risco de infarto do miocárdio durante a terapia

Possíveis soluções para a terapia

- Examinar se existe risco de trombose venosa profunda antes da terapia.
- Verificar a frequência cardíaca e pressão sanguínea antes da e durante a terapia.

Potencialização dos resultados funcionais secundários à terapia medicamentosa

- O treino de resistência progressiva aumenta a força e massa magra graças aos análogos da testosterona em certas populações de pacientes com **caquexia** (p. ex., emaciamento).

ESTUDO DE CASO CLÍNICO

Breve histórico: a paciente, de 53 anos, tem histórico de 10 anos de leve hipertensão, estabilizada com os medicamentos que vem usando. Também apresenta um histórico de 1 ano de transtorno bipolar farmacologicamente tratado. Foi diagnosticada fibromialgia há 3 semanas. Ela está sendo acompanhada por um fisioterapeuta em uma clínica para os pacientes externos e centro de bem-estar para desenvolver um programa de exercícios a fim de auxiliá-la no alívio da dor como um tratamento alternativo aos fortes analgésicos. A paciente vem participando ativamente do programa de exercícios no centro de bem-estar. Tem uma consulta com o fisioterapeuta toda semana para a revisão do programa e avaliação dos sintomas da fibromialgia.

Quadro médico atual e terapia medicamentosa: as medidas recentes de pressão sanguínea indicaram 130/82 mmHg com frequência cardíaca de 80 bpm. Os medicamentos utilizados são o enalapril e hidroclorotiazida/amilorida para a hipertensão. O transtorno bipolar está sendo tratado com carbonato de lítio. Há 1 semana, recebeu o diagnóstico de hipotireoidismo funcional que provavelmente é resultado do tratamento com lítio. O médico prescreveu levotiroxina, tendo a paciente iniciado o medicamento no mesmo dia.

(continua)

ESTUDO DE CASO CLÍNICO (*continuação*)

Cenário da reabilitação: a paciente chegou para a avaliação semanal com o fisioterapeuta. Reclamou que na semana passada sua fraqueza muscular aumentou, e sua capacidade de executar o programa de exercícios diminuiu de forma significativa. Especificamente, sentiu falta de ar durante seu trabalho com a bicicleta ergométrica. Além disso, referiu que as dores associadas à fibromialgia estavam aumentando. O fisioterapeuta mediu sua pressão sanguínea e frequência cardíaca, que estavam, respectivamente em 142/86 mmHg e 96 bpm e irregulares.

Problema/opções clínicas: a reposição hormonal para a tireoide que a paciente iniciou levou ao hipertireoidismo. Os efeitos adversos da medicação não se manifestaram até que ela realizasse a atividade do programa de exercícios. O hipertireoidismo diminuiu a tolerância da paciente ao exercício diretamente através do efeito sobre os músculos esqueléticos e indiretamente pela redução das funções cardíaca e pulmonar. Por último, a dor crônica associada à fibromialgia aumentou. O fisioterapeuta deve recomendar que a paciente interrompa seu programa de exercícios até ser reavaliada pelo médico. Como existe o risco de fibrilação atrial, o fisioterapeuta deve informar imediatamente o médico sobre estes sinais e sintomas do hipertireoidismo.

APRESENTAÇÕES DISPONÍVEIS

Agentes hipotalâmicos e pituitários

Acetato de gonadorrelina (GnRH)
Parenteral 100 e 500 mg para injeção; pó para reconstituição para injeção através de bomba (0,8 e 3,2 mg/frasco)

Acetato de goserrelina
Parenteral: 3,6, 10,8 mg como implante subcutâneo

Alfafolitropina
Parenteral: 37,5 e 150 UI em pó para injeção

Alfatirotropina
Parenteral: 1,1 mg (4 UI)/frasco com diluente para injeção intramuscular

Betafolitropina (FSH)
Parenteral: 75 UI pó para injeção

Bromocriptina
Oral: comprimidos de 2,5 mg; cápsulas de 5 mg

Cabergolina
Oral: comprimidos sulcados de 0,5 mg

Cetrorrélix
Parenteral: 0,25 e 3 mg/frasco com diluente para injeção subcutânea

Corticorrelina ovina
Parenteral: 0,1 mg para injeção intravenosa

Corticotropina
Parenteral: 80 unidades/mℓ

Ganirrélix
Parenteral: 500 mcg/mℓ para injeção

Gonadotropina coriônica (hCG)
Pó para uso parenteral para reconstituição com 500, 1.000, 2.000 unidades/mℓ para injeção

Histrelina
Parenteral: 120; 300; 600 mg para injeção subcutânea

Leuprolida
Parenteral: 5 mg/mℓ para injeção subcutânea
Depósito parenteral em suspensão: microsferas liofilizadas para reconstituição para injeção intramuscular (3,75; 7,5; 11,25; 15; 22,5; 30 mg/frasco)
Implante parenteral: 72 mg

Menotropinas (hMG)
Parenteral com atividade de 75 UI FSH e 75 UI LH, atividade de 150 UI FSH e 150 UI LH, cada uma com diluente

Nafarrelina
Nasal: 2 mg/mℓ (200 mcg/*spray*)

Octreotida
Parenteral: 0,05; 0,1; 0,2; 0,5; 1 mg/mℓ para administração subcutânea ou intravenosa
Injeção de depósito parenteral: 10; 20; 30 mg para injeção intramuscular apenas

Pergolida
Oral: comprimidos de 0,05; 0,25; 1 mg

Protirrelina
Parenteral: 500 mg/mℓ para injeção

Sermorrelina
Parenteral: 0,5 e 1 mg para injeção subcutânea, pó 50 mcg para reconstituição para injeção intravenosa

Somatrém
Parenteral: 5 e 10 mg/frasco com diluente para injeção subcutânea ou intramuscular

Somatrofina
Parenteral: 0,2; 0,4; 0,6; 0,8; 1; 1,2; 1,4; 1,5; 1,6; 1,8; 2; 4; 5; 5,8; 6; 8; 10; 12; 13,5; 13,8; 15; 18; 22,5; 24 mg/frasco com diluente para injeção subcutânea ou intramuscular

Tetracosactida
Parenteral 0,25 mg/frasco com diluente para injeção intravenosa ou intramuscular

Triptorrelina
Parenteral: 3,75 e 11,25 mg para injeção intramuscular

Urofolitropina
Pó parenteral para reconstituição para injeção, atividade de 75 e 150 UI FSH por ampola

Agentes tireoidianos

Levotiroxina (T_4)
Oral: comprimidos de 0,025; 0,05; 0,075; 0,088; 0,1; 0,112; 0,125; 0,137; 0,15; 0,175; 0,2; 0,3mg
Parenteral: 200 e 500 mcg por frasco (100 mcg/mℓ quando reconstituído) para injeção

Liotironina (T_3)
Oral: comprimidos de 5; 25; 50 mcg
Parenteral: 10 mcg/mℓ

Liotrix (proporção de 4:1 de T_4:T_3)
Oral: comprimidos contendo 12,5; 25; 30; 50; 60; 100; 120; 150; 180 mcg de T_4 e um quarto da dose como T_3

Tireoide dessecada (USP) (S-P-T)
Oral: comprimidos contendo 15; 30; 60; 90; 120; 180; 240; 300 mg; cápsulas (S-P-T) contendo 120; 180; 300 mg

Agentes antitireoidianos

Ácido iopanoico
Oral: comprimidos de 500 mg (uso não padronizado)

Diatrizoato sódico
Parenteral: 25% (150 mg de iodo/mℓ); 50% (300 mg de iodo/mℓ) (uso não padronizado)

Iodeto de potássio
Solução oral: 1 g/mℓ
Solução oral (solução de Lugol): 100 mg/mℓ de iodeto de potássio mais 50 mg/mℓ de iodo
Xarope oral: 325 mg/5 mℓ
Comprimidos orais de ação controlada: 135 mg de iodeto de potássio mais 25 mg de cloridrato de niacinamida
Comprimidos de iodeto de potássio: 65 e 130 mg

Iodeto (I^{131}) de sódio
Oral: disponível como cápsula e solução

Ipodato sódico
Oral: cápsulas de 500 mg (uso não padronizado)

Metimazol
Oral: comprimidos de 5 e 10 mg

Propiltiouracila (PTU)
Oral: comprimidos de 50 mg

Tirotrofina, TSH humano recombinante
Parenteral: 0,9 mg por frasco

Androgênios e esteroides anabolizantes

Cipionato de testosterona em óleo
Parenteral: 100 e 200 mg/mℓ para injeção intramuscular

Decanoato de nadrolona
Parenteral: 100 e 200 mg/mℓ em óleo para injeção

Enantato de testosterona em óleo
Parenteral: 200 mg/mℓ para injeção intramuscular

Estanozolol
Oral: comprimidos de 2 mg

Fluoximesterona
Oral: comprimidos de 2; 5; 10 mg

Metiltestosterona
Oral: comprimidos de 10 e 25 mg; cápsulas de 10 mg; comprimidos bucais de 10 mg
Parenteral: 200 mg/mℓ para injeção

Oxandrolona
Oral: comprimidos de 2,5 mg

Oximetolona
Oral: comprimidos de 50 mg

Propionato de testosterona em óleo
Parenteral: 100 mg/mℓ para injeção intramuscular
Sistema transdérmico de testosterona
Adesivo: 4; 5; 6 mg/24 h com taxa de liberação
Adesivo: 2,5 e 5 mg/24 h como taxa de liberação
Gel: 25 e 50 mg total
Pelotas (*pellets*) de testosterona
Parenteral: 75 mg/pelota para injeção parenteral (não intravenosa)

Testosterona aquosa
Parenteral: 25; 50; 100 mg/mℓ de suspensão para intramuscular

Testolactona
Oral: comprimidos de 50 mg

Estrogênios

Cipionato de estradiol em óleo
Parenteral: 5 mg/mℓ para injeção intramuscular

Dienestrol
Vaginal: creme com 10 mg/g

Difosfato de dietilestilbestrol
Oral: comprimidos de 50 mg
Parenteral: 50 mg/mℓ para injeção

Estradiol
Oral: comprimidos de 0,5; 1; 2 mg
Vaginal: creme de 0,1 mg/g

Estradiol transdérmico
Transdérmico: adesivos com 0,025; 0,0375; 0,05; 0,075; 0,1 mg/dia em velocidade de liberação

Estrogênios conjugados
Oral: comprimidos de 0,3; 0,625; 0,9; 1,25; 2,5 mg
Parenteral: 25 mg/5 mℓ para injeção intramuscular, intravenosa
Vaginal: creme-base com 0,625 mg/g

Estrogênios esterificados
Oral: comprimidos de 0,3; 0,625; 1,25; 2,5 mg

Estropipato
Oral: comprimidos de 0,625; 1,25; 2,5; 5 mg
Vaginal: creme-base com 1,5 mg/g

Etinilestradiol
Oral: comprimidos de 0,02; 0,05; 0,5 mg

Suspensão aquosa de estrona
Parenteral: 5 mg/mℓ para injeção

Valerato de estradiol em óleo
Parenteral: 10; 20; 40 mg/mℓ para injeção intramuscular
Os contraceptivos orais estão listados no Quadro 40.3.

Progestinas

Acetato de medroxiprogesterona
Oral: comprimidos de 2,5; 5; 10 mg
Parenteral: 150 e 400 mg/mℓ para injeção intramuscular

Acetato de megestrol
Oral: comprimidos 20 e 40 mg; suspensão de 40 mg/mℓ

Acetato de noretindrona
Oral: comprimidos de 5 mg

Caproato de hidroxiprogesterona
Parenteral: 125 e 250 mg/mℓ para injeção intramuscular

Etonogestrel
Kit para implante subcutâneo; um bastão de 68 mg

Norgestrel (ver também o Quadro 40.3)
Oral: comprimidos de 0,075 mg

Progesterona
Oral: cápsulas de 100 mg
Tópico: gel vaginal a 8%
Parenteral: 50 mg/mℓ em óleo para injeção intramuscular

SERM, antagonistas e inibidores

Anastrozol
Oral: comprimidos de 1 mg

Bicalutamida
Oral: comprimidos de 50 mg

Clomifeno
Oral: comprimidos de 50 mg

Danazol
Oral: cápsulas de 50; 100; 200 mg

Dutasterida
Oral: comprimidos de 0,5 mg

Exemestano
Oral: comprimidos de 25 mg

Finasterida
Oral: comprimidos de 1 mg; comprimidos de 5 mg

Flutamida
Oral: cápsulas de 125 mg

Fulvestrante
Parenteral: 50 mg/mℓ para injeção intramuscular

Letrozol
Oral: comprimidos de 2,5 mg

Mifepristona
Oral: comprimidos de 200 mg

Nilutamida
Oral: comprimidos de 50 e 150 mg

Raloxifeno
Oral: comprimidos de 60 mg

Tamoxifeno
Oral: comprimidos de 10 e 20 mg

Toremifeno
Oral: comprimidos de 60 mg

REFERÊNCIAS

Agarwal SK: Comparative effects of GnRH agonist therapy. Review of clinical studies and their implications. *J Reprod Med* 1998;43(Suppl):293. American Thyroid Association (http://thyroid.org/)

Anderson GL, *et al.*: Women's Health Initiative Steering Committee. Effects of conjugated equine estrogen in postmenopausal women with hysterectomy: The Women's Health Initiative randomized controlled trial. *JAMA* 2004;291:1701.

Atkins P, *et al.*: Drug therapy for hyperthyroidism in pregnancy: Safety issues for mother and fetus. Drug Saf 2000;23:229.

Bagatell CJ, Bremmer WJ: Androgens in men—uses and abuses. *N Engl J Med* 1996;334:707.

Bevan JS, *et al.*: Primary medical therapy for acromegaly: An open, prospective, multicenter study of the effects of subcutaneous and intramuscular slow-release octreotide on growth hormone, insulin-like growth factor-I, and tumor size. *J Clin Endocrinol Metab* 2002; 87:4554.

Cook DM, *et al.*: The pharmacokinetic and pharmacodynamic characteristics of a long-acting growth hormone (GH) preparation (Nutropin Depot) in GH-deficient adults. *J Clin Endocrinol Metab* 2002;87:4508.

Cooper DS: Clinical practice: Subclinical hypothyroidism. *N Engl J Med* 2001;345:260.

Daya S: Updated meta-analysis of recombinant follicle-stimulating hormone (FSH) versus urinary FSH for ovarian stimulation in assisted reproduction. *Fertil Steril* 2002;77:711.

Dong BJ: How medications affect thyroid function. *West J Med* 2000;172:102.

Edwards DP, Boonyaratanakornkit V: Rapid extranuclear signaling by the estrogen receptor (ER): MNAR couples ER and Src to the MAP Kinase signaling pathway. *Mol Interv* 2002;3:12.

Fontanilla JC, *et al.*: The use of oral radiographic contrast agents in the management of hyperthyroidism. *Thyroid* 2001;11:561.

Gardner DG, Shoback D: *Greenspan's Basic & Clinical Endocrinology*, 8th ed. New York: McGraw-Hill, 2007.

Glasier A, *et al.*: Mifepristone (RU 486) compared with high-dose estrogen and progestogen for emergency postcoital contraception. *N Engl J Med* 1992;327: 1041.

Golditz GA, *et al.*: Hormone replacement therapy and the risk of breast cancer: Results from epidemiologic studies. *Am J Obstet Gynecol* 1993;168: 1473.

Grey AB, *et al.*: The effect of the anti-estrogen tamoxifen on cardiovascular risk factors in normal postmenopausal women. *J Clin Endocrinol Metab* 1995;80:8192.

Grodstein F, *et al.*: Postmenopausal estrogen and progestin use and the risk of cardiovascular disease. *N Engl J Med* 1996;335:453.

Gruters A, *et al.*: Long-term consequences of congenital hypothyroidism in the era of screening programs. *Endocrinol Metab* 2002;16:369.

Lacey JV Jr, *et al.*: Oral contraceptives as risk factors for cervical adenocarcinomas and squamous cell carcinomas. *Cancer Epidemiol Biomarkers Prev* 1999;8:1079.

Leschek EW, *et al.*: Effect of growth hormone treatment on adult height in peripubertal children with idiopathic short stature: A randomized, double-blind, placebocontrolled trial. *J Clin Endocrinol Metab* 2004;89: 3140.

Love RR, *et al.*: Effects of tamoxifen on bone mineral density in postmenopausal women with breast cancer. *N Engl J Med* 1992;326:852.

Manson JE, *et al.*: Estrogen plus progestin and the risk of coronary heart disease. *N Engl J Med* 2003;349:523.

Markou K, *et al.*: Iodine-induced hyperthyroidism. *Thyroid* 2001;11:501.

Papadakis MA, *et al.*: Growth hormone replacement in healthy older men improves body composition but not functional ability. *Ann Intern Med* 1996;124:708.

Price VH: Treatment of hair loss. *N Engl J Med* 1999; 341:964.

Rhoden EL, Morgenthaler A: Risks of testosterone-replacement therapy and recommendations for monitoring. *N Engl J Med* 2004;350:482.

Rittmaster RS: Medical treatment of androgen-dependent hirsutism. *J Clin Endocrinol Metab* 1995;80:2559.

Rossouw JE, *et al.*: Risks and benefits of estrogen plus progestin in healthy postmenopausal women: Principal results from the Women's Health Initiative randomized controlled trial. *JAMA* 2002;288:321.

Smallridge RC, Ladenson PW: Hypothyroidism in pregnancy: Consequences to neonatal health. *J Clin Endocrinol Metab* 2001;86:2349.

Tang XT, *et al.*: Cellular mechanisms of growth inhibition of human epithelial ovarian cancer cell line by LH-releasing hormone antagonist cetrorelix. *J Clin Endocrinol Metab* 2002;87:3721.

Toft AD: Clinical practice: Subclinical hyperthyroidism. *N Engl J Med* 2001;345:512.

Van Wely M, *et al.*: Human menopausal gonadotropin versus recombinant follicle stimulation hormone for ovarian stimulation in assisted reproductive cycles (Cochrane Review). *Cochrane Database Syst Rev* 2003;(1): CD003973.

Weisberg E: Interactions between oral contraceptives and antifungals/antibacterials. Is contraceptive failure the result? *Clin Pharmacokinet* 1999;36:309.

Wiersinga QM: Thyroid hormone replacement therapy. *Horm Res* 2001;56(Suppl 1):74.

Windisch PA, *et al.*: Recombinant human growth hormone for AIDS-associated wasting. *Ann Pharmacother* 1998;32:437.

Woeber KA: Update on the management of hyperthyroidism and hypothyroidism. *Arch Intern Med* 2000; 160:1067.

Women's Health Initiative Investigators: Risk and benefits of estrogen plus progestin in healthy postmenopausal women. Principal results from the Women's Health Initiative randomized controlled trial. *JAMA* 2002; 288:321.

Reabilitação

Burmeister LA, Flores A: Subclinical thyrotoxicosis and the heart. *Thyroid* 2002;12:495.

Dudgeon WD, *et al.*: Counteracting muscle wasting in HIV-infected individuals. *HIV Med* 2006;7:200.

Florakis D, *et al.*: Sustained reduction in circulating cholesterol in adult hypopituitary patients given low dose titrated growth hormone replacement therapy: A two year study. *Clin Endocrinol (Oxf)* 2000;53:453.

Gruenewald DA, Matsumoto AM: Testosterone supplementation therapy for older men: Potential benefits and risks. *J Am Geriatr Soc* 2003;51:101; discussion 115.

Kahaly GJ, *et al.*: Cardiovascular hemodynamics and exercise tolerance in thyroid disease. *Thyroid* 2002;12:473.

Kahaly GJ, *et al.*: Cardiac risks of hyperthyroidism in the elderly. *Thyroid* 1998;8:1165.

Raza JA, *et al.*: Ischemic heart disease in women and the role of hormone therapy. *Int J Cardiol* 2004;96:7.

Roffi M, *et al.*: Thyrotoxicosis and the cardiovascular system: Subtle but serious effects. *Cleve Clin J Med* 2003;70:57.

Sattler FR, *et al.*: Effects of pharmacological doses of nandrolone decanoate and progressive resistance training in immunodeficient patients infected with human immunodeficiency virus. *J Clin Endocrinol Metab* 1999;84:1268.

23
Corticosteroides e Antagonistas dos Corticosteroides

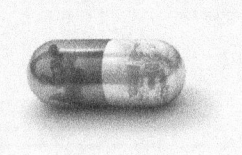

Os corticosteroides endógenos, produzidos pelo córtex suprarrenal, são essenciais à vida. Como os hormônios esteroides gonadais discutidos no Cap. 22, a matéria-prima para a síntese dos corticosteroides é o colesterol. Compreendem dois dos principais grupos fisiológicos e farmacológicos, os **glicocorticoides** e **mineralocorticoides** (Fig. 23.1). Os glicocorticoides possuem efeitos importantes no metabolismo intermediário, no catabolismo, nas respostas imunológicas e na inflamação. Os mineralocorticoides regulam o transporte de sódio e potássio nos tubos coletores dos rins. Um terceiro grupo, os androgênios suprarrenais (deidroepiandrosterona [DHEA] e androstenediona), é o principal precursor endógeno do estrogênio em mulheres nas quais a função ovariana é deficiente ou ausente (p. ex., na pós-menopausa) e nos meninos pré-adolescentes. Também são abordados no capítulo os fármacos que modulam os efeitos fisiológicos dos corticosteroides endógenos, mimetizam os corticosteroides ou inibem a síntese dos corticosteroides ou as interações com os receptores.

Como os glicocorticoides estão sujeitos ao controle do sistema endócrino do eixo hipotalâmico-pituitário, permitem a inibição da retroalimentação da sua própria produção ao agir de forma igual à dos outros hormônios sujeitos ao mesmo controle deste sistema. Os glicocorticoides inibem a síntese do **fator liberador de corticotropina** (CRF), no hipotálamo, e do **hormônio adrenocorticotrópico** (ACTH) na pituitária. O CRF controla a liberação do ACTH, que regula a produção dos corticosteroides no córtex suprarrenal. Uma ação fundamental dos glicocorticoides *exógenos* é a ativação deste sistema de inibição da retroalimentação com a subsequente supressão da produção endógena do esteroide pelo córtex suprarrenal. Após o tratamento crônico com glicocorticoides exógenos, a recuperação da síntese endógena demora semanas a meses.

Existem vários glicocorticoides sintéticos disponíveis; podem ser liberados através de várias rotas, como a oral, intravenosa, intra-articular e tópica.

GLICOCORTICOIDES

Mecanismo de ação

Os hormônios esteroides entram na célula e se ligam a receptores no citosol. O complexo do receptor e seu esteroide entram no núcleo, onde alteram a expressão do gene ao se ligarem aos **elementos de resposta ao glicocorticoide** (GRE) (Fig. 23.6). As respostas dos tecidos aos esteroides são possíveis graças à presença de diferentes reguladores de proteínas em cada tecido que controlam a interação entre o complexo hormônio-receptor, outros fatores de transcrição e os elementos de resposta particulares.

Efeitos sobre órgãos e tecidos

Os glicocorticoides possuem vários efeitos no corpo; são importantes reguladores do metabolismo intermediário dos carboidratos, lipídios e proteínas, bem como estimulam o efeito catabólico geral; também estimulam a **gliconeogênese**. Como resultado, o nível de glicose no sangue sobe e estimula a secreção de insulina. A **lipólise** e **lipogênese** são estimuladas, com um aumento resultante do depósito de gordura em certas áreas, particularmente o rosto, ombros e costas. Os pacientes submetidos ao uso crônico de altas doses de corticosteroides desenvolvem uma aparência característica, descrita como "cushingoide", que surge após o hipercortisolismo suprarrenal associado à produção excessiva de ACTH pela pituitária (síndrome de Cushing). A aparência cushingoide consiste em "cara

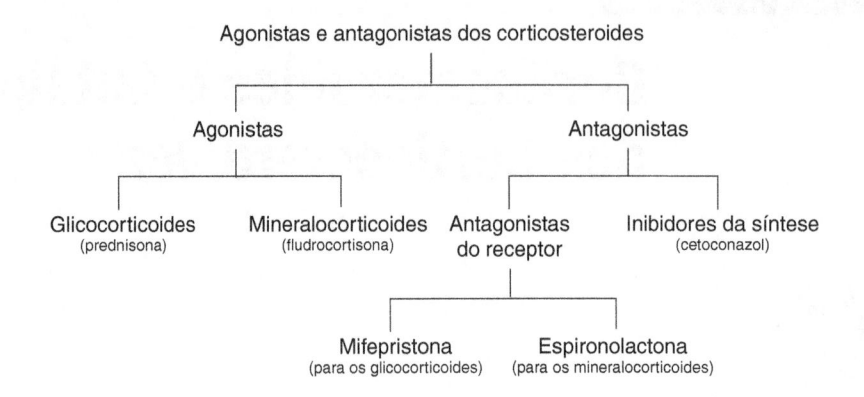

Figura 23.1 Classificação dos fármacos que mimetizam ou bloqueiam os efeitos dos corticosteroides endógenos.

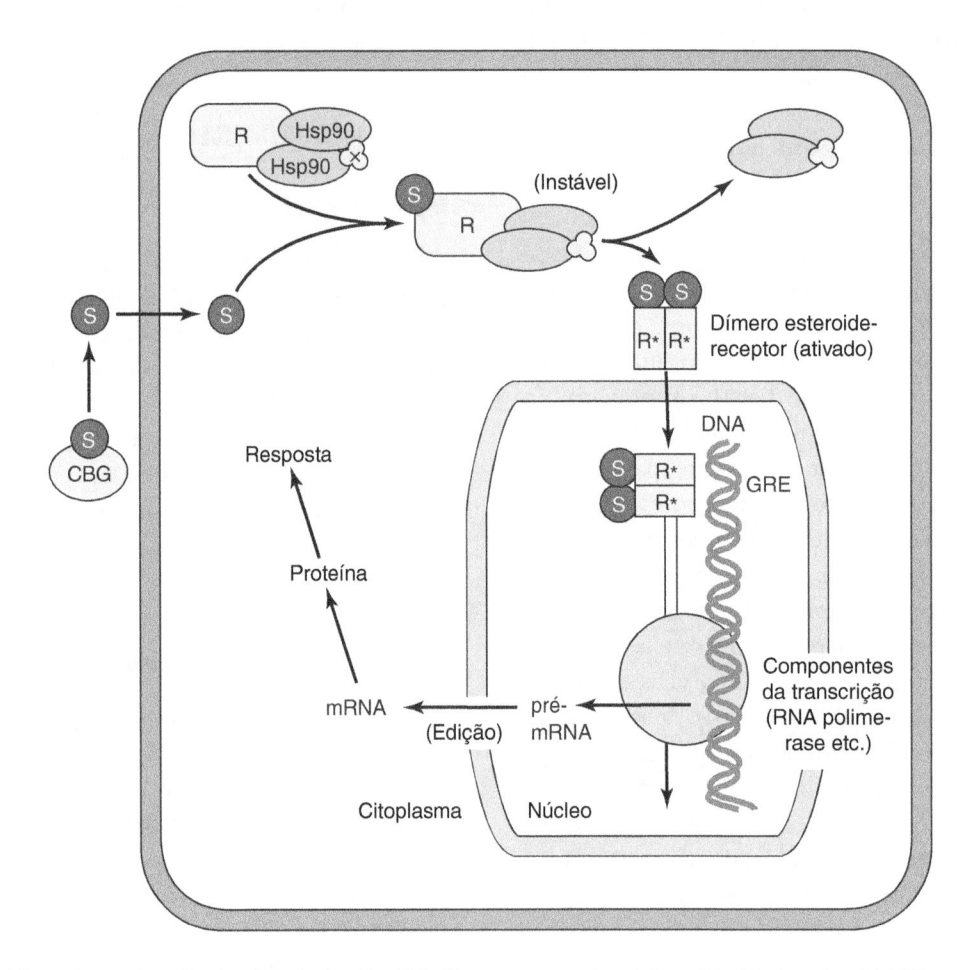

Figura 23.2 Mecanismo de ação do glicocorticoide. Esta figura representa a interação de um esteroide (S) com seu receptor (R) e eventos posteriores em uma célula–alvo. O esteroide está presente no sangue — ligado à globulina ligante de corticosteroide (CBG) —, mas entra na célula na forma livre. O receptor intracelular (R) se liga a proteínas estabilizantes, como a proteína de choque térmico 90 (Hsp90) e várias outras. Quando o complexo se liga a uma molécula do esteroide, ocorre a liberação da Hsp90 e outras moléculas associadas. O complexo esteroide-receptor entra no núcleo como um dímero, liga-se ao elemento de resposta ao glicocorticoide (GRE) e regula a transcrição do gene pela RNA polimerase II e fatores de transcrição associados. O mRNA resultante é preparado e exportado para o citoplasma, visando à produção da proteína que contribui para a resposta final ao hormônio.

de lua" e "corcunda de búfalo" na base posterior do pescoço. Os glicocorticoides estimulam a decomposição das proteínas dos músculos e liberação dos aminoácidos, o que leva à redução dos músculos esqueléticos e perda do condicionamento físico com o uso crônico de corticosteroides. Além disso, o tecido linfoide e conectivo, gordura e pele são prejudicados pela influência das altas concentrações destes esteroides. Os efeitos catabólicos sobre os ossos podem levar à osteoporose. Tal uso crônico leva à inibição do crescimento nas crianças.

Os glicocorticoides possuem efeitos anti-inflamatórios e imunossupressores muito importantes (Caps. 32 e 34). Estes fármacos possuem um efeito relevante sobre a distribuição e função dos leucócitos. Eles aumentam os neutrófilos e reduzem os linfócitos, eosinófilos, basófilos e monócitos. A migração dos leucócitos também é inibida. Os mecanismos envolvidos com tais efeitos anti-inflamatórios são a redução no metabolismo do eicosanoide e na produção de **citocinas** que participam das reações inflamatórias (p. ex., **interleucina-2**, **interleucina-3** e **fator ativador plaquetário**). O efeito imunossupressor dos glicocorticoides consiste na inibição dos mecanismos envolvidos nas funções imunológicas mediadas por células, especialmente as dependentes dos linfócitos. Os glicocorticoides são linfotóxicos, sendo, por isso, importantes no tratamento dos cânceres hematológicos. Os fármacos não interferem no desenvolvimento da imunidade normal adquirida, mas impedem as reações de rejeição em pacientes com transplantes de órgãos.

Os glicocorticoides endógenos, como o cortisol, são necessários à excreção renal normal de grande quantidade de água. Os glicocorticoides também possuem efeitos sobre o sistema nervoso central (SNC). Quando administrados em grandes doses, especialmente por longos períodos, podem provocar fortes mudanças comportamentais. Grandes doses estimulam a secreção de ácido gástrico e reduzem a resistência à formação de úlcera.

Usos clínicos

Os glicocorticoides são usados em vários quadros, como os distúrbios suprarrenais e os não suprarrenais. Alguns usos terapêuticos comuns são apresentados no Quadro 23.1. Os glicocorticoides são essenciais para preservar a vida dos pacientes com insuficiência cortical suprarrenal crônica (doença de Addison), sendo necessárias grandes doses na insuficiência suprarrenal aguda (**crise addisoniana**), que pode surgir em pacientes com a doença de Addison por causa de infecção, cirurgia ou traumatismo.

Os glicocorticoides também são usados em certos tipos de hiperplasia suprarrenal congênita quando a síntese das formas anormais dos corticosteroides é estimulada pelo ACTH. Nestes quadros, a administração de um potente glicocorticoide sintético inibe a secreção de ACTH o suficiente para reduzir a síntese dos esteroides anormais.

Muitos distúrbios não suprarrenais respondem a terapia com corticosteroides. Alguns ou são de origem inflamatória ou imunológica, sendo exemplos a asma, rejeição do órgão transplantado, artrite bem como outras doenças do tecido conectivo e **exoftalmia** (distúrbio oftálmico associado à doença de Graves). As outras aplicações consistem no tratamento de cânceres do sistema hematopoiético, distúrbios neurológicos, vômitos induzido pela quimioterapia, hipercalcemia e mal das montanhas. A **betametasona**, um glicocorticoide sintético com baixo grau de ligação a proteínas, é administrada a mulheres em parto prematuro para acelerar o amadurecimento dos pulmões fetais. O grau do benefício obtido com os corticosteroides exógenos difere muito conforme a doença, mas a toxicidade limita seu uso prolongado.

GLICOCORTICOIDES IMPORTANTES

As propriedades de alguns glicocorticoides importantes são apresentadas no Quadro 23.2. O principal glicocorticoide endógeno é o **cortisol** (**hidrocortisona**). A secreção de cortisol endógeno é regulada pelo ACTH e varia de acordo com o ritmo circadiano. Os níveis plasmáticos de pico de cortisol ocorrem pela manhã, e os níveis menores à meia-noite. No plasma, 95% do cortisol se ligam à globulina ligante de corticosteroide. O cortisol exógeno administrado é bem-absorvido pelo trato gastrintestinal, sendo eliminado pelo fígado; comparado com seus congêneres sintéticos, tem ação curta e, embora sua difusão na pele normal não seja ideal, as preparações tópicas são rapidamente absorvidas pela pele inflamada e mucosas. O cortisol também tem um pequeno efeito, mas significativo, de retenção de sal, como os mineralocorticoides, uma causa importante da hipertensão em pacientes com tumor secretor de cortisol ou tumor pituitário secretor de ACTH (síndrome de Cushing).

O mecanismo de ação dos glicocorticoides sintéticos é idêntico ao do cortisol endógeno. Existem várias preparações de glicocorticoides disponíveis para uso. A **prednisona** e seu metabólito ativo, **prednisolona**, a **dexametasona** e **triancinolona** são importantes. Em comparação com o cortisol, suas propriedades consistem em meia-vida e ação mais longas, menor efeito sobre a

Quadro 23.1 Exemplos de indicação terapêutica dos glicocorticoides em distúrbios não suprarrenais

Distúrbios	Exemplos
Reações alérgicas	Edema angioneurótico, asma, picada de abelha, dermatite de contato, reações medicamentosas, rinite alérgica, doença do soro, urticária
Distúrbios vasculares do colágeno	Arterite de células gigantes, lúpus eritematoso, síndromes mistas do tecido conectivo, polimiosite, polimialgia reumática, artrite reumatoide, arterite temporal
Doenças oculares	Uveíte aguda, conjuntivite alérgica, coroidite, neurite ótica
Doenças gastrintestinais	Doença inflamatória intestinal, espru não tropical, necrose hepática subaguda
Distúrbios hematológicos	Anemia hemolítica adquirida, púrpura alérgica aguda, leucemia, anemia hemolítica autoimune, púrpura trombocitopênica idiopática, mieloma múltiplo
Inflamação sistêmica	Síndrome da angústia respiratória aguda (a terapia prolongada com dose moderada acelera a recuperação e reduz a mortalidade)
Infecções	Septicemia por Gram-negativos (ocasionalmente útil para suprimir a inflamação excessiva)
Infecções inflamatórias dos ossos e articulações	Artrite, bursite, tenossinovite
Distúrbios neurológicos	Edema cerebral (grandes doses de dexametasona são administradas a pacientes após cirurgia cerebral para reduzir o edema cerebral no período pós-operatório), esclerose múltipla
Transplantes de órgãos	Prevenção e tratamento de rejeição
Doenças pulmonares	Pneumonia de aspiração, asma brônquica, prevenção de síndrome da angústia respiratória do recém-nascido, sarcoidose
Distúrbios renais	Síndrome nefrótica
Doenças de pele	Dermatite atópica, dermatoses, líquen simples crônico (neurodermatite localizada), micose, pênfigo, dermatite seborreica, xerose
Doenças da tireoide	Exoftalmia maligna, tireoidite subaguda
Diversos	Hipercalcemia, doença das montanhas, náuseas e vômitos induzido por quimioterapia

Quadro 23.2 Propriedades dos principais corticosteroides

Agente	Duração de ação (h)	Potência anti-inflamatória[1]	Capacidade para reter sal[1]	Atividade tópica
Primariamente glicocorticoide				
Cortisol	8 a 12	1	1	0
Prednisona	12 a 24	4	0,3	(+)
Triancinolona	15 a 24	5	0	+++
Dexametasona	24 a 36	30	0	+++++
Primariamente mineralocorticoide				
Aldosterona	1 a 2	0,3	3.000	0
Fludrocortisona	8 a 12	10	125 a 250	0

[1]Relativo ao cortisol.

retenção de sal e melhor penetração nas barreiras lipídicas para atividade tópica. Foram desenvolvidos glicocorticoides especiais para uso no tratamento da asma e outras condições nas quais é necessária a atividade sobre as mucosas ou pele, mas os efeitos sistêmicos devem ser evitados. Por exemplo, a **beclometasona** e **budesonida** penetram rapidamente na mucosa das vias respiratórias, mas possuem meias-vidas muito curtas após entraram no sangue; desta forma, os efeitos sistêmicos e a toxicidade são reduzidos.

Toxicidade

A maioria dos efeitos tóxicos dos glicocorticoides é previsível pelos efeitos já descritos. Os efeitos metabólitos são a inibição do crescimento do esqueleto, diabetes melito resistente à insulina, perda de massa muscular e osteoporose. A retenção crônica de sal e água pode provocar hipertensão. A **hiperlipidemia** e subsequente aterosclerose aumentam o risco de eventos cardiovasculares adversos, podendo também surgirem úlceras pépticas. As mudanças emocionais consistem inicialmente em insônia e **euforia** (*steroid high*), seguidas de depressão e ocasionalmente psicose. Importante consequência da terapia crônica com corticosteroides é a supressão suprarrenal secundária à supressão da secreção de ACTH pela pituitária. A abrupta interrupção dos corticosteroides em algumas pessoas submetidas ao tratamento crônico pode levar a uma **crise addisoniana** com risco de morte.

Os métodos para reduzir a toxicidade pelos corticosteroides consistem na administração local, como os aerossóis, para asma; terapia em dias alternados para reduzir a supressão da pituitária; e redução da dose assim que é alcançada a resposta terapêutica. Para evitar a insuficiência suprarrenal em pacientes submetidos à terapia prolongada, podem ser necessárias "doses de estresse" adicionais a fim de serem administradas durante doenças sérias ou antes de cirurgia de grande porte. Os pacientes que precisam retirar os corticosteroides após uso prolongado devem ter sua dose reduzida lentamente durante vários meses para permitir a total recuperação da função suprarrenal normal.

MINERALOCORTICOIDES

O principal mineralocorticoide endógeno nos humanos é a **aldosterona**, já discutida com a hipertensão e o controle de sua secreção pela angiotensina II (Caps. 4 e 7). A secreção de aldosterona é regulada pelo ACTH e sistema renina-angiotensina, sendo importante na regulação do volume e pressão sanguíneos (Fig. 4.5). A aldosterona tem meia-vida curta e pouca atividade glicocorticoide (Quadro 23.2). O mecanismo de ação da aldosterona é similar ao dos glicocorticoides. O receptor do mineralocorticoide é análogo ao receptor do glicocorticoide. Os outros mineralocorticoides são a **desoxicorticosterona** (o precursor natural da aldosterona) e um análogo sintético, a **fludrocortisona**, a qual tem significativa atividade glicocorticoide (Quadro 23.2). Por causa da sua ação longa, a fludrocortisona é preferida para a terapia de reposição após a remoção cirúrgica da glândula suprarrenal, doença de Addison crônica e estável, bem como em outras condições nas quais é necessária terapia com mineralocorticoide.

ANTAGONISTAS DOS CORTICOSTEROIDES

Os antagonistas dos receptores ou inibidores da síntese dos corticosteroides são usados para antagonizar os efeitos dos corticosteroides endógenos. Os antagonistas do receptor dos mineralocorticoides **espironolactona** e **eplerenona** são discutidos com os diuréticos (Cap. 7) e insuficiência cardíaca (Cap. 9). A **mifepristona** (RU 486), um antagonista dos receptores dos glicocorticoides e da progesterona, foi discutida anteriormente (Cap. 22), sendo usada no tratamento da síndrome de Cushing.

Os corticosteroides e hormônios sexuais são sintetizados a partir do colesterol. O **cetoconazol**, um antifúngico, inibe este processo (Fig. 22.6), sendo usado em várias condições nas quais é desejável reduzir os níveis dos esteroides, como o carcinoma suprarrenal, hirsutismo e cânceres de mama e próstata. A **aminoglutetimida** bloqueia a conversão do colesterol em pregnenolona bem como inibe a síntese dos hormônios esteroides, podendo ser usada com outros fármacos para o tratamento do câncer adrenocortical produtor de esteroides. Estes fármacos podem ser utilizados no tratamento do câncer suprarrenal quando a terapia cirúrgica não é viável ou não tem sucesso por causa das metástases.

FOCO NA REABILITAÇÃO

A classe glicocorticoide dos agentes farmacológicos influencia, de modo significativo, a prática clínica dos fisioterapeutas. Primeiro, muitos pacientes com problemas ortopédicos encaminhados à reabilitação já usaram ou estão usando glicocorticoides. As injeções locais de glicocorticoides são comumente utilizadas em pacientes com problemas ortopédicos que vão desde a síndrome do túnel do carpo à espondilite anquilosante. Estas injeções reduzem a dor e inflamação no local da lesão no tecido. Os serviços de reabilitação auxiliam a terapia medicamentosa se é necessário um resultado ideal com mínima recidiva. Segundo, o uso prolongado de glicocorticoides provoca efeitos adversos que exigem experiência do fisioterapeuta. Por exemplo, o uso prolongado de glicocorticoides aumenta a incidência de hiperglicemia e diabetes melito tipo 2. Assim, o fisioterapeuta pode verificar se estes pacientes apresentam complicações oriundas do diabetes, como discutido no Cap. 24. A miopatia também é uma consequência do uso prolongado de glicocorticoides. Conforme a gravidade, a miopatia pode exigir reabilitação por causa da significativa atrofia da fibra muscular tipo 2. A necrose asséptica do quadril é uma toxicidade bem documentada, oriunda do uso sistêmico prolongado de glicocorticoides, que pode causar fraturas e outras disfunções do quadril. Os fisioterapeutas também usam glicocorticoides para tratar seus pacientes. Eles administram glicocorticoides por via transcutânea através de iontoforese ou fonoforese. Para liberar o fármaco, a iontoforese usa uma repulsão eletromotora de carga-carga, e a fonoforese utiliza a energia mecânica do ultrassom. Estas modalidades consistem no fluxo transcutâneo de glicocorticoides e melhoram os resultados clínicos em condições que vão desde a fasciite plantar aos granulomas epitelioides em pacientes com sarcoidose. As questões fundamentais, discutidas atualmente na literatura sobre estas modalidades de liberação dos fármacos, são a profundidade da penetração do fármaco no tecido e os parâmetros que otimizam a liberação transcutânea. O leitor deve observar que a liberação do fármaco localizada não impede a absorção sistêmica. Como a administração fonoforética ou a iontoforética dos glicocorticoides precisa de prescrição, os fisioterapeutas devem consultar as autoridades locais antes de administrar estes fármacos.

RELEVÂNCIA CLÍNICA PARA A REABILITAÇÃO

Reações adversas a fármacos

Glicocorticoides

- Diabetes melito do tipo 2
- Perda de massa muscular
- Hipertensão
- Mudanças no comportamento
- **Imunossupressão**
- Desconforto gastrintestinal

Efeitos que interferem na reabilitação

- Maior risco de infecção
- Menor resistência
- Maior risco de disfunção cardiovascular, como a angina de peito ou disritmias
- Exacerbação da hiperglicemia induzida por exercício

Possíveis soluções para a terapia

- Monitorar os níveis de glicose no sangue em pacientes hiperglicêmicos
- Verificar a pressão sanguínea e frequência cardíaca em todos os pacientes
- Procurar manifestações de edema dependente
- Orientar o paciente sobre o maior risco de infecção

Potencialização dos resultados funcionais secundários à terapia medicamentosa

- A liberação dos glicocorticoides pela iontoforese e fonoforese pode reduzir a dor e inflamação associadas, bem como aumentar a função durante a reabilitação.

ESTUDO DE CASO CLÍNICO

Breve histórico: a paciente é uma corredora de 20 anos no seu primeiro ano de universidade. Seu diagnóstico é fasciite plantar relacionada com a sua atividade esportiva acadêmica. O médico da equipe a encaminhou à reabilitação para tratamento-padrão a fim de que ela fosse capaz de participar da equipe de *cross-country*. A paciente não possui outros problemas de saúde.

Quadro médico atual e terapia medicamentosa: a paciente recebeu uma prescrição de meloxicam, um anti-inflamatório não esteroide (Cap. 34), a fim de tomar se necessário para reduzir a dor e inflamação plantar.

Cenário da reabilitação: quando a paciente chegou à clínica, seu principal sintoma era dor no calcâneo na origem da fáscia plantar. O fisioterapeuta avaliou a faixa de movimentos ativo e passivo do tornozelo e pé. A paciente foi examinada usando ou não seus tênis de corrida, tendo sido filmada. Finalmente, foi verificado o modelo do seu tênis e como estava sendo usado.

Problema/opções clínicas: a fasciite plantar é uma causa comum de dor no calcanhar de adultos atletas e não atletas, e várias causas podem produzir esta disfunção musculoesquelética. Os tênis de má qualidade ou usados além do seu tempo de vida útil são as principais causas.

(*continua*)

ESTUDO DE CASO CLÍNICO (continuação)

Foi planejado um tratamento para esta paciente. Para reduzir a dor e inflamação, ela foi orientada a usar gelo na superfície plantar no meio do pé após o treino diário. As sessões de fisioterapia consistiam em alongamento da fáscia plantar e do complexo do músculo gastrocnêmiosóleo, bem como exercícios de alongamento para os músculos extrínsecos. No final de cada sessão, era aplicado fosfato de dexametasona por iontoforese a partir do catodo (mA.min) na região plantar. Além disso foi mostrado que a iontoforese com fosfato de dexametasona para o tratamento da fasciite plantar reduz o tempo de recuperação. A paciente foi orientada a avaliar o uso de tênis de corrida diferentes ou substituir seu tênis com maior frequência para evitar as crises recorrentes de fasciite plantar. Se o tratamento–padrão de reabilitação para a fasciite plantar não funcionar, poderão ser necessários a injeção de glicocorticoide na região ou, como última tentativa, procedimentos cirúrgicos.

APRESENTAÇÕES DISPONÍVEIS[1]

Glicocorticoides para usos oral e parenteral[1]

Acetato de dexametasona
Parenteral: suspensão de 8 mg/mℓ para injeção intramuscular, intralesional ou intra-articular; suspensão de 16 mg/mℓ para injeção intralesional

Acetato de hidrocortisona
Parenteral: suspensão de 25 e 50 mg/mℓ para injeção intralesional, no tecido mole ou intra-articular

Acetato de metilprednisolona (genérico, DepoMedrol)
Parenteral: 20, 40, 80 mg/mℓ para injeção IM, intralesão ou intra-articular

Betametasona
Oral: compridos de 0,6 mg; xarope de 0,6 mg/5 mℓ

Cipionato de hidrocortisona
Oral: suspensão de 10 mg/5 mℓ

Cortisona
Oral: comprimidos de 5; 10; 25 mg
Parenteral: solução de 50 mg/mℓ

Dexametasona
Oral: comprimidos de 0,25; 0,5; 0,75; 1; 1,5; 2; 4; 6 mg; elixir de 0,5 mg/5 mℓ; solução de 0,5 mg/0,5 mℓ≈ 0,5 mg/5 mℓ

Diacetato de triancinolona
Parenteral: 25 e 40 mg/mℓ para injeção intramuscular, intralesional ou intra-articular

Fosfato sódico de betametasona
Parenteral: 4 mg/mℓ para injeção intravenosa, intramuscular, intralesional ou intra-articular

Fosfato sódico de dexametasona
Parenteral: 4; 10; 20 mg/mℓ para injeção intravenosa, intramuscular, intralesional ou intra-articular; 24 mg/mℓ para uso intravenoso apenas

Fosfato sódico de hidrocortisona
Parenteral: 50 mg/mℓ para injeção intravenosa, intramuscular ou subcutânea

Fosfato sódico de prednisolona
Oral: solução de 5 mg/5 mℓ

Hidrocortisona (cortisol)
Oral: comprimidos de 5; 10; 20 mg

Metilprednisolona
Oral: comprimidos de 2; 4; 8; 16; 24; 32 mg

Prednisolona
Oral: comprimidos de 5 mg; xarope de 5; 15 mg/5 mℓ

Prednisona
Oral: comprimidos de 1; 2,5; 5; 10; 20; 50 mg; solução e xarope de 1 e 5 mg/mℓ

Succinato sódico de hidrocortisona
Parenteral: 100; 250; 500; 1.000 mg/frasco para injeção intravenosa ou intramuscular

Succinato sódico de metilprednisolona
Parenteral: 40; 125; 500; 1.000; 2.000 mg/frasco para injeção

Tebutato de prednisolona
Oral: líquido de 5 mg/5 mℓ
Parenteral: 20 mg/mℓ para injeção intra-articular ou intralesão

Triancinolona
Oral: comprimidos de 4 e 8 mg; xarope de 4 mg/5 mℓ

Triancinolona acetonido
Parenteral: 3; 10; 40 mg/mℓ para injeção intramuscular, intralesional ou intra-articular

Triancinolona hexacetonido
Parenteral: 5 e 20 mg/mℓ para injeção intra-articular, intralesional ou sublesional

Mineralocorticoides	Cetoconazol
Acetato de fludrocortisona Oral: comprimidos de 0,1 mg	Oral: comprimidos de 200 mg (uso não padronizado) *Mifepristona* Oral: comprimidos de 200 mg
Inibidores dos esteroides suprarrenais	
Aminoglutetimida Oral: comprimidos de 250 mg	

[1] Para os glicocorticoides para uso como aerossol, ver o Cap. 35; glicocorticoides para uso gastrintestinal, ver o Cap. 36.

REFERÊNCIAS

Alesci S, et al.: Glucocorticoid-induced osteoporosis: From basic mechanisms to clinical aspects. *Neuroimmunomodulation* 2005;12:1.

Bamberger CM, et al.: Molecular determinants of glucocorticoid receptor function and tissue sensitivity to glucocorticoids. *Endocr Rev* 1996; 17:245.

Barnes PJ, Adcock I: Anti-inflammatory actions of steroids: Molecular mechanisms. *Trends Pharmacol Sci* 1993; 14:436.

Chrousos GP: Glucocorticoid therapy and withdrawal. *Curr Pract Med* 1999;1:291.

Czock, D et al.: Pharmacokinetics and pharmacodynamics of systemically administered glucocorticoids. *Clin Pharmacokinet* 2005;44:61.

Franchimont D, et al.: Glucocorticoids and inflammation revisited: The state of the art. *Neuroimmunomodulation* 2002–03; 10:247.

Hochberg Z, et al.: Endocrine withdrawal syndromes. *Endocrine Rev* 2003;24:523.

Tuckermann JP, et al.: Molecular mechanisms of glucocorticoids in the control of inflammation and lymphocyte apoptosis. *Crit Rev Clin Lab Sci* 2005;42:71.

Tyrell JB, et al.: Adrenal cortex. In *Basic & Clinical Endocrinology*, 7th ed. Greenspan FS, Gardner DG, eds. New York: McGraw-Hill, 2003.

Reabilitação

Banga AK, Panus PC: Clinical applications of iontophoretic devices in rehabilitation medicine. *Crit Rev Phys Rehab Med* 1998;10:147.

Blackford J, et al.: Iontophoresis of dexamethasone-phosphate into the equine tibiotarsal joint. *J Vet Pharmacol Ther* 2000; 23:229.

Byl NN: The use of ultrasound as an enhancer for transcutaneous drug delivery: Phonophoresis. *Phys Ther* 1995;75:539.

Byl NN, et al.: The effects of phonophoresis with corticosteroids: a controlled pilot study. *J. Orthop. Sports Phys-Ther* 1993;18:590.

Cobiella CE: Shoulder pain in sports. *Hosp Med* 2004; 65:652.

Crosby W, Humble RN: Rehabilitation of plantar fasciitis. *Clin Podiatr Med Surg* 2001;18:225.

Dougados M, et al.: Conventional treatments for ankylosing spondylitis. *Ann Rheum Dis* 2002;61(Suppl 3):iii40.

Gogstetter DS, Goldsmith LA: Treatment of cutaneous sarcoidosis using phonophoresis. *J Am Acad Dermatol* 1999;40:767.

Gudeman SD, et al.: Treatment of plantar fasciitis by iontophoresis of 0.4% dexamethasone. A randomized, double-blind, placebo-controlled study. *Am J Sports Med* 1997;25:312.

Harris PR: Iontophoresis: Clinical research in musculoskeletal inflammatory conditions. *J Orthop Sports Phys Ther* 1982; 4:109.

Hart LE: Corticosteroid injections, physiotherapy, or a waitand-see policy for lateral epicondylitis? *Clin J Sport Med* 2002; 12:403.

Hawkins RJ, Hobeika PE; Impingement syndrome in the athletic shoulder. *Clin Sports Med* 1983;2:391.

Newcomer KL, et al.: Corticosteroid injection in early treatment of lateral epicondylitis. *Clin J Sport Med* 2001;11:214.

Panus PC: Physical agents for transdermal drug delivery: Iontophoresis and phonophoresis. In *Physical Agents: Theory and Practice*, 2nd ed. Behrens B, Michlovitz SL, eds. Philadelphia: F.A. Davis, 2006:233.

Polsonetti BW, et al.: Steroid-induced myopathy in the ICU. *Ann Pharmacother* 2002;36:1741.

Schepsis AA, et al.: Plantar fasciitis. Etiology, treatment, surgical results, and review of the literature. *Clin Orthop Relat Res* 1991;185.

Smidt N, et al.: Corticosteroid injections, physiotherapy, or a wait-and-see policy for lateral epicondylitis: a randomized controlled trial. *Lancet* 2002;359:657.

Smutok MA, et al.: Failure to detect dexamethasone phosphate in the local venous blood postcathodic iontophoresis in humans. *J Orthop Sports Phys Ther* 2002;32:461.

Tisdel CL, et al.: Diagnosing and treating plantar fasciitis: A conservative approach to plantar heel pain. *Cleve Clin J Med* 1999;66:231.

Vad V, et al.: Exercise recommendations in athletes with early osteoarthritis of the knee. *Sports Med* 2002;32:729.

Wilk BR, et al.: Defective running shoes as a contributing factor in plantar fasciitis in a triathlete. *J Orthop Sports Phys Ther* 2000;30:21.

Young CC, et al.: Treatment of plantar fasciitis. *Am Fam Physician* 2001;63:467, 477.

24

Hormônios Pancreáticos e Fármacos Antidiabéticos

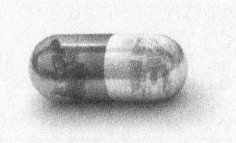

As ilhotas de Langerhans no pâncreas contêm quatro tipos principais de células endócrinas (Quadro 24.4), como as células alfa produtoras de **glucágon** (A ou α), células beta produtoras de **insulina** e **amilina** (B ou β), células delta produtoras de **somatostatina** (D ou δ) e células produtoras de **polipeptídios pancreáticos** (F). As células B responsáveis pela produção de insulina estão em maior quantidade no pâncreas. A doença mais comum relacionada com a função pancreática é o **diabetes melito** (DM), uma deficiência associada à produção ou efeito da insulina.

O conhecimento do mecanismo de ação e da função fisiológica da insulina é fundamental para compreender o seu uso clínico e os fármacos hipoglicemiantes orais utilizados como tratamento farmacológico do DM.

A insulina é necessária no DM tipo 1, existindo várias formulações parenterais de insulina disponíveis (Fig. 24.1). O DM tipo 2 pode ser tratado com os fármacos que consistem em quatro tipos de fármaco antidiabético oral mimetizador da incretina, bem como um amilinomimético (Fig. 24.1), e insulina se necessário. O glucágon, um hormônio que atua no fígado, sistema cardiovascular e trato gastrintestinal, pode ser usado para tratar a hipoglicemia em pacientes com DM.

INSULINA

A insulina é sintetizada como pró-insulina, um polipeptídio de cadeia simples com 86 aminoácidos, sendo processada no aparelho de Golgi das células B do pâncreas e, em seguida, empacotada em grânulos na forma de cristais que consistem em dois átomos de zinco e seis moléculas de insulina. No aparelho de Golgi, a quebra da pró-insulina remove um peptídio C de 31 aminoácidos e deixa duas cadeias de peptídios com duas ligações cruzadas dissulfeto. Nem a pró-insulina nem o peptídio C possuem ações fisiológicas importantes.

A liberação da insulina das células B do pâncreas ocorre em uma velocidade basal baixa e velocidade muito maior em resposta a vários estímulos, especialmente a glicose. O mecanismo pelo qual a glicose regula a liberação da insulina ainda não está totalmente compreendido. Nas células B, o metabolismo da glicose aumenta os níveis intracelulares de trifosfato de adenosina (ATP), e os canais de potássio regulados pelo ATP respondem a aumento nas concentrações de ATP ao se fecharem, provocando a redução na condução do potássio (Fig. 24.2). O fechamento dos canais de potássio resulta na despolarização da membrana (poucos íons positivos saem da célula), que promove a abertura dos canais de cálcio regulados por voltagem. O aumento resultante do cálcio intracelular livre aciona a secreção de insulina.

A insulina circula no sangue, exercendo seus efeitos ao ativar seus receptores localizados em quase todas as células. O receptor da insulina é um receptor transmembrana de tirosinoquinase. Quando ativado pela ligação da insulina, este receptor fosforila a si próprio e um conjunto de proteínas intracelulares que abrangem as vias de sinalização intracelular. Tal série de fosforilações na célula gera vários efeitos, como a translocação dos **transportadores da glicose** (GLUT) para a membrana plasmática, altera a atividade das enzimas envolvidas no metabolismo do carboidrato, proteína e lipídio, além dos efeitos complexos sobre o crescimento e divisão celulares.

Quadro 24.1 Células das ilhotas pancreáticas e seus produtos secretados

Tipos de célula	Porcentagem aproximada de massa das ilhotas	Produtos secretados
Célula **A** (alfa)	20	Glucágon, pró-glucágon
Célula **B** (beta)	75	Insulina, peptídio C, pró-insulina, amilina
Células **D** (delta)	3 a 5	Somatostatina
Célula **F** (célula PP)[1]	< 2	Polipeptídio pancreático

[1] Nos lóbulos pancreáticos ricos em polipeptídios das ilhotas adultas, localizadas apenas na porção posterior da cabeça do pâncreas humano, as células produtoras de glucágon são raras (< 0,5%), e as células F compõem 80% das células.

Efeitos fisiológicos

Ao mesmo tempo que a insulina tem efeitos importantes em quase todos os tecidos do corpo, os principais alvos são o fígado, músculo e tecido adiposo (Fig. 24.3). As funções celulares reguladas pela insulina nestes tecidos estão indicadas no Quadro 24.2. No fígado, a insulina aumenta a síntese do glicogênio por aumentar a atividade das enzimas que convertem a glicose em glucágon (p. ex., glicoquinase, glicogênio sintase) e inibir as enzimas envolvidas na glicogenólise e gliconeogênese (p. ex., glicogênio fosforilase, glicose-6-fosfato, fosfoenolpiruvato carboxiquinase e frutose-1,6-bifosfatase). A insulina também promove a glicólise e oxidação dos carboidratos por aumentar a atividade das enzimas que convertem a glicose em piruvato (p. ex., fosfofrutoquinase e piruvato quinase) e da enzima que permite a oxidação do piruvato (piruvato desidrogenase). Finalmente, a insulina aumenta a síntese e armazenamento dos triglicerídios, bem como a formação da lipoproteína de muito baixa densidade (VLDL) e reduz o catabolismo das proteínas. Nos músculos, a insulina estimula a captação da glicose ao recrutar os transportadores GLUT4 para a membrana plasmática. Através dos efeitos nas enzimas envolvidas nas vias metabólicas, a insulina promove a síntese do glicogênio, a glicólise e oxidação dos carboidratos. Também promove a síntese proteica e inibe a degradação das proteínas, bem como promove a captação de glicose no tecido adiposo através dos transportadores GLUT4. Com a ação da insulina nas enzimas envolvidas na glicólise e síntese dos lipídios, a glicose é usada como ingrediente para a síntese dos triglicerídios. Simultaneamente, a insulina inibe a quebra dos triglicerídios em glicerol e ácidos graxos livres. Além disso, estimula a síntese da lipoproteína lipase, que libera os ácidos graxos a partir dos quilomícrons circulantes e do VLDL de modo que eles possam entrar nos adipócitos e serem convertidos em triglicerídios. O efeito básico da insulina no fígado, músculo e tecido adiposo é deslocar a glicose do sangue para as células, o que potencializa os estoques de glicogênio e lipídios que mais tarde podem ser usados para fornecer energia durante o jejum.

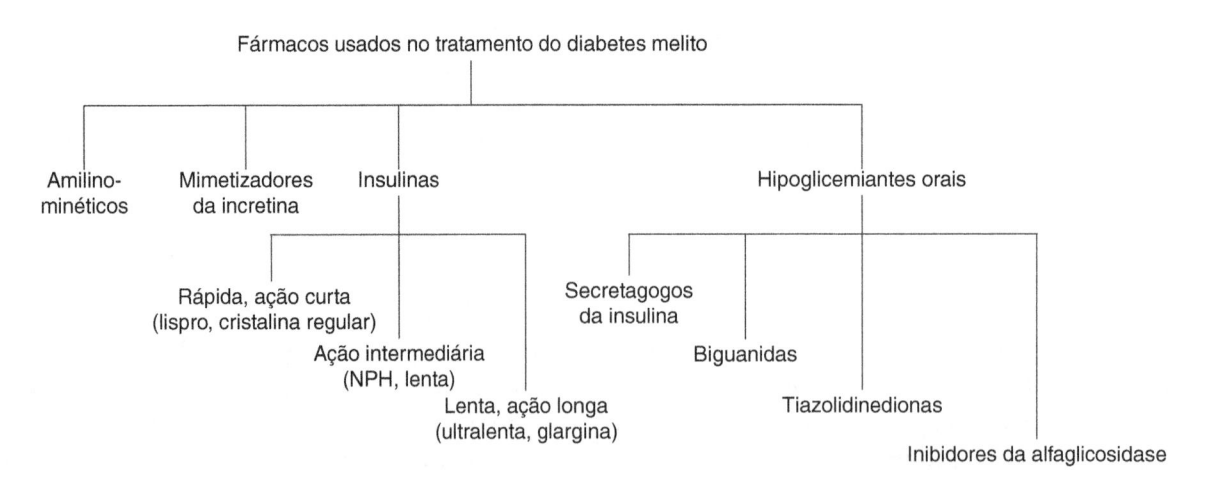

Figura 24.1 Classes de fármacos usados no tratamento do diabetes melito, as quais podem ser inicialmente divididas em insulina, amilinomiméticos, mimetizadores da incretina e hipoglicemiantes orais. Os hipoglicemiantes são divididos em quatro classes com base no mecanismo de ação.

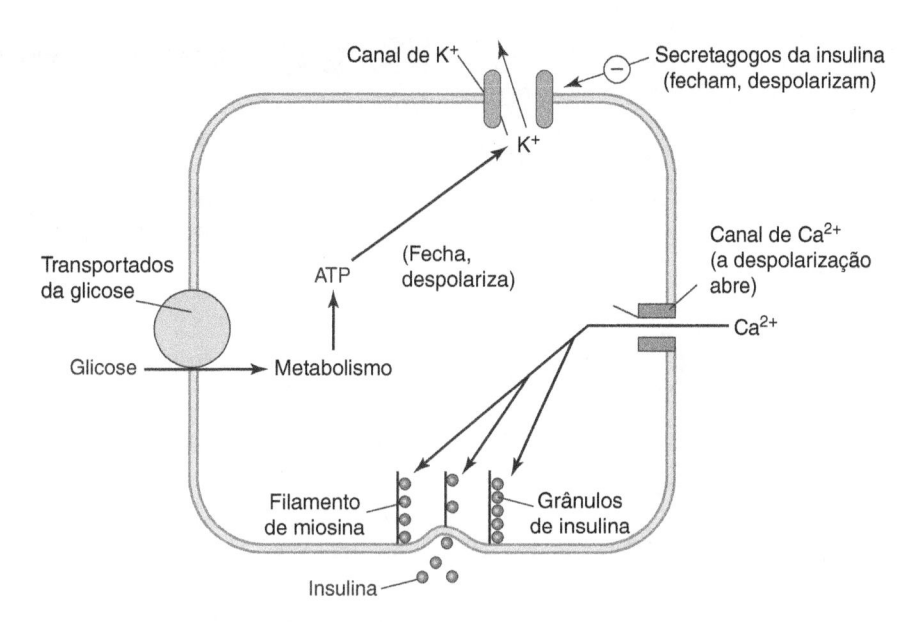

Figura 24.2 Modelo de liberação de insulina a partir das células B do pâncreas pela glicose e secretagogos de insulina. Na célula em repouso com níveis normais (baixos) de ATP, o potássio sai da célula, seguindo o seu gradiente de concentração através dos canais de potássio regulados pelo ATP. Esta condução ajuda a manter um potencial relativamente hiperpolarizado. Em tal estado, a liberação de insulina é mínima. Quando a concentração extracelular e, consequentemente, intracelular de glicose aumenta, a produção de ATP também aumenta. O ATP se liga, fechando estes canais de potássio, e a célula se despolariza (a carga positiva fica dentro da célula). Os canais de cálcio regulados por voltagem se abrem em resposta à despolarização, e o cálcio entra na célula. O aumento do cálcio intracelular provoca o aumento na secreção de insulina. Os secretagogos de insulina fecham os canais de potássio dependentes de ATP; assim, despolarizam a membrana e aumentam a liberação de insulina. (Modificada e reproduzida, com autorização, de Greenspan F, Baxter JD, eds. *Basic & Clinical Endocrinology,* 4th ed. Norwalk, CT, 1994. Publicado por McGraw-Hill, Nova York.)

DIABETES MELITO

O DM é diagnosticado com base em mais de uma concentração de glicose no sangue durante o jejum superior a 126 mg/dℓ, um teste de 2 h para tolerância à glicose de 200 mg/dℓ ou mais, ou um nível "casual" de glicose no sangue superior a 200 mg/dℓ. Casual é definido como em qualquer momento, durante um período de 24 h independente da hora da última refeição. A concentração sérica de hemoglobina (Hb)A_{1c}, uma hemoglobina glicoxilada, é outro índice importante do estado glicêmico recente de um paciente. Assim, a HbA_{1c} serve como um índice dos níveis de glicose sobre as 6 a 12 semanas anteriores (embora ela seja mais relevante para as 2 semanas mais recentes), e a concentração de glicose no sangue ou urina reflete o controle de glicose próximo do horário da coleta de amostra. A faixa normal de HbA_{1c} em pessoas não diabéticas é de 4 a 6%, sendo o nível recomendado para os diabéticos de até 7%.

Os quadros da doença incluídas no diagnóstico da DM recaem em três categorias principais: tipo 1 (DM dependente da insulina), tipo 2 (DM não dependente de insulina) e DM gestacional (diabetes que ocorre durante a gravidez). As outras formas de DM não são comuns. Independente da causa do DM, o seu tratamento requer uma atenção especial às concentrações de glicose e HbA_{1c} no sangue.

Diabetes melito tipo 1

As características do DM tipo 1 são a destruição seletiva das células B nas ilhotas de Langerhans, deficiência grave ou absoluta de insulina e alto risco de cetoacidose. Esta última e perigosa condição resulta do excessivo metabolismo de gordura quando o uso de glicose se mostra comprometido. É necessária a administração de insulina em pacientes com DM tipo 1. A causa do DM tipo 1 é dividida em imunológica e idiopática. O tipo imunológico, quando o sistema imunológico do paciente desenvolve uma resposta imunológica contra as células B do pâncreas, é a forma mais comum de DM tipo 1. Embora a maioria dos pacientes tenha menos que 30 anos quando recebe o

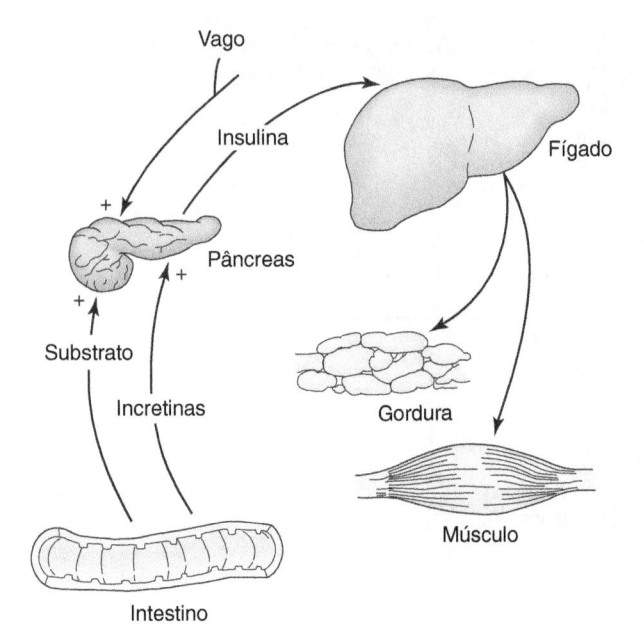

Figura 24.3 A liberação de insulina do pâncreas é estimulada pelo aumento da glicose no sangue, estimulação do nervo vago, incretinas (hormônios peptídeos produzidos pelo epitélio do intestino em resposta ao alimento) e outros fatores. A insulina promove a síntese (a partir dos nutrientes presentes na corrente sanguínea) e armazenamento do glicogênio, triglicerídios e proteínas nos seus principais tecidos-alvos: fígado, gordura e músculo.

Quadro 24.2 Efeitos endócrinos da insulina

Efeitos sobre o fígado:
Inversão dos recursos catabólicos da deficiência da insulina
Inibe a glicogenólise
Inibe a conversão dos ácidos graxos e aminoácidos nos cetoácidos
Inibe a conversão dos aminoácidos em glicose
Ação anabólica
   Promove o armazenamento de glicose como glicogênio (induz às enzimas glicoquinase e glicogênio sintase, inibe a fosforilase)
   Aumenta a síntese dos triglicerídios e formação de lipoproteína de muito baixa densidade

Efeitos sobre o músculo:
Aumenta a síntese da proteína
   Aumenta o transporte dos aminoácidos
   Aumenta a síntese das proteínas lipossômicas
Aumenta a síntese do glicogênio
   Aumenta o transporte da glicose
   Induz à glicogênio sintase e inibe a fosforilase

Efeitos sobre o tecido adiposo:
Aumenta o armazenamento dos triglicerídios
   A lipoproteína lipase é induzida e ativada pela insulina para hidrolisar os triglicerídios a partir das lipoproteínas
   O transporte da glicose para a célula fornece fosfato de glicerol para permitir a esterificação em ácidos graxos fornecidos pelo transporte das lipoproteínas
   A lipase intracelular é inibida

---

diagnóstico de DM tipo 1, o início pode ocorrer em qualquer idade. O DM tipo 1 é encontrado em todos os grupos étnicos, mas a incidência é maior em pessoas do norte da Europa e Sardenha. Parece que a suscetibilidade envolve uma relação genética multifatorial, mas apenas 15 a 20% dos pacientes possuem histórico familiar positivo.

Diabetes melito tipo 2

O DM tipo 2 caracteriza-se pela resistência dos tecidos à ação da insulina combinada com uma deficiência relativa na secreção de insulina. Uma pessoa pode ter maior resistência ou deficiência da célula B, e as anormalidades podem ser leves ou graves. Embora a insulina seja produzida pelas células B em pacientes com DM tipo 2, a quantidade secretada (que pode ser muito alta) é inadequada para superar a resistência, o que provoca o aumento dos níveis de glicose no sangue. A ação prejudicada da insulina também afeta o metabolismo das gorduras, resultando em aumento do fluxo de ácidos graxos livres e dos níveis de triglicerídios, bem como menor concentração sérica de lipoproteína de alta densidade (HDL), a lipoproteína que tem um efeito protetor contra a aterosclerose. É possível que as pessoas com DM tipo 2 não precisem de insulina para sobreviver, mas 30% ou mais deste grupo se beneficiarão com o uso da insulina em algum momento de suas vidas para controlar os altos níveis de glicose no sangue. Dez a 20% das pessoas que receberam o diagnóstico de DM tipo 2 podem apresentar a tipo 1 também ou ter um lento progresso daquela tipo 1 e precisar de reposição total de insulina. A desidratação em pessoas não tratadas ou com o controle inadequado do DM tipo 2 pode levar a uma condição perigosa, com risco de morte, chamada "coma hiperosmolar não cetótico", condição em que a glicose no sangue pode aumentar 6 a 20 vezes acima da faixa normal, e surge um quadro mental alterado que pode progredir para a perda da consciência. São necessários cuidado médico e reidratação urgentes. Embora as pessoas com o DM tipo 2 não desenvolvam cetose, a cetoacidose pode ocorrer como resultado de um fator estressante, como infecção, ou o uso de medicamento que pode potencializar a resistência à insulina, como um glicocorticoide (Cap. 23).

Diabetes melito gestacional

O DM gestacional é definido como qualquer anormalidade nos níveis de glicose observados pela primeira vez durante a gravidez, sendo diagnosticado em aproximadamente 4% das gestações nos EUA. Durante a gravidez, um hormônio produzido pela placenta (lactogênio placentário humano) homólogo ao hormônio do crescimento e prolactina exerce um efeito anti-insulina, o qual leva à resistência a insulina e DM em algumas mulheres, particularmente no último trimestre. Como o DM gestacional é perigoso para a mãe e o bebê, as mulheres grávidas devem fazer teste de rotina para o diabetes gestacional com testes de tolerância à glicose no segundo trimestre. A terapia-padrão para o DM gestacional é a insulina. Entretanto, testes clínicos recentes sugerem que o uso de alguns fármacos antidiabéticos orais é seguro durante a gravidez.

FÁRMACOS USADO NO CONTROLE DOS DIABETES MELITO TIPOS 1 E 2

Preparações de insulina

As insulinas derivadas de animais (suína ou bovina) não estão mais disponíveis nos EUA. A insulina humana de uso farmacêutico é fabricada utilizando a tecnologia do DNA recombinante. Como a molécula da insulina natural tem meia-vida de apenas alguns minutos na circulação, muitas preparações são formuladas para liberar lentamente o hormônio na circulação. As formulações de insulina disponíveis fornecem cinco velocidades de início e duração do efeito: início ultrarrápido, início rápido com curta ação, início e ação intermediários, início lento com pico de ação e início ultralento sem pico de ação (apenas platô) (Quadro 24.3). Todas as preparações de insulina contêm zinco, cuja quantidade e a das outras substâncias adicionadas à insulina influenciam a velocidade de liberação do hormônio ativo a partir do local de administração e a duração da ação (Fig. 24.4).

As insulinas de ação ultrarrápidas são representadas pela **insulina lispro**, **insulina aspart** e **insulina glulisina** — insulinas humanas recombinantes que contêm transposições de dois aminoácidos ou a substituição de um ou mais aminoácidos naturais. Estas mudanças alteram as propriedades dos peptídios de modo que se dissolvem mais rapidamente no local de administração e entram na circulação aproximadamente 2 vezes mais rapidamente que a insulina cristalina regular. Tais insulinas são adequadas para uso logo após as refeições. Diferente das outras preparações de insulina, o aumento da dose torna maior apenas o efeito máximo, mas não a duração do efeito.

A **insulina-zinco regular cristalina** é uma formulação de início rápido e ação curta, usada por via

Quadro 24.3 Insulina: tipos e atividade[1]

Tipo farmacocinético	Tipo	Atividade (horas) Pico	Duração
Início ultrarrápido Insulina lispro, insulina aspart, insulina glulisina[1]	Humana	0,25 a 0,05	3 a 4
Início rápido com ação curta Injeção de insulina USP (regular, cristalina com zinco)[2]	Humana	0,5 a 3	5 a 7
Início e ação intermediários Insulina NPH (suspensão de insulina isofano USP)[1]	Humana	8 a 12	18 a 24
Insulina lente (suspensão de insulina e zinco USP)[1]	Humana	8 a 12	18 a 24
Início lento com pico de ação Insulina ultralente (suspensão prolongada de insulina e zinco USP)[1]	Humana	8 a 16	18 a 28
Ação ultralonga sem pico de ação Insulina glargina, insulina detemir[1]	Humana	Sem pico	> 24

USP, *United States Pharmacopeia.*(Farmacopeia dos EUA)
[1]As preparações disponíveis incluem 100 U/mℓ.
[2]As preparações disponíveis incluem 100 U/mℓ e uma de 500 U/mℓ.

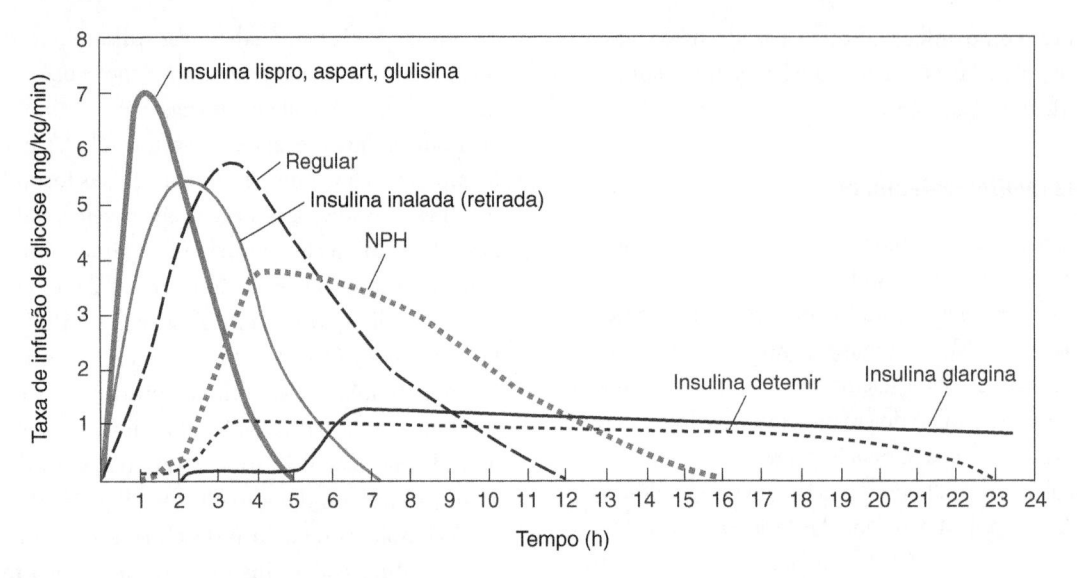

Figura 24.4 Extensão e duração da ação de vários tipos de insulina como indicado pelas velocidades de infusão de glicose (mg/kg/min) necessárias para manter uma concentração de glicose constante. As durações da ação mostradas são típicas de uma dose média de 0,2 a 0,3 unidade/kg; exceto para a insulina lispro e a aspart, a duração se torna maior quando a dose é aumentada.

intravenosa em casos de emergência ou administrada por via subcutânea nos regimes de manutenção, isolada ou misturada com preparações de ação longa ou intermediária. Antes do desenvolvimento das insulinas ultrarrápidas, a insulina regular era o principal agente de início rápido. Entretanto, a insulina regular exige uma administração de 1 h ou mais antes de cada refeição.

Uma formulação especial de insulina regular para inalação foi aprovada em 2007, tendo sido a primeira formulação de insulina que não precisava de injeção, mas o público não demonstrou interesse suficiente para manter a produção, e o medicamento foi descontinuado.

A principal preparação de início e ação intermediários atualmente disponível é a **suspensão de insulina isofana** (**insulina NPH**), preparação administrada por injeção subcutânea, não sendo adequada para uso intravenoso. A insulina-NPH de início intermediário pode ser misturada na seringa ou comprada pré-misturada com insulina regular para maior comodidade da administração.

As insulinas com início muito lento e ação prolongada são representadas pela **insulina ultralenta, insulina glargina** e **insulina detemir**. A insulina ultralenta tem um pico muito retardado de 12 h após a injeção, característica que prejudica sua utilização. As insulinas glargina e detemir alcançam um platô em 3 a 6 h e mantêm um nível sanguíneo relativamente constante por até 24 h. Estas formulações são geralmente administradas pela manhã apenas ou pela manhã e de noite para manutenção ou visando obter níveis basais por 12 a 24 h. Este nível basal de insulina pode ser suplementado (especialmente no caso das insulinas glargina e detemir) com injeções de insulina lispro ou regular durante o dia para satisfazer às exigências da ingestão de carboidratos.

Sistemas de liberação de insulina

O modo-padrão de terapia com insulina é a injeção subcutânea com agulhas e seringas convencionais descartáveis. Também existem formas de administração mais convenientes. Injetores portáteis do tamanho de uma caneta podem ser usados para facilitar a injeção subcutânea. Alguns possuem cartuchos substituíveis, e outros são descartáveis. As bombas de infusão subcutânea contínua de insulina evitam as múltiplas injeções diárias, permitindo uma flexibilidade na organização das atividades diárias dos pacientes. Estas bombas programáveis liberam uma taxa basal constante por 24 h, podendo os ajustes manuais na velocidade de liberação serem feitos para otimizar as mudanças nas exigências de insulina. Podem ser necessárias mudanças na dose antes das refeições ou atividades físicas. As bombas de insulina possuem muitas vantagens em relação às injeções subcutâneas, porém a bomba e seus acessórios descartáveis (p. ex., tubulação) são caros. A formulação inalada de insulina possuía propriedades farmacocinéticas que a tornavam útil para cobrir as exigências de insulina na hora da refeição. Esta formulação de insulina era administrada 10 min antes de cada refeição.

Efeitos adversos

Os pacientes diabéticos que usam insulina estão sujeitos a dois tipos de complicação: hipoglicemia por causa do efeito excessivo da insulina e efeitos imunológicos tóxicos por causa da produção de anticorpos. A hipoglicemia é muito perigosa porque pode provocar dano cerebral. O rápido desenvolvimento da hipoglicemia em pessoas com mecanismo de percepção da hipoglicemia intacto provoca hiperatividade autonômica com manifestações simpáticas e parassimpáticas. As manifestações simpáticas consistem em taquicardia, palpitações, transpiração e tremedeira. As manifestações parassimpáticas consistem em náuseas e fome. Se não for tratada, a hipoglicemia poderá progredir para convulsões e coma. Em pacientes diabéticos que sofrem de episódios frequentes de hipoglicemia, os sinais autônomos de aviso podem ser menos frequentes ou até ausentes. Estes pacientes podem desenvolver graves manifestações de hipoglicemia, como confusão, fraqueza, comportamento bizarro, coma ou convulsões sem aviso. Todo paciente com DM recebendo terapia com hipoglicemiantes deve ter um bracelete, colar ou cartão na bolsa ou carteira com identificação sobre sua DM, assim como alguma forma de glicose de rápida absorção. Em pacientes com hipoglicemia, a imediata administração de glicose ou açúcar simples é essencial. A glicose pode ser administrada como açúcar ou bala pela boca ou como glicose intravenosa. Alternativamente, pode ser usada uma injeção intramuscular de glicose para elevar as concentrações séricas de glicose. Os pacientes com doença renal avançada, idosos e crianças menores de 7 anos são mais suscetíveis à hipoglicemia e seus efeitos prejudiciais.

A forma mais comum de complicação imunológica induzida pela insulina é a formação de anticorpos contra a insulina ou contaminantes proteicos não insulínicos, que resulta em resistência à ação da insulina ou a reações alérgicas. Com o uso corrente de insulinas humanas altamente purificadas, as complicações imunológicas são incomuns. A insulina também pode provocar ganho de peso, indesejável em pacientes com DM tipo 2, que frequentemente apresentam sobrepeso.

Amilinomimético

A amilina, uma proteína com 37 aminoácidos que ativa os receptores acoplados à proteína G, é cossecretada com a insulina pelas células B. A **pranlintida** é um análogo sintético da amilina. A administração de pranlintida tem vários efeitos sobre a regulação da glicose. O fármaco reduz a elevação da glicose pós-prandial ao prolongar o tempo de esvaziamento do estômago e reduzir a secreção de glucágon após uma refeição. Embora promova a supressão do apetite mediada por uma ação central, ela reduz a ingestão calórica e leva à perda de peso, um efeito benéfico para os pacientes que apresentam sobrepeso. A administração é feita por injeção subcutânea, com um tempo de 20 min para alcançar a concentração plasmática de pico, e tem meia-vida de 48 min (Quadro 24.4). A pranlintida é usada para os DM tipos 1 e 2.

Efeitos adversos

Podem ocorrer dores de cabeça, náuseas, vômitos e perda de apetite. Também ocorre grave hipoglicemia, sendo este quadro mais comum em pacientes com o DM tipo 1 em comparação com os que têm o tipo 2. Foi reportada artralgia em alguns pacientes, sendo possível ocorrerem reações alérgicas.

Mimetizador da incretina

A **exenatida**, um fármaco mais recente para o tratamento do diabetes tipo 2, é um peptídio de ação longa com alto grau de homologia para um hormônio chamado **peptídio semelhante ao glucágon 1** (GLP-1). Uma descoberta que deixou os endocrinologistas intrigados por muito tempo era a capacidade da glicose oral de induzir a maior liberação de insulina do que a quantidade equivalente de glicose intravenosa. Esta descoberta sugere que existe uma substância no trato gastrintestinal que estimula a liberação de insulina na presença de glicose. Uma pesquisa levou à descoberta de dois hormônios, chamados de **incretinas**, liberados das células endócrinas presentes no epitélio do intestino, como uma resposta à presença de alimentos. Um destes hormônios é o GLP-1, que com a exenatida possuem vários efeitos. Além do aumento da liberação de insulina estimulada pela glicose pelas células B do pâncreas, eles retardam o esvaziamento gástrico, inibem a secreção de glucágon e produzem uma sensação de saciedade. A exenatida deve ser injetada por via subcutânea 2 vezes/dia, leva aproximadamente 2 h para alcançar a concentração plasmática de pico e tem meia-vida de eliminação de 2,5 h. A duração da ação é indicada no Quadro 24.4. A exenatida tem modesta utilidade terapêutica, sendo sempre usada com a metformina ou um secretagogo.

Efeitos adversos

As náuseas, especialmente no início do curso de tratamento, são um problema, podendo ser acompanhadas por vômitos e diarreia. Pode ocorrer hipoglicemia quando a exenatida é combinada com um secretagogo de insulina, mas este quadro não tem sido observado quando a exenatida é combinada com a metformina.

Fármacos antidiabéticos orais

Existem cinco grupos de fármacos usados para o tratamento oral do DM tipo 2: secretagogos da insulina, biguanidas, tiazolidinedionas, gliptinas e inibidores da alfaglicosidase, cujos membros importantes estão listados no Quadro 24.4.

Quadro 24.4 Fármacos importantes usados para tratar o diabetes melito tipo 2

Fármaco	Duração da ação (h)
Secretagogos da insulina	
Sulfonilureias	
Clorpropamida	Até 60
Tolbutamida	6 a 12
Glimepirida	12 a 24
Glipizida	10 a 24
Glibenclamida	10 a 24
Meglitinidas	
Repaglinida	1 a 3
Derivado da D-fenilalanina	
Nateglinida	4
Biguanidas	
Metformina	10 a 12
Tiazolidinedionas	
Pioglitazona	15 a 24
Rosiglitazona	> 24
Inibidores da alfaglicosidase	
Acarbose	3 a 4
Miglitol	3 a 4
Amilinomimético[1]	
Pranlintida	3
Mimetizador da incretina	
Exenatida	5 a 10

[1]A pranlintida também é usada para tratar o DM tipo 1.

Secretagogos da insulina

A principal ação dos secretagogos da insulina é estimular a liberação da insulina endógena. A maioria dos secretagogos da insulina é oriunda de uma classe conhecida como **sulfonilureias,** as quais fecham os canais de potássio regulados pelo ATP nas membranas das células B do pâncreas; o fechamento do canal despolariza as células, o que leva à liberação de insulina (Fig. 24.2). Os secretagogos da insulina não são eficientes em pacientes que apresentam deficiência das células B. Estes fármacos também podem reduzir a liberação de glucágon e aumentar o número de receptores da insulina funcionais nos tecidos periféricos. As sulfonilureias de segunda geração, como a **glibenclamida**, **glipizida** ou **glimepirida,** são muito mais potentes e mais comumente usadas do que os agentes antigos, como a **tolbutamida** ou **clorpropamida**.

A **repaglinida** e **nateglinida** são os secretagogos da insulina mais recentes. A repaglinida é oriunda de uma classe chamada meglitinidas, e a nateglinida consiste em um derivado da D-fenilalanina. Estes dois fármacos também promovem a liberação da insulina ao fecharem os canais de potássio regulados pelo ATP nas membranas das células B do pâncreas. A diferença mais notável entre os novos fármacos e as sulfonilureias é o início rápido e a curta duração da ação dos novos agentes (Quadro 24.4). Podem ser tomados um pouco antes das refeições para controlar as concentrações pós-prandiais de glicose.

EFEITOS ADVERSOS. A hipoglicemia é o efeito adverso mais comum dos secretagogos. Foram reportados raros casos de erupção cutânea e alergia. As sulfonilureias mais antigas, como a tolbutamida e clorpropamida, ligam-se intensamente às proteínas séricas, e os fármacos que competem pela ligação às proteínas plasmáticas podem potencializar seus efeitos hipoglicêmicos. A clorpropamida tem uma ação de longa duração, podendo em pacientes com doença hepática e renal, provocar um significativo aumento nos níveis sanguíneos do fármaco. Como a insulina, os secretagogos provocam aumento de peso, indesejável para a maioria dos pacientes com DM tipo 2 que apresenta sobrepeso.

Biguanidas

As biguanidas agem através de um mecanismo de ação pouco compreendido ao reduzir os níveis de glicose pós-prandial e no jejum em pacientes com o DM tipo 2. Os seus efeitos não dependem das células B das ilhotas. Os mecanismos propostos para sua ação consistem em redução da gliconeogênese hepática, estimulação da glicólise nos tecidos periféricos, diminuição da absorção de glicose a partir do trato gastrintestinal e redução dos níveis plasmáticos de glucágon. Várias biguanidas são usadas em outros países. A **metformina** é o único membro deste grupo disponível nos EUA. Diferente das sulfonilureias, as biguanidas não provocam hipoglicemia. Diversamente dos fármacos antidiabéticos orais e da insulina, a metformina não provoca ganho de peso, e a duração da ação é intermediária quando comparada com a da maioria dos fármacos antidiabéticos orais (Quadro 24.).

EFEITOS ADVERSOS. O efeito tóxico mais comum associado à metformina é constituído pelas náuseas e diarreia, sendo o efeito tóxico mais grave a acidose láctica. É provável que o alto risco de acidose láctica decorra do comprometimento da conversão do ácido láctico em glicose, uma reação importante que ocorre no fígado. Os pacientes com doença renal ou hepática, alcoolismo ou condições que os predispõem à anoxia de tecido e produção excessiva de ácido láctico, como a disfunção cardiopulmonar crônica, são os que apresentam maior risco de acidose láctica. A metformina também inibe a absorção da vitamina B_{12}.

Tiazolidinedionas

Aumentam a sensibilidade do tecido-alvo à insulina. A **troglitazona** foi a primeira tiazolidinediona introduzida, tendo sido, porém, retirada do mercado em vários países por causa da hepatotoxicidade. Parece que a **rosiglitazona** e **pioglitazona** têm menor risco de provocar grave disfunção hepática. O mecanismo de ação das tiazolidinedionas não está totalmente compreendido, mas estimulam o receptor gama nuclear ativado pelo peroxissoma proliferador (receptor PPAR-γ). Este receptor nuclear regula a transcrição dos genes que codificam as proteínas envolvidas no metabolismo dos carboidratos e lipídios.

As tiazolidinedionas tornam maior a captação de glicose nos músculos e tecido adiposo, inibem a gliconeogênese hepática e têm efeitos sobre o metabolismo dos lipídios bem como na distribuição da gordura no corpo; além disso, reduzem a hiperglicemia no jejum e no pós-prandial, sendo usadas como monoterapia ou combinadas com a insulina ou outros antidiabéticos orais. A duração da ação das tiazolidinedionas é apresentada no Quadro 24.4.

EFEITOS ADVERSOS. Quando estes fármacos são usados isoladamente, a possibilidade de surgir hipoglicemia é muito baixa. A função hepática deve ser monitorada. As tiazolidinedionas podem provocar expansão de volume, que surge como edema e leve anemia, especialmente quando combinadas com a insulina exógena. Podem ocorrer insuficiência cardíaca e outras complicações cardiovasculares, e existe o risco de fraturas. Como a pioglitazona e troglitazona induzem às enzimas do citocromo P450, tais fármacos podem reduzir as concentrações séricas de fármacos, como os contraceptivos orais ou ciclosporina, também metabolizados por essas enzimas.

Gliptinas

São inibidores orais ativos da dipeptidilpeptidase 4, a enzima que metaboliza as incretinas endógenas e moléculas semelhantes ao GLP-1. Seus efeitos sobre o metabolismo da glicose se assemelham aos da exenatida, que mimetiza o GLP-1. A eliminação ocorre pelos rins; desta forma, a dose deve ser reduzida em pacientes com comprometimento renal. A **sitagliptina** foi a primeira gliptina a ser aprovada. Os efeitos adversos do fármaco consistem em dor de cabeça, nasofaringite e infecções do trato respiratório superior.

Inibidores da alfaglicosidase

A **acarbose** e **miglitol** são análogos dos carboidratos que agem no intestino para inibirem a alfaglicosidase, uma enzima necessária à conversão de amidos complexos, oligossacarídios e dissacarídios em monossacarídios que podem ser transportados do lúmen intestinal para a corrente sanguínea. Como resultado de tal absorção prejudicada, ocorre a redução da hiperglicemia pós-prandial. Estes fármacos não possuem efeitos sobre o açúcar no sangue durante o jejum; podem ser usados como monoterapia ou combinados com outros antidiabéticos, tendo uma das ações mais curtas entre os fármacos antidiabéticos.

EFEITOS ADVERSOS. Os principais efeitos adversos dos inibidores da alfaglicosidase são a **flatulência**, diarreia e dor abdominal resultante do aumento da fermentação do carboidrato não absorvido pelas bactérias no cólon intestinal. Os pacientes que usam um inibidor da alfaglicosidase e que experimentam hipoglicemia devem ser tratados com glicose oral e não sacarose, porque a absorção da sacarose é atrasada.

TRATAMENTO DO DIABETES MELITO

Diabetes melito tipo 1

A terapia do DM tipo 1 envolve orientação sobre a dieta e administração parenteral de insulinas de ação mais curta e mais longa, isoladamente ou em combinação para manter os níveis de glicose no sangue estáveis durante o dia e à noite. O paciente também deve ter atenção aos fatores que alteram as exigências de insulina, como exercício, infecção, outras formas de estresse e desvios da dieta regular. Estudos clínicos abrangentes indicaram que um controle rigoroso dos níveis de glicose no sangue (o "controle glicêmico") por verificações frequentes da glicose no sangue e injeções de insulina reduzem a incidência de complicações vasculares, como lesão renal e da retina. O risco de reações hipoglicêmicas é maior em regimes de controle rigorosos, mas não o suficiente para excluir os benefícios do melhor controle.

Diabetes melito tipo 2

O DM tipo 2 é geralmente uma doença progressiva, e o tratamento do paciente se intensifica gradualmente. O tratamento inicial começa com a redução do peso e controle da dieta porque a maioria dos diabéticos tipo 2 apresenta sobrepeso. A terapia medicamentosa inicial é feita geralmente com um medicamento, uma sulfonilureia de segunda geração, como a glibenclamida, glipizida, glimepirida ou, de modo crescente, para os pacientes com o DM tipo 2 e obesidade, a metformina. Embora a resposta inicial à monoterapia seja boa, é comum a perda do controle glicêmico em 5 a 10 anos. Quando a monoterapia não fornece um adequado controle glicêmico, os fármacos antidiabéticos orais precisam ser usados combinados com outro fármaco ou a insulina. Como o DM tipo 2 envolve a resistência à insulina e eventual produção inadequada deste hormônio, a farmacoterapia combina um agente que aumenta a ação da insulina com outro que torna maiores os níveis sanguíneos de insulina. A primeira opção inclui metformina, uma tiazolidinediona ou um inibidor da alfaglicosidase, e a última utiliza secretagogos da insulina, exenatida ou insulina. As sulfonilureias, metformina, tiazolidinedionas e algumas formulações de insulina são fármacos de ação longa que ajudam a controlar os níveis sanguíneos de glicose no jejum e no pós-prandial. Por outro lado, a repaglinida, os inibidores da alfaglicosidase, exenatida, insulina regular e insulinas de ação ultracurta são fármacos de ação rápida que atuam principalmente sobre a glicose pós-prandial. Tal como no DM tipo 1, os estudos clínicos têm mostrado que um rigoroso controle glicêmico em pacientes com o DM tipo 2 reduz o risco de complicações cardiovasculares.

FÁRMACOS HIPERGLICÊMICOS

Glucágon

O glucágon é um hormônio secretado pelas células A do pâncreas endócrino, agindo através dos receptores regulados pela proteína G para estimular a adenilciclase, e aumentando o monofosfato de adenosina cíclico intracelular (cAMP). A ativação dos receptores de glucágon induz aos efeitos cronotrópicos e inotrópicos positivos no coração, aumenta a glicogenólise e gliconeogênese no fígado, bem como relaxa o músculo liso, particularmente o do trato gastrintestinal.

Usos clínicos

O glucágon pode ser usado para tratar a hipoglicemia grave em pacientes com DM ou tumores secretores de insulina, mas sua ação hiperglicêmica requer estoques intactos de glicogênio no fígado. O fármaco deve ser administrado por vias intramuscular ou intravenosa, estando também disponível para estudos radiográficos do intestino ou abdome quando é necessária a redução temporária da motilidade para melhorar a visualização. No controle da superdosagem grave de betabloqueador, o glucágon pode ser o método mais eficiente para estimular o coração deprimido porque aumenta a concentração do cAMP cardíaco sem acessar os receptores β.

FOCO NA REABILITAÇÃO

Como o diabetes é tão comum (especialmento o tipo 2), frequentemente os fisioterapeutas tratam pacientes com esta doença. O fisioterapeuta pode trabalhar com um paciente que apresente sobrepeso para desenvolver um programa de exercícios visando perder peso, conduzir teste de esteira com estresse como precursor do programa de exercício ou tratar o paciente por causa de uma complicação do DM de longa data. Estas complicações consistem em acidente vascular encefálico, doença cardiovascular, nefropatia, retinopatia, infecções reincidentes bem como várias neuropatias e feridas crônicas não cicatrizadas associadas à insuficiência vascular ou à redução da sensação de áreas de descarga de peso.

O início do regime de exercícios com mudanças no estilo de vida, dieta e farmacoterapia é constituído pelos quatro pilares do tratamento dos DM tipos 1 e 2. As mudanças no estilo de vida para os pacientes com o DM tipo 2 consistem em redução de peso e deixar de fumar. Os objetivos da dieta são ingerir refeições balanceadas em intervalos regulares com redução nos carboidratos simples, seguindo as diretrizes estabelecidas pela American Diabetes Association. Alguns pacientes com o DM tipo 2 podem atrasar o início da farmacoterapia com exercícios adequados, dieta e mudanças no estilo de vida. Os pacientes com o DM tipo 1 também podem melhorar seu controle glicêmico com um programa de exercícios regulares. O exercício regular para os pacientes com os dois tipos de DM ajuda a manter as funções cardiovascular e respiratória, bem como evita a osteoporose.

O teste de estresse de exercício deve anteceder o planejamento de um programa de exercícios, especialmente se houver fisiopatologia cardiovascular ou o risco de desenvolver esta disfunção. Os programas de exercícios para os pacientes com o DM devem incluir treinamento aeróbico e exercícios de resistência porque foi mostrado que ambos beneficiam estes pacientes. Em pacientes saudáveis, jovens e não diabéticos, a frequência cardíaca é o principal parâmetro para a intensidade do exercício aeróbico, devendo a frequência cardíaca máxima-alvo ser ajustada para 60 a 90% da frequência cardíaca máxima prevista para a idade. Entretanto, para os pacientes que usam betabloqueadores ou com DM de longa data, deve-se usar o Borg Relative Perceived Exertion (RPE). No último caso, a neuropatia autonômica pode afetar a frequência cardíaca, e o RPE ser um melhor indicador da intensidade de exercício. Em pacientes diabéticos, a frequência cardíaca-alvo deve ser ajustada para 55 a 79% do máximo (9 a 11 RPE), devendo ser consideradas frequências cardíacas menores, como 50 a 60% do máximo (7 a 9 RPE), durante o exercício se o grau inicial de atividade física for baixo.

Nem sempre a atividade física é benéfica para o paciente com DM e pode até ser prejudicial, dependendo do atual controle glicêmico. A atividade física é contraindicada quando ocorre cetose porque os exercícios podem exacerbar a cetoacidose. Como os exercícios aumentam a captação periférica de glicose, as doses de insulina ou hipoglicemiantes orais precisam ser ajustadas para evitar os episódios de hipoglicemia, a qual é sempre um risco em pacientes em tratamento com insulina ou fármacos antidiabéticos orais secretagogos. Os fisioterapeutas precisam estar cientes de que as crises repetidas de hipoglicemia, resultantes de exercícios ou outras causas de controle inadequado da glicemia, podem resultar em sintomas abruptos de aviso do sistema nervoso autônomo.

RELEVÂNCIA CLÍNICA PARA A REABILITAÇÃO

Reações adversas a fármacos

Insulina, exenatida e pranlintida

- Hipoglicemia, principalmente com insulina
- Náuseas e vômitos
- Ganho de peso, principalmente com insulina e pranlintida

Hipoglicemiantes orais

- Hipoglicemia com secretagogos da insulina
- Ganho de peso com secretagogos da insulina
- Acidose láctica com biguanidas
- Infarto do miocárdio, edema, insuficiência cardíaca e anemia com as tiazolidinedionas
- Flatulência, diarreia e dor abdominal com os inibidores da alfaglicosidase

Efeitos que interferem na reabilitação

- A hipoglicemia induzida pós-exercício pode ser exacerbada pela insulina, pranlintida e secretagogos da insulina.

Possíveis soluções para a terapia

- Monitorar os níveis de glicose no sangue dos pacientes com DM antes do exercício.
- Verificar a pressão sanguínea e frequência cardíaca em pacientes antes do exercício.
- Discutir com o paciente sobre a importância das refeições regulares com o exercício para controlar os níveis glicêmicos.

Potencialização dos resultados funcionais secundários à terapia medicamentosa

- O controle glicêmico a longo prazo com um programa de condicionamento ajuda no controle do peso e da glicemia, bem como melhora o quadro cardiovascular.

ESTUDO DE CASO CLÍNICO

Breve histórico: o paciente tem 50 anos e um índice de massa corporal de 50 bem como um histórico de 15 anos de DM tipo 2, além de hipertensão. É um advogado com estilo de vida sedentário que já recusou as recomendações do seu médico para participar de programas de condicionamento aeróbico. Seu controle da dieta é inadequado e deixou de fumar há dois anos.

Durante o exame, sua frequência cardíaca em repouso é de 68 bpm, e a pressão sanguínea de 130/85 mmHg. Seu histórico de HbA_{1c} varia de 7,5 a 8,7%, sendo o valor elevado o mais recente. Seus níveis de glicose no sangue pelo teste do dedo variam de 95 a 280 mg/dℓ. Recentemente, sentiu dor no ombro esquerdo, tendo sido diagnosticado como tendo angina de peito aterosclerótica por esforço. Após este diagnóstico, o paciente se interessou em desenvolver um programa de condicionamento físico regular junto com mudanças na alimentação para melhorar o controle da glicemia, tendo sido submetido a teste de estresse cardíaco e cateterismo cardíaco, sendo observadas alterações no eletrocardiograma durante o teste de estresse, e o cateterismo revelou doença coronariana em um único vaso com 40% de oclusão. O cardiologista recomendou que o paciente continuasse seus medicamentos e iniciasse um programa de exercícios, encaminhando-o a uma clínica de reabilitação para elaborar um programa de atividades físicas.

Quadro médico atual e terapia medicamentosa: anteriormente, o paciente estava usando insulina glargina para melhorar o controle prático diário combinada com insulina lispro para alcançar um controle glicêmico pósprandial satisfatório. Usou rosiglitazona como hipoglicemiante oral. Nas últimas 3 semanas, trocou seu tratamento por uma bomba de insulina de compartimento único, sendo a insulina lispro usada na bomba em velocidade-padrão menor com *bolus* na hora da refeição. Desde a mudança na medicação, os níveis diários de glicose medidos no dedo estavam na faixa de 58 a 120 mg/dℓ antes das refeições e na hora de dormir. A farmacoterapia para o controle da hipertensão consistiu em labetalol, enalapril e hidroclorotiazida. O labetalol também é profilático para a angina de peito, e o enalapril profilático para a nefropatia provocada pelo DM.

Cenário da reabilitação: por causa da patologia documentada, obtida através do eletrocardiograma e cateterismo cardíaco, o baixo nível de capacidade física inicial do paciente e a presença de um antagonista do receptor β (labetalol), o nível de esforço alto para o programa de exercício foi definido como devendo ser de 7 RPE. O programa consistiu em 10 min de aquecimento com treino de peso com resistência, 20 min de caminhada constante (estura) no RPE-alvo, seguido de alongamento durante um período de 10 min de desaquecimento. Este programa deveria ser realizado todos os dias, tendo o paciente reclamado que tinha muitas atribuições quando chegou para a sua primeira sessão supervisionada após o trabalho à tarde. A bomba de insulina ficou ligada com a infusão programada no valor preestabelecido. O paciente terminou a fase de aquecimento e treinamento aeróbico sem qualquer problema. Entretanto, durante o período de desaquecimento, parecia estar confuso e não conseguia seguir as instruções, tendo o fisioterapeuta observado que ele estava com fome e pensado se o paciente teria feito uma refeição adequada. Sua pele mostrava-se fria e úmida, entretanto sua frequência cardíaca era de 78 bpm, e a pressão sanguínea de 138/89 mmHg. Não estava disponível nenhum sistema para medir a glicose no sangue, por isso o paciente recebeu uma bebida (não dietética). Os paramédicos da emergência foram avisados, e, quando os médicos chegaram, o paciente estava lúcido, em pé e falando. A medida de glicose no sangue, feita no dedo, foi de 68 mg/dℓ. O paciente foi transferido para um hospital próximo para fazer mais exames.

Problema/opções clínicas: o paciente tinha um histórico anterior de controle glicêmico inadequado. Os períodos de hiperglicemia e hipoglicemia constavam no histórico médico. Três semanas antes, a mudança na bomba de insulina tornou o controle glicêmico mais rigoroso, reduzindo os episódios de hiperglicemia, mas também provocou episódios de hipoglicemia. O exercício aumentou os efeitos da insulina, e a bomba foi deixada ligada na velocidade de infusão programada, permitindo o episódio de hipoglicemia. Não estava disponível documentação com a concentração de glicose, mas a provável hipoglicemia ocorreu como resultado da combinação de uma pequena refeição como almoço, estresse pelo dia agitado, exercício e insulina. Além disso, o antagonista do receptor β teria mascarado as manifestações simpáticas da hipoglicemia. Uma bebida não dietética (que contém generosa quantidade de glicose) foi administrada ao paciente para contrabalançar a potencial hipoglicemia.

APRESENTAÇÕES DISPONÍVEIS[1]

Apresentações de hipoglicemiantes orais

Sulfonilureias

Acetoexamida (raramente usada)
Oral: comprimidos de 200 e 500 mg

Clorpropamida
Oral: comprimidos de 100 e 250 mg

Glibenclamida
Oral: comprimidos de 1; 2; 4 mg

Gliburida
Oral: comprimidos de 1,25; 2,5; 5 mg; comprimidos micronizados de 1,5; 3; 4,5; 6 mg

Glipizida
Oral: comprimidos de 5 e 10 mg; comprimidos de liberação controlada de 5 e 10 mg

Tolazamida
Oral: comprimidos de 100; 250; 500 mg

Tolbutamida
Oral: comprimidos de 500 mg

Meglitinida e fármacos Relacionados

Nateglinida
Oral: comprimidos de 60 e 120 mg

Repaglinida
Oral: comprimidos de 0,5; 1; 2 mg

Biguanida e combinações de biguanida

Metformina
Oral: comprimidos de 500; 850; 1.000; mg comprimidos de liberação prolongada: de 500 mg

Combinações de metformina

Gliburida mais metformina
Oral: comprimidos de 1,25/250; 2,5/500; 5/500 mg

Glipizida mais metformina
Oral: comprimidos de 2,5/250; 2,5/500; 5/500 mg

Rosiglitazona mais metformina
Oral: comprimidos de 1/500; 2/500; 4/500 mg

Derivados da tiazolidinediona

Pioglitazona
Oral: comprimidos de 15; 30; 45 mg

Rosiglitazona
Oral: comprimidos de 2; 4; 8 mg

Inibidores da alfaglicosidase

Acarbose
Oral: comprimidos de 50 e 100 mg

Miglitol
Oral: comprimidos de 25; 50; 100 mg

Potencializador da incretina

Sitaglipina
Oral: comprimidos de 25; 50; 100 mg

Amilinomimético

Pranlintida
Parenteral: administração subcutânea de 0,6 mg/mℓ

Mimetizador da incretina

Exenatida
Parenteral: 5 e 10 mcg/dose em canetas preenchidas para administração subcutânea

Glucágon

Glucágon
Parenteral: pó liofilizado de 1 mg para reconstituição para injeção

[1]Ver o Quadro 24.3 para exemplos de preparações de insulina.

REFERÊNCIAS

Diabetes Prevention Program Research Group: Reduction in the incidence of type 2 diabetes with lifestyle intervention or metformin. *N Engl J Med* 2002;346:393.

Expert Committee on the Diagnosis and Classification of Diabetes Mellitus: Report of the expert committee on the diagnosis and classification of diabetes mellitus. *Diabetes Care* 2003;26:3160.

Goldberg RB, et al.: A comparison of lipid and glycemic effects of pioglitazone and rosiglitazone in patients with type 2 diabetes and dyslipidemia. *Diabetes Care* 2005;28:1547.

Heinemann L, et al.: Time action profile of the long-acting insulin analog insulin glargine (HOE901) in comparison with those of NPH insulin and placebo. *Diabetes Care* 2000;23:644.

Heptulla RA, et al.: The role of amylin and glucagon in the dampening of glycemic excursions in children with type 1 diabetes. *Diabetes* 2005;54:1100.

Kolterman O, et al.: Pharmacokinetics, pharmacodynamics, and safety of exenatide in patients with type 2 diabetes mellitus. *Am J Health Syst Pharm* 2005;62:173.

Levien TL: Nateglinide therapy for type 2 diabetes mellitus. *Ann Pharmacother* 2001;35:1426.

McGarry D: Dysregulation of fatty acid metabolism in the etiology of type 2 diabetes. *Diabetes* 2002;51:7.

Mudaliar S, *et al*.: New oral therapies for type 2 diabetes mellitus: The glitazones or insulin sensitizers. *Annu Rev Med* 2001;52:239.

Quattrin T, *et al*.: Efficacy and safety of inhaled insulin (Exubera) compared with subcutaneous insulin therapy in patients with type 1 diabetes. *Diabetes Care* 2004;27:2622.

Rehabilitation

American Diabetes Association: http://www.diabetes.org/home.jsp

Castaneda C, *et al*.: A randomized controlled trial of resistance exercise training to improve glycemic control in older adults with type 2 diabetes. *Diabetes Care* 2002;25:2335.

Chakravarthy MV, *et al*.: An obligation for primary care physicians to prescribe physical activity to sedentary patients to reduce the risk of chronic health conditions. *Mayo Clin Proc* 2002;77:165.

Cryer PE, *et al*.: Hypoglycemia in diabetes. *Diabetes Care* 2003; 26:1902.

Dagogo-Jack S: Hypoglycemia in type 1 diabetes mellitus: Pathophysiology and prevention. *Treat Endocrinol* 2004;3:91.

Dey L, Attele AS, Yuan CS: Alternative therapies for type 2 diabetes. *Altern Med Rev* 2002;7:45.

Moreno R, *et al*.: Prognosis of medically stabilized unstable angina pectoris with a negative exercise test. *Am J Cardiol* 1998; 82:662, A6.

Rosenstock J: Management of type 2 diabetes mellitus in the elderly: Special considerations. *Drugs Aging* 2001; 18:31.

Salpeter S, *et al*.: Risk of fatal and nonfatal lactic acidosis with metformin use in type 2 diabetes mellitus. *Cochrane Database Syst Rev* 2003;CD002967.

Stewart KJ: Exercise training: Can it improve cardiovascular health in patients with type 2 diabetes? *Br J Sports Med* 2004;38:250.

Tan D: Treadmill exercise testing in ischemic heart disease. *Ann Acad Med Singapore* 1987;16:331.

25

Fármacos que Afetam a Homeostase Mineral dos Ossos

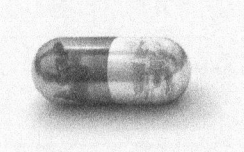

O cálcio e fosfato são os principais constituintes minerais dos ossos, consistindo também nos dois minerais mais importantes para a função celular geral. Consequentemente, o corpo desenvolveu um complexo conjunto de mecanismos pelos quais a homeostase do cálcio e fosfato é cuidadosamente mantida. Aproximadamente 98% dos 1 a 2 kg de cálcio e 85% do quilo de fósforo no corpo de um adulto estão nos ossos, o principal reservatório destes minerais. A homeostase mineral é dinâmica, ocorrendo constante remodelagem do osso e rápida troca de minerais do osso com íons livres no fluido extracelular. O osso também serve como principal suporte estrutural para o corpo e fornece espaço à hematopoiese na medula óssea. As anormalidades na homeostase mineral dos ossos podem indicar distúrbios eletrolíticos, resultando em manifestações clínicas de fraqueza muscular, tetania e coma. A disfunção da homeostase mineral dos ossos também pode afetar o apoio estrutural do corpo na forma de osteoporose e fraturas. A capacidade hematopoiética pode, igualmente, ser reduzida em quadros, como a **osteopetrose** infantil.

A dieta média dos americanos fornece 600 a 1.000 mg de cálcio por dia, dos quais uma quantidade líquida de aproximadamente 100 a 250 mg é absorvida, principalmente no duodeno e jejuno superior, e a secreção ocorre no íleo. A quantidade de fósforo na dieta dos americanos é quase a mesma que a do cálcio. Entretanto, a eficiência da absorção do fosfato, que ocorre em grande parte no jejuno, é maior, variando de 70 a 90% conforme a quantidade ingerida. O movimento de cálcio e fosfato pelos epitélios do intestino e rins é rigorosamente controlado. No estado de equilíbrio, a excreção renal de cálcio e fosfato equilibra a absorção intestinal. Frequentemente, mais de 98% do cálcio filtrado e 85% do fosfato filtrado são reabsorvidos pelos rins.

FARMACOTERAPIA

Os fármacos usados na clínica para modular a homeostase óssea podem ser divididos em moléculas endógenas e substâncias exógenas (Fig. 25.1).

Substâncias endógenas

Os dois hormônios que funcionam como os principais reguladores da homeostase do cálcio e fosfato são o **hormônio paratireoidiano** (PTH), uma proteína, e os metabólitos biologicamente ativos do esteroide **vitamina D** (Fig. 25.2). Outros hormônios, como a calcitonina, prolactina, hormônio do crescimento, insulina, hormônio tireoidiano, glicocorticoides e esteroides sexuais, possuem papéis secundários na homeostase do cálcio e fosfato. E vários destes hormônios, como a calcitonina, glicocorticoides e estrogênios, são eficazes no tratamento dos distúrbios minerais dos ossos. Além disso, o cálcio, fosfato e outros íons, como o sódio, alteram a homeostase do cálcio e fosfato.

Vitamina D

A vitamina D, um derivado do 7-deidrocolesterol, é formada na pele sob a influência da luz ultravioleta (UV), sendo também encontrada em alguns alimentos e constituindo um aditivo nutricional no leite e suplementos de cálcio. Os metabólitos ativos da vitamina D são formados no fígado (25-hidroxivitamina D ou **calcifediol**) e rim (1,25-diidroxivitamina D [1,25[OH]$_2$D$_3$] ou **calcitriol** mais outros metabólitos). Como é uma vitamina lipossolúvel, o excesso de vitamina D é armazenado no tecido adiposo. Os metabólitos da vitamina D diferem no número de grupos hidroxila presos no

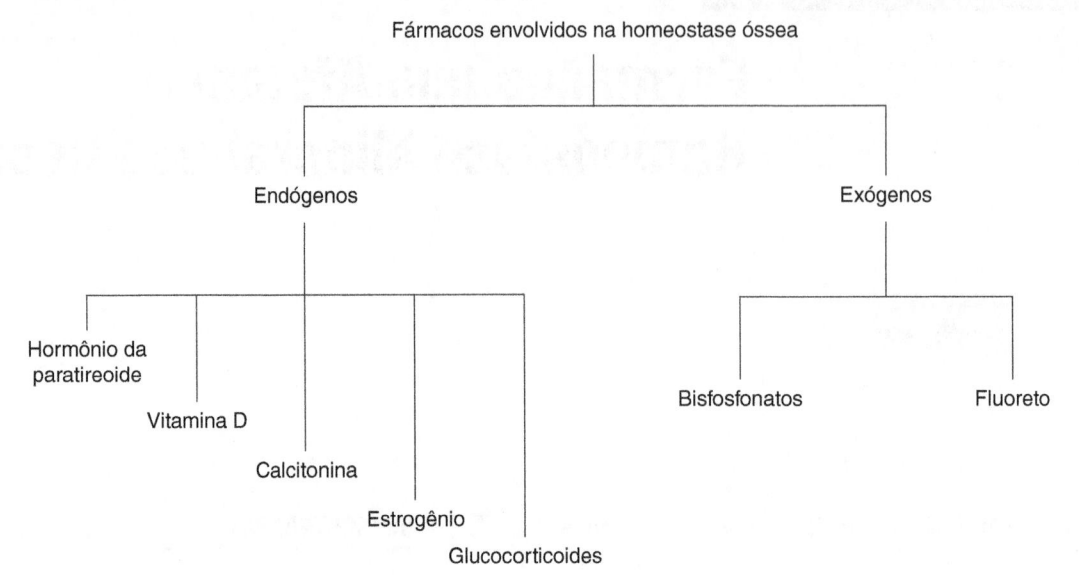

Figura 25.1 Os fármacos que modulam a homeostase mineral óssea podem ser divididos em moléculas endógenas e substâncias exógenas. O hormônio paratireoidiano e a vitamina D são importantes nesta regulação, a calcitonina, os glicocorticoides e estrogênios possuem funções moduladoras. Os agentes exógenos, como os bisfosfonatos e fluoreto, são usados para prevenir e tratar as afecções dos ossos e dentes, respectivamente.

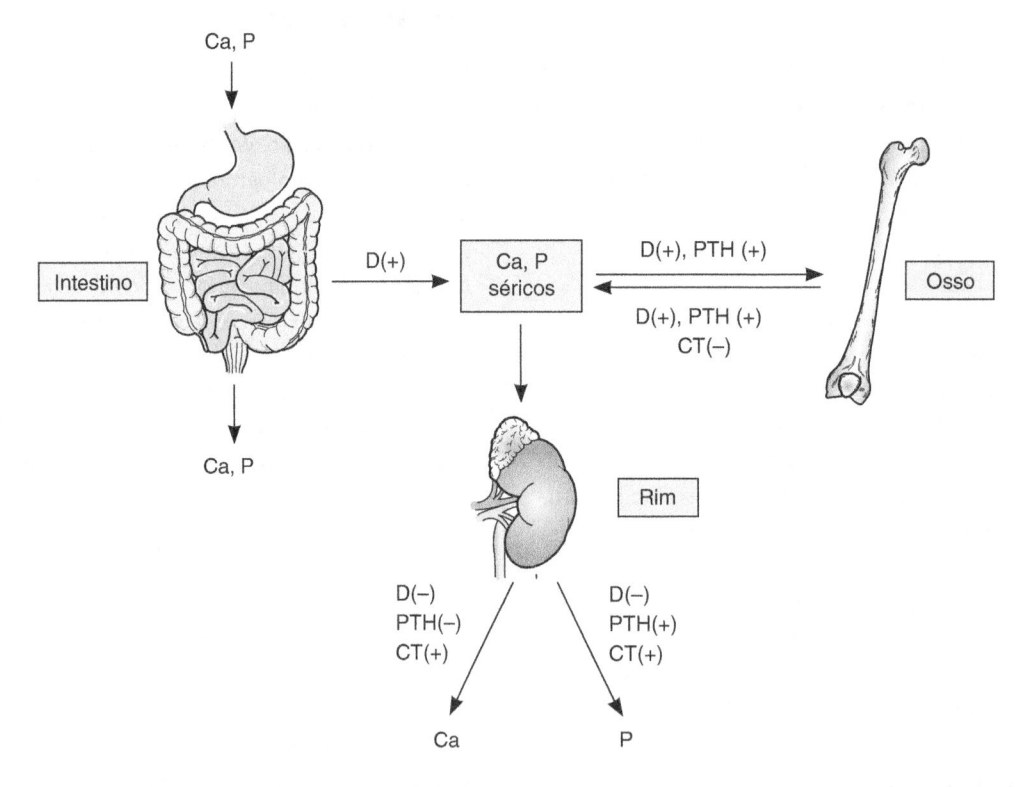

Figura 25.2 Mecanismos que contribuem para a homeostase mineral óssea. As concentrações de cálcio (Ca) e fósforo (P) no soro são controladas principalmente por dois hormônios: 1,25-diidroxivitamina D (calcitriol; D) e hormônio paratireoidiano (PTH). As concentrações séricas são reguladas pela ação da vitamina D e PTH sobre a absorção a partir do intestino e osso, bem como a excreção na urina. Os dois hormônios removem o cálcio e fósforo dos ossos, aumentando as concentrações séricas dos íons (+); a vitamina D também aumenta a absorção do intestino (+) bem como reduz (−) a excreção de cálcio e fósforo na urina, e o PTH reduz (−) a excreção de cálcio, mas aumenta (+) a de fósforo. A calcitonina (CT) é um hormônio menos importante para a homeostase do cálcio — mas, em concentrações farmacológicas, pode reduzir cálcio e fósforo (−) séricos ao inibir a reabsorção óssea e estimular sua excreção renal (+). Os efeitos da retroalimentação não estão apresentados.

anel esteroide (Quadro 25.1). As ações desses metabólitos consistem em aumento da absorção de cálcio e fósforo pelo intestino, redução da excreção renal dos minerais e aumento líquido nos níveis sanguíneos de cálcio e fósforo (Fig. 25.2, Quadro 25.2). Estas ações são mediadas pela ativação de um ou possivelmente uma família de receptores nucleares que regulam a expressão do gene. Dos metabólitos da vitamina D, $1,25[OH]_2D$ é o mais potente na estimulação da absorção de cálcio e fosfato no intestino, bem como na *reabsorção* óssea. Por outro lado, a *formação* óssea pode ser potencializada pela administração de um metabólito diferente, a 24,25-diidroxivitamina D (**secalcifediol**, $24,25(OH)_2D_3$). Os suplementos de vitamina D e derivados sintéticos são usados no tratamento de quadros de deficiências, como a **síndrome nefrótica** e **raquitismo nutricional**, sendo também utilizados com suplementos de cálcio e outros fármacos na prevenção e tratamento da osteoporose em idosos. Além disso, vários análogos do calcitriol vêm sendo sintetizados em um esforço para avaliar sua utilidade clínica em várias condições não classicas. Por exemplo, o **calcipotrieno** (**calcipotriol**) é atualmente usado para tratar a psoríase, uma afecção hiperproliferativa da pele. O **doxercalciferol** e o **paricalcitol** foram aprovados recentemente para o tratamento do hiperparatireoidismo em pacientes com insuficiência renal.

Hormônio paratireoidiano

Ao regular o fluxo de cálcio e fosfato pelas membranas celulares nos ossos e rins, o PTH aumenta o cálcio e reduz o fosfato séricos (Fig. 25.2, Quadro 25.2). Através de um mecanismo indireto, o PTH aumenta a atividade e o número de **osteoclastos**, as células responsáveis pela reabsorção óssea; ativa os receptores regulados pela proteína G nos ossos que forma os **osteoblastos**, ao induzir a uma proteína ligada à membrana chamada ligante RANK, que aumenta o número e a atividade dos osteoclastos. Assim, a remodelagem óssea é iniciada por meio da reabsorção óssea pelos osteoclastos e seguida pela formação óssea pelos osteoblastos. Embora o PTH potencialize a reabsorção e formação ósseas, o efeito geral do excesso de PTH é o aumento da reabsorção óssea. Entretanto, quando administrado em doses pequenas, intermitentes, o PTH aumenta a formação óssea sem estimular a reabsorção óssea. Com base neste efeito, foi aprovado o PTH recombinante 1-34 (**teriparatida**) pelo Food and Drug Administration (FDA) dos EUA para o tratamento da osteoporose em mulheres na pós-menopausa. Nos rins, o PTH aumenta a reabsorção de cálcio e magnésio, bem como reduz a de fosfato, aminoácidos, bicarbonato, sódio, cloro e sulfato. Outra ação importante do PTH nos rins é a sua estimulação da produção de calcitriol.

Interação do PTH e metabólitos da vitamina D

Um resumo das principais ações do PTH e vitamina D sobre o intestino, rins e ossos é apresentado no Quadro 25.2. O efeito geral do PTH é aumentar o cálcio sérico e reduzir o fosfato sérico; o efeito geral da vitamina D é aumentar os níveis séricos de ambos os íons. A regulação da homeostase do cálcio e fosfato é obtida através de várias alças de retroalimentação. Na glândula paratireoide, os receptores especializados regulados pela proteína G percebem a concentração de cálcio extracelular e se acoplam com este íon conforme a concentração de cálcio intracelular. Por exemplo, quando a concentração

Quadro 25.1 Vitamina D e seus metabólitos e análogos clinicamente disponíveis

Nomes químicos e genéricos	Abreviação
Vitamina D_2; ergocalciferol	D_2
Vitamina D_3; colecalciferol	D_3
25-hidroxivitamina D_3; calcifediol	$25(OH)D_3$
1,25-diidroxivitamina D_3; calcitriol	$1,25(OH)_2D_3$
24,25-diidroxivitamina D_3; secalcifediol	$24,25(OH)_2D_3$
Diidrotaquisterol	DHT
Calcipotrieno (calcipotriol)	Nenhuma
1 α-hidroxivitamina D_2; doxercalciferol	$1\,\alpha(OH)D_2$
19-nor-1,25-diidroxivitamina D_2; paricalcitol	$19\text{-nor-}1,25(OH)D_2$

Quadro 25.2 — Ações do hormônio paratireoidiano e da vitamina D no intestino, ossos e rins

	Vitamina D	PTH
Intestino	Aumento da absorção de cálcio e fosfato pela 1,25(OH)$_2$D	Aumento da absorção de cálcio e fosfato (pelo aumento da produção de 1,25[OH]$_2$D)
Rins	A Excreção de cálcio e fosfato pode ser reduzida pela 25(OH)D e 1,25(OH)$_2$D	Redução da excreção de cálcio, aumento da excreção de fosfato
Ossos	Aumento da reabsorção de cálcio e fosfato pela 1,25(OH)$_2$D; a formação óssea pode ser aumentada pela 24,25(OH)$_2$D	Aumento da reabsorção de cálcio e fosfato com altas doses. Doses baixas intermitentes aumentam a formação óssea
Efeito geral nos níveis séricos	Aumento do cálcio e fosfato séricos	Aumento do cálcio sérico, redução do fosfato sérico

extracelular de cálcio cai, a concentração intracelular de cálcio também cai, e as células da paratireoide secretam mais PTH. Por outro lado, um aumento na concentração intracelular de cálcio nas células da paratireoide inibe a secreção de PTH. O íon fosfato estimula indiretamente a secreção de PTH ao formar complexos com o cálcio no soro, os quais reduzem a concentração do cálcio ionizado, a forma do cálcio que se liga aos receptores sensíveis ao cálcio. Nos rins, os altos níveis de cálcio e fosfato reduzem a produção de calcitriol e aumentam a de secalcifediol. Como o calcitriol é bem mais potente que o secalcifediol por aumentar o cálcio e fosfato séricos, o efeito geral da ação do calcitriol é a inibição da retroalimentação da principal ação da vitamina D. O calcitriol inibe a secreção de PTH através da ação direta da transcrição do gene PTH, o que fornece outra alça de retroalimentação negativa porque o PTH é o principal estímulo à produção de calcitriol. A capacidade do calcitriol de inibir diretamente a secreção de PTH pode ser explorada ao administrar análogos que possuem menos efeito sobre o cálcio sérico. Tais fármacos são úteis no controle do hiperparatireoidismo secundário que acompanha a insuficiência renal e podem ser valiosos em casos selecionados de hiperparatireoidismo primário.

Calcitonina

Consiste em um hormônio peptídeo secretado pelas células parafoliculares da glândula tireoide, sendo seu principal efeito reduzir o cálcio e fosfato séricos através de ações sobre os ossos e rins (Fig. 25.2); também inibe a reabsorção óssea pelos osteoclastos. Durante os estágios iniciais da administração de calcitonina exógena, a formação óssea não é prejudicada. Entretanto, com o uso contínuo, formação e reabsorção ósseas diminuem. Nos rins, a calcitonina reduz a reabsorção de vários íons, como o cálcio, fosfato, sódio, potássio e magnésio. Outros tecidos que não o ósseo e os rins também são afetados pela calcitonina.

Em doses farmacológicas, a calcitonina reduz a produção de ácido gástrico, ao inibir a secreção de gastrina, bem como aumenta a secreção de sódio, potássio, cloreto e água no intestino. Embora a calcitonina não aumente, de forma significativa, a massa óssea, reduz a velocidade da perda óssea, o que a torna útil ao tratamento da osteoporose. Sua capacidade em bloquear a reabsorção óssea e reduzir o cálcio sérico torna-a útil ao tratamento da doença de Paget e hipercalcemia. A calcitonina é administrada através de injeção ou *spray* nasal.

Estrogênios

Estes compostos já foram discutidos (Cap. 22) quanto à sua regulação do desenvolvimento sexual, atividade metabólica e reprodução. Os estrogênios e moduladores seletivos do receptor de estrogênio (SERM), como o **tamoxifeno** ou **raloxifeno,** evitam ou atrasam a perda óssea em mulheres na pós-menopausa. Entretanto, o tratamento prolongado com estrogênio aumenta o risco de acidente cardiovascular e câncer. Embora não tão eficiente como os estrogênios no aumento da densidade óssea, o raloxifeno reduz as fraturas ósseas e pode diminuir o risco de câncer de mama.

Glicocorticoides

Possuem vários tipos de influência no metabolismo que inibem a manutenção mineral óssea (Cap. 23); alteram a homeostase mineral óssea ao antagonizar o transporte do cálcio intestinal estimulado pela vitamina D, estimular a excreção de cálcio pelos rins e bloquear a formação óssea. Como resultado, o uso crônico sistêmico de glicocorticoides é uma causa comum da osteoporose em adultos e atraso no desenvolvimento do esqueleto em crianças. Entretanto, os glicocorticoides são úteis no tratamento temporário da hipercalcemia associada a linfomas e doenças granulomatosas, como a sarcoidose.

Agentes exógenos

Vários outros tipos de fármaco são usados para regular a homeostase mineral óssea, tendo os bisfosfonatos sido desenvolvidos para este fim. O antibiótico plicamicina e diuréticos tiazídicos foram desenvolvidos para outros usos clínicos, mas possuem relevância clínica no tratamento dos distúrbios da homeostase mineral óssea.

Bisfosfonatos

Os bisfosfonatos (**alendronato**, **etidronato**, **ibandronato**, **pamidronato**, **risedronato**, **tiludronato**, **zoledronato**) são compostos orgânicos de polifosfato de cadeia pequena que reduzem a reabsorção e formação dos ossos ao agir sobre a estrutura de cristal de **hidroxiapatita** dos ossos; possuem outros efeitos celulares complexos, como a inibição da produção de vitamina D, a da absorção do cálcio pelo trato gastrintestinal e a inibição direta da função dos osteoclastos. Nas mulheres na pós-menopausa, a terapia crônica com bisfosfonato atrasa o progresso da osteoporose e reduz o risco de fraturas. Os fármacos mais antigos (etidronato, pamidronato) provocam defeitos na mineralização óssea e perdem sua eficácia após 12 meses de tratamento. O alendronato e risedronato provocam menos problemas ósseos, sendo eficazes por pelo menos 5 anos. Estes dois fármacos são comumente usados para tratar a osteoporose induzida por glicocorticoides e em mulheres na pós-menopausa, bem como para a doença de Paget. O alendronato, utilizado com a terapia de reposição hormonal, aumenta a massa óssea em pacientes na pós-menopausa.

A biodisponibilidade oral dos bisfosfonatos é baixa (< 10%), e os alimentos afetam sua absorção. Também pode ocorrer ulceração esofágica. Os pacientes devem ingerir estes fármacos com grande quantidade de água, ficarem de pé por 30 min e evitarem situações que permitam o refluxo esofágico (atividades que aumentam a pressão intra-abdominal). Na prevenção e tratamento da osteoporose, a administração semanal de uma dose relativamente grande de um bisfosfonato é tão eficaz quanto a administração diária de uma dose menor e não resulta em maior toxicidade. A administração intravenosa anual de zoledronato também se mostra eficaz.

Fluoreto

Concentrações adequadas de íon fluoreto na água potável (0,5 a 1 ppm) ou como aditivo na pasta de dentes são capazes de reduzir as cáries dentárias. A exposição crônica ao íon fluoreto, especialmente em concentrações elevadas, pode potencializar a síntese óssea. O que ainda não está claro é se este novo osso tem força normal. Os testes clínicos com fluoreto em pacientes com osteoporose não mostraram uma redução na incidência de fraturas. A toxicidade aguda pelo fluoreto, geralmente causada pela ingestão de veneno para rato, é manifestada por sintomas gastrintestinais e neurológicos. A toxicidade crônica (fluorose) consiste em formação óssea ectópica (exostose) e fossas calcificadas nos ossos.

Diuréticos tiazídicos

Esta classe de fármacos já foi discutida com relação ao tratamento da hipertensão (Cap. 7). As tiazidas aumentam a eficácia do hormônio paratireoidiano ao estimular a reabsorção renal de cálcio; no túbulo distal, bloqueiam a reabsorção de sódio na superfície luminal. A queda resultante no sódio intracelular provoca uma troca maior de cálcio-sódio nas membranas basolaterais, trazendo o sódio para as células do túbulo distal e transportando o cálcio para fora do espaço intersticial. O efeito geral dos diuréticos tiazídicos é potencializar a reabsorção renal do cálcio. As tiazidas são úteis na redução da **hipercalciúria** e **nefrolitíase** em pessoas com hipercalciúria idiopática, não sendo usadas para tratar osteoporose.

Plicamicina (mitramicina)

Este antibiótico é utilizado para reduzir o cálcio sérico bem como a reabsorção óssea na doença de Paget e hipercalcemia. Por causa do risco de complicações, como trombocitopenia, hemorragia e dano hepático ou renal, a plicamicina não é prescrita rotineiramente, restringindo-se o fármaco principalmente ao tratamento a curto prazo da hipercalcemia grave.

DISTÚRBIOS CLÍNICOS SELECIONADOS QUE ENVOLVEM OS HORMÔNIOS REGULADORES DA HOMEOSTASE MINERAL ÓSSEA

Osteoporose

É uma perda anormal dos ossos que aumenta o risco de fraturas. O osso compacto é mais afetado que o trabecular.

A osteoporose é mais comum em mulheres na pós-menopausa e homens idosos, pode surgir por causa da administração crônica de glicocorticoides ou outros fármacos, doenças endócrinas, como tireotoxicose ou hiperparatireoidismo, síndrome de má absorção, abuso de álcool ou fumo e condições idiopáticas.

A capacidade de alguns agentes de reverter a perda óssea da osteoporose é apresentada na Fig. 25.3. A forma pós-menopáusica da osteoporose pode ser acompanhada por níveis reduzidos de calcitriol e diminuição do transporte de cálcio no intestino. Esta forma de osteoporose é secundária à redução da produção de estrogênios provocada pela menopausa, podendo ser tratada com estrogênios. Entretanto, a preocupação com o aumento no risco de cânceres de mama e endométrio, bem como os efeitos adversos cardiovasculares reduziram drasticamente o entusiasmo com esta terapia. O modulador seletivo do receptor de estrogênio (SERM) **raloxifeno** (Cap. 22) evita o aumento do risco de cânceres de mama e uterino associado à suplementação com estrogênios, assim como protege os ossos e fraturas da coluna, mas não do quadril. Por outro lado, os bisfosfonatos e teriparatida protegem contra os dois tipos de fratura. O raloxifeno não evita o fogacho e possui o mesmo risco de trombose venosa do estrogênio.

Para contrabalançar a redução do transporte de cálcio no intestino associada à osteoporose, é usada a terapia com vitamina D mais suplementação de cálcio na alimentação, mas existe pouca evidência confirmando se as doses farmacológicas de vitamina D apresentam mais benefícios do que os estrogênios cíclicos e a suplementação com cálcio. Entretanto, em vários estudos de grande porte, foi mostrado que a suplementação com vitamina D (400 a 800 UI/dia) bem como calcitriol e seu análogo $1\alpha(OH)D_3$ aumentou a massa óssea e, em vários estudos recentes, reduziu o risco de fraturas. O uso destes agentes para a osteoporose não está aprovado pelo FDA.

A **calcitonina** é aprovada para o tratamento da osteoporose pós-menopáusica, tendo sido mostrado que aumenta a massa óssea e reduz o risco de fraturas, mas apenas na espinha.

Os **bisfosfonatos** são inibidores eficazes da reabsorção óssea; aumentam a densidade óssea e reduzem o risco de fraturas de quadril, coluna e outros locais. O alendronato, risedronato e zoledronato são aprovados para o tratamento da osteoporose, mostrando-se eficazes no tratamento da osteoporose de várias origens em homens e mulheres.

Apesar da afirmação de que o **fluoreto** pode ser útil na prevenção ou tratamento da osteoporose pós-menopáusica, esta forma de terapia ainda é controversa. Nova formulação de fluoreto (liberação lenta de uma dose menor) parece evitar grande parte da toxicidade das antigas formulações e pode reduzir a taxa de fraturas. Essa formulação está sendo avaliada pelo FDA para ser aprovada posteriormente.

A **teriparatida**, a forma recombinante do PTH 1-34, foi recentemente aprovada para o tratamento da

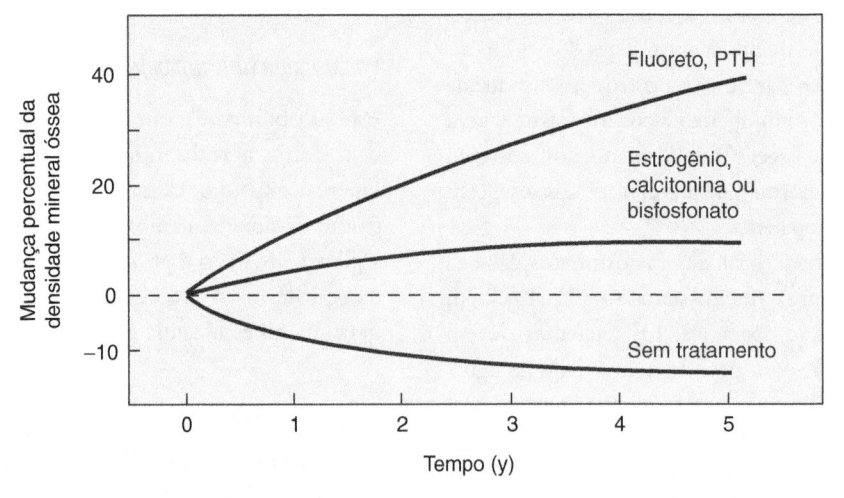

Figura 25.3 Mudanças típicas na densidade mineral óssea com o passar do tempo, após o início da menopausa, com e sem tratamento. Na condição sem tratamento, o osso é perdido com o envelhecimento de homens e mulheres. O fluoreto e PTH promovem a formação de osso novo, podendo aumentar a densidade mineral óssea durante o período de tratamento. Por outro lado, o estrogênio, calcitonina e bisfosfonatos bloqueiam a reabsorção óssea, o que leva a aumento temporário na densidade mineral óssea visto que a formação óssea não se reduz. Entretanto, com o passar do tempo, a formação e reabsorção ósseas diminuem, e a densidade mineral óssea alcança um novo platô.

osteoporose. É administrada por via subcutânea em uma dose de 20 mcg diariamente; como o fluoreto, estimula a formação de osso novo — entretanto, diferentemente dele, o novo osso estimulado pela teriparatida parece ser estruturalmente normal e está associado a substancial redução na incidência de fraturas.

Insuficiência renal crônica

Os principais problemas da insuficiência renal crônica que afetam a homeostase mineral óssea são a redução da produção de calcitriol e secalcifediol, a retenção de fosfato (com redução nos níveis de cálcio ionizado) e o hiperparatireoidismo secundário. Com a redução da produção de calcitriol, menos cálcio é absorvido do intestino, e menos osso reabsorvido. A manifestação clínica mais comum é a hipocalcemia e hiperfosfatemia. A hipocalcemia resultante geralmente facilita o hiperparatireoidismo. O esqueleto mostra uma mistura de **osteomalacia**, formação óssea anormal por causa da mineralização inadequada, e **osteíte fibrosa**, excessiva reabsorção óssea com a substituição fibrótica das cavidades de reabsorção. Alguns pacientes podem se tornar hipercalcêmicos. A causa mais comum da hipercalcemia é o **hiperparatireoidismo secundário** grave. A suplementação de vitamina D é prescrita aos pacientes submetidos à diálise por causa da insuficiência renal crônica. A escolha do suplemento depende do tipo e extensão da doença óssea, bem como do hiperparatireoidismo. Contudo, independente do fármaco utilizado, é necessário acompanhar os níveis séricos de cálcio e fosfato. Os suplementos de cálcio e a restrição do fosfato são combinados com os metabólitos da vitamina D. Os níveis séricos de PTH devem ser monitorados para determinar se a terapia está corrigindo ou evitando o hiperparatireoidismo secundário. Os metabólitos da vitamina D devem ser monitorados para avaliar a adesão, absorção e metabolismo.

Outros distúrbios clínicos

Os outros distúrbios clínicos que envolvem a mineralização óssea consistem no **raquitismo nutricional,** que pode ser corrigido mediante suplementação com vitamina D ou exposição à luz do sol. Vários distúrbios envolvendo o sistema gastrintestinal, como a cirrose biliar, podem levar à homeostase anormal do cálcio e fosfato, que provoca doença óssea, a qual pode resultar da absorção intestinal anormal de cálcio ou vitamina D, ou de toxinas sistêmicas oriundas da **colestase** que inibem a função dos osteoblastos. Clinicamente, a doença óssea secundária à disfunção gastrintestinal surge como osteoporose e osteomalacia, mas sem osteíte fibrosa. O tratamento consiste na suplementação com vitamina D ou seus análogos e suplementação de cálcio na alimentação.

Os pacientes com a **síndrome nefrótica** perdem os metabólitos da vitamina D pela urina, podendo desenvolver doença óssea. O tratamento consiste em administrar vitamina D.

A **doença de Paget** é uma doença óssea localizada, caracterizada pela reabsorção óssea descontrolada dos osteoclastos com aumentos secundários na formação óssea. O objetivo do tratamento é reduzir a dor óssea e estabilizar ou evitar outros problemas, como deformidade progressiva, perda da audição, insuficiência cardíaca de alto débito e hipercalcemia com imobilização. A calcitonina e os bisfosfonatos são os agentes de primeira linha para o tratamento da doença de Paget. Os pacientes que não respondem a estes fármacos podem responder à plicamicina.

FOCO NA REABILITAÇÃO

Os fisioterapeutas desenvolvem programas de exercício que, quando combinados com a farmacoterapia e dieta, podem atrasar a osteoporose. Eles também encontram pacientes com osteoporose para o tratamento da dor e disfunção resultantes das fraturas induzidas pela osteoporose.

Vários tipos de exercício podem retardar o progresso da osteoporose. Os exercícios de descarga de peso (p. ex., caminhar, subir escadas), exercícios de resistência (p. ex., levantamento de peso, natação) e exercícios aeróbicos retardam a perda óssea e osteoporose. Destes, o treinamento de resistência pode fornecer o estímulo mais importante à remodelagem e redução da perda ósseas. Diferente da farmacoterapia e mudança na alimentação, os exercícios podem reduzir a ocorrência de comorbidades associadas à osteoporose (como o diabetes melito) bem como manter e melhorar os quadros cardiovascular e respiratório, além de poderem também melhorar a força e o equilíbrio que ajudam a evitar quedas e fraturas; finalmente, podem potencializar a formação óssea estimulada pela farmacoterapia, sugerindo que a combinação de exercícios e fármacos pode otimizar a construção da massa óssea.

RELEVÂNCIA CLÍNICA PARA A REABILITAÇÃO

Reações adversas a fármacos

- Os bisfosfonatos podem provocar úlcera esofágica.
- A administração de calcitonina pode provocar desconforto gastrintestinal.
- Os SERM, como o raloxifeno, podem provocar fogachos e náuseas.
- A administração de teriparatida pode provocar dor no peito e dispneia, vertigem e desconforto gastrintestinal.

Efeitos que interferem na reabilitação

- Os pacientes usando bisfosfonatos 30 min antes da terapia poderão sentir dor esofágica se ficarem deitados durante a sessão.
- As sessões podem exacerbar o desconforto gastrintestinal por causa da administração de calcitonina.
- As sessões podem exacerbar o desconforto gastrintestinal ou os fogachos provocados pelos SERM, como o raloxifeno.
- As sessões podem exacerbar os efeitos adversos da administração da teriparatida.

Possíveis soluções para a terapia

- Pedir que os pacientes tomem os bisfosfonatos após ou pelo menos 1 h antes das sessões.
- Pedir aos pacientes que tomem a calcitonina no dia em que não tiverem sessão de fisioterapia.
- Agendar as sessões para dias em que os SERM ou teriparatida não sejam administrados ou 1 dia antes da administração.

Potencialização dos resultados funcionais secundários à terapia medicamentosa

- Nas mulheres na pós-menopausa com osteoporose, o exercício sem a terapia de reposição de estrogênio é eficaz por aumentar ou manter a densidade mineral óssea em certos locais.
- Farmacoterapia e programas de exercícios individuais e em combinação ajudam a evitar a osteoporose.

ESTUDO DE CASO CLÍNICO

Breve histórico: o paciente, de 55 anos, é deficiente, tendo um histórico de 20 anos de artrite reumatoide (AR) e índice de massa corporal 27. Apresenta substituição bilateral do joelho, tendo sido a mais recente realizada há 2 anos. O paciente anda com duas bengalas simples para aumentar a motilidade e reduzir a dor nos joelhos. Não participa de nenhum programa regular de condicionamento físico no momento. Há 3 semanas, recebeu o diagnóstico de câncer de próstata invasivo. Juntamente com o início da farmacoterapia para o câncer de próstata, fez um exame de densitometria óssea que revelou a osteoporose. Por causa dos resultados da densitometria, o oncologista encaminhou-o para a reabilitação a fim de desenvolver um programa de condicionamento físico.

Quadro médico atual e terapia medicamentosa: a farmacoterapia anterior e a atual para AR consistiam no uso periódico de glicocorticoides anti-inflamatórios (Cap. 23) e a medicação regular com anti-inflamatórios não esteroides bem como fármacos antirreumáticos modificadores da doença (Cap. 34). A farmacoterapia para o câncer de próstata foi planejada para suprimir a produção de testosterona e destruir as células cancerosas *in situ*. A supressão da produção endógena de testosterona será obtida com a administração contínua de goserrelina mais flutamida durante as primeiras semanas para evitar o surto agudo (Cap. 22). A radioterapia será iniciada para destruir as células cancerosas *in situ* na próstata. Para evitar a perda óssea, o paciente receberá vitamina D, carbonato de cálcio e alendronato, junto com o início da farmacoterapia para o câncer, os quais deverão ser administrados com a goserrelina.

Cenário da reabilitação: o paciente caminha sozinho pela clínica com as duas bengalas. Assinalou que os surtos agudos da AR dolorosa aguda recorrente o impedem de fazer as atividades aeróbicas. Sua dor constante no joelho limita-o nas atividades domésticas e caminhada pela vizinhança. Sua função da parte superior do corpo geralmente não limita suas atividades; entretanto, ela também é limitada durante os surtos agudos da AR. Após avaliação, o fisioterapeuta recomendou um programa de condicionamento que inclui exercícios de resistência das extremidades superiores, quando a dor e o

(continua)

ESTUDO DE CASO CLÍNICO (*continuação*)

s episódios agudos de AR permitirem. Como a caminhada ou os exercícios de resistência para as extremidades inferiores eram limitados pela dor, o fisioterapeuta desenvolveu um programa de aquaterapia, a qual consiste em caminhar em uma esteira debaixo de água em um nível de água confortável para o paciente. O programa é desenvolvido na clínica e continuará no centro de recreação local, onde o paciente poderá andar em uma velocidade confortável na parte rasa da piscina. O paciente deverá retornar 1 vez por semana para a reavaliação do tratamento. O fisioterapeuta deverá incentivá-lo a tentar nadar quando se sentir mais confortável na água.

Problema/opções clínicas: por causa da baixa densidade mineral óssea do paciente, provavelmente causada pelo uso contínuo de glicocorticoides e pouca atividade física, o oncologista encaminhou-o para o desenvolvimento de um programa de condicionamento. Além disso, a farmacoterapia com antiandrogênios para o câncer de próstata vai suprimir a mineralização óssea, aumentando o potencial para osteoporose. O objetivo da vitamina D, cálcio e alendronato é reduzir qualquer perda de mineralização óssea. Um programa de condicionamento adequado, juntamente com fármacos para evitar a osteoporose, ajuda a reduzir a perda óssea e pode aumentar a mineralização óssea. Embora a atividade aquática não seja tão eficiente quanto os exercícios de resistência para evitar a desmineralização óssea das extremidades inferiores, as atuais limitações do paciente impossibilitam esse tipo de exercício. A aquaterapia também ajuda a manter as funções cardiovascular e respiratória.

APRESENTAÇÕES DISPONÍVEIS

Vitamina D, metabólitos e análogos

Calcifediol
Oral: cápsulas de 20 e 50 mcg

Calcitriol
Oral: cápsulas de 0,25 e 0,5 mcg
Solução de 1 mg/mℓ
Parenteral: 1 mcg/mℓ para injeção

Colecalciferol (D3) (vitamina D3)
Oral: 400 e 1.000 UI por comprimidos

Diidrotaquisterol (DHT)
Oral: comprimidos, cápsulas de 0,125 mg; comprimidos de 0,2, 0,4 mg; solução intensol 0,2 mg/mℓ

Doxercalciferol
Oral: cápsulas de 0,25 mcg

Ergocalciferol (D2) (vitamina D2 calciferol)
Oral: cápsulas de 50.000 UI; gotas de 8.000 UI/mℓ
Parenteral: 500.000 UI/mℓ para injeção

Paricalcitol
Parenteral: 5 mcg/mℓ para injeção

Cálcio

Acetato de cálcio (25% de cálcio)
Oral: comprimidos de 668 mg (167 mg de cálcio); cápsulas de 333,5 mg (84,5 mg de cálcio), 667 mg (169 mg de cálcio)

Carbonato de cálcio (40% de cálcio)
Oral: existem várias formas disponíveis contendo 260 a 600 mg de cálcio por unidade

Citrato de cálcio (21% de cálcio)
Oral: 950 mg (200 mg de cálcio), 2.376 mg (500 mg de cálcio)

Cloreto de cálcio (27% de cálcio)
Parenteral: solução a 10% para injeção IV apenas

Fosfato de cálcio tribásico (39% de cálcio)
Oral: comprimidos de 1.565 mg (600 mg de cálcio) (como fosfato)

Gliconato de cálcio (9% de cálcio)
Oral: comprimidos de 500 mg (45 mg de cálcio); 650 mg (58,5 mg de cálcio), 975 mg (87,75 mg de cálcio); 1 g (900 mg de cálcio)
Parenteral: solução a 10% para injeção intravenosa ou intramuscular

Glubionato de cálcio (6,5% de cálcio)
Oral: 1,8 g (115 mg de cálcio)/5 mℓ de xarope

Gluceptato de cálcio (8% de cálcio)
Parenteral: 1,1 g/5 mℓ em solução para injeção intramuscular ou intravenosa

Lactato de cálcio (13% de cálcio)
Oral: comprimidos de 650 mg (84,5 mg de cálcio) e 770 mg (100 mg de cálcio)

Fosfato e agentes de ligação do Fosfato

Fosfato

Oral: solução contendo 2,5 g de fosfato/5 ml (816 mg de fósforo/5 ml; 751 mg de sódio/5 ml)
Oral: comprimidos com 250 mg de fósforo e 298 mg de sódio
Oral: para reconstituição em 75 ml de água, embalagem com 250 mg de fósforo, 164 mg de sódio; 278 mg de potássio
Oral: para reconstituição em 75 ml de água, embalagem com 250 mg de fósforo, 556 mg de potássio; 0 mg de sódio
Parenteral (fosfato de potássio ou sódio): 3 mmol/ml

Sevelâmer

Oral: cápsulas de 403 mg

Outros fármacos

Alendronato

Oral: comprimidos de 5; 10; 35; 40; 70 mg

Calcitonina de salmão

Spray nasal: 200 UI/jato
Parenteral: 200 UI/ml para injeção

Etidronato

Oral: comprimidos de 200 e 400 mg
Parenteral: 300 mg/6 ml para injeção intravenosa

Fluoreto de sódio

Oral: comprimidos; gotas de 0,55 mg (0,25 mg de F); 1,1 mg (0,5 mg de F); 2,2 mg (1 mg de F)

Pamidronato

Parenteral: 30; 60; 90 mg/frasco

Plicamicina (mitramicina)

Parenteral: 2,5 mg por frasco de pó para reconstituição para injeção

Risedronato

Oral: comprimidos 5; 30; 35 mg

Teriparatida

Subcutânea: 250 mcg/ml para caneta preenchida (3 ml)

Tiludronato

Oral: comprimidos de 200 mg

Zoledronato

Parenteral: 4 mg/frasco

REFERÊNCIAS

Berenson JR, et al.: American Society of Clinical Oncology clinical practice guidelines: The role of bisphosphonates in multiple myeloma. *J Clin Oncol* 2002;20:3719.

Fisher JE, et al.: In vivo effects of bisphosphonates on the osteoclast mevalonate pathway. *Endocrinology* 2000; 141:4793.

Incidence and costs to Medicare of fractures among Medicare beneficiaries ≥ 65 years — United States, July c1991–June 1992. *MMWR Morb Mortal Wkly Rep* 1996;45:877.

LaCroix AZ, et al.: Low-dose hydrochlorothiazide and preservation of bone mineral density in older adults. *Ann Intern Med* 2000;133:516.

Liberman, UA, et al.: Effect of oral alendronate on bone mineral density and the incidence of fractures in postmenopausal osteoporosis. *N Engl J Med* 1995;333: 1437.

Manolagas SC: Birth and death of bone cells: Basic regulatorymechanisms and implications for the pathogenesis and treatment of osteoporosis. *Endocr Rev* 2000;21:115.

McClung MR, et al.: Effect of risedronate on the risk of hip fracture in elderly women. *N Engl J Med* 2001;344:333.

Neer RM, et al.: Effect of parathyroid hormone (1-34) on fractures and bone mineral density in postmenopausal women with osteoporosis. *N Engl J Med* 2001;344: 1434.

Orwoll E, et al.: Alendronate for the treatment of osteoporosis in men. *N Engl J Med* 2000;343:604.

Rodan GA, Martin TJ: Therapeutic approaches to bone diseases. *Science* 2000;289:1508.

Reabilitação

Bonaiuti D, et al.: Exercise for preventing and treating osteoporosis in postmenopausal women. *Cochrane Database Syst Rev* 2002;CD000333.

Chau DL, et al.: Osteoporosis and diabetes. *Curr Diab Rep* 2003;3:37.

Chilibeck PD: Exercise and estrogen or estrogen alternatives (phytoestrogens, bisphosphonates) for preservation of bone mineral in postmenopausal women. *Can J Appl Physiol* 2004;29:59.

Clarke MS: The effects of exercise on skeletal muscle in the aged. *J Musculoskelet Neuronal Interact* 2004; 4:175.

Going S, et al.: Effects of exercise on bone mineral density in calcium-replete postmenopausal women with and without hormone replacement therapy. *Osteoporos Int* 2003;14:637.

Iwamoto J, et al.: Effect of exercise training and detraining on bone mineral density in postmenopausal women with osteoporosis. *J Orthop Sci* 2001;6:128.

Lane JM, Nydick M: Osteoporosis: current modes of prevention and treatment. *J Am Acad Orthop Surg* 1999; 7:19.

Layne JE, Nelson ME: The effects of progressive resistance training on bone density: A review. *Med Sci Sports Exerc* 1999;31:25.

Melton SA, et al.: Water exercise prevents femur density loss associated with ovariectomy in the retired breeder rat. *J Strength Cond Res* 2004;18:508.

Moyad MA: Promoting general health during androgen deprivation therapy (ADT): A rapid 10-step review for your patients. *Urol Oncol* 2005;23:56.

Smith MR: Diagnosis and management of treatment-related osteoporosis in men with prostate carcinoma. *Cancer* 2003; 97:789.

Swezey RL: Exercise for osteoporosis—is walking enough? The case for site specificity and resistive exercise. *Spine* 1996;21:2809.

Takata S, Yasui N: Disuse osteoporosis. *J Med Invest* 2001; 48:147.

Valentine JF, Sninsky CA: Prevention and treatment of osteoporosis in patients with inflammatory bowel disease. *Am J Gastroenterol* 1999;94:878.

Winett RA, Carpinelli RN: Potential health-related benefits of resistance training. *Prev Med* 2001;33:503

26
Fármacos Anti-Hiperlipêmicos

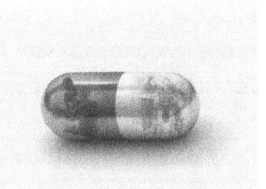

A aterosclerose é o acúmulo anormal de lipídios e produtos oriundos de resposta inflamatória nas paredes das artérias, sendo a principal causa de morte no Ocidente. O infarto agudo do miocárdio, angina de peito, doença arterial periférica e acidentes vasculares encefálicos são sequelas da aterosclerose. Foi mostrado, em alguns casos, que a redução das concentrações séricas de lipídios evita as sequelas da aterosclerose e reduz a mortalidade em pacientes com histórico de doença cardiovascular e hiperlipidemia. As cinco classes de fármacos discutidas neste capítulo (Fig. 26.1) são usadas para reduzir as concentrações séricas de lipídios no sangue (hiperlipidemia) e evitar ou reverter a aterosclerose associada, ou, no caso da hipertrigliceridemia, evitar a pancreatite. Embora os fármacos sejam seguros e eficientes, os efeitos adversos consistem em interações medicamentosas e raras reações tóxicas no músculo esquelético e no fígado.

HIPERLIPOPROTEINEMIA

Os lipídios, principalmente colesterol e triglicerídios, são transportados no plasma humano por complexos macromoleculares chamados de lipoproteínas, compostas de um núcleo lipídico cercado de apolipoproteínas que regulam a captação e saída dos lipídios bem como as interações com os receptores da membrana celular. As lipoproteínas são responsáveis principalmente pela liberação de colesterol e triglicerídios para os tecidos periféricos originados no fígado e contêm uma apoproteína-chave denominada B-100. Estas lipoproteínas com B-100 são a **lipoproteína de densidade muito baixa (VLDL)**, **lipoproteína de baixa densidade (LDL)** e **lipoproteína de densidade intermediária (IDL)** (Fig. 26.2). A captação de lipoproteínas com B-100 pelas células pode ser feita pela endocitose mediada por receptor ou pelos receptores de varredura (scavenger). A captação mediada por receptor é um processo cuidadosamente regulado que protege as células de ficarem sobrecarregadas com lipídios. Por outro lado, a captação pelos receptores de varredura é um processo não regulado que pode prejudicar a capacidade da célula de sequestrar lipídios potencialmente tóxicos de forma segura. Os macrófagos nas paredes das artérias usam receptores de varredura ao retirar as lipoproteínas circulantes, especialmente partículas com apolipoproteínas modificadas pelos radicais livres. Quando estes macrófagos são sobrecarregados com lipídios, são transformados em células esponjosas em sofrimento que podem iniciar uma resposta inflamatória local. As células esponjosas engolidas, células esponjosas que explodiram e os produtos das respostas inflamatórias formam o núcleo da placa aterosclerótica. As placas podem lentamente obstruir os vasos coronarianos e cerebrais, surgindo os sintomas clínicos com a ruptura das placas instáveis, o que leva aos trombos oclusivos.

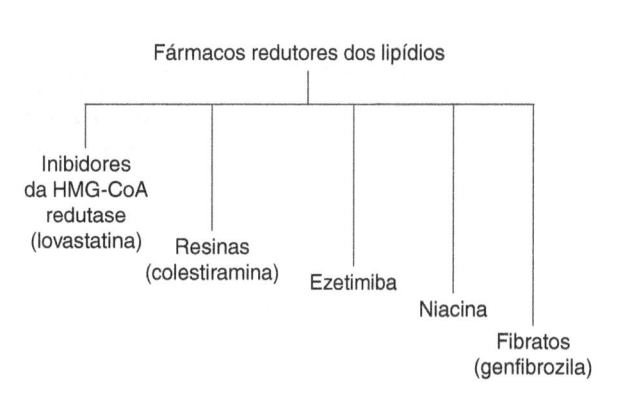

Figura 26.1 As cinco classes de fármacos redutores dos lipídios, baseadas nos mecanismos de ação destes fármacos.

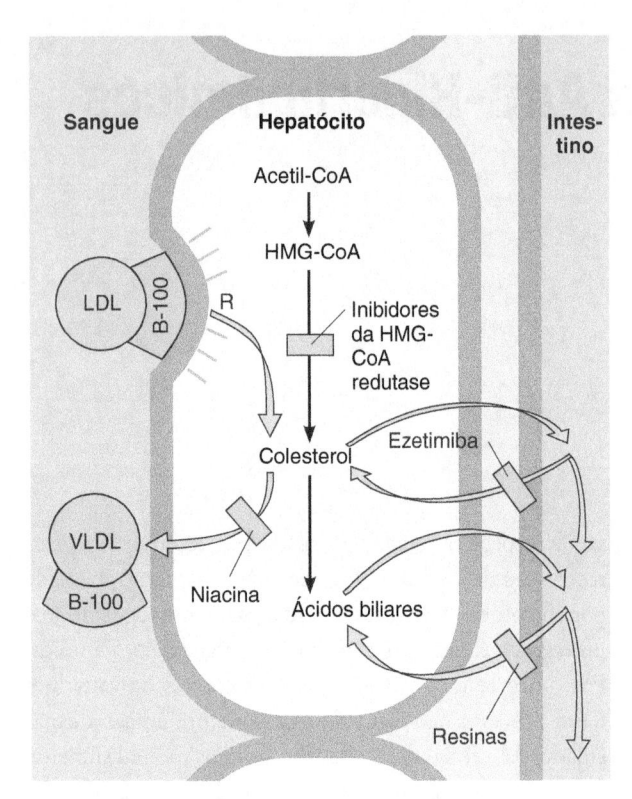

Figura 26.2 Diagrama esquemático do controle das lipoproteínas pelos hepatócitos. São apresentados os locais de ação de vários fármacos anti-hiperlipêmicos. O número de receptores de LDL (R) é aumentado pelo tratamento com resinas e inibidores da HMG-CoA redutase. Para a identificação das abreviações das lipoproteínas, algumas classes de fármacos e a discussão, ver o texto.

Os lipídios plasmáticos devem ser medidos no soro após jejum de 10 h. Os níveis desejáveis e elevados são apresentados no Quadro 26.1. O risco de doença cardíaca aterosclerótica aumenta com altas concentrações de lipoproteínas aterogênicas, como a LDL ("mau colesterol") e baixas concentrações de HDL ("**bom colesterol**"). Os fatores de risco adicionais são históricos familiar e pessoal de aterosclerose, obesidade, fumo de cigarros e ingestão excessiva de álcool. A evidência de estudos clínicos sugere que níveis de LDL-colesterol de 60 a 70 mg/dℓ podem ser ideais para os pacientes com doença coronariana. O melhor é que os níveis de triglicerídios sejam inferiores a 150 mg/dℓ.

Patogênese

O desenvolvimento prematuro ou acelerado da aterosclerose tem forte relação com os níveis elevados de colesterol total e LDL-colesterol. O elo entre a hipertrigliceridemia, o nível elevado de triglicerídios no soro durante o jejum e a aterosclerose encontram-se bem-definido. Entretanto, está claro que a hipertrigliceridemia grave como a associada à quilomicronemia, distúrbio genético recessivo que impede a captação normal ou o metabolismo dos quilomícrons, tem relação com alta incidência de pancreatite aguda. A regulação dos níveis plasmáticos de lipoproteínas envolve um equilíbrio entre a ingestão de gordura pela alimentação, o processamento hepático e a utilização pelos tecidos periféricos. Os distúrbios primários na regulação ocorrem em várias doenças hereditárias. Os distúrbios secundários estão associados à dieta ocidental, muitas condições endócrinas bem como doenças do fígado e rins. As principais hiperlipoproteinemias estão apresentadas no Quadro 26.2.

Outra lipoproteína, a **lipoproteína de alta densidade (HDL)**, exerce vários efeitos antiaterogênicos; participa das vias que resgatam o colesterol da parede da artéria e inibem a oxidação das lipoproteínas aterogênicas. Baixos níveis de HDL são um fator de risco independente para a doença arterial coronariana, e os altos níveis têm efeito protetor.

Quadro 26.1 Programa nacional de educação sobre o colesterol: diretrizes para o tratamento de adultos (2002)

	Ideal	Próximo do ideal a acima do ideal	Limítrofe para alto[1]	Alto	Muito alto
Colesterol total	< 200		200 a 239	≥ 240	
LDL-colesterol	<100	100 a 129	130 a 159	160 a 189	≥ 190
HDL-colesterol				≥ 60	
Homens	≥ 40				
Mulheres	≥ 50				
Triglicerídios	< 150		150 a 199	200 a 499	≥ 500

Os valores são fornecidos em mg/dℓ. Informação adicional podem ser encontrada em http://www.nhlbi.nih.gov/guidelines/cholesterol/atp3full.pdf.
HDL, lipoproteína de alta densidade; LDL, lipoproteína de baixa densidade.
[1]Considerado alto se doença coronariana ou mais de dois fatores de risco estiverem presentes.

Quadro 26.2 — As principais hiperlipoproteinemias e seu tratamento medicamentoso

Condição	Um fármaco apenas	Combinação de fármacos
Quilomicronemia primária (deficiência hereditária de lipoproteína lipase ou do cofator)	Controle alimentar	Niacina mais fibrato
Hipertrigliceridemia hereditária	Niacina ou fibrato	Hiperlipidemia hereditária combinada
VLDL aumentada	Niacina ou fibrato	
LDL aumentada	Niacina, inibidor da redutase ou ezetimiba	Dois ou mais dos fármacos
VLDL, LDL aumentadas	Niacina ou inibidor da redutase	Niacina ou fibrato mais estatina ou ezetimiba
Disbetalipoproteinemia hereditária	Fibrato ou niacina	Fibrato mais niacina ou niacina mais inibidor da redutase
Hipercolesterolemia hereditária		
Heterozigoto	Inibidor da redutase, resina, niacina, ezetimiba	Dois ou três dos fármacos
Homozigoto	Niacina, inibidor da redutase, ezetimiba	Niacina mais inibidor da redutase mais ezetimiba

LDL, lipoproteína de baixa densidade; VLDL, lipoproteína de densidade muito baixa.

ESTRATÉGIAS DE TRATAMENTO

As medidas dietéticas são o primeiro método de tratamento, podendo ser suficientes para reduzir os níveis de lipoproteínas a uma faixa segura. O colesterol, gorduras saturadas e gorduras *trans* são os principais fatores que contribuem para elevar os níveis de LDL, e a gordura total e restrição calórica são importantes no controle dos triglicerídios. As dietas devem ser planejadas para diminuir a ingestão total destas substâncias. A homocisteína, que inicia as mudanças pró-aterogênicas no endotélio vascular, pode ser reduzida em muitos pacientes através da restrição da ingestão total de proteínas para a quantidade necessária à reposição dos aminoácidos. Finalmente, os ácidos graxos ômega-3, encontrados nos óleos de peixes (mas não nos óleos vegetais), podem induzir a uma profunda redução dos triglicerídios em alguns pacientes. Por outro lado, os ácidos graxos ômega-6, encontrados nos óleos vegetais, podem aumentar os níveis de triglicerídios.

A terapia medicamentosa pode modificar a síntese do colesterol pelo fígado (inibidores da hidroximetil-glutaril-coenzima *A* [HMG-CoA] redutase), reduzir a absorção de colesterol (ezetimiba) e do ácido biliar (resinas) no intestino, diminuir a secreção de lipoproteínas (niacina) bem como aumentar a depuração periférica das lipoproteínas (fibratos) (Fig. 26.2). Todos estes fármacos devem ser administrados por via oral. Em alguns casos, a terapia medicamentosa para a hiperlipidemia pode provocar a lenta regressão física das placas. A redução bem-documentada nos eventos coronarianos agudos após tratamento medicamentoso eficaz é atribuída principalmente à diminuição da atividade inflamatória nos vasos, evidente em 2 a 3 meses após o início da terapia.

Inibidores da HMG-CoA redutase (estatinas)

Mecanismo e efeitos

A **lovastatina** e **sinvastatina** são pró-fármacos. Os outros inibidores da HMG-CoA redutase (**atorvastatina**, **fluvastatina**, **pravastatina**, **rosuvastatina**) são fármacos ativos. No organismo, os fármacos ativos são análogos estruturais que inibem competitivamente a síntese do mevalonato pela HMG-CoA redutase, um processo essencial à biossíntese do colesterol no fígado (Fig. 26.5). Embora a inibição da síntese do colesterol pelo fígado reduza diretamente o colesterol sérico total, um efeito muito maior surge da resposta hepática à diminuição do colesterol intracelular. O fígado compensa este efeito por aumentar o número de receptores de alta afinidade pela LDL, que retiram esta lipoproteína do sangue (Fig. 26.2). Os inibidores da HMG-CoA redutase também têm efeitos antiateroscleróticos diretos, tendo sido mostrado que evitam a perda óssea, podendo também produzir modestas reduções nos triglicerídios e pequenos aumentos na HDL-colesterol.

Uso clínico

As estatinas podem reduzir drasticamente os níveis de LDL-colesterol (Quadro 26.3), especialmente quando combinadas com outros fármacos (Quadro 26.2); sendo comumente usadas por serem eficientes e bem-toleradas. Grandes estudos clínicos demonstraram que elas reduzem o risco de eventos coronarianos e a mortalidade em pacientes com cardiopatia isquêmica. A fluvastatina tem eficácia mais baixa que a dos outros fármacos deste grupo.

Efeitos adversos

Suaves elevações das aminotransferases liberadas dos hepatócitos no sangue são comuns, mas não estão associadas a significativo dano hepático. Os pacientes com doença hepática preexistente podem ter reações mais graves. A creatinoquinase é uma enzima intracelular encontrada em vários tipos de célula, sendo liberada quando estas células são danificadas. É observado um aumento na liberação da creatinoquinase (subtipo CK-MM) do músculo esquelético em cerca de 10% dos pacientes; em poucos pacientes, podem ocorrer dor muscular grave (mialgia), dor articular (artralgia) e até rabdomiólise. Os inibidores da HMG-CoA redutase são metabolizados pelo sistema do citocromo P450; fármacos ou alimentos (p. ex., suco de pomelo) que inibem a atividade do citocromo P450 aumentam o risco de hepatotoxicidade e miopatia. Como existe indício de que os inibidores da HMG-CoA redutase sejam teratogênicos, devem ser evitados na gravidez. Além disso, o colesterol é necessário ao amadurecimento do sistema nervoso nas crianças, sendo, assim, raro o uso destes fármacos em crianças com menos de 8 anos.

Resinas

Mecanismo e efeitos

As resinas que se ligam ao ácido biliar (**colestiramina**, **colestipol**, **colesevelam**) são grandes polímeros não absorvíveis que se ligam aos ácidos biliares no intestino (Fig. 26.2). Ao evitar a reabsorção dos ácidos biliares secretados pelo fígado, estes agentes desviam o colesterol hepático para a síntese de novos ácidos biliares, ao reduzir a quantidade de colesterol no *pool* hepático rigorosamente regulado. Um aumento compensatório na síntese dos receptores hepáticos de LDL de alta afinidade aumenta a remoção das lipoproteínas de LDL do sangue. As resinas provocam modesta redução na LDL-colesterol, mas têm pouco efeito na HDL-colesterol ou triglicerídios (Quadro 26.3). Em alguns pacientes com hiperlipidemia hereditária combinada, as resinas aumentam a VLDL.

Uso clínico

As resinas são usadas em pacientes com hipercolesterolemia (Quadro 26.15). bem como para reduzir o prurido nos pacientes com colestase e acúmulo de sal biliar, mas não devem ser usadas na hipertrigliceridemia.

Efeitos adversos

Consistem em inchaço, prisão de ventre e o desagradável gosto de areia. As resinas prejudicam a absorção de algumas vitaminas (p. ex., vitamina K, folatos do alimentos) e fármacos (p. ex., digitálicos, tiazidas, varfarina, pravastatina, fluvastatina).

Quadro 26.3 Efeitos modificadores dos lipídios dos fármacos anti-hiperlipidêmicos

Fármaco	LDL-colesterol	HDL-colesterol	Triglicerídio
Estatinas			
Atorvastatina	− 25% a − 40%	+ 5% a + 10%	↓↓
Fluvastatina	− 20% a − 30%	+ 5% a + 10%	↓
Lovastatina[1]	− 25% a − 40%	+ 5% a +10%	↓
Resinas	− 15% a − 25%	+ 5%	± ou ↑[2]
Ezetimiba	− 13% a − 19%	+ 3%	±
Niacina	− 15% a − 40%	+ 25% a + 35%	↓↓
Fibratos	− 10% a − 15%	+ 15% a + 20%	↓↓

[1] A pravastatina e sinvastatina possuem efeitos similares aos da lovastatina.
[2] As resinas podem aumentar as concentrações séricas dos triglicerídios em alguns pacientes com hipercolesterolemia hereditária combinada.
±, variável se algum.
Modificado, com autorização, de Tierney LM, McPhee SJ, Papadikis MA, eds.: *Current Medical Diagnosis and Treatment*, 3rd ed., Nova York: McGraw-Hill, 2004.

Ezetimiba

Mecanismo e efeitos

A ezetimiba é um pró-fármaco convertido no fígado na forma ativa glicuronídio. O fármaco inibe uma enzima envolvida na captação gastrintestinal de colesterol e fitosteróis, esteróis de origem vegetal que normalmente entram nas células epiteliais gastrintestinais, mas são imediatamente transportados de volta para o lúmen intestinal (Fig. 26.2). Ao evitar a absorção do colesterol da dieta e o que é excretado na bile, a ezetimiba reduz o colesterol no *pool* hepático rigorosamente regulado. Um aumento compensatório na síntese dos receptores hepáticos de LDL de alta afinidade aumenta a remoção das lipoproteínas da LDL do sangue. Como monoterapia, a ezetimiba reduz a LDL-colesterol em torno de 18% (Fig. 26.3), sendo muito mais eficiente quando combinada com um inibidor da redutase.

Uso clínico

A ezetimiba é usada para o tratamento da hipercolesterolemia (Quadro 26.2) e fitosterolemia, raro distúrbio genético que leva ao comprometimento da saída dos fitosteróis. Apesar dos seus claros efeitos nos níveis do colesterol, descobertas recentes levantaram dúvida sobre a capacidade da ezetimiba de reduzir ou reverter a formação das placas nos seres humanos.

Efeitos adversos

A ezetimiba é bem-tolerada. Quando combinada com inibidores da redutase, pode aumentar o risco de hepatotoxicidade. As concentrações séricas da forma glicuronídia são elevadas pelos fibratos e reduzidas pela colestiramina.

Niacina (ácido nicotínico)

Mecanismo e efeitos

A niacina, mas não a nicotinamida (outra forma da vitamina B_3), reduz diretamente a secreção de VLDL do fígado e inibe a síntese hepática das apolipoproteínas ou do colesterol (Fig. 26.2). Consequentemente, a formação da LDL é reduzida, e ocorre uma redução na LDL-colesterol sérica (Quadro 26.3). Também foi demonstrado o aumento da depuração da VLDL pela lipoproteína lipase nos tecidos periféricos, o que provavelmente contribui para a redução das concentrações séricas de triglicerídios.

Além disso, é frequente o aumento dos níveis de HDL. A niacina também reduz o fibrinogênio circulante e aumenta o ativador de plasminogênio tecidual, combinação de efeitos que reduz o risco de formação de trombos e aumenta sua dissolução.

Uso clínico

Como a niacina reduz as concentrações séricas de LDL-colesterol e triglicerídios, e aumenta as concentrações de HDL-colesterol, seu uso clínico é amplo.

Efeitos adversos

A vermelhidão cutânea é um efeito adverso comum. O pré-tratamento com ácido acetilsalicílico ou outros fármacos anti-inflamatórios não esteroides (AINE) reduz a intensidade deste efeito, o que sugere ser ele mediado pela liberação de prostaglandina. A tolerância à reação de vermelhidão geralmente se desenvolve em alguns dias. São frequentes náuseas e desconforto abdominal, dependendo da dose. Foram reportados prurido e outras condições cutâneas. Podem ocorrer elevações moderadas das enzimas hepáticas e até grave hepatotoxicidade. Ocorre hiperuricemia em 20% dos pacientes. Foi demonstrado que a niacina induz a leve resistência à insulina em pacientes diabéticos e não diabéticos. Finalmente, pode potencializar a ação de alguns fármacos anti-hipertensivos.

Derivados do ácido fíbrico (fibratos)

Mecanismo e efeitos

Os derivados do ácido fíbrico (p. ex., **genfibrozila**, **fenofibrato**, **clofibrato**) são ligantes do receptor ativado por proliferadores do peroxissoma alfa (PPAR-α), um receptor que regula a transcrição dos genes envolvidos no metabolismo lipídico. Esta interação com o PPAR-α resulta no aumento na atividade da lipoproteína lipase e potencializa a depuração das lipoproteínas ricas em triglicerídios (Fig. 26.5). A redução na biossíntese do colesterol no fígado é um efeito secundário. Os fibratos diminuem as concentrações séricas dos triglicerídios e produzem modesto aumento na HDL-colesterol (Quadro 26.3). Pode ocorrer pequena redução na LDL-colesterol.

Uso clínico

A genfibrozila e outros fibratos são usados para tratar a hipertrigliceridemia (Quadro 26.1). Como estes fármacos possuem apenas leves efeitos na HDL-colesterol, são frequentemente combinados com outros fármacos antilipidêmicos para o tratamento dos pacientes com concentrações elevadas de LDL e VLDL.

Efeitos adversos

As náuseas constituem o efeito adverso mais comum produzido pelos membros desta classe. Exantemas cutâneos são comuns com a genfibrozila. Alguns pacientes apresentam redução na contagem de células brancas ou no hematócrito, podendo estes fármacos potencializar a ação dos anticoagulantes. Como existe um risco maior de cálculos biliares de colesterol, os fibratos devem ser usados com cuidado em pacientes com histórico de colelitíase. Quando combinados com as estatinas, os fibratos reduzem significativamente o risco de miopatia.

TERAPIA COMBINADA

Todos os pacientes com hiperlipidemia devem iniciar o tratamento com reeducação alimentar. Para alcançar o efeito desejado sobre as diversas lipoproteínas (LDL, VLDL e HDL), um fármaco, ou uma combinação de fármacos, deve ser adicionado à reeducação alimentar para alcançar a máxima redução lipídica possível com mínima toxicidade. As combinações mais comuns estão listadas no Quadro 26.2.

Certas combinações são um desafio. Como as resinas interferem na absorção de certos inibidores da redutase (pravastatina, cerivastatina, atorvastatina e fluvastatina), devem ser administradas pelo menos 1 h antes ou 4 h após as resinas. A combinação de inibidores da redutase com fibratos ou niacina aumenta o risco de miopatia.

FOCO NA REABILITAÇÃO

A hiperlipidemia que leva à aterosclerose e subsequentes sequelas fisiopatológicas constitui um grande problema de saúde pública. Os pacientes tratados com fármacos redutores de colesterol podem ser encaminhados à reabilitação por vários motivos, que vão desde a melhora da função cardíaca após um infarto do miocárdio à melhora do controle glicêmico associado ao diabetes melito. A melhora ideal do perfil lipídico ocorre quando o estilo de vida do paciente muda (exercícios, redução de peso bem como diminuição da ingestão de gorduras saturada e trans) juntamente com a terapia com fármaco antilipidêmico. Várias classes de fármacos usadas para tratar a hiperlipidemia podem ter efeitos adversos, que surgem clinicamente como mialgia, artralgia e fraqueza muscular. O cuidadoso diagnóstico diferencial esclarece se estas manifestações são o resultado da disfunção musculoesquelética ou dos efeitos adversos dos medicamentos.

RELEVÂNCIA CLÍNICA PARA A REABILITAÇÃO

Reações adversas a fármacos

- Várias classes de fármacos redutores de lipídios podem provocar mialgia, artralgia e fraqueza muscular.

Efeitos que interferem na reabilitação

- Artralgia, mialgia e fraqueza muscular podem reduzir a atividade do paciente por causa da dor e afetar adversamente os resultados funcionais do tratamento.
  - O médico deve diferenciar a dor associada ao exercício da associada aos efeitos adversos destes fármacos.

Possíveis soluções para a terapia

- Se o paciente apresentar qualquer um destes sintomas, entrar em contato com o médico.

Potencialização dos resultados funcionais secundários à terapia medicamentosa

- Os fármacos anti-hiperlipidêmicos com a dieta e atividade aeróbica maximizam a redução dos níveis sanguíneos dos lipídios.

ESTUDO DE CASO CLÍNICO

Breve histórico: o paciente é um hispânico de 43 anos com índice de massa corporal de 27, sendo funcionário de uma linha de montagem em uma fábrica automotiva. Há 4 semanas, envolveu-se em um acidente na empresa na qual teve estiramento muscular nos membros superiores e região lombar. Avaliado na clínica médica da empresa, foi encaminhado à reabilitação para o alívio da dor enquanto fazia um trabalho mais leve. Consequentemente, foi inscrito em um programa de fortalecimento para retornar ao trabalho em tempo integral.

Quadro médico atual e terapia medicamentosa: o paciente apresentava hipertrigliceridemia e níveis de LDL-colesterol acima do ideal. O tratamento atual consistiu em genfibrozila e niacina para reduzir estes valores.

Cenário da reabilitação: há 3 semanas, o paciente reclamou de dores muscular bilateral e articular nos dois braços, bem como dor difusa nas costas. Também afirmou que sentia fraqueza muscular nos dois braços. Durante a primeira semana de reabilitação, o paciente recebeu terapia de suporte para o alívio da dor a fim de melhorar a função para o trabalho leve. Semana passada, começou o programa de fortalecimento para o trabalho. Durante aquela semana, reclamou que a dor e fraqueza muscular aumentaram, tendo sido informado de que a dor poderia estar relacionada com o início do programa de fortalecimento. As reclamações de dor e fraqueza foram registradas no prontuário como dor muscular de início atrasado, e ele continuou o programa de fortalecimento, tendo sido reavaliado. Questionado, negou que tivesse mudado seus medicamentos desde a avaliação inicial, e que estivesse usando medicamentos isentos de prescrição ou suplementos. Entretanto, comentou que estava comendo "arroz vermelho fermentado" há aproximadamente 5 semanas porque tinha ouvido falar que este alimento reduz o "mau colesterol". Indagado se não havia colocado tal informação no formulário de avaliação inicial, respondeu que "o formulário só perguntava sobre medicamentos prescritos e não foi prescrito."

Problema/opções clínicas: a dor e fraqueza bilateral muscular e articular nos membros superiores, bem como a dor lombar deveriam diminuir após 3 semanas se estes sintomas fossem o resultado do acidente. O paciente foi encaminhado ao médico para outra avaliação com a informação sobre o consumo do arroz fermentado por alga vermelha. Os exames de sangue revelaram um aumento na creatinoquinase (subtipo CK-MM) e alguma elevação da mioglobina. O paciente recebeu o diagnóstico de miopatia, provavelmente associada à combinação de arroz vermelho fermentado e os medicamentos anti-hiperlipidêmicos. O arroz vermelho fermentado contém lovastatina (monacolina K) e outras estatinas naturais; quando combinado com seus medicamentos (niacina e genfibrozila), surgiram miopatia e manifestações clínicas associadas.

APRESENTAÇÕES DISPONÍVEIS

Atorvastatina
Oral: comprimidos de 10; 20; 40; 80 mg

Colesevelam
Oral: comprimidos de 62 mg

Colestipol
Oral: pacotes de 5 g de grânulos; frascos de 300 e 500 g; comprimidos de 1 g

Colestiramina
Oral: pacotes de 4 g de grânulos anidros da resina colestiramina; latas de 210 g e 378g

Ezetimiba
Oral: comprimidos de 10 mg

Fenofibrato
Oral: comprimidos de 54 e 160 mg

Fluvastatina
Oral: cápsulas de 20 e 40 mg; liberação prolongada: cápsulas de 80 mg

Genfibrozila
Oral: comprimidos de 600 mg

Lovastatina
Oral: comprimidos de 10; 20; 40; 80 mg; comprimidos de liberação prolongada: 10; 20; 40; 60 mg

Niacina, ácido nicotínico, vitamina B3
Oral: comprimidos de 100; 250; 500; 1.000 mg

Pravastatina
Oral: comprimidos de 10; 20; 40; 80 mg

Rosuvastatina
Oral: comprimidos de 5; 10; 20; 40 mg

Sinvastatina
Oral: comprimidos de 5; 10; 20; 40; 80 mg

REFERÊNCIAS

Cannon CP, *et al.*: Intensive vs moderate lipid lowering with statins after acute coronary syndromes. *N Engl J Med* 2004; 350:1495.

Libby P, *et al.*: A: Inflammation and atherosclerosis. *Circulation* 2002;105:1135.

Sacks FM, *et al.*: The effect of pravastatin on coronary events after myocardial infarction in patients with average cholesterol levels. Cholesterol and Recurrent Events Investigators. *N Engl J Med* 1996; 335:1001.

Schwartz GG, *et al.*: Effects of atorvastatin on early recurrent ischemic events in acute coronary syndromes: The MIRACL study: A randomized controlled trial. *JAMA* 2001;285:1711.

Third Report of the National Cholesterol Education Program (NCEP) Expert Panel on Detection, Evaluation, and Treatment of High Blood Cholesterol in Adults (Adult Treatment Panel III) http://www.nhlbi.nih.gov/ guidelines/ cholesterol/atp3full.pdf

Tratamento dietético

Kromhout D, *et al.*: Prevention of coronary heart disease by diet and lifestyle. *Circulation* 2002;105:893.

Reabilitação

Baardman T, *et al.*: Changes in plasma lipoproteins after cardiac rehabilitation in patients not on lipid-lowering drugs. *Eur Heart J* 1990;11:722.

Courville KA, *et al.*: Lipid-lowering therapy for elderly patients at risk for coronary events and stroke. *Am Heart Hosp J* 2005; 3:256.

Heber D, *et al.*: Cholesterol-lowering effects of a proprietary Chinese red-yeast-rice dietary supplement. *Am J Clin Nutr* 1999;69:231.

Lavie CJ: Treatment of hyperlipidemia in elderly persons with exercise training, nonpharmacologic therapy, and drug combinations. *Am J Geriatr Cardiol* 2004; 13:29.

Lenz TL: Therapeutic lifestyle changes and pharmaceutical care in the treatment of dyslipidemias in adults. *J Am Pharm Assoc (Wash)* 2005;45:492.

Mackinnon LT, Hubinger LM: Effects of exercise on lipoprotein(a). *Sports Med* 1999;28:11.

Smith DJ, Olive KE: Chinese red rice-induced myopathy. *South Med J* 2003;96:1265.

Varady KA, Jones PJ: Combination diet and exercise interventions for the treatment of dyslipidemia: An effective preliminary strategy to lower cholesterol levels? *J Nutr* 2005;135:1829.

Quimioterápicos

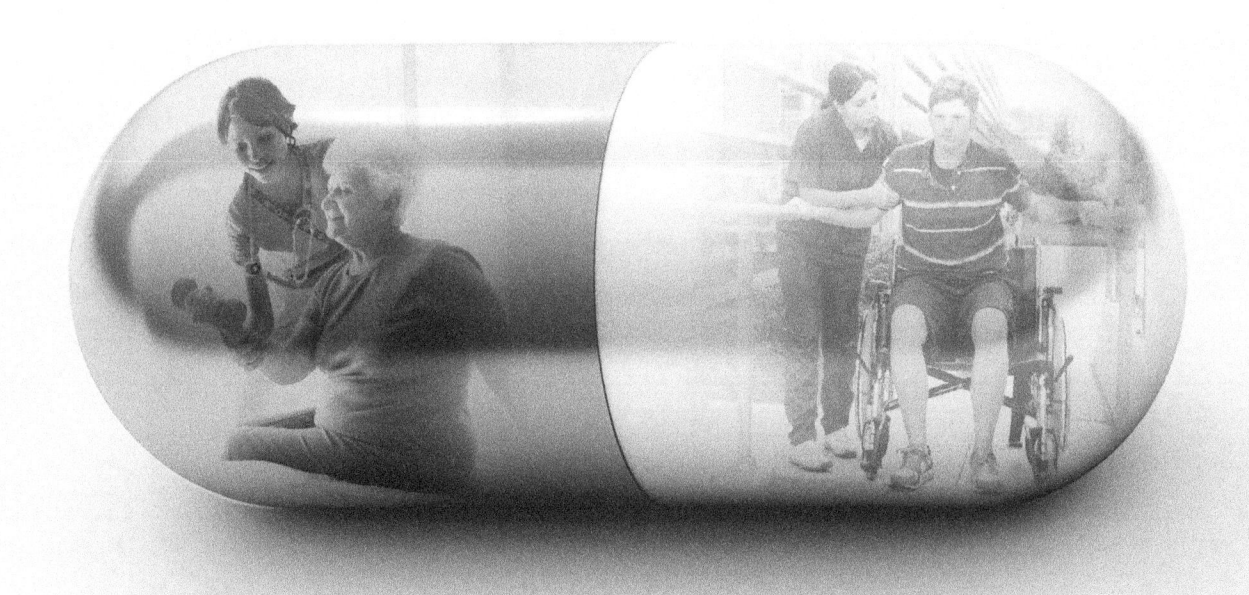

27

Agentes Antibacterianos

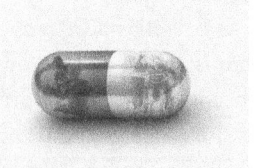

As doenças infecciosas encontram-se entre as formas mais comuns de doença. Por isso, muitos pacientes submetidos à reabilitação física podem estar usando um ou mais fármacos antimicrobianos. A maioria dos agentes possui pouco impacto direto sobre os resultados da reabilitação funcional, mas com certeza terão um impacto no estado geral de saúde do paciente.

Os próximos quatro capítulos são dedicados aos agentes usados para tratar as infecções causadas por vários **parasitos**, como bactérias, vírus, fungos, **protozoários** e helmintos (vermes). Dentro do corpo humano, estes patógenos podem provocar doenças que variam de pequenas infecções a doenças com risco de morte. Os fármacos antimicrobianos estão entre os exemplos mais expressivos dos avanços da medicina moderna; muitas doenças infecciosas antes consideradas incuráveis e letais respondem hoje ao tratamento. Os fármacos antimicrobianos são classificados e identificados de acordo com o tipo principal de organismo infeccioso para o qual são usados (p. ex., antibacteriano, antiviral, antifúngico).

A poderosa e específica atividade dos fármacos antimicrobianos deve-se à sua *toxicidade seletiva* — os fármacos são projetados para atingir seletivamente estruturas únicas nos micro-organismos ou muito mais importantes para estes do que para os seres humanos. Por isso, é necessária uma compreensão geral da estrutura e função microbianas para compreender os mecanismos de ação dos agentes antimicrobianos. É importante observar que a toxicidade seletiva não se mostra perfeita, podendo os antimicrobianos apresentarem alguns efeitos adversos em humanos.

PATOGENICIDADE BACTERIANA

As infecções bacterianas prejudicam os seres humanos de várias formas. As bactérias podem danificar ou destruir diretamente as células humanas ao liberar toxinas, as quais podem competir por nutrientes vitais com tais células. Além disso, em pessoas imunocompetentes, as bactérias disparam uma resposta imunológica do hospedeiro que pode danificar não apenas as bactérias patogênicas mas também as células e tecidos humanos.

Também é importante compreender que nem todas as bactérias que vivem no corpo humano são perigosas. De fato, algumas bactérias coexistem normalmente nos seres humanos, sendo benéficas para os seus hospedeiros. Por exemplo, a *Escherichia coli* vive normalmente no trato gastrintestinal, sendo considerada parte da flora normal; ajuda na digestão dos alimentos, sintetiza nutrientes essenciais, como a vitamina K, e inibe o crescimento de outros organismos. Como ilustração da última função, a terapia com antibióticos frequentemente leva à erradicação da flora normal do intestino. Após o final do tratamento com antibiótico, ocorre o crescimento de outros micro-organismos (p. ex., leveduras).

ESTRUTURA E NOMENCLATURA BACTERIANAS

O alvo para os fármacos antibacterianos, ou antibióticos, é a parede celular ou estruturas envolvidas na reprodução bacteriana.

As bactérias são *procariotas* unicelulares (células sem um núcleo distinto) que possuem uma organização celular característica. Os fungos, protozoários e organismos multicelulares possuem núcleos com seu material genético, sendo chamados *eucariotas*. Os vírus não são exatamente celulares e sim uma forma totalmente diferente de vida. O ácido desorribonucleico (DNA) bacteriano forma molécula circular longa chamada de nucleoide. Além disso, as informações genéticas podem estar presentes em moléculas de DNA denominadas *plasmídios*, os quais se replicam independentemente do DNA cromossômico e podem carregar genes que afetam a resistência aos antimicrobianos (resistência mediada por plasmídio). O DNA nucleoide e os plasmídios estão sujeitos a mutações que podem ser transmitidas para as células-filhas. Além disso, as bactérias podem trocar material genético através de um processo chamado de conjugação, o que permite a passagem dos genes de resistência a fármacos sem mutação. O DNA nucleoide e plasmídio são transcritos no ácido ribonucleico mensageiro (RNA) pela enzima RNA **polimerase**.

A função do ribossomo é a mesma nas células procarióticas e nas eucarióticas, ou seja, os ribossomos traduzem o RNA mensageiro em uma nova cadeia de proteína, o produto final do gene. Entretanto, a estrutura ribossômica caracteriza-se como 70S nos procariotas e 80S nos eucariotas. (A unidade S indica como uma molécula sedimenta sob a força centrífuga em ultracentrífuga). O ribossomo 70S bacteriano é um alvo específico de certos antibacterianos, como os aminoglicosídios. O ribossomo possui duas principais subunidades: 30S e 50S nos procariotas e 40S e 60S nos eucariotas.

Em todas as bactérias, exceto os micoplasmas, a célula é completamente circundada por uma parede celular, estrutura ausente nos eucariotas. A parede celular fica externa à membrana citoplasmática, similar às membranas celulares das células eucarióticas. A rigidez da parede celular mantém a integridade da célula e protege as bactérias contra a lise por causa da alta pressão osmótica interna.

As bactérias são classificadas como *Gram-positivas* ou *Gram-negativas* de acordo com a estrutura da sua parede celular. O principal componente estrutural da parede celular é o peptidoglicano, um polímero de açúcares e aminoácidos carregados que o tornam altamente polar. Nas bactérias Gram-positivas, o peptidoglicano forma uma camada externa hidrofílica muito espessa na membrana celular. A superfície hidrofílica espessa da bactéria Gram-positiva pode ser digerida pela lisozima, uma enzima nas secreções do corpo e organelas intracelulares, mas a protege contra a maioria das outras enzimas e da bile no intestino. As penicilinas e cefalosporinas inibem a síntese da parede celular bacteriana ao romper a formação do peptidoglicano. Nas bactérias Gram-negativas, a camada de peptidoglicano é mais fina e apoiada em membrana externa sobrejacente, relativamente hidrofóbica. Para permitir a entrada dos nutrientes hidrofílicos na célula, as bactérias Gram-negativas possuem poros especiais, formados por proteínas chamadas porinas.

A parede celular é um determinante principal do formato final da bactéria, característica importante para a sua identificação. Em geral, os formatos das bactérias são classificados como esféricos (cocos), bastões (bacilos) ou helicoidais (espirilos). Embora cada bactéria tenha o nome de acordo com o seu gênero e espécie (p. ex., *Staphylococcus aureus*), as bactérias são frequentemente classificadas pelas características comuns, como as propriedades de coloração histológica e o formato. Por exemplo, os cocos Gram-positivos incluem bactérias que colorem de certa forma (determinada pela parede celular Gram-positiva) e tem forma esférica (cocos). Este grupo inclui o *S. aureus* e *S. pneumoniae*.

A maneira mais comum de classificar os antibióticos é pelo seu local de ação: inibidores da síntese da parede celular bacteriana, inibidores da síntese da proteína bacteriana e inibidores da síntese do DNA bacteriano. Os fármacos antimicobacterianos são discutidos separadamente.

PRINCÍPIOS DA TERAPIA ANTIBIÓTICA

Alguns antibióticos são *bactericidas* (matam as bactérias), e outros *bacteriostáticos* (inibem o crescimento bacteriano). Os antibióticos bacteriostáticos são úteis no tratamento de infecções em pacientes com sistemas imunológicos preservados porque evitam que a população bacteriana aumente e permitem que os mecanismos de defesa do hospedeiro erradiquem a população remanescente. Para os fármacos bacteriostáticos (p. ex., **clindamicina, macrolídios, sulfonamidas, tetraciclinas**), as concentrações que inibem o crescimento são muito menores que as usadas para matar as bactérias. Os fármacos bactericidas (p. ex., **aminoglicosídios, beta-lactâmicos, fluoroquinolonas, estreptograminas, vancomicina** e a maioria dos agentes antimicobacterianos) são preferidos para tratar infecções em pacientes imunocomprometidos por serem capazes de erradicar uma infecção mesmo na ausência dos mecanismos normais de defesa do hospedeiro. Para os fármacos bactericidas, existe pouca diferença entre as concentrações que inibem o crescimento e as que matam as bactérias.

Os regimes posológicos com antibióticos usam tradicionalmente doses múltiplas diárias para manter as concentrações séricas acima da **concentração inibitória mínima (CIM)** durante o máximo de tempo possível. Entretanto, a efetividade *in vivo* de alguns antibióticos (p. ex., os aminoglicosídios) resulta da ação destruidora

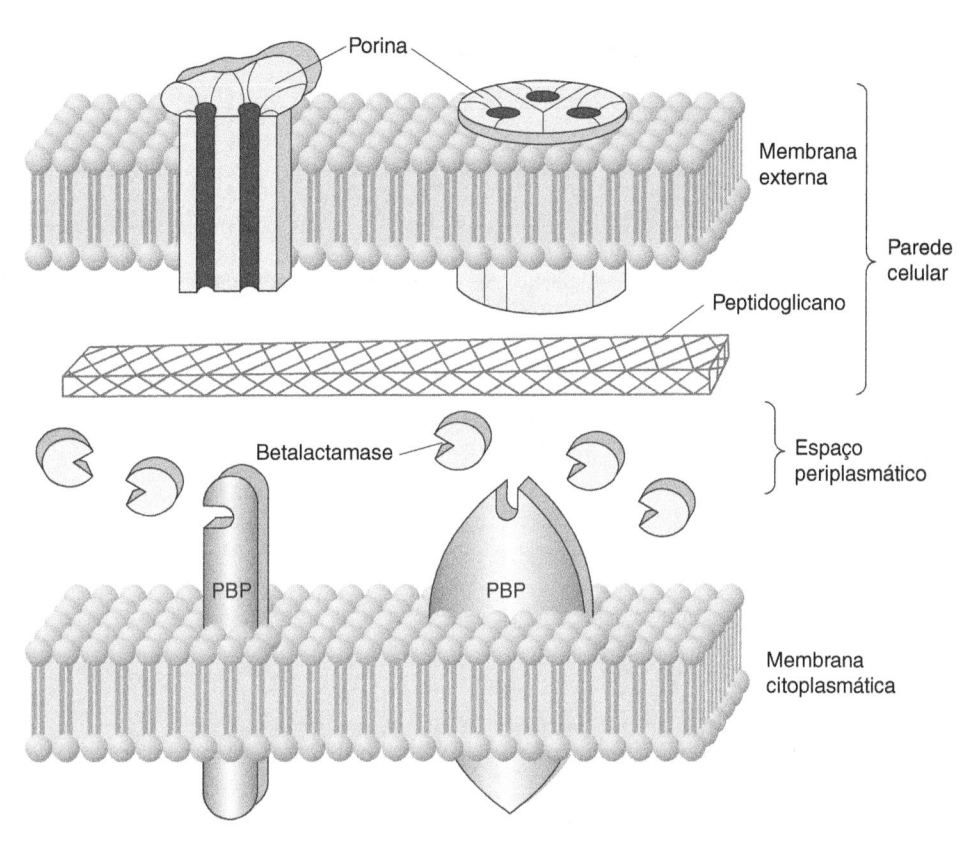

Figura 27.1 Diagrama simplificado do envelope celular de bactéria Gram-negativa. A membrana externa, uma bicamada lipídica, está presente nas bactérias Gram-negativas, mas não nas Gram-positivas, sendo permeada pelas porinas, proteínas que formam canais que fornecem acesso hidrofílico para a membrana citoplasmática. A camada de peptidoglicano é exclusiva para as bactérias, sendo muito mais espessa nas bactérias Gram-positivas do que nas Gram-negativas. Juntas, a membrana externa e a camada de peptidoglicano constituem a parede celular. As proteínas ligantes de penicilina (PBP) são proteínas de membrana que fazem ligação cruzada no peptidoglicano. As betalactamases, se presentes, ficam no espaço periplásmico ou na superfície externa da membrana citoplasmática, onde podem destruir os antibióticos betalactâmicos que penetram pela membrana externa.

dependente da concentração. À medida que o nível plasmático fica acima da CIM, estes agentes matam maior quantidade de bactérias e mais rapidamente. Muitos outros antibióticos (p. ex., as penicilinas e cefalosporinas) provocam a morte das bactérias *dependente do tempo*, na qual sua eficácia *in vivo* está diretamente relacionada com o tempo acima da CIM e se torna independente da concentração uma vez que a CIM tenha sido alcançada.

Alguns agentes exercem um *efeito pós-antibiótico*, no qual a inibição do crescimento bacteriano continua após os níveis plasmáticos caírem para níveis menores. Os mecanismos do efeito pós-antibiótico não estão claros, mas podem refletir o tempo de atraso necessário para as bactérias sintetizarem novas enzimas e componentes celulares, a persistência dos antibióticos nos locais alvos ou a maior suscetibilidade das bactérias aos mecanismos de defesa do hospedeiro. O efeito pós-antibiótico contribui para a eficácia da administração única por dia dos aminoglicosídios, podendo contribuir para a eficácia das fluoroquinolonas.

RESISTÊNCIA AOS ANTIBIÓTICOS

O surgimento da *resistência microbiana* é um crescente desafio ao uso dos fármacos antimicrobianos. Os mecanismos envolvidos na resistência microbiana aos antibióticos consistem na produção de enzimas que inativam os fármacos, mudanças na estrutura dos receptores-alvos, aumento da saída do antibiótico pelos transportadores de fármacos e redução na permeabilidade da parede celular aos antibióticos. As estratégias desenvolvidas para combater a resistência microbiana são o uso de agentes adicionais que protegem contra a inativação enzimática, utilização de combinações de antibióticos, introdução de novos (e frequentemente caros) derivados químicos dos

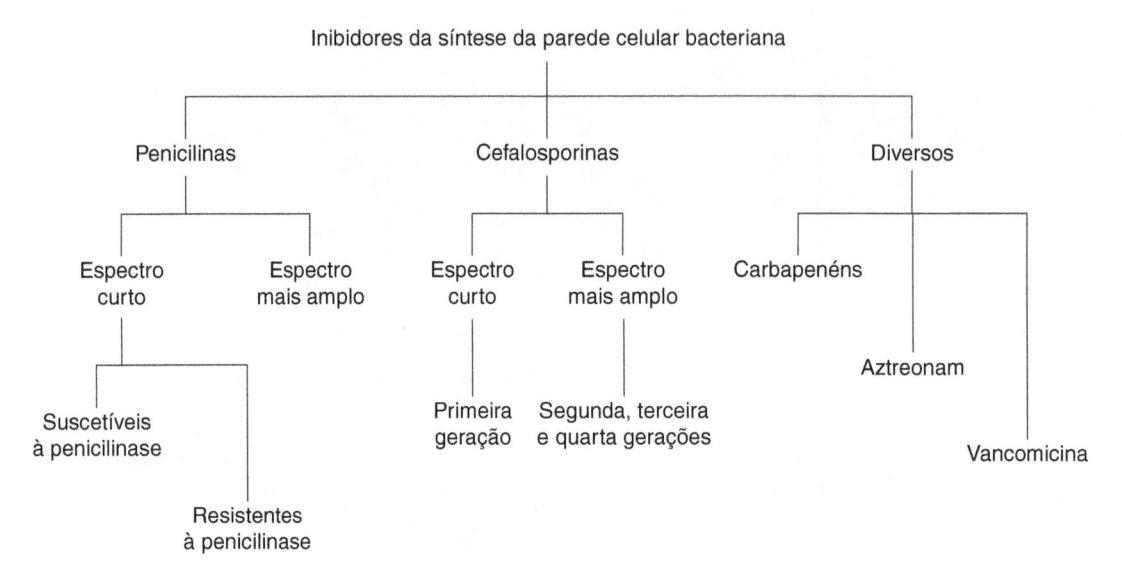

Figura 27.2 Classes de fármacos importantes que inibem a síntese da parede celular bacteriana.

antibióticos existentes e esforços para evitar o uso indiscriminado ou abuso dos antibióticos.

A causa mais comum da resistência é o uso de antibióticos inadequados para infecções virais ou outras infecções não suscetíveis, o que faz com que os organismos resistentes e comuns desenvolvam resistência ao fármaco a ser usado graças à pressão seletiva. A causa secundária da resistência é a utilização de dose ou duração inadequadas de um fármaco adequado, tratamento que elimina apenas os organismos mais suscetíveis, deixando que os mais resistentes se proliferem.

INIBIDORES DA SÍNTESE DA PAREDE CELULAR BACTERIANA

Os principais antibióticos desta classe são as penicilinas e cefalosporinas, agentes que matam as bactérias na fase de crescimento ativo e sintetizando novas paredes celulares; são chamados betalactâmicos ou antibióticos betalactâmicos, porque têm um incomum anel de quatro membros denominado anel betalactâmico. Os antibióticos betalactâmicos consistem em alguns dos agentes antimicrobianos mais eficientes, amplamente usados e bem-tolerados. A toxicidade seletiva dos betalactâmicos e outros inibidores da síntese da parede celular se deve às ações na síntese das paredes celulares — estruturas exclusivas das bactérias. Mais de 50 antibióticos que atuam como inibidores da síntese da parede celular estão disponíveis, fornecendo os espectros de ação uma grande variedade de aplicações clínicas. A Fig. 27.2 descreve esta ampla classe de inibidores da síntese da parede celular, e o Quadro 27.1 lista os principais fármacos de tal classe.

Penicilinas

Todas as penicilinas são derivados do ácido 6-aminopenicilânico e contêm uma estrutura de anel betalactâmico essencial à atividade antibacteriana. As subclasses das penicilinas possuem modificações químicas adicionais que conferem diferenças na atividade antimicrobiana, suscetibilidade às hidrólises ácida e enzimática, bem como biodisposição. As penicilinas variam na sua resistência ao ácido gástrico e desta forma na sua biodisponibilidade oral. Exceto pela amoxicilina, as penicilinas orais não devem ser administradas com alimentos para reduzir a ligação às proteínas do alimento e a inativação ácida. Por isso, os pacientes devem ser orientados a tomar as penicilinas 1 a 2 h antes das ou após as refeições. As penicilinas não são intensamente metabolizadas, sendo excretadas inalteradas na urina através da filtração glomerular e secreção tubular. A **ampicilina** e nafcilina são parcialmente excretadas na bile. As meias-vidas plasmáticas da maioria das penicilinas variam de 30 a 60 min. Duas formas da **penicilina G**, o protótipo de uma subclasse de penicilinas com limitado espectro antibacteriano, são administradas por via intramuscular, possuindo meias-vidas plasmáticas longas porque

Quadro 27.1	Inibidores importantes da síntese da parede celular	
Subclasse	**Protótipo**	**Outros agentes importantes**
Penicilinas		
Espectro limitado	Penicilina G	Penicilina V
Resistente à betalactamase	Meticilina	Nafcilina, oxacilina
Espectro mais amplo	Ampicilina	Amoxicilina, piperacilina, ticarcilina
Cefalosporinas		
Primeira geração	Cefazolina	Cefradina
Segunda geração	Cefamandol	Cefaclor, cefotetana, cefoxitina
Terceira geração	Cefoperazona	Cefotaxima, ceftazidima, ceftriaxona
Quarta geração	Cefepima	
Carbapenéns	Imipeném	Ertapeném, meropeném
Monobactâmico	Aztreonam	
Inibidores da betalactamase	Ácido clavulânico	Sulbactam, tazobactam
Outros agentes	Vancomicina	Bacitracina, ciclosserina, fosfomicina

o fármaco ativo é liberado muito lentamente para a corrente sanguínea. A maioria das penicilinas atravessa a barreira hematencefálica apenas quando as meninges estão inflamadas (p. ex., meningite).

Mecanismos de ação e resistência

Os betalactâmicos exercem efeitos bactericidas ao inibir a síntese da parede celular, o que ocorre pelo processo descrito a seguir (Fig. 27.1): (1) ligação do agente betalactâmico às proteínas receptoras chamadas **proteínas ligadoras de penicilina (PbP)** localizadas na membrana citoplasmática da bactéria, as enzimas que fazem a ligação cruzada das cadeias lineares de peptidoglicano que formam parte da parede celular, e (2) ativação das enzimas **autolíticas** que provocam lesões na parede celular bacteriana.

As bactérias vêm desenvolvendo vários mecanismos para resistir à destruição pelos fármacos betalactâmicos. O mecanismo de resistência mais comum é a produção de **betalactamases (penicilinases)** por várias bactérias (especialmente as das *Staphylococcus* spp. e muitos organismos Gram-negativos). As betalactamases hidrolisam o anel betalactâmico destes antibióticos levando à perda da atividade antibacteriana. Para evitar a inativação do anel betalactâmico, as penicilinas devem ser administradas ocasionalmente com inibidores das betalactamases bacterianas (p. ex., **ácido clavulânico, sulbactam, tazobactam**). Outro mecanismo de resistência é a mudança na estrutura das PbP, importante mecanismo porque as PbP alteradas são responsáveis pela resistência à meticilina (nos estafilococos) e à penicilina (nos pneumococos e enterococos). Em algumas bactérias Gram-negativas, a resistência pode ocorrer por causa da penetração comprometida dos antibióticos nas suas PbP. Para atravessar a membrana externa que distingue as bactérias Gram-negativas das Gram-positivas, os betalactâmicos devem entrar na bactéria Gram-negativa através das porinas (Fig. 37.1), cujas estruturas alteradas podem contribuir para a resistência ao impedir o acesso dos betalactâmicos às PbP. Finalmente, algumas bactérias Gram-negativas podem produzir bombas de saída que retiram eficientemente alguns betalactâmicos que atravessam a membrana externa.

Usos clínicos

As penicilinas podem ser divididas em agentes de espectro muito curto, curto e amplo, referindo-se o espectro ao número de organismos contra os quais elas apresentam atividade antibacteriana, podendo também ser classificadas por serem ou não suscetíveis à betalactamase bacteriana (penicilinase) (Fig. 27.2).

Entre os agentes suscetíveis à penicilinase de espectro curto, a **penicilina G** é o protótipo, sendo os usos clínicos o tratamento de infecções causadas por estreptococos comuns, meningococos, bacilos Gram-positivos e espiroquetas. Muitas cepas dos pneumococos são atualmente resistentes às penicilinas. A maioria das cepas do *Staphylococcus aureus* e um número significativo de cepas da *Neisseria gonorrhoeae* são resistentes graças à produção de betalactamases. A **penicilina V**, o equivalente oral da penicilina G, é usada apenas para as infecções não complicadas da orofaringe.

A subclasse resistente à penicilinase de espectro muito curto consiste nos protótipos **meticilina, nafcilina e oxacilina,** cujo principal uso é no tratamento das infecções estafilocócicas conhecidas ou suspeitas. Entretanto, o *Staphylococcus aureus* resistente à meticilina (MRSA) e *Staphylococcus epidermidis* resistente à meticilina (MRSE), duas cepas importantes em muitas infecções hospitalares, são resistentes a outros membros deste subgrupo e frequentemente apresentam resistência a vários fármacos antimicrobianos.

Os fármacos suscetíveis à penicilinase de maior espectro estão entre as penicilinas mais comumente usadas. A **ampicilina** e **amoxicilina** são frequentemente utilizadas para tratar infecções do trato urinário (ITU), otite média, pneumonia e bacteremias oriundas de infecções por espécies bacterianas suscetíveis. A **piperacilina** e **ticarcilina** possuem atividade contra várias bactérias Gram-negativas, como as *Pseudomonas* spp. (p. ex., ITU, pneumonia, bacteremia), *Enterobacter* (p. ex., ITU) e alguns casos da *Klebsiella* sp. (p. ex., ITU, pneumonia). Para as infecções por bactérias que produzem penicilinase, os inibidores das penicilinases (p. ex., o ácido clavulânico) devem ser coadministrados para potencializar a atividade antibacteriana desta subclasse, cuja maioria dos fármacos possui ações sinérgicas quando usada com os aminoglicosídios, inibidores da síntese das proteínas discutidos mais adiante neste capítulo.

Efeitos adversos

As penicilinas são atóxicas. Entretanto, o potencial para reações alérgicas é preocupante, sendo tais reações responsáveis pela maioria dos efeitos adversos graves. Todas as penicilinas apresentam sensibilidade e reação cruzada, por isto é possível a alergenicidade cruzada entre diferentes penicilinas. Cerca de 5 a 10% das pessoas com histórico de reação à penicilina apresentam resposta alérgica quando recebem uma penicilina de novo. As reações alérgicas são urticária, forte prurido, febre, edema articular, anemia hemolítica, nefrite e anafilaxia em raros casos. A incidência de nefrite pela meticilina é maior que nas outras penicilinas, e a nafcilina está associada à neutropenia. A ampicilina provoca frequente reação de exantema maculopapular cutâneo que não parece ser uma reação alérgica.

Grandes doses orais de penicilinas, especialmente ampicilina, podem provocar distúrbio gastrintestinal (p. ex., náuseas, vômitos e diarreia), o qual pode ser causado pela irritação direta ou crescimento excessivo de organismos Gram-positivos ou leveduras.

Problemas relacionados com o uso e uso abusivo das penicilinas

As penicilinas estão entre os antibióticos que apresentam maior incidência de uso inadequado, tendo sido usadas indiscriminadamente para infecções não suscetíveis por mais de 50 anos. Como resultado, 90% das cepas dos estafilococos em hospitais e na comunidade são produtoras de betalactamase, e a prevalência das cepas do *S. aureus* resistente à meticilina (MRSA) vem aumentando. As penicilinas de amplo espectro também eliminam a flora normal, predispondo o paciente à colonização e superinfecção com espécies oportunistas, resistentes aos fármacos no ambiente hospitalar.

Cefalosporinas

Também contêm o anel betalactâmico, sendo, por isso, classificadas como antibióticos betalactâmicos; variam na sua atividade antibacteriana, classificando-se como fármacos de primeira, segunda, terceira ou quarta geração de acordo com a ordem de introdução no uso clínico (Fig. 27.2). Existem várias cefalosporinas para uso oral (p. ex., cefalexina, cefixima), mas a maioria é administrada por via parenteral. As cefalosporinas com **cadeias laterais** podem sofrer metabolismo hepático, porém o principal mecanismo de eliminação é a excreção renal através da secreção tubular ativa. A cefoperazona e ceftriaxona são excretadas principalmente na bile. A maioria das cefalosporinas de primeira e segunda gerações não entra no fluido cerebrospinhal mesmo quando as meninges estão inflamadas.

Mecanismos de ação

As cefalosporinas possuem um espectro de atividade mais amplo que as penicilinas porque são menos suscetíveis a muitas penicilinases bacterianas. A atividade bactericida das cefalosporinas é obtida da ligação às PBP nas membranas celulares da bactéria e da interferência com a síntese da parede celular bacteriana.

A resistência bacteriana às cefalosporinas pode surgir de algumas betalactamases, da redução na permeabilidade da membrana às cefalosporinas e de PBP com estruturas alteradas. Os estafilococos resistentes à meticilina (MRSA) também o são às cefalosporinas.

Usos clínicos

A **cefazolina** (parenteral) e **cefalexina** (oral) são exemplos de cefalosporinas de primeira geração. Embora sejam agentes com amplo espectro e efeitos tóxicos mínimos, as cefalosporinas de primeira geração raramente são selecionadas como fármaco de escolha para qualquer infecção. Seu uso clínico é no tratamento de infecções provocadas por cocos Gram-positivos, como estafilococos suscetíveis e estreptococos comuns. A cefazolina pode ser o fármaco de escolha nas infecções para as quais se mostra o fármaco menos tóxico (p. ex., *Klebsiella pneumoniae*).

Os agentes de segunda geração consistem na **cefotetana, cefoxitina, cefamandol, cefuroxima** e **cefaclor**. Os membros desta subclasse têm geralmente menos atividade contra os organismos Gram-positivos do que os fármacos de primeira geração, mas possuem uma extensa cobertura contra os Gram-negativos. São observadas marcantes diferenças na atividade, farmacocinética e toxicidade entre os agentes da segunda geração. São exemplos dos usos clínicos as infecções provocadas pelo *Bacteroides fragilis* (p. ex., peritonite, diverticulite) e *Haemophilus influenzae* ou *Moraxella catarrhalis* (p. ex., sinusite, otite, infecções do trato respiratório inferior).

Os aspectos característicos dos fármacos da terceira geração (p. ex., **ceftazidima, cefoperazona, cefotaxima**) consistem na maior atividade contra os organismos Gram-negativos resistentes a outros betalactâmicos e capacidade de penetrar na barreira hematencefálica (exceto a cefoperazona e cefixima). Os fármacos têm atividade contra a *Pseudomonas* (cefoperazona, ceftazidima) e *B. fragilis* (**ceftizoxima**). Os fármacos nesta subclasse são reservados geralmente para o tratamento das infecções graves (p. ex., meningite bacteriana). As exceções são a **ceftriaxona** (parenteral) e **cefixima** (oral), atualmente os fármacos de escolha para tratar a gonorreia. Da mesma forma, na otite aguda média, uma única injeção de ceftriaxona é tão eficiente quanto um curso de tratamento de 10 dias com amoxicilina.

Os agentes de quarta geração possuem o maior espectro antibacteriano das cefalosporinas, sendo mais resistentes às betalactamases produzidas pelos organismos Gram-negativos, como o *Enterobacter, Haemophilus, Neisseria* e alguns pneumococos resistentes à penicilina. A **cefepima**, o protótipo da quarta geração, combina a atividade Gram-positiva dos agentes de primeira geração com o maior espectro sobre os Gram-negativos das cefalosporinas de terceira geração.

Efeitos adversos

As cefalosporinas podem produzir uma variedade de reações de hipersensibilidade idênticas às das penicilinas, como febre, exantemas cutâneos, nefrite, granulocitopenia, anemia hemolítica e anafilaxia. Entretanto, o núcleo químico das cefalosporinas é bem diferente do núcleo das penicilinas, de modo que algumas pessoas com histórico de alergia à penicilina podem ser tratadas de forma eficaz com uma cefalosporina. Contudo, os pacientes com histórico de anafilaxia provocada pelas penicilinas não devem receber cefalosporinas, e deve-se considerar a hipersensibilidade cruzada completa entre as diferentes cefalosporinas.

As cefalosporinas podem provocar dor nos locais da injeção intramuscular e flebite após a administração intravenosa; também podem aumentar a nefrotoxicidade dos aminoglicosídios quando os dois fármacos são administrados juntos. Os fármacos com um grupo metiltiotetrazol (p. ex., cefamandol, cefoperazona, cefotetana) podem provocar hipoprotrombinemia e reações tipo dissulfiram com etanol.

Outros fármacos betalactâmicos

Vários outros fármacos betalactâmicos são importantes na clínica. O **aztreonam** não é penicilina nem cefalosporina, e sim um monobactâmico, o qual, graças à sua estrutura química, contém um anel betalactâmico; mostra-se resistente a betalactamases produzidas por alguns bastões Gram-negativos, mas não tem atividade contra bactérias ou anaeróbios Gram-positivos; inibe a síntese da parede celular ao se ligar preferencialmente a proteínas ligantes de penicilina específicas (PBP3); tem ação sinérgica com os aminoglicosídios; é administrado por via intravenosa e eliminado por secreção tubular renal. Os pacientes alérgicos à penicilina toleram o aztreonam sem reação. Os efeitos adversos consistem em distúrbio gastrintestinal com possível superinfecção, vertigem, dor de cabeça e raramente hepatotoxidade.

O imipeném, meropeném e **ertapeném** são **carbapenéns**, sendo quimicamente diferentes das penicilinas.

Embora tenham o anel betalactâmico, mostra-se menos suscetíveis às betalactamases. Os carbapenéns possuem ampla atividade contra os cocos Gram-positivos (como alguns pneumococos resistentes à penicilina), bastões Gram-negativos e anaeróbios, sendo administrados por via parenteral, e mostrando-se especialmente úteis contra as infecções provocadas por organismos resistentes a outros antibióticos.

Como o imipeném é inativado por uma enzima renal, é administrado com cilastatina, inibidor desta enzima. Os efeitos adversos do imipeném-cilastatina são o desconforto gastrintestinal, exantema cutâneo e, em níveis plasmáticos muito elevados, toxicidade para o sistema nervoso central (SNC) (confusão, encefalopatia, convulsões). Ocorre alergenicidade cruzada parcial com as penicilinas. O meropeném é similar ao imipeném, exceto que não é metabolizado pelas enzimas renais e tem menor probabilidade de provocar convulsões. O ertapeném possui meia-vida longa, e sua injeção intramuscular provoca dor e irritação.

Inibidores da betalactamase

Um problema óbvio com o uso dos antibióticos betalactâmicos, como as penicilinas e cefalosporinas, é que muitas bactérias produzem betalactamases que inativam estes agentes. O **ácido clavulânico, sulbactam** e **tazobactam** são inibidores da betalactamase que possuem pouca ou nenhuma ação antibacteriana, sendo administrados em combinações determinadas com certas penicilinas para tratar as infecções provocadas por bactérias que produzem betalactamases. Os efeitos adversos destas combinações de fármacos são cansados principalmente pela penicilina.

Outros inibidores da síntese da parede celular

A **vancomicina** é um antibiótico glicopeptídio produzido por uma cepa do *Streptococcus*; liga-se a um conjunto único de aminoácidos na ligação cruzada do peptídio da parede celular. Como resultado, as cadeias do peptidoglicano não podem ser **entrecruzadas**, e a parede celular se rompe, tornando a bactéria suscetível à lise. A vancomicina tem um espectro de atividade curto, sendo usada para as infecções graves provocadas por organismos Gram-positivos resistentes a fármacos, como o MRSA, pneumococos resistentes à penicilina e *Clostridium difficile*. A **teicoplanina**, outro glicopeptídio, tem características similares.

Algumas cepas dos enterococos e estafilococos se tornam resistentes à vancomicina (enterococos resistentes à vancomicina [VRE] e *S. aureus* resistente à vancomicina [VRSA]). A resistência à vancomicina ocorre por causa de uma única mudança no aminoácido do local de ligação da vancomicina na bactéria, o que reduz significativamente sua afinidade de ligação. A prevalência dos VRE vem crescendo, constituindo um sério problema clínico porque tais organismos geralmente exibem resistência a vários fármacos. Da mesma forma, foram reportadas cepas dos MRSA com resistência intermediária à vancomicina, o que compromete o tratamento.

A vancomicina não é absorvida pelo trato gastrintestinal, mas pode ser administrada por via oral para tratar a **enterocolite** bacteriana. Quando administrada por via parenteral, penetra na maioria dos tecidos, sendo eliminada inalterada na urina. É necessário modificar a dose em pacientes com comprometimento renal. Os efeitos tóxicos da vancomicina consistem em calafrios, febre, flebite, oto e nefrotoxicidade. A infusão intravenosa rápida pode provocar rubor ("síndrome do homem vermelho").

A **daptomicina**, um novo agente lipopeptídio, é quimicamente diferente da vancomicina e tem um mecanismo de ação diferente, mas espectro de ação e indicações similares. Mostra-se ativa contra várias cepas dos VRE e VRSA, estando descrita no Cap. 30.

Os outros inibidores da síntese da parede celular são a **bacitracina** e **ciclosserina**. A bacitracina é um antibiótico peptídio que interfere no estágio final na síntese da parede celular em organismos Gram-positivos. Por causa da sua marcante nefrotoxicidade, tal antibiótico está limitado ao uso tópico para as lesões de pele. As soluções de bacitracina em soro fisiológico também podem ser usadas para a irrigação das articulações, feridas ou cavidade pleural. A ciclosserina evita a formação de um peptidoglicano funcional da bactéria; por causa da sua potencial neurotoxicidade (tremores, convulsões, psicoses), é usada apenas para tratar as cepas do *Mycobacterium tuberculosis* (o agente causador da tuberculose) resistentes aos fármacos antituberculose de primeira linha.

INIBIDORES DA SÍNTESE DAS PROTEÍNAS BACTERIANAS

O processo básico que os mamíferos e bactérias usam para produzir proteínas é similar. Em ambas as células, as informações genéticas contidas no DNA são transcritas no RNA mensageiro (mRNA), o qual, a seguir, é traduzido em um novo polipeptídio ou cadeia proteica. O papel dos ribossomos neste processo é se deslocarem pela cadeia de mRNA, recrutarem moléculas de RNA de transferência (tRNA) que carregam diferentes aminoácidos e unirem os aminoácidos na crescente cadeia de polipeptídios. Uma diferença fundamental entre a síntese das proteínas nas células dos mamíferos e nas células bacterianas é a estrutura dos seus ribossomos.

As diferenças nas subunidades ribossômicas, na composição química e especificidades funcionais dos ácidos nucleicos e proteínas formam a base da toxicidade seletiva de alguns antibióticos contra a síntese das proteínas bacterianas com muito menos efeito nas células dos mamíferos.

Embora os fármacos nesta classe apresentem estruturas e espectro de eficácia antimicrobiana muito diferentes (Fig. 27.3), cada agente inibe a síntese das proteínas da bactéria ao agir no seu ribossomo. O **cloranfenicol**, **tetraciclinas** e **aminoglicosídios** foram os primeiros inibidores da síntese das proteínas bacterianas a serem descobertos. Como apresentava amplo espectro de atividade antibacteriana e pensava-se que tinham baixas toxicidades, foram usados em excesso. Como resultado, muitas espécies bacterianas altamente suscetíveis se tornaram resistentes, e agora estes fármacos são usados apenas para alvos mais seletivos. A **eritromicina**, um **antibiótico macrolídio** mais antigo, tem um espectro de ação mais curto, porém continua sendo ativa contra vários patógenos importantes. Fármacos mais recentes (p. ex., **estreptograminas, linezolida, telitromicina**) possuem atividade contra certas bactérias Gram-positivas que desenvolveram resistência a antibióticos mais antigos.

Mecanismos de ação

A maioria dos antibióticos desta subclasse é bacteriostática. A Fig. 27.4 ilustra os locais de ligação do complexo ribossômico bacteriano 70S para o cloranfenicol, tetraciclinas e macrolídios. Com a exceção das tetraciclinas e aminoglicosídios, os locais de ligação destes antibióticos é a subunidade ribossômica 50S. O cloranfenicol, clindamicina e macrolídios impedem uma etapa chamada transpeptidação, na qual o próximo novo aminoácido é adicionado à cadeia nascente de peptídios. As tetraciclinas se ligam à subunidade 30S do ribossomo no local que bloqueia a ligação do transportador de aminoácidos tRNA (tRNA carregado) para o local receptor do complexo ribossomo-mRNA.

As estreptograminas são bactericidas para a maioria dos organismos suscetíveis; ligam-se à subunidade 50S ribossômica e evitam a extrusão da cadeia de polipeptídios nascente; além disso, inibem a atividade das enzimas que sintetizam o tRNA, levando a uma redução do tRNA livre na célula. A linezolida também se liga à subunidade 50S; bloqueia a formação do complexo tRNA-ribossomo-mRNA. A ação dos aminoglicosídios é descrita a seguir.

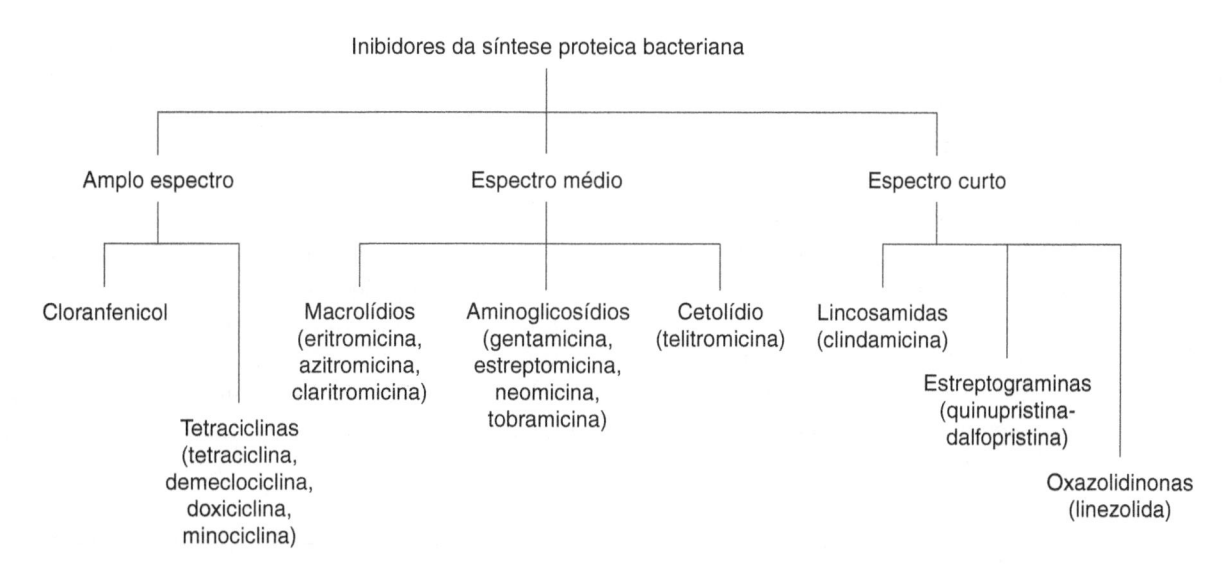

Figura 27.3 Diagrama de classificação dos inibidores da síntese das proteínas bacterianas com base no espectro de atividade antibacteriana.

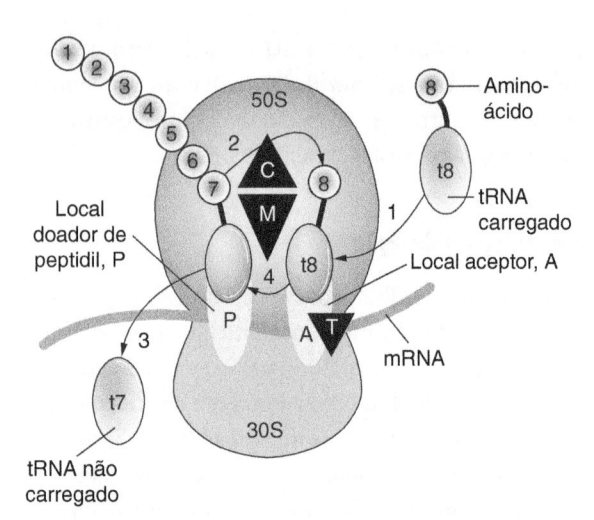

Figura 27.4 Etapas da síntese das proteínas bacterianas e alvos do cloranfenicol, macrolídios e tetraciclinas. Os aminoácidos são apresentados como ciclos numerados. O complexo mRNA-ribossomo-70S bacteriano é apresentado com suas subunidades 50S e 30S. Na etapa 1, o tRNA carregado, levando o aminoácido 8, liga-se ao local de entrada A no ribossomo 70S. A transpeptidação ocorre quando o tRNA-peptidil no local doador (com os aminoácidos 1 a 7) se liga à cadeia crescente de aminoácidos para o aminoácido 8 (etapa 2). O tRNA inalterado, deixado no local doador, é liberado (etapa 3), e a nova cadeia de oito aminoácidos com seu tRNA troca para o local do peptídio (transpeptidação, etapa 4). Os locais de ligação dos antibióticos são apresentados como triângulos. O cloranfenicol (c) e macrolídios (M) ligam-se à subunidade 50S e bloqueiam a transpeptidação (etapa 2). As tetraciclinas (T) ligam-se à subunidade 30S e evitam a ligação da unidade de tRNA carregada que chega (etapa 1).

Cloranfenicol

O cloranfenicol tem uma estrutura simples e distinta, não tendo sido descobertos outros antibióticos desta classe química; mostra-se eficaz por vias oral e parenteral, e se distribui em todos os tecidos; atravessa rapidamente as barreiras placentária e hematencefálica. O fármaco sofre o **ciclo enteroepático**, e grande parte é inativada pelo fígado; tem amplo espectro de atividade antimicrobiana e geralmente é bacteriostático; não se mostra ativo contra a *Chlamydia*. Embora o cloranfenicol não se ligue ao RNA ribossômico das células dos mamíferos, pode inibir as funções dos ribossomos da mitocôndria nas células mamíferas muito similares aos ribossomos das bactérias. Ocorre resistência clinicamente importante ao cloranfenicol através da formação de enzimas codificadas pelos plasmídios que inativam o fármaco.

USOS CLÍNICOS. Por causa da sua toxicidade e resistência bacteriana, o cloranfenicol tem poucos usos como um fármaco sistêmico. É um fármaco de segunda linha para as infecções graves causadas por espécie *Salmonella* sp. e para o tratamento da meningite pneumocócica ou meningocócica resistente à penicilina, ou em pacientes que apresentam graves reações de hipersensibilidade à penicilina; costuma ser usado como agente tópico para as infecções oftálmicas por causa do seu amplo espectro de ação e capacidade de penetrar no tecido ocular.

EFEITOS ADVERSOS. Os pacientes usando cloranfenicol desenvolvem ocasionalmente náuseas, vômitos e diarreia. Pode ocorrer candidíase oral ou vaginal como resultado da alteração da flora microbiana normal. O cloranfenicol provoca a supressão reversível da produção de células vermelhas, relacionada com a dose. Também pode ocorrer anemia aplástica idiossincrásica, que envolve a supressão da produção das células do sangue, mas é rara e não tem relação com a dose, ocorrendo infelizmente com mais frequência mais frequentemente com o uso prolongado, e sendo irreversível.

Se forem administradas altas doses a lactentes recém-nascidos, o cloranfenicol poderá se acumular porque os lactentes não possuem mecanismos eficientes para metabolizar o fármaco. A **síndrome do bebê cinzento** resultante consiste em vômitos, flacidez, hipotermia, coloração cinza, cianose e colapso cardiovascular.

Como este fármaco inibe as enzimas hepáticas que metabolizam vários fármacos, tem importantes interações quando administrado com outros fármacos. As meia-vidas são prolongadas, e as concentrações séricas de fenitoína, tolbutamida, clorpropamida e varfarina elevadas. Da mesma forma que outros inibidores bacteriostáticos da síntese das proteínas microbianas, o cloranfenicol pode antagonizar os fármacos bactericidas, como as penicilinas ou aminoglicosídios.

Tetraciclinas

As tetraciclinas (**tetraciclina, doxiciclina, minociclina, demeclociclina**) são antibióticos bacteriostáticos de amplo espectro que inibem a síntese proteica nas bactérias Gram-positivas e Gram-negativas, *Rickettsia* (a causa da febre maculosa das Montanhas Rochosas e outras infecções de difícil tratamento), *Chlamydia, Mycoplasma, Borrelia* (causadora da doença de Lyme) e alguns protozoários. Os fármacos desta classe apresentam pequenas diferenças nas suas atividades contra determinados organismos. Os organismos suscetíveis acumulam tetraciclinas intracelularmente, através de sistemas de transporte dependentes de energia, nas suas membranas celulares. As tetraciclinas têm pouco efeito sobre a síntese proteica dos mamíferos por causa do mecanismo de saída ativo que evita o seu acúmulo na célula.

A absorção oral varia, especialmente para os fármacos mais antigos, podendo ser prejudicada por alimentos e cátions multivalentes (cálcio, ferro, alumínio). As tetraciclinas têm ampla distribuição nos tecidos e atravessam a barreira placentária. Todas as tetraciclinas sofrem o ciclo enteroepático. A doxiciclina é excretada principalmente pelas fezes; as outras tetraciclinas são eliminadas pela urina. As meias-vidas da doxiciclina e minociclina são as mais longas entre as tetraciclinas.

É comum a resistência mediada pelo plasmídio contra as tetraciclinas. Os mecanismos de resistência consistem na redução da atividade dos sistemas de captação e, o mais importante, desenvolvimento de mecanismos, como bombas de saída para a extrusão ativa das tetraciclinas. É comum que os plasmídios, com genes envolvidos na produção de bombas de saída das tetraciclinas, incluam genes de resistência a vários antibióticos.

USOS CLÍNICOS. A tetraciclina é o fármaco de escolha contra as infecções provocadas pelo *Mycoplasma pneumoniae* (em adultos), *Chlamydia, Rickettsia,* e *Vibrio* (p. ex., cólera). São usadas tetraciclinas específicas no tratamento das úlceras gastrintestinais provocadas pelo *Helicobacter pylori* (tetraciclina), na doença de Lyme (doxiciclina) e no estado de portador de meningococos (minociclina). A doxiciclina também é utilizada para a prevenção da malária e no tratamento da **amebíase**. A demeclociclina inibe as ações renais do hormônio antidiurético (ADH), sendo usada no tratamento dos pacientes com tumores secretores de ADH.

As tetraciclinas são fármacos alternativos no tratamento da sífilis, sendo também usadas no tratamento das infecções respiratórias provocadas por organismos suscetíveis, para a profilaxia contra as infecções na bronquite crônica bem como no tratamento da **leptospirose** e no da acne.

EFEITOS ADVERSOS. As reações de hipersensibilidade (febre, exantemas) às tetraciclinas são raras. A maioria das reações adversas ocorre por causa da toxicidade direta da tetraciclina ou das alterações na flora microbiana.

Os efeitos no sistema gastrintestinal variam de leves náuseas e diarreia a grave colite com risco de vida. Os distúrbios na flora normal ocorrem por causa da supressão de organismos suscetíveis à tetraciclina e crescimento excessivo de organismos resistentes, especialmente pseudomonas, estafilococos e cândida, o que provoca distúrbios intestinais, prurido anal ou vaginal, candidíase oral ou enterocolite.

As tetraciclinas se ligam ao cálcio depositado no osso ou dentes recém-formados em crianças mais novas. Assim, a exposição do feto às tetraciclinas pode levar à displasia e descoloração do esmalte dentário, bem como irregularidades no crescimento ósseo. Embora sejam usualmente contraindicadas na gravidez, existem situações nas quais o benefício do seu uso supera o risco. Se utilizadas por longos períodos em crianças menores de 8 anos, podem provocar mudanças similares nos dentes e ossos.

Altas doses de tetraciclinas, especialmente em mulheres grávidas e pacientes com doença hepática preexistente, podem prejudicar a função hepática e levar à necrose hepática; da mesma forma, podem exacerbar a disfunção renal em pacientes com doenças renais.

As tetraciclinas de uso sistêmico (especialmente a demeclociclina) podem potencializar a sensibilidade da pele à luz ultravioleta, particularmente em pacientes muito magros.

Foram relatadas tontura e vertigem reversível dose-dependente com doxiciclina e minociclina.

Macrolídios

Os antibióticos macrolídios são estruturas com grandes anéis cíclicos ligados a açúcares; consistem nos protótipos **eritromicina, azitromicina** e **claritromicina**, que apresentam boa biodisponibilidade oral, mas a absorção da azitromicina é prejudicada pelos alimentos. Os macrolídios se distribuem pela maioria dos tecidos, mas a azitromicina é a única cujos níveis alcançados nos tecidos e fagócitos são consideravelmente maiores dos que o nível plasmático. A eliminação da eritromicina (através da excreção biliar) e claritromicina (através do metabolismo hepático e excreção urinária do fármaco inalterado) é muito rápida (meia-vida de 2 a 5 h). A azitromicina é lentamente eliminada (meia-vida de 2 a 4 dias), principalmente na urina como fármaco inalterado.

USOS CLÍNICOS. A eritromicina tem atividade contra várias espécies de *Campylobacter, Chlamydia, Mycoplasma, Legionella,* cocos Gram-positivos (incluindo estafilococos produtos de β-lactamase) e alguns organismos Gram-negativos. A ação antibacteriana pode ser bacteriostática ou bactericida, ocorrendo este último efeito mais comumente em concentrações maiores para organismos suscetíveis. A eritromicina não tem atividade contra o *Streptococcus pneumoniae* resistente à penicilina nem *S. aureus* resistente à meticilina (MRSA).

O espectro de atividade da azitromicina e claritromicina é similar ao da eritromicina, mas inclui atividade maior contra a *Chlamydia,* complexo *Mycobacterium avium* e *Toxoplasma* sp. Por causa da sua longa meia-vida, o curso de 4 dias de tratamento com azitromicina é eficaz na pneumonia adquirida na comunidade. A claritromicina é aprovada para a profilaxia e tratamento do complexo *M. avium* e como componente dos regimes para úlceras provocadas pela *Helicobacter pylori.*

A resistência aos antibióticos macrolídios nos organismos Gram-positivos envolve mecanismos de bomba de saída e produção de uma enzima (metilase) que altera o local de ligação ribossômico dos fármacos. A resistência cruzada entre os macrolídios é completa, ou seja, se um organismo é resistente a um macrolídio, será resistente a todos os outros macrolídios. No caso das cepas produtoras de metilase, ocorre uma resistência cruzada parcial com outros fármacos que se ligam no mesmo local ribossômico dos macrolídios, como a clindamicina e estreptograminas. A resistência nas *Enterobacteriaceae* ocorre por causa da formação de esterases que metabolizam os fármacos.

EFEITOS ADVERSOS. A irritação gastrintestinal (anorexia, náuseas, vômitos) está frequentemente associada à administração oral. A estimulação da motilidade do intestino é o motivo mais comum para interromper a eritromicina e escolher outro antibiótico. Algumas vezes, esta ação é explorada no tratamento dos pacientes com motilidade gastrintestinal inadequada. Pode ocorre hepatite colestática aguda causada hipersensibilidade (febre, icterícia, função hepática prejudicada) com o estolato de eritromicina, mas geralmente esta condição desaparece. A hepatite é rara nas crianças, porém ocorre maior risco com o estolato de eritromicina nas mulheres grávidas. Como a eritromicina inibe várias formas do citocromo P450 hepático, aumenta os níveis plasmáticos de anticoagulantes, carbamazepina, cisaprida, digoxina e teofilina. Ocorrem interações medicamentosas similares com a claritromicina. As interações medicamentosas são incomuns com a azitromicina porque este agente não inibe o citocromo P450 hepático.

Telitromicina

Consiste em um cetolídio estruturalmente similar aos macrolídios, tendo o mesmo mecanismo de ação da eritromicina e um espectro de atividade antimicrobiana moderada similar. Entretanto, algumas cepas resistentes aos macrolídios são suscetíveis à telitromicina porque ela se liga mais firmemente aos ribossomos, sendo um substrato ruim para as bombas de saída bacteriana que medeiam a resistência. Os usos clínicos consistem em pneumonia bacteriana adquirida na comunidade e outras infecções do trato respiratório superior. A telitromicina deve ser administrada por via oral 1 vez ao dia, sendo eliminada na bile e urina.

Clindamicina

Inibe a síntese da proteína bacteriana através de um mecanismo similar ao dos macrolídios, embora não sejam quimicamente semelhantes. Os mecanismos de resistência consistem em alteração do local de ligação do fármaco no ribossomo e inativação enzimática do fármaco. É comum a resistência cruzada entre a clindamicina e os macrolídios. Ocorre boa penetração nos tecidos após a absorção oral. A clindamicina é parcialmente eliminada pelo metabolismo bem como excreção biliar e a renal.

USOS CLÍNICOS. O principal uso da clindamicina é no tratamento das infecções graves provocadas por certos anaeróbios, como os *Bacteroides* (bactérias mais comuns no colón) que participam de infecções mistas. A clindamicina (algumas vezes combinada com um aminoglicosídios ou cefalosporina) é usada para tratar as feridas penetrantes do abdome e intestino, infecções originadas no trato genital feminino (p. ex., aborto séptico e abscessos da pelve) ou pneumonia por aspiração; também é utilizada como fármaco de segunda escolha contra os cocos Gram-positivos e atualmente recomendada para a profilaxia da endocardite em pacientes com doença da valva cardíaca alérgicos à penicilina. A clindamicina mais primaquina constituem alternativa eficaz à trimetoprima e sulfametoxazol para a pneumonia moderada a moderadamente grave provocada pelo *Pneumocystis jiroveci* em pacientes com AIDS, sendo também usada com a pirimetamina para a toxoplasmose cerebral relacionada com a AIDS.

EFEITOS ADVERSOS. Os da clindamicina consistem em irritação gastrintestinal, exantemas cutâneos, neutropenia e disfunção hepática, podendo ocorrer, ainda, grave diarreia e enterocolite após a administração de clindamicina. A colite associada ao antibiótico ocorre por causa da superinfecção com o *C. difficile,* sendo complicação potencialmente fatal que deve ser imediatamente identificada e tratada.

Estreptograminas

A **quinupristina** e **dalfopristina** é uma combinação de duas estreptograminas, tendo rápida atividade bactericida que dura mais tempo do que as meias-vidas dos compostos utilizados individualmente. A atividade antibacteriana inclui pneumococos resistentes à penicilina, estafilococos resistentes à meticilina e vancomicina (respectivamente, MRSA e VRSA,) e *Enterococcus faecium* resistente. Administrada por via parenteral, a combinação pode provocar dor no local da infusão e uma síndrome de artralgia-mialgia. As estreptograminas são potentes inibidores da CYP3A4 e aumentam os níveis plasmáticos de vários fármacos, como a cisaprida, ciclosporina, diazepam, inibidores não nucleosídios da **transcriptase reversa** e varfarina.

Linezolida

Constitui o primeiro de uma nova classe de antibióticos chamados oxazolidinonas. Principalmente bacteriostática, é ativa contra os cocos Gram-positivos, como as cepas resistentes aos betalactâmicos e vancomicina (p. ex., *E. faecium* resistente à vancomicina); liga-se a um local único em uma das subunidades do ribossomo, e atualmente não existe resistência cruzada com outros inibidores da síntese da proteína. Embora rara até o momento, a resistência pode ocorrer com menor afinidade da linezolida ao seu local de ligação. A linezolina está disponível nas formulações orais e parenterais. O principal efeito adverso é hematológico; ocorrem trombocitopenia e neutropenia, mais comumente em pacientes imunossuprimidos.

Aminoglicosídios

Exercem atividade bactericida, sendo úteis contra a maioria dos micro-organismos aeróbicos Gram-negativos. Uma das principais vantagens dos aminoglicosídios é poderem ser usados em um protocolo de dose única diária, o que pode poupar tempo e permite a terapia ambulatorial. Além disso, a administração única diária pode ser mais eficaz e menos tóxica que os regimes de administração tradicionais. Os aminoglicosídios são mais eficazes quando administrados como uma grande dose única porque sua efetividade bactericida depende da concentração, ou seja, à medida que o nível plasmático aumenta acima da CIM, os aminoglicosídios matam mais rapidamente crescente proporção de bactérias. Os aminoglicosídios também podem exercer um efeito pós-antibiótico de modo que sua ação bactericida continua quando os níveis plasmáticos caem abaixo dos níveis mensuráveis. A grande dose única por dia de um aminoglicosídio geralmente leva a menos efeitos adversos porque a toxicidade depende de uma concentração plasmática significativa e do momento em que este nível é excedido. Com grandes doses únicas, o tempo acima deste limiar é mais curto do que com a administração de múltiplas doses menores.

Os aminoglicosídios consistem na **gentamicina, amicacina, neomicina, tobramicina** e outros. São aminoaçúcares estruturalmente similares unidos através de ligações glicosídicas. Todos os aminoglicosídios são compostos polares, logo não são absorvidos após a administração oral, devendo, por isso, ser administrados por via intramuscular ou intravenosa para ter ação sistêmica. Possuem limitada penetração nos tecidos e não atravessam facilmente a barreira hematencefálica. A principal forma de excreção são os rins, e os níveis plasmáticos destes fármacos são muito afetados por mudanças na função renal. Com a função renal normal, a meia-vida de eliminação dos aminoglicosídios é de 2 a 3 h. Os pacientes que recebem aminoglicosídios por mais de 1 dia devem ter os níveis plasmáticos do fármaco monitorados para a seleção segura e eficaz da dose bem como ajustes. E, mesmo com a administração única por dia, os níveis plasmáticos podem ser monitorados, especialmente em pacientes com função renal reduzida.

MECANISMO DE AÇÃO. Para matar as bactérias suscetíveis, os aminoglicosídios devem penetrar no **envelope** celular bacteriano, processo que depende, em parte, do transporte ativo dependente de oxigênio; por isso, tais agentes têm atividade mínima contra os anaeróbicos totais. Para ajudar na entrada dos aminoglicosídios nas bactérias, eles devem ser coadministrados com um inibidor da síntese da parede celular, como um agente betalactâmico. Dentro da célula, os aminoglicosídios se ligam à subunidade 30S do ribossomo e interferem na síntese proteica de três modos: (1) bloqueiam a formação do complexo iniciador; (2) provocam a leitura errada do mRNA; e (3) inibem a translocação (Fig. 27.5).

USOS CLÍNICOS. Os aminoglicosídios são usados principalmente contra as bactérias entéricas Gram-negativas (intestinais). As principais diferenças entre os aminoglicosídios estão nas suas atividades contra organismos específicos, particularmente os bastões Gram-negativos. A gentamicina, tobramicina e amicacina são fármacos importantes para o tratamento das graves infecções provocadas por bactérias aeróbicas Gram-negativas, como espécies de *E. coli* e *Enterobacter*, *Klebsiella* (importantes em especial nas infecções respiratórias e do trato urinário), *Proteus, Providencia, Pseudomonas* e *Serratia* (importantes na septicemia e infecções pulmonares). Tais aminoglicosídios também têm atividade contra outras espécies (p. ex., *H. influenzae, Moraxella catarrhalis, Shigella*), embora não sejam fármacos de escolha para as infecções provocadas por estes organismos. Quando usados isoladamente, os aminoglicosídios não são eficazes no tratamento das infecções provocadas pelos cocos Gram-positivos. Pode ocorrer **sinergia** antibacteriana quando os aminoglicosídios são utilizados com os inibidores da síntese da parede celular. Por exemplo, os aminoglicosídios podem ser combinados com penicilinas para tratar as infecções por pseudomonas, listéria (importantes em alguns casos de meningite) e enterococos.

A **estreptomicina** é um aminoglicosídio frequentemente usado no tratamento da tuberculose, peste e **tularemia** (febre do coelho). Contudo, por causa do risco de ototoxicidade irreversível, não deve ser utilizada quando existe outro fármaco para o tratamento. Pelo potencial tóxico, a **neomicina** é usada apenas tópica ou localmente (p. ex., no trato gastrintestinal para eliminar a flora intestinal). A **netilmicina** é geralmente reservada para o tratamento das infecções graves provocadas por organismos resistentes a outros aminoglicosídios.

EFEITOS ADVERSOS. Todos os aminoglicosídios são oto e nefrotóxicos. Pode ocorrer dano auditivo ou vestibular (ou ambos), que pode ser irreversível. Com amicacina e canamicina, é mais provável haver o comprometimento da audição, que pode se manifestar como zumbido e perda auditiva de alta frequência inicial. Com gentamicina e tobramicina, ocorre mais provavelmente

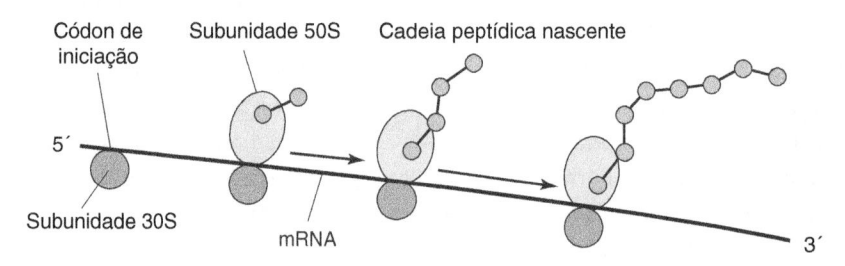

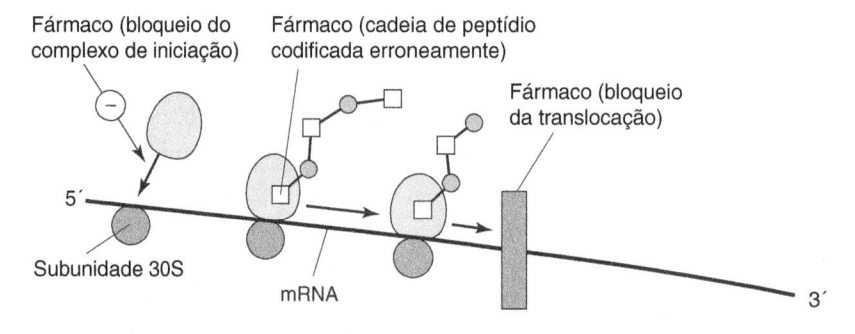

Figura 27.5 Prováveis mecanismos de ação dos aminoglicosídios. A síntese proteica normal é apresentada no painel superior. São descritos pelo menos três efeitos diferentes dos aminoglicosídios (*painel inferior*): bloqueio da formação do complexo iniciador; erro da codificação dos aminoácidos na cadeia crescente de peptídio por causa do erro de leitura do mRNA; e bloqueio da translocação do mRNA. O bloqueio do movimento do ribossomo pode ocorrer após a formação de um único complexo de iniciação, resultando em uma cadeia de mRNA com apenas um ribossomo nela, chamado de monossomo.

disfunção vestibular, que pode se manifestar como tontura, ataxia e perda do equilíbrio. Estes riscos tóxicos são proporcionais aos níveis plasmáticos do fármaco. As precauções tomadas para reduzir tais riscos consistem em administração de dose única diária (*versus* os regimes de administração tradicionais), monitoramento dos níveis plasmáticos de aminoglicosídios com a correta modificação da dose e evitar a ototoxicidade aditiva dos diuréticos de alça durante o uso. Como foi relatada ototoxicidade após a exposição fetal, os aminoglicosídios são contraindicados durante a gravidez, exceto se os seus potenciais benefícios superarem os riscos.

Geralmente, ocorre toxicidade renal com a necrose tubular aguda, reversível, sendo mais comum em pacientes idosos e nos pacientes que recebem simultaneamente anfotericina B, cefalosporinas ou vancomicina. A gentamicina e tobramicina são os aminoglicosídios mais nefrotóxicos.

Podem ocorrer reações alérgicas na pele dos pacientes, inclusive dermatite de contato nas pessoas que manuseiam tais fármacos. A neomicina é a principal responsável por estes efeitos.

Embora rara, pode ocorrer paralisia respiratória com altas doses, geralmente reversível com o tratamento imediato com cálcio e neostigmina, mas pode ser necessária ventilação mecânica.

INIBIDORES DA SÍNTESE DO DNA BACTERIANO

As **sulfonamidas, trimetoprima** e **fluoroquinolonas** compõem o grupo de fármacos que exercem os efeitos antibacterianos ao interferir na síntese do DNA bacteriano (Fig. 27.6). Os fármacos importantes de tal classe estão listados no Quadro 27.2.

Sulfonamidas e trimetoprima

Mecanismo de ação e farmacocinética

As sulfonamidas e trimetoprima são chamadas **fármacos antifolato,** por interferirem na síntese do ácido fólico. Folato e ácido fólico são as denominações das formas da vitamina B_9, sendo ácido fólico a forma sintética encontrada em alimentos e suplementos enriquecidos, e o folato a forma aniônica natural existente nos alimentos. O ácido fólico é necessário à replicação do DNA, sendo, por isso, necessário à produção e manutenção de novas células. Os mamíferos podem usar o folato exógeno (oriundo da dieta), mas muitas bactérias não podem, dependendo de enzimas para sintetizar o folato a partir do seu precursor, o ácido para-aminobenzoico (PABA). Os fármacos antifolato inibem a síntese do ácido fólico em diferentes estágios (Fig. 27.7). A toxicidade seletiva dos fármacos antifolato ocorre porque as células dos mamíferos usam o ácido fólico da alimentação; desta forma, a síntese de tal ácido afeta principalmente as bactérias.

Usadas como agentes únicos, as sulfonamidas são inibidores bacteriostáticos da síntese do ácido fólico (Fig. 27.1), inibindo competitivamente a diidropteroato sintase, e podendo agir como substratos para esta enzima, levando à síntese das formas deficientes do ácido fólico. A trimetoprima inibe seletivamente a diidrofolato redutase

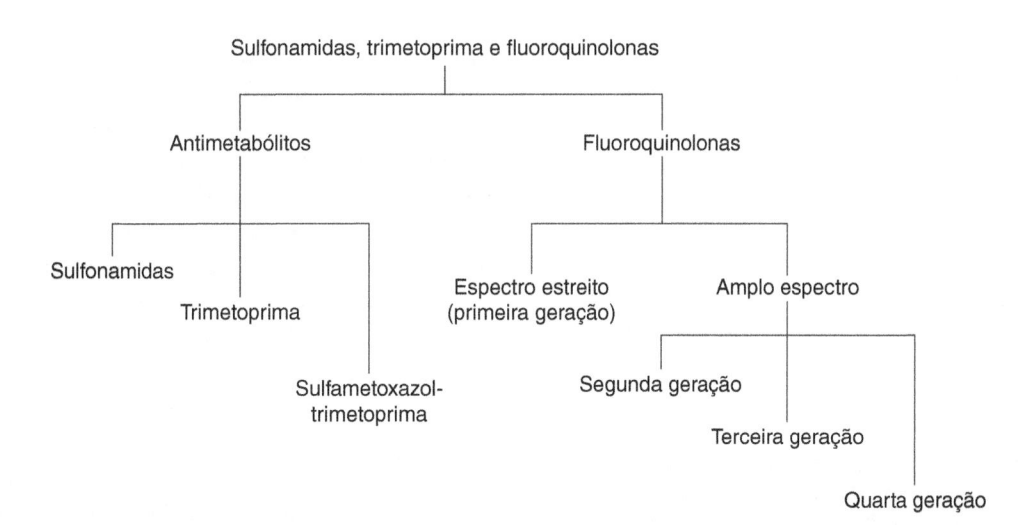

Figura 27.6 Classificação dos inibidores da síntese do DNA bacteriano: sulfonamidas, trimetoprima e fluoroquinolonas.

Quadro 27.2	Importantes inibidores da síntese do DNA bacteriano	
Subclasse	Protótipo	Outros agentes importantes
Sulfonamidas		
Agentes orais	Sulfisoxazol	
Agentes locais	Sulfacetamida	
Combinação	Sulfametoxazol-trimetoprima (SMX-TMP)	
Fluoroquinolonas		
Primeira geração	Norfloxacino	
Segunda geração	Ciprofloxacino	Ofloxacino
Terceira geração	Levofloxacino	
Quarta geração	Moxifloxacino	

bacteriana, o que evita a formação da forma ativa do ácido fólico. A diidrofolato redutase bacteriana é 4 a 5 vezes mais sensível à inibição da trimetoprima do que a forma mamífera da diidrofolato redutase. Como é comum a resistência microbiana se as sulfonamidas são usadas como único agente antimicrobiano, frequentemente é usada uma sulfonamida com trimetoprima, combinação conhecida como TPM-SMZ ou TMP-SMX, e que provoca um *bloqueio sequencial* da síntese do ácido fólico no qual os dois fármacos inibem etapas sequenciais do metabolismo da bactéria, levando a uma ação sinérgica, frequentemente bactericida, contra amplo espectro de micro-organismos. Ocorre resistência contra a combinação, mas o seu desenvolvimento é relativamente lento.

As sulfonamidas são compostos ácidos fracos que têm um núcleo químico similar ao do PABA, o substrato com o qual elas competem. Os membros deste grupo diferem principalmente nas suas propriedades farmacocinéticas e usos clínicos. As características farmacocinéticas compartilhadas consistem em modesta penetração no tecido, metabolismo hepático bem como excreção do fármaco intacto e dos metabólitos acetilados na urina. As sulfonamidas podem ser divididas em três grandes grupos: (1) absorvíveis orais; (2) não absorvíveis orais; (3) tópicas. As sulfonamidas absorvíveis orais podem ser classificadas como de ação curta (p. ex., sulfisoxazol), de ação intermediária (p. ex., sulfametoxazol) ou de ação longa (p. ex., sulfadoxina) com base nas suas meias-vidas. As sulfonamidas se ligam a proteínas plasmáticas em locais compartilhados pela bilirrubina e outros fármacos.

A trimetoprima tem a estrutura similar à do ácido fólico, sendo uma base fraca, e ficando presa em ambientes ácidos, alcançando altas concentrações nos fluidos da próstata e vagina. Uma grande fração da trimetoprima é excretada inalterada na urina.

Usos clínicos

Entre as sulfonamidas orais absorvíveis, o **sulfisoxazol** e **sulfametoxazol** são usados quase exclusivamente para

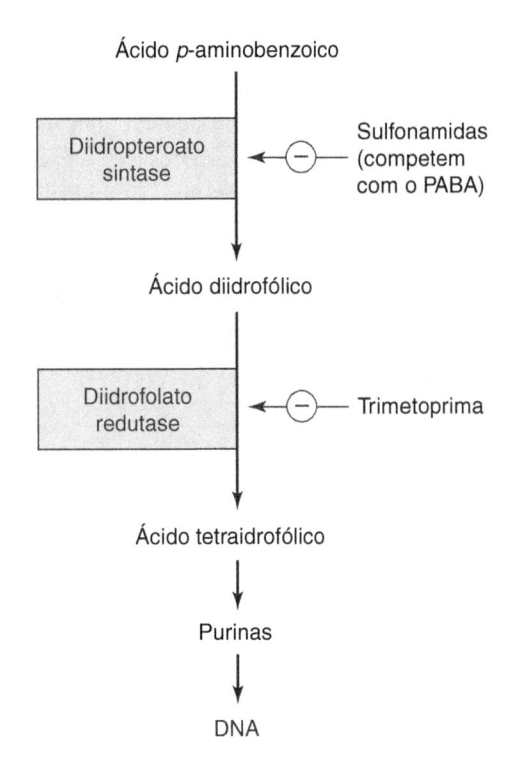

Figura 27.7 Efeitos inibitórios das sulfonamidas e trimetoprima sobre a síntese do ácido fólico. A inibição de duas etapas sucessivas na formação do ácido tetraidrofólico constitui o bloqueio sequencial, resultando em sinergia antibacteriana.

o tratamento das infecções do trato urinário. A sulfadiazina oral mais pirimetamina (um inibidor da diidrofolato redutase) têm ação sinérgica como tratamento de primeira linha para a toxoplasmose. Como agentes de uso tópico, são usadas várias sulfonamidas para tratar as infecções oftálmicas e de feridas. A solução oftálmica ou pomada de **sulfacetamida sódica** é eficaz no tratamento da conjuntivite bacteriana. Na prevenção da infecção de queimaduras, pode ser usado o acetato de mafenida para tratar as infecções tópicas. Entretanto, a **sulfadiazina de prata** é o agente preferido porque o acetato de mafenida pode provocar acidose metabólica.

A combinação sulfametoxazol-trimetoprima é o regime medicamentoso de escolha para infecções, como a pneumonia pelo *Pneumocystis jiroveci*, toxoplasmose e nocardiose (Cap. 29). A SMX-TMP também é um fármaco de segunda linha para o cólera, febre tifoide e shigelose, sendo usada, ainda, no tratamento das infecções provocadas por MRSA e *Listeria monocytogenes*.

Efeitos adversos

Os efeitos adversos das sulfonamidas consistem em reações de hipersensibilidade, hepatotoxicidade, nefrotoxicidade e desconforto gastrintestinal, como náuseas, vômitos e diarreia. São comuns reações alérgicas, como eritemas cutâneos e febre. Deve-se considerar a alergenicidade cruzada entre as sulfonamidas e que pode raramente ocorrer com fármacos quimicamente relacionados (p. ex., hipoglicemiantes orais, tiazidas). As interações medicamentosas comuns consistem em competição com varfarina e metotrexato pela ligação a proteínas, o que aumenta temporariamente os níveis plasmáticos destes fármacos. As sulfonamidas podem deslocar a bilirrubina das proteínas plasmáticas, com risco de grave icterícia e **icterícia nuclear** em recém-nascidos se usadas no primeiro trimestre da gravidez. Pessoas com deficiência da glicose-6-fosfato desidrogenase (G6PD) podem sofrer hemólise se tratadas com sulfonamidas.

A trimetoprima pode provocar os efeitos adversos previsíveis dos medicamentos antifolato, como anemia megaloblástica, leucopenia e granulocitopenia, geralmente aliviadas mediante suplementação com ácido folínico. A combinação SMX-TMP também pode provocar qualquer um dos efeitos adversos associados às sulfonamidas. Pacientes soropositivos recebendo SMX-TMP têm alta incidência de efeitos adversos, como febre, eritemas, leucopenia e diarreia.

Fluoroquinolonas

Mecanismo de ação e farmacocinética

As fluoroquinolonas inibem seletivamente duas enzimas fundamentais à síntese do DNA bacteriano: **topoisomerases II (DNA girase)** e **IV**. A inibição da DNA girase evita o relaxamento do DNA superespiral positivo, desenrolamento necessário à transcrição normal, e a inibição da topoisomerase VI interfere na separação do DNA cromossômico replicado durante a divisão celular.

As fluoroquinolonas são geralmente bactericidas contra os organismos suscetíveis e, como os aminoglicosídios, também exibem efeitos pós-antibióticos.

Já existe resistência contra as fluoroquinolonas antigas, mas tem sido compensada de alguma forma com a introdução de novas gerações com maior espectro de atividade contra os patógenos.

Todas as fluoroquinolonas apresentam boa biodisponibilidade (embora alguns antiácidos possam interferir), penetrando na maioria dos tecidos do corpo. A eliminação da maioria das fluoroquinolonas é feita pelos rins, sendo geralmente necessário reduzir a dose no caso da disfunção renal. O moxifloxacino é parcialmente eliminado pelo metabolismo hepático e excreção biliar. As meias-vidas das fluoroquinolonas são de 3 a 8 h, mas os agentes eliminados pelas vias diferentes da renal têm meias-vidas de 10 a 20 h.

As fluoroquinolonas são classificadas por "geração" com base no seu espectro de atividade antimicrobiana (Quadro 27.2). O **norfloxacino**, um agente de primeira geração, é a fluoroquinolona menos ativa contra os organismos Gram-negativos e Gram-positivos. **ciprofloxacino** e **ofloxacino** (fluoroquinolonas de segunda geração) possuem excelente atividade contra as bactérias Gram-negativas e moderada a boa atividade contra os cocos Gram-positivos. As fluoroquinolonas de terceira geração (p. ex., **levofloxacino**) são um pouco menos ativas contra as bactérias Gram-negativas, mas possuem maior atividade contra os cocos Gram-positivos, como o *S. pneumoniae* e algumas cepas de enterococos e MRSA. Os fármacos de quarta geração récem-introduzidos (p. ex., **moxifloxacino**) são as fluoroquinolonas de maior espectro até o momento, com grande atividade contra os anaeróbios.

Usos clínicos

As fluoroquinolonas são eficazes no tratamento das infecções dos tratos urogenital e gastrintestinal mesmo quando provocadas por bactérias multirresistentes. As fluoroquinolonas (exceto o norfloxacino, que não alcança concentrações sistêmicas adequadas) são amplamente usadas para tratar as infecções do trato respiratório, pele, ossos, articulares e dos tecidos moles. Entretanto, sua efetividade pode variar por causa da resistência. O ciprofloxacino e ofloxacino são alternativas às cefalosporinas de terceira geração no tratamento da gonorreia, sendo administrados em doses orais únicas. O ofloxacino erradica os organismos que acompanham esta infecção, como a *Chlamydia*. O levofloxacino tem boa atividade contra os organismos associados à pneumonia adquirida na comunidade. As fluoroquinolonas são usadas também no estado de portador de meningococos e na profilaxia dos pacientes neutropênicos.

Efeitos adversos

De modo geral, as fluoroquinolonas são bem-toleradas, sendo desconforto gastrintestinal o efeito colateral mais comum. Além disso, podem provocar eritemas cutâneos, dor de cabeça, vertigem, insônia, testes anormais de função hepática e fototoxicidade. Embora rara, foi relatado tendinite, que pode ser grave por causa do risco de ruptura do tendão. As fluoroquinolonas não são recomendadas para crianças ou mulheres grávidas porque provocam problemas de cartilagem em animais em desenvolvimento; podem aumentar os níveis plasmáticos de teofilina e outras metilxantinas, potencializando sua toxicidade.

FÁRMACOS ANTIMICOBACTERIANOS

As **micobactérias** são bactérias Gram-positivas aeróbicas de crescimento lento, espalhadas no ambiente e nos animais. A camada de peptidoglicano tem uma base química diferente daquela das bactérias Gram-positivas ou Gram-negativas. O envelope externo contém uma variedade de lipídios complexos, chamados ácidos micólicos, os quais criam uma camada oleosa que fornece resistência à secagem e outros fatores ambientais. Assim, as micobactérias podem sobreviver por longos períodos no ambiente, sendo transmitidas de forma eficiente pelas gotículas carreadas pelo ar. Após entrar nas células hospedeiras, as micobactérias sobrevivem como parasitos intracelulares nos macrófagos.

Os principais patógenos humanos são o *Mycobacterium tuberculosis* e *M. leprae*, os agentes causadores da tuberculose e hanseníase, respectivamente. As micobactérias, além da causadora da tuberculose, estão associadas a várias outras doenças graves, geralmente em pacientes imunocomprometidos. Nos pacientes soropositivos nos EUA, o complexo *M. avium* é um importante patógeno.

As infecções por micobactérias são geralmente condições crônicas de desenvolvimento lento. Como os componentes da parede celular micobacteriana promovem reações imunológicas, uma porção significativa da patologia é atribuída mais à resposta imunológica do hospedeiro do que à toxicidade bacteriana direta. Para todas as infecções por micobactérias, os fatores sociais e ambientais, assim como a predisposição genética têm um papel importante.

A quimioterapia para a tuberculose, hanseníase e outras micobactérias atípicas é complicada por causa de vários fatores, como (1) informação limitada sobre os mecanismos de ação dos fármacos antimicobacterianos; (2) rápido desenvolvimento de resistência; (3) localização intracelular da micobactéria; (4) natureza crônica da doença micobacteriana, que requer o tratamento medicamentoso prolongado e está associada aos efeitos tóxicos dos fármacos; e (5) adesão do paciente. A quimioterapia das infecções por micobactérias quase sempre envolve o uso prolongado de combinações de fármacos que atrasam o surgimento da resistência, potencializando a eficácia antimicobacteriana.

Fármacos usados na tuberculose

Os principais fármacos empregados na tuberculose são a **isoniazida (INH), rifampicina, etambutol, pirazinamida** e **estreptomicina** (Quadro 27.3). As ações destes agentes sobre o *M. tuberculosis* são bactericidas ou bacteriostáticas, dependendo da concentração do fármaco e suscetibilidade da cepa. O tratamento da tuberculose pulmonar geralmente se inicia com o regime de três ou quatro fármacos conforme a velocidade conhecida ou prevista de resistência à INH. Os regimes de terapia diretamente observada (TDO), nos quais um profissional de saúde testemunha a ingestão dos agentes antituberculose, são recomendados em pacientes não obedientes e no caso da tuberculose resistente a fármacos.

Isoniazida

Tem estrutura semelhante à da piridoxina (vitamina B_6), sendo bem-absorvida, e penetrando nas células para agir na micobactéria intracelular. É metabolizada pelo fígado, variando a velocidade do metabolismo entre os grupos étnicos. Os metabolizadores rápidos podem precisar de uma dose maior do que a dos lentos para obter os efeitos terapêuticos equivalentes.

MECANISMO DE AÇÃO. A ação antituberculose envolve a inibição de uma proteína carreadora de acil redutase, envolvida na síntese do ácido micólico, necessária ao envelope externo da camada de peptidoglicano. Como poderá surgir resistência se apenas um fármaco for usado, a INH é utilizada sempre com outros fármacos antituberculose nas infecções ativas.

USO CLÍNICO. A INH é o fármaco mais importante usado na tuberculose, sendo o componente da maioria dos regimes de combinação de medicamentos para tratar esta doença (Quadro 27.3).

A INH é administrada como fármaco único no tratamento da infecção latente (antigamente conhecido como profilaxia) incluindo os conversores do teste cutâneo com derivado proteico purificado (PPD), e em pessoas que têm contato próximo com os pacientes portadores da doença ativa.

EFEITOS ADVERSOS. Os efeitos neurotóxicos são comuns, consistindo em neurite periférica, inquietação, contração muscular e insônia. A piridoxina pode ser administrada para reduzir esta toxicidade sem prejudicar a ação antibacteriana. A INH é hepatotóxica, podendo provocar testes anormais de função hepática, icterícia e hepatite. Felizmente, a hepatotoxicidade é rara em crianças. A INH pode inibir o metabolismo hepático dos fármacos (p. ex., fenitoína). Foram relatadas hemólise e síndrome semelhante ao lúpus.

Rifampicina

Mostra-se bactericida contra o *M. tuberculosis* suscetível. Quando administrada por via oral, é bem-absorvida e distribuída para a maioria dos tecidos do corpo, incluindo o SNC. O fármaco sofre o ciclo enteroepático, sendo parcialmente inativado pelo fígado. A forma livre e os metabólitos são eliminados livremente nas fezes.

MECANISMO DE AÇÃO. A rifampicina inibe a RNA polimerase DNA-dependente (codificada pelo gene *rpo*) no *M. tuberculosis* e em muitos outros micro-organismos. Usada isoladamente, surgem rapidamente mudanças na sensibilidade da polimerase ao fármaco, levando à resistência.

USO CLÍNICO. Na tuberculose, a rifampicina é sempre usada combinada com outros fármacos (Quadro 27.3), porque a resistência surge rapidamente quando utilizada isoladamente nas infecções ativas. A rifampicina pode ser usada como fármaco único no tratamento da tuberculose latente em pacientes intolerantes à INH ou pessoas em contato próximo com os pacientes portadores de cepas resistentes à INH. Os outros usos da rifampicina consistem nos estados de portador de meningococos e estafilococos. Na hanseníase, a rifampicina, administrada mensalmente, atrasa o surgimento da resistência à dapsona.

EFEITOS ADVERSOS. A rifampicina confere uma cor laranja inofensiva na urina, suor, lágrimas e lentes de contato (as lentes gelatinosas podem ficar permanentemente coradas). Os efeitos adversos ocasionais são os exantemas, trombocitopenia, nefrite e disfunção hepática.

É comum a rifampicina provocar proteinúria de cadeia leve e pode prejudicar as respostas dos anticorpos. Administrada menos de 2 vezes por semana, pode provocar uma síndrome semelhante à *influenza* (tremores, febre, mialgias) e anemia.

A rifampicina induz às enzimas hepáticas que metabolizam fármacos e aumenta a taxa de eliminação de vários fármacos, como os anticonvulsivantes, esteroides

Quadro 27.3 Antimicrobianos usados no tratamento da tuberculose e duração da terapia recomendada

Regime (na ordem aproximada de preferência)	Duração (meses)
Isoniazida, rifampicina, pirazinamida	6
Isoniazida, rifampicina	9
Rifampicina, etambutol, pirazinamida	6
Rifampicina, etambutol	12
Isoniazida, etambutol	18
Todos os outros	≥ 24

anticoncepcionais, ciclosporina, cetoconazol, metadona, terbinafina e varfarina. É menos provável que a **rifabutina** provoque interações medicamentosas do que a rifampicina, sendo tão eficiente quanto esta como agente antimicobacteriano. A rifabutina é preferida em relação à rifampicina no tratamento da tuberculose em pacientes com AIDS.

Etambutol

Este fármaco antituberculose é bem-absorvido por via oral e distribuído na maioria dos tecidos, incluindo o SNC quando as meninges estão inflamadas. Grande fração é eliminada inalterada na urina, sendo necessário reduzir a dose em caso de insuficiência renal.

MECANISMO DE AÇÃO. O etambutol interfere na síntese da parede celular da micobactéria ao inibir as arabinosil transferases envolvidas na síntese do arabinogalactano, um componente das paredes celulares dos organismos. A resistência surgirá rapidamente através de mutações no gene *emb* se o fármaco for usado isoladamente.

USO CLÍNICO. O principal uso do etambutol é no tratamento da tuberculose, incluindo a meningite tuberculosa. Para evitar resistência, deve sempre ser administrado com outros fármacos antituberculose (Quadro 27.3).

EFEITOS ADVERSOS. Os mais comuns são os distúrbios visuais dose-dependentes, como redução da acuidade visual, cegueira de cor para o vermelho e verde, neurite ótica e possível dano à retina (por causa do uso prolongado em altas doses). A maioria destes efeitos regredirá se o fármaco for imediatamente interrompido. Os outros efeitos neurotóxicos consistem em dor de cabeça, confusão e neurite periférica. O etambutol é contraindicado a crianças muito novas de modo a permitir a avaliação da acuidade visual e distinção do vermelho e verde.

Pirazinamida

É bem-absorvida por via oral e penetra na maioria dos tecidos do corpo, incluindo as meninges inflamadas. O fármaco é parcialmente metabolizado em ácido pirazinoico, sendo a molécula original e o metabólito excretados na urina. A meia-vida plasmática da pirazinamida é maior em caso de insuficiência hepática ou renal.

MECANISMO DE AÇÃO. O da pirazinamida é desconhecido, entretanto parece que sua ação bacteriostática requer a conversão metabólica através das pirazinamidases (codificadas por meio do gene *pncA*) no *M. tuberculosis*. As micobactérias resistentes não têm estas enzimas, desenvolvendo-se a resistência rapidamente se o fármaco for usado isoladamente. Ocorre pouca resistência cruzada com outros fármacos antimicobacterianos.

USO CLÍNICO. A pirazinamida, quando combinada com outros fármacos antituberculose (INH e rifampicina), é um importante fármaco de primeira linha usado nos regimes de tratamento de "curso rápido" (6 meses) como um agente "esterilizante" contra organismos intracelulares remanescentes que podem provocar recaída.

EFEITOS ADVERSOS. Aproximadamente 40% dos pacientes desenvolvem poliartralgia não gotosa (dor em múltiplas articulações), sendo comum ocorrer hiperuricemia, geralmente assintomática. Outros efeitos adversos são mialgia, irritação gastrintestinal, eritema maculopapular, disfunção hepática, porfiria e reações de fotossensibilidade.

Estreptomicina

Atualmente, este aminoglicosídio é usado com mais frequência por causa da crescente prevalência das cepas do *M. tuberculosis* resistentes a outros fármacos. A estreptomicina é utilizada principalmente nas combinações de fármacos para o tratamento da tuberculose com risco de vida, como meningite, **disseminação** miliar (invasão de micobactérias em vários órgãos através da corrente sanguínea) e tuberculose grave nos órgãos. As propriedades farmacodinâmicas e farmacocinéticas da estreptomicina são similares às dos outros aminoglicosídios.

Fármacos alternativos

Vários fármacos com atividade antimicobacteriana são usados nos casos resistentes aos agentes de primeira linha, sendo considerados fármacos de segunda linha por não serem mais eficazes, e seus efeitos tóxicos mostrarem-se mais graves que os dos principais fármacos. Os agentes de segunda linha são a **amicacina, ciprofloxacino, ofloxacino, etionamida, ácido para-aminossalicílico (PAS), capreomicina** e **ciclosserina**. Da mesma forma que os agentes de primeira linha, são sempre usados em combinações.

Fármacos usados na hanseníase

O *Mycobacterium leprae* é o agente causador da hanseníase (doença de Hansen); cresce dentro das células, tipicamente nas células da pele e endotélio, bem como nas células de Schwann dos nervos periféricos. O início da hanseníase é gradual, sendo amplo o espectro da doença, dependendo da resposta imunológica do hospedeiro. É necessário o contato íntimo e prolongado para que a transmissão ocorra. A transmissão está diretamente relacionada com superlotação e falta de higiene, ocorrendo através do contato direto e inalação do aerossol. Embora rara nos EUA, a prevalência mundial de casos de hanseníase é estimada em cerca de 1 milhão, com maior concentração no Sudeste Asiático, África bem como Américas Central e do Sul.

Vários fármacos similares às sulfonamidas são usados de forma eficaz no tratamento a longo prazo da hanseníase. A **dapsona** (diaminodifenilsulfona) é o agente mais ativo contra o *M. leprae*. Semelhante às sulfonamidas, seu mecanismo de ação envolve a inibição da síntese do ácido fólico. Pode surgir resistência, especialmente se forem administradas baixas doses. A dapsona pode ser administrada por via oral, penetra bem nos tecidos, sofre o ciclo enteroepático, sendo eliminada na urina, em parte como metabólitos acetilados. Geralmente é bem-tolerada. Os efeitos adversos comuns são irritação gastrintestinal, febre, eritemas cutâneos e metemoglobinemia. Pode ocorrer hemólise, especialmente em pacientes com deficiência da G6PD.

A dapsona raramente é usada isoladamente no tratamento da hanseníase. Os regimes terapêuticos geralmente consistem em combinações de dapsona com rifampicina (ou rifabutina; ver a discussão anterior) com ou sem **clofazimina,** a qual provoca irritação gastrintestinal e descoloração rosada da pele escura.

A **acedapsona** é uma forma repositória da dapsona que fornece concentrações plasmáticas inibitórias por vários meses. Além do seu uso no tratamento da hanseníase, a dapsona é um fármaco alternativo para o tratamento da pneumonia por *P. jiroveci* em pacientes com AIDS.

Fármacos para infecções micobacterianas atípicas

As infecções causadas por micobactérias atípicas (p. ex., *M. marinum, M. avium-intracellulare, M. ulcerans),* embora assintomáticas em alguns casos, podem ser tratadas com os fármacos antimicobacterianos descritos (p. ex., etambutol, rifampicina) ou outros antibióticos (p. ex., eritromicina, amicacina).

O complexo *M. avium* (MAC) é uma causa de infecções disseminadas em pacientes com AIDS. Atualmente são recomendadas claritromicina ou azitromicina para profilaxia primária em pacientes com contagens de CD4 inferiores a 50/µl. O tratamento das infecções pela MAC requer uma combinação de fármacos; um regime favorável consiste em azitromicina ou claritromicina com etambutol e rifabutina.

FOCO NA REABILITAÇÃO

Vários agentes antibacterianos são usados na clínica atualmente, sendo considerados diversos fatores na escolha de um fármaco, como a espécie da bactéria (se conhecida), suscetibilidade da bactéria ao fármaco (se conhecida), localização da infecção (que frequentemente indica o organismo mais provável), gravidade da infecção e efeitos adversos do fármaco sob avaliação em paciente com mecanismos de eliminação comprometidos (p. ex., disfunção renal ou hepática).

Um problema grave da terapia antibacteriana é o potencial para o aumento da prevalência de cepas resistentes, cujo número continua a aumentar, sendo complexos os mecanismos para o desenvolvimento desta resistência. Como profissionais da área de saúde, os fisioterapeutas devem orientar os pacientes sobre o papel de cada um na limitação do desenvolvimento de bactérias resistentes aos fármacos. Especificamente, os pacientes podem ser lembrados de que (1) os antibióticos devem ser usados com cuidado e não em excesso, e (2) que, iniciado o regime terapêutico, deve ser totalmente completado.

Os fisioterapeutas tratam rotineiramente dos pacientes que recebem antibióticos em condições relacionadas direta ou indiretamente à sua necessidade de reabilitação. Por exemplo, os fisioterapeutas tratam pacientes com infecções diretamente relacionadas com a reabilitação, como queimaduras, feridas abertas e cirurgia. Outras infecções não relacionadas diretamente com a reabilitação incluem pneumonia e infecções do trato urinário. Estas infecções são comuns nos pacientes hospitalizados, ambulatoriais ou que recebem tratamento ambulatorial ou domiciliar.

Como muitos pacientes submetidos à reabilitação usam antibióticos, os fisioterapeutas devem ter uma compreensão geral sobre os vários tipos de antibiótico, seu modo de ação (p. ex., bactericida ou bacteriostático) e efeitos adversos.

Finalmente, estes profissionais devem compreender seu papel na prevenção da disseminação das infecções. Lavar as mãos ao trocar de paciente, limpar e esterilizar adequadamente os equipamentos de reabilitação (p. ex., andadores, bengalas) ao trocar de paciente e manter a técnica estéril adequada, quando trabalhar com infecções abertas, pode limitar a transferência da infecção entre os pacientes.

RELEVÂNCIA CLÍNICA PARA A REABILITAÇÃO

Reações adversas a fármacos

Os efeitos adversos mais comuns, associados a muitos antibióticos, consistem em hipersensibilidade e reações alérgicas, bem como distúrbios gastrintestinais.

- Hipersensibilidade ou reações alérgicas: eritemas cutâneos, coceira, chiado, sensibilidade à luz ultravioleta, febre, anafilaxia.
- Problemas gastrintestinais: náuseas, vômitos, diarreia, superinfecção com organismos resistentes, colite.
- Muitos antibióticos (especialmente o cloranfenicol, eritromicina, claritromicina, fluoroquinolonas e rifampicina) possuem importantes interações medicamentosas, aumentando ou reduzindo os níveis plasmáticos de outros fármacos.
- As infusões intravenosas das cefalosporinas e vancomicina podem provocar flebite.

Alguns antibióticos inibem a produção de células vermelhas (p. ex., cloranfenicol), células brancas (p. ex., clindamicina, linezolida, trimetoprima) ou plaquetas (p. ex., linezolida).

- A doxiciclina e minociclina podem provocar tontura e vertigem.

- A vancomicina e os aminoglicosídios são ototóxicos.
- As fluoroquinolonas podem causar tendinite.
- É comum os fármacos antimicobacterianos provocarem efeitos neurotóxicos (p. ex., isoniazida, etambutol), alterações visuais (p. ex., etambutol, pirazinamida) e poliartralgia não gotosa (p. ex., pirazinamida).

Efeitos que interferem na reabilitação

- As reações de hipersensibilidade e problemas gastrintestinais podem atrapalhar a reabilitação.
- Se os níveis plasmáticos dos outros fármacos se tornam maiores, os pacientes podem sentir o aumento dos efeitos adversos. Diminuindo os níveis plasmáticos dos outros fármacos, sua eficácia também pode se tornar menor.
- A flebite que provoca dor, sensibilidade e edema na extremidade afetada pode limitar a mobilidade.
- A anemia limita a tolerância aos exercícios. A leucocitopenia aumenta a susceptibilidade dos pacientes às infecções. A trombocitopenia torna maior a susceptibilidade dos pacientes ao sangramento e contusões.
- A tontura e vertigem podem limitar a mobilidade e equilíbrio, aumentando o risco de quedas.
- A perda da audição de alta frequência, mais comum com a amicacina e canamicina, pode limitar a capacidade do paciente de seguir as orientações do fisioterapeuta. Vertigem, ataxia e perda de equilíbrio, mais comuns com a gentamicina e tobramicina, podem limitar a mobilidade e aumentar o risco de quedas.
- A tendinite pode limitar a faixa de movimento e alongamento das articulações envolvidas.
- Os distúrbios neurotóxicos e visuais podem atrapalhar a participação nos programas de reabilitação.

Possíveis soluções para a terapia

- Alterar os horários da terapia por causa dos problemas gastrintestinais se os sintomas ocorrerem com a continuação da fisioterapia.
- O fisioterapeuta deve saber todos os medicamentos que o paciente está usando, estar ciente dos agentes com alto potencial de provocar importantes interações medicamentos e identificar os efeitos adversos ou redução na eficácia do fármaco.
- A flebite após a administração parenteral do antibiótico deve ser relatada ao médico. Descarga de peso na extremidade afetada deve ser tolerada, seguindo qualquer restrição estabelecida pelo médico.

- Os objetivos dos exercícios aeróbicos devem ser reduzidos em pacientes anêmicos. A saturação do oxigênio deve ser monitorada através da oximetria de pulso durante o exercício para garantir a adequada oxigenação.
- Os fisioterapeutas devem ter mais precauções em relação ao controle de infecções quando trabalharem com pacientes que tenham leucocitopenia: sanitizar todos os equipamentos antes do paciente usá-los, tratar o paciente no seu próprio quarto em vez de em áreas com maior exposição a patógenos (p. ex., sala de fisioterapia) e evitar contato com o paciente se o fisioterapeuta estiver doente.
- Em pacientes com trombocitopenia, devem-se evitar desbridamento de ferida penetrante, massagem de tecido profundo e exercício de resistência que aplica muita pressão nas áreas ossudas ou de pequena superfície (p. ex., tubing de resistência ao redor do tornozelo, extensão de resistência do joelho dobrado).
- Para evitar tontura, ajudar ou estabilizar o dispositivo auxiliar e orientar os pacientes a se deslocarem lentamente, principalmente quando mudarem de posição.
- Se o paciente relatar (ou o fisioterapeuta observar) perda da audição ou função vestibular, estes sintomas deverão ser imediatamente informados ao médico.
- A tendinite como resultado do uso das fluoroquinolonas deve ser relatada ao médico. Os exercícios de alongamento envolvendo articulações devem ser evitados para não haver o risco de ruptura de tendão.
- Os distúrbios neurotóxicos e visuais em decorrência do uso dos fármacos antimicobacterianos devem ser relatados ao médico do paciente. Na ausência de grave toxicidade, o paciente deve ser incentivado a continuar com o tratamento porque é necessária a adesão do paciente para a erradicação do agente infeccioso. Se os sintomas limitarem a atividade, será necessário adiar os objetivos da reabilitação até que o regime terapêutico tenha sido encerrado.

ESTUDO DE CASO CLÍNICO

Breve histórico: a paciente, branca, com 53 anos, tem histórico de 40 anos de diabetes melito tipo 1. Há semanas, sofreu infarto do miocárdio (IM), ficando hospitalizada vários dias. Além da insulina, recebeu o anticoagulante varfarina desde seu IM. Antes do IM, foi encaminhada a uma clínica ambulatorial de feridas para avaliação e tratamento de úlceras neuropáticas de ambos os pés.

Quadro médico atual e terapia medicamentosa: a paciente foi à clínica para seu primeiro tratamento 2 semanas e meia após o IM. Quando retirou as meias e os sapatos, o fisioterapeuta percebeu que a úlcera no seu pé direito tinha aumentado desde a avaliação e que a extremidade inferior direita apresentava edema. O fisioterapeuta informou ao médico a mudança no quadro da paciente. Foi feita cultura da ferida, tendo o resultado sido positivo para o *S. aureus*. A paciente recebeu eritromicina oral para tratar a infecção na ferida e consequente flebite.

Cenário da reabilitação: na semana seguinte, a paciente retornou à clínica. O fisioterapeuta observou que a circunferência da ferida no pé direito tinha voltado às medidas de antes do IM. Entretanto, o leito da ferida apresentava maior quantidade de tecido necrosado. O médico da clínica prescreveu turbilhão bem como compressas úmida e seca para desbridamento. Após a avaliação do médico e fisioterapeuta sobre o plano de tratamento proposto, foram feitas mudanças para incluir o desbridamento enzimático em vez de compressas úmidas e secas, bem como modificação da ortótica para inibir a progressão da ferida.

Problema/opções clínicas: a paciente recebeu um anticoagulante após o IM para reduzir a probabilidade de trombo. Posteriormente, foi-lhe administrada eritromicina para tratar infecção bacteriana na sua extremidade inferior direita. A eritromicina inibe várias isoformas do citocromo P450 hepático, apresentando, por isso, importantes interações medicamentosas; especificamente, aumenta o nível plasmático de anticoagulantes, tornando maior o risco de sangramento. O plano de tratamento de compressas úmidas e secas para o desbridamento da ferida pode causar a ruptura do tecido com resultante sangramento que pode ser agravado pelos medicamentos. Por outro lado, o desbridamento enzimático do tecido necrosado pode tornar o sangramento quase insignificante.

APRESENTAÇÕES DISPONÍVEIS

Antibióticos betalactâmicos e outros inibidores da síntese da parede celular

Penicilinas

Amoxicilina
Oral: comprimidos mastigáveis de 125; 200; 250; 400 mg; comprimidos de 500 e 875 mg; cápsulas de 250 e 500 mg; pó para reconstituição para solução de 50; 125; 200; 250; 400 mg/mℓ

Amoxicilina/ clavulanato de potássio[1]
Oral: comprimidos de 250, 500, 875 mg; comprimidos mastigáveis de 125; 200; 250; 400 mg; comprimidos de liberação prolongada de 1.000 mg; pó para reconstituição para suspensão de 125; 200; 250 mg/5 mℓ

Ampicilina
Oral: cápsulas de 250 e 500 mg; pó para reconstituição para suspensão de 125 e 250 mg
Parenteral: pó para reconstituição para injeção (125; 250; 500 mg; 1; 2 g por frasco)

Ampicilina/sulbactam sódico[2]
Parenteral: 1 e 2 g de pó de ampicilina para reconstituição para injeção intravenosa ou intramuscular

Carbenicilina
Oral: comprimidos de 382 mg

Dicloxacilina
Oral: cápsulas de 250 e 500 mg

Mezlocilina
Parenteral: pó para reconstituição para injeção (em frascos de 1; 2; 3; 4 g)

Nafcilina
Oral: cápsulas de 250 mg
Parenteral: 1 e 2 g por unidades *piggyback* por via intravenosa

Oxacilina
Oral: cápsulas de 250 e 500 mg; pó para reconstituição para solução de 250 mg/ 5 mℓ
Parenteral: Pó para reconstituição para injeção (0,5; 2; 10 g por frasco)

Penicilina G
Oral: comprimidos de 0,2; 0,25; 0,4; 0,5; 0,8 milhão de unidades; pó para reconstituição para suspensão de 400.000 unidades/5 mℓ
Parenteral: pó para reconstituição para injeção (1; 2; 3; 5; 10; 20 milhões de unidades)

Penicilina G benzatina
Parenteral: 0,6; 1,2; 2,4 milhões de unidades por dose

Penicilina G procaína
Parenteral: 0,6 e 1,2 milhão de unidade/mℓ para injeção intramuscular apenas

Penicilina V
Oral: comprimidos de 250 e 500 mg; pó para reconstituição para solução de 125 e 250 mg/5 mℓ

Piperacilina
Parenteral: pó para reconstituição para injeção (2; 3; 4 g por frasco)

Piperacilina e tazobactam sódico[3]
Parenteral: 2; 3; 4 g pó para reconstituição para injeção intravenosa

Ticarcilina
Parenteral: pó para reconstituição para injeção (1; 3; 6 g por frasco)

Ticarcilina/clavulanato de potássio[4]
Parenteral: 3 g de pó para reconstituição para injeção

Cefalosporinas e outros fármacos betalactâmicos

Cefalosporinas de curto espectro (primeira geração)

Cefadroxila
Oral: cápsulas de 500 mg; comprimidos de 1 g; suspensão de 125; 250; 500 mg/5 mℓ

Cefazolina
Parenteral: pó para reconstituição para injeção (0,25; 0,5; 1 g por frasco ou unidade *piggyback* por via intravenosa

Cefalexina
Oral: cápsulas e comprimidos de 250 e 500 mg; comprimidos de 1 g; suspensão de 125 e 250 mg/ 5 mℓ

Cefalotina[5]
Parenteral: pó para reconstituição para injeção e solução para injeção (1 g por frasco ou bolsa de infusão)

Cefapirina
Parenteral: pó para reconstituição para injeção (1 g por frasco ou unidade *piggyback* por via intravenosa

Cefradina
Oral: cápsulas de 250 e 500 mg; suspensão de 125 e 250 mg/5 mℓ
Parenteral: pó para reconstituição para injeção (0,25; 0,5; 1 g por frasco)

Cefalosporinas de espectro médio (segunda geração)

Cefaclor
Oral: cápsulas de 250 e 500 mg; comprimidos de liberação prolongada de 375 e 500 mg; pó para reconstituição para suspensão de 125; 187; 250; 375 mg/5 mℓ

Cefamandol
Parenteral: 1 e 2 g (em frascos) para injeção intramuscular e intravenosa

Cefmetazol
Parenteral: 1 e 2 g em pó para injeção intravenosa

Cefonicida
Parenteral: pó para reconstituição para injeção (1 e 10 g por frasco)

Cefotetana
Parenteral: pó para reconstituição para injeção (1; 2; 10 g por frasco)

Cefoxitina
Parenteral: pó para reconstituição para injeção (1; 2; 10 g por frasco)

Cefprozila
Oral: comprimidos de 250 e 500 mg; pó para reconstituição para suspensão de 125 e 250 mg 5 mℓ

Cefuroxima
Oral: comprimidos de 125; 250; 500 mg; suspensão de 125 e 250 mg 5 mℓ
Parenteral: pó para reconstituição para injeção (0,75; 1,5; 7,5 g por frasco ou bolsa de infusão)

Loracarbefe
Oral: cápsulas de 200 e 400 mg; pó para suspensão de 100 e 200 mg/5 mℓ

Cefalosporinas de amplo espectro (terceira e quarta gerações)

Cefdinir
Oral: cápsulas de 300 mg; suspensão de 125 mg/5 mℓ

Cefditoreno
Oral: comprimidos de 200 mg

Cefepima
Parenteral: pó para injeção de 0,5 e 1,2 g

Cefixima
Oral: comprimidos de 200 e 400 mg; pó para suspensão oral de 100 mg/5 mℓ

Cefoperazona
Parenteral: pó para reconstituição para injeção (1 e 2g por frasco; 10 g *bulk*)

Cefotaxima
Parenteral: pó para reconstituição para injeção (0,5 e 1, 2 g por frasco)

Cefpodoxima proxetil
Oral: comprimidos de 100 e 200 mg; grânulos de 50 e 100 mg para suspensão em 5 mℓ

Ceftazidima
Parenteral: pó para reconstituição para injeção (0,5; 1; 2 g por frasco)

Ceftibuteno
Oral: cápsulas de 400 mg; pó para suspensão oral de 90 e 180 mg/5ml

Ceftizoxima
Parenteral: pó para reconstituição para injeção e solução para injeção (0,5; 1; 2 g por frasco)

Ceftriaxona
Parenteral: pó para reconstituição para injeção (0,25; 0,5; 1; 2; 10 g por frasco)

Carbapenéns e monobactâmicos

Aztreonam
Parenteral: pó para reconstituição para injeção (0,5 e 1,2 g)

Ertapeném
Parenteral: 1 g de pó para reconstituição para injeção intravenosa (diluente: Nacl a 0,9%) ou intramuscular (diluente: lidocaína a 1%)

Imipeném/cilastatina
Parenteral: pó para reconstituição para injeção (250; 500; 750 mg de imipeném por frasco)

Meropeném
Parenteral: pó para injeção (0,5 e 1 g por frasco)

Outros fármacos discutidos neste capítulo

Ciclosserina
Oral: cápsulas de 250 mg

Fosfomicina
Oral: pacote de 3 g

Vancomicina
Oral: *pulvules* de 125 e 250 mg; pó para reconstituição para solução de 250 mg/5 mℓ e 500 mg/6 mℓ
Parenteral: 0,5; 1; 5; 10 g de pó para reconstituição para injeção intravenosa

Inibidores da síntese da proteína bacteriana

Cloranfenicol

Cloranfenicol
Oral: cápsulas de 250 mg; suspensão de 150 mg/5 mℓ
Parenteral: 100 mg de pó para reconstituição para injeção

Tetraciclinas

Demeclociclina
Oral: comprimidos de 150 e 300; cápsulas de 150 mg

Doxiciclina
Oral: comprimidos e cápsulas de 50 e 100 mg; pó para reconstituição para suspensão de 25 mg/5 mℓ; xarope de 50 mg/5 mℓ
Parenteral: 100 e 200 mg de pó para reconstituição para injeção

Metaciclina
Oral: cápsulas de 150 e 300 mg

Minociclina
Oral: cápsulas e comprimidos de 50 e 500 mg; suspensão de 50 mg/5 mℓ

Tetraciclina
Oral: comprimidos de 100; 250; 500 mg; cápsulas de 250 e 500 mg; suspensão de 125 mg/5ml
Parenteral: 100 e 250 mg de pó para reconstituição para injeção intramuscular; 250 e 500 mg de pó para reconstituição para injeção intravenosa

Macrolídios
Azitromicina
Oral: cápsulas de 250 mg; pó para suspensão oral de 100 e 200 mg/5ml

Claritromicina
Oral: comprimidos de 250 e 500 mg; comprimidos de liberação controlada de 500 mg; grânulos para suspensão oral de 125 e 250 mg/5 mℓ

Eritromicina
Oral (base): comprimidos com revestimento entérico de 250; 333; 500 mg
Liberação retardada oral (base): comprimidos de 333 mg; cápsulas de 250 mg
Oral (estolato): comprimidos de 500 mg; cápsulas de 250 mg; suspensão de 125 e 250 mg/5 mℓ
Oral (etilsuccinato): comprimidos revestidos de 200 e 400 mg; suspensão de 200 e 400 mg/5 mℓ
Oral (estearato): comprimidos revestidos de 250 e 500 mg
Parenteral: lactobionato, 0,5 e 1 g de pó para reconstituição para injeção intravenosa

Cetolídios
Telitromicina
Oral: comprimidos de 800 mg

Lincomicinas
Clindamicina
Oral: cápsulas de 75; 150; 300 mg; grânulos para reconstituição para solução de 75 mg/5 mℓ
Parenteral: 150 mg/mℓ em frascos de 2; 4; 6; 60 mℓ para injeção

Estreptograminas
Quinupristina e dalfoprostina
Parenteral: formulação 30:70 em frasco de 500 mg para reconstituição para injeção intravenosa

Oxazolidinonas
Linezolida
Oral: comprimidos de 400 e 600 mg; pó de 100 mg para solução
Parenteral: 2 mg/mℓ para infusão intravenosa

Aminoglicosídios e espectinomicina

Amicacina
Parenteral: 50 e 250 mg (em frascos) para injeção intramuscular e intravenosa

Canamicina
Oral: cápsulas de 500 mg
Parenteral: 500 e 1.000 mg para injeção intramuscular e intravenosa; 75 mg para injeção pediátrica

Espectinomicina
Parenteral: 2 g de pó para reconstituição para injeção intramuscular

Estreptomicina
Parenteral: 400 mg/mℓ para injeção intramuscular

Gentamicina
Parenteral: frascos de 10 e 40 mg/5 mℓ para injeção intramuscular e intravenosa

Neomicina
Oral: comprimidos de 500 mg; solução de 125 mg/5ml

Netilmicina
Parenteral: 100 mg/mℓ para injeção intramuscular e intravenosa

Paromomicina
Oral: cápsulas de 250 mg

Tobramicina
Parenteral: 10 e 40 mg/mℓ para injeção intramuscular e intravenosa; pó para reconstituição para injeção

Inibidores da síntese do DNA bacteriano

Sulfonamidas, trimetoprima e fluoroquinolonas de uso geral

Sulfonamidas

Sulfadiazina
Oral: comprimidos de 500 mg

Sulfametizol
Oral: comprimidos de 500 mg

Sulfametoxazol
Oral: comprimidos de 500 mg; suspensão de 500 mg/5 mℓ

Sulfanilamida
Creme vaginal: 15%

Sulfisoxazol
Oral: comprimidos de 500 mg; xarope de 500 mg/5 mℓ
Oftálmico: solução a 4%

Sulfonamidas para usos especiais

Mafenida
Tópico: creme a 85 mg/g; solução a 5%

Sulfacetamida sódica
Oftálmica: solução a 1; 10; 15; 30%; pomada a 10%

Sulfadiazina de prata
Tópica: creme a 10 mg/g

Trimetoprima

Sulfametoxazol-trimetoprima, cotrimoxazol, SMZ-TMP
Oral: 400 mg de sulfametoxazol mais 80 mg de trimetoprima por comprimido de concentração simples; 800 mg de sulfametoxazol mais 160 mg de trimetoprima por comprimido de concentração forte; 200 mg de sulfametoxazol mais 40 mg de trimetoprima por 5 mℓ de suspensão
Parenteral: 400 mg de sulfametoxazol mais 80 mg de trimetoprima por 5 mℓ para infusão (em ampolas de 5 mℓ e frascos de 5; 10; 20; 30; 50 mℓ)

Trimetoprima
Oral: comprimidos de 100 e 200 mg

Quinolonas e fluoroquinolonas

Ácido nalidíxico
Oral: cápsulas de 250; 500; 1.000 mg; suspensão de 250 mg/5 mℓ

Cinoxacino
Oral: cápsulas de 250 e 500 mg

Ciprofloxacino
Oral: comprimidos de 250; 500; 750 mg; suspensão de 50 e 100 mg/mℓ
Parenteral: 2 e 10 mg/mℓ para infusão intravenosa
Oftálmico: solução a 3 mg/mℓ; pomada a 3,3 mg/g

Enoxacino
Oral: comprimidos de 200 e 400 mg

Levofloxacino
Oral: 250; 500; 750 mg para injeção
Parenteral: 250; 500 mg para injeção intravenosa
Oftálmico: solução de 5 mg/mℓ

Lomefloxacino
Oral: comprimidos de 400 mg

Moxifloxacino
Oral: comprimidos de 400 mg
Parenteral: 400 mg em bolsa intravenosa

Norfloxacino
Oral: comprimidos de 400 mg

Ofloxacino
Oral: comprimidos de 200; 300; 400 mg
Parenteral: 200 mg em 50 mℓ, 5% G/A para administração intravenosa; 20 e 40 mg/mℓ para injeção intravenosa
Oftálmico: solução de 3 mg/mℓ

Fármacos antimicobacterianos

Fármacos usados no tratamento da tuberculose

Aminossalicilato sódico
Oral: 4 g de grânulos de liberação retardada

Capreomicina
Parenteral: 1 g de pó para reconstituição para injeção

Ciclosserina
Oral: cápsulas de 250 mg

Estreptomicina
Parenteral: 1 g liofilizado para injeção intramuscular

Etambutol
Oral: comprimidos de 100 e 400 mg

Etionamida
Oral: comprimidos de 250 mg

Isoniazida
Oral: comprimidos de 50; 100; 300 mg; xarope de 50 mg/5 mℓ
Parenteral: 100 mg/mℓ para injeção

Pirazinamida
Oral: comprimidos de 500 mg

Rifabutina
Oral: cápsulas de 150 mg

Rifampicina
Oral: cápsulas de 150 e 300 mg
Parenteral: 600 mg de pó para injeção IV

Rifapentina
Oral: comprimidos de 150 mg

Fármacos usados no tratamento da hanseníase

Clofazimina
Oral: cápsulas de 50 mg

Dapsona
Oral: comprimidos de 25 e 100 mg

---

[1] O teor de clavulanato varia de acordo com a formulação; ver a bula do produto.
[2] O teor de sulbactam é a metade do teor de ampicilina.
[3] O teor de tazobactam é 12,5% do teor de piperacilina.
[4] O teor de clavulanato é de 0,1 g.
[5] Não disponível nos EUA.

REFERÊNCIAS

Bain KT, Wittbrodt ET: Linezolid for the treatment of resistant gram-positive cocci. *Ann Pharmacother* 2001; 35:566.

Blondeau JM: Expanded activity and utility of the new fluoroquinolones: A review. *Clin Ther* 1999; 21:3.

Centers for Disease Control and Prevention: Vancomycin resistant *Staphylococcus aureus* — Pennsylvania, 2002. *JAMA* 2002;288: 2116.

Centers for Disease Control and Prevention. Prevention and treatment of tuberculosis in patients infected with human immunodeficiency virus: Principles of therapy and revised recommendations. *MMWR Morb Mortal Wkly Rep* 1998;47(RR-20):1.

Davidson R, et al.: Resistance to levofloxacin and failure of treatment of pneumococcal pneumonia. *N Engl J Med* 2002; 346:747.

Diagnosis and treatment of disease caused by nontuberculous mycobacteria. *Am J Respir Crit Care Med* 1997;156(2 Part 2):S1.

Fulton B, Perry CM: Cefpodoxime proxetil: A review of its use in the management of bacterial infections in pediatric patients. *Paediatr Drugs* 2001; 3:137.

Gee T, et al.: Pharmacokinetics and tissue penetration of linezolid following multiple oral doses. *Antimicrob Agents Chemother* 2001;45:1843.

Havlir DV, Barnes PF: Tuberculosis in patients with human immunodeficiency virus infection. *N Engl J Med* 1999; 340:367.

Jasmer RM, et al.: Latent tuberculosis infection. *N Engl J Med* 2002;347:1860.

Nicolau DP, et al.: Once-daily aminoglycoside dosing: Impact on requests and costs for therapeutic drug monitoring. *Ther Drug Monit* 1996;18:263. Radanst JM, et al.: Interaction of fluoroquinolones with other drugs: Mechanisms, variability, clinical significance, and management. *Clin Infect Dis* 1992; 14:272.

Suh B, Lorber B: Quinolones. *Med Clin North Am* 1995; 79:869.

Targeted tuberculin testing and treatment of latent tuberculosis infection. *Am J Respir Crit Care Med* 2000;161 (4 Part 2): S221.

Wilson WR, et al.: Antibiotic treatment of adults with infective endocarditis due to streptococci, enterococci, staphylococci, and HACEK microorganisms. *JAMA* 1995;274:1706.

28
Agentes Antivirais

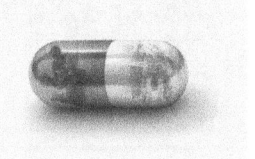

VÍRUS

Os vírus são parasitos intracelulares obrigatórios; diferentemente das bactérias, dependem das células vivas do hospedeiro para se replicar e funcionar. Como os vírus contam com o mecanismo de síntese das células hospedeiras, podem ser extremamente pequenos. Em muitos casos, a partícula viral completa, ou **virion**, consiste apenas em ácidos nucleicos (ácido desoxirribonucleico [DNA] ou ácido ribonucleico [RNA] circundados por uma cápsula de proteína ou **capsídio**. Alguns vírus têm um revestimento de glicoproteína adicional chamado *envelope*.

As infecções virais variam de doenças comuns sem gravidade como o resfriado comum e herpes labial, a doenças com risco de morte, como a AIDS, Ebola e síndrome de angústia respiratória grave (SARS). Além disso, alguns vírus podem causar certos tipos de câncer; por exemplo, o papilomavírus humano é o principal agente causador do câncer cervical.

A transmissão viral pode ocorrer de várias formas. As vias mais comuns pelas quais os virions entram no corpo são as gotículas inaladas (p. ex., rinovírus, o agente causador do resfriado comum), alimento ou água contaminada (p. ex., hepatite A), contato direto com hospedeiros infectados (p. ex., HIV) ou **inoculação direta** por picadas de *vetores* infectados (p. ex., dengue, transmitida por mosquitos).

AGENTES ANTIVIRAIS

Os vírus são alvos complicados para a quimioterapia por várias razões. Como contam com o mecanismo maquinário das células do hospedeiro para funcionar, é difícil conseguir a destruição farmacológica seletiva de um vírus sem destruir as células humanas. O tratamento precoce é fundamental, mas frequentemente não se mostra possível porque o pico da replicação viral ocorre quase sempre antes que os sintomas clínicos surjam. Muitos agentes antivirais também contam com um sistema imunológico normal para destruir o vírus. Assim, a supressão imunológica costuma prolongar as doenças virais. Finalmente, as mutações que provocam mudanças na estrutura viral e enzimas levam ao surgimento de cepas virais resistentes aos fármacos. Alguns vírus (vírus da *influenza* A e B, da hepatite B [HBV]) podem ser controlados de forma eficiente com *vacinas* (ver a seção Vacinas e imunoglobulinas: imunizações passivas e ativas adiante).

Os fármacos antivirais podem potencialmente exercer suas ações em vários estágios da replicação viral, como (1) inserção do vírus e entrada na célula hospedeira; (2) desnudamento do ácido nucleico viral; (3) síntese das primeiras proteínas regulatórias virais; (4) síntese dos ácidos nucleicos RNA ou DNA; (5) síntese proteica tardia e processamento; (6) empacotamento viral e montagem; (7) liberação do virion.

Uma das tendências mais importantes na quimioterapia viral, especialmente no tratamento da infecção pelo HIV, é a introdução da terapia medicamentosa combinada, em que mais de um estágio da replicação viral é inibido. Os benefícios da terapia antiviral combinada consistem em maior eficácia clínica e prevenção ou atraso da resistência ao fármaco.

Os agentes antivirais descritos neste capítulo são os fármacos contra o herpes, HIV, *influenza*, HBV e hepatite C (HCV) (Fig. 28.2).

FÁRMACOS ANTI-HERPES

Depois da gripe (*influenza*) e dos vírus do resfriado comum, os herpesvírus estão entre as principais causas

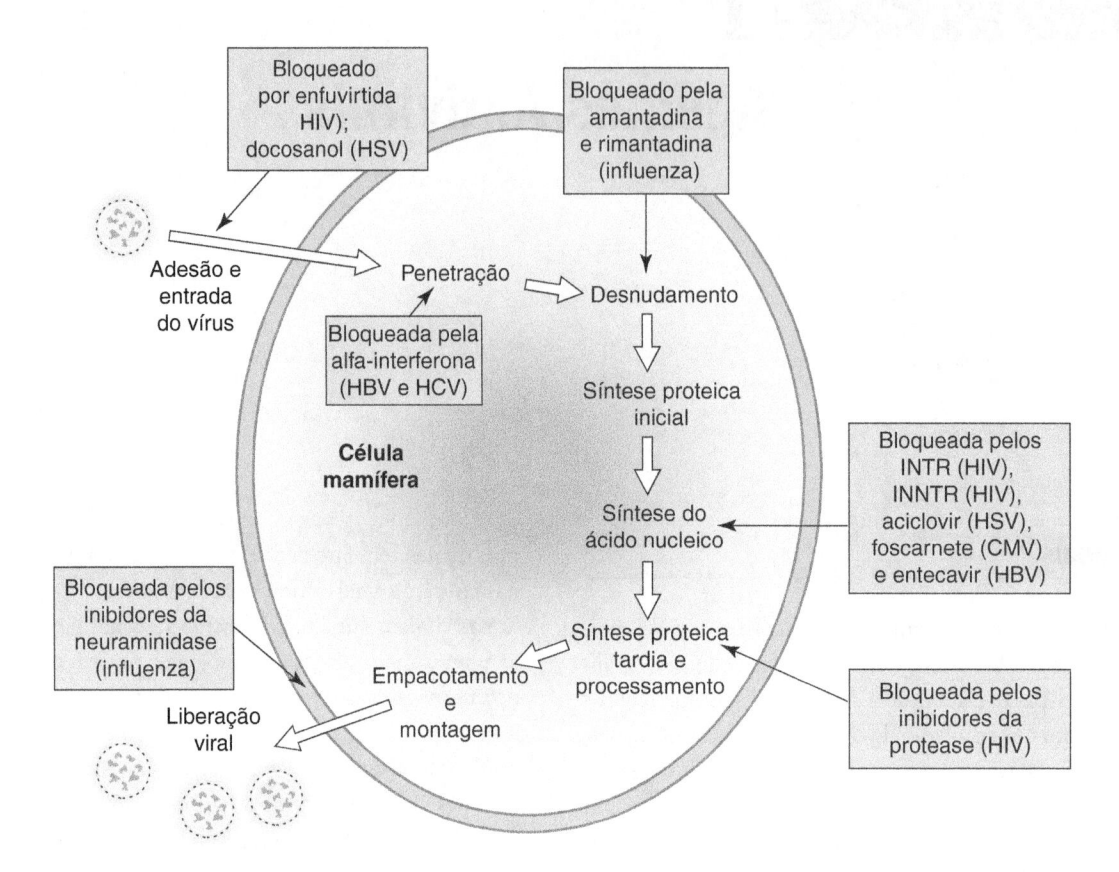

Figura 28.1 Os principais locais de ação do fármaco sobre a replicação viral. Para as doenças entre parênteses, ver o texto.

das doenças provocadas por vírus em seres humanos. O termo *herpes* deriva da palavra grega *herpein*, que significa rastejar, referindo-se à característica arrastada ou de disseminação das lesões de pele provocadas por vários herpesvírus. Embora tenham sido identificados oito tipos de herpesvírus humano, os mais comuns são os herpes simples tipo 1 (HSV-1), do herpes simples tipo 2 (HSV-2), da varicela-zoster (VZV), Epstein-Barr (EBV) e citomegalovírus (CMV).

Infectada por qualquer herpesvírus, a pessoa permanece com a infecção pelo resto da vida. As infecções pelo herpes são conhecidas por permanecerem silenciosas — ou latentes — por meses ou até anos. Em resposta a algum gatilho (p. ex., exposição ao sol, doença viral simultânea, imunossupressão), o vírus é reativado e o paciente novamente se torna sintomático.

A maioria dos adultos americanos é hospedeira do HSV-1, a principal cepa do HSV responsável pelas infecções orofaciais (p. ex., herpes labial e oculares. Estima-se que 1 em cada 5 americanos com mais de 12 anos tenha HSV-2, que provoca infecções genitais. Os vírus HSV-1 e 2 podem causar surtos em qualquer parte do corpo através do contato direto com as infecções, secreções ou membranas mucosas. Durante a infecção primária, o HSV se dissemina a partir das células do epitélio ou mucosa infectadas para terminações nervosas sensoriais próximas, sendo transportado pelo axônio para o corpo celular. O vírus entra no núcleo do neurônio, onde persiste indefinidamente no estado latente. A infecção recorrente pelo HSV ocorre como resultado da reativação do vírus no gânglio sensorial. O vírus se desloca pelo axônio do nervo, produzindo lesões vesiculares, assim como secreção viral intermitente assintomática. Em geral, as lesões cicatrizam em 2 semanas. Os episódios de recidiva são dolorosos dos pontos de vista físico e psicológico. Mulheres grávidas secretando o vírus podem transmiti-lo durante o parto com consequências graves e potencialmente fatais para o neonato.

Na sua infecção primária, o VZV provoca catapora (**herpes-varicela**) nas crianças e se espalha rapidamente através das gotículas carreadas pelo ar e contato com as lesões. O **herpes-zoster** é uma reativação da infecção anterior com o VZV. Aproximadamente 2 a 3 dias antes de surgirem as lesões vesiculares cutâneas, o paciente

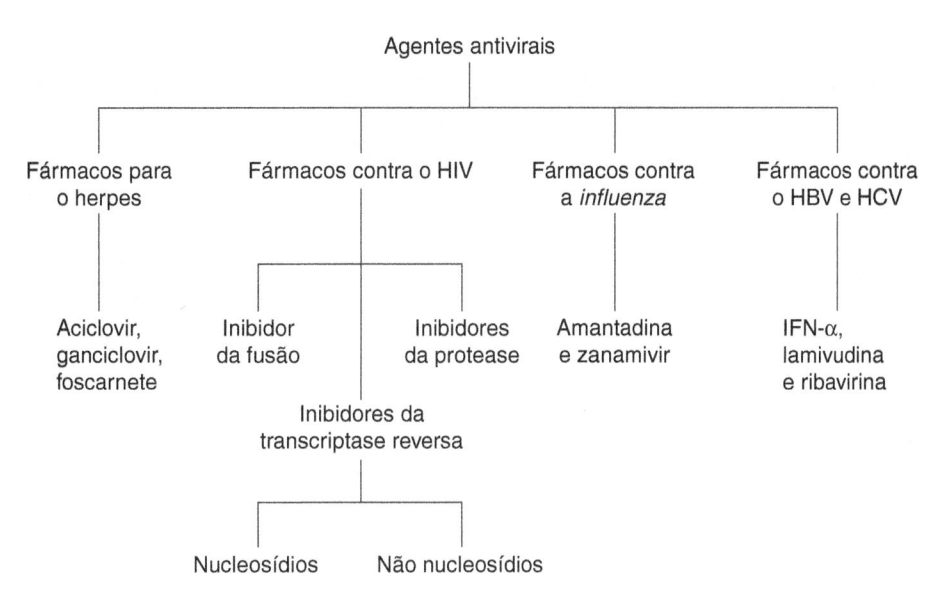

Figura 28.2 Classes de fármacos usadas no tratamento das infecções e doenças virais.

sente dor nos dermátomos afetados. Comumente, a área fica dolorida até as lesões cicatrizarem em 2 a 3 semanas. O herpes-zoster não pode ser contraído de uma pessoa que tem a doença porque a infecção sempre provém da infecção latente pelo VZV nos próprios gânglios da medula espinhal do paciente. Entretanto, a infecção inicial — a catapora — pode ser transmitida de uma pessoa com **herpes-zoster** a uma que ainda não tenha tido catapora (ou que não recebeu a vacina contra a **catapora**). Atualmente, estão disponíveis vacinas contra a catapora e zona (ver a seção Vacinas e imunoglobulinas: imunizações passivas e ativas).

O citomegalovírus (CMV), que pode ser adquirido através da via genital, Peri ou pós-natal, é a infecção congênita mais comum (presente no nascimento) nos EUA, e sua incidência aumenta com a idade. De fato, é estimado que o CMV infecte a maioria dos adultos com 40 anos. Embora vários órgãos possam ser afetados, o CMV é assintomático em adultos saudáveis. Entretanto, em pessoas imunocomprometidas, especialmente com AIDS, as infecções pelo CMV podem provocar várias doenças, sendo a manifestação mais comum, nestas pessoas, uma infecção ocular chamada *retinite pelo CMV*.

A maioria dos fármacos ativos contra o herpes inibe as DNA polimerases virais, enzimas que auxiliam na replicação viral. Os fármacos antivirais são bioativados através de enzimas do vírus ou hospedeiro para as formas ativas. É importante observar que os agentes anti-herpes agem contra o vírus replicante ao se incorporar ao DNA viral, sendo, por isso, ineficazes contra o vírus latente (não replicante). Três fármacos anti-herpes orais estão licenciados para o tratamento das infecções pelo HSV e VZV: aciclovir, valaciclovir e fanciclovir, os quais compartilham mecanismos de ação e indicações similares para uso clínico, sendo bem tolerados.

Aciclovir

Mecanismo de ação e farmacocinética

O aciclovir (acicloguanosina) deriva do nucleosídio guanosina, sendo ativado inicialmente por enzimas do vírus e, em seguida, pelas enzimas do hospedeiro para formar o trifosfato de aciclovir, que compete com o trifosfato de desoxiguanosina pela DNA polimerase viral. Em seguida, o fármaco é incorporado ao DNA viral – mas, como a acicloguanosina não tem a posição necessária à incorporação do nucleotídio, a cadeia de DNA termina. Foi relatada resistência do HSV, principalmente entre os pacientes imunocomprometidos. A resistência está associada, muitas vezes, a mutações da enzima viral timidina quinase, envolvida na **bioativação** inicial do aciclovir. As cepas resistentes ao aciclovir apresentam resistência cruzada a fármacos similares, como o ganciclovir, valaciclovir e fanciclovir. As infecções resistentes são controladas com foscarnete, cidofovir ou trifluridina, que têm um mecanismo de ação antiviral diferente, porém estes fármacos são mais tóxicos que o aciclovir.

O aciclovir está disponível nas formas oral, tópica e intravenosa. Por causa da sua meia-vida curta, a forma oral deve ser administrada várias vezes ao dia. Os pacientes com insuficiência renal requerem doses reduzidas porque os rins são os principais responsáveis pela eliminação do aciclovir.

Usos clínicos e toxicidade

O aciclovir oral tem múltiplos usos, sendo mais comumente usado no tratamento das lesões **mucocutâneas** e genitais do herpes (Quadro 28.1), assim como na profilaxia dos pacientes imunocomprometidos. A terapia oral é a via de administração mais efetiva para o tratamento da infecção primária pelo HSV e do herpes genital recorrente. Nos episódios iniciais do herpes genital, o aciclovir oral reduz a duração dos sintomas, o tempo de cicatrização das lesões e a duração da reativação viral. Na recorrência do herpes genital, o tempo também é reduzido. A terapia supressora oral diária diminui a frequência dos ataques do herpes genital sintomático e a secreção viral assintomática. Este último ponto é especialmente importante na redução do risco de transmissão para os parceiros sexuais. O aciclovir intravenoso é o tratamento de escolha para as infecções graves pelo HSV, como encefalite pelo herpes simples e infecções por HSV em recém-nascidos, infecções graves pelo VSV e infecções pelo VSV em pacientes imunocomprometidos.

Em geral, a administração oral do aciclovir é bem tolerada, com ocasionais relatos de dor de cabeça e desconforto gastrintestinal. Os efeitos tóxicos com a administração intravenosa consistem em delírio, tremor, convulsões, hipotensão e nefrotoxicidade

Congêneres do aciclovir

Vários fármacos anti-herpes, como o valaciclovir, fanciclovir e penciclovir, são congêneres, fármacos que compartilham estruturas químicas e características similares às do aciclovir. Consequentemente, os congêneres do aciclovir compartilham muitos dos usos clínicos deste fármaco. Após a administração oral, o valaciclovir é convertido em aciclovir pelo fígado. Podem ser alcançados níveis plasmáticos maiores com o valaciclovir do que com o aciclovir; assim, a ação é mais longa. Embora o valaciclovir seja tão eficiente quanto o aciclovir na taxa de cicatrização cutânea para o herpes-zoster, foi demonstrado que ele está associado à duração mais curta da dor causada pelo zoster. O fanciclovir oral é convertido em penciclovir pelo fígado, sendo bem tolerado e similar ao aciclovir nas suas propriedades farmacocinéticas e usos clínicos. O penciclovir é o metabólito ativo do fanciclovir. O penciclovir tópico é um tratamento eficiente contra a infecção recorrente do herpes genital dos lábios.

Ganciclovir

Mecanismo de ação e farmacocinética

O ganciclovir inibe as DNA polimerases virais do citomegalovírus (CMV) e HSV. A primeira etapa na bioativação do ganciclovir é uma etapa de fosforilação catalisada por enzimas do vírus nas células infectadas pelo HSV e CMV. O ganciclovir é administrado por via intravenosa e penetra bem nos tecidos, como o sistema nervoso central (SNC), e olhos. Está também disponível como implante intraocular. O valganciclovir, um pró-fármaco do ganciclovir, tem maior biodisponibilidade oral do que o ganciclovir. Assim, o valganciclovir vem substituindo o ganciclovir oral porque os pacientes tomam menos comprimidos por dia.

Usos clínicos e toxicidade

A atividade do ganciclovir contra o CMV é cerca de 100 vezes maior que a do aciclovir. É usado, muitas vezes,

Quadro 28.1 Usos clínicos dos fármacos antivirais

Vírus	Fármaco(s) de escolha	Fármacos alternativos ou auxiliares
CMV	Ganciclovir	Cidofovir, foscarnete, fomivirseno
HSV, VZV	Aciclovir ou similar[1]	Cidofovir, foscarnete, vidarabina
HBV	IFN-α ou lamivudina	Adefovir
HCV	IFN-α	Ribavirina
Influenza A	Amantadina ou oseltamivir	Rimantadina
Influenza B	Oseltamivir	Zanamivir

CMV, citomegalovírus; HSV, herpesvírus simples; VZV, vírus da varicela-zoster; HBV, vírus da hepatite B; HCV, vírus da hepatite C; IFN-α, alfa-interferona.
[1] Os fármacos antiHSV similares ao aciclovir consistem no fanciclovir, penciclovir e valaciclovir.

em pacientes imunocomprometidos para o tratamento e profilaxia das infecções pelo CMV, especialmente retinite pelo CMV, infecção oftálmica que pode levar à cegueira. O efeito tóxico sistêmico mais comum do ganciclovir (e valganciclovir) é a **mielossupressão**, redução na capacidade da medula óssea em produzir as células do sangue. Os efeitos colaterais raros consistem em neurotoxicidade (confusão, convulsões) e nefrotoxicidade.

Cidofovir

Mecanismo de ação e farmacocinética

O cidofovir é bioativado exclusivamente pelas enzimas das células do hospedeiro; inibe as DNA polimerases do HSV, CMV, adenovírus e papilomavírus humano, sendo ativo contra muitas cepas resistentes ao aciclovir e ganciclovir, porque sua bioativação não requer as quinases virais. Até o momento, a resistência clínica ao cidofovir mostra-se rara; é administrado geralmente por via tópica ou intravenosa; tem uma longa meia-vida intracelular de 17 a 65 h, permitindo longos intervalos entre as doses.

Usos clínicos e toxicidade

O cidofovir intravenoso é usado para tratar a retinite pelo CMV e infecções **mucocutâneas** pelo HSV, incluindo as cepas resistentes ao aciclovir, e sendo também eficiente no tratamento das verrugas genitais. A nefrotoxicidade depende da dose. Os pacientes que recebem cidofovir devem receber também um fármaco que bloqueie a secreção tubular ativa (probenecida) para reduzir sua nefrotoxicidade. A administração simultânea de outros fármacos com potencial nefrotóxico (p. ex., fármacos anti-inflamatórios não esteroides [AINE]) deve ser evitada.

Foscarnete

Mecanismo de ação e farmacocinética

O foscarnete inibe a DNA polimerase, RNA polimerase virais e transcriptase reversa do HIV, sendo administrado apenas por via intravenosa, e penetrando bem em todos os tecidos, como o SNC.

Usos clínicos e toxicidade

O foscarnete é um fármaco alternativo para a profilaxia e tratamento das infecções pelo CMV, tendo atividade contra as cepas resistentes ao ganciclovir e cidofovir, e sendo também eficiente contra as cepas do HSV e herpes VSV resistentes ao aciclovir, podendo, ainda, suprimir as infecções resistentes em pacientes com AIDS. Os efeitos tóxicos podem ser graves, como nefrotoxicidade, descompensações eletrolíticas (especialmente hipopotassemia), ulcerações geniturinárias e efeitos no SNC (dor de cabeça, alucinações, convulsões).

Idoxuridina, trifluridina e vidarabina

A idoxuridina, trifluridina e vidarabina são frequentemente usadas por via tópica no tratamento da ceratite herpética, infecção ocular que pode ser recorrente e levar à cegueira. A isoxuridina e trifluridina são muito tóxicas para uso sistêmico. Apesar do marcante potencial tóxico, a vidarabina é usada por via intravenosa para as infecções graves pelo HSV, especialmente nas resistentes ao aciclovir. Os efeitos sistêmicos tóxicos consistem em irritação gastrintestinal, disfunção hepática e toxicidade do SNC (parestesias, tremor, convulsões).

FÁRMACOS ANTI-HIV

O vírus da imunodeficiência humana (HIV) ataca o sistema imunológico, atingindo especificamente os linfócitos T CD4. A depleção das células CD4 leva basicamente a profunda imunossupressão. A síndrome da imunodeficiência adquirida (AIDS) é uma doença sintomática que se caracteriza pelo desenvolvimento de amplo espectro de infecções oportunistas e malignidades adquiridas ou reativadas como resultado da imunossupressão causada pelo HIV. Em todo o mundo, o HIV/AIDS é um problema de saúde global, afetando mais de 40 milhões de pessoas, e vivendo mais de 70% das pessoas infectadas na África Subsaariana. Nos EUA, estima-se que 1 milhão de pessoas esteja atualmente vivendo com HIV/AIDS. As principais vias de infecção nos países desenvolvidos consistem na relação homossexual masculina e uso intravenoso de drogas, bem como, nos países em desenvolvimento, na relação heterossexual e transmissão vertical de mãe para filho.

Para compreender os fármacos usados no tratamento do HIV, deve-se estudar rapidamente o ciclo de vida do HIV (Fig. 28.3), que consiste em um **retrovírus**, o que significa ser um vírus envelopado com um genoma de RNA, não DNA, de fita simples. Antes que o HIV possa entrar nas células CD4, as glicoproteínas virais no envelope se ligam ao CD4 e receptores de quimioquina. Depois, o vírus se funde com a membrana da célula hospedeira e elimina o envelope à medida que penetra na célula hospedeira. Após o desnudamento, a replicação viral depende da enzima transcriptase reversa do vírus, que transcreve o genoma viral do RNA em DNA. Este DNA de dupla fita recém-formado é integrado ao genoma do hospedeiro humano através de uma enzima **integrase**. Em seguida, o DNA viral integrado é transcrito por uma enzima polimerase do hospedeiro no RNA mensageiro, traduzido em proteínas que servem de base para os virions imaturos não infectantes que brotam da membrana da célula hospedeira. A clivagem proteolítica permite a maturação em virions infectantes.

Como assinalamos ao término dos primeiros 25 anos da epidemia do HIV/AIDS, não existe cura para a infecção pelo HIV ou AIDS. Entretanto, a terapia farmacológica pode melhorar drasticamente a extensão e qualidade de vida das pessoas infectadas, bem como atrasar o início do AIDS. Sem o tratamento farmacológico, a maioria dos pacientes morre em alguns anos após o início dos sintomas. Atualmente, o padrão de cuidado no tratamento da infecção pelo HIV envolve iniciar a **terapia antirretroviral altamente ativa** (HAART), que requer três ou quatro fármacos antirretrovirais. Se for possível, a HAART deverá ser iniciada antes de os sintomas surgirem. A meta dos regimes combinados é inibir ou frear a replicação viral em diferentes etapas (Fig. 28.5). Comparada com a administração de um único agente antirretroviral, a terapia combinada aumenta a eficácia da terapia medicamentosa bem como reduz o risco de desenvolvimento de resistência ao fármaco e a carga viral. Atualmente, estão disponíveis seis classes de agentes antirretrovirais: inibidores nucleosídicos da transcriptase reversa (INTR), inibidores não nucleosídicos da transcriptase reversa (INNTR), inibidores da protease (IP), um inibidor da fusão, um inibidor da integrase e um bloqueador do receptor de entrada (Quadro 28.2).

As combinações de medicamentos são construídas para cada paciente de acordo com muitas variáveis, como potência e suscetibilidade, tolerância, conveniência e adesão do paciente ao regime medicamentoso. Com exceção do inibidor da fusão, os agentes anti-HIV estão disponíveis como formulações orais. O tratamento medicamentoso do HIV/AIDS está sujeito a mudança à medida que novos agentes são disponibilizados. Novas farmacoterapias vêm sendo pesquisadas para oferecer as vantagens da administração de dose única diária, menor tamanho da formulação farmacêutica, menor incidência de efeitos adversos, novos alvos virais e atividade contra vírus resistentes a outros agentes.

Inibidores nucleosídicos da transcriptase reversa

Os INTR foram o primeiro grupo de fármacos usado para tratar a infecção pelo HIV, inibindo seletivamente a transcriptase reversa do HIV (Fig. 28.3), a qual incorpora o INTR fosforilado (em vez de um nucleotídio natural) na crescente cadeia de DNA, evitando a completa conversão do RNA viral em DNA. Se usado como agente único para tratar o HIV, a resistência surge rapidamente, sendo, entretanto, rara nos regimes combinados. Os INTR consistem na **zidovudina**, **didanosina**, **zalcitabina**, **lamivudina**, **estavudina** e **abacavir**. Os detalhes de cada fármaco estão descritos a seguir.

Graves efeitos tóxicos estão associados à maioria dos INTR, com exceção da lamivudina (3TC). Os INTR têm potencial para causar a rara e grave acidose láctica bem como **esteatose hepática** grave, provavelmente por causa do dano às mitocôndrias nas células hepáticas. Os fatores de risco são a obesidade, tratamento prolongado com INTR e disfunção hepática preexistente. Os sintomas consistem em náuseas graves, vômitos e dor abdominal persistente. A administração do INTR precisa quase sempre ser suspensa nestes casos.

A **zidovudina** (ZDV), anteriormente chamada de azidotimidina ou AZT, foi o primeiro fármaco antirretroviral aprovado para o tratamento do HIV, sendo ainda usado nos regimes de combinação de medicamentos profilaxia contra a infecção pelo HIV no caso de picada acidental com agulha e através da transmissão vertical da mãe para o feto. Mostra-se ativa por via oral, distribuindo-se para a maioria dos tecidos, incluindo o SNC. O principal efeito adverso é a mielossupressão, que pode ser grave o suficiente para que o paciente necessite de transfusões. Também podem ocorrer desconforto gastrintestinal, dor de cabeça, mialgia, agitação e insônia, sintomas que, porém, tendem a reduzir ou desaparecer durante a terapia.

A **didanosina** (ddI) deve ser ingerida com o estômago vazio para maximizar sua biodisponibilidade; o seu principal efeito tóxico (e, em menor extensão, da zalcitabina e estavudina) é a pancreatite, a qual dependente da dose ocorre com grande frequência em pacientes alcoólatras e nos que apresentam hipertrigliceridemia. Os outros efeitos adversos são polineuropatia periférica dolorosa, diarreia e toxicidade do SNC (dor de cabeça, irritabilidade e

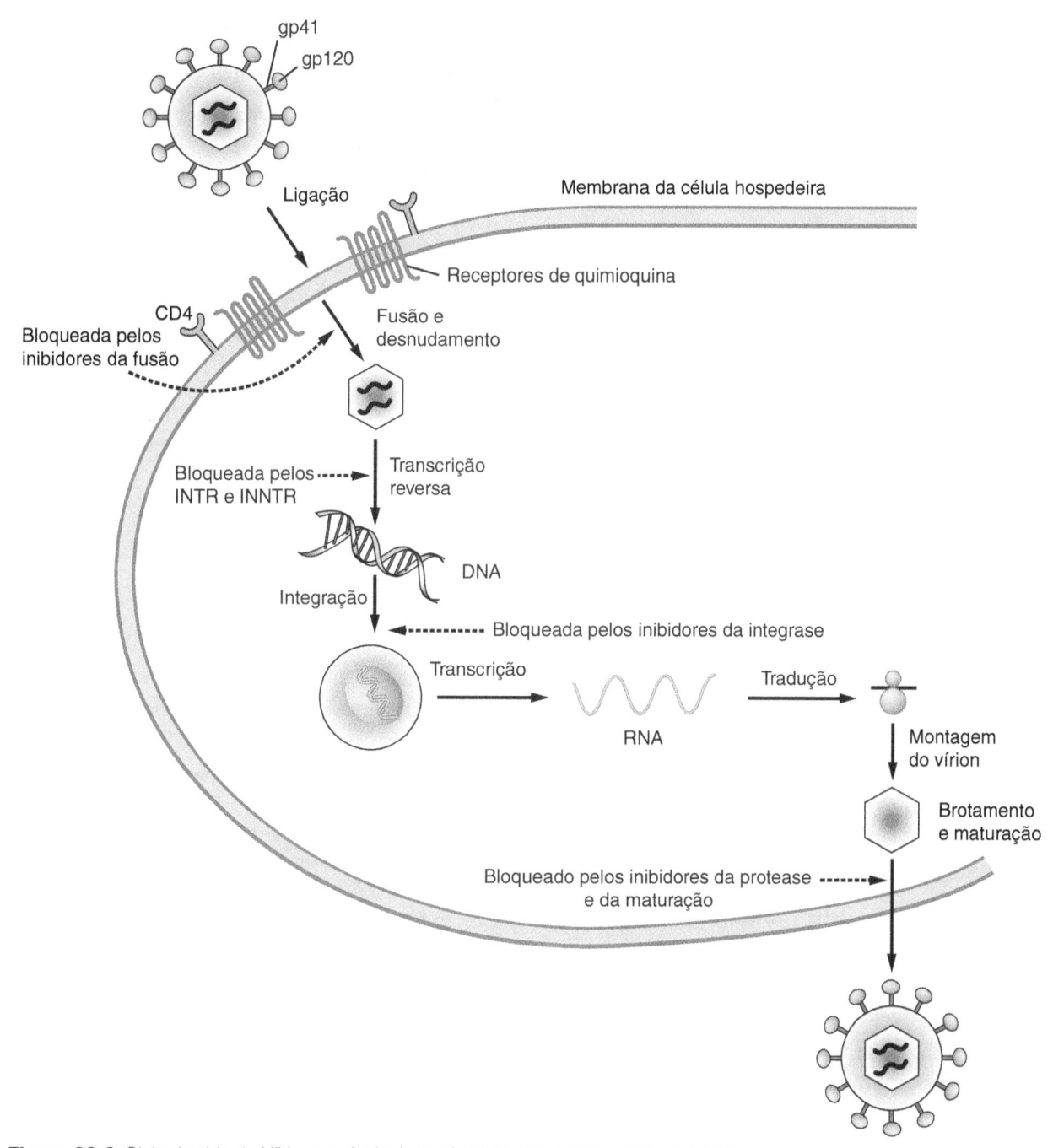

Figura 28.3 Ciclo de vida do HIV e os principais locais-alvos dos agentes antirretrovirais.

insônia). Os pacientes que recebem didanosina também devem fazer frequentes exames da retina por causa dos relatos de mudanças na retina e neurite óptica.

A **zalcitabina** (ddC) tem biodisponibilidade oral relativamente elevada, mas os níveis plasmáticos reduzem muito quando o fármaco é administrado com alimentos ou antiácidos. O principal efeito adverso consiste na polineuropatia, que pode ser o limitante do tratamento em 10 a 20% dos pacientes, e que parece ser lentamente revertida se o tratamento for logo interrompido. Outros efeitos tóxicos importantes são as ulcerações orais e esofágicas, além de pancreatite. Podem ocorrer dor de cabeça, artralgia, mialgias, náuseas e exantema, mas tendem a desaparecer durante a terapia.

Diferente da didanosina e zalcitabina, a biodisponibilidade da lamivudina (3TC) é elevada e não

Quadro 28.2 — Fármacos antirretrovirais

Subclasse	Protótipo	Outros agentes importantes
Inibidores nucleosídicos da transcriptase reversa	Zidovudina	Abacavir, didanosina, lamivudina, estavudina, zalcitabina, tenofovir[1]
Inibidores não-nucleosídeos da transcriptase reversa	Delavirdina	Efavirenzo, nevirapina
Inibidores da protease	Indinavir	Amprenavir, lopinavir, nelfinavir, ritonavir, saquinavir
Inibidor de fusão	Enfuvirtida	
Inibidor da integrase	Raltegravir	
Bloqueador do receptor de entrada	Maraviroque	

[1] O tenofovir é um inibidor nucleosídico da transcriptase reversa.

depende de alimentos, sendo usada como um componente da HAART assim como no tratamento das infecções pela hepatite B (ver discussão adiante), e consistindo em um dos INTR que apresenta boa tolerância. Os efeitos adversos potenciais são leves, sendo constituídos por dor de cabeça, fadiga e desconforto gastrintestinal.

A **estavudina** (d4T) também tem boa disponibilidade oral e não depende dos alimentos; seu principal efeito adverso é a polineuropatia sensorial dependente da dose. A incidência dos sintomas aumenta pela coadministração de outros INTR que induzem à neuropatia, como a didanosina e zalcitabina. Em geral, os sintomas desaparecerão totalmente se a estavudina for interrompida. Os outros potenciais efeitos adversos são a pancreatite e artralgia. Como já discutido, todos os INTR podem provocar acidose láctica com esteatose hepática, efeitos tóxicos que, porém, tendem a ocorrer com maior frequência em pacientes que recebem estavudina do que nos que recebem outros INTR.

O **abacavir** tem boa biodisponibilidade oral inalterada pelos alimentos. Podem ocorrer reações de hipersensibilidade potencialmente fatais em uma pequena porcentagem de pacientes que usam este fármaco. Em geral, os sintomas ocorrem nas primeiras 6 semanas de terapia, consistindo em febre, mal-estar, vômitos, diarreia e anorexia.

O **tenofovir** (um nucleotídio) inibe a transcriptase reversa do HIV, sendo incorporado ao DNA, levando ao término da cadeia. Sua biodisponibilidade aumenta após a ingestão de refeição com alto teor de gordura, por isso os pacientes são aconselhados a ingerir tenofovir com uma refeição. A irritação gastrintestinal é o efeito adverso mais comum, só em raros casos, porém, levando à interrupção da terapia.

Inibidores não nucleosídicos da transcriptase reversa

Os INNTR interrompem a transcrição do RNA viral em DNA através de um mecanismo diferente daquele dos INTR; ligam-se diretamente à transcriptase reversa viral (Fig. 28.5), mudam o formato da enzima e inibem a síntese do DNA. Assim, diferente dos INTR, que são incorporados ao DNA viral, os agentes INNTR inativam a transcriptase reversa para evitar a formação do DNA. Da mesma forma que os INTR, a resistência pode surgir rapidamente se forem usados isoladamente na terapia. Como uma classe, os efeitos adversos associados à administração de INNTR consistem em diferentes níveis de desconforto gastrintestinal e exantemas cutâneos. Os INNTR são metabolizados pelo **sistema citocromo P450 (CYP450)**, o que aumenta a probabilidade de interações medicamentosas adversas. Os fármacos da classe dos INNTR são a **nevirapina**, **delavirdina** e **efavirenzo**.

A biodisponibilidade oral da nevirapina mostra-se boa e não é afetada pela ingestão de alimentos; usa-se como um componente da HAART e profilaxia, em dose única, de mães infectadas pelo HIV no início do trabalho de parto e no recém-nascido. A nevirapina pode provocar graves reações de hipersensibilidade, como a **síndrome de Stevens-Johnson** e **necrólise epidérmica tóxica** com risco de morte.

A biodisponibilidade oral da **delavirdina** é boa, mas reduzida pelos antiácidos. Este fármaco provoca exantema em cerca de 20% dos pacientes, embora o quadro não apresente risco de morte. Os outros efeitos adversos consistem em dor de cabeça, náuseas, fadiga e diarreia. Como foi demonstrado que ela provoca defeitos congênitos em animais, as mulheres devem tomar precauções para evitar a gravidez durante o tratamento com delavirdina.

O **efavirenzo** é geralmente usado com dois INTR. A sua biodisponibilidade aumenta após a ingestão de refeição com alto teor de gordura. Os efeitos adversos são disfunção do SNC (vertigem, sonolência, dor de cabeça, confusão, agitação, ilusões e pesadelos), exantema cutâneo e aumento do colesterol plasmático. A administração na hora de dormir pode ser útil para reduzir a percepção de alguns dos efeitos sobre o SNC. Deve-se evitar gravidez nas mulheres que usam efavirenzo por causa das anomalias fetais observadas nos animais.

Inibidores da protease

A montagem dos virions infectantes do HIV depende da protease HIV-1 (Fig. 28.3). Os inibidores da protease (IP) levam à produção de virions imaturos não infectantes. Como uma classe, os IP nas combinações medicamentosas da HAART causam o desenvolvimento de desregulação metabólica dos carboidratos e lipídios, síndrome que consiste em hiperglicemia, resistência à insulina e hiperlipidemia. Também ocorrem lipodistrofia ou redistribuição seletiva de gordura, por isso os pacientes podem adquirir aparência cushingoide: corcova de búfalo, ginecomastia, obesidade abdominal e emaciação periférica. A incidência da síndrome é entre 30 a 50% dos pacientes que usam HAART com IP, sendo o tempo médio de início de 1 ano após o começo do tratamento. Por causa destes efeitos adversos, os pacientes soropositivos que recebem IP em um regime de HAART são orientados sobre a doença cardíaca como uma nova complicação. Da mesma forma que os agentes INNTR, os IP são metabolizados pelo sistema CYP450, aumentando a probabilidade de interações medicamentosas adversas. Seis IP estão disponíveis para tratamento contra o HIV, sendo usados combinados com INTR e INNTR.

O **indinavir** deve ser ingerido com o estômago vazio para máxima absorção. Para evitar o dano renal (nefrolitíase), os pacientes devem ingerir pelo menos 1,5 ℓ de água por dia. Os outros efeitos adversos são náuseas, diarreia e trombocitopenia.

A biodisponibilidade do ritonavir aumenta quando administrado com alimentos. Os efeitos adversos mais comuns são distúrbios gastrintestinais, parestesias (periférica e circum-oral), paladar alterado (amargo) e hipertrigliceridemia. Durante as primeiras semanas de terapia, ocorrem náuseas, vômitos e dor abdominal, devendo os pacientes ser advertidos sobre estes sintomas.

O **saquinavir** deve ser administrado com alimentos para melhorar sua biodisponibilidade e reduzir o desconforto gastrintestinal. Os outros efeitos adversos são rinite, dor de cabeça e neutropenia.

O **nelfinavir** tem maior absorção quando administrado com alimentos. Seu principal efeito adverso é a diarreia limitada pela dose, embora este sintoma responda aos medicamentos antidiarreicos.

O **amprenavir** é rapidamente absorvido do trato gastrintestinal, podendo ser ingerido com ou sem comida; entretanto, refeições com alto teor de gordura podem reduzir a absorção, devendo ser evitadas. Os efeitos colaterais comuns são desconforto gastrintestinal, parestesias periorais, depressão e exantema. Em uma pequena porcentagem de casos, o amprenavir provocou exantemas com risco de morte, como a síndrome de Stevens-Johnson, grave o suficiente para interromper o tratamento com o fármaco.

O **lopinavir** é frequentemente administrado com ritonavir por causa da melhor eficiência e tolerabilidade. A sua absorção é maior com alimentos. Os efeitos adversos são náuseas, vômitos, diarreia, pancreatite e astenia (redução da força).

Inibidor da fusão

A **enfuvirtida** representa uma nova classe de agentes antirretrovirais; liga-se a uma porção do envelope viral, evitando as mudanças conformacionais necessárias à fusão das membranas do vírus e da célula humana (Fig. 28.3). Diferente dos outros fármacos anti-HIV, a enfuvirtida não está disponível em formulações orais. É administrada por via subcutânea, combinada com outros antirretrovirais, em pacientes que já receberam tratamento com replicação do HIV-1 persistente apesar da terapia atual. Podem ocorrer reações no local da injeção e hipersensibilidade.

Inibidor da integrase

O **raltegravir** é um inibidor da integrase viral, a enzima necessária à integração do DNA viral com o do hospedeiro. O bloqueio desta etapa (Fig. 28.3) evita a replicação do genoma viral. O fármaco mostra-se ativo por via oral e não é afetado por alimentos, sendo bem tolerado, embora tenham sido relatados casos de dor de cabeça e distúrbios gastrintestinais.

Bloqueador do receptor de entrada do HIV

O **maraviroque** combina-se com um receptor de quimioquina nos linfócitos, evitando a ligação do HIV aos receptores de superfície da célula, etapa necessária à entrada nas células do hospedeiro (Fig. 28.3). Mostra-se ativo por via oral, sendo sempre usado com outros fármacos anti-HIV. A toxicidade consiste em reações de hipersensibilidade e hepatotoxicidade.

FÁRMACOS *ANTI-INFLUENZA*

Existem três tipos de vírus da *influenza*: A, B e C. As *influenzas* A e B produzem infecções semelhantes, manifestadas por febre, calafrios, mal-estar, mialgia, dor de cabeça, congestão nasal, tosse não produtiva e dor de garganta. A *influenza* C é geralmente uma doença de menor importância. As infecções pelas *influenzas* A e B são autolimitantes, recuperando-se a maioria dos pacientes em 7 dias. Os agentes *anti-influenza* podem reduzir a duração e gravidade da febre bem como dos sintomas sistêmicos, podendo também ser usados para a profilaxia da infecção. As complicações da *influenza*, como a pneumonia, ocorrem com maior frequência nos idosos, residentes de longa data em instituições de saúde e pessoas com doenças crônicas, como diabetes melito e doenças pulmonares ou cardiovasculares. As vacinas disponíveis para a maioria das cepas das *influenzas* A e B são recomendadas antes do início da estação da *influenza* (geralmente, o outono ou inverno) para as pessoas suscetíveis assim como profissionais de saúde.

Amantadina e rimantadina

A amantadina e rimantadina inibem a etapa inicial da replicação do vírus da *influenza* A (não da *influenza* B). Estes agentes evitam o desnudamento viral nas células hospedeiras infectadas (Fig. 28.1). Os dois fármacos são cerca de 70 a 90% eficientes na prevenção da doença. Se o tratamento começar 1 a 2 dias após o início dos sintomas da gripe, os dois fármacos reduzirão a duração da febre e as queixas de sintomas sistêmicos em 1 ou 2 dias. Ocorre rápido desenvolvimento de resistência em até 50% das pessoas tratadas, tendo sido documentada a transmissão de vírus resistente a membros da mesma família. Embora o mecanismo de ação não esteja claramente definido, a amantadina também é usada para aliviar as anormalidades motoras na doença de Parkinson (Cap. 17). Os efeitos adversos mais comuns consistem em irritação gastrintestinal, tontura, ataxia e fala arrastada.

Oseltamivir e zanamivir

Estes fármacos inibem as **neuraminidases** produzidas pelos vírus das *influenzas* A e B. Ao quebrar as ligações entre as proteínas virais e proteínas de superfície das células infectadas, as neuraminidases virais promovem a liberação do virion e evitam o acúmulo de virions recém-liberados. Assim, os inibidores das neuraminidases impedem a disseminação viral. Os dois fármacos foram aprovados para o tratamento da infecção aguda não complicada pela *influenza*. Diferente da amantadina e rimantadina, o oseltamivir e o zanamivir são ativos contra as *influenzas* A e B. Quando um curso de 5 dias do fármaco é iniciado 36 a 48 h após o início dos sintomas, o uso de um destes fármacos diminui a gravidade e duração da doença, podendo, também, reduzir a incidência de complicações respiratórias em crianças e adultos. O oseltamivir é usado por via oral, e o zanamivir por via intranasal ou através de inalação oral usando o dispositivo Diskhaler fornecido. Empregado como profilaxia, o oseltamivir reduz, de forma significativa, a incidência da *influenza*. Podem ocorrer sintomas gastrintestinais com oseltamivir, os quais podem ser reduzidos ao administrar o medicamento com alimentos. O zanamivir pode induzir ao broncospasmo em pacientes asmáticos.

FÁRMACOS ANTI-HEPATITE

Cada um dos vírus da hepatite identificados (A a E) pertence a uma família diferente de vírus, mas todos têm um longo período de incubação entre a infecção inicial e o início dos sintomas. A hepatite pode se espalhar com facilidade antes de os sintomas surgirem, sendo prováveis muitos casos não relatados porque os sintomas iniciais podem ser suaves. O HBV e HCV são infecções virais transmitidas pelo sangue. Compartilhar equipamento para uso de droga intravenosa e contato sexual com pessoa infectada são as fontes mais frequentes de transmissão do HBV, sendo o uso de equipamento para droga intravenosa a principal via de transmissão do HCV. O tratamento destas infecções é necessário porque existem milhões de portadores crônicos de HBV e HCV, os quais não tratados, constituem não apenas um risco de transmissão a outras pessoas mas eles mesmos também podem desenvolver complicações a longo prazo, como hepatite crônica, cirrose e carcinoma hepatocelular.

Todos os agentes disponíveis no momento para o tratamento do HBV e HCV são mais supressivos do que curativos. Em geral, os fármacos anti-hepatite mostram-se mais eficientes em impedir a progressão da doença na infecção pelo HBV do que pelo HCV. A adesão ao tratamento também é problemática. Os efeitos adversos podem ser intoleráveis, e os regimes de posologia são rigorosos, exigindo injeções diárias 2 ou 3 vezes na semana, por vários meses, no caso das interferonas. Os fármacos usados para o tratamento da hepatite viral são divididos em duas categorias: imunomoduladores (interferonas) e inibidores da replicação (lamivudina, adefovir e ribavirina) (Quadro 28.1). Dadas a morbidade e mortalidade associadas a estas infecções, é importante melhorar a quimioterapia para o tratamento. Embora uma vacina esteja disponível contra o HBC, não existe vacina contra o HCV.

Alfa-interferona e alfapeginterferona

Mecanismo de ação e farmacocinética

As interferonas são citoquinas endógenas das defesas imunológicas inatas do corpo. Estas proteínas agem através de receptores da superfície da célula hospedeira para aumentar a formação de proteínas antivirais; são classificadas de acordo com o tipo de célula da qual derivam. Cada uma das três principais classes diferentes de interferonas humanas (α, β, γ) tem propriedades físico-químicas, efeitos biológicos e células produtoras exclusivos. A ação antiviral da alfa-interferona (IFN-α) ocorre principalmente por causa da ativação de uma **ribonuclease** da célula hospedeira que degrada o RNA viral. Além disso, IFN-α promove a formação de células exterminadoras naturais (*natural killer*), que destroem as células do fígado infectadas pelo vírus.

Existem várias preparações de IFN-α disponíveis para o tratamento do HBV e HCV. As interferonas estão disponíveis como injeções subcutâneas ou intramusculares, administradas diariamente ou 3 vezes por semana. A ligação de polietilenoglicol à IFN-α (chamada de IFN-α **pegilada**) estende a sua ação, permitindo uma administração com menor frequência.

Usos clínicos e toxicidade

A IFN-α é usada no tratamento do HBV crônico como monoterapia ou combinada com lamivudina. A IFN-α utilizada com ribavirina para a infecção pelo HCV reduz a progressão para o HCV crônico. Para o HCV crônico, IFN-α pegilada com ribavirina é superior à IFN-α não pegilada como monoterapia, sendo também usada no tratamento do sarcoma de Kaposi, **papilomatose** e topicamente para as verrugas genitais. As interferonas igualmente evitam a disseminação do herpes-zoster em pacientes com câncer. Os efeitos adversos típicos consistem em síndrome semelhante ao resfriado 6 h após a administração em 30% dos pacientes, que tende a desaparecer com a administração contínua. Também podem ocorrer sintomas gastrintestinais, fadiga profunda, neutropenia, mialgia, exantema e hipotensão. Foram relatados sintomas neuropsiquiátricos graves (depressão grave e confusão mental).

Adefovir

Mecanismo de ação, farmacocinética e uso clínico

Embora tenha sido inicialmente desenvolvido para o tratamento do HIV, o adefovir está aprovado para o tratamento do HBV. Similarmente ao tenofovir (ver a seção sobre os fármacos anti-HIV), o adefovir é um análogo nucleotídico, inibindo competitivamente a DNA-polimerase do HBV, levando ao término da cadeia após a sua incorporação ao DNA viral; suprime a replicação do HBV bem como melhora a histologia e fibrose do fígado em 1 ano. Entretanto, após o término da terapia, o DNA do HBV reaparece. A biodisponibilidade oral se mostra boa e não é afetada pelas refeições.

Toxicidade

O principal efeito tóxico é a nefrotoxicidade dependente da dose, que tem maior probabilidade de ocorrer em pacientes com disfunção renal e nos que recebem o fármaco por mais de 1 ano. Assim como os INTR, o adefovir pode provocar acidose láctica e hepatomegalia.

Lamivudina

A lamivudina é um agente INTR usado no tratamento do HIV (ver discussão anteriormente). Em doses menores que as usadas para o HIV, é usada para o tratamento da infecção crônica pelo HBV. Embora seja utilizada como monoterapia que suprime a replicação do HBV e é atóxica, o vírus rapidamente desenvolve resistência. Se os pacientes ainda tiverem níveis detectáveis de DNA do HBV, seu tratamento deverá ser trocado para a IFN-α ou adefovir.

Ribavirina

Mecanismo de ação e farmacocinética

A ribavirina inibe a replicação de muitos vírus de DNA e RNA, como as *influenzas* A e B, *parainfluenza*, HCV e HIV. O exato mecanismo de ação é desconhecido, mas ela inibe a formação do DNA do vírus, evitando o encapsulamento do mRNA viral, e bloqueando as RNA polimerases RNA-dependente em alguns vírus. Está disponível para usos oral, intravenoso e como aerossol. A biodisponibilidade oral aumenta com refeições tendo alto teor de gordura e reduz com o uso de antiácidos.

Usos clínicos e toxicidade

A ribavirina é usada com IFN-α para tratar os pacientes com infecção crônica pelo HCV tendo doença hepática. A monoterapia utilizando apenas ribavirina não é eficaz. Nas febres hemorrágicas, a ribavirina intravenosa, administrada no início da doença, reduz a mortalidade. Este fármaco também é usado no tratamento do vírus sincicial respiratório (VSR) em crianças. O uso sistêmico pode provocar anemia hemolítica dependente da dose. As formulações em aerossol podem provocar irritação na membrana conjuntiva e brônquios. A ribavirina é totalmente contraindicada na gravidez por ser um teratógeno para os seres humanos.

VACINAS E IMUNOGLOBULINAS: IMUNIZAÇÕES PASSIVAS E ATIVAS

As vacinas são virions completos ou fragmentos de vírus totalmente inativados (mortos) ou parcialmente inativados (vivos atenuados). A **imunização ativa** consiste na inoculação de vacina que dispara o sistema imunológico do hospedeiro para produzir anticorpos e imunidade mediada por células contra este antígeno. Assim, a imunização ativa fornece imunidade contra uma posterior exposição ao vírus em particular. A vacina ideal evita a doença viral, o estado de portador do vírus e produz imunidade a longo prazo com um número mínimo de imunizações, ausência de efeitos tóxicos e comodidade para imunizações da população (p. ex., barata e fácil de administrar). Os produtos vivos atenuados estimulam a resistência natural e transmitem a imunidade mais duradoura que os antígenos mortos. Entretanto, o risco de contrair a doença viral é maior do que com os antígenos completamente inativados. São exemplos de vacinas de vírus atenuados o sarampo, caxumba e rubéola (MMR), poliovírus (a vacina oral) e varíola. As vacinas com antígenos virais mortos são a vacina contra a raiva, hepatites A e B, bem como poliovírus (a vacina parenteral). Atualmente, existem vacinas contra infecções virais. Algumas vacinações são obrigatórias por lei (p. ex., sarampo, poliomielite), sendo as outras administradas apenas a populações de alto risco (p. ex., *influenza*). Exemplos selecionados do material usado para a imunização ativa nos EUA são fornecidos no Quadro 28.3.

Diferente da imunização ativa, que requer tempo para se desenvolver porque o sistema imunológico da pessoa deve produzir seus próprios anticorpos, a imunização passiva permite que a pessoa adquira imediata imunidade porque transfere imunoglobulinas pré-formadas a esta pessoa. Como o receptor não produz seus próprios anticorpos, a imunização passiva é temporária. Os produtos da imunização passiva contêm elevados **títulos** de anticorpos direcionados contra um antígeno específico ou podem simplesmente ter anticorpos encontrados em grande parte da população. A imunização passiva é usada para (1) pessoas incapazes de formar anticorpos (p. ex., agamaglobulinemia congênita); (2) prevenção da doença quando o tempo não permite a imunização ativa (p. ex., pós-exposição); (3) tratamento de certas doenças normalmente evitadas com imunização (p. ex., tétano); (4) tratamento de condições para as quais a imunização ativa não está disponível ou não é possível (p. ex., picada de cobra). Os anticorpos podem ser derivados de fontes animais ou humanas. As imunizações derivadas de anticorpos humanos têm a vantagem de evitar o risco de reações de hipersensibilidade, apresentando meia-vida mais longa do que as imunizações derivadas de animais. Os materiais selecionados para a imunização passiva estão apresentados no Quadro 28.4.

FOCO NA REABILITAÇÃO

Embora muitos agentes antivirais limitem a extensão da lesão sistêmica, especialmente quando administrados na fase inicial da infecção viral, bem poucos curam totalmente estas infecções. Os pacientes que usam agentes antivirais encaram desafios de adesão a complicados regimes terapêuticos. Em geral, os regimes de HAART exigem que os pacientes soropositivos tomem mais de 12 comprimidos por dia — alguns de estômago vazio, outras às refeições e ainda outros com grandes quantidades de água. Os compostos à base de interferona anti-hepatite exigem injeções 1 a 3 vezes por semana por longos períodos. Além disso, os efeitos adversos dos agentes antivirais sistêmicos podem fazer com que os pacientes abandonem o curso completo de tratamento.

Quadro 28.3 — Materiais comumente usados para a imunização ativa nos EUA[1]

Vacina	Tipo de agente	Via de administração	Indicações
Difteria-tétano-coqueluche acelular (DTaP)	Toxoides e componentes bacterianos inativados	Intramuscular	1. Para todas as crianças 2. Reforço a cada 10 anos em adolescentes e adultos
Conjugado de *Haemophilus influenzae* tipo b (Hib)	Polissacarídio bacteriano conjugado com proteína	Intramuscular	1. Para todas as crianças 2. Asplenia e outras condições de risco
Hepatite A	Vírus inativado	Intramuscular	1. Viajantes para as áreas endêmicas de hepatite A 2. Homens homossexuais e bissexuais 3. Usuários de drogas ilícitas 4. Doença hepática crônica ou distúrbios do fator de coagulação 5. Pessoas com risco ocupacional de infecção 6. Pessoas que vivem ou são deslocadas para áreas endêmicas 7. Contato doméstico ou sexual com pessoas que tenham hepatite A aguda
Hepatite B	Antígeno viral inativo, recombinante	Intramuscular (a injeção subcutânea é aceitável em pessoas com distúrbios hemorrágicos)	1. Para todos os bebês 2. Pré-adolescentes, adolescentes e adultos jovens 3. Pessoas com risco ocupacional, estilo de vida ou ambiental 4. Hemofílicos 5. Pacientes submetidos à hemodiálise 6. Profilaxia pós-exposição
Influenza inativada	Vírus inativado ou componentes virais	Intramuscular	1. Adultos ≥ 50 anos 2. Pessoas que tenham condições de alto risco (p. ex., asma) 3. Profissionais de saúde e outros em contato com grupos de alto risco 4. Residentes em asilos e outras instalações para tratamento crônico 5. Todas as crianças entre 6 e 23 meses
Influenza, vírus vivo atenuado	Vírus vivo	Intranasal	Pessoas saudáveis entre 5 e 49 anos que queiram se proteger contra a *influenza*
Sarampo	Vírus vivo	Subcutânea	1. Adultos e adolescentes nascidos após 1956 sem histórico de sarampo ou vacinação com o vírus vivo ou após seu primeiro aniversário 2. Profilaxia pós-exposição em pessoas não imunizadas
Sarampo-caxumba-rubéola (MMR)	Vírus vivo	Subcutânea	Para todas as crianças
Sarampo-caxumba-rubéola (MMR)	Vírus vivo	Subcutânea	Para todas as crianças
Vacina meningocócica conjugada	Polissacarídios bacterianos conjugados com toxoide da difteria	Intramuscular	1. Todos os adolescentes 2. Preferida em relação à vacina de polissacarídio em pessoas entre 11 e 55 anos

(continua)

Quadro 28.3 Materiais comumente usados para a imunização ativa nos EUA[1] (continuação)

Vacina	Tipo de agente	Via de administração	Indicações
Vacina com polissacarídio de meningococos	Polissacarídios bacterianos dos sorotipos A/C/Y/W-135	Subcutânea	1. Recrutas 2. Viajantes para áreas com meningite epidêmica 3. Pessoas com asplenia, deficiência do complemento ou de properdina 4. Controle de surtos em populações fechadas ou semifechadas 5. Calouros de faculdade que vivem em dormitórios 6. Microbiologistas expostos na rotina a isolados de *Neisseria meningitidis*
Caxumba	Vírus vivo	Subcutânea	Adultos nascidos após 1956 sem histórico de caxumba ou vacinação com vírus vivo ou após seu primeiro aniversário
Vacina conjugada de pneumococo	Polissacarídios bacterianos conjugados à proteína	Intramuscular ou subcutânea	
Vacina com polissacarídio pneumococo	Polissacarídios bacterianos de 23 sorotipos	Intramuscular ou subcutânea	1. Adultos ≥ 65 anos 2. Pessoas com maior risco de doença pneumocócica ou suas complicações
Vacina de poliovírus inativado (IPV)	Vírus inativados dos três sorotipos	Subcutânea	1. Para todas as crianças 2. Adultos anteriormente não vacinados com maior risco de exposição, ocupacional ou durante viagem, a polioviroses
Raiva	Vírus inativado	Intramuscular (IM) ou intradérmica (ID)	1. Profilaxia pré-exposição em pessoas em risco por contato com o vírus da raiva 2. Profilaxia pré-exposição (administrar com imunoglobulina antirrábica)
Rubéola	Vírus vivo	Subcutânea	Adultos nascidos após 1956 sem histórico de rubéola ou vacinação com vírus vivo, ou após seu primeiro aniversário
Tétano-difteria (Td ou DT)[2]	Toxoides	Intramuscular	1. Todos os adultos que não tinham sido imunizados quando eram crianças 2. Profilaxia pós-exposição após mais de 5 anos desde a última dose
Tifoide, Ty21a oral	Bactérias vivas	Oral	Risco de exposição à febre tifoide
Varicela	Vírus vivo	Subcutânea	1. Para todas as crianças 2. Pessoas após o 13º aniversário sem histórico de infecção por varicela 3. Profilaxia pós-exposição em pessoas suscetíveis
Febre amarela	Vírus vivo	Subcutânea	1. Pessoal de laboratório que pode ser exposto ao vírus da febre amarela 2. Viajantes para áreas onde ocorre a febre amarela

[1] A dose de produto específico, incluindo variações de idade, é obtida na bula do fabricante.
[2] Td, toxoides do tétano e difteria para uso em pessoas ≥ 7 anos (contém menos toxoide da difteria do que DPT e DT).
DT, toxoides do tétano e difteria para uso em pessoas < 7 anos (contém a mesma quantidade de toxoide da difteria que DPT).

Quadro 28.4 — Imunizações passivas selecionadas[1]

Indicação	Produto	Dose	Comentários
Transplante de medula óssea	Imunoglobulina (intravenosa)[2]	500 mg/kg IV nos dias 7 e 2 antes do transplante e 1 vez por semana durante 90 dias após o transplante	Profilaxia para reduzir o risco de infecção, pneumonia intersticial e doença grave do enxerto *versus* hospedeiro em adultos submetidos a transplante de medula óssea
Leucemia linfocítica crônica (LLC)	Imunoglobulina (intravenosa)[2]	400 mg/kg IV a cada 3 a 4 semanas. A dose deverá ser ajustada para valor superior se ocorrerem infecções bacterianas	Pacientes com LLC e hipogamaglobulinemia, bem como com histórico de pelo menos uma infecção bacteriana grave
Citomegalovírus (CMV)	Imunoglobulina anticitomegalovírus (intravenosa)	Consultar as recomendações de posologia do fabricante	Profilaxia para a infecção pelo CMV em receptores de transplante de medula óssea, rim, fígado, pulmão, pâncreas e coração
Crianças soropositivas	Imunoglobulina (intravenosa)[2]	400 mg/kg IV a cada 28 dias	Crianças infectadas pelo HIV com infecções bacterianas graves recorrentes ou hipogamaglobulinemia.
Púrpura trombocitopênica idiopática	Imunoglobulina (intravenosa)[2]	Consultar as recomendações de posologia do fabricante para o produto específico a ser usado	A resposta nas crianças com PTI é maior que nos adultos. Os corticosteroides são o tratamento de escolha em adultos, exceto para PTI grave associada à gravidez.
Distúrbios de imunodeficiência primária	Imunoglobulina (intravenosa)[2]	Consultar as recomendações de posologia do fabricante para o produto a ser usado	Os distúrbios de imunodeficiência primária consistem em deficiências de anticorpos (p. ex., agamaglobulinemia relacionada com o X) e deficiências combinadas (p. ex., imunodeficiências combinadas graves)

[1] A imunoterapia ou imunoprofilaxia passiva devem ser sempre administradas o mais rápido o possível após a exposição. Antes de administrar o soro animal, os pacientes devem ser examinados e testados para hipersensibilidade.
[2] Ver as seguintes referências para uma análise dos usos adicionais de imunoglobulina administrada por via intravenosa: Ratko TA *et al.*: Recommendations for off-label use of intravenously administered immune globulin preparations. *JAMA* 1995;273:1865, and Dalakas MC: Intravenous immune globulin therapy for neurologic diseases. *Ann Intern Med* 1997;126:721.

Os fisioterapeutas podem ajudar os pacientes a aderirem aos regimes terapêuticos; podem organizar os medicamentos em um único local de fácil acesso, ensinar os pacientes a usar um relógio para indicar os horários de administração, desenvolver um sistema baseado em cores com caixas de comprimidos para lembrá-los sobre quais medicamentos devem ser ingeridos com ou sem alimento, bem como ressaltar a importância da adesão ao regime antiviral.

Ao organizar as sessões de fisioterapia, estes profissionais devem ter sensibilidade para avaliar o impacto que os antivirais têm na capacidade do paciente de participar das atividades. Náuseas, vômitos, diarreia e mal-estar podem atrasar as sessões. No caso dos pacientes internados, sessões rápidas podem ser mais eficientes e toleráveis do que uma única sessão prolongada. A dor causada pela polineuropatia ou mialgia pode alterar um plano de tratamento para aliviar a dor, podendo os fisioterapeutas contarem com o uso auxiliar de modalidades de calor e eletroestimulação nervosa transcutânea (TENS). A flexibilidade para organizar as sessões de fisioterapia de acordo com o melhor horário para o paciente otimiza sua capacidade para alcançar os objetivos da reabilitação.

Como o HIV atinge diretamente o sistema imunológico, os pacientes soropositivos são os mais imunocomprometidos. Além do HAART, os pacientes soropositivos muitas vezes usam medicamentos profiláticos para evitar infecções oportunistas como outros vírus, bactérias, fungos e patógenos diversos. Os fisioterapeutas devem estar alerta para os novos sinais e sintomas de infecções agudas, bem como reportá-los para o médico imediatamente visando facilitar o tratamento agressivo nos estágios iniciais da infecção; eles devem utilizar práticas-padrões quando trabalharem com pacientes soropositivos, o que inclui ficar em casa ou evitar cuidar do paciente quando estiver doente para evitar a transmissão de patógenos.

RELEVÂNCIA CLÍNICA PARA A REABILITAÇÃO

Reações adversas a fármacos

Fármacos anti-herpes

- O ganciclovir pode provocar mielossupressão.
- O cidofovir e o foscarnete podem causar nefrotoxicidade.
- O foscarnete (e, mais raramente, ganciclovir) pode provocar toxicidade do SNC, como dor de cabeça, alucinações e convulsões.

Fármacos anti-HIV

- Muitos fármacos anti-HIV provocam desconforto gastrintestinal (náuseas, vômitos, diarreia e dor abdominal), mal-estar, fadiga e disfunção do SNC (dor de cabeça, agitação, tontura e confusão).
- Os INNTR e IP são metabolizados pelo sistema citocromo P450, aumentando a probabilidade de interações medicamentosas.
- Os alimentos reduzem a biodisponibilidade de alguns INTR (didanosina e zalcitabina) e IP indinavir.
- O estômago vazio reduz a biodisponibilidade de alguns INNTR (efavirenzo) e IP (ritonavir, saquinavir, nelfinavir e lopinavir).
- Os antiácidos reduzem a biodisponibilidade da zalcitabina, delavirdina e amprenavir.

ITRN

- Todos os INTR (especialmente a estavudina) podem provocar grave acidose láctica e esteatose hepática.
    - A zidovudina pode causar grave mielossupressão.
    - A didanosina, zalcitabina e estavudina podem provocar pancreatite dependente da dose.
    - A didanosina, zalcitabina e estavudina podem causar polineuropatia.
    - A didanosina pode produzir alterações na retina.

ITRNN

- A maioria dos INNTR tende a produzir exantema, que, no caso da nevirapina, pode apresentar risco de morte.

IP

- É comum os IP causarem desregulação do metabolismo dos carboidratos e lipídios.
    - O indinavir pode provocar lesão nos rins.
    - O ritonavir e amprenavir podem causar parestesias.
    - O amprenavir pode provocar exantemas com risco de morte.
    - O lopinavir pode causar astenia (fraqueza).

Fármacos "anti-influenza"

- A amantadina e oseltamivir podem provocar distúrbio gastrintestinal.
- A amantadina pode causar tontura e ataxia.
- O zanamivir pode induzir ao broncospasmo em pacientes asmáticos.

Fármacos anti-hepatite

- A IFN-α pode provocar sintomas semelhantes aos do resfriado 6 h após administração parenteral.
- A IFN-α pode causar hipotensão e sintomas neuropsiquiátricos graves.
- A ribavirina em aerossol pode provocar irritação na conjuntiva e brônquios.

Efeitos que interferem na reabilitação

- A mielossupressão (ganciclovir e zidovudina) pode levar à redução na resistência a infecções **hospitalares** (por causa da leucopenia), aumento da fadiga e falta de ar (em virtude da anemia) e manchas roxas ou sangramento excessivo em pequenas feridas (por causa da trombocitopenia).
- Deve-se evitar o uso simultâneo de AINE para a dor musculosquelética e inflamação quando os pacientes estiverem usando fármacos nefrotóxicos (p. ex., cidofovir, foscarnete).
- Os efeitos gastrintestinais e no SNC podem afetar a participação e desempenho funcional de pacientes em programas de reabilitação.
- Pacientes com HIV/AIDS sob regime de HAART que usem fármacos isentos de prescrição ou suplementos que reduzem ou aumentam os níveis dos fármacos no sangue, levando à subdosagem ou aumento dos efeitos adversos associados à superdosagem.
- Fortes náuseas, vômitos, dor abdominal, respiração curta ou falta de ar em pacientes soropositivos que recebem INTR podem indicar o início da acidose láctica.
- Pacientes com HIV/AIDS recebendo INTR que reclamem de dor constante na parte superior do abdome com possível irradiação para as costas podem estar desenvolvendo pancreatite aguda.
- As polineuropatias dolorosas (didanosina, zalcitabina e estavudina), parestesias (ritonavir e amprenavir), tontura e ataxia (amantadina), — bem como astenia

(lopinavir) podem afetar a mobilidade e caminhada, além de limitar a participação na reabilitação.
- As alterações na retina (didanosina) podem afetar a visão, equilíbrio e mobilidade.
- A desregulação metabólica induzida pelo inibidor da protease aumenta o perfil de risco do paciente para doença cardiovascular.
- Os pacientes que usam zanamivir ou ribavirina podem apresentar disfunção respiratória.
- A participação nas terapias pode ser limitada nas primeiras horas após a administração de IFN-α.

Possíveis soluções para a terapia

- Se o paciente apresentar mielossupressão, os fisioterapeutas deverão seguir as precauções-padrões para evitar a transmissão de infecção. A intensidade e duração dos exercícios devem ser diminuidas para ajudar na reduzida capacidade de transporte do oxigênio pelo sangue. Além disso, deve-se ter muito cuidado para evitar pressão inadvertida ou constante em qualquer área do paciente por causa da menor capacidade de coagulação.
- Se os pacientes que usam fármacos nefrotóxicos sentirem dor musculosquelética após exercícios ou fisioterapia, deverão ser usadas alternativas aos fármacos, como calor ou gelo, em vez dos AINE.
- A terapia deve ser agendada para períodos em que os efeitos adversos são mais brandos. Os fisioterapeutas devem discutir com o médico ou farmacêutico determinados medicamentos podem ser administrados à noite para reduzir a percepção de certos efeitos no SNC e minimizar seu impacto no desempenho funcional e capacidade do paciente de participar da terapia.
- Os fisioterapeutas podem ajudar na otimização dos esquemas terapêuticos do fármaco para os pacientes que usam HAART. Por exemplo, podem fazer painéis ou quadros em locais convenientes, como acima da cabeceira da cama ou na cozinha, para lembrar aos pacientes que comprimidos devem ser ingeridos com o estômago vazio ou às refeições. A didanosina, zalcitabina e indinavir devem ser ingeridos com o estômago vazio. O efavirenzo, tenofovir, ritonavir, saquinavir, nelfinavir e lopinavir precisam ser ingeridos às refeições. Os antiácidos não devem ser usados com zalcitabina, delavirdina e amprenavir.
- Por causa do grande potencial de interações medicamentosas em pacientes com HIV/AIDS usando HAART, os fisioterapeutas devem ter o histórico completo dos fármacos e orientar os pacientes sobre o potencial de qualquer fármaco, como os fitoterápicos e medicamentos para resfriado que interferem no metabolismo dos fármacos. Deve-se incentivar o paciente a falar sobre todos os fármacos que usar com o seu médico
- Os sintomas compatíveis com acidose láctica ou pancreatite devem ser imediatamente reportados ao médico, devendo a terapia ser interrompida até os sintomas desaparecem.
- Os relatos de pacientes sobre alterações visuais, polineuropatia e parestesia devem ser encaminhados ao médico para determinar se a redução da dose alivia os sintomas.
- Qualquer exantema, ou progressão ou disseminação de um exantema já existente, deve ser imediatamente relatado ao médico já que muitos antivirais produzem exantemas com risco de morte.
- Deve-se observar se pacientes que usam IP apresentam sinais de doença cardiovascular. Se forem tolerados, os exercícios deverão ser modificados para aumentar a participação no exercício aeróbico.
- Os fisioterapeutas devem monitorar cuidadosamente a função respiratória durante a terapia dos pacientes que usam zanamivir ou ribavirina, inclusive se eles tiverem doença pulmonar obstrutiva crônica. A piora dos sintomas deve ser relatada ao médico. Os broncodilatadores de ação curta devem estar disponíveis no caso de broncospasmo.

ESTUDO DE CASO CLÍNICO

Breve histórico: o paciente, de 44 anos, é HIV-positivo há 10 anos. Na sua última consulta médica, foi observado que apresentava quadro de hiperglicemia e hiperlipidemia. Além disso, embora seu peso não tenha mudado no ano passado, percebeu que suas pernas estão mais finas, e sua cintura maior.

Quadro médico atual e terapia medicamentosa: o regime HAART do paciente consiste em dois INTR, um INNTR e um IP. Como a infecção pelo HIV vem respondendo muito bem a este regime terapêutico, sua médica reluta em trocar para um regime poupador de IP. Ela o encaminhou à reabilitação visando avaliar

(*continua*)

ESTUDO DE CASO CLÍNICO (continuação)

a eficácia de uma abordagem não farmacológica para a hiperglicemia, hiperlipidemia e síndrome lipodistrófica.

Cenário da reabilitação: o fisioterapeuta prescreveu um programa de exercício para o paciente que incluía treinamento aeróbico e resistência progressiva. Seu programa consistia em 40 min de atividade aeróbica moderada e 20 min de treinamento de resistência 3 ou 4 vezes na semana. Os exercícios de alongamento foram direcionados aos grupos de músculos maiores, especialmente das extremidades inferiores. O fisioterapeuta monitorou seus sinais vitais e avançou com os exercícios de acordo com sua tolerância. O paciente veio seguindo rigorosamente seu programa de exercícios durante 4 meses, ficando muito satisfeito com os resultados já que sua cintura se mostrou melhor, suas pernas mais fortes e passou a ter maior massa muscular. Na avaliação médica, seu perfil metabólico também melhorou de forma significativa: lipidemia reduzida, diminuição da glicose sanguínea no jejum e menor pressão sanguínea no repouso.

Problema/opções clínicas: sem dúvida, o HAART aumenta a expectativa de vida e melhora a qualidade de vida das pessoas com infecção pelo HIV. Como a perspectiva de sobrevida dos pacientes com HIV/AIDS vem aumentando, outras morbidades surgem, como a doença cardiovascular. Os inibidores da protease incluídos nos regimes de HAART estão, muitas vezes, associados ao desenvolvimento de dislipidemia, resistência à insulina e lipodistrofia. Da mesma forma que no tratamento destas condições nos pacientes não infectados pelo HIV, os exercícios podem ser usados para ajudar a evitar potenciais complicações cardiovasculares e metabólicas nos pacientes infectados pelo HIV. As recomendações consistem em deixar de fumar, reduzir a ingestão de gordura e aumentar a frequência de exercícios. Foi demonstrado que os exercícios de resistência e aeróbicos ajudam as pessoas infectadas pelo HIV a ganhar massa corporal, reduzir a adiposidade no tronco bem como diminuir as concentrações de colesterol total e triglicerídios.

APRESENTAÇÕES DISPONÍVEIS

Abacavir
Oral: comprimidos de 300 mg; solução de 20 mg/mℓ
Oral: comprimidos de 300 mg combinados com 150 mg de lamivudina e 300 mg de zidovudina

Aciclovir
Oral: cápsulas de 200 mg; comprimidos de 400 e 800 mg
Suspensão de 200 mg/5 mℓ
Parenteral: 50 mg/mℓ; pó para reconstituição para injeção (500 e 1.000 mg por frasco).
Tópico: pomada a 5%

Adefovir
Oral: comprimidos de 10 mg

Alfa-interferona 2a
Parenteral: frascos de 3; 6; 9; 36 milhões de UI

Alfa-interferona -2b
Parenteral: frascos de 3; 5; 10; 18; 25; 50 milhões de UI

Alfa-interferona -2b
Parenteral: frascos de 3 milhões de UI (fornecidos com cápsulas de 200 mg de ribavirina oral)

Alfa-interferona n3
Parenteral: 5 milhões de UI/frasco

Alfacon-interferona -1
Parenteral: frascos de 9 e 15 mcg

Alfapeginterferona 2a (alfa-interferona 2a pegilada)
Parenteral: 180 mcg/mℓ

Alfapeginterferona 2b (alfa-interferona 2b pegilada)
Parenteral: pó para reconstituir como 100; 160; 240; 300 mcg/mℓ de injeção

Amantadina
Oral: cápsulas, comprimidos de 100 mg; xarope de 50 mg/5 mℓ

Amprenavir
Oral: cápsulas de 50 e 150 mg; solução a 15 mg/mℓ

Cidofovir
Parenteral: 375 mg/frasco (75 mg/mℓ) para injeção intravenosa

Delavirdina
Oral: comprimidos de 100 e 200 mg

Didanosina (didesoxinosina, ddI)
Oral: comprimidos de 25; 50; 100; 150; 200 mg; pó de 100; 167; 250 mg para solução oral; pó de 2 e 4 g para solução pediátrica
Oral: comprimidos de liberação lenta de 125; 200; 250; 400 mg

Efavirenzo
Oral: cápsulas de 50; 100; 300 mg; comprimidos de 600 mg

Enfuvirtida
Parenteral: 90 mg/mℓ para injeção

Estavudina
Oral: cápsulas de 15; 20; 30; 40 mg; pó para solução oral de 1 mg/mℓ

Fanciclovir
Oral: comprimidos de 125; 250; 500 mg

Fomivirseno
Intravítreo: 6,6 mg/mℓ para injeção

Foscarnete
Parenteral: 24 mg/mℓ para injeção intravenosa

Ganciclovir
Oral: cápsulas de 250 e 500 mg
Parenteral: 500 mg/frasco para injeção intravenosa
Implante intraocular: 4,5 mg de ganciclovir/implante

Idoxuridina
Oftálmico: solução a 0,1%

Imiquimode
Tópico: creme a 5%

Indinavir
Oral: cápsulas de 100; 200; 333; 400 mg

Lamivudina
Oral: comprimidos de 150 e 300 mg; solução oral de 10 mg/mℓ
Oral (Epivir-HBV): Comprimidos de 100 mg; solução de 5 mg/mℓ
Oral: comprimidos de 150 mg em combinação com 300 mg de zidovudina
Oral: comprimidos de 300 mg combinados com 150 mg de lamivudina e 300 mg de zidovudina

Lopinavir/ritonavir
Oral: cápsulas de 133,3 mg/33,3 mg; 400 mg/100 mg por 5 mℓ de solução

Maraviroque
Oral: comprimidos de 150 e 300 mg

Nelfinavir
Oral: comprimidos de 250 mg; pó de 50 mg/g

Nevirapina
Oral: comprimidos de 200 mg; suspensão de 50 mg/5 mℓ

Oseltamivir
Oral: cápsulas de 75 mg; pó para reconstituir como suspensão (12 mg/mℓ)

Penciclovir
Tópico: creme a 1%

Raltegravir
Oral: comprimidos de 400 mg

Ribavirina
Aerossol: pó para reconstituição para aerossol: frasco de 6 g/100 mℓ
Oral: cápsulas de 200 mg
Oral: 200 mg em combinação com 3 milhões de unidades de alfa-interferona 2b *Rimantadina*
Oral: comprimidos de 100 mg; xarope de 50 mg/5 mℓ

Ritonavir
Oral: cápsulas de 100 mg; suspensão oral de 80 mg/mℓ

Saquinavir
Oral: cápsulas gelatinosas duras de 200 mg
Oral: cápsulas gelatinosas moles de 200 mg

Tenofovir
Oral: comprimidos de 300 mg

Trifluridina
Tópico: solução oftálmica a 1%

Valaciclovir
Oral: comprimidos de 500 e 1.000 mg

Valganciclovir
Oral: cápsulas de 450 mg

Zalcitabina (didesoxicitidina, ddC)
Oral: comprimidos de 0,375, 0,75 mg

Zanamivir
Inalação: 5 mg/rotadisque

Zidovudina (azidotimidina, AZT)
Oral: cápsulas de 100 mg; comprimidos de 300 mg; xarope de 50 mg/5 mℓ
Oral: comprimidos de 300 mg combinados com 150 mg de lamivudina
Oral: comprimidos de 300 mg combinados com 150 mg de lamivudina e 300 mg de zidovudina
Parenteral: 10 mg/mℓ

REFERÊNCIAS

Baker DE: Pegylated interferons. *Rev Gastroenterol Disord* 2001;1:87.

Cocohoba JM, McNicholl IR: Valganciclovir: An advance in cytomegalovirus therapeutics. *Ann Pharmacother* 2001; 36:2075.

Drugs for non-HIV viral infections. *Med Lett Drugs Ther* 2002; 44:9.

Geary RS, et al.: Fomivirsen: Clinical pharmacology and potential drug interactions. *Clin Pharmacokinet* 2002; 41:255.

Johnson MA, et al.: Clinical pharmacokinetics of lamivudine. *Clin Pharmacokinet* 1999;36:41.

Kimberlin DW, et al.: Safety and efficacy of high-dose intravenous acyclovir in the management of neonatal herpes simplex virus infections. *Pediatrics* 2001;108:230.

Lauer GM, Walker BD: Hepatitis C infection. *N Engl J Med* 2001;345:41.

Malik AH, Lee WM: Chronic hepatitis B virus infection: Treatment strategies for the next millenium. *Ann Intern Med* 2000;132:723.

Martin DF, et al.: A controlled trial of valganciclovir as induction therapy for cytomegalovirus retinitis. *N Engl J Med* 2002;346:1119.

Piscitelli SC, Gallicano KD: Interactions among drugs for HIV and opportunistic infections. *N Engl J Med* 2001;344:984

Qazi NA, et al.: Lopinavir/ritonavir (ABT-378/r). *Expert Opin Pharmacother* 2002;3:315.

Recommendations for use of antiretroviral drugs in pregnant HIV-1–infected women for maternal health and interventions to reduce perinatal HIV-1 transmission in the United States. *Med Lett Drugs Ther* 2002; 51(RR-18):1.

Sexually Transmitted Diseases Treatment Guidelines—2002. *Med Lett Drugs Ther* 2002;51(RR-6):1.

Whitley RJ: Herpes simplex virus infection. *Semin Pediatr Infect Dis* 2002;13:6.

Yeni PG, et al.: Antiretroviral treatment for adult HIV infection in 2002. Updated recommendations of the International AIDS Society—USA Panel. *JAMA* 2002; 288:222.

Locais eletrônicos importantes

www.aidsinfo.nih.gov
www.cdc.gov
www.hivinsite.com

Reabilitação

Fisher SD, et al.: Impact of HIV and highly active antiretroviral therapy on leukocyte adhesion molecules, arterial inflammation, dyslipidemia, and atherosclerosis. *Atherosclerosis* 2006;185:1.

Goodman CC, Boissonnault WG, Fuller KS: *Pathology: Implications for the Physical Therapist,* 2nd ed. Philadelphia: Saunders, 2003.

Jones SP, et al.: Short-term exercise training improves body composition and hyperlipidaemia in HIV-positive individuals with lipodystrophy. *AIDS* 2001;15:2049.

Roubenoff R, et al.: Feasibility of increasing lean body mass in HIV-infected adults using progressive resistance training. *Med Sci Sports Exerc* 1998;30:S183.

Roubenoff R, et al.: A pilot study of exercise training to reduce trunk fat in adults with HIV-associated fat redistribution. *AIDS* 1999;13:1373–5.

29

Agentes Antifúngicos e Antiparasitários

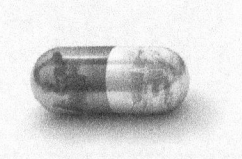

No senso científico geral, um *parasito* inclui todos os agentes infecciosos conhecidos, como vírus, bactérias, fungos, protozoários (eucariotas unicelulares do reino animal) e helmintos (vermes) que vivem no ou sobre o tecido hospedeiro, em geral à custa deste. Certas espécies de parasitos provocam infecções nos seres humanos, algumas das quais, em especial as fúngicas, são comuns tanto nos países industrializados quanto nos subdesenvolvidos, provocando diferentes graus de doenças e debilidade. As doenças causadas pelos parasitos protozoários e helmínticos estão entre as principais causas de doença e morte nas regiões tropicais e subtropicais. Muitas das referidas infecções são complicadas por causa do inadequado saneamento básico e higiene, e seu tratamento é comprometido pela dificuldade de controlar o **vetor** (p. ex., mosquito no caso da malária). Este capítulo descreve os fármacos mais comumente usados para tratar as infecções pelos fungos, protozoários e helmintos.

AGENTES ANTIFÚNGICOS

A maioria das micoses humanas — doenças causadas pelas infecções fúngicas — é simples e superficial. Entretanto, a incidência e gravidade das infecções fúngicas humanas vêm aumentando significativamente nas últimas décadas. Esta mudança reflete o grande número de pacientes imunocomprometidos (em decorrência do HIV e de fármacos imunossupressores) que possuem maior risco de infecções fúngicas invasivas, assim como o uso disseminado de antimicrobianos de amplo espectro, que eliminam as bactérias não patogênicas competitivas. Além disso, os fungos (em especial *Candida* sp.) podem ser introduzidos nos tecidos normalmente resistentes à invasão, como, por exemplo, através de dispositivos intravasculares centrais ou hemodiálise.

As infecções fúngicas são difíceis de tratar por várias razões. Primeiro, é mais difícil conseguir a toxicidade seletiva contra as células fúngicas (e não contra as células do hospedeiro humano) diferentemente das bactérias. Segundo, muitos agentes antifúngicos apresentam problemas com solubilidade, estabilidade e absorção. Terceiro, os fungos desenvolvem resistência rapidamente.

Durante anos, o principal suporte da farmacoterapia contra as infecções fúngicas sistêmicas era a classe dos poliênicos, em especial a anfotericina B. Contudo, estes fármacos são tóxicos, razão pela qual foram desenvolvidos agentes azóis (uma classe química diferente) como fármacos antifúngicos alternativos. Entretanto, devido ao uso indiscriminado, estão surgindo organismos resistentes aos azóis. Recentemente, uma nova classe de antifúngicos — as equinocandinas — mostrou maior segurança, eficácia e tolerabilidade.

Os antifúngicos são classificados com base no seu local de ação. As principais classes de agentes antifúngicos — **azóis**, **poliênicos**, **equinocandinas** e **terbinafina** — matam os fungos por interromper a síntese ou função das membranas celulares fúngicas. Por outro lado, as ações fungicidas dos agentes menos importantes, **flucitosina** e **griseofulvina**, ocorrem graças à interferência nas funções intracelulares (Figs. 29.1 e 29.2). Do ponto de vista clínico, os fármacos antifúngicos se distribuem em várias categorias: fármacos (orais ou parenterais) para as infecções sistêmicas, fármacos orais para as infecções mucocutâneas (membranas mucosas e pele) e fármacos tópicos para as infecções mucocutâneas (Quadro 29.1).

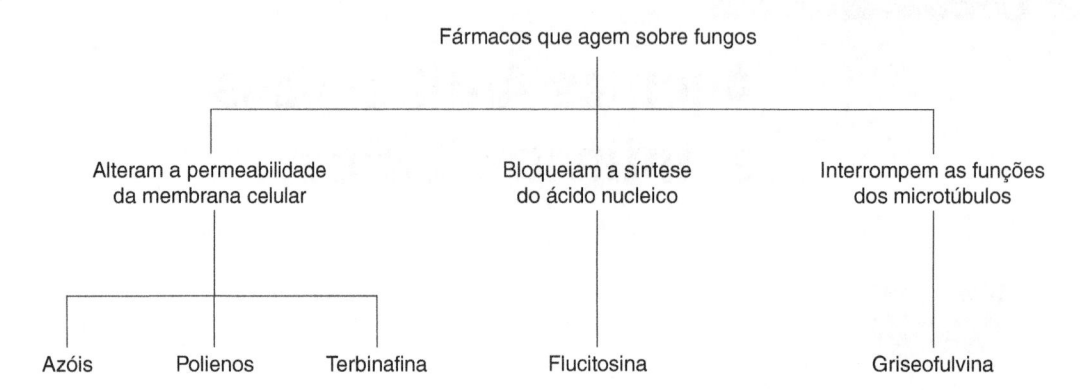

Figura 29.1 As infecções fúngicas são difíceis de tratar, particularmente no paciente imunocomprometido. A maioria dos fungos é resistente aos agentes antimicrobianos convencionais; poucos fármacos estão disponíveis para o tratamento das doenças fúngicas sistêmicas. A anfotericina B (um polieno) e os azóis são os principais fármacos usados nas infecções sistêmicas; apresentam toxicidade seletiva contra os fungos porque interagem com ou inibem a síntese do ergosterol, um esterol exclusivo das membranas celulares dos fungos. As equinocandinas (não apresentadas) interferem na função da parede celular.

Fármacos para as infecções fúngicas sistêmicas

Anfotericina B

QUÍMICA E FARMACOCINÉTICA. A anfotericina B é um agente poliêmico e um dos fármacos mais importantes para o tratamento das micoses sistêmicas, estando disponível nas formas oral, tópica e parenteral. Por ser pouco absorvida, a anfotericina B oral é eficiente apenas contra os fungos no lúmen do trato gastrintestinal. As formas tópicas são usada para a candidíase oral ou cutânea. A anfotericina B é geralmente administrada intravenosamente como suspensão coloidal não lipídica, como complexo lipídico ou **formulação lipossômica**. O desenvolvimento desta última forma minimizou a

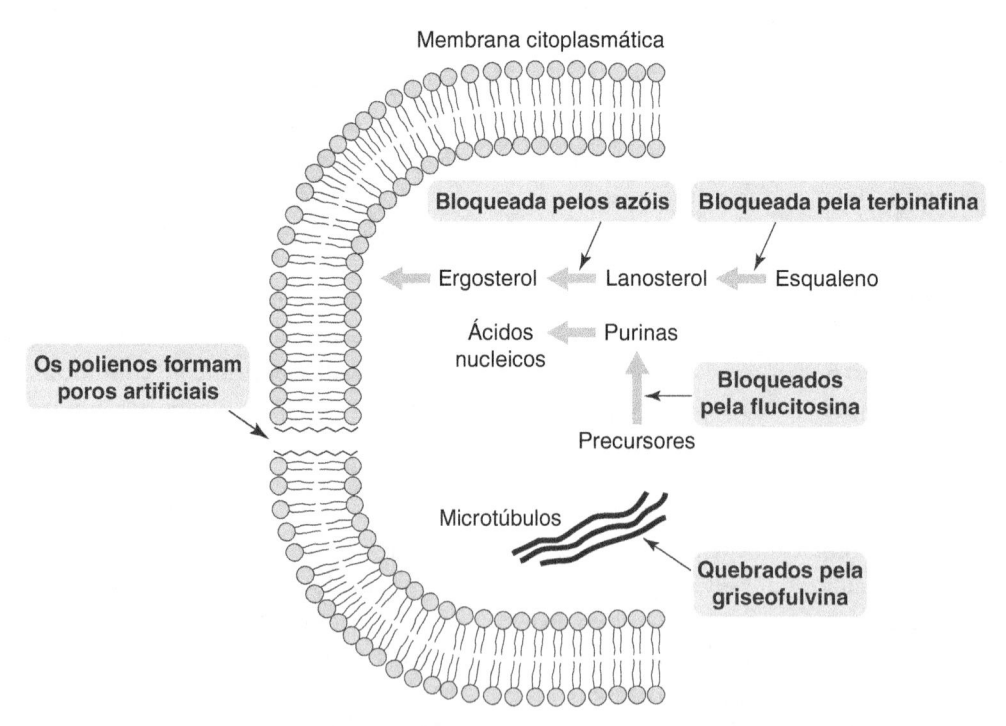

Figura 29.2 Locais de ação de alguns fármacos antifúngicos. A membrana citoplasmática da célula apresentada é típica dos fungos. Como o ergosterol não constitui um componente das membranas nas células dos mamíferos, os azóis apresentam toxicidade seletiva. As equinocandinas (não apresentadas) provocam a ruptura da parede celular.

Quadro 29.1 Alguns fármacos antifúngicos importantes

Classe	Fármaco	Indicações	Toxicidades
Alilaminas (tópicas)	Terbinafina, naftifina, cloridrato de butenafina	*Tinea cruris, tinea corporis*	
Alilaminas (orais)	Terbinafina	Onicomicose	Exantema, irritação gastrintestinal, alterações do paladar, raros casos de insuficiência hepática
Azóis	Fluconazol	Tratamento e profilaxia da meningite criptocócica	Distúrbios gastrintestinais, exantema, diferentes graus de lesão hepática, interações medicamentosas, distúrbios visuais (voriconazol)
	Itraconazol	Infecções pelo *Blastomyces* e *Sporothrix*, cromoblastomicose subcutânea	
	Voriconazol	Aspergilose invasiva, candidemia	
	Posaconazol	Profilaxia da aspergilose invasiva, tratamento da candidíase orofaríngea	
Azóis (tópico)	Clotrimazol, miconazol, cetoconazol	*Tinea pedis, tinea cruris, tinea corporis*, infecções vaginais pelas leveduras, infecções orais pela *Candida*	
Equinocandina	Caspofungina, micafungina, anidulafungina	Infecções pela *Candida*, infecções fúngicas com risco de morte resistentes à anfotericina e azóis	
Flucitosina		*Cryptococcus neoformans* e algumas *Candida* spp.	Comprometimento da medula óssea (anemia, leucopenia, trombocitopenia)
Griseofulvina		Dermatofitoses	Exantema de pele, urticária, irritação gastrintestinal, fotossensibilidade, interações medicamentosas
Polienos (principalmente parenterais)	Anfotericina B	Quase todas as infecções fúngicas sistêmicas com risco de morte	1. Relacionadas com a infusão: febre, calafrios, espasmos musculares e hipotensão 2. Mais lentas: lesão renal
Polienos (tópicos)	Nistatina	Infecções causadas pela *Candida*, localizadas na orofaringe e vagina, bem como em áreas onde a pele oposta provoca atrito	

nefrotoxicidade por reduzir a ligação não específica às membranas celulares humanas, o que permitiu o uso de doses maiores. A anfotericina B é amplamente distribuída a todos os tecidos, exceto o sistema nervoso central (SNC), por isso o tratamento das infecções fúngicas no SNC pode exigir a administração intratecal. Este fármaco é eliminado principalmente através do metabolismo hepático. Os comprometimentos hepático e renal, bem como a diálise têm pouco efeito nas concentrações do fármaco.

MECANISMO DE AÇÃO E USOS CLÍNICOS. A anfotericina B mata os fungos ao se ligar ao ergosterol (o principal esterol constituinte único das membranas celulares fúngicas), formando poros, que resultam no vazamento do conteúdo celular e consequente morte da célula (Fig. 29.2). Ocorre ligação à membrana de algumas células humanas, o que provavelmente explica a grave toxicidade da anfotericina B.

A anfotericina B tem o mais amplo espectro antifúngico entre os agentes, sendo considerada o fármaco (ou cofármaco) de escolha para tratar quase todas as infecções sistêmicas com risco de morte causadas pelo *Aspergillus*, *Blastomyces*, *Candida albicans*, *Cryptococcus*, *Histoplasma* e *Mucor*. Muitas vezes, é usada como agente inicial em um regime de tratamento para infecções fúngicas graves, sendo depois substituída por um azol para o tratamento crônico ou prevenção de recaída. A anfotericina B é administrada através de infusão intravenosa lenta contínua mais para uma dose total definida de preferência a um breve espaço de tempo definido. As doses variam conforme a infecção em particular, mas não é incomum o paciente receber tratamento intravenoso diário durante 6 a 12 semanas.

TOXICIDADE. Os efeitos tóxicos da anfotericina B são divididos em duas categorias: reações imediatas relacionadas com a infusão do fármaco e reações que ocorrem mais lentamente. Os efeitos adversos decorrentes da infusão da anfotericina B são extremamente comuns, consistindo em febre, calafrios, vômitos, espasmos musculares, dor de cabeça e hipotensão, que ocorrem durante a infusão do fármaco. Reduzir a velocidade da infusão ou a dose diária pode diminuir estes efeitos. Além disso, a pré-medicação com antipiréticos, antieméticos, anti-histamínicos, meperidina (um analgésico opioide) ou glicocorticoides pode ser administrada para neutralizar parcialmente tais efeitos.

A mais significativa toxicidade lenta associada à anfotericina B é a lesão renal. Quase todos os pacientes apresentam algum comprometimento renal, tendo componentes reversíveis e irreversíveis. Em geral, a forma irreversível de nefrotoxicidade surge da administração prolongada. As estratégias para reduzir a nefrotoxicidade consistem em infusão concomitante de soro fisiológico, redução da dose (tornada possível pela adição de outro agente antifúngico) e uso de formulações lipossômicas de anfotericina B. A anemia também pode surgir como resultado da redução da produção renal de eritropoetina. A administração intratecal pode provocar convulsões e lesão neurológica.

Azóis

QUÍMICA E FARMACOCINÉTICA. Os azóis são uma classe de antifúngicos que cuja denominação decorre do anel carbono-nitrogênio de cinco membros da sua estrutura. Os azóis usados para as infecções fúngicas sistêmicas são o **cetoconazol**, **fluconazol**, **itraconazol**, **posaconazol** e **voriconazol**. O fluconazol, posaconazol e voriconazol são absorvidos mais rapidamente por via oral do que os outros azóis. Distribuem-se os azóis para a maioria dos tecidos do corpo, mas os níveis alcançados no SNC são muito baixos (com exceção do fluconazol e possivelmente posaconazol). O fígado metaboliza o cetoconazol, itraconazol, posaconazol e voriconazol, e os rins eliminam o fluconazol.

MECANISMO DE AÇÃO. Os azóis interrompem a função da membrana das células fúngicas ao interferir na síntese do ergosterol (Fig. 29.1), um processo que usa as enzimas do citocromo P450 similares às isoformas P450 humanas. A resistência aos azóis está aumentando por causa do maior uso desta classe de fármacos na profilaxia de longo prazo de micoses sistêmicas em pacientes imunocomprometidos e neutropênicos.

TOXICIDADE. Como um grupo, os azóis são relativamente atóxicos. Os efeitos adversos mais comuns são pequenos distúrbios gastrintestinais e exantema. Podem surgir diferentes níveis de hepatotoxicidade, especialmente em pacientes com função hepática prejudicada. Todos os azóis inibem, em alguma extensão, as enzimas do sistema do citocromo P450 hepático nos seres humanos por causa da sua similaridade com as enzimas fúngicas. Assim, os pacientes que usam azóis (em especial, cetoconazol) combinados com outros fármacos podem ter concentrações plasmáticas mais elevadas de fármacos metabolizadas principalmente pelo sistema citocromo P450. Além disso, a inibição do citocromo P450 humano (principalmente pelo cetoconazol) interfere na síntese suprarrenal e de outros esteroides, que pode levar à ginecomastia, irregularidades do ciclo menstrual ou infertilidade. Como provoca mais efeitos adversos que os outros azóis, o cetoconazol raramente é usado para as infecções fúngicas sistêmicas, sendo atualmente utilizado principalmente para as infecções fúngicas mucocutâneas e dermatológicas.

Azóis específicos

FLUCONAZOL. Por sua elevada biodisponibilidade oral, tolerância gastrintestinal relativamente boa e poucos efeitos nas enzimas hepáticas, o fluconazol tem o maior índice terapêutico entre os azóis, sendo o tratamento inicial de escolha e para a profilaxia secundária da meningite criptocócica, além de ser utilizado no tratamento da infecção ativa causada pelo *Cryptococcus neoformans*. É eficaz contra as candidíases esofágica e **orofaríngea**, vaginal, candidemia e a maioria das infecções causadas pelo *Coccidioides*.

ITRACONAZOL. Mostra-se eficaz contra muitas infecções fúngicas sistêmicas provocadas pelo *Blastomyces* e *Sporothrix*, bem como para a cromoblastomicose (infecção crônica localizada na pele e tecido subcutâneo após a implantação traumática de uma ou várias espécies diferentes de fungos). Pode ser usado como fármaco de eleição ou alternativo para o tratamento das infecções provocadas por *Aspergillus, Coccidioides, Cryptococcus* e *Histoplasma*, sendo também muito utilizado no tratamento da dermatofitose e onicomicose.

POSACONAZOL. Consiste no mais novo azol, sendo recomendado para a profilaxia da **aspergilose invasiva** em pacientes imunocomprometidos de alto risco e para o tratamento da candidíase orofaríngea, incluindo os casos refratários ao itraconazol e fluconazol. A utilidade clínica completa e o potencial tóxico do posaconazol ainda não foram estabelecidos.

VORICONAZOL. É muito bem-absorvido por via oral, tendo um espectro de atividade antifúngica mais amplo que o do itraconazol. Vem substituindo a anfotericina B para o tratamento da aspergilose invasiva por causa da maior eficácia com menor toxicidade, sendo também usado como fármaco alternativo na candidemia e nos pacientes com AIDS para o tratamento da esofagite e estomatite pela *Candida*. Além dos efeitos adversos comuns dos azóis, foi relatado que o variconazol causa distúrbios visuais temporários em mais de 30% dos pacientes.

Flucitosina

QUÍMICA E FARMACOCINÉTICA. A flucitosina (5-fluorocitosina, 5-FC) está relacionada com o fármaco anticâncer fluoruracila. Diferente da anfotericina B, é bem- absorvida por via oral, sendo distribuída para a maioria dos tecidos do corpo, incluindo o SNC. Para evitar o acúmulo tóxico, as concentrações séricas devem ser regularmente monitoradas, e as doses para os pacientes com comprometimento renal reduzidas.

MECANISMO DE AÇÃO E USOS CLÍNICOS. A flucitosina é captada preferencialmente pelas células fúngicas, onde é convertida por enzimas em um composto que inibe a síntese dos ácidos desoxirribonucleico (DNA) e ribonucleico (RNA), evitando a formação das proteínas do fungo (Fig. 29.2). Quando usada como monodroga, a resistência à flucitosina surge rapidamente. O tratamento com anfotericina B reduz a probabilidade de resistência e produz efeitos fungicidas sinérgicos.

O espectro antifúngico da flucitosina é muito estreito, sendo ativa contra leveduras, como o *Cryptococcus neoformans* e algumas *Candida* spp. Para obter os efeitos fungicidas ideais e reduzir a resistência, pode ser administrada combinada com anfotericina B e fluconazol, combinações de fármacos que podem ser usadas para tratar a septicemia pela *candida* suscetível, endocardite e infecções do trato urinário, meningite criptocócica (uma das infecções oportunistas mais comuns do SNC em pacientes com AIDS) e infecções pulmonares.

TOXICIDADE. Os efeitos adversos mais comuns resultam do metabolismo da flucitosina no fármaco anticâncer fluoruracila. O comprometimento reversível da função da medula óssea causa anemia, leucopenia e trombocitopenia. Em casos muito raros, a flucitosina provoca disfunção hepática. As concentrações sanguíneas e a função renal do paciente precisam ser monitoradas durante a terapia para evitar o acúmulo tóxico.

Equinocandinas

QUÍMICA E FARMACOCINÉTICA. As equinocandinas representam a classe mais nova de fármacos antifúngicos, tendo um novo mecanismo de ação. Atualmente, existem três agentes disponíveis desta categoria: **caspofungina, micafungina** e **anidulafungina**, as quais como não são bem-absorvidas por via oral, devem ser administradas apenas por via intravenosa. A caspofungina distribui-se bem para a maioria dos tecidos, exceto o fluido cerebrospinhal (LCE). Entretanto, apesar das baixas concentrações no LCE, foram relatados resultados positivos com a caspofungina no tratamento da aspergilose cerebral. As doses devem ser reduzidas em pacientes com grave comprometimento hepático.

MECANISMO DE AÇÃO E USOS CLÍNICOS. As equinocandinas inibem uma enzima nas células fúngicas, mas ausente nas células dos mamíferos. O resultado é a interrupção da síntese do ß(1-3) glicano, um componente essencial das paredes celulares fúngicas. As equinocandinas são usadas para o tratamento dos pacientes com candidemia e outras formas de infecção pela *Candida* (candidíase esofágica, peritonite e abscesso intra-abdominal). Estudos anteriores sugerem que o potencial para o desenvolvimento de resistência às equinocandinas é baixo, sugerindo que esta classe de agentes antifúngicos pode ser usada como terapia em infecções fúngicas com risco de morte (p. ex., aspergilose invasiva) com cepas não mais suscetíveis aos fármacos antifúngicos convencionais, como a anfotericina B e azóis.

TOXICIDADE. Até o momento, foram relatadas excelentes tolerância e segurança com as equinocandinas. Comparada com outros agentes antifúngicos sistêmicos, foram verificadas muito poucas interações medicamentosas com a caspofungina.

Fármacos sistêmicos usados nas infecções fúngicas mucocutâneas

As infecções fúngicas mucocutâneas consistem nas infecções superficiais da pele, membranas mucosas (incluindo a orofaringe e vagina) e unhas, distúrbios restritos à superfície cutânea, com pouca probabilidade de proliferação sistêmica. Fazem parte desta categoria as infecções pela *Candida*, geralmente a *C. albicans*. A gravidade das doenças pode variar de uma inconveniência cosmética de pouca importância, como a onicomicose (infecção fúngica crônica que afeta as unhas dos pés mais que as das mãos), ao sapinho oral, infecção dolorosa, pela Candida que, em muitos casos a primeira manifestação de imunossupressão local ou sistêmica. Embora as infecções fúngicas mucocutâneas sejam superficiais, a aplicação tópica apenas não se mostra eficaz pela má penetração nos tecidos afetados, o que é o caso da onicomicose, em decorrência da qual é pouco provável que os agentes antifúngicos tópicos penetrem todas as camada da unha.

Griseofulvina

Usada para tratar as dermatofitoses — infecções fúngicas da pele, cabelo e unhas —, a sua absorção oral é variável, mas pode ser otimizada quando os pacientes ingerem as formulações ultramicroscópicas com refeição gordurosa; interfere na formação de microtúbulos nos dermatófitos (Fig. 29.2). Este fármaco se deposita nas células precursoras da ceratina, gradualmente esfoliadas e substituídas por tecido não infectado. A griseofulvina permanece ligada a nova ceratina, protegendo a pele contra nova infecção. Para permitir a substituição da ceratina infectada pela ceratina resistente, a griseofulvina deve ser administrada por um longo período: 2 a 6 semanas para as infecções de pele e cabelo, bem como por pelo menos 6 meses para as infecções das unhas dos dedos dos pés. Entretanto, o uso da griseofulvina é complicado pelas altas taxas de recaída, em especial com a onicomicose. As reações adversas mais comuns são o exantema e urticária, podendo ocorrer também irritação gastrintestinal, confusão mental, dor de cabeça e fotossensibilidade. Verificam-se interações medicamentosas com a varfarina, fenobarbital e álcool. Além disso, a griseofulvina pode aumentar a taxa na qual as enzimas hepáticas metabolizam os estrogênios, reduzindo a eficácia dos contraceptivos e provocando irregularidades no ciclo menstrual.

Terbinafina

Vem substituindo a griseofulvina no tratamento da onicomicose; inibe uma enzima do fungo, levando ao acúmulo de substância tóxica para o fungo; oferece um regime de tratamento mais curto, maior taxa de cura, menor taxa de recaída e menos efeitos adversos em relação aos da griseofulvina. O tratamento oral diário por 12 semanas pode levar a uma taxa de cura clínica de até 60 a 75%. As reações adversas consistem em desconforto gastrintestinal, dor de cabeça, exantema e distúrbios do paladar. Foram relatados, ainda, casos raros de insuficiência hepática em pessoas com e sem doença hepática preexistente, razão pela qual devem-se avaliar os níveis de enzimas hepáticas e realizar um hemograma completo antes de iniciar a terbinafina, repetindo a cada 4 a 6 semanas durante o tratamento.

Fármacos antifúngicos tópicos

Várias infecções fúngicas dermatológicas, como a tinha, tinha inguinal e pé de atleta, assim como algumas infecções localizadas pela *Candida* (oral e vaginal) podem ser tratadas com sucesso utilizando agentes antifúngicos tópicos. Os agentes tópicos podem ser divididos em três categorias principais: poliênicos, azóis e alilaminas.

A **nistatina** é um agente poliênico similar à anfotericina B; age alterando a permeabilidade da membrana celular do fungo, o que leva à morte celular. Como sua toxicidade impede o uso sistêmico, é usada apenas por via tópica, e não sendo absorvida através da pele ou membranas mucosas. A nistatina (como pó, creme, pomada ou comprimido vaginal) é comumente usada para tratar as infecções pela Candida localizadas na orofaringe, vagina e áreas onde as superfícies possam sofrer atrito, como o períneo ou sob os seios. As infecções localizadas podem ser rapidamente curadas em 24 a 72 h após o início do tratamento.

Os agentes azólicos tópicos mais comuns são o **clotrimazol** e **miconazol**, ambos disponíveis como medicamentos sob prescrição médica ou isentos de prescrição como cremes, pós, *sprays* ou supositórios vaginais. Os cremes de clotrimazol e miconazol são usados para o tratamento efetivo da *tinha pedis* (pé de atleta), *tinha cruris* (micose inguinal) e *tinha corporis* (tinha corporal). Os supositórios vaginais de clotrimazol são empregados no tratamento das infecções vaginais pelas leveduras. As pastilhas, em forma de losango para o uso oral, de clotrimazol (chamadas trociscos)* são usadas para tratar a candidíase oral que ocorre comumente em pessoas imunocomprometidas. A absorção sistêmica é mínima, e os efeitos adversos raros.

Os cremes tópicos de alilamina estão disponíveis sob prescrição médica para o tratamento das infecções fúngicas dermatológicas, como a *tinea cruris* e *tinea corporis;* consistem na terbinafina, **naftifina** e **cloridrato de butenafina**.

AGENTES ANTIPARASITÁRIOS

Um grande número de protozoários e helmintos é capaz de infectar seres humanos. Os fármacos desenvolvidos para matar estes parasitos devem levar em consideração seus complexos ciclos de vida e as diferenças entre as suas vias metabólicas e as do hospedeiro. Assim, os fármacos que agem contra os protozoários geralmente são inativos contra os helmintos e vice-versa. Como os protozoários e helmintos são eucariotas, o seu metabolismo é mais parecido com o dos seres humanos do que com o das bactérias. Embora alguns agentes antibacterianos apresentem atividade antiprotozoária (p. ex., metronidazol e doxiciclina), a maioria é ineficaz contra os parasitas eucarióticos.

As abordagens racionais para a quimioterapia antiparasitária usam o princípio da toxicidade seletiva, que explica as diferenças bioquímicas e fisiológicas entre as células do parasita e as do hospedeiro humano. Muitos agentes antiparasitários agem sobre os alvos (em geral, enzimas) exclusivos do parasita ou que possuem diferenças suficientes entre o hospedeiro e o parasita para permitir a atividade segura do fármaco. Apesar das diferenças entre hospedeiro e parasito, muitos dos fármacos antiparasitários mais eficazes têm significativa toxicidade, e o seu uso precisa equilibrar a relação risco-benefício.

As mudanças climáticas e viagens internacionais facilitaram a disseminação de muitas doenças parasitárias, e a desnutrição e saneamento precário que acompanham a pobreza e a guerra permitem o ressurgimento de outras doenças. A resistência ao fármaco também influencia significativamente a capacidade de tratar e controlar muitas doenças parasitárias.

Fármacos antiprotozoários

Os protozoários são organismos eucarióticos unicelulares. Os protozoários que causam doenças em seres humanos requerem a invasão do correto hospedeiro para completar todo o ou parte do seu ciclo de vida, ou são protozoários de vida livre que podem se tornar patogênicos em pacientes imunocomprometidos. As doenças causadas pelos protozoários são a malária, amebíase, toxoplasmose, pneumocistose, tripanossomíase e leishmaniose (Fig. 29.3).

Fármacos contra a malária

Em termos de mortalidade anual, a malária continua sendo a mais importante doença parasitária tropical. A Organização Mundial de Saúde estima que ela mate mais de 2,5 milhões de pessoas todos os anos, ocorrendo a maioria das mortes em crianças com menos de 5 anos na África Subsaariana. Embora quatro *Plasmodium* spp. infectem os seres humanos (*P. falciparum*, *P. malariae*, *P. ovale* e *P. vivax*), o *P. falciparum* é responsável pelas complicações mais graves com risco de morte e óbito. A transmissão ocorre comumente quando um mosquito infectado injeta a forma infectante do parasito, o *esporozoíto*, no sangue da pessoa. Os esporozoítos circulam até o fígado, infectando os hepatócitos. Assim, reproduzem-se para formar merozoítos, que deixam o fígado, entram novamente na corrente sanguínea e invadem os eritrócitos. Os parasitos amadurecem dentro dos eritrócitos, são liberados e continuam a infectar mais eritrócitos. Nesse estágio da infecção, a doença clínica surge através de ataques recorrentes semelhantes à gripe, febre anemia grave e, em alguns casos, malária cerebral e morte.

Nas infecções pelo *P. falciparum* e *P. malarie*, ocorre apenas um ciclo de invasão das células hepáticas e

---

* N.R.T.: trocisco é um comprimido pequeno ou pastilha em forma de losango, geralmente circular, feito de substância medicinal sob a forma de pasta com açúcar e mucilagem ou coisa parecida, e seco.

```
Fármacos antiprotozoários
├── Agentes antimaláricos
│     Cloroquina
│     Mefloquina
│     Primaquina
│     Quinina
│     Antifolatos
│     Outros
├── Fármacos para a amebíase
│     Metronidazol
│     Diloxanida
│     Emetina
│     Iodoquinol
└── Fármacos usados para
      Pneumocistose
      Toxoplasmose
      Leishmaniose
      Tripanossomíase
```

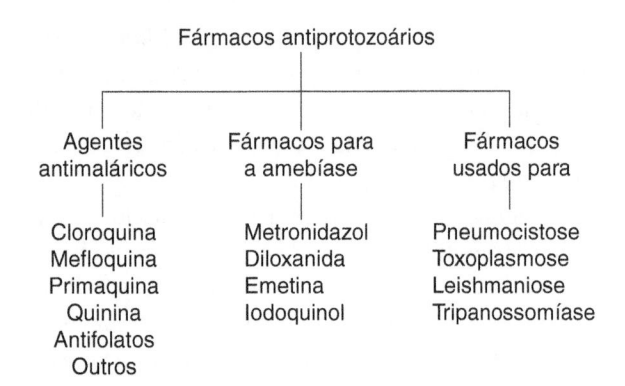

Figura 29.3 As doenças provocadas pelos protozoários constituem um problema de saúde mundial. Os fármacos antiprotozoários são usados para combater a malária, amebíase, toxoplasmose, pneumocistose, tripanossomíase e leishmaniose.

multiplicação. A infecção hepática desaparece espontaneamente em menos de 4 semanas. Nesse caso, os fármacos que eliminam os parasitos dentro dos reitrócitos (p. ex., *cloroquina, quinina*) poderão curar a maioria destas infecções se o parasito não for resistente ao fármaco. Por outro lado, o *P. ovale* e o *P. vivax* podem permanecer adormecidos no fígado por meses ou anos. Podem ocorrer subsequentes recaídas de malária após a farmacoterapia direcionada contra os parasitos presentes nos eritrócitos, devendo, para curar estas infecções, ser usado um agente antimalárico que elimine os parasitos do fígado junto com agentes que eliminam os parasitos nos eritrócitos. Nenhum agente antimalárico disponível pode curar radicalmente, ou seja, eliminar os estágios hepático e eritrocítico.

Os principais fármacos usados na profilaxia e tratamento da malária estão apresentados no Quadro 29.2. Para muitos agentes, a atividade antimalárica ocorre graças ao acúmulo intracelular de um composto tóxico para o parasito (p. ex., **cloroquina**), interferência na replicação do DNA do parasito (p. ex., **quinina**) ou inibição de enzimas fundamentais, envolvidas na síntese do ácido fólico (p. ex., **pirimetamina, proguanila, sulfadoxina**). Para os outros fármacos, o mecanismo de ação antimalárico não está claro (p. ex., **halofantrina** e **doxiciclina**). Como os parasitos apresentam crescente resistência a vários fármacos, nenhum regime quimioprofilático fornece total proteção, dependendo o tratamento da malária do conhecimento sobre os padrões que alteram a resistência.

A primeira linha de defesa contra a malária é limitar o contato com mosquitos usando repelentes, cobrindo braços e pernas, ficando dentro de casa durante o horário de ataque dos mosquitos (ao anoitecer e durante a noite) e dormindo sob mosquiteiro. É provável que fisioterapeutas envolvidos no Peace Corps, Health Volunteers Overseas ou outras organizações internacionais trabalhem em áreas onde a malaria é endêmica. Antes de viajar, as pessoas devem consultar os Centers for Disease Control and Prevention (CDC) dos EUA (http://www.cdc.gov/travel/destinat.htm; ou telefone 877- FYI-TRIP) para obter as atuais recomendações sobre a quimioprofilaxia antimalárica, padrões de resistência e tratamento se a malária for contraída.*

CLOROQUINA, MEFLOQUINA E AGENTES ANTIFOLATO (PIRIMETAMINA/SULFADOXINA). A cloroquina, considerada por muito tempo o fármaco de escolha para a profilaxia e tratamento da malária, não é mais considerada agente antimalárico de primeira linha em muitos países por causa da prevalência mundial dos parasitos resistentes à cloroquina. Nas regiões onde o *P. falciparum* não é resistente, a cloroquina é usada para quimioprofilaxia e ataques agudos de malária *falciparum* e *não falciparum*. Costuma ser bem tolerada mesmo com uso prolongado. Os efeitos adversos mais comuns são o desconforto gastrintestinal, exantema na pele ou coceira, e dor de cabeça. O consumo de antiácidos contendo cálcio e magnésio deve ser evitado porque eles reduzem, de forma significativa, a absorção oral da cloroquina. A administração após as refeições pode reduzir alguns efeitos adversos. A administração de altas doses a longo prazo pode provocar graves lesões na pele, neuropatia periférica, depressão do miocárdio, lesão da retina, comprometimento da audição e psicose tóxica.

As alternativas comuns para tratar as cepas resistentes à cloroquina são a **mefloquina** bem como as combinações **pirimetamina/sulfadozina** (agentes antifolato) e **atovaquona/proguanila**, mas algumas regiões estão apresentando resistência à mefloquina (partes do Sudoeste da Ásia), e resistência significativa aos agentes antifolato já é comum com o *P. falciparum* e menos comum com o *P. vivax*. A combinação atovaquona/

---

* N. T.: no Brasil, antes de viajar, consultar o Centro de Informação em Saúde para Viajantes em www.cives.ufrj.br ou a publicação "Guia para Profissionais de Saúde sobre a prevenção da malária em Viajantes", Ministério da Saúde, 2008 no *link*: http://bvsms.saude.gov.br/bvs/publicacoes/guia_prevencao_malaria_viajantes.pdf (consultado em fevereiro de 2011), ou a Secretaria Estadual própria da UF de Saúde para obter informações sobre as medidas de profilaxia e as regiões endêmicas.

Quadro 29.2 Fármacos usados na malária

Fármaco	Uso em ataques agudos?	Uso para a erradicação dos estágios hepáticos?	Uso para profilaxia?
Cloroquina	Sim	Não	Sim, exceto nas regiões onde o *P. falciparum* é resistente
Quinino, mefloquina	Sim, no *P. falciparum* resistente	Não	Sim, a mefloquina[1] é usada em regiões onde o *P. falciparum* é resistente à cloroquina
Primaquina	Não	Sim	Sim, se exposto ao *P. vivax* ou *P. ovale*
Antifolatos	Sim, mas apenas no *P. falciparum* resistente	Não	Não aconselhável usualmente como agente único
Artemisininas	Sim	Não	Não

[1] A doxiciclina ou atovaquona-proguanila também são recomendados para quimioprofilaxia em regiões onde o *P. falciparum* resistente à cloroquina é endêmico.

proguanila está se tornando o agente profilático preferido para os viajantes da África, mostrando eficácia no tratamento da malária ativa. Os efeitos adversos comuns da mefloquina e compostos antifolato são o desconforto gastrintestinal e exantema. A mefloquina provoca dor de cabeça e tontura. Foram relatados sérios distúrbios psiquiátricos, como depressão, confusão, psicose aguda ou convulsões, com a mefloquina. Os efeitos tóxicos decorrentes dos compostos antifolato são a hemólise e lesão renal. A toxicidade da combinação atovaquona/proguanila consiste em distúrbios gastrintestinais, dor de cabeça e exantema.

QUININA. A quinina é o fármaco antimalárico original derivado da casca da árvore quina, nativa da América do Sul; continua sendo o fármaco de escolha para a malária com risco de morte, agindo rapidamente contra as quatro espécies do parasito da malária humana nos eritrócitos. Seu principal uso é tratar a malária *falciparum* resistente à cloroquina. Entretanto, muitas vezes a quinina é usada combinada com um segundo fármaco (**doxiciclina** ou **clindamicina**) para limitar a toxicidade por reduzir seu período de uso (em geral, 3 dias). Mas, não é usada na quimioprofilaxia por causa da toxicidade e potencial aumento da resistência do parasito a estes agentes. É comum as doses terapêuticas da quinina provocarem *cinchonismo*. Os sintomas mais suaves do cinchonismo, como desconforto gastrintestinal, dor de cabeça, tontura, visão borrada e zumbido, não justificam a interrupção do fármaco. Doses maiores da quinina levam a distúrbios na condução cardíaca. Podem ocorrer graves distúrbios sanguíneos em algumas pessoas com hipersensibilidade. A terapia deve ser interrompida em pacientes hipersensíveis e nos que apresentam grave cinchonismo.

PRIMAQUINA. É o único fármaco disponível para erradicar os parasitos do *P. vivax* e *P. ovale* do estágio hepático, devendo ser usado com um antimalárico eficaz contra os parasitos nos eritrócitos. Em geral, é bem-aceita, mas em alguns casos provoca náuseas, dor de cabeça e dor epigástrica. Como pode causar grave hemólise em pacientes com deficiência da glicose-6-fosfato desidrogenase (G6PD), as pessoas devem ser avaliadas quanto aos níveis de G6PD, e o fármaco não deve ser usado em quem apresenta deficiência de G6PD.

ARTEMISININA. Os mais importantes e novos antimaláricos são derivados da artemisinina (um extrato da planta chinesa *quinghaosu*). Estes compostos combinam rápida atividade antimalárica com ausência de resistência clinicamente relevante: são os únicos fármacos realmente eficazes contra as cepas resistentes à quinina. Por causa das suas curtas meias-vidas, a artemisinina e seus análogos artesunato e artemeter costumam ser usados com outro agente antimalárico, não sendo úteis na quimioprofilaxia. Embora mais bem toleradas que a maioria dos antimaláricos, as artemisininas estão disponíveis atualmente nos EUA e Canadá apenas sob solicitação especial, mas estão disponíveis na África e Ásia.*

Fármacos contra a amebíase

A amebíase é uma infecção pela *Entamoeba histolytica*. Embora a amebíase ocorra mundialmente, apresenta maior prevalência nas áreas tropicais e subtropicais, em especial superpovoadas e condições sanitárias precárias. O organismo vive e se reproduz na mucosa do intestino

---

* N.T.: no Brasil, existem formulações com artesunato disponíveis sob prescrição, de uso institucional (não disponíveis para venda).

grosso. As formas encistadas saem pelas fezes, podendo sobreviver no ambiente externo e agir como formas infectantes. A infecção pela *E. histolytica* resulta de saneamento inadequado ou quando a comida, ou bebida, é contaminada por manipuladores de alimentos infectados. Os cistos ingeridos aderem às células epiteliais do intestino e invadem o revestimento da mucosa. A *E. histolytica* pode provocar infecção intestinal assintomática, colite leve a moderada, leve diarreia, grave infecção intestinal (**disenteria amebiana**), abscesso hepático e outras infecções extraintestinais.

Os fármacos para a amebíase (Quadro 29.3) consistem em amebicidas de tecido (**cloroquina**, **emetinas**, **metronidazol**), que agem nos organismos na parede intestinal e fígado, e amebicidas luminais (**furoato de diloxanida**, **iodoquinol**, **paromomicina**), que agem apenas no lúmen do intestino. A escolha do fármaco depende do tipo de infecção amebiana.

FUROATO DE DILOXANIDA. Para doença assintomática (portadores sem sintomas em áreas não endêmicas), o furoato de diloxanida é o fármaco de escolha, sendo bem tolerado, provocando usualmente leves sintomas gastrintestinais.

METRONIDAZOL. Para infecção leve a grave, abscesso hepático e outras amebíases extraintestinais, metronidazol costuma ser usado com um amebicida luminal. Os efeitos adversos do metronidazol são irritação gastrintestinal, dor de cabeça e, mais raramente, leucopenia, tontura e ataxia. (Ver o Cap. 30 para discussão sobre o metronidazol.)

EMETINA E DEIDROEMETINA. Também podem ser usadas como fármacos de segunda linha para o tratamento da amebíase intestinal ou hepática grave em pacientes hospitalizados. Entretanto, como podem provocar grave toxicidade (desconforto gastrintestinal, fraqueza muscular e disfunção cardiovascular), foram substituídas pelo metronidazol.

Fármacos para a pneumocistose e toxoplasmose

O *Pneumocystis jiroveci* (antigamente chamado *P. carinii*) causa a pneumocistose humana. Embora agora seja identificado como um fungo, o *P. jiroveci* responde aos fármacos antiprotozoários, não ao antifúngicos. Comumente encontrado nos seres humanos saudáveis, o fungo provoca a doença sintomática apenas em pessoas imunodeficientes. Por isto, existe alta incidência de pneumonia pelo *P. jiroveci* em pacientes que recebem terapia imunossupressora e em pacientes com AIDS.

SULFAMETOXAZOL MAIS TRIMETOPRIMA. Esta combinação (SMZ-TMP) constitui a terapia de primeira linha para a pneumonia pelo *P. jiroveci*, sendo também usada como combinação medicamentosa quimioprofilática para a prevenção da infecção pelo *P. jiroveci* em pessoas imunocomprometidas. As doses quimioprofiláticas

Quadro 29.3 Fármacos usados no tratamento das infecções pelos protozoários, exceto malária

Fármacos de escolha	Principais indicações
Furoato de diloxanida	Amebíase intestinal assintomática
Melarsoprol	Fármaco de escolha na doença do sono africana (tardia, no estágio do SNC da tripanossomíase), também usado nas formas mucocutâneas da doença
Metronidazol mais diloxanida ou iodoquinol	Amebíase intestinal suave a moderada
Metronidazol mais diloxanida seguidos de paromomicina	Forma de abscesso hepático da amebíase
Nifurtimox	Tripanossomíase provocada pelo *Trypanosoma cruzi*
Pentamidina	Estágio hemolinfático da tripanossomíase; também usada na pneumonia causada pelo *Pneumocystis jiroveci*
Pirimetamina mais sulfadiazina	Combinação medicamentosa de escolha para a toxoplasmose
Estibogliconato de sódio	Fármaco de escolha para a leishmaniose (todas as espécies)
Suramina	Fármaco de escolha para o estágio hemolinfático da tripanossomíase (*T. brucei gambiense, T. rhodesiense*)
Sulfametoxazol-trimetoprima	Combinação medicamentosa de escolha para as infecções causadas pelo *P. jiroveci*

são bem mais toleradas do que o tratamento da infecção ativa, provocando a terapia com altas doses efeitos tóxicos em até 50% dos pacientes com AIDS. Os efeitos tóxicos importantes são desconforto gastrintestinal, exantema, febre, neutropenia e trombocitopenia, os quais podem ser graves o suficiente para justificar a interrupção do referido tratamento. Por causa da alta prevalência de graves efeitos adversos com SMZ-TMP, vários fármacos são usados como agentes alternativos para a infecção pelo *P. jiroveci*. Mas nenhum é tão eficiente quanto SMZ-TMP.

PENTAMIDINA. Consiste em um fármaco alternativo para a infecção pelo *P. jiroveci*; para profilaxia, deve ser administrada como aerossol inalado. Embora seja bem tolerada nesta forma, não se mostra tão eficiente quanto a combinação SMZ-TMP diária. Para o tratamento da infecção ativa pelo *P. jiroveci*, a pentamidina deve ser administrada por via parenteral, que, no entanto, causa graves efeitos adversos, como estimulação respiratória seguida de depressão respiratória, grave hipotensão, hipoglicemia, anemia, neutropenia, hepatite e pancreatite.

ATOVAQUONA. Fármaco oral desenvolvido inicialmente como antimalárico, foi também aprovado para o tratamento da pneumonia leve a moderada, causada pelo *P. jiroveci*. Embora menos eficaz que SMZ-TMP ou pentamidina, apresenta maior tolerância. Os efeitos adversos consistem em febre, exantema, tosse, náuseas, vômitos, diarreia e testes anormais de função hepática.

Fármacos para a toxoplasmose

A toxoplasmose é uma infecção causada pelo *Toxoplasma gondii*, ocorrendo pela ingestão de oocistos liberados nas fezes de gatos infectados (hospedeiros primários) ou pelo consumo de carne crua contendo cistos tissulares. A infecção por este protozoário é mundial, mas não constitui uma doença grave, exceto se adquirida (ou reativada) por pacientes imunodeprimidos ou durante a gravidez, quando o organismo invade todos os tecidos fetais, especialmente o SNC. A lesão ocular é a consequência mais comum, embora o cérebro também possa ser afetado.

Os agentes antifolato **pirimetamina** com **sulfadiazina** (ou com **clindamicina** em pacientes alérgicos a sulfonamidas) costumam ser usados para o tratamento da toxoplasmose congênita e da infecção aguda em pessoas imunocomprometidas. No caso da encefalite pelo toxoplasma relacionada com a AIDS, deve ser administrado tratamento com altas doses por várias semanas, estando esse tratamento associado a irritação gástrica, sintomas neurológicos (dor de cabeça, insônia, tremores e convulsões) e graves anormalidades sanguíneas. A **espiramicina** é um antibiótico usado para tratar toxoplasmose adquirida durante a gravidez. O tratamento reduz o risco de desenvolvimento da toxoplasmose congênita.

Fármacos para a tripanossomíase

O gênero protozoário *Trypanosoma* tem três espécies que provocam a doença em seres humanos. As infecções pelo *T. gambiense* e *T. rhodesiense* causam a tripanossomíase africana (doença do sono africana), e a infecção pelo *T. cruzi* provoca a tripanossomíase americana (doença de Chagas). A tripanossomíase é transmitida pela picada do vetor infectado (inseto) — a mosca tsé-tsé para a tripanossomíase africana e o barbeiro para a tripanossomíase americana. Os fármacos atualmente disponíveis para todas as formas de tripanossomíase não apresentam eficácia e segurança adequadas. A disponibilidade destes fármacos também é uma preocupação: os CDC classificam vários destes fármacos como agentes sob investigação, fornecidos apenas por solicitação. Entre estes fármacos, incluem-se o **bitionol, deidroemetina, dietilcarbamazina, melarsoprol, nifurtimox, estibogliconato de sódio** e **suramina**.

SURAMINA E PENTAMIDINA. Após a picada por mosca tsé-tsé infectada, ocorre o aumento disseminado dos linfonodos, e o organismo se estabelece no sangue, multiplicando-se rapidamente. A suramina é a terapia de primeira linha para esse estágio hematolinfático agudo da tripanossomíase africana – mas, como não entra no SNC, não se mostra eficaz contra a doença no estágio avançado, quando o SNC é envolvido. A suramina é administrada por via intravenosa e provoca efeitos adversos, como exantema de pele, desconforto gastrintestinal e complicações neurológicas. Pode ser usada como uma alternativa à suramina ou combinada com esta para o estágio hemolinfático inicial. Os efeitos adversos (descritos anteriormente para o seu uso contra a pneumocistose) são observados em 50% dos pacientes que recebem as doses terapêuticas.

MELARSOPROL E EFLORNITINA. Havendo a tripanossomíase africana afetado o SNC, devem ser administrados fármacos que atravessam a barreira hematencefálica. Embora o melarsoprol seja muito tóxico (é um derivado do arsênico), ainda é o fármaco de escolha pela gravidade da tripanossomíase africana nesse estágio. A toxicidade imediata consiste em febre, vômitos, dor abdominal e artralgias. O fármaco também pode provocar encefalopatia reativa, que pode ser fatal. Para evitar os efeitos tóxicos do melarsoprol assim como o aumento da falha no tratamento que pode ocorrer por causa da resistência ao fármaco, foi introduzida a eflornitina como segunda opção para tratar a doença no estágio avançado; está disponível para administração oral e intravenosa, sendo eficiente contra algumas formas da tripanossomíase africana. A toxicidade é bem menor que a do melarsoprol, mas os efeitos adversos consistem em desconforto gastrintestinal, anormalidades sanguíneas e convulsões.

NIFURTIMOX E BENZNIDAZOL. A doença de Chagas, causada pelo *T. cruzi*, é uma das principais causas da morte por insuficiência cardíaca nos países da América Latina. O *T. cruzi* invade principalmente as células do músculo cardíaco e os macrófagos. A infecção inicial provoca mal-estar febril transitório. Após a invasão das células hospedeiras, a doença segue um curso muito lento. Os dois principais sintomas da doença de Chagas — miocardite e dilatação do trato intestinal — podem levar anos para surgir. Dois fármacos estão disponíveis para tratar a doença de Chagas: nifurtimox e benznidazol, comumente usados para tratar a infecção aguda, mas que têm pouco sucesso na completa erradicação do protozoário, o que permite a progressão das síndromes cardíacas e gastrintestinais. Os efeitos tóxicos de ambos os fármacos, como irritação gastrintestinal e graves efeitos no SNC são as principais desvantagens pelo seu uso, o que muitas vezes leva à necessidade de interrupção do tratamento. O benznidazol não está disponível comercialmente nos EUA e Canadá.

Fármacos para a leishmaniose

Os parasitos da *Leishmania* são transmitidos pela picada de flebótomos (mosquito-pólvora) infectados. A infecção resulta na leishmaniose cutânea (pele), mucocutânea (pele, nariz e boca) ou visceral (fígado e baço). Mais de 12 milhões de pessoas têm leishmaniose, sendo as formas cutâneas e mucocutâneas muito mais prevalentes do que a doença visceral, que apresenta risco de morte. A doença cutânea é particularmente prevalente no Afeganistão, Arábia Saudita, Argélia, Brasil, Irã, Iraque, Peru e Síria. Mais de 90% dos casos mundiais de leishmaniose visceral estão na Índia, Bangladesh, Nepal, Sudão e Brasil. A doença é conhecida por vários nomes locais (p. ex., botão do Oriente, espúndia, botão de Bagdá, botão de Déli e calazar). Os que possuem maior risco de contrair leishmaniose (particularmente a leishmaniose cutânea) são os voluntários do *Peace Corps*, pessoas que realizam pesquisas ao ar livre, à noite, e soldados. As leishmanioses cutâneas e mucocutâneas variam de úlceras autocicatrizantes localizadas a lesões disseminadas que dão origem a desfiguração crônica. As lesões podem eventualmente sarar com significativa cicatrização, mas deixam a pessoa relativamente imune à reinfecção. Por outro lado, a infecção visceral desenvolve-se lentamente, caracterizando-se pela hepato e esplenomegalia. Se não tratada, a leishmaniose visceral pode levar à morte.

ESTIBOGLICONATO DE SÓDIO. Este fármaco, que possui o metal pesado antimônio, tem sido o principal alicerce do tratamento da leishmaniose, devendo ser administrado por via parenteral (intravenosa ou intramuscular), e podendo as injeções intramusculares ser muito dolorosas. Embora ocorram poucos efeitos adversos no início do tratamento, a toxicidade do estibogliconato de sódio aumenta durante o curso da terapia. Os efeitos adversos mais frequentes consistem em sintomas gastrintestinais, febre, dor de cabeça, mialgias, artralgias e exantema. O estibogliconato de sódio é potencialmente cardiotóxico (prolongamento do QT), mas geralmente estes efeitos são reversíveis. As taxas de cura para as formas cutâneas e mucocutâneas são boas com algumas semanas de terapia. Mas, o tratamento para a forma visceral (calazar) é ineficaz em alguns casos, apresenta crescente resistência e está associada a óbitos relacionados com o tratamento em uma pequena porcentagem de casos. Os fármacos alternativos, como a **pentamidina** e **miltefosina** (para a leishmaniose visceral), **fluconazol** ou **metronidazol** (para as lesões cutâneas) e **anfotericina B** (para as leishmanioses mucocutâneas), são usados quando a terapia tradicional se mostra ineficaz.

MILTEFOSINA. Este fármaco, originalmente antineoplásico, é o primeiro fármaco eficaz por via oral usado no tratamento das leishmanioses cutâneas e visceral. A taxa de cura com a miltefosina, em especial para a forma visceral, é muito promissora, sendo o fármaco bem tolerado. Os efeitos adversos são as náuseas e vômitos. Como demonstrou teratogenicidade, não deve ser usado por mulheres grávidas. Atualmente, a miltefosina não está aprovada para uso nos EUA.*

---

* N.T.: o fármaco encontra-se em estudos no Brasil.

Fármacos anti-helmínticos

Os helmintos abrangem todos os grupos de vermes parasitos. Três grupos principais parasitam os órgãos dos seres humanos, a maioria o trato gastrintestinal: tênias (*Cestoda*), **trematódios** (*Trematoda* ou *Digenea*) e **nematódios** (*Nematoda*). As tênias e trematódios são relativamente planos e possuem estruturas especializadas para garantir a fixação ao intestino ou vasos sanguíneos do hospedeiro. Os nematódios possuem corpos cilíndricos longos e não apresentam estruturas de fixação. A transmissão pode ser direta, ao ingerir os estágios infectantes ou larvas que penetram ativamente a pele, ou indireta, pela injeção de insetos vetores infectados. Alguns dos fármacos usados nas infecções pelos helmintos são apresentados na Fig. 29.4 e listados no Quadro 29.4.

Fármacos que atuam contra os nematódios

Estima-se que mais de 1 bilhão de pessoas pelo mundo estejam infectadas pelos **nematódios** intestinais, com prevalência muito maior nos climas úmidos subtropicais e tropicais. Do ponto de vista médico, os nematódios intestinais importantes que respondem aos fármacos anti-helmínticos são o *Enterobius vermicularis* (oxiúro), *Trichuris trichiura*, *Ascaris lumbricoides* (lombriga), *Ancylostoma* spp. e *Necator* spp. (ancilóstomo), bem como *Strongyloides stercoralis* (estrongiloide). O oxiúro é o nematódio intestinal mais comum nos países desenvolvidos, sendo também o menos patogênico. Os ovos depositados na pele perianal provocam coceira, ocorrendo a transmissão pelos dedos contaminados. As infecções pelo ancilóstomo (*Ancylostoma* spp. e *Necator* spp.) são raras nos EUA, porém as infecções pelo estrongiloide (*Strongyloides stercoralis*) são endêmicas nas áreas rurais dos estados do Sudeste e Região dos Apalaches. Não tão comuns quanto os nematódios intestinais, os nematódios cutâneos ainda infectam mais de meio bilhão de pessoas pelo mundo. Os nematódios de tecido que respondem à terapia anti-helmíntica são o *Ancylostoma*, *Dracunculus*, *Onchocerca* e *Toxocara* spp. Bem como *Wuchereria bancrofti*.

ALBENDAZOL. É um fármaco oral com grande espectro anti-helmíntico, sendo o fármaco de escolha para as infecções pela lombriga (**ascaridíase**), ancilóstomo, oxiúro e *trichuris trichiura*. Constitui um fármaco alternativo para infecções pelo estrongiloide e **filaríase** (endêmica em algumas áreas tropicais e responsável pela elefantíase quando os vasos linfáticos são infectados). A administração de albendazol varia conforme a infecção a ser tratada. Durante cursos curtos de terapia, o albendazol tem poucos efeitos adversos.

MEBENDAZOL. É outro fármaco principal para a ascaridíase, oxiúro e *trichuris trichiura*, com taxas de cura de 90 a 100%. Tem baixa incidência de efeitos adversos, limitados principalmente a irritação gastrintestinal. Seu uso é contraindicado na gravidez, porque pode ser embriotóxico.

IVERMECTINA. É o fármaco de escolha para a **oncocercose**, uma endemia crônica na África Ocidental e na Subsaariana, assim como na Arábia Saudita e Iêmen. A infecção crônica resulta em graves complicações oftálmicas, como cegueira. A ivermectina imobiliza parasitos sensíveis por inibir a função do neurotransmissor nos parasitos. Ela não atravessa a barreira hematencefálica nem interfere na neurotransmissão nos seres humanos, sendo geralmente administrada como terapia oral de dose única. Os efeitos adversos são febre, dor de cabeça, tontura, exantema, prurido, taquicardia, hipotensão e dor nas articulações, músculos e gânglios linfáticos. Estes sintomas têm curta duração, sendo controlados com anti-histamínicos e fármacos anti-inflamatórios não esteroides (AINE).

Fármacos que atuam contra os trematódios

Os **trematódios** importantes do ponto de vista médico consistem em vários parasitos que têm um grande impacto nas populações, como o *Clonorchis sinensis* (trematódio hepático humano, endêmico no Sudoeste Asiático), *Schistosoma*

```
                    Fármacos anti-helmínticos
    ┌───────────────────────┼───────────────────────┐
Fármacos ativos      Fármacos ativos       Fármacos ativos
   contra os           contra os              contra os
  nematódios          trematódios            cestódios

  Albendazol          Praziquantel           Niclosamida
  Dietilcarbamazina   Bitionol               Praziquantel
  Ivermectina         Metrifonato            Albendazol
  Mebendazol          Oxamniquina            Mebendazol
  Pamoato de pirantel
```

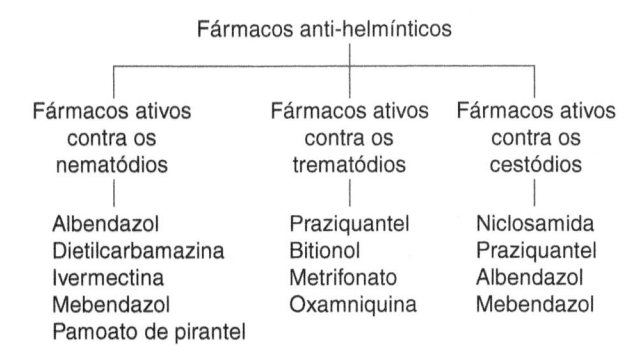

Figura 29.4 Os fármacos anti-helmínticos possuem vários mecanismos de ação e propriedades. Muitos agem contra parasitos específicos, e poucos são isentos de toxidade para as células do hospedeiro. As reações à morte e parasitos morrendo podem provocar grave toxicidade nos pacientes. Estes fármacos são divididos em três grupos com base no tipo de verme — nematódios, trematódios e cestódios. Os fármacos de escolha e agentes alternativos para algumas importantes infecções helmínticas estão listados no Quadro 29.4.

Quadro 29.4 — Principais infecções helmínticas e os fármacos usados no tratamento

Organismo infectante	Fármacos de escolha	Fármacos alternativos
Nematódios		
Ascaris lumbricoides (lombriga)	Albendazol, mebendazol	Pamoato de pirantel, piperazina
Necator americanus, Ancylostoma duodenale	Albendazol, mebendazol	Pamoato de pirantel
Trichuris trichiura	Albendazol	Mebendazol, pamoato de pirantel
Strongyloides stercoralis (estrongiloide)	Ivermectina	Tiabendazol, albendazol
Enterobius vermicularis (oxiúro)	Albendazol ou mebendazol	Pamoato de pirantel
Larva migrans cutânea	Ivermectina	Albendazol, dietilcarbamazina
Wuchereria bancrofti, Brugia malayi	Ivermectina mais albendazol	Dietilcarbamazina
Onchocerca volvulus	Ivermectina	Suramina
Trematódios		
Schistosoma haemotobium	Praziquantel	Metrifonato
Schistosoma mansoni	Praziquantel	Oxamniquina
Schistosoma japonicum	Praziquantel	Nenhum
Paragonimus westermani	Praziquantel	Bitinol
Fasciola hepatica	Bitinol	Praziquantel, emetina, deidroemetina
Cestódios (tênia)		
Taenia saginata	Niclosamida ou praziquantel	Mebendazol
Taenia solium	Niclosamida ou praziquantel	
Diphyllobothrium latum	Niclosamida ou praziquantel	
Cisticercose	Albendazol	Praziquantel
Echinococcus granulosus (doença hidática)	Albendazol	Mebendazol

spp. (trematódios do sangue, estimando-se que afetem mais de 200 milhões de pessoas pelo mundo) e *Paragonimus westermani* (verme pulmonar, endêmico na Ásia e Índia).

PRAZIQUANTEL. Este fármaco tem amplo espectro anti helmíntico; mata os vermes suscetíveis por aumentar a permeabilidade da membrana celular, levando à paralisia da sua musculatura bem como eventual fagocitose pelas células de defesa humana e morte. O praziquantel é o fármaco mais seguro e eficiente para tratar a **esquistossomose** (todas as espécies) e a maioria das outras infecções por trematódios e cestódios. Mostra-se contra os vermes adultos e estágios não-maduros. Os efeitos adversos comuns, suaves e temporários, consistem em dor de cabeça, tontura e mal-estar, não precisando geralmente de tratamento, mas podendo ser mais frequentes ou graves em pacientes com grande carga de vermes.

Fármacos que atuam contra os cestódios (tênia)

Os ovos do cestódio passam do solo para o hospedeiro primário (humanos na maioria das infestações por cestódio), sendo ingeridos e incubados no hospedeiro intermediário (p. ex., porco), onde entram no tecido e formam cistos. Os hospedeiros primários ingerem os cistos na carne do hospedeiro intermediário. Para alguns **cestódios** (*Echinococcus* spp. e *Spirometra* spp.), os seres humanos são os hospedeiros intermediários, vivendo as larvas dentro de tecidos e migrando através de diferentes sistemas orgânicos. Os quatro cestódios importantes do ponto de vista médico são a *Taenia saginata* (tênia da carne bovina), *T. solium* (tênia da carne de porco, que pode provocar as formas larvais no cérebro e olhos), *Diphyllobothrium latum* (tênia da carne de peixe) e *Echinococcus granulosus* (tênia do cão, endêmica na América do Sul, Islândia, Austrália, Nova Zelândia e partes do Sul da África, podendo provocar cistos no fígado, pulmões e cérebro). Os principais fármacos para as infecções pelo cestódio são o **praziquantel** (ver anteriormente) e **niclosamida**. Esta última é usada para tratar as infecções causadas pelas tênias das carnes bovina, suína e do peixe. Contudo, não é eficaz contra a cisticercose, infecção causada pela tênia da carne suína *T. solium* (sendo usado o **albendazol** ou praziquantel) ou doença causada pelo *E. granulosus* (utilizando-se o albendazol). Os efeitos tóxicos são suaves, mas consistem em desconforto gastrintestinal, dor de cabeça, exantema e febre.

FOCO NA REABILITAÇÃO

Este capítulo abrange um espectro muito amplo de agentes antiparasitários que vão desde fármacos antifúngicos a fármacos antimaláricos e anti-helmínticos. A maioria dos fisioterapeutas trata de pacientes que usam agentes antifúngicos, desde o atleta que utiliza um antifúngico tópico para o pé de atleta aos pacientes com AIDS recebendo o agente intravenoso para tratar micose sistêmica. Menos comumente, os fisioterapeutas encontram infecções, como malária e leishmaniose, endêmicas em regiões tropicais do mundo. Entretanto, os fisioterapeutas que viajam para estas regiões ou cuidam de pessoal militar que retorna destes países acabam por se envolver com o tratamento de pessoas infectadas. Por exemplo, muitas pessoas nas regiões onde a malária é endêmica recebem quimioprofilaxia ou tratamento para a malária ativa enquanto participam de programas de reabilitação. A compreensão dos potenciais efeitos adversos dos medicamentos permite otimizar a distribuição (p. ex., intensidade e cronograma) das sessões de fisioterapia. Em alguns casos, as pessoas que apresentam estágios avançados destas doenças não são candidatas adequadas à reabilitação. Mesmo assim, o fisioterapeuta é um membro importante da equipe de profissionais de saúde por orientar o paciente para limitar a disseminação da infecção.

RELEVÂNCIA CLÍNICA PARA A REABILITAÇÃO

Reações adversas a fármacos

Fármacos sistêmicos usados para as infecções fúngicas

- Na maioria dos casos, a anfotericina B produz efeitos adversos relacionados com a infusão, como febre, calafrios, vômitos, espasmos musculares, dor de cabeça e hipotensão relevante.
- A anfotericina B pode provocar anemia.
- A flucitosina pode causar anemia e trombocitopenia reversíveis.
- Todos os agentes azólicos inibem as enzimas hepáticas que metabolizam fármacos (citocromo P450s) em alguma extensão.
- O voriconazol pode provocar distúrbios visuais temporários.

Fármacos antiparasitários

- Em doses terapêuticas, muitos agentes antiparasitários produzem exantemas na pele, diferentes graus de desconforto gastrintestinal e complicações neurológicas que variam da dor de cabeça e tremores à confusão, psicose aguda e convulsões.

Fármacos anti-helmínticos

- Muitos anti-helmínticos provocam tontura, taquicardia, hipotensão, dores articular e muscular, bem como mal-estar.

Efeitos que interferem na reabilitação

Fármacos sistêmicos usados para as infecções fúngicas

- Os efeitos relacionados com a infusão da anfotericina B podem limitar a capacidade do paciente de participar da reabilitação.
- A anemia e trombocitopenia podem reduzir a capacidade de se exercitar e controlar o sangramento após a lesão, respectivamente.
- A inibição do citocromo P450s pode aumentar as concentrações plasmáticas de outros fármacos, tornando maior o potencial, ou prolongando os efeitos terapêuticos ou adversos.
- Os distúrbios visuais temporários podem interferir no desempenho funcional dos pacientes que participam da reabilitação.

Fármacos antiparasitários

- A gravidade das infecções parasitárias assim como os efeitos adversos dos fármacos usados no seu tratamento podem interferir no desempenho funcional dos pacientes.

Fármacos anti-helmínticos

- Muitos anti-helmínticos provocam tontura, taquicardia, hipotensão, dores articular e muscular, bem como mal-estar.

Possíveis soluções para a terapia

Fármacos sistêmicos usados para as infecções fúngicas

- Se o paciente estiver recebendo anfotericina B intravenosa, a reabilitação deverá ser adiada.
- Sendo observadas redução na tolerância aos exercícios ou muitas contusões em pacientes recebendo

anfotericina B ou flucitosina, procurar o médico do paciente.
- Se um paciente, usando qualquer agente azólico, apresentar novos sintomas ou estiver utilizando um fármaco de venda livre ou suplemento fitoterápico, procurar o médico para discutir as possíveis interações medicamentosas.
- Os distúrbios visuais devem ser relatados ao médico do paciente.

Fármacos antiparasitários
- A terapia pode precisar ser adiada até que a infecção parasitária esteja sob controle.

Fármacos anti-helmínticos
- Durante curtos cursos de terapia, os efeitos adversos de muitos fármacos anti-helmínticos em geral têm curta duração. A reabilitação poderá ser adiada até os efeitos adversos cessarem ou melhorarem.

ESTUDO DE CASO CLÍNICO

Breve histórico: o paciente, de 22 anos, retornou do serviço militar no Iraque há 2 meses, tendo sido admitido no hospital militar há 4 dias para iniciar um programa de reabilitação de pacientes amputados. Foi submetido a amputação abaixo do joelho (AAJ) da extremidade esquerda há 1 semana, secundária ao dano traumático que ocorreu durante uma operação militar. Antes deste acidente, era funcionalmente independente e um ávido jogador de basquete.

Quadro médico atual e terapia medicamentosa: ao ser internado, o paciente percebeu que possuía várias lesões elevadas crostosas que tinham até 2,5 cm de diâmetro no seu rosto, pescoço e antebraço esquerdo. Relatou que as lesões eram muito maiores e dolorosas semanas atrás. Um infectologista coletou partes da pele na lesão e diagnosticou o quadro como sendo leishmaniose cutânea, comumente conhecida como "botão de Bagdá". O paciente iniciou o curso intravenoso de 20 dias de estibogliconato de sódio, uma dose diariamente, pouco antes das sessões de fisioterapia à tarde. As precauções na reabilitação incluem exercício sem descarga de peso no coto direito. Os medicamentos que o paciente está usando incluem um para dor, se necessário.

Cenário da reabilitação: o paciente está muito motivado a retornar ao seu nível anterior de funcionalidade e vem participando da terapia de reabilitação 2 vezes/dia, desde o primeiro dia de internação. Durante a primeira semana de reabilitação, o paciente respondia à meta de cada sessão com relação ao controle do edema, manutenção do coto, alongamento, fortalecimento e atividades pré-caminhada. Obteve ótimos resultados na terapia até 5 dias após iniciar o estibogliconato de sódio intravenoso. Contudo, sua disposição começou a decair, e ele não conseguia terminar a sessão de fisioterapia de 1 h. Hoje, enquanto se exercitava nas barras paralelas, teve que se sentar 2 vezes porque sentiu tontura. Reclama de forte dor no quadril e joelho, assim como sensibilidade do músculo do glúteo, quadríceps e costas. Embora algumas das reclamações do paciente fossem oriundas da sua vigorosa participação na reabilitação, o fisioterapeuta percebeu que certos sintomas podiam constituir efeitos adversos da terapia medicamentosa para a leishmaniose cutânea. Assim, o fisioterapeuta incentivou o paciente ao dizer que estes sintomas desapareceriam quando terminasse o curso completo da terapia medicamentosa. O paciente afirmou que o tratamento medicamentoso "era bem pior que estas pequenas feridas", e que sua intenção era dizer ao médico que ele não iria mais tomar o medicamento prescrito para se "dedicar à reabilitação".

Problema/opções clínicas: o médico deve ser notificado sobre os sintomas do paciente assim como seu impacto limitante nas metas de reabilitação física. Metade dos pacientes que recebem estibogliconato de sódio intravenoso experimenta fadiga, artralgias e mialgias. Entretanto, apenas em pequena porcentagem de casos é necessário interromper o tratamento por causa dos sintomas, e geralmente estes efeitos colaterais são reversíveis. Primeiro, o paciente deve ser orientado sobre a relação custo-benefício da terapia medicamentosa A leishmaniose cutânea não tratada pode deixar cicatrizes grandes, repugnantes. Em alguns casos, as infecções de pele localizadas podem se disseminar para a boca e nariz (leishmaniose mucosa) e provocar cicatrizes desfigurantes. Segundo, devem-se agendar as sessões de fisioterapia o mais distante possível das administrações intravenosas do fármaco para determinar se os efeitos adversos são atenuados durante as sessões. Finalmente, o fisioterapeuta deve incentivar e acalmar o paciente, pois a terapia medicamentosa dura no máximo 20 dias, e os sintomas desagradáveis não persistem nem interferem nos objetivos de reabilitação a longo prazo.

Agentes Antifúngicos e Antiparasitários

APRESENTAÇÕES DISPONÍVEIS

Agentes antifúngicos

Anfotericina B
Parenteral:
Formulação convencional: pó 50 mg para injeção
Formulações de lipídios:
Suspensão de 100 mg/20 mℓ para injeção
Pó de 50 mg e 100 mg para injeção:
Tópica: creme, loção e pomada a 3%

Butaconazol
Tópico: creme vaginal a 2%

Butenafina
Tópica: creme a 1%

Caspofungina
Parenteral: pó de 50 e 70 mg para injeção

Cetoconazol
Oral: comprimidos de 200 mg
Tópico: creme e xampu a 2%

Clotrimazol
Tópico: creme, solução e loção a 1%; supositórios vaginais de 100 e 200 mg

Econazol
Tópico: creme a 1%

Flucitosina (Ancobon)
Oral: cápsulas 250, 500 mg

Fluconazol
Oral: comprimidos de 50; 100; 150; 200 mg; pó para suspensão de 10 e 40 mg/mℓ
Parenteral: 2 mg/mℓ em frascos de 100, 200 mℓ

Griseofulvina[1]
Microscópica oral: cápsulas de 125 e 250 mg; comprimidos de 250 mg; suspensão de 125 mg/5 mℓ
Ultramicroscópica oral: comprimidos de 125; 165; 250; 330 mg

Itraconazol
Oral: cápsulas de 100 mg; solução de 10 mg/mℓ
Parenteral: 10 mg/mℓ para infusão intravenosa

Miconazol
Tópico: creme, pó e *spray* a 2%; supositórios vaginais de 100 e 200 mg

Naftifina
Tópica: creme e gel a 1%

Natamicina
Tópica: suspensão oftálmica a 5%

Nistatina
Oral: comprimidos de 500.000 unidades
Tópica: creme e pomada e pó de 100.00 unidades/g; comprimidos vaginais de 100.000 unidades

Oxiconazol
Tópico: creme e loção a 1%

Sulconazol
Tópico: creme e loção a 1%

Terbinafina
Oral: comprimidos de 250 mg
Tópica: creme e gel a 1%

Terconazol
Tópico: creme vaginal a 0,4 e 0,8%; supositórios vaginais de 80 mg

Tioconazol
Tópico: pomada vaginal a 6,5%

Tolnaftato
Tópico: creme, gel, solução, pó e aerossol a 1%

Voriconazol
Oral: comprimidos de 50 e 200 mg
Parenteral: frascos de 200 mg, reconstituídos em solução de 5 mg/mℓ

Agentes antiparasitários

Albendazol
Oral: comprimidos de 200 mg

Atovaquona
Oral: suspensão de 750 mg/5 mℓ

Atovaquona-proguanila
Oral: comprimidos de 250 mg de atovaquona mais 100 mg de proguanila; comprimidos pediátricos de 62,5 mg de atovaquona mais 25 mg de proguanila

Cloroquina
Oral: comprimidos de 250 e 500 mg (equivalentes a 150 e 300 mg de base, respectivamente)
Parenteral: 50 mg/mℓ (equivalentes a 40 mg/mℓ de base) para injeção

Clindamicina
Oral: cápsulas de 75; 150; 300 mg; suspensão de 75 mg/5 mℓ
Parenteral: 150 mg/mℓ para injeção

Deidroemetina[2]

Doxiciclina
Oral: cápsulas de 20; 50; 100 mg; comprimidos de 50 e 100 mg; suspensão de 25/5 mℓ; xarope 50 mg/5 mℓ
Parenteral: 100 e 200 mg para injeção

Eflornitina
Parenteral: 200 mg/mℓ para injeção

Estibogliconato de sódio[2]

Gliconato de quinidina
Parenteral: 80 mg/mℓ (equivalentes a 50 mg/mℓ de base) para injeção

Halofantrina
Oral: comprimidos de 250 mg

Iodoquinol
Oral: comprimidos de 210 e 650 mg

Mefloquina
Oral: comprimidos de 250 mg

Melarsoprol[2]

Metronidazol
Oral: comprimidos de 250 e 500 mg; cápsulas de 375 mg; comprimidos de liberação controlada de 750 mg
Parenteral: 5 mg/mℓ

Nifurtimox[2]

Nitazoxanida
Oral: pó para 100 mg/5 mℓ de solução oral

Paromomicina
Oral: cápsulas de 250 mg

Pentamidina (isetionato de pentamidina)
Parenteral: pó de 300 mg para injeção

Pirimetamina
Oral: comprimidos de 25 mg

Primaquina
Oral: comprimidos de 26,3 mg (equivalentes a 15 mg de base)

Quinina
Oral: comprimidos de 260 mg; cápsulas de 200; 260; 325 mg

Sulfadoxina e pirimetamina
Oral: comprimidos de 500 mg de sulfadozina mais 25 mg de pirimetamina

Suramina[2]

Agentes anti-helmínticos

Albendazol[3]
Oral: comprimidos de 200 mg; suspensão de 100 mg/5 mℓ

Bitionol[4]
Oral: comprimidos de 200 mg

Dietilcarbamazina[4]
Oral: comprimidos de 50 mg

Ivermectina[5]
Oral: comprimidos de 3 e 6 mg

Levamisol
Oral: comprimidos e xaropes de 50 e 150 mg

Mebendazol
Oral: comprimidos mastigáveis de 100 mg; fora dos EUA, suspensão de 100 mg/5 mℓ

Metrifonato[6]
Oral: comprimidos de 100 mg

Niclosamida[6]
Oral: comprimidos mastigáveis de 500 mg

Oxamniquina
Oral: cápsulas de 250 mg; fora dos EUA, xarope de 50 mg/mℓ

Pamoato de oxantel[6]*; oxantel/pamoato de pirantel*[6]
Oral: comprimidos com 100 mg (base) de cada fármaco; suspensões contendo 20 ou 50 mg (base) por mililitro

Piperazina
Oral: comprimidos de citrato de piperazina equivalentes a 250 mg de hexaidrato; xarope de citrato de piperazina equivalente a 500 mg de hexaidrato a cada 5 mℓ.

Praziquantel
Oral: comprimidos de 600 mg (outras concentrações fora dos EUA)

Suramina[4]
Parenteral: ampolas com 0,5 ou 1 g de pó a ser reconstituído como solução a 10% e usada imediatamente

Tiabendazol
Oral: comprimidos mastigáveis de 500 mg; suspensão de 500 mg/mℓ

[1]As formulações ultramicroscópicas de griseofulvina são aproximadamente 1,5 vez mais potentes, miligrama por miligrama, que as preparações microscópicas.
[2]Disponível nos EUA apenas pelo Drug service, CDC, Atlanta (404-639-3670).
[3]O albendazol foi aprovado nos EUA para o tratamento da cisticercose e cisto hidático.
[4]Não comercializado nos EUA, mas disponível pelo Parasitic Disease Drug Service, CDC, Atlanta (404-639-3670).
[5]Aprovado para uso nos EUA para o tratamento da oncocercose e estrongiloidíase. Ver o Cap. 1 sobre os comentários para o uso não padronizado dos fármacos.
[6]Não disponível nos EUA.

REFERÊNCIAS

Agentes antifúngicos

Diekema DJ, et al.: Activities of caspofungin, itraconazole, posaconazole, ravuconazole, voriconazole, and amphotericin B against 448 recent clinical isolates of filamentous fungi. J Clin Microbiol 2003;41:3623.

Groll A, et al.: Clinical pharmacology of systemic antifungal agents: A comprehensive review of agents in clinical use, current investigational compounds, and putative targets for antifungal drug development. Adv Pharmacol 1998;44:343.

Herbrecht R, et al.: Voriconazole versus amphotericin B for primary therapy of invasive aspergillosis. N Engl J Med 2002;347:408.

McPhee SJ, Papadakis MA, Tierney LM Jr: 2007 Current Medical Diagnosis & Treatment, 46th ed. New York: McGraw-Hill, 2007.

Rezabek GH, Friedman AD: Superficial fungal infections of the skin: Diagnosis and current treatment recommendations. Drugs 1992;43:674.

Saag MS, Dismukes WE: Azole antifungal agents: Emphasis on new triazoles. Antimicrob Agents Chemother 1988;32:1.

Sarosi GA, Davies SF: Therapy for fungal infections. Mayo Clin Proc 1994;69:1111.

Vazquez JA: The safety of anidulafungin. Expert Opin Drug Saf 2006;5(6):751.

Wagner C, et al.: The echinocandins: comparison of their pharmacokinetics, pharmacodynamics and clinical applications. Pharmacology 2006;78(4):161.

Wong-Beringer A, et al.: Lipid formulations of amphotericin B. Clinical efficacy and toxicities. Clin Infect Dis 1998;27:603.

Agentes antiparasitários

Gerais

Drugs for parasitic infections. Med Lett Drugs Ther 2002;44:33. (Issue available at www.medicalletter.com/freedocs/parasitic.pdf.)

Rosenblatt JE: Antiparasitic agents. Mayo Clin Proc 1999; 74:1161.

Malaria

Adjuk M, et al.: Amodiaquine-artesunate versus amodiaquine for uncomplicated Plasmodium falciparum malaria in African children: A randomised, multicentre trial. Lancet 2002;359:1365.

Bindschedler M, et al.: Comparison of the cardiac effects of the antimalarials coartemether and halofantrine in healthy participants. Am J Trop Med Hyg 2002;66:293.

Dorsey G, et al.: Sulfadoxine/pyrimethamine alone or with amodiaquine or artesunate for treatment of uncomplicated malaria: A longitudinal randomised trial. Lancet 2002;360:2031.

Foley M, Tilley L: Quinoline antimalarials: mechanisms of action and resistance and prospects for new agents. Pharmacol Ther 1998;79:55.

Guerin PJ, et al.: Malaria: Current status of control, diagnosis, treatment, and a proposed agenda for research and development. Lancet Infect Dis 2002;2:564.

Hill DR, et al.: Primaquine: Report from CDC expert meeting on malaria chemoprophylaxis I. Am J Trop Med Hyg 2006;75(3):402.

Ling J, et al.: Randomized, placebo-controlled trial of atovaquone/proguanil for the prevention of Plasmodium falciparum or Plasmodium vivax malaria among migrants to Papua, Indonesia. Clin Infect Dis 2002;35:825.

Mutabingwa T, et al.: Chlorproguanil-dapsone for treatment of drug-resistant falciparum malaria in Tanzania. Lancet 2001;358:1218.

Nosten F, Brasseur P: Combination therapy for malaria. Drugs 2002;62:1315.

Olliaro P: Mode of action and mechanisms of resistance for antimalarial drugs. Pharmacol Ther 2001;89:207.

Price R, et al.: Adverse effects in patients with acute falciparum malaria treated with artemisinin derivatives. Am J Trop Med Hyg 1999;60:547.

Ridley RG: Medical need, scientific opportunity and the drive for antimalarial drugs. Nature 2002;415:686.

Rosenthal PJ (ed): Antimalarial Chemotherapy: Mechanisms of Action, Resistance, and New Directions in Drug Discovery. Totowa, NJ: Humana Press, 2001.

Staedke SG, et al.: Amodiaquine, sulfadoxine/pyrimethamine, and combination therapy for treatment of uncomplicated falciparum malaria in Kampala, Uganda: a randomised trial. Lancet 2001;358:368.

Sulo J, et al.: Chlorproguanil-dapsone versus sulfadoxinepyrimethamine for sequential episodes of uncomplicated falciparum malaria in Kenya and Malawi: A randomised clinical trial. Lancet 2002;360:1136.

van Agtmael MA, et al.: Artemisinin drugs in the treatment of malaria: From medicinal herb to registered medication. Trends Pharmacol Sci 1999;20:199.

van Vugt M, et al.: Artemether-lumefantrine for the treatment of multidrug-resistant falciparum malaria. Trans R Soc Trop Med Hyg 2000;94:545.

Winstanley P: Modern chemotherapeutic options for malaria. Lancet Infect Dis 2001;1:242.

Amebíase

Blessmann J, Tannich E: Treatment of asymptomatic intestinal Entamoeba histolytica infection. N Engl J Med 2002;347:1384.

Freeman CD, et al.: Metronidazole: A therapeutic review and update. Drugs 1997;54:679.

Petri WA, Singh U: Diagnosis and management of amebiasis. Clin Infect Dis 1999;29:1117.

Outras infecções por protozoários

Aronson NE, et al.: Safety and efficacy of intravenous sodium stibogluconate in the treatment of leishmaniasis: Recent U.S. military experience. Clin Infect Dis 1998;27:1457.

Burchmore RJ, et al.: Chemotherapy of human African trypanosomiasis. Curr Pharm Des 2002;8:256.

Burri C, et al.: Efficacy of new, concise schedule for melarsoprol in treatment of sleeping sickness caused by Trypanosoma brucei gambiense: A randomised trial. Lancet 2000;355:1419.

Castro JA, et al.: Toxic side effects of drugs used to treat Chagas' disease (American trypanosomiasis). Hum Exp Toxicol 2006; 25(8);471.

Croft SL, Yardley V: Chemotherapy of leishmaniasis. Curr Pharm Des 2002;8:319.

Guerin PJ, et al.: Visceral leishmaniasis: Current status of control, diagnosis, and treatment, and a proposed research and development agenda. Lancet Infect Dis 2002;2:494.

Hepburn NC: Management of cutaneous leishmaniasis. *Curr Opin Infect Dis* 2001;14:151.

Katz DE, Taylor DN: Parasitic infections of the gastrointestinal tract. *Gastroenterol Clin North Am* 2001;30:797.

Legros D, et al.: Treatment of human African trypanosomiasis — present situation and needs for research and development. *Lancet Infect Dis* 2002;2:437.

Nitazoxanide (Alinia) — a new antiprotozoal agent. *Med Lett Drugs Ther* 2003;45:29.

Okhuysen PC: Traveler's diarrhea due to intestinal protozoa. *Clin Infect Dis* 2001;33:110.

Sobel JD, et al.: Tinidazole therapy for metronidazoleresistant vaginal trichomoniasis. *Clin Infect Dis* 2001; 33:1341.

Sundar S, et al.: Oral miltefosine for Indian visceral leishmaniasis. *N Engl J Med* 2002;347:1739.

Urbina JA: Specific treatment of Chagas disease: Current status and new developments. *Curr Opin Infect Dis* 2001;14:717.

Fármacos anti-helmínticos

Anadol D, et al.: Treatment of hydatid disease. *Paediatr Drugs* 2001;3:123.

Ayles HM, et al.: A combined medical and surgical approach to hydatid disease: 12 years' experience at the Hospital for Tropical Diseases, London. *Ann R Coll Surg Engl* 2002;84:100.

Bockarie MJ, et al.: Mass treatment to eliminate filariasis in Papua New Guinea. *N Engl J Med* 2002;347:1841.

Burnham G: Onchocerciasis. *Lancet* 1998;351:1341.

Carpio A: Neurocysticercosis: An update. *Lancet Infect Dis* 2002;2:751.

Caumes E: Treatment of cutaneous larva migrans. *Clin Infect Dis* 2000;30:811.

Cioli D: Chemotherapy of schistosomiasis: An update. *Parasitol Today* 1998;14:418.

Drugs for parasitic infections. *Med Lett Drugs Ther* 2002;44:33. Issue available at http://www.medicalletter.com/freedocs/parasitic.pdf

Dunyo SK, et al.: A randomized double-blind placebocontrolled field trial of ivermectin and albendazole alone and in combination for the treatment of lymphatic filariasis in Ghana. *Trans R Soc Trop Med Hyg* 2000; 94:205.

Forrester JE, et al.: Randomized trial of albendazole and pyrantel in symptomless trichuriasis in children. *Lancet* 1998;352:1103.

Garcia HH, Del Brutto OH: *Taenia solium* cysticercosis. *Infect Dis Clin North Am* 2000;14:97.

Gardon J, et al.: Effects of standard and high doses of ivermectin on adult worms of *Onchocerca volvulus*: a randomised controlled trial. *Lancet* 2002;360:203.

Horton J: Albendazole: A review of anthelmintic efficacy and safety in humans. *Parasitology* 2000;121:S113.

Jackson TF, et al.: A comparison of mebendazole and albendazole in treating children with *Trichuris trichiura* infection in Durban, South Africa. *S Afr Med J* 1998;88:880.

Stephenson I, Wiselka M: Drug treatment of tropical parasitic infections: recent achievements and developments. *Drugs* 2000;60:985.

Reabilitação

Aronson NE, et al.: Safety and efficacy of intravenous sodium stibogluconate in the treatment of leishmaniasis: Recent U.S. military experience. *Clin Infect Dis* 1998;27:1457.

30

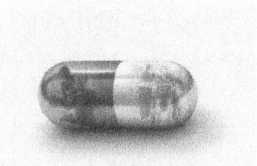

Agentes Antimicrobianos Diversos: Desinfetantes, Antissépticos, Esterilizantes e Conservantes

Os agentes discutidos neste capítulo são constituídos por diferentes antimicrobianos, tais como os específicos para infecções urinárias, além dos desinfetantes e antissépticos (Fig. 30.1). Como os fisioterapeutas tratam os pacientes com infecções e utilizam equipamentos que podem transferir patógenos, o uso de antissépticos e desinfetantes, discutido na parte final deste capítulo, é particularmente relevante para a prática da reabilitação.

AGENTES ANTIMICROBIANOS DIVERSOS

Metronidazol

Química e farmacocinética

O metronidazol é um nitroimidazol usado principalmente no tratamento das infecções causadas por bactérias anaeróbicas e protozoários, podendo ser administrado por vias oral, intravenosa ou como supositório retal. O fármaco penetra facilmente quase todos os tecidos, incluindo o fluido cerebrospinhal, alcançando níveis similares aos do plasma.

Mecanismo de ação e usos clínicos

O metronidazol mata amebas, bactérias e protozoários sensíveis, sendo facilmente captado pelos organismos anaeróbicos e células onde age alterando o DNA e inibindo a síntese dos ácidos nucleicos. Constitui o tratamento de escolha para as infecções anaeróbicas ou mistas intra-abdominais, **colite pseudomembranosa** e abscesso cerebral envolvendo organismos suscetíveis, podendo, ainda, ser usado no tratamento das infecções aeróbicas, como as que podem estar presentes no empiema, abscesso pulmonar, infecções dos ossos e articulações, assim como úlceras do pé diabético. No tratamento das infecções das extremidades inferiores em pacientes diabéticos idosos do sexo masculino, o uso diário de metronidazol, combinado com outro antibiótico, mostrou ser tão eficaz quanto o regime antibiótico tradicional, administrado a cada 6 h, com significativa redução do custo. O metronidazol também é usado para tratar as infecções causadas pelo *Clostridium difficile*, um bacilo Gram-positivo que pode provocar colite pseudomembranosa, a qual se apresenta como grave diarreia (diarreia associada ao *C. difficile* — DACD). O *C. difficile* é uma das infecções comunicáveis que mais cresce, talvez excedendo o *Staphylococcus aureus* resistente à meticilina (MRSA) e outros micro-organismos resistentes aos fármacos.

O metronidazol tem muitos outros usos. Como comprimido oral ou gel vaginal tópico, mostra-se eficaz no tratamento da vaginose bacteriana. Como parte de um regime multifármaco, é comumente usado para a erradicação da *Helicobacter pylori* na úlcera péptica. Como fármaco antiprotozoário, constitui o fármaco de escolha para tratar a giardíase (diarreia dos viajantes) e tricomoníase, doença sexualmente transmissível comum. Também é usado como antibiótico tópico para a **rosácea**, um quadro dermatológico crônico.

Toxicidade

Os efeitos adversos mais comuns são as náuseas ou vômitos, desconforto gastrintestinal, diarreia, dor de cabeça, tontura, boca seca e paladar alterado (em especial, a percepção de gosto metálico agudo). Como o metronidazol tem um efeito semelhante ao do dissulfiram, a ingestão de bebidas alcoólicas durante o tratamento pode provocar dor estomacal, náuseas, vômitos, dor de cabeça e vermelhidão da face. Os pacientes devem ser orientados

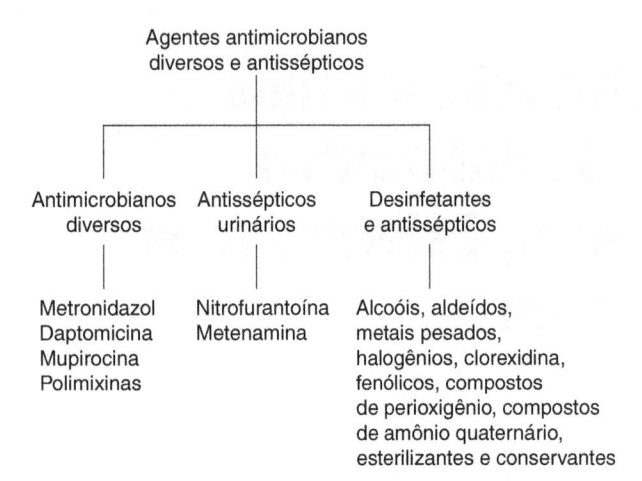

Figura 30.1 Estes agentes são divididos em diferentes antimicrobianos, tais como os específicos para infecções urinárias além dos desinfetantes e antissépticos. As divisões subsequentes baseiam-se na classe química ou uso clínico.

a evitar o álcool (incluindo xaropes etílicos para tosse) enquanto usam este fármaco e por pelo menos 3 dias após interromper o tratamento.

Daptomicina

Química, mecanismo de ação e farmacocinética

A daptomicina é o membro de uma das mais novas classes de antibióticos chamada de lipopeptídios cíclicos. Sua estrutura permite rápidos efeitos bactericidas através de um mecanismo único. Mediante a inserção da sua ponta lipofílica na membrana celular da bactéria, a daptomicina promove a perda do potássio intracelular, despolariza o potencial da membrana bacteriana, levando à rápida morte da bactéria. É administrada por infusão intravenosa lenta para o tratamento das infecções complicadas da pele e tecidos moles provocadas por organismos aeróbicos Gram-positivos. Por ser excretada principalmente pelos rins, é necessário fazer uma redução nas doses em pacientes com comprometimento renal.

Usos clínicos

A daptomicina é eficaz contra a maioria das bactérias Gram-positivas clinicamente importantes, incluindo infecções decorrentes da MRSA, *S. aureus* resistente à vancomicina (VRSA) e enterococos resistente à vancomicina (VRE), tendo também comprovada eficácia para a bacteriemia e endocardite pelo *S. aureus*.

Toxicidade

Os leves efeitos adversos consistem em náuseas e vômitos, prisão de ventre, diarreia, dor de cabeça, vertigem e reações no local da injeção. Durante o tratamento com daptomicina, pequena, mas significativa, porcentagem de pacientes desenvolve miopatias (dor muscular generalizada, cãibras ou fraqueza) associadas a elevações na creatinoquinase. Assim, os pacientes que recebem daptomicina devem ser monitorados quanto à disfunção dos músculos esqueléticos e à elevação da creatinoquinase, devendo a coadministração com os inibidores da 3-hidróxi-3-metilglutaril coenzima A (HMG-CoA) redutase ("estatinas") ser evitada. Além disso, foram relatadas parestesias temporárias e neuropatias periféricas.

Mupirocina

Mecanismo de ação, farmacocinética e usos clínicos

A mupirocina (ácido pseudomônico A) é um antibiótico originalmente isolado da bactéria Gram-negativa *Pseudomonas fluorescens*. Ao se ligar à isoleucil transfer-RNA sintetase bacteriana, evita a incorporação da isoleucina nas proteínas bacterianas, inibindo a síntese da proteína bacteriana.

É formulada como pomada de uso tópico e é indicada para o tratamento das infecções secundárias em lesões traumáticas e infecções de pele simples, como o impetigo causado por bactérias Gram-positivas (p. ex., *S. aureus*, estreptococos beta-hemolíticos e *Streptococcus pyogenes*). Com a aplicação direta de mupirocina na pele ou membranas mucosas, são obtidas altas concentrações no local. O uso de um curativo oclusivo após a aplicação aumenta a penetração em 5 a 10 vezes, mas se estima que a quantidade absorvida seja inferior a 0,24% da quantidade aplicada. A absorção sistêmica de mupirocina através da pele intacta é mínima, entretanto qualquer fármaco que alcance a circulação sistêmica é rapidamente metabolizado em um metabólito inativo eliminado pela excreção renal. A eliminação de grande parte do fármaco é feita mais pela descamação das células cutâneas do que pelo metabolismo

O transporte nasal do *S. aureus* (tanto as cepas suscetíveis quanto as resistentes a meticilina) é um fator de risco bem definido para infecção hospitalar em pacientes hospitalizados. Assim, a aplicação intranasal de mupirocina é usada para a eliminação do *S. aureus* em pacientes e profissionais de saúde. Entretanto, o uso prolongado e disseminado da mupirocina está associado ao desenvolvimento da resistência a este agente. Deve-se enfatizar a utilização judiciosa de mupirocina tópica, limitando o tratamento aos portadores e considerando outros regimes terapêuticos.

Efeitos adversos

Os efeitos colaterais adversos mais comuns são o **eritema local**, exantema, sensação de picada e coceira. Além disso, o uso prolongado pode levar ao crescimento de organismos não suscetíveis, como fungos.

Polimixinas

Mecanismo de ação de venda livre e usos clínicos

As polimixinas são um grupo de antibióticos detergentes catiônicos que mata bactérias Gram-negativas ao romper a membrana celular bacteriana. Por causa da grande toxicidade associada à administração sistêmica, as polimixinas são usadas principalmente por via tópica, mas também para irrigação de feridas e para a bexiga urinária. Pomadas ou gotas contendo **polimixina B** com **neomicina** e **hidrocortisona** são empregadas para infecções dos olhos e ouvidos. É comum usar formulações tópicas, de venda livre como polimixina B com neomicina e/ou bacitracina, para infecções superficiais nas lesões de pele.

Toxicidade

Se ocorrer absorção sistêmica, os efeitos adversos graves serão neurotoxicidade (tontura, ataxia e parestesias) e nefrotoxicidade (necrose tubular renal aguda).

ANTISSÉPTICOS DO TRATO URINÁRIO

O trato urinário é um dos locais mais comuns de infecção bacteriana, especialmente entre as mulheres. Os antissépticos do trato urinário, como a nitrofurantoína e metenamina, são fármacos orais que não possuem efeitos antibacterianos sistêmicos por causa do seu rápido metabolismo. Como são excretados na urina em concentrações altas o suficiente para inibir os patógenos das vias urinárias, mostram-se úteis para o tratamento das infecções agudas do trato urinário inferior (ITU) e na prevenção das ITU recorrentes. O pH da urina deve ser monitorado antes de iniciar e durante a terapia porque a efetividade dos agentes aumenta em pH menor (< 5,5), e o pH baixo é um inibidor independente do crescimento de bactérias na urina. Assim, estes fármacos precisam ser administrados com agentes que acidificam a urina, como uma dieta rica em proteínas com suco de cranberry (em português, oxicoco ou arando ou uva-do-mato). Além disso, os pacientes devem ser orientados a evitar a ingestão da maioria das frutas (especialmente as frutas cítricas e seus sucos) e laticínios, que alcalinizam a urina. A nitrofurantoína e metenamina são bactericidas para a maioria das bactérias Gram-positivas e negativas, embora não tenham atividade contra as bactérias Gram-negativas que degradam a ureia (*Proteus* spp. ou *Pseudomonas*), pois estes organismos aumentam o pH da urina, reduzindo a eficácia dos fármacos. A vantagem da nitrofurantoína e metenamina é o raro desenvolvimento de resistência ou seu lento surgimento na população bacteriana suscetível.

Nitrofurantoína

Quando usada para tratar a ITU aguda não complicada, a dose diária normal de nitrofurantoína para um adulto é de 50 a 100 mg, administrada 4 vezes/dia por pelo menos 1 semana. Para a prevenção das ITU crônicas, deve ser administrada uma dose única diária de 100 mg.

A nitrofurantoína deve ser administrada com alimentos para melhorar a absorção do fármaco e reduzir os efeitos adversos gastrintestinais, como vômitos, náuseas e anorexia. Além da irritação gastrintestinal, os exantemas de pele e fotossensibilidade são efeitos colaterais comuns Os pacientes também devem ser informados de que a nitrofurantoína deixa a urina com uma cor amarelado-escura ou marrom, um efeito colateral normal e inofensivo.

Pode a nitrofurantoína provocar anemia hemolítica em pacientes com deficiência da glicose-6-fosfato desidrogenase (G6PD), a **enzimopatia** humana mais comum, encontrada em aproximadamente 10% dos americanos negros e 60% dos judeus curdos. A anemia hemolítica também pode ocorrer em recém-nascidos com sistemas enzimáticos imaturos, dentro das hemáticas. Por isso, a nitrofurantoína é contraindicada a mulheres no último mês de gestação (38 a 42 semanas de gestação) ou amamentando e em recém-nascidos com menos de 1 mês.

Foram relatados casos de neuropatia periférica, sendo muito provável que este quadro ocorra em pacientes com comprometimento renal, diabetes melito e deficiência da vitamina B. Foram relatados casos de pneumonite intersticial progressiva e fibrose quando a nitrofurantoína foi administrada por longos períodos (> 6 meses). Por ser excretada principalmente pelos rins, as concentrações urinárias em pacientes com comprometimento renal podem ser subterapêuticas. Em pacientes com grave insuficiência renal, a nitrofurantoína é contraindicada porque os elevados níveis sanguíneos podem provocar toxicidade. Finalmente, em pacientes com diabetes melito, pode provocar resultados imprecisos com alguns testes de glicose na urina.

Metenamina

O mandelato de metenamina e hipurato de metenamina são sais metenamínicos. Quando combinada com a acidificação da urina, a metenamina age como base fraca que se hidrolisa na urina ácida para formar amônia e formaldeído, o qual na urina pode ser bactericida ou bacteriostático conforme o pH, volume e fluxo da urina. As metenaminas podem ser usadas no tratamento de ITU em pacientes com cateterização temporária, mas não se mostram eficazes em pacientes com cateteres urinários definitivos. Os sais de metenamina são comumente usados para a prevenção de ITU, embora a evidência sobre sua efetividade na profilaxia da ITU seja confusa e dependa da população de pacientes. As metenaminas não devem ser usadas simultaneamente com sulfonamidas, porque podem formar precipitados insolúveis e aumentam a probabilidade de cristalúria.

DESINFETANTES, ANTISSÉPTICOS, ESTERILIZANTES E CONSERVANTES

Embora os termos sejam usados um pelo outro com frequência, os desinfetantes e antissépticos possuem definições específicas (Quadro 30.1). Os desinfetantes são agentes químicos que inibem ou matam vários micro-organismos em objetos inanimados no ambiente (Quadro 30.2). Eles não devem ser usados no tecido vivo. Os antissépticos inibem o crescimento e reprodução de micro-organismos em objetos inanimados, mas são seguros o suficiente para serem usados nas superfícies de tecidos vivos, como a pele. Os desinfetantes e antissépticos não apresentam toxicidade seletiva; cada agente apresenta um diferente perfil microbicida que deve ser considerado para o uso adequado e eficaz. A esterilização se refere ao uso de meios físicos ou químicos para destruir a vida microbiana, incluindo os endosporos de bactérias altamente resistentes.

A desinfecção envolve a destruição de organismos infectantes através de meios físicos ou químicos (Quadro 30.2), reduzindo o número de organismos potencialmente infectantes ao matá-los, removê-los ou diluí-los; muitas vezes, é feita com radiação ionizante ou calor seco ou úmido.

O desinfetante ideal seria capaz de matar todos os micro-organismos patogênicos sem prejudicar o tecido humano saudável. Mas, como tal desinfetante não existe, muitas vezes é usada uma combinação de agentes (p. ex., adição de um desinfetante a um detergente), dependendo a escolha de qual usar da situação em questão.

A lavagem, que dilui e remove parte dos organismos potencialmente infectantes, e o uso de barreiras (p. ex., luvas, preservativo, respirador) impedindo que os patógenos entrem no hospedeiro são fundamentais na prevenção e controle da infecção.

Lavar as mãos é o procedimento mais importante para evitar a transmissão de patógenos entre pessoas ou de regiões de maior carga microbiana (p. ex., mão, nariz, intestino) para potenciais locais de infecção. Mas, embora lavar as mãos com sabão e água remova de forma eficaz e dilua a maioria dos agentes infectantes, desinfetantes da

Quadro 30.1	Termos comumente usados para exterminadores químicos e físicos de micro-organismos
Antissepsia	Aplicação de agente no tecido vivo para evitar infecção
Descontaminação	Marcante destruição ou redução no número ou atividade dos micro-organismos
Desinfecção	Tratamento químico ou físico que destrói a maioria dos micróbios ou vírus vegetativos, mas não os esporos, nas superfícies inanimadas
Sanitização	Redução da carga microbiana sobre uma superfície inanimada a um nível considerado aceitável para fins de saúde pública
Esterilização	Processo destinado a matar ou remover todos os tipos de micro-organismo, incluindo esporos, e geralmente inclui vírus com baixa probabilidade de sobrevivência aceitável
Pasteurização	Processo que mata micro-organismos não esporulados com água quente ou vapor a 65 a 100°C

Quadro 30.2 Atividades dos desinfetantes

	Bactérias				Vírus		Outros		
	Gram-positivas	Gram-negativas	Ácido resistentes	Esporos	Lipofílicos	Hidrofílicos	Fungos	Cistos amebianos	Príons
Alcoóis (isopropanol e etanol)	HS	HS	S	R	S	V	—	—	R
Aldeídos (glutaraldeído e formaldeído)	HS	HS	MS	S (lento)	S	MS	S	—	R
Gliconato de clorexidina	HS	MS	R	R	V	R	—	—	R
Hipoclorito de sódio e dióxido de cloro	HS	HS	MS	S (pH de 7,6)	S	S (em alta conc.)	MS	S	MS (em alta conc.)
Hexaclorofeno	S (lento)	R	R	R	R	R	R	R	R
Iodopovidona	HS	HS	S	S (em alta conc.)	S	R	S	S	R
Fenóis e compostos de amônio quaternário	HS	HS	MS	R	S	R	—	—	R
Agentes oxidantes fortes e cresóis	HS	MS a R	R	R	S	R	R	R	R

HS, altamente suscetível; S, suscetível; MS, moderadamente suscetível; R, resistente; V, variável; —, sem dados.

pele devem ser adicionados aos detergentes para a limpeza pré-operatória das mãos dos cirurgiões e do local de incisão no paciente. Contudo, para reduzir a irritação, secura e sensibilização da pele, a lavagem regular das mãos deve ser feita sem desinfetantes. Além disso, para a lavagem cotidiana das mãos, é melhor criar condições que não facilitem a reprodução bacteriana do que matar as bactérias com desinfetantes. Por causa da sua rápida reprodução, é possível que a sobrevivência de bactérias após uma exposição ao antisséptico possa provocar o aumento da propagação de cepas de bactérias resistentes aos antissépticos. Por esta razão, a atual tendência de adicionar agentes bactericidas em sabões de mão comuns bem como roupas e tecidos impregnados pode ser questionada.

A escolha adequada de desinfetante, antisséptico ou esterilizante

A escolha do antisséptico, desinfetante ou esterilizante (ou a sua combinação) depende de vários fatores, tais como (mas não se limitando a) risco de infecção associado ao uso de cada agente, resistência intrínseca do micro-organismo, número de micro-organismos presentes (carga microbiana), populações mistas de organismos, quantidade de material orgânico presente (p. ex., sangue, fezes, tecido), estabilidade e concentração do agente, tempo e temperatura de exposição, pH, hidratação e ligação do agente às superfícies.

Como já descrito, os desinfetantes, antissépticos e esterilizantes não têm toxicidade seletiva. Cada agente possui propriedades citotóxicas mais ou menos marcantes. Para limpar feridas, devem-se evitar os antissépticos por interferirem na cicatrização da ferida. Assim, o paciente e os profissionais de saúde devem avaliar a toxicidade a curto e longo prazos de cada agente. A Environmental Protection Agency (EPA), dos EUA, regulamenta o uso dos desinfetantes e esterilizantes, e o Food and Drug Administration (FDA), também dos EUA, regulamenta o uso dos antissépticos. As principais classes de antissépticos, desinfetantes e esterilizantes são descritas a seguir.*

Alcoóis

Os alcoóis mais frequentemente usados para a desinfecção e antissepsia de pele são o **etanol** e **álcool isopropílico (isopropanol)**. Os alcoóis matam rapidamente as bactérias vegetativas, *Mycobacterium tuberculosis* e muitos fungos. Os efeitos biocidas dos alcoóis são oriundos da sua capacidade de desidratar as células, alterar as membranas e coagular as proteínas. A exposição ao etanol ou isopropanol entre 70 e 80% (por volume em água) por pelo menos 5 min é a melhor prática para a desinfecção de superfícies e da pele. Estas misturas de alta concentração de álcool também inativam rápida e efetivamente os vírus do HIV e bem como das hepatites B e C nas superfícies. Estes alcoóis não são considerados esterilizantes porque não inativam os esporos, não penetram no material orgânico contendo proteína nem inativam os vírus hidrofílicos. Além disso, a rápida evaporação impede que os alcoóis tenham uma ação residual duradoura. Tais alcoóis são úteis em casos nos quais o acesso à água corrente e sabão é limitado (p. ex., ambiente de cuidados domiciliares). Para limitar seu efeito desidratante da pele, são adicionados emolientes em formulações antissépticas para as mãos. Como os alcoóis são inflamáveis, devem ser usados e armazenados em áreas frescas e bem ventiladas, devendo a sua completa evaporação ser feita antes de usar qualquer chama, cautério ou *lasers*.

Aldeídos

O **formaldeído** e **glutaraldeído** (também chamados de esterilizantes a frio) são usados para a desinfecção ou esterilização de alto nível de instrumentos médicos que não toleram a exposição às altas temperaturas necessárias na esterilização a vapor (autoclave). Assim, são utilizados para esterilizar plástico, borracha e equipamentos que não podem ser autoclavados. Ao fazerem ligações cruzadas com proteínas e ácidos nucleicos, os aldeídos inativam amplo espectro de micro-organismos e vírus. A desinfecção, ou esterilização, por aldeído poderá não funcionar se as diluições estiverem abaixo das concentrações efetivas, matéria orgânica encontrar-se presente ou a formulação líquida não conseguir penetrar nas fendas dos instrumentos médicos. Por este último motivo, podem ser usados banhos de circulação para aumentar a penetração das soluções de aldeído enquanto se reduz a exposição do operador à fumaça irritante.

O formaldeído está disponível como solução a 40% peso/volume em água (formalina a 100%). Em concentração a 8%, exibe amplo espectro de atividade contra as bactérias, toxinas bacterianas, esporos, vírus e fungos. A destruição dos esporos pode levar até 18 h, mas a

---

* N.T.: no Brasil, a Agência Nacional de Vigilância Sanitária (ANVISA) regulamenta o uso de desinfetantes, esterilizantes e antissépticos.

velocidade de ação pode ser aumentada com uma solução em álcool a 70%, sendo provável que o álcool retire os lipídios protetores, permitindo que o formaldeído tenha acesso ao patógeno. A formalina é usada para a desinfecção de alto nível de hemodialisadores, preparação de vacinas e conservação de tecidos.

Uma solução de glutaraldeído a 2% pode ser ativada por álcalis para uso como um desinfetante de amplo espectro de ação. Uma aplicação específica deste preparado é a desinfecção de equipamento de terapia respiratória, tubos de hidromassagem na fisioterapia e equipamento para tratamento de diálise. O glutaraldeído é encontrado em produtos comuns, tendo maior atividade esporicida que o formaldeído, mas não sendo tão eficaz para matar o *M. tuberculosis*. Ativado pelo álcali, o glutaraldeído começa a se polimerizar. Assim, seu prazo enquanto ativado é de 2 semanas. Tiras para teste estão disponíveis para medir esta atividade.

O formaldeído e glutaraldeído são altamente irritantes para a pele, olhos e trato respiratório mesmo em baixas concentrações e por pouco tempo de contato. O gás do formaldeído tem um odor característico, pungente e irritante detectável mesmo em concentrações muito baixas (< 1 ppm). A Occupational Safety and Health Administration (OSHA) declarou que o formaldeído é um potencial carcinógeno, estabelecendo um padrão que limita a exposição por 8 h ponderadas pelo tempo a empregados de 0,75 ppm (limite permitido de exposição [LPE]). Entretanto, para pessoas sensíveis, o odor pode não ser um indicador adequado da presença de formaldeído nem fornecer um aviso confiável das concentrações perigosas. Como ele é um pouco mais pesado que o ar, os vapores podem levar à asfixia em áreas pouco ventiladas, fechadas ou de teto baixo. As soluções de glutaraldeído são líquidas de cor amarelo-pálida com um odor de maçã podre. Embora a OSHA não tenha um LEP exigido para o glutaraldeído, o National Institute for Occupational Safety and Health (NIOSH) estabeleceu um limite recomendado de exposição de 0,2 ppm. Existem várias formas para reduzir ou limitar a exposição ocupacional aos aldeídos, como usar os agentes em capelas com exaustão, utilizar apenas a quantidade suficiente para fazer o procedimento de desinfecção exigido e evitar o contato com a pele ao usar equipamento de proteção individual (EPI), como luvas, óculos de proteção, protetores faciais e respiradores. As luvas devem ser feitas de nitrila ou borracha butílica porque as luvas de látex não fornecem a proteção adequada.

Metais pesados

Por muitos anos, os sais de metais pesados foram usados como antissépticos e desinfetantes graças à sua capacidade de desnaturar as proteínas. Mas, atualmente a maioria das preparações de metais pesados é considerada muito tóxica para utilização. Entretanto, o **mercúrio** e **prata** ainda têm um número limitado de aplicações.

O mercúrio é um risco ambiental, e muitas cepas de bactérias desenvolveram resistência aos mercuriais. O uso de conservantes à base de mercúrio vem caindo nos últimos anos, por causa da crescente consciência do potencial teórico de neurotoxicidade, mas o **timerosal** ainda é usado como conservante (0,001 a 0,004%) em vários produtos biológicos e medicamentos, como soros imunológicos, antitoxinas e algumas vacinas. O timerosal foi removido ou reduzido a quantidades-traço em todas as vacinas recomendadas para crianças com menos de 6 anos, exceto para as vacinas contra a *influenza*. O **mercurocromo**, genericamente conhecido como merbromina, era um antisséptico tópico popular. Em 1998, o FDA declarou a merbromina "não reconhecida como sendo segura e eficaz" por causa da preocupação sobre seu teor de mercúrio. Contudo, embora a distribuição tenha sido interrompida nos EUA, ainda ocorre em outros países.

Os sais inorgânicos de prata são bactericidas fortes. A sensibilidade bactericida (e provavelmente fúngica) da prata tem relação com sua capacidade de desnaturar, de forma irreversível, os principais sistemas enzimáticos. A prata é pouco tóxica para os seres humanos, com risco mínimo esperado pela exposição clínica em aplicações dérmicas ou através das vias urológica e hematogênica. A **sulfadiazina de prata** (1%) é um creme tópico seguro e eficaz usado para evitar a colonização por bactérias Gram-positivas e negativas na pele e tecidos queimados. Os fisioterapeutas devem saber que as formas de pseudoescaras azul-escuras sobre a superfície das feridas precisam ser removidas antes que mais creme seja aplicado, ou a cicatrização da ferida será prejudicada.

Nos últimos 5 anos, a prata renasceu como agente antibacteriano tópico na cicatrização de feridas. É incorporada em virtualmente todas as classes de curativos de feridas. A popularização das compressas antimicrobianas com prata pode ser decorrentes de novas formulações que permitem a liberação lenta e controlada da prata em pesquisas mais recentes, indicando que as feridas colonizadas têm cicatrização mais lenta, e *marketing* agressivo do fabricante. A maioria dos estudos *in vivo* indica que os curativos à base de prata reduzem a biocarga na ferida, podendo ser eficazes contra organismos resistentes a antibióticos (p. ex., *Staphylococcus*, *Pseudomonas*, *Enterococcus*); entretanto, pode ocorrer resistência bacteriana. Embora algumas evidências sugiram que a prata atrasa a epitelialização da ferida, a maioria das evidências *in vivo* sugere que não é citotóxica para as células viáveis.

Halogênios (iodo, iodóforos e cloro)

Iodo e iodóforos

Os antissépticos à base de iodo têm amplo espectro de atividade antimicrobiana e antiviral. Assim, os micro-organismos não desenvolvem cepas resistentes ao iodo. O iodo em uma solução 1:20.000 é bactericida em 1 min e esporicida em 15 min após a aplicação. É usado em solução alcoólica, chamada tintura de iodo, como antisséptico pré-operatório na pele intacta. Mas, embora algumas preparações de iodo sejam bactericidas eficazes, muitos estudos mostraram certo grau de citotoxicidade, comprometimento da cicatrização da ferida e redução do vigor da ferida. Além disso, o uso de iodo vem se reduzindo por causa das graves reações de hipersensibilidade bem como sua tendência a manchar roupas e curativos.

Os iodóforos são misturas de iodo com agentes solubilizantes, como surfactantes ou povidona. As soluções tópicas de iodóforo liberam iodo livre, são mais suaves para a pele e têm menor probabilidade de provocar reações de hipersensibilidade e manchar tecidos do que a tintura de iodo. Contudo, embora mantenham a ação germicida, a efetividade de qualquer iodóforo depende da porcentagem de iodo livre liberado. As referidas soluções podem ser usadas como antissépticos ou desinfetantes, contendo mais iodo livre. O iodóforo mais comum é a **iodopovidona (polivinilpirrolidona [PVP])**. A povidona não tem ação germicida, mas controla a liberação de iodo inorgânico. A iodopovidona é muito usada para limpar feridas sujas, esfregar as mãos dos cirurgiões e local cirúrgico intacto no paciente antes da cirurgia, porém não provou ser eficaz para descontaminar equipamentos médicos.

Cloro

A dissolução do cloro na água leva à formação de ácido hipoclorídrico. O cloro é um desinfetante universal e barato, sendo encontrado como solução de hipoclorito de sódio a 5,25% na forma de água sanitária. Dependendo da concentração, o **hipoclorito de sódio** é eficiente contra a maioria dos patógenos, como o HIV, tuberculose, hepatites B e C, fungos, cepas de estafilococos e enterococos resistentes a antibióticos. Os Centers for Disease Control and Prevention (CDC) recomendam uma diluição de 1:10 de água sanitária a 5,25% (5.000 ppm de cloro disponível) para desinfetar respingos de sangue. Nesta concentração, a maioria dos patógenos e esporos é morta ou inativada. A exceção é a faixa de concentração de 1.000 a 10.000 ppm para matar micobactérias. Em recente revisão de 33 estudos, o hipoclorito de sódio foi eficaz para a esterilização em uma concentração de 5.000 ppm por 5 min e desinfecção a 1.000 ppm por 10 min. As diluições do hipoclorito de sódio (pH de 7,5 a 8) manterão a atividade antimicrobiana por meses se forem armazenadas em recipientes opacos bem fechados. Entretanto, abrir e fechar várias vezes o frasco reduz sua eficácia.

Como o cloro é inativado pelo sangue, soro, fezes e materiais com proteína, o material orgânico deve ser removido da superfície a ser desinfetada antes de usar o hipoclorito de sódio. Assim, a água sanitária é um excelente agente desinfetante, mas não constitui bom agente de limpeza. Após a limpeza, uma solução de 1:10 é eficaz ao ser aplicada e deixar secar. Deve-se ter muito cuidado para não combinar hipoclorito de sódio com amônia ou qualquer ácido por causa da produção de gás cloro irritante. Poderá ocorrer a produção de compostos carcinogênicos se o hipoclorito de sódio entrar em contato com produtos à base de formaldeído. O melhor é não adicionar nada ao hipoclorito de sódio, apenas água. As soluções de hipoclorito de sódio são cáusticas para a pele e olhos, devendo os usuários usarem luvas de borracha e óculos de proteção se não houver ventilação adequada. As soluções de hipoclorito de sódio são corrosivas para o alumínio, prata e aço inoxidável.

Clorexidina

O gliconato de clorexidina é um antisséptico hidrossolúvel com propriedades bacteriostáticas e bactericidas ao romper as membranas das bactérias. Mostra-se mais eficaz contra os cocos Gram-positivos e micobactérias, e menos efetivo contra os bastões Gram-negativos. Também tem moderada atividade contra os fungos e vírus. A clorexidina inibe a germinação dos esporos (diferente dos antissépticos à base de álcool), sendo eficaz na presença de sangue e materiais orgânicos (diferente do hipoclorito de sódio).

Um dos principais usos da clorexidina é como enxaguatório bucal utilizado na prevenção e tratamento da gengivite, o qual pode ser adequado em pacientes que não conseguem escovar seus dentes sozinhos já que ela fornece proteção antimicrobiana por até 24 h. Os usos não odontológicos da clorexidina consistem na preparação da pele antes da cirurgia e lavagem antisséptica das mãos (4% de gliconato de clorexidina) contra MRSA. A clorexidina é inativada por compostos aniônicos e não iônicos encontrados em muitos enxaguatórios bucais, pastas de dentes, sabões e hidratantes. Os enxaguatórios bucais contendo clorexidina devem ser usados aproximadamente 2 h após a utilização de outros produtos odontológicos. Da mesma forma, umideficantes de mãos ou sabões não devem ser usados após lavar as mãos com clorexidina imediatamente antes de cuidar do paciente. Como a clorexidina se liga à pele e mucosas, tem significativa atividade residual, inibindo a proliferação ou sobrevivência de micro-organismos após o uso. Em muitos casos, baixas concentrações (0,5 a 1%) de clorexidina são adicionadas a preparações à base de álcool para lavar as mãos e aumentar a atividade residual do álcool isoladamente. A clorexidina é segura para a lavagem da pele de adultos e crianças, tendo baixo potencial para produzir sensibilidade cutânea. Embora rara, a irritação da pele depende da concentração; assim, é provável que produtos com 4% de clorexidina provoquem reações cutâneas com o uso frequente. O contato com os olhos deve ser evitado porque ela pode lesionar a córnea.

Fenólicos

O fenol foi o primeiro desinfetante a ser usado na prática médica. Embora eficaz, é muito corrosivo, tóxico se absorvido e carcinogênico. Por isso, foram desenvolvidos derivados fenólicos menos tóxicos. Entre os mais populares, estão o hexaclorofeno e clorexidina (já discutidos).

Os desinfetantes fenólicos são usados para a descontaminação de superfícies rígidas em hospitais (p. ex., chão, cantos, leitos). Os derivados fenólicos são bactericidas (incluindo as micobactérias), fungicidas e capazes de inativar vários vírus, como o HIV e herpes simples tipos 1 e 2. Os fenólicos não destroem esporos.

Por causa das suas propriedades bacteriostáticas (especialmente contra o *S. aureus*), o *hexaclorofeno* é muito usado como antisséptico para lavar mãos em hospitais. Tem atividade residual por várias horas após o uso e gradualmente reduz a contagem bacteriana das mãos após o uso repetitivo. Entretanto, com o uso continuado, é absorvido pela pele. Em 1972, o FDA advertiu que não deve ser usado na rotina de banhos de bebês por causa dos seus potenciais efeitos neurotóxicos. O hexaclorofeno não deve ser usado para banhar pacientes com queimaduras ou áreas extensas de pele sensível. Sabões contendo 3% de hexaclorofeno estão disponíveis somente com prescrição médica; o uso de rotina do hexaclorofeno geralmente não é recomendado para a antissepsia das mãos.

Compostos do peroxigênio

Quando usados em concentrações adequadas, os compostos do peroxigênio, **peróxido de hidrogênio** e **ácido peracético**, são úteis como desinfetantes e esterilizantes. Mostram-se eficazes contra uma grande variedade de organismos (bactérias, leveduras, fungos, vírus e esporos), e seus produtos de decomposição (oxigênio e água) são atóxicos. A principal desvantagem é o curto efeito antimicrobiano.

A capacidade do peróxido de hidrogênio de matar micro-organismos se deve ao radical hidroxila, um dos mais fortes oxidantes conhecidos, sendo um desinfetante eficaz quando usado para objetos inanimados com baixo teor de água. Os anaeróbios são mais sensíveis porque não produzem catalase que degrada o peróxido. Para uso doméstico, o peróxido de hidrogênio pode ser encontrado diluído (3 a 10%), e o uso industrial exige soluções concentradas (30% ou superior). O peróxido de hidrogênio não se mostra estável, devendo ser protegido da luz e mantido em local fresco porque a exposição à luz e ao calor provoca degradação. É usado para desinfetar superfícies, como respiradores, talheres de plástico e lentes de contato gelatinosas. São necessárias concentrações entre 10 e 25% para constituir um esporicida eficiente. O peróxido de hidrogênio diluído é usado como enxaguatório bucal para ajudar no controle da placa bacteriana, embora não tenha sido comprovado ser eficaz em pacientes muito enfermos. E já foi usado em *kits* de primeiros socorros para desinfetar e retirar tecido morto de feridas. Quando aplicado a uma ferida, o peróxido de hidrogênio se liga à catalase produzida nos tecidos, decompondo-se em oxigênio e água, e produzindo efervescência, processo que ajuda a soltar o material necrosado ou inorgânico que possa inibir a cicatrização da ferida. Entretanto, o peróxido de hidrogênio danifica as células saudáveis (queratinócitos e fibroblastos) necessárias à cicatrização da ferida, razão pela qual não é mais recomendado para tratar feridas.

O ácido peracético é uma mistura de peróxido de hidrogênio e ácido acético em uma solução aquosa. Por ser explosivo na forma de composto puro, é usado em solução diluída e transportado em recipientes ventilados para evitar o aumento da pressão à medida que o oxigênio é liberado. Como ocorre com o peróxido de hidrogênio, o radical hidroxila liberado do ácido peracético é a parte letal. O ácido peracético é um agente bactericida e esporicida mais forte que o peróxido de hidrogênio. A temperatura ambiente, uma concentração de 250 a 500 ppm de ácido peracético é eficaz contra a maioria das bactérias quando aplicada em superfícies contaminadas por 5 min. A destruição dos esporos é maior com o aumento da temperatura e em maiores concentrações (500 a 300.000 ppm). A efetividade cai ligeiramente na presença de matéria orgânica, mas pode ser mantida com o aumento na concentração. O ácido peracético pode ser formulado como líquido *spray* ou solução para limpeza. Os sistemas automáticos de esterilização que usam baixas concentrações de ácido peracético (0,1 a 0,5%) foram projetados para esterilizar instrumentos médicos e odontológicos.

Compostos à base de amônio quaternário

Os compostos à base de amônio quaternário ("quaternários") são detergentes catiônicos ativos de superfície muito usados nos hospitais para a desinfecção de superfícies rígidas não críticas, como bancadas e chão; são encontrados no estoque central, manutenção e áreas de serviço para pacientes e cirurgias. O **cloreto de benzalcônio** é o antisséptico quaternário mais usado, sendo os outros quaternários utilizados como antissépticos a **cetrimida**, **cloreto de cetilpiridínio** e **cloreto de benzetônio**.

Os compostos à base de amônio quaternário são, em sua maioria, bacteriostáticos, esporistáticos e fungistáticos, embora sejam microbicidas contra certos patógenos, em concentrações maiores. A atividade antimicrobiana envolve a ruptura da membrana celular. Mostram-se ineficazes contra micobactérias e bactérias Gram-negativas. Além disso, sua atividade antimicrobiana é neutralizada pela presença de material orgânico, sabões, muitos detergentes não iônicos e íons cálcio, magnésio, ferro e alumínio. Recentemente foi descrito que várias cepas do *S. aureus* apresentaram resistência genética aos compostos à base de amônio quaternário. Como a contaminação das soluções-estoque por bastonetes Gram-negativos pode ser um problema, os CDC recomendam que o cloreto de benzalcônio e outros compostos similares não sejam usados como antissépticos.

Esterilizantes

Quando toda vida microbiana, incluindo endosporos bacterianos altamente resistentes, deve ser destruída, é necessário fazer a esterilização. A esterilidade é um termo absoluto, ou seja, não existem diferentes graus de esterilidade. A esterilização pode ser executada através de meios físicos ou químicos Durante a esterilização química, os esterilizantes são aplicados a materiais por período e temperatura adequados.

A esterilização adequada para o material com risco biológico é a autoclavagem — o uso de vapor pressurizado a 120°C por pelo menos 30 min. A autoclavagem de instrumentos médicos e cirúrgicos só pode ser feita quando estes materiais não contêm plástico ou borracha. No último caso, deve-se fazer esterilização com gás. Embora poucos gases sejam capazes de eliminar os micro-organismos, o gás óxido de etileno é um desinfetante muito eficaz, matando rapidamente os esporos. O uso disseminado de óxido de etileno é limitado por ser muito inflamável, caro e classificado como mutagênico e carcinogênico. O nível de exposição permitido, segundo a OSHA, para o óxido de etileno é de 1 ppm como medida ponderada pelo tempo. O uso de esterilizantes alternativos vem aumentando, como a fase de vapor do peróxido de hidrogênio, o ácido peracético, ozônio, plasma gasoso, dióxido de cloro, formaldeído e óxido de propileno.

Conservantes

São necessários para evitar o crescimento microbiano e contaminação em muitos produtos farmacêuticos, cosméticos e de uso terapêutico em recipientes de múltiplo uso, como gel para ultrassom e creme de massagem por fricção. O conservante ideal deve ser eficaz contra amplo espectro de micro-organismos, solúvel, estável e não irritante para os tecidos aos quais é aplicado.

Os conservantes comumente usados são o **ácido benzoico** e seus sais, **parabenos**, **ácido sórbico** e seus sais, **propilenoglicol**, compostos fenólicos, sais de amônio quaternário, alcoóis e preparações com mercúrio, como o timerosal. Para inibir o *S. aureus* e *Escherichia coli*, a concentração de propilenoglicol deve ser superior a 10%. Nesta concentração, o propilenoglicol sensibiliza a pele. Embora raros, foram relatados casos de dermatite de contato com os conservantes presentes nos géis para ultrassom. Os profissionais de saúde devem investigar o tipo e concentração de conservante em qualquer produto antes de aplicar no paciente.

FOCO NA REABILITAÇÃO

Os fisioterapeutas, como todos os profissionais de saúde, devem seguir precauções-padrões com todos os pacientes independente de apresentarem infecção ou não. Estas práticas consistem em lavar as mãos antes do e após o contato com cada paciente e secar as mãos com toalhas de papel descartáveis e usar EPI adequados (p. ex., luvas, gorro, óculos) quando tratar pacientes com possível contato com sangue, membranas mucosas ou outros fluidos corporais. Se for feito um diagnóstico específico de infecção transmissível, os fisioterapeutas deverão seguir as diretrizes da instituição sobre as precauções adicionais que precisam ser tomadas, levando em conta como a infecção é transmitida.

Como os fisioterapeutas usam equipamentos para tratar os pacientes, devem certificar-se de que os equipamentos não são um reservatório ou veículo de transporte para infecções; devem avaliar todos os equipamentos e verificar como cada item pode ser desinfetado com segurança entre as sessões de fisioterapia.

Embora o cumprimento das recomendações do produto para desinfecção seja uma política clara, o tipo de desinfecção escolhido depende da instituição, sendo os procedimentos de desinfecção escolhidos com base na frequência dos patógenos encontrados. Em clínicas ambulatoriais, as bancadas e esteiras de tratamento podem ser protegidas com toalhas limpas de uso único. Entre uma sessão e outra, estas superfícies devem ser limpas com um desinfetante em *spray* de amplo espectro ativo contra a maioria dos fungos, vírus e cepas do *Streptococcus* e *Staphylococcus*. No ambiente hospitalar, o equipamento de terapia de uso coletivo, como andadores, muletas e bengalas, também deve ser desinfetado, com atenção às superfícies de contato das mãos, devendo, se possível, ser usado um desinfetante de amplo espectro.

A epidemiologia da infecção pelo *C. difficile* é um importante exemplo. Foi demonstrado que os pacientes submetidos à reabilitação no ambiente hospitalar têm 2,6 vezes mais chances de desenvolver diarreia associada ao *C. difficile* (DACD), infecção potencialmente fatal, quando comparados aos pacientes não submetidos a este tratamento. Entretanto, as medidas adequadas de controle de infecção podem reduzir a incidência de DACD em 50%. Evitar a disseminação dos esporos do *C. difficile* entre os pacientes no ambiente hospitalar requer o isolamento do paciente infectado com *C. difficile*, uso de precauções de barreira, higiene adequada das mãos e utilização de agentes esporicidas adequados nas superfícies de contato. Os fisioterapeutas devem reduzir a crescente incidência de DACD associada à reabilitação lavando as mãos com sabão e água já que os higienizadores das mãos com álcool não erradicam o *C. difficile*. Além disso, o equipamento usado na terapia e outras superfícies rígidas que entram em contato com estes pacientes devem ser desinfetados com água sanitária por aproximadamente 10 a 15 min para inativar os esporos.

Nas situações em que foram identificados pacientes com patógeno de fácil transmissão, os fisioterapeutas devem seguir as precauções de isolamento. O ideal é que o equipamento seja exclusivo de cada paciente. Mas, se necessário ser usado com outros pacientes (p. ex., hidromassagem, ultrassom), consultar as políticas de controle de infecção sobre que tipo de desinfetante deve ser usado para erradicar o patógeno em questão. Se não for possível fazer uma adequada desinfecção no quarto do paciente, verificar com os especialistas em controle de infecção hospitalar a melhor forma de transportar o equipamento para um local onde possa ser limpo a fim de reduzir o potencial de transmissão de infecção. Os profissionais de saúde devem conhecer as vantagens e desvantagens de cada antisséptico ou desinfetante para escolher o agente mais adequado uma aplicação específica. É muito importante que os profissionais de saúde perguntem aos pacientes se têm sensibilidade a algum agente e que os fisioterapeutas reconheçam sinais e sintomas de alergia ou sensibilidade aos agentes. Estes devem inibir ou destruir os patógenos, fornecendo a proteção adequada ao paciente e o profissional de saúde. Quando o cuidado de feridas faz parte do tratamento do paciente, o fisioterapeuta deve aplicar o conhecimento sobre o potencial (p. ex., *in vitro*) ou mostrar o efeito dos antissépticos no processo de cicatrização da ferida.

Antes de selecionar um antisséptico ou desinfetante, ou trabalhar em um ambiente onde estes agentes são usados, o fisioterapeuta deve responder a algumas perguntas: (1) Quais são os ingredientes ativos nos agentes usados no local da reabilitação (p. ex., compostos à base de amônio quaternário, fenólicos, água sanitária, produtos à base de iodo)? (2) O agente é eficaz contra quais micro-organismos? (3) Pode ser usado diariamente? (4) Devo usar EPI e qual tipo de EPI? (5) Os níveis de exposição permitidos são determinados pelo OSHA ou NIOSH? (6) Que condições são necessárias para que o agente seja o antimicrobiano mais eficaz? (7) Danifica superfícies? (8) Pode ser misturado com outro agente para melhorar a eficácia antibacteriana? (9) É um desinfetante-limpador quatro em um ou apenas desinfetante? (p. ex., clorexidina *versus* hipoclorito de sódio)? (10) Qual o custo do produto?

Finalmente, as instruções do produto para a proporção de diluição devem ser obedecidas. A escolha inadequada, concentração ou aplicação de qualquer desinfetante ou agente antisséptico podem resultar em eficácia antimicrobiana insatisfatória, comprometimento da segurança ou ambos.

RELEVÂNCIA CLÍNICA PARA A REABILITAÇÃO

Reações adversas a fármacos

Alguns dos fármacos antimicrobianos descritos neste capítulo possuem efeitos adversos potenciais que podem ter impacto negativo na reabilitação do paciente. Cada desinfetante e antisséptico discutido possui desvantagens específicas. As reações adversas ou potencialmente tóxicas, ou a sensibilidade a estes agentes podem afetar o paciente e o fisioterapeuta que manipula estes produtos.

Agentes antimicrobianos diversos

- A tontura é o efeito adverso comum do metronidazol e daptomicina.
- Podem ocorrer miopatias com a daptomicina.
- Pode haver neuropatia periférica com a daptomicina e nitrofurantoína.
- A nitrofurantoína pode produzir resultados inacurados em alguns testes de glicose na urina.

Desinfetantes, antissépticos, esterilizantes e conservantes

- Os alcoóis e clorexidina podem ressecar a pele, especialmente se forem usados com frequência. Os alcoóis são inflamáveis.
- A alergia à prata é uma contraindicação para usar produtos à base ou impregnados de prata.
- O iodo e os iodóforos possuem diferentes graus de citotoxicidade conforme a concentração do iodo livre. Alguns pacientes apresentam alergia ao iodo, citando esta alergia como "alergia a frutos do mar".
- O hipoclorito de sódio (água sanitária) é inativado por material orgânico. Além disso, a água sanitária tem odor desagradável e reage com outros produtos químicos, liberando gases tóxicos.
- O peróxido de hidrogênio danifica os queratinócitos e fibroblastos saudáveis.
- Alguns conservantes são sensibilizantes da pele.

Efeitos que interferem na reabilitação

Agentes antimicrobianos diversos

- A tontura pode limitar a capacidade do paciente de mudar de posição e participar de exercícios aeróbicos.

- As miopatias podem surgir como dor muscular ou redução da força muscular. Os sintomas dependem da gravidade da miopatia assim como do grupo de músculos envolvido. A dificuldade de levantar da cadeira, subir ou descer escada, sair da banheira, fazer a barba e pentear os cabelos sugere fraqueza dos músculos proximais. A dificuldade de escrever à mão e segurar objetos indica fraqueza dos músculos distais.
- As neuropatias periféricas podem ser apenas sensoria ou mistas sensoriomotoras, manifestadas por torpor, formigamento, sensação de picada (parestesia) nos dedos das mãos e pés, bem como possível fraqueza muscular.
- Alguns testes de glicose na urina (p. ex., Clinitest) não podem ser usados como marcadores de concentração de glicose na urina em pacientes que usam nitrofurantoína.

Desinfetantes, antissépticos, esterilizantes e conservantes

- O forte ressecamento da pele por causa do uso de álcool ou clorexidina pode levar à irritação ou lesão da pele.
- A inflamabilidade de antissépticos para mãos à base de álcool limita seu uso em locais frescos, bem ventilados e livres de faíscas ou chamas, o que pode impedir seu uso em alguns tratamento de reabilitação domiciliares.
- O uso de produtos à base de prata deve ser evitado em pessoas com alergia ou sensibilidade a este metal.
- O iodo e iodóforos prejudicam o processo de cicatrização e reduzem o vigor da ferida, podendo provocar graves reações de hipersensibilidade.
- Para desinfetar uma superfície, os fluidos corporais devem ser removidos antes do uso de hipoclorito de sódio, sendo um trabalho a mais para o profissional de saúde responsável pela limpeza e desinfecção dos respingos de material biológico. Antes de escolher a água sanitária para desinfecção, o fisioterapeuta também deve determinar se o produto químico usado para limpar a área pode ser utilizado com hipoclorito de sódio.
- O peróxido de hidrogênio inibe a cicatrização da ferida.
- Os compostos à base de amônio quaternário e clorexidina são ineficazes na presença de sabão e muitos detergentes não iônicos.
- Diversos produtos usados no local da reabilitação, como gel de ultrassom e creme de massagem por fricção, contêm conservantes que podem provocar reações alérgicas na pele, como dermatite de contato.

Possíveis soluções para a terapia
Agentes antimicrobianos diversos

- Para evitar a perda de equilíbrio, os pacientes devem ser orientados a não mudar de posição abruptamente, devendo os fisioterapeutas ajudarem nos deslocamentos e na caminhada, se necessário.
- As reclamações dos pacientes sobre parestesias ou fraqueza devem ser rigorosamente avaliadas, sendo os sinais e sintomas relatados ao médico. Os fisioterapeutas devem ser alertados sobre a maior probabilidade de neuropatias periféricas em pacientes com comprometimento renal ou diabetes melito. Qualquer paciente usando daptomicina que reclame de dor muscular ou apresente fraqueza muscular deve avisar ao médico para que ele faça uma avaliação sobre o possível aumento dos níveis de creatina fosfoquinase.
- Os pacientes diabéticos que usam nitrofurantoína devem ser aconselhados a usar o monitoramento de glicose no sangue para medir os níveis de glicose. Se for necessário fazer o monitoramento pela urina, deverão ser usados testes de urina que não são afetados pela nitrofurantoína (p. ex., Clinistix ou Tes-Tape).

Desinfetantes, antissépticos, esterilizantes e conservantes

- Evitar hidratante para as mãos após lavá-las com clorexidina porque os agentes hidratantes neutralizam as propriedades antimicrobianas da clorexidina. Para os fisioterapeutas que costumam usar antissépticos à base de álcool para as mãos, escolher produtos com adição de emolientes, em vez de usar separadamente cremes para as mãos, amenizar aliviar o ressecamento da pele. Os cremes para as mãos podem agir como vetores de patógenos.
- Quando usam antissépticos ou desinfetantes à base de álcool, os fisioterapeutas devem garantir que o álcool tenha evaporado totalmente antes de usar qualquer equipamento que possa criar faísca.
- Em pacientes com feridas crônicas, os fisioterapeutas devem perguntar se têm alergia ou sensibilidade à prata antes de usar produtos à base deste metal ou o creme de sulfadiazina de prata. E, os fisioterapeutas devem identificar e relatar qualquer reação adversa ao médico bem como garantir que o histórico médico do paciente indique a alergia ou sensibilidade à prata, já que muitos produtos para tratar feridas contêm prata.
- Iodo, iodóforos e peróxido de hidrogênio não devem ser usados para desinfetar ou desbridar feridas.
- Os desinfetantes à base de álcool são baratos, seguros e podem ser usados para evitar os efeitos corrosivos da água sanitária. Estes agentes devem ser utilizados para desinfetar mesas de tratamento e equipamento de reabilitação entre os pacientes. Na presença de material orgânico, deve-se usar clorexidina. Se for necessário um efeito esporicida, deverá ser escolhido um desinfetante adicional já que a clorexidina é apenas esporistática.
- Os fisioterapeutas devem conhecer os ingredientes dos produtos aplicados na pele do paciente. Eles devem perguntar se os pacientes são sensíveis ou alérgicos a algum conservante específico, e ser capazes de reconhecer reações cutâneas, descontinuando adequadamente o uso.

ESTUDO DE CASO CLÍNICO

Breve histórico: a paciente, de 64 anos, tem diabetes melito tipo 1 desde os 10 anos. Foi internada há 10 dias para cuidar de úlcera neuropática do pé direito infectada com MRSA. Antes de ser internada, era independente, fazendo todas as atividades do dia a dia (ADL), deslocamentos, e caminhando sem ajuda.

Quadro médico atual e terapia medicamentosa: ao ser internada, a paciente foi tratada com vancomicina para a infecção com MRSA. Após 3 dias, a úlcera piorou, tendo sido descoberto que a infecção pelo *S. aureus* era resistente à vancomicina. No quarto dia da internação, a vancomicina foi interrompida, sendo iniciado o tratamento diário com daptomicina intravenosa. As precauções de reabilitação não incluíam sobrecarga (NWB-*no Weight bearing*) na extremidade inferior direita. Os medicamentos que a paciente está usando no momento consistem em insulina e daptomicina.

Cenário da reabilitação: a paciente participa da terapia de reabilitação 2 vezes/dia desde o segundo dia de internação. Durante a avaliação, o fisioterapeuta observou redução da força nas extremidades superiores e inferiores bilaterais (4/5). A paciente precisou de ajuda para se deslocar da cama para a cadeira. Conseguia dar 20 passos usando um andador com rodas frontais, recebendo um

(continua)

ESTUDO DE CASO CLÍNICO (*continuação*)

pouco de ajuda para o equilíbrio e manutenção do *status* NWB na extremidade inferior direita. Nos primeiros 7 dias de terapia, a paciente teve ótimo resultado de força e caminhada; conseguia se deslocar e caminhar 20 passos com um andador de rodas frontais sem apoio. Ontem, quando o fisioterapeuta chegou ao seu quarto, a paciente reclamou de dor muscular e não quis fazer a sessão. Hoje, precisou de ajuda para se deslocar da cadeira e ficar de pé no andador por causa da fraqueza muscular. Desistiu da terapia por causa da constante dor muscular e cãibras.

Problema/opções clínicas: o início da dor e fraqueza muscular 7 dias após começar a reabilitação, sem progressão abrupta no programa de exercício, indica outra possível fonte para as reclamações da paciente. A reclamação da paciente sobre a dor muscular surgiu 5 dias após ela iniciar a daptomicina intravenosa para o tratamento da úlcera de pé infectada. Embora raro, o perfil de efeitos adversos da daptomicina inclui relatos de miopatia, caracterizada por dor muscular generalizada, cãibras ou fraqueza. Como a paciente tem diabetes há mais de 50 anos, é provável apresentar comprometimento renal, o que pode aumentar a chance de efeitos adversos, já que a daptomicina é excretada pelos rins. O fisioterapeuta deve relatar imediatamente estes sintomas musculares ao médico, e, se a miopatia for induzida pela daptomicina, deverá desaparecer após a interrupção do tratamento.

APRESENTAÇÕES DISPONÍVEIS

Desinfetantes, antissépticos e esterilizantes

Benzalcônio
Tópico: concentrado a 17%; solução a 50%, solução a 1:750

Gliconato de clorexidina
Tópico: purificador e esponja a 2% e 4%; enxaguatório a 0,5% em álcool a 70%
Enxaguatório oral: 0,12%

Glutaraldeído
Instrumentos: solução a 2% e 3,2%

Hexaclorofeno
Tópico: líquido a 3%; espuma a 0,23%

Iodo aquoso (solução de Lugol)
Tópico: 2 a 5% em água com iodeto de sódio a 2,4% ou iodeto de potássio a 10%

Iodopovidona
Tópica: disponível em várias formas, como aerossol, pomada, compressas de gase antissépticas, limpador da pele (líquido ou espuma), solução e hastes de algodão (*swabs*)

Nitrato de prata (genérico)
Tópico: solução a 10%; 25%; 50%

Nitrofurazona
Tópica: solução, pomada e creme a 0,2%

Ortoftalaldeído
Instrumentos: solução a 0,55%

Oxiclorosseno de sódio
Tópico: 2 g de pó para solução para irrigação, instilação ou como enxaguatório

Peróxido de benzoíla
Tópico: líquido a 2,5%; 5%; 10%; loção a 5%; 5,5%; 10%; creme a 5% e 10%; gel a 2,5%; 4%; 5%; 6%; 10%; 20%

Tintura de iodo
Tópica: iodo a 2% ou iodeto de sódio a 2,4% em álcool a 47%, em 15, 30, 120 mℓ e em quantidades maiores

Timerosal
Tópico: tintura e solução a 1:1.000

Fármacos antimicrobianos diversos

Hipurato de metenamina
Oral: comprimidos de 1 g

Mandelato de metenamina
Oral: comprimidos de 0,5 e 1g; suspensão de 0,5 g/5 mℓ

Metronidazol
Oral: comprimidos de 250 e 500 mg; cápsulas de 375 mg; comprimidos de liberação controlada de 750 mg
Parenteral: 5 mg/mℓ; 500 mg para injeção

Mupirocina
Tópica: pomada e creme a 2%

Nitrofurantoína
Oral: cápsulas de 25; 50; 100 mg; suspensão de 25 mg/ 5 mℓ

Polimixina B (sulfato de polimixina B)
Parenteral: 500.000 unidades por frasco para injeção
Oftálmica: 500.00 unidades por frasco

REFERÊNCIAS

Agentes antimicrobianos diversos e antissépticos urinários

Aslam S, Musher DM: An update on diagnosis, treatment, and prevention of *Clostridium difficile*-associated disease. *Gastroenterol Clin North Am* 2006;35(2):315.

Clay PG, et al.: Clinical efficacy, tolerability, and cost savings associated with the use of open-label metronidazole plus ceftriaxone once daily compared with ticarcillin/clavulanate every 6 hours as empiric treatment for diabetic lower-extremity infections in older males. *Am J Geriatr Pharmacother* 2004;2(3):181.

Edwards DI: Nitroimidazole drugs—action and resistance mechanisms. (Two parts.) J Antimicrob Chemother 1993;31:9, 201.

Fowler VG, et al.: Daptomycin versus standard therapy for bacteremia and endocarditis caused by *Staphylococcus aureus*. *N Engl J Med* 2006;355(7):653.

Larson E: Guidelines for use of topical antimicrobial agents. *Am J Infect Dis Control* 1988;16:233.

Lee B, et al.: Methenamine hippurate for preventing urinary tract infections. *Cochrane Database Syst Rev* 2002; 1:CD003265.

McDonald LC, et al.: Clostridium difficile infection in patients discharged from US short-stay hospitals 1996–2003. *Emerg Infect Dis* 2006;12:409.

Schiotz HA, Guttu K: Value of urinary prophylaxis with methenamine in gynecologic surgery. *Acta Obstet Gynecol Scand* 2002;81(8):743.

Scully BE: Metronidazole. *Med Clin North Am* 1988; 72:623.

Desinfetantes, antissépticos e esterilizantes

Ascenzi JM (ed): *Handbook of Disinfectants and Antiseptics*. New York: Marcel Dekker, 1996.

Best M, et al.: Efficacies of selected disinfectants against *Mycobacterium tuberculosis*. *J Clin Microbiol* 1990; 28:2234.

Bischoff WE, et al.: Handwashing compliance by health-care workers: The impact of introducing an accessible, alcohol-based hand antiseptic. *Arch Intern Med* 2000;160:1017.

Block SS (ed): *Disinfection, Sterilization and Preservation*, 5th ed. Philadelphia: Lippincott Williams & Wilkins, 2001.

Brett DW: A discussion of silver as an antimicrobial agent: Alleviating the confusion. *Ostomy Wound Manage* 2006; 52(1):34.

Doebbing BN, et al.: Comparative efficacy of alternative handwashing agents in reducing infections in intensive care units. *N Engl J Med* 1992;327:88.

Fraise AP: Susceptibility of antibiotic-resistant cocci to biocides. *J Appl Microbiol* 2002;92 Suppl:158S.

Gardner JF, Peel MM: *Introduction to Sterilization, Disinfection and Infection Control*, 3rd ed. Churchill Livingston, 1997.

Guideline for Hand Hygiene in Health-Care Settings: *Morbidity and Mortality Recomm Rep* 2002; 51(RR-16):1.

Johnson PD, et al.: Efficacy of an alcohol/chlorhexidine hand hygiene program in a hospital with high rates of nosocomial methicillin-resistant *Staphylococcus aureus* (MRSA) infection. *Med J Aust* 2005; 183(10):509.

Kaye ET, Kaye KM: Topical antibacterial agents. *Infect Dis Clin North Am* 1995;9:547.

Kramer SA: Effect of povidone-iodine on wound healing: A review. *J Vasc Nurs* 1999;17(1):17.

Lansdown AB: Silver in health care: Antimicrobial effects and safety in use. *Curr Probl Dermatol* 2006;33:17–34.

Lewis DL, Arens M: Resistance of microorganisms to disinfection in dental and medical devices. *Nat Med* 1995;1:956.

Maki DG, et al.: Prospective randomized trial of povidoneiodine, alcohol and chlorhexidine for prevention of infection associated with central venous and arterial catheters. *Lancet* 1991;338:339.

Moorer WR: Antiviral activity of alcohol for surface disinfection. *Int J Dent Hyg* 2003;1(3):138.

Russell AD: Bacterial spores and chemical sporicidal agents. *Clin Microbiol Rev* 1990;3:99.

Rutala WA, et al.: Disinfection practices for endoscopes and other semicritical items. *Infect Control Hosp Epidemiol* 1991;12:282.

Rutula WA: Guidelines for selection and use of disinfectants. *Am J Infect Control* 1990;18:99.

Sopwith, et al.: Preventing infection from reusable medical equipment: A systematic review. *BMC Infect Dis* 2002;2:4.

Widmer AF, Frei R: Decontamination, disinfection, and sterilization. In *Manual of Clinical Microbiology*, 7th ed. Murray PR, et al., ed. American Society for Microbiology, 1999.

Reabilitação

Bartlett JG, Perl TM: The new *Clostridium difficile*—what does it mean? *N Engl J Med* 2005;353:2503.

Buchner AM, Sonnenberg A: Medical diagnoses and procedures associated with clostridium difficile colitis. *Am J Gastroenterol* 2001;96:766.

Eguino P, et al.: Allergic contact dermatitis due to propylene glycol and parabens in an ultrasonic gel. *Contact Dermatitis* 2003;48(5):290.

Erdmann SM, et al.: Allergic contact dermatitis due to methyldibromoglutaronitrile in EuxylK 400 in an ultrasonic gel. *Contact Dermatitis* 2001;44(1):39.

Loo VG, et al.: A predominantly clonal multi-institutional outbreak of *Clostridium difficile*-associated diarrhea with high morbidity and mortality. *N Engl J Med* 2005;353:2442.

Perez J, et al.: Activity of selected oxidizing microbicides against the spores of *Clostridium difficile:* Relevance to environmental control. *Am J Infect Control* 2005; 33(6):320.

Schwartz DA, Geyer SJ: Clostridial infections. In *Pathology of Infectious Diseases*. Conner DH, et al., eds. Stamford, CT: Appleton & Lange; 1997;1:517–529.

31

Quimioterapia do Câncer

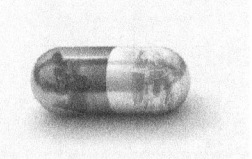

O câncer é uma doença celular caracterizada por mudança nos mecanismos de controle que governam a proliferação e diferenciação celular. As células que sofreram transformação **neoplásica** expressam frequentemente antígenos celulares fetais normais de superfície ou exibem outros sinais de aparente imaturidade. As células cancerosas também podem apresentar anormalidades cromossômicas qualitativas ou quantitativas, como translocações ou sequências genéticas ampliadas; proliferam excessivamente e formam tumores locais que podem comprimir ou invadir estruturas normais adjacentes. Dentro dos tumores locais, uma pequena subpopulação de células pode ser descrita como células-tronco do tumor. Essas células retêm a habilidade de passar por ciclos repetidos de proliferação, podendo migrar para locais distantes no corpo a fim de colonizar vários órgãos, em um processo chamado de **metástase**. Desta forma, as células-tronco tumorais podem expressar a habilidade **clonogênica** (formadora de colônias). As anormalidades cromossômicas nas células-tronco tumorais refletem sua instabilidade genética, o que leva à seleção progressiva de subclones que podem sobreviver com maior facilidade no ambiente multicelular do hospedeiro. As anormalidades nas várias vias metabólicas e componentes celulares (p. ex., expressão dos transportadores de fármacos na superfície celular) acompanham a progressão neoplásica. Os processos invasivos e metastáticos, assim como as anormalidades metabólicas que resultam no câncer, provocam doença e morte, exceto se o neoplasma puder ser erradicado com tratamento.

Uma classificação dos fármacos antineoplásicos é apresentada na Fig. 31.1. A divisão inicial baseia-se nos fármacos que afetam o DNA (ação sobre o DNA e ação no fuso mitótico) ou modulam a atividade hormonal (agentes hormonais). Os fármacos que afetam o DNA podem inibir sua síntese ou lesioná-lo diretamente. Como um grupo, os fármacos antineoplásicos são mais tóxicos do que quaisquer outros fármacos porque agem não apenas nas células neoplásicas mas também nas normais em divisão ou estado de repouso. Por isso, os benefícios dos fármacos anticâncer devem ser cuidadosamente avaliados em relação aos seus riscos.

CAUSAS DO CÂNCER

A incidência, a distribuição geográfica e o comportamento dos tipos de câncer estão relacionados com vários fatores, como sexo, idade, constituição genética e exposição a carcinógenos ambientais. Destes fatores, a exposição ambiental é o único de risco modificável. Os carcinógenos químicos, particularmente os presentes na fumaça do tabaco, bem como corantes azo, aflatoxinas, asbestos e benzeno têm sido implicados na indução do câncer em seres humanos e animais. No laboratório, os potenciais carcinógenos ambientais podem ser identificados por mutagênese microbiana e testes em animais.

Alguns vírus com ácidos desoxirribonucleico (DNA) e ribonucleico tipo C (RNA) foram indicados como agentes causadores de câncer (oncogênicos) em animais e seres humanos. Os vírus RNA oncogênicos contêm uma transcriptase reversa que transcreve o RNA do vírus tumoral para o código DNA da célula hospedeira infectada. Desta maneira, as informações que governam a transformação se tornam uma parte estável do genoma da célula hospedeira. A expressão da neoplasia induzida por vírus também depende de fatores adicionais do hospedeiro e ambientais que modulam o processo de transformação. Certos genes presentes nas células, conhecidos como oncogenes, são homólogos aos genes que transformam os retrovírus

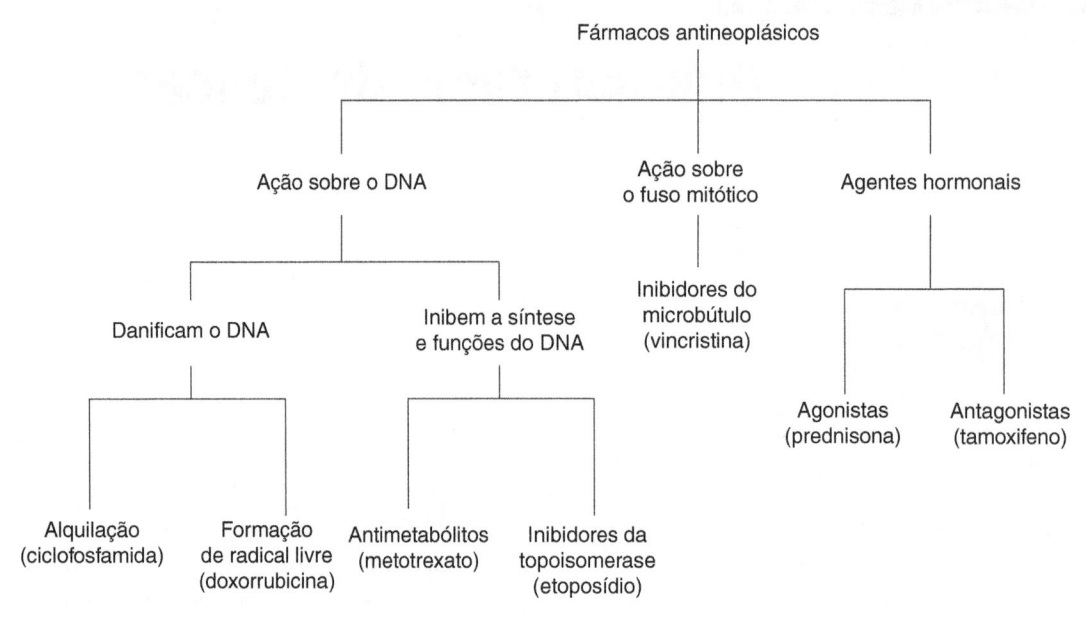

```
                           Fármacos antineoplásicos
                                     │
        ┌────────────────────────────┼────────────────────────────┐
   Ação sobre o DNA            Ação sobre                    Agentes hormonais
                              o fuso mitótico
        │                            │                            │
   ┌────┴────┐                 Inibidores do                 ┌────┴────┐
Danificam   Inibem a síntese   microbútulo              Agonistas   Antagonistas
o DNA       e funções do DNA   (vincristina)           (prednisona) (tamoxifeno)
   │              │
┌──┴──┐        ┌──┴──┐
Alquilação  Formação  Antimetabólitos  Inibidores da
(ciclofos-  de radical livre (metotrexato) topoisomerase
famida)     (doxorrubicina)              (etoposídio)
```

Figura 31.1 Classificação inicial dos fármacos antineoplásicos com base no(s) local(is) de ação. As duas primeiras classes afetam o DNA ou a mitose, e a terceira classe modula as influências hormonais nas células do câncer. As subsequentes divisões dos fármacos antineoplásicos, que afetam o DNA, baseiam-se naqueles que afetam o DNA diretamente ou alteram a síntese e a replicação do DNA. Os fármacos que modulam a influência hormonal nas células do câncer são subsequentemente divididos em agonistas ou antagonistas.

e induzem a alteração neoplásica. Os oncogenes codificam fatores de crescimento específicos e seus receptores, podendo ser ampliados (aumento do número de cópias do gene) ou modificados através do polimorfismo de um único nucleotídio nas células malignas. Outra classe de genes, os **genes supressores de tumor**, tem importante papel na supressão da transformação neoplásica. Se um gene supressor de tumor sofre mutação, é eliminado ou danificado, provavelmente ocorrerá uma alteração neoplásica. Essas alterações podem ser herdadas, espontâneas ou adquiridas por meio da exposição a produtos químicos exógenos ou radiação.

MODALIDADES DE TERAPIA CONTRA O CÂNCER

O câncer é a segunda causa mais comum de óbitos nos EUA, sendo responsável por 500.000 mortes todo ano. Atualmente, 33% dos pacientes com câncer são curados com modalidades locais (cirurgia ou radioterapia), muito eficazes quando o tumor não apresenta metástases. Nos casos remanescentes, quando a **micrometástase** é uma característica do neoplasma, faz-se necessária uma abordagem sistêmica, como a quimioterapia (em muitos casos, em conjunção com cirurgia ou radiação) para o tratamento efetivo do câncer. Até o momento, cerca de 50% dos pacientes com câncer podem ser curados. A quimioterapia contribui para a cura em 10 a 15% dos pacientes.

CINÉTICA DO CICLO CELULAR DO CÂNCER

A cinética do ciclo celular do câncer e a populacional explicam, em parte, a limitada eficácia da maioria dos fármacos antineoplásicos disponíveis. A Fig. 31.2 apresenta um resumo da cinética do ciclo celular e os estágios em que as classes de fármacos antineoplásicos atuam. Esta informação é importante para o modo de ação, as indicações e o agendamento dos fármacos específicos do ciclo celular (**ECC**, fármacos mais eficazes em uma fase do ciclo) e inespecíficos do ciclo celular (**ICC**, insensíveis à fase do ciclo celular). Exemplos de fármacos incluídos destas duas classes principais são apresentados no Quadro 31.1.

Em geral, os fármacos ECC são mais eficazes nas malignidades hematológicas e nos tumores sólidos, em uma proporção relativamente grande das células na fase de proliferação ou na fração de crescimento, representando esta última o número de células dentro do tumor maligno que estão em algum estágio de divisão (fora do estágio G_0), comparados com o número total de células malignas (as que estão em divisão mais as que se

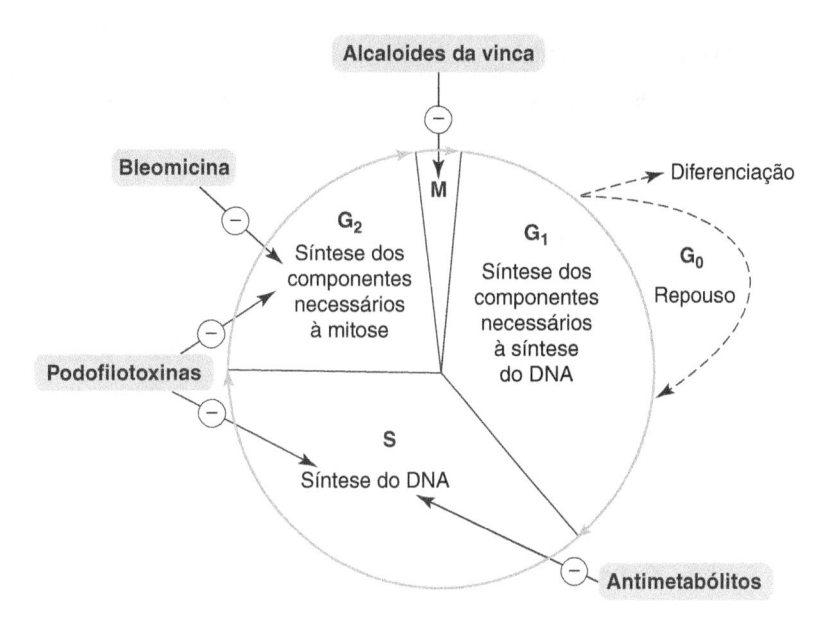

Figura 31.2 Fases do ciclo celular suscetíveis às ações dos fármacos específicos do ciclo celular (ECC). Todas as células em divisão, normais e neoplásicas, atravessam estas fases de ciclo celular antes e durante a divisão celular. As ações dos fármacos ECC podem não estar restritas a uma fase específica, porém as células tumorais são mais sensíveis aos fármacos específicos (ou grupos de fármacos nas fases indicadas. Os fármacos inespecíficos do ciclo celular (ICC) agem sobre as células tumorais enquanto estão ativas no ciclo e na fase de repouso (G_0). G_1, intervalo ou crescimento; G_2, intervalo 2; M, mitose; S, síntese.

Quadro 31.1 Especificidade do ciclo celular das principais classes de agentes antineoplásicos

Agentes específicos do ciclo celular (ECC)	Agentes não específicos do ciclo celular (ICC)
Antimetabólicos	**Agentes alquilantes**
Capecitabina	Bussulfano
Citarabina	Carmustina
Cladribina	Ciclofosfamida
Fludarabina	Lomustina
Fluoruracila	Mecloretamina
Gencitabina	Melfalano
Mercaptopurina	Tiotepa
Metotrexato	**Antraciclinas**
Tioguanina	Daunorrubicina
Antibiótico antineoplásico	Doxorrubicina
Bleomicina	Epirrubicina
Podofilotoxinas	Idarrubina
Etoposídio	Mitoxantrona
Teniposídio	**Antibióticos antineoplásicos**
Taxanos	Dactinomicina
Doxetaxel	Mitomicina
Paclitaxel	**Campototecinas**
Alcaloides da vinca	Irinotecano
Vimblastina	Topotecano
Vincristina	**Análogos da platina**
Vinorelbina	Carboplatina
	Cisplatina
	Oxaliplatina

encontram no G_0) (Fig. 31.2). Nesta fração de crescimento, o primeiro valor é o numerador, e o último o denominador. A fração é representada como porcentagem. Os fármacos ICC (muitos dos quais se ligam ao DNA celular e o lesionam) são úteis para tratar tumores sólidos com frações de crescimento baixas e elevadas. Em todos os casos, os agentes eficazes esterilizam (inativam) as células-tronco do tumor que constituem apenas uma pequena fração das células dentro do tumor. As células não tronco (as irreversivelmente diferenciadas) são consideradas estéreis e não constituem um componente importante do câncer.

RESISTÊNCIA AOS FÁRMACOS ANTINEOPLÁSICOS

A resistência medicamentosa é um importante problema na quimioterapia do câncer. A seguir, são apresentados seis exemplos de mecanismo de resistência.

1. As células cancerosas podem aumentar sua capacidade de reparo das lesões do DNA, mecanismo particularmente importante no caso de resistência aos agentes alquilantes.
2. Algumas células tumorais aumentam sua produção de agentes que fixam o grupo tiol (p. ex., glutationa),

Quadro 31.2 Agentes alquilantes e toxicidades

Agente alquilante	Toxicidade aguda	Toxicidade tardia
Mecloretamina	Náuseas e vômitos, mielossupressão[1]	Depressão moderada na contagem de células no sangue periférico; doses excessivas produzem grave depressão da medula óssea com leucopenia, trombocitopenia e sangramento; ocasionalmente, ocorrem alopecia e cistite hemorrágica com ciclofosfamida; a cistite pode ser evitada com adequada hidratação e administração de mesna[2]; o bussulfano está associado à pigmentação da pele, fibrose pulmonar e insuficiência suprarrenal
Clorambucila	Náuseas e vômitos, mielodepressão	
Ciclofosfamida	Náuseas e vômitos, mielodepressão	
Melfalano	Náuseas e vômitos, mielodepressão	
Tiotepa (trietilenotiofosforamida)	Náuseas e vômitos, mielodepressão	
Bussulfano	Náuseas e vômitos, mielodepressão	
Carmustina (BCNU)[3]	Náuseas e vômitos	Leucopenia, trombocitopenia e raramente hepatite
Lomustina (CCNU)[3]	Náuseas e vômitos	
Altretamina	Náuseas e vômitos	Leucopenia, trombocitopenia e neuropatia periférica
Procarbazina	Náuseas e vômitos, síndrome semelhante ao resfriado, interações medicamentosas	Depressão da medula óssea, depressão do sistema nervoso central, leucemogênica
Dacarbazina	Náuseas e vômitos	Depressão da medula óssea
Cisplatina	Náuseas e vômitos, mielodepressão	Nefrotoxicidade, neuropatia sensorial periférica, ototoxicidade, disfunção neurológica
Carboplatina	Mielossupressão, náuseas e vômitos	Raramente: neuropatia periférica, toxicidade renal e disfunção hepática
Oxaliplatina	Náuseas e vômitos, disestesias laringofaríngeas	Neuropatia sensorial periférica, diarreia, mielossupressão e toxicidade renal

[1] A mielossupressão é a depressão da atividade da medula óssea, com redução nas células sanguíneas maduras, como eritrócitos, leucócitos e plaquetas no sangue circulante.
[2] A mesna evita os efeitos urotóxicos da ciclofosfamida.
[3] Se um tumor for resistente a um agente alquilante, geralmente será resistente a outros agentes desta classe, exceto as nitrosureias, como as apresentadas aqui.

o que provoca a inativação de alguns fármacos antineoplásicos. Este mecanismo de resistência é observado com vários agentes alquilantes e antibióticos.

3. As células cancerosas podem alterar as enzimas-alvo. Por exemplo, o aumento da síntese da diidrofolato redutase e as alterações nesta enzima são mecanismos de resistência das células tumorais ao metotrexato.
4. As células cancerosas podem reduzir a conversão de um pró-fármaco à forma ativa do fármaco. A resistência a antimetabólitos à base de purina (mercaptopurina, tioguanina) e antimetabólitos à base de pirimidina (citarabina, fluoruracila) pode levar à redução da atividade das enzimas necessárias para converter estes pró-fármacos em seus metabólitos citotóxicos nas células do tumor.
5. As células cancerosas podem aumentar a inativação de alguns fármacos antineoplásicos. O aumento da atividade das enzimas capazes de inativar os fármacos antineoplásicos é um mecanismo de resistência da célula tumoral para a maioria dos antimetabólitos à base de purina e pirimidina.
6. As células cancerosas podem reduzir a concentração intracelular do fármaco por aumentar a atividade da bomba de efluxo. Esta forma de resistência a vários fármacos envolve o aumento da expressão de um gene normal. Por exemplo, o **MDR1** é um gene que codifica uma glicoproteína P da superfície celular. Como discutido no Cap. 3, tal proteína de transporte está presente em várias células do corpo, sendo, nas células intestinais, responsável pelo retorno dos fármacos para o lúmen. Em algumas malignidades resistentes a vários fármacos, a atividade deste transportador é aumentada, e tal efluxo acelerado facilita a resistência das referidas células.

FÁRMACOS ANTINEOPLÁSICOS

Agentes alquilantes

Os agentes alquilantes consistem em **mostardas nitrogenadas** (**ciclofosfamida, mecloretamina**), **nitrosureias** (**carmustina, lomustina**) e **alquilsulfonatos** (**bussulfano**). Outros fármacos que também fazem parte do grupo de agentes alquilantes são **cisplatina, dacarbazina** e **procarbazina**. Estes agentes são fármacos ICC, sendo alguns ativos como tais, e outros pró-fármacos convertidos em metabólitos ativos no corpo. As moléculas reativas se ligam covalentemente com um dos quatro nucleotídios no DNA. Essa ligação (**alquilação**), geralmente a ciclização intramolecular no fármaco, cria um intermediário formando uma ligação covalente com o DNA. Quando dois nucleotídios na dupla hélice do DNA são alquilados pela mesma molécula do fármaco, os dois filamentos de DNA sofrem ligação cruzada. O DNA resultante com ligação cruzada não pode ser separado nem replicado na mitose, impedindo a divisão celular. Os agentes alquilantes também exercem efeitos citotóxicos ao formar ligações covalentes com outros constituintes celulares, como as proteínas. A alquilação do DNA também leva ao pareamento anormal das bases e à ruptura da cadeia de DNA. Alguns agentes alquilantes e suas toxicidades agudas e tardias estão listados no Quadro 31.2. É provável que a alquilação do DNA seja a principal interação que leve à morte celular. Alguns dos fármacos alquilantes mais comumente usados são discutidos a seguir.

Ciclofosfamida

É um pró-fármaco convertido em um ou mais metabólitos reativos pelas enzimas do sistema citocromo P450 no fígado. Os usos clínicos da ciclofosfamida consistem no linfoma não Hodgkin, cânceres de mama e ovário, bem como neuroblastoma. Uma vantagem desse fármaco é poder ser administrado por via oral. Os efeitos tóxicos observados com a ciclofosfamida são disfunção cardíaca, toxicidade pulmonar e síndrome da liberação inadequada do hormônio antidiurético.

Cisplatina, carboplatina e oxaliplatina

É raro usar estes fármacos isoladamente na quimioterapia do câncer, estando geralmente incluídos como parte de protocolos terapêuticos. Seu mecanismo de ação não é totalmente compreendido, sendo, porém, possível que atuem da mesma forma que os agentes alquilantes. Estes fármacos são usados por via intravenosa, distribuindo-se para a maioria dos tecidos, e sendo eliminados inalterados pelos rins. A cisplatina é comumente usada como um dos componentes dos protocolos para os cânceres de testículo, bexiga, pulmões e ovário. A carboplatina tem usos similares. A oxaliplatina possui atividade contra o câncer colorretal. Suas toxicidades estão listadas no Quadro 31.2. No caso da cisplatina, a lesão renal causada por ela pode ser reduzida com manitol (um diurético osmótico) e hidratação forçada. A carboplatina e oxaliplatina são menos nefrotóxicas que a cisplatina, porém mais neurotóxicas e possuem maior ação mielossupressora.

Procarbazina

Ativa por via oral, penetra a maioria dos tecidos, incluindo o fluido cerebrospinhal, sendo eliminada pelo metabolismo hepático. Forma peróxido de hidrogênio, que gera radicais livres responsáveis pela divisão do filamento de DNA (rupturas). O fármaco é usado como um componente dos protocolos para a doença de Hodgkin e linfomas não Hodgkin (cânceres comuns do tecido linfático), bem como para alguns tumores cerebrais. A procarbazina tem vários efeitos tóxicos, como neuropatia periférica e reações cutâneas, inibindo também várias enzimas, como a monoaminoxidase e as envolvidas no metabolismo hepático dos fármacos. Ocorrem reações semelhantes às provocadas pelo dissulfiram com a ingestão de bebidas alcoólicas.

Outros agentes alquilantes

Em alguns casos, o **bussulfano** é usado para tratar a leucemia mielógena crônica. A **carmustina** e **lomustina** são fármacos muito lipossolúveis usados como auxiliares no tratamento dos tumores do cérebro. A **dacarbazina** é utilizada nos protocolos para a doença de Hodgkin. Os efeitos tóxicos adicionais são o exantema, fototoxicidade e síndrome semelhante ao resfriado.

Antimetabólitos

Os antimetabólitos usados na terapia do câncer possuem estrutura similar à dos compostos endógenos importantes para as células de divisão rápida. Eles incluem antagonistas do ácido fólico (metotrexato), purinas (**mercaptopurina, tioguanina**) e pirimidinas (**fluoruracila, citarabina**). Os antimetabólitos são fármacos ECC que agem

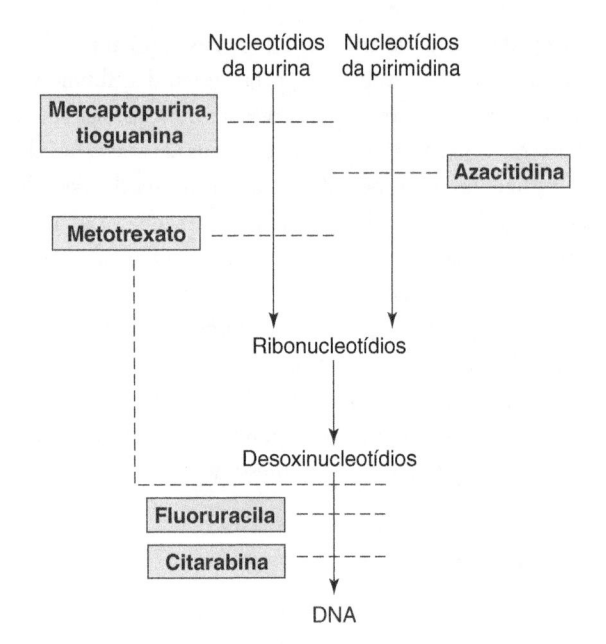

Figura 31.3 Locais de ação (*linhas pontilhadas*) dos antimetabólitos nas vias de síntese do DNA.

principalmente na fase S do ciclo celular (Fig. 31.2). Seus locais de ação nas vias sintéticas do DNA são apresentados na Fig. 31.3. Além dos efeitos citotóxicos sobre as células neoplásicas, os antimetabólitos também têm efeitos imunossupressores (Cap. 32). Os antimetabólitos mais usados e suas toxicidades tardias estão apresentados no Quadro 31.3.

Metotrexato

A administração oral e a intravenosa de metotrexato fornecem boa distribuição pelos tecidos, exceto o SNC. O Metotrexato não é metabolizado, e sua depuração depende da função renal. É necessário fornecer adequada hidratação ao paciente para evitar a cristalização nos túbulos renais.

O metotrexato age como inibidor da diidrofolato redutase, ação que reduz a síntese do timidilato, dos nucleotídios da purina e de vários aminoácidos, interferindo no metabolismo dos ácidos nucleicos e das proteínas. A formação de derivados de poliglutamato a partir do metotrexato é importante para as ações citotóxicas. Os mecanismos de resistência das células tumorais consistem em redução do acúmulo do fármaco, mudanças na atividade da diidrofolato redutase ou na sua sensibilidade ao fármaco e redução na formação de poliglutamatos. Do ponto de vista clínico, o metotrexato é eficaz contra coriocarcinoma, leucemias agudas, linfomas não Hodgkin e linfomas da célula T cutâneos, assim como no câncer de mama. Também é usado como imunossupressor na artrite reumatoide, psoríase e rejeição de transplante. Combinado com a mifepristona, constitui um eficaz abortivo. As toxicidades mais comuns do metotrexato estão listadas no Quadro 31.3. O uso a longo prazo do metotrexato causa hepatotoxicidade, infiltrados pulmonares e fibrose. Os salicilatos, fármacos anti-inflamatórios não esteroides, sulfonamidas e sulfonilureias potencializam a toxicidade do metotrexato.

Mercaptopurina e tioguanina

A mercaptopurina (6-MP) e tioguanina (6-TG) apresentam baixa biodisponibilidade oral por causa do metabolismo de primeira passagem; agem como antimetabólitos da purina, sendo ativadas pelas hipoxantina-guanina fosforribosil

Quadro 31.3 Antimetabólitos e toxicidades

Agente quimioterápico	Toxicidade tardia[1]
Capecitabina	Diarreia, síndrome do pé e mão,[2] mielossupressão, náuseas e vômitos
Cladribina	Mielossupressão, náuseas, vômitos e imunossupressão
Citarabina	Náuseas, vômitos, depressão da medula óssea, estomatite e ataxia cerebelar
Fludarabina	Mielossupressão, imunossupressão, febre, mialgias e artralgias
Fluoruracila (5-FU)	Náuseas, mucosite, diarreia, mielossupressão, síndrome do pé e mão, neurotoxicidade
Gencitabina	Náuseas, vômitos, diarreia, mielossupressão
Mercaptopurina (6-MP)	Mielossupressão, imunossupressão e hepatotoxicidade
Metotrexato (MTX)	Mucosite, diarreia, depressão da medula óssea com leucopenia e trombocitopenia
Tioguanina (6-TG)	Mielossupressão, imunossupressão e hepatotoxicidade

[1] Estes fármacos não provocam toxicidade aguda.
[2] A síndrome do pé e mão é uma forma de eritromelalgia manifestada como formigamento, torpor, dor, eritema, edema e aumento da pigmentação.

transferases (HGPRTaes) em nucleotídios tóxicos que inibem várias enzimas envolvidas no metabolismo da purina. As células tumorais resistentes podem apresentar redução da atividade da HGPRTase ou aumentar a produção das **fosfatases alcalinas** que inativam os nucleotídios tóxicos. Os usos clínicos destes antimetabólitos da purina são indicados principalmente em casos de leucemias agudas e leucemia mielocítica crônica. A supressão da medula óssea é a toxicidade que limita a dose. A disfunção hepática consiste em colestase, icterícia e necrose. O metabolismo da 6-MP pela xantina oxidase é inibido pelo alopurinol, um fármaco usado no tratamento da gota (Cap. 34).

Fluoruracila (5-FU)

Quando administrada de forma intravenosa, distribui-se amplamente, incluindo o fluido cerebrospinhal. A eliminação ocorre principalmente pelo seu metabolismo. Nas células, é convertida em 5-fluoro-2´-desoxiuridina-5´-monofosfato, que inibe a timidilato sintase, levando à "morte por falta de timina" nas células. Os mecanismos de resistência consistem em redução da ativação da 5-FU, aumento da atividade da timidilato sintase e redução da sensibilidade da enzima a este fármaco. A fluoruracila é usada na clínica para o tratamento dos cânceres de bexiga, mama, cólon, cabeça e pescoço, fígado e ovários, sendo também utilizada topicamente para queratoses e carcinoma superficial de células basais. Além das toxicidades apresentadas no Quadro 31.3, pode surgir **alopecia**.

Citarabina

Administrada por via parenteral (como infusão intravenosa lenta), a citarabina (citosina arabinosídio, ARA-C) pode alcançar níveis apreciáveis no fluido cerebrospinhal, sendo eliminada pelo metabolismo hepático. Age como um antimetabólito da pirimidina, sendo ativada por quinases em trifosfato de ara-citidina (AraCTP), um inibidor das DNA polimerases. Dos metabólitos, a citarabina é mais específico à da fase S do ciclo celular do tumor. A resistência à citarabina pode ocorrer como resultado da redução da captação do fármaco ou conversão em AraCTP. Do ponto de vista clínico, a citarabina é o principal fármaco para o tratamento da leucemia mielógena aguda. A neurotoxicidade, associada a altas doses, consiste em disfunção cerebelar bem como neurite periférica.

Alcaloides derivados vegetais

Estes importantes fármacos ECC consistem nos alcaloides da vinca (**vimblastina, vincristina**), podofilotoxinas, (**etoposídio, teniposídio**), camptotecinas (**topotecano, irinotecano**) e taxanos (**paclitaxel, docetaxel**) — fármacos que atuam nas fases S, G_2 e M do ciclo celular (Fig. 31.2). As toxicidades agudas e tardias, associadas a tais fármacos, estão apresentadas no Quadro 31.4.

Vimblastina, vincristina e vinorelbina

A vimblastina e a vincristina são alcaloides naturais, já a vinorelbina é semissintética. Estes fármacos são

Quadro 31.4 Fármacos antineoplásicos derivados de alcaloides vegetais e toxicidades

Fármaco	Toxicidade aguda	Toxicidade tardia
4 Docetaxel	Hipersensibilidade, exantema	Neurotoxicidade, retenção de líquido, neutropenia
Etoposídio (VP-16), teniposídio	Náuseas e vômitos, hipotensão	Alopecia, depressão da medula óssea
Irinotecano	Diarreia, náuseas e vômitos	Diarreia, depressão da medula óssea, náuseas e vômitos, anormalidades na função hepática
Paclitaxel	Náuseas e vômitos, hipotensão, arritmias, hipersensibilidade	Depressão da medula óssea, neuropatia sensorial periférica
Topotecano	Náuseas e vômitos	Depressão da medula óssea, artralgias
Vimblastina	Náuseas e vômitos	Alopecia, perda dos reflexos, depressão da medula óssea, desconforto gastrintestinal
Vincristina	Nenhuma	Perda dos reflexos, fraqueza muscular, neurite periférica, íleo paralítico, leve depressão da medula óssea, alopecia
Vinorelbina	Náuseas e vômitos	Depressão da medula óssea, fadiga, prisão de ventre, hiporreflexia, parestesias

administrados por via parenteral. Penetram na maioria dos tecidos, mas não no líquido cerebrospinhal, sendo eliminados principalmente pela excreção biliar. Bloqueiam a formação do fuso mitótico ao evitar a reunião dos dímeros de tubulina nos microtúbulos. Agem principalmente na fase M do ciclo celular. A resistência pode surgir a partir do aumento do efluxo do fármaco das células tumorais através da excessiva expressão dos transportadores de fármaco presentes na membrana celular. Do ponto de vista clínico, a vincristina é usada nas leucemias agudas, linfomas, tumor de Wilms e coriocarcinoma. A vimblastina é utilizada para tratar linfomas, neuroblastoma, carcinoma de testículos e sarcoma de Kaposi. A vinorelbina é usada principalmente no tratamento dos cânceres de pulmão e mama.

Etoposídio e teniposídio

O etoposídio e o teniposídio são extraídos da raiz da planta, sendo geralmente administrados por via parenteral, mas o etoposídio também é bem absorvido após a administração oral, distribuindo-se para a maioria dos tecidos. Sua eliminação é feita principalmente pelos rins, e os pacientes com insuficiência renal devem receber doses menores. Seus mecanismos de ação são semelhantes: aumentam a degradação do DNA (por meio da interação com a topoisomerase II) e inibem o transporte de elétrons pela mitocôndria. Estes fármacos são mais ativos nas fases S e G_2 iniciais do ciclo celular. Do ponto de vista clínico, eles são usados combinados em protocolos para a terapia contra os carcinomas de pulmão (células pequenas), próstata e testículos. As toxicidades de etoposídio e teniposídio são semelhantes.

Topotecano e irinotecano

O topotecano inibe a atividade da topoisomerase I, a principal enzima responsável pelo corte e religação (união) dos filamentos isolados do DNA, processos essenciais à replicação e ao reparo do DNA normal. A inibição da topoisomerase I causa lesões no DNA. O topotecano é indicado para o tratamento de pacientes com câncer de ovário em estágio avançado e câncer de células pequenas do pulmão. A principal via de eliminação é a renal, devendo os pacientes com função renal anormal receberem doses menores. O irinotecano constitui-se em um pró-fármaco convertido pelo fígado no metabólito ativo, que também consiste em potente inibidor da topoisomerase I; é indicado no câncer colorretal metastático. A diarreia associada à terapia com irinotecano pode ser grave, levando a um sério desequilíbrio eletrolítico e à desidratação.

Paclitaxel e docetaxel

Embora sejam extraídos da casca do teixo, atualmente são produzidos de forma sintética, sendo administrados por via intravenosa. O mecanismo de ação é a interferência no fuso mitótico. Diferente dos alcaloides da vinca, os taxanos evitam a desmontagem do microtúbulo em monômeros da tubulina. Os usos clínicos incluem tratamento para vários tumores sólidos, como os cânceres de mama e ovário em estágios avançados. As toxicidades destes fármacos não são idênticas (Quadro 31.4).

Antibióticos

Esta categoria de fármacos antineoplásicos abrange vários agentes com estruturas diferentes, como a **doxorrubicina, daunorrubicina, bleomicina, dactinomicina** e **mitomicina**. O principal mecanismo de ação destes antibióticos é ligar-se ao DNA, intercalando-se entre bases específicas, o que provoca o bloqueio da síntese do RNA, DNA ou ambos e no corte do filamento de DNA, interferindo na replicação celular. As toxicidades agudas e tardias associadas a tais fármacos estão apresentadas no Quadro 31.5.

Bleomicina

Constitui mistura de glicopeptídios que deve ser administrada por via parenteral. O fármaco é inativado pelas aminopeptidases tissulares, mas também ocorre alguma depuração renal do fármaco intacto. A bleomicina gera radicais livres que se ligam ao DNA, provocando rupturas do filamento e inibindo a replicação do DNA; consiste em fármaco ECC ativo na fase G do ciclo celular do tumor (Fig. 31.2). Do ponto de vista clínico, a bleomicina é um importante componente de protocolos para a doença de Hodgkin e câncer de testículos, sendo também usada para o tratamento dos linfomas não Hodgkin e carcinomas de células escamosas. A fibrose pulmonar se desenvolve lentamente, mas limita a dose. As manifestações de hipersensibilidade são comuns, consistindo em calafrios, febre e anafilaxia. As reações mucocutâneas também são comuns, sendo constituídas por alopecia, formação de bolhas e **hiperqueratose**.

Quadro 31.5 — Quimioterapia do câncer com antibióticos antineoplásicos e toxicidades

Fármaco	Toxicidade aguda	Toxicidade tardia
Bleomicina	Reações alérgicas, febre, hipotensão	Toxicidade cutânea, fibrose pulmonar, mucosite, alopecia
Dactinomicina (actinomicina D)	Náuseas e vômitos	Estomatite, reações cutâneas, indisposição do trato gastrintestinal
Daunorrubicina (daunomicina)	Náuseas, febre, urina vermelha (não associada à hematúria)	Cardiotoxicidade, alopecia, depressão da medula óssea
Doxorrubicina	Náuseas, urina vermelha (não associada à hematúria)	Cardiotoxicidade, alopecia, depressão da medula óssea, estomatite
Idarrubicina	Náuseas e vômitos	Depressão da medula óssea, mucosite, cardiotoxicidade
Mitomicina	Náuseas	Trombocitopenia, anemia, leucopenia, mucosite

Doxorrubicina, daunorrubicina e idarrubicina

A doxorrubicina e daunorrubicina devem ser administradas por via intravenosa, sendo metabolizadas no fígado, e seus produtos eliminados na bile e na urina. Estas antraciclinas possuem múltiplos mecanismos de ação, como a intercalação entre pares de bases no DNA, inibição da topoisomerase II e geração de radicais livres. Como resultado, bloqueiam a síntese do DNA e do RNA, bem como provocam a ruptura do filamento de DNA. Também ocorre a ruptura da membrana. As antraciclinas são fármacos ICC. Do ponto de vista clínico, a doxorrubicina é usada no tratamento da doença de Hodgkin, mielomas, sarcomas e cânceres de mama, endométrio, pulmão, ovário e tireoide. O principal uso da daunorrubicina é no tratamento das leucemias agudas. A idarrubicina, uma nova antraciclina, foi aprovada para utilização na leucemia mielógena aguda. Estes fármacos demonstram toxicidades semelhantes, como desconforto gastrintestinal e grave alopecia. A cardiotoxicidade das antraciclinas consiste em anormalidades iniciais no eletrocardiograma (ECG), com a possibilidade de arritmias e cardiopatia acumulativa dose-dependente, tendo lento desenvolvimento e insuficiência cardíaca congestiva. O dexrazoxano, um inibidor da geração de radicais livres mediada pelo ferro, pode proteger contra a cardiotoxicidade. As formulações lipossômicas de doxorrubicina podem ser menos cardiotóxicas.

Dactinomicina

Deve ser administrada por via parenteral. O fármaco inalterado e seus metabólitos são excretados na bile. A dactinomicina constitui-se em um fármaco ICC que se liga ao duplo filamento do DNA e inibe a síntese do RNA DNA-dependente; do ponto de vista clínico, é usada no melanoma e tumor de Wilms.

Mitomicina

A mitomicina é administrada por via intravenosa, sendo rapidamente eliminada via metabolismo hepático; constitui-se em agente ICC convertido pelas enzimas hepáticas em um agente alquilante que faz ligações cruzadas com o DNA; pode ser combinada com outros fármacos em protocolos para os adenocarcinomas de cérvix, estômago, pâncreas e pulmão. A mielossupressão é grave, sendo o fármaco tóxico para o coração, fígado, pulmão e rim.

Agentes hormonais antineoplásicos

Muitos destes fármacos são discutidos nos outros capítulos, sendo mencionados aqui apenas com relação à sua aplicação clínica na quimioterapia do câncer. As toxicidades associadas aos fármacos antineoplásicos com atividade hormonal são apresentadas no Quadro 31.6.

Antagonistas dos hormônios sexuais

Os cânceres de mama e próstata, dois neoplasmas comuns, estão, em geral, presentes em uma forma hormônio-dependente. Os agentes que inibem a síntese do estrogênio ou a da progesterona, ou os receptores destes ligantes são bastante úteis para muitas pacientes com câncer de mama. De modo similar, os fármacos antiandrogênicos provaram ser úteis nos homens com câncer de próstata avançado.

Quadro 31.6 — Hormônios usados no tratamento do câncer e toxicidades

Fármaco	Toxicidade aguda	Toxicidade tardia
Antiandrogênios		
Flutamida, Bicalutamida, Nilutamida	Leves náuseas	Ondas de calor, elevações temporárias nos testes de função hepática
Antiestrogênios		
Tamoxifeno	Exacerbação transitória dos sintomas tumorais	Sintomas de menopausa, retenção de líquidos e edema, eventos tromboembólicos, aumento da incidência de hiperplasia endometrial e câncer
Progestogênios		
Acetato de megestrol	Nenhuma	Retenção de líquidos
Adrenocorticosteroides		
Hidrocortisona	Nenhuma	Retenção de líquidos, hipertensão, diabetes melito, aumento da suscetibilidade a infecções, face em configuração de lua cheia
Prednisona	Nenhuma	
Agonistas do hormônio liberador de gonadotropina		
Acetato de goserrelina	Exacerbação transitória dos sintomas tumorais, dor no local da injeção	Ondas de calor, impotência, ginecomastia
Leuprolida	Exacerbação transitória dos sintomas tumorais, dor no local da injeção	Ondas de calor, impotência, ginecomastia
Inibidores da aromatase		
Aminoglutetimida	Fadiga, leves náuseas	Exantema cutâneo, insuficiência adrenal, mielossupressão (a aminoglutetimida também bloqueia a síntese de outros esteroides)
Anastrozol	Leves náuseas, dor de cabeça	Fadiga, ondas de calor, artralgias
Exemestano	Leves náuseas, dor de cabeça	Fadiga, ondas de calor
Letrozol	Leves náuseas, dor de cabeça	Fadiga, ondas de calor, artralgias

O **tamoxifeno**, um modulador seletivo do receptor de estrogênio (Cap. 22), age como antagonista do estrogênio em células do câncer de mama sensíveis ao estrogênio, sendo usado no carcinoma de mama positivo para o receptor de estrogênio. As mulheres com forte histórico familiar de câncer de mama possuem maior risco de desenvolver esse tipo de carcinoma. Como o tamoxifeno tem um efeito preventivo em mulheres com maior risco de câncer de mama, atualmente está aprovado como agente quimiopreventivo nesta população. O **toremifeno** é o mais novo antagonista do receptor de estrogênio usado no câncer de mama avançado.

A **flutamida** é um antagonista do receptor de androgênio usado no carcinoma prostático. A **bicalutamida** e **nilutamida** possuem mecanismos e aplicações semelhantes, sendo usadas combinados com análogos do hormônio liberador de gonadotropina (GnRH) (ver adiante) para evitar o surto inicial do tumor rápido o aumento do crescimento e sintomas do tumor) provocado pelo GnRH e para evitar a ação dos androgênios produzidos pelos tecidos extragonodais. Para mais informações, consultar o Cap. 22.

Análogos do hormônio liberador de gonadotropina

A **leuprolida**, a **goserelina** e a **nafarelina** são agonistas do GnRH (Cap. 22), eficazes no tratamento do carcinoma prostático em estágio avançado. Quando administradas em doses constantes para manter os níveis sanguíneos estáveis, inibem a liberação do hormônio luteinizante (LH) e hormônio foliculostimulante (FSH) da pituitária. Assim, a produção dos androgênios cai para os níveis de castração, podendo, então, ser reduzida a velocidade do crescimento do tumor.

Inibidores da síntese dos esteroides

A **aminoglutetimida**, **anastrozol**, **exemestano** e **letrozol** inibem a síntese dos esteroides. A aminoglutetimida inibe a síntese dos hormônios esteroides, e os outros agentes inibem a aromatase, enzima que converte os esteroides precursores em estrogênios. Os inibidores da aromatase são comumente usados no tratamento do câncer de mama positivo para o receptor de estrogênio. A aminoglutetimida é utilizada em alguns casos de cânceres de mama metastático ou prostático em estágio avançado.

Glicocorticoides

Mostram-se úteis no tratamento de leucemia aguda, linfoma, mieloma múltiplo e outras malignidades hematológicas, assim como no câncer de mama em estágio avançado. É provável que as ações antineoplásicas envolvam múltiplos mecanismos. Além disso, os glicocorticoides são eficazes como terapia de suporte no tratamento da hipercalcemia relacionada com o câncer. A **prednisona** é o glicocorticoide mais usado na quimioterapia do câncer. Para mais informações, consultar o Cap. 23.

Agentes antineoplásicos diversos

Os fármacos antineoplásicos adicionais não associados às classes de fármacos já descritas são apresentados aqui, estando suas toxicidades agudas e tardias listadas no Quadro 31.7.

Asparaginase

Consiste em enzima que depleta a asparagina sérica ao hidrolisar a L-asparagina circulante em ácido aspártico e amônia. O fármaco é usado no tratamento dos cânceres **auxotróficos** da célula T (algumas leucemias pediátricas e linfomas que requerem), asparagina exógena para crescimento. A asparaginase é administrada por via intravenosa.

Imatinibe

Constitui um exemplo de fármaco antineoplásico seletivo cujo desenvolvimento foi guiado pelo conhecimento de um oncogene específico. Inibe a atividade da tirosinoquinase da proteína produto do oncogene *BCR-ABL*, expresso na leucemia mielógena crônica (LMC). Ocorrem remissões longas e curas aparentes em pacientes tratados com este fármaco. A resistência pode se dar por causa da mutação do gene *BRC-ABL*. O imatinibe também é eficaz no tratamento dos tumores do estroma gastrintestinal que expressam a tirosinoquinase *c-kit*.

Anticorpos monoclonais

O **trastuzumabe** é um anticorpo monoclonal que se liga à proteína de superfície do receptor do fator de crescimento em células que expressam excessivamente o gene do fator de crescimento epidérmico humano 2 (*HER2*) nos cânceres de mama em estágio avançado. A ligação do trastuzumabe ao receptor do HER2 provoca a captação do receptor na célula, evitando que os receptores sejam ativados pelo ligante circulante. A toxicidade aguda consiste em náuseas e vômitos, calafrios, febre e dor de cabeça. O **rituximabe** é um anticorpo monoclonal com grande afinidade por uma proteína de superfície presente nas células do linfoma não Hodgkin, sendo atualmente usado com fármacos antineoplásicos convencionais (p. ex., ciclofosfamida, vincristina e prednisona) em alguns tipos de linfoma. A utilização do rituximabe está associada a reações de hipersensibilidade e mielossupressão.

Interferonas

São glicoproteínas endógenas com ações antineoplásica, imunossupressora e antiviral. As alfainterferonas (Cap. 32) são eficazes contra vários neoplasmas, como a leucemia de células pilosas, LMC de estágio inicial e linfomas de célula T. Os efeitos tóxicos das interferonas consistem em mielossupressão e disfunção neurológica.

Quadro 31.7 Fármacos antineoplásicos diversos e toxicidades

Fármaco	Toxicidade aguda	Toxicidade tardia
Asparaginase	Náuseas, febre e reações alérgicas	Hepatotoxicidade, depressão mental, pancreatite aguda, sangramento e reações de hipersensibilidade
Imatinibe	Náuseas e vômitos	Retenção de líquidos com edemas de tornozelo e periorbital, diarreia, mialgias
Transtuzumabe	Náuseas e vômitos, reação de hipersensibilidade relacionada com infusão	Cardiomiopatia, mielossupressão, toxicidade pulmonar

ESTRATÉGIAS NA QUIMIOTERAPIA DO CÂNCER

A hipótese morte celular logarítmica

Os pacientes com câncer disseminado podem ter até 10^{12} células tumorais pelo corpo no momento do diagnóstico (Fig. 31.4). Se um fármaco antineoplásico eficaz mata 10^3 vezes (99,9%) destas células tumorais, o tratamento pode induzir a uma remissão clínica associada a maior melhora sintomática, podendo o número de células tumorais ser reduzido 1.000 vezes de 10^{12} para 10^9. Os fármacos citotóxicos agem de acordo com a *cinética de primeira ordem* (uma dose mata uma proporção constante da população celular em vez de um número constante de células). A **hipótese de morte celular logarítmica** propõe que a magnitude das células tumorais eliminadas pelos fármacos antineoplásicos é uma função logarítmica. No exemplo anterior, uma dose de eliminação de 3 logo de um fármaco eficaz pode reduzir a população de células tumorais de 10^{12} para 10^9 células, o que pode levar à morte de um total de 999×10^9 células. A mesma dose pode reduzir uma população inicial de 10^6 células para 10^3 células, o que pode representar a morte de 999×10^3 células. Nos dois casos, a dose reduz o número de células em três ordens de magnitude ou "3 logs". As células remanescentes podem apresentar resistência ao fármaco, residir em um santuário farmacológico, como o sistema nervoso central, ou se encontrar em estágio insensível do ciclo celular.

A relação do número de células tumorais com tempo de diagnóstico, sintomas, tratamento e morte é apresentada na Fig. 31.4. O valor dos cursos repetidos de tratamento antineoplásico em intervalos mais curtos do que o tempo para novo crescimento do tumor é indicado pela comparação entre o regime de tratamento médio com o protocolo de tratamento superior. O regime de tratamento médio também documenta a importância do diagnóstico precoce, quando existem menos células cancerosas. Finalmente, o protocolo de regime inferior ilustra a importância de combinar várias modalidades terapêuticas, como cirurgia e protocolos anticâncer, para reduzir o número de células neoplásicas.

Princípios da terapia combinada

Os fármacos antineoplásicos eficazes para vários neoplasmas estão resumidos no Quadro 31.8. Do ponto de vista clínico, muitas vezes são usadas combinações de diferentes fármacos antineoplásicos.

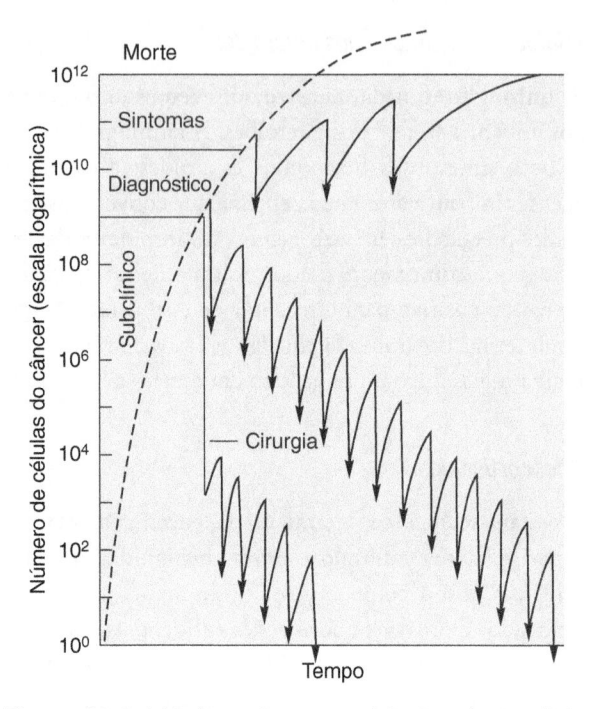

Figura 31.4 A hipótese de morte celular logarítmica. Relação entre número de células tumorais e tempo de diagnóstico, sintomas, tratamento e morte. São apresentadas três abordagens para o tratamento farmacológico (*indicadas por três linhas com setas*) em comparação com o curso do crescimento do tumor quando não é administrado tratamento (*linha pontilhada*). No protocolo apresentado no topo, o tratamento é administrado infrequentemente (3 vezes), sendo o resultado um aumento da sobrevivência, mas com a recorrência dos sintomas entre os cursos de tratamento e eventual morte do paciente. Para o protocolo apresentado na porção média do esquema, o câncer é diagnosticado e o tratamento iniciado precocemente, sendo administrado com mais frequência. A eliminação das células tumorais excede o novo crescimento, não surge resistência ao fármaco, e obtém-se a "cura". Neste exemplo intermediário, o tratamento foi contínuo por longo período após toda evidência clínica do câncer ter desaparecido (1 a 3 anos). Esta abordagem é eficaz no tratamento de leucemia aguda infantil, câncer de testículo e doença de Hodgkin. No protocolo apresentado no fundo do gráfico, foi realizada uma cirurgia inicial para remover o tumor primário, tendo sido administrada quimioterapia auxiliar intensiva por tempo suficiente (até 1 ano) para erradicar as células tumorais remanescentes que incluíam micrometástases ocultas.

A quimioterapia com combinações de fármacos antineoplásicos aumenta muito a eliminação logarítmica, sendo, em alguns casos, obtido efeito sinérgico. Ocorre *sinergia* quando o efeito de dois fármacos antineoplásicos diferentes é maior que a soma dos efeitos de cada fármaco. As combinações de medicamentos são citotóxicas para uma população heterogênea de células cancerosas, podendo evitar o desenvolvimento de clones

Quadro 31.8 Exemplos selecionados de quimioterapia eficaz contra o câncer[1]

Diagnóstico	Terapia medicamentosa de escolha
Leucemia linfocítica aguda	Indução: vincristina mais prednisona
	Manutenção: mercaptopurina, metotrexato e ciclofosfamida
Leucemia mielógena aguda	Citarabina e daunorrubicina ou idarrubicina
Carcinoma de mama	Ciclofosfamida e doxorrubicina ou terapia hormonal com tamoxifeno ou um inibidor da aromatase (p. ex., anastrozol)
Leucemia mielógena crônica	Imatinibe, bussulfano ou interferona
Carcinoma de cólon	Fluoruracila, leucovorina e irinotecano
Doença de Hodgkin	Regime ABVD: doxorrubicina (adriamicina) mais bleomicina mais vincristina mais dacarbazina
Linfoma não Hodgkin	Ciclofosfamida, doxorrubicina, vincristina, prednisona
Carcinoma de ovário	Paclitaxel e cisplatina ou carboplatina
Carcinoma de próstata	Leuprolida e antagonistas do receptor de androgênio (p. ex., flutamida)
Carcinoma pulmonar	Cisplatina mais paclitaxel ou docetaxel
Carcinoma de testículo	Regime PEB: cisplatina (platinol), etoposídio e bleomicina

[1]Cânceres que respondem à quimioterapia com sobrevivência prolongada ou cura do paciente.

resistentes. As combinações que incluem fármacos ECC e ICC podem ser citotóxicas para as células cancerosas em divisão ou repouso. Quatro princípios são importantes para selecionar os fármacos adequados a serem usados na quimioterapia combinada. Primeiro, cada fármaco deve ser ativo quando usado isoladamente contra o câncer em questão. Segundo, os fármacos devem ter diferentes mecanismos de ação. Terceiro, a resistência cruzada entre os fármacos deve ser mínima. E quarto, os fármacos devem ter diferentes efeitos tóxicos.

Estratégias adicionais para a quimioterapia do câncer

Pulsoterapia

Envolve o tratamento intermitente com altas doses de um fármaco antineoplásico — doses tóxicas demais para serem usadas continuamente. A pulsoterapia intensiva a cada 3 a 4 semanas leva em conta os efeitos máximos sobre as células neoplásicas, com a recuperação hematológica e imunológica entre os cursos. Esse tipo de regime é utilizado com sucesso na terapia das leucemias agudas, carcinoma de testículo e tumor de Wilms.

Recrutamento e sincronia

A estratégia do recrutamento envolve o uso inicial de um fármaco ICC para alcançar importante eliminação logarítmica, que leva ao recrutamento de células no estado de repouso na fase G_0 do ciclo celular para a fase de divisão celular. A subsequente administração de um fármaco ECC ativo contra as células em divisão pode alcançar a eliminação máxima das células. Abordagem semelhante envolve o sincronismo. Um exemplo é o uso de alcaloides da vinca para manter as células tumorais na fase M. O subsequente tratamento com outro fármaco ECC, como o agente específico da fase S citarabina, pode levar a um maior efeito de eliminação da população de células neoplásicas.

Terapia de resgate

Os efeitos tóxicos dos fármacos antineoplásicos podem ser aliviados por uma estratégia de resgate, sendo necessário administrar metabólitos essenciais para anular os efeitos dos fármacos antineoplásicos sobre as células normais (não neoplásicas). Por exemplo, podem ser administradas altas doses de metotrexato por 36 a 48 h, sendo encerradas antes que ocorra grave toxicidade nas células do trato gastrintestinal e medula óssea. Neste caso, deve ser administrada **leucovorina** (tetraidrofolato de formila) que se acumula mais facilmente nas células normais que nas neoplásicas, o que resulta no resgate ("*resgate pela leucovorina*") das células normais, pois a leucovorina contorna a etapa da diidrofolato redutase na síntese do ácido fólico. O **mercaptoetanossulfonato** (mesna) "prende" a acroleína liberada pela ciclofosfamida, o que reduz a incidência de **cistite hemorrágica**.

O **dexrazoxano** inibe a formação de radicais livres e fornece proteção contra a toxicidade cardíaca das antraciclinas (p. ex., doxorrubicina).

FOCO NA REABILITAÇÃO

A importância do papel exercido pelo fisioterapeuta e do condicionamento para os pacientes submetidos à quimioterapia vem aumentando nos últimos anos. Os programas de reabilitação constituem um componente do regime terapêutico para os pacientes. A pesquisa realizada documenta que todos os pacientes se beneficiam de tais programas independente do tipo de câncer, sexo ou idade.

Se possível, o programa de reabilitação deve se iniciar antes do tratamento contra o câncer. Deve-se reduzir a intensidade do programa durante a "fase ativa" do tratamento contra o câncer. A fase ativa é quando o paciente está recebendo a quimioterapia, radioterapia ou é submetido a procedimento cirúrgico. Esta fase do programa pode ocorrer no hospital, clínica ambulatorial ou em casa.

Durante a "fase inativa" do tratamento do câncer, a meta do aumento de força muscular e capacidade aeróbica deve ser ajustada para anular a deterioração do quadro que ocorre durante a fase ativa.

O ideal é que estes programas de reabilitação sejam individualizados, mas alguns componentes devem ser incluídos para obter os resultados. Primeiro, o programa deve ter componentes aeróbicos e exercícios de resistência. Manter a flexibilidade através da faixa de movimentos ativo e passivo, bem como o alongamento, também é fundamental. A faixa de movimento é muito importante no caso do edema, como nos procedimentos cirúrgicos ou radiológicos do câncer de mama. Estes programas devem ser conduzidos diariamente, durante as fases ativa e inativa, devendo ser seguidos por 6 a 8 meses após a última fase ativa do regime.

Os programas de reabilitação possuem muitos benefícios para estes pacientes; ajudam a manter as funções cardiovascular e pulmonar, assim como a capacidade aeróbica geral. A pesquisa indica que a moderada fadiga associada a programas de reabilitação, melhora a capacidade do paciente de suportar a dor, a fadiga e outros efeitos adversos dos regimes antineoplásicos.

Os pacientes que participam da reabilitação também recebem benefícios psicológicos, como foi documentado por melhoras em diversas avaliações sobre a qualidade de vida (QV). Nestes pacientes, a melhora na depressão é proporcional a melhora na avaliação da QV e da capacidade funcional.

Finalmente, deve-se fazer uma cuidadosa avaliação de todos os pacientes, pois dor e disfunção associada a câncer podem ter sintomas musculoesqueléticos. Por exemplo, o câncer de pulmão com metástases para a espinha torácica inferior e lombar pode apresentar dor semelhante à dor nas costas.

RELEVÂNCIA CLÍNICA PARA A REABILITAÇÃO

Reações adversas a fármacos

- Náuseas e vômitos
- Fadiga
- Redução dos componentes das células do sangue (pode incluir um ou todos os componentes):
  - Células brancas (leucopenia)
  - Células vermelhas (anemia)
  - Plaquetas (trombocitopenia)

Efeitos que interferem na reabilitação

- Redução da cicatrização de feridas
- Maior risco de infecção
- Redução da resistência aos exercícios

Possíveis soluções para a terapia

- Desenvolver regime de exercícios para aumentar a resistência

ESTUDO DE CASO CLÍNICO

Breve histórico: paciente, de 42 anos, tem leucemia mielógena crônica, tendo sido encaminhado a um grande hospital de pesquisa para terapia mieloablativa completa (destruição da medula óssea) e irradiação corporal total fracionada mais melfalano intravenoso, seguindo-se transplante autólogo das células hematopoiéticas. A fase ativa do tratamento foi realizada enquanto o paciente estava internado no hospital em um quarto individual. O hospital tem um programa de reabilitação definido para auxiliar na manutenção das funções e saúde geral durante este regime de tratamento.

Quadro médico atual e terapia medicamentosa: o paciente terminou a terapia mieloablativa antes de receber as células hematopoiéticas autólogas e citocinas para estimular as formações mielopoiética, eritrocítica e plaquetária. As atividades de reabilitação se iniciaram neste período.

Cenário da reabilitação: o paciente reclama de náuseas e vômitos, recebendo prednisolona para estes efeitos adversos do tratamento. Também refere de artralgia e mialgia resultantes da estimulação da atividade hematopoiética. Por causa do seu quadro de imunodeficiência transitória, o paciente é tratado isoladamente. À medida que a imunocompetência melhorar, o paciente poderá interagir com outras pessoas no hospital.

Problema/opções clínicas: foi desenvolvido um programa de reabilitação que incorpora a manutenção da capacidade funcional enquanto alivia a dor associada ao tratamento oncológico. Por causa do imunocomprometimento do paciente, as atividades iniciais de reabilitação são feitas no quarto do paciente. As atividades aeróbicas são limitadas ao deslocamento da cama para cadeira e outros deslocamentos com ambulação limitada em superfícies niveladas com um andador se necessário. O hematócrito do paciente também se mostra baixo; desta forma, sua capacidade aeróbica é mínima. A faixa de movimento ativo e passivo (ROM), bem como o alongamento são feitos para manter o ROM. Modalidades de exercícios são incluídas para aliviar a dor. À medida que a imunocompetência e hematócrito melhoram, as atividades de reabilitação são realizadas na sala comum, onde outros pacientes submetidos ao tratamento de câncer estão participando de programas de condicionamento. Agora, o programa de reabilitação consiste em alongamento ativo para aquecer e pesos leves para treino da resistência, seguidos de atividade aeróbica em uma bicicleta deitada. Ao receber alta, o paciente foi encaminhado a uma clínica para a supervisão e progressão do programa de reabilitação durante a fase inativa do tratamento oncológico.

APRESENTAÇÕES DISPONÍVEIS

O leitor deve consultar a literatura dos fabricantes para obter as informações mais recentes sobre os medicamentos oncológicos.

REFERÊNCIAS

Livros e monografias

Chabner BA, Longo DL: *Cancer Chemotherapy and Biotherapy: Principles and Practice*, 3rd ed. Philadelphia: Lippincott Williams & Wilkins, 2001.

Chu E, DeVita VT Jr: *Cancer Chemotherapy Drug Manual* 2003, 3rd ed. Sudbury, MA: Jones and Bartlett, 2002.

DeVita VT Jr, Hellman S, Rosenberg SA: *Cancer: Principles and Practice of Oncology*, 6th ed. Philadelphia: Lippincott Williams & Wilkins, 2001.

Holland JF, et al.: *Cancer Medicine*, 4th ed. Hamilton, Ontario, Canada: BC Decker, 2000.

Pazdur R, et al. (ed): *Cancer Management: A Multidisciplinary Approach*, 5th ed. PRR, 2001.

Perry MC: *The Chemotherapy Source Book*, 3rd ed. Philadelphia: Lippincott Williams & Wilkins, 2001.

Pizzo PA, Poplack AG: *Principles and Practice of Pediatric Oncology*, 4th ed. Philadelphia: Lippincott Williams & Wilkins, 2001.

Artigos e revisões

Abal M, et al.: Taxanes: Microtubule and centrosome targets, and cell cycle dependent mechanisms of action. *Curr Cancer Drug Targets* 2003;3:193.

Kuwano M, et al.: Multidrug resistance-associated protein subfamily transporters and drug resistance. *Anticancer Drug Des* 1999;14:123.

Skipper HE, et al.: Implications of biochemical, pharmacologic, and toxicologic relationships in the design of optimal therapy. *Cancer Chemother Rep* 1970;54:431.

Smith IE, Dowsett M: Aromatase inhibitors in breast cancer. *N Engl J Med* 2003;348:2431.

Wu K, Brown P: Is low-dose tamoxifen useful for the treatment and prevention of breast cancer? *J Natl Cancer Inst* 2003;95:766.

Reabilitação

Adamsen L, *et al.*: Feasibility, physical capacity, and health benefits of a multidimensional exercise program for cancer patients undergoing chemotherapy. *Support Care Cancer* 2003;11:707.

Adamsen L, *et al.*: The effect of a multidimensional exercise intervention on physical capacity, well-being and quality of life in cancer patients undergoing chemotherapy. *Support Care Cancer* 2006;14:116.

Adamsen L, *et al.*: Transforming the nature of fatigue through exercise: Qualitative findings from a multidimensional exercise programme in cancer patients undergoing chemotherapy. *Eur J Cancer Care (Engl)* 2004;13:362.

Braith RW: Role of exercise in rehabilitation of cancer survivors. *Pediatr Blood Cancer* 2005;44:595.

Campbell A, *et al.*: A pilot study of a supervised group exercise programme as a rehabilitation treatment for women with breast cancer receiving adjuvant treatment. *Eur J Oncol Nurs* 2005;9:56.

Coleman EA, *et al.*: Facilitating exercise adherence for patients with multiple myeloma. *Clin J Oncol Nurs* 2003;7:529, 540.

Courneya KS, *et al.*: Physical exercise and quality of life in cancer patients following high dose chemotherapy and autologous bone marrow transplantation. *Psychooncology* 2000;9:127.

Courneya KS, *et al.*: Randomized controlled trial of exercise training in postmenopausal breast cancer survivors: Cardiopulmonary and quality of life outcomes. *J Clin Oncol* 2003;21:1660.

Dimeo FC, *et al.*: Aerobic exercise in the rehabilitation of cancer patients after high dose chemotherapy and autologous peripheral stem cell transplantation. *Cancer* 1997;79:1717.

Gianni AM, *et al.*: Durable and complete hematopoietic reconstitution after autografting of rhGM-CSF exposed peripheral blood progenitor cells. *Bone Marrow Transplant* 1990;6:143.

Gordon LG, *et al.*: The impact of rehabilitation support services on health-related quality of life for women with breast cancer. *Breast Cancer Res Treat* 2005;93:217.

Headley JA, *et al.*: The effect of seated exercise on fatigue and quality of life in women with advanced breast cancer. *Oncol Nurs Forum* 2004;31:977.

Jones LW, *et al.*: Association between exercise and quality of life in multiple myeloma cancer survivors. *Support Care Cancer* 2004;12:780.

Kim CJ, *et al.*: Cardiopulmonary responses and adherence to exercise in women newly diagnosed with breast cancer undergoing adjuvant therapy. *Cancer Nurs* 2006;29:156.

Marchese VG, *et al.*: Effects of physical therapy intervention for children with acute lymphoblastic leukemia. *Pediatr Blood Cancer* 2004;42:127.

Midtgaard J, *et al.*: The impact of a multidimensional exercise program on self-reported anxiety and depression in cancer patients undergoing chemotherapy: A phase II study. *Palliat Support Care* 2005;3:197.

Mock V, *et al.*: Fatigue and quality of life outcomes of exercise during cancer treatment. *Cancer Pract* 2001;9:119.

Patriarca F, *et al.*: Improvement of amyloid-related symptoms after autologous stem cell transplantation in a patient with hepatomegaly, macroglossia and purpura. *Bone Marrow Transplant* 1999;24:433.

Pinto BM, *et al.*: Psychological and fitness changes associated with exercise participation among women with breast cancer. *Psychooncology* 2003;12:118.

Robb KA, *et al.*: A pain management program for chronic cancer-treatment-related pain: A preliminary study. *J Pain* 2006; 7:82–90.

Ross MD, Bayer E: Cancer as a cause of low back pain in a patient seen in a direct access physical therapy setting. *J Orthop Sports Phys Ther* 2005;35:651.

Schwartz AL, *et al.*: Exercise reduces daily fatigue in women with breast cancer receiving chemotherapy. *Med Sci Sports Exerc* 2001;33:718.

Segal R, *et al.*: Structured exercise improves physical functioning in women with stages I and II breast cancer: Results of a randomized controlled trial. *J Clin Oncol* 2001;19:657.

Segal RJ, *et al.*: Resistance exercise in men receiving androgen deprivation therapy for prostate cancer. *J Clin Oncol* 2003;21:1653.

Thorsen L, *et al.*: Effectiveness of physical activity on cardiorespiratory fitness and health-related quality of life in young and middle-aged cancer patients shortly after chemotherapy. *J Clin Oncol* 2005;23:2378.

Turner J, *et al.*: Improving the physical status and quality of life of women treated for breast cancer: A pilot study of a structured exercise intervention. *J Surg Oncol* 2004;86:141.

Windsor PM, *et al.*: A randomized, controlled trial of aerobic exercise for treatment-related fatigue in men receiving radical external beam radiotherapy for localized prostate carcinoma. *Cancer* 2004;101:550.

32

Imunofarmacologia

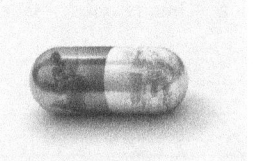

A imunofarmacologia ocupa-se dos fármacos que suprimem, modulam ou estimulam as funções imunológicas (Fig. 32.1), incluindo os anticorpos desenvolvidos para o uso nas doenças imunológicas. Os fármacos disponíveis abrangem uma grande variedade de substâncias químicas e biofarmacêuticas. Este capítulo também descreve as formas pelas quais os fármacos ativam o sistema imunológico e provocam as reações imunológicas indesejáveis.

MECANISMOS IMUNOLÓGICOS

O sistema imunológico **inato**, a primeira linha de defesa contra uma agressão causada por um antígeno, possui componentes físicos (p. ex., pele), bioquímicos (p. ex., complemento, lisozima, interferonas) e celulares (p. ex., neutrófilos, monócitos, macrófagos). Tal sistema inicia a defesa contra os patógenos e a agressão antigênica, envolvendo ações sincronizadas de componentes do complemento, lisozimas, macrófagos e neutrófilos (Fig. 32.2). Se a resposta inata não funcionar corretamente, a resposta imunológica **adaptável** será mobilizada, o que culminará na ativação dos linfócitos B e T. Os tipos celulares envolvidos nas respostas imunológicas podem ser identificados por componentes específicos da superfície da célula ou **grupos de diferenciação (CD)**, moléculas que podem ser usadas para caracterizar os linfócitos e outros tipos de célula hematopoiética, incluindo os precursores dos granulócitos, megacariócitos e eritrócitos. Assim, um linfócito CD4 é o que carrega o grupo de diferenciação tipo 4 na sua superfície.

Identificação e processamento de antígenos

Essa etapa inicial crítica na resposta imunológica adaptável envolve as **células apresentadoras de antígeno (CAA)**, das quais são exemplos as células dendríticas e de Langerhans, macrófagos e linfócitos. Tais células processam antígenos em pequenos peptídios que podem ser identificados pelos **receptores das células T (TCR)** presentes nas **células T auxiliares (TH)** (Fig. 32.3). As células linfoides derivadas do timo medeiam a imunidade celular, bem como podem modificar a imunidade sorológica. As principais subclasses de células T são as células auxiliares (CD4) e citotóxicas (CD8).

As moléculas mais importantes da superfície das células apresentadoras de antígenos são os antígenos das classes I e II do **complexo principal de histocompatibilidade (MHC)**. Quando estas moléculas de superfície celular se ligam a fragmentos de antígenos, são reconhecidas pelas células TH. As moléculas MHC da classe I são expressas por todas as células, e as moléculas da classe II são expressas pelas CAA. A ativação da célula T auxiliar envolve a de TRC, bem como a interação das moléculas da classe II do MHC e moléculas coestimuladoras e de adesão.

Imunidade mediada por células

As células TH ativadas secretam interleucina 2 (IL-2), uma citocina que provoca a proliferação e a ativação de dois subconjuntos de células auxiliares, TH1 e TH2 (Fig. 32.3).

As células TH1 têm um importante papel na imunidade mediada por células e nas reações de hipersensibilidade tardia; produzem γ interferona (INF-γ), IL-2 e o fator de necrose tumoral β (FNT-β). Estas citocinas ativam os macrófagos, linfócitos citotóxicos 1 (CTL) e as células NK. Os CTL ativados identificam os peptídios processados ligados às moléculas MHC da classe I na superfície de células infectadas por vírus ou células

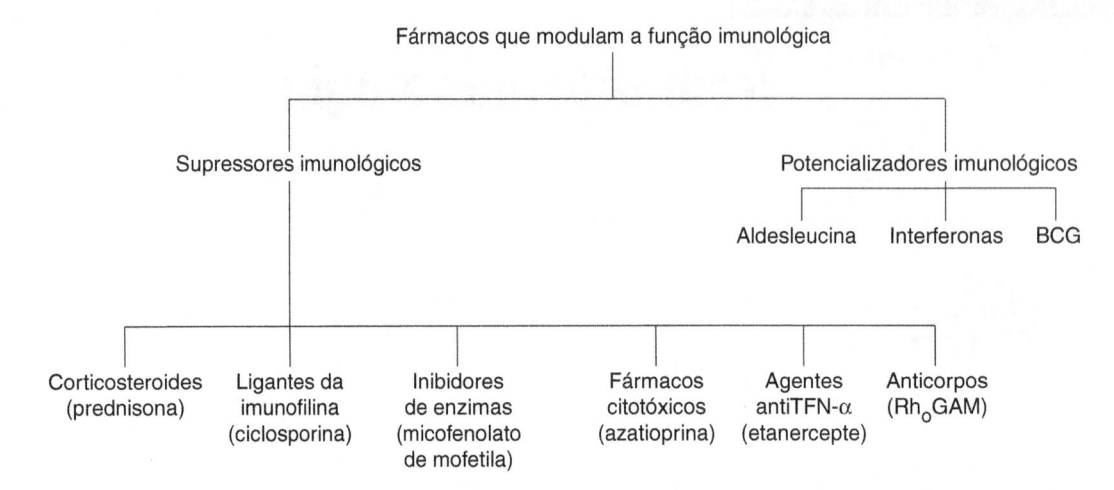

Figura 32.1 A divisão inicial dos fármacos que afetam o sistema imunológico baseia-se na capacidade do fármaco em suprimir ou potencializar a função imunológica. Os imunossupressores são divididos em seis classes; os imunopotencializadores, em três classes.

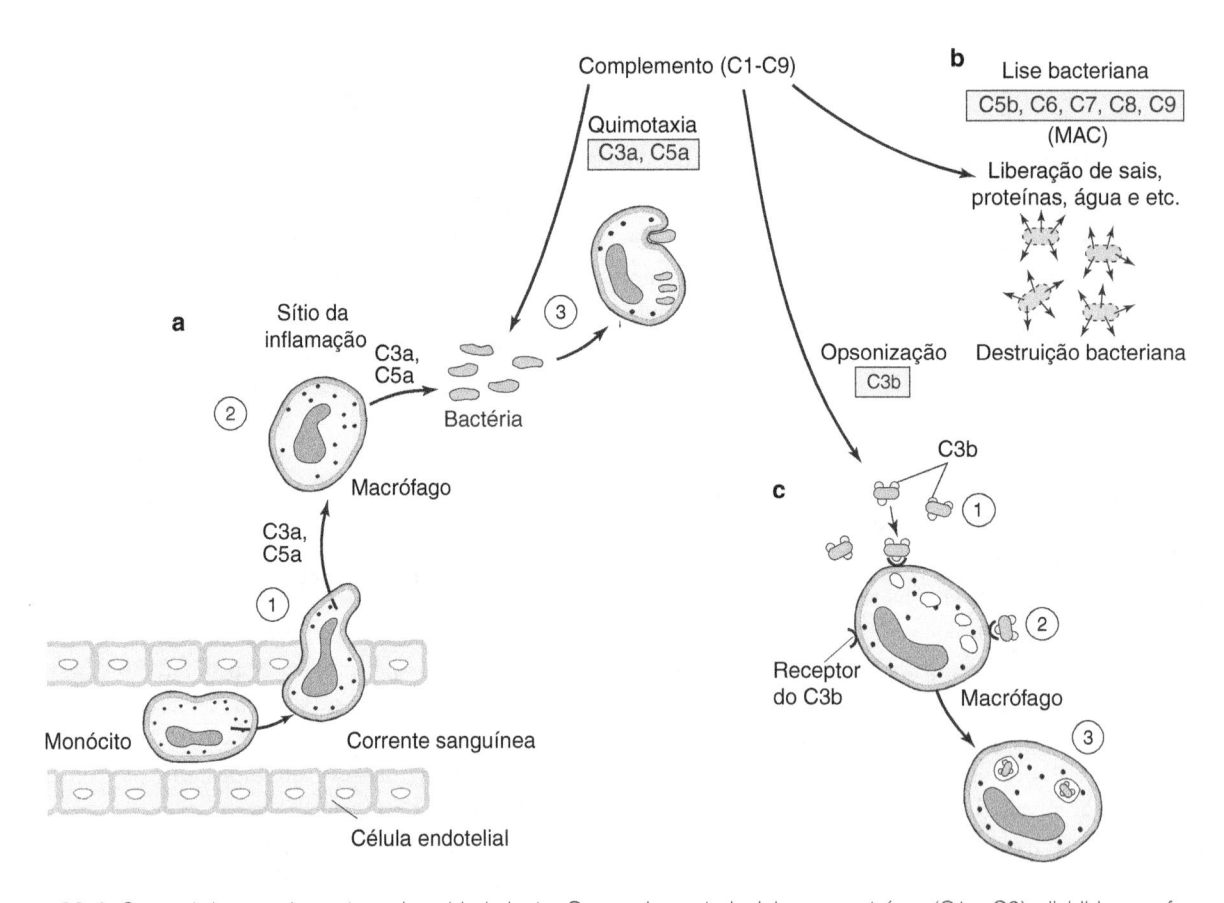

Figura 32.2 O papel do complemento na imunidade inata. O complemento inclui nove proteínas (C1 a C9), divididas em fragmentos durante a ativação. (a) Os componentes do complemento (C3a e C5a) atraem os fagócitos (1) para os sítios da inflamação (2), enquanto ingerem e degradam os patógenos (3). (b) Os componentes do complemento C5b, C6, C7, C8 e C9 se associam para formar um complexo de ataque da membrana (CAM) que lisa bactérias, destruindo-as. (c) O componente do complemento C3b é uma opsonina que reveste a bactéria (1), bem como facilita sua ingestão (2) e digestão (3) pelos fagócitos.

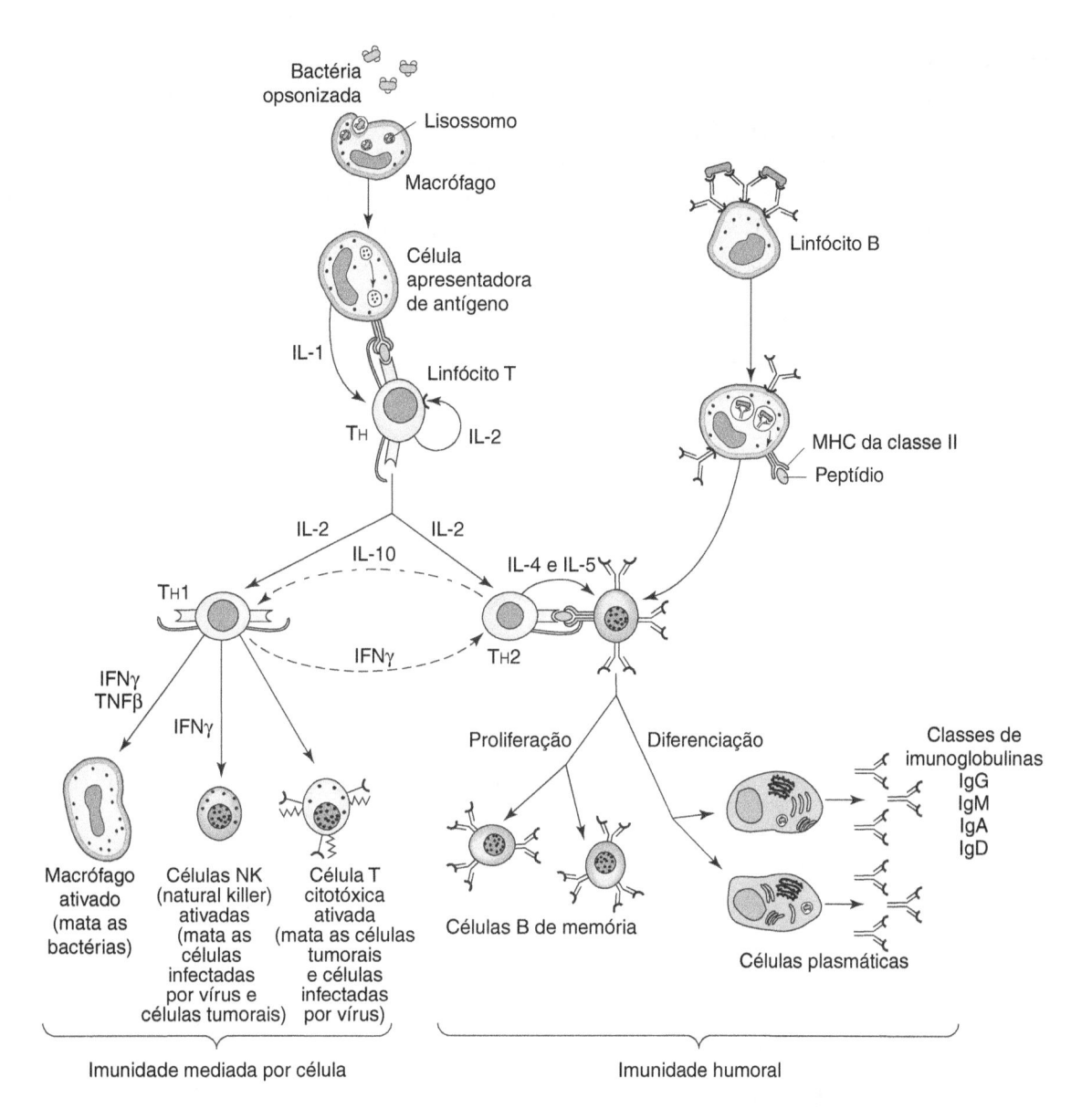

Figura 32.3 Esquema das respostas imunológicas mediadas por células e humoral. O braço mediado por células da resposta imunológica envolve a internalização e o processamento dos antígenos pelas CAA. Os peptídios processados e ligados às proteínas de superfície classe II MHC são identificados pelo TCR nas células T auxiliares, levando à ativação da célula T. As células T_H ativadas secretam citocinas como IL-2, provocando a proliferação e a ativação dos subconjuntos de células T_H1 e T_H2. As células T_H1 também produzem INF-γ e TNF-β, que podem ativar diretamente os macrófagos, os linfócitos T citotóxicos (CTL) e as células exterminadoras naturais (natural killer-NK). A resposta humoral é acionada quando os linfócitos B se ligam a um antígeno através de suas imunoglobulinas de superfície, sendo, em seguida, induzidos pelas citocinas derivadas das T_H2 (p. ex., IL-4, Il-5) para proliferarem e se diferenciaram em células de memória e células plasmáticas secretoras de anticorpos.

tumorais. Os CTL induzem à morte celular via enzimas líticas, à produção de óxido nítrico e à estimulação das vias de **apoptose** nas células-alvo; também têm um papel nas doenças autoimunes ao reagir contra os tecidos normais, como a membrana sinovial na artrite reumatoide e a mielina, na esclerose múltipla. As células NK eliminam as células infectadas por vírus e as células neoplásicas, sendo também os principais precursores das células NK ativadas por linfocina (LAK), tóxicas para as células que não expressam MHC. As linfocinas são citocinas capazes de modular as funções das células linfoides.

Imunidade humoral

As células B são células linfoides derivadas da medula óssea capazes de se diferenciarem em células formadoras de anticorpos; são responsáveis pela imunidade humoral. A resposta humoral é acionada quando os linfócitos B se ligam a um antígeno através das suas imunoglobulinas de superfície. Os antígenos são internalizados, processados em peptídios e apresentados na superfície celular ligados a moléculas MHC da classe II. Quando os receptores da célula T, nas células TH2, são ativados por complexos de moléculas MHC da classe II ligadas a estes peptídios, liberam as interleucinas IL-4, IL-5 e IL-6, as quais promovem a proliferação e a diferenciação do linfócito B em células de memória B e células plasmáticas secretoras de anticorpos (Fig. 32.3). As interações anticorpo-antígeno levam à precipitação dos vírus e à destruição das bactérias por células fagocíticas, ou à lise pelo sistema do complemento (Fig. 32.4). A proliferação e diferenciação dos linfócitos B e T estão sob controle de uma interação do complexo entre as citocinas (Quadro 32.1) e outras moléculas endógenas, como as aminas, leucotrienos e prostaglandinas. Por exemplo, IL-10 e INF-γ fazem a regulação negativa das respostas de TH1 e TH2, respectivamente.

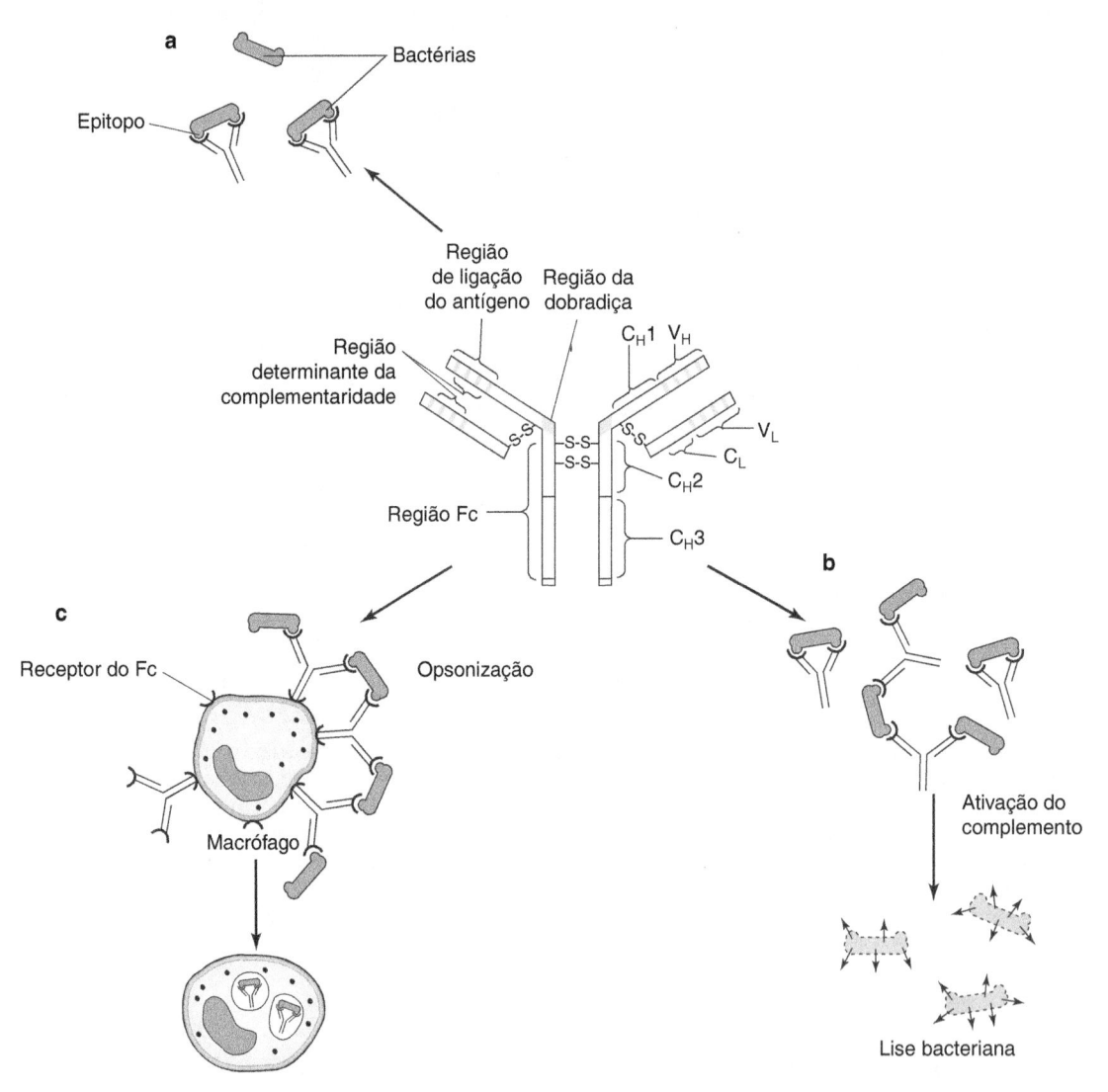

Figura 32.4 Um anticorpo tem múltiplas funções. O anticorpo-modelo consiste em duas cadeias pesadas (H) e duas leves (L), cada uma subdividida em domínios constantes (CL e CH) e variáveis (VL e VH). A estrutura é mantida por ligações dissulfeto intra e intercadeias. (a) A região determinante da complementaridade (CDR) da porção de ligação do antígeno do anticorpo se liga especificamente ao determinante antigênico (epítopo). (b) Os complexos antígeno-anticorpo ativam o complemento para produzir componentes de divisão que levam à lise da bactéria. (c) A porção Fc dos anticorpos se liga aos receptores de Fc presentes nos fagócitos (p. ex., macrófagos, neutrófilos), facilitando a captação das bactérias (opsonização).

Quadro 32.1 Citocinas que modulam as respostas imunológicas

Citocina	Propriedades características
α-interferona (INF-α)	Ativa as células NK, antiviral, oncostático
β-interferona (INF-β)	γ-interferona (INF-γ)
Ativa TH1, NK, células T citotóxicas e macrófagos; antiviral, oncostático	Interleucina 1 (IL-1)
Ativação da célula T, proliferação da célula-B	Interleucina 2 (IL-2)
Proliferação da célula T, ativação de TH1, células NK e LAK	Interleucina 11 (IL-11)
Diferenciação da célula B (proliferação de megacariócitos)	Fator de necrose tumoral α (FNT-α)
Pró-inflamatório, ativação de macrófagos, oncostático	Fator de necrose tumoral β (FNT-β)
Fator estimulante das colônias dos granulócitos (G-CSF)	Produção de granulócitos
Fator estimulante das colônias dos macrófagos e granulócitos (GM-CSF)	Produção de granulócitos, monócitos e eosinófilos
Fator estimulante das colônia dos macrófagos (M-CSF)	Produção de monócitos, ativação de macrófagos

LAK, célula assassina ativada por linfócito (*lymphokine-activated killer*); NK, célula exterminadora natural (*natural killer*); TH1, célula T auxiliar 1.

Regulação imunológica

Foi descrito um subconjunto, pouco definido de células T (TH3), que produz o fator de crescimento transformador β (FCT-β), cujas funções incluem: reduzir a proliferação e a diferenciação dos linfócitos T. Os regimes farmacológicos clínicos que modulam as células TH3 ainda estão sob investigação.

Respostas imunológicas anormais

As respostas imunológicas anormais consistem em hipersensibilidade, autoimunidade e imunodeficiências. A hipersensibilidade imediata é mediada por anticorpos, consistindo em *anafilaxia* e doença hemolítica do recém-nascido. A hipersensibilidade tardia, associada a grande dano tissular, é mediada por célula. A autoimunidade surge de linfócitos que reagem contra as próprias moléculas da pessoa ou *autoantígenos*. São exemplos de doenças autoimunes, que respondem a tratamento terapêutico, a artrite reumatoide e o lúpus eritematoso sistêmico. Os quadros de imunodeficiência podem ser hereditários (p. ex., síndrome de DiGeorge) ou resultantes de fatores externos (p. ex., infecção pelo HIV).

SÍTIOS DE AÇÃO DOS AGENTES IMUNOSSUPRESSORES

Os sítios de ação dos agentes imunossupressores são apresentados na Fig. 32.5. Os agentes que interferem na identificação do antígeno (etapa 1) são anticorpos,

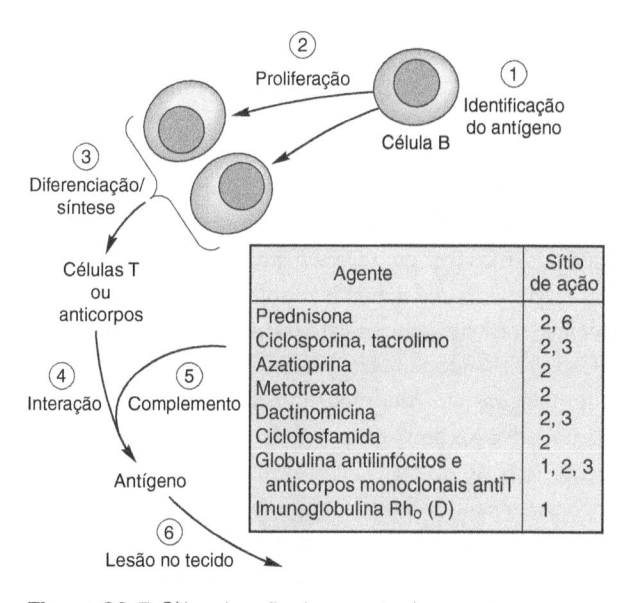

Figura 32.5 Sítios de ação dos agentes imunossupressores.

Agente	Sítio de ação
Prednisona	2, 6
Ciclosporina, tacrolimo	2, 3
Azatioprina	2
Metotrexato	2
Dactinomicina	2, 3
Ciclofosfamida	2
Globulina antilinfócitos e anticorpos monoclonais antiT	1, 2, 3
Imunoglobulina Rho (D)	1

consistindo em **imunoglobulina Rho(D), globulina antilinfócito** e **muromonabe-CD3**. A inibição da proliferação linfoide (etapa 2) ocorre com a maioria dos imunossupressores, como antibióticos derivados de peptídios, agentes antiTNF-α, fármacos citotóxicos, inibidores de enzimas e glicocorticoides. A diferenciação linfoide (etapa 3) é parcialmente inibida pelos antibióticos peptídicos **dactinomicina** e **globulina antilinfocítica**. Os glicocorticoides também modificam a lesão ao tecido (etapa 6) através de suas propriedades anti-inflamatórias.

AGENTES IMUNOSSUPRESSORES

Glicocorticoides

Mecanismo de ação

Os glicocorticoides agem em várias células para gerar efeitos abrangentes nos processos inflamatório e imunológico. No nível bioquímico, modulam a expressão do gene para reduzir a síntese das enzimas que produzem prostaglandinas, leucotrienos e citocinas.

Os glicocorticoides também reduzem a produção de outras moléculas sinalizadoras que participam das respostas imunológicas (p. ex., **fator ativador de plaquetas**). No nível celular, os glicocorticoides suprimem a imunidade mediada por células ao inibir a proliferação do linfócito T e, em um grau menor, moderam a imunidade humoral. Nas doses usadas para imunossupressão, os glicocorticoides são citotóxicos para certos subconjuntos das células T. A terapia contínua reduz os níveis da imunoglobulina G (IgG) por aumentar o catabolismo desta classe de imunoglobulinas.

Uso clínico e toxicidade

Os glicocorticoides são usados isoladamente ou combinados com outros agentes em uma grande variedade de quadros médicos que apresentam reações imunológicas indesejáveis. Como induzem à apoptose nas células imunológicas, mostram-se úteis para tratar vários tipos de câncer (Cap. 31), sendo também usados para suprimir as reações imunológicas em pacientes submetidos a transplante. Os efeitos adversos previsíveis consistem em supressão suprarrenal, inibição do crescimento, emaciação muscular, osteoporose, retenção de sal, comprometimento da regulação da glicose e distúrbios psiquiátricos. O Cap. 23 apresenta outras informações sobre esta classe de fármacos.

Ciclosporina, tacrolimo e sirolimo

Mecanismo de ação

Estes antibióticos peptídicos se ligam às *imunofilinas*, pequenas proteínas citoplasmáticas com papéis fundamentais na função das células T e B. Quando estes fármacos se ligam às imunofilinas, interferem na capacidade das células T de responder à ativação do receptor de células T (TCR) e às citocinas. A ciclosporina se liga a ciclofinina, e o tacrolimo a proteínas de ligação FK (FKBP). Estes complexos inibem a calcineurina, uma fosfatase citoplasmática, que regula a capacidade do fator nuclear das células T ativadas (FN-AT) de se translocar para o núcleo e regular a produção de citocinas. Assim, a ciclosporina e o tacrolimo inibem a produção de citocinas que normalmente ocorre em resposta à ativação do TCR. Assim como o tacrolimo, o imunossupressor sirolimo também se liga a FKBP, entretanto, não inibe a calcineurina, mas inibe a resposta das células T para as citocinas sem afetar a produção destas. O sirolimo é um potente inibidor da proliferação das células T, da produção de anticorpos e das respostas das células mononucleares aos fatores estimulantes das colônias.

Usos clínicos, farmacocinética e toxicidades

Estes imunossupressores constituem o principal fator para o sucesso do transplante de órgãos. A ciclosporina é usada no transplante de órgãos sólidos e na doença do enxerto *versus* hospedeiro (DEVH), em pacientes que receberam transplante de células-tronco. O tacrolimo é usado para os transplantes de fígado e rim, podendo ser eficaz como terapia de resgate a pacientes que não tiveram sucesso na terapia-padrão. O sirolimo é utilizado isoladamente ou combinado com ciclosporina nos transplantes de rim e coração. Em doses menores, estes agentes (principalmente a ciclosporina) também podem ser eficazes nas doenças imunológicas, como artrite reumatoide, uveíte, psoríase, asma e versões autoimunes do diabetes tipo 1.

Esses três fármacos podem ser administrados por via oral. Entretanto, como a ciclosporina tem biodisponibilidade irregular, seus níveis séricos devem ser monitorados, sofrendo lento metabolismo hepático pelo sistema citocromo P450, e tendo longa meia-vida. O metabolismo da ciclosporina é afetado por vários outros fármacos. A ciclosporina e o tacrolimo apresentam perfis de toxicidade semelhantes. Os efeitos adversos mais frequentes são a disfunção renal, hipertensão e neurotoxicidade, podendo também haver hiperglicemia, hiperlipidemia e colelitíase. Deste grupo de fármacos, o sirolimo provoca hipertrigliceridemia, hepatotoxicidade, diarreia e mielossupressão.

Micofenolato mofetila

Mecanismo de ação

O micofenolato mofetila é rapidamente convertido em ácido micofenólico, que inibe a inosina monofosfato desidrogenase, uma enzima na via de novo da síntese da purina, ação que impede a ativação dos linfócitos B e T, particularmente, suscetíveis aos inibidores da via de novo porque não têm as enzimas necessárias à via alternativa da síntese da purina.

Uso clínico e toxicidade

O micofenolato mofetila é usado com sucesso como agente único nos transplantes de rim, fígado e coração. Nos transplantes renais, seu uso com ciclosporina em baixa dose, reduz a nefrotoxicidade induzida pela ciclosporina. As aplicações mais recentes na área de imunossupressão para este fármaco são a nefrite pelo lúpus, artrite reumatoide e alguns distúrbios dermatológicos. O micofenolato mofetila pode provocar distúrbios gastrintestinais e mielossupressão, principalmente neutropenia.

Azatioprina

Mecanismo de ação

O pró-fármaco azatioprina é transformado no antimetabólito mercaptopurina – que, após a conversão metabólica, inibe as enzimas envolvidas no metabolismo da purina; é citotóxica na fase inicial da proliferação das células linfoides, tendo efeito maior na atividade das células T do que nas células B. Entretanto, a imunidade celular, bem como as respostas primárias e secundárias aos anticorpos podem ser bloqueadas.

Uso clínico e toxicidade

A azatioprina é usada em doenças autoimunes (p. ex., lúpus eritematoso sistêmico, artrite reumatoide) e para imunossupressão no transplante renal, tendo poucos efeitos nas rejeições de enxerto já estabelecidas. O principal efeito tóxico é a supressão da medula óssea, mas também podem ocorrer irritação gastrintestinal, exantema cutâneo e disfunção hepática. O uso de azatioprina está associado a maior incidência de câncer. O metabólito ativo da azatioprina, a mercaptopurina, é metabolizado pela xantina oxidase. Os efeitos tóxicos podem ser exacerbados pela administração simultânea do alopurinol, um fármaco usado no tratamento da gota (Cap. 34).

Ciclofosfamida

Mecanismo de ação

Este pró-fármaco ativo por via oral é transformado pelas enzimas hepáticas em agente alquilante citotóxico para as células linfoides proliferativas; tendo maior efeito sobre as células B do que as T, e inibindo uma resposta imunológica já estabelecida. Outros fármacos citotóxicos que inibem de forma semelhante as células linfoides proliferativas e que são usados, em alguns casos, como imunossupressores consistem na citarabina, dactinomicina, metotrexato e vincristina (Cap. 31).

Uso clínico e toxicidade

A ciclofosfamida é eficaz nas doenças autoimunes (como a anemia hemolítica), na aplasia das células vermelhas induzida por anticorpos, no transplante de medula óssea e, possivelmente, em outros transplantes de órgãos, mas não evita a reação DEVH no transplante de medula óssea. As grandes doses necessárias à imunossupressão provocam **pancitopenia**, desconforto gastrintestinal, cistite hemorrágica e alopecia. A ciclofosfamida (e outros agentes alquilantes) pode provocar esterilidade.

NOVOS IMUNOSSUPRESSORES

Etanercepte

Esta **proteína quimérica** é uma forma recombinante de uma porção do receptor de FNT humano combinado com um fragmento da imunoglobulina IgG. O etanercepte se liga ao FNT-α, uma citocina pró-inflamatória, evitando que o FNT-α estimule a formação de interleucinas e moléculas de adesão que ativam leucócitos; é usado na artrite reumatoide e está sendo investigado para a utilização em outras doenças inflamatórias. Podem ocorrer reações no sítio de injeção e hipersensibilidade. O i**nfliximabe** e **adalimumabe** são anticorpos monoclonais que também bloqueiam as ações do FNT-α (já discutido).

Leflunomida

Este fármaco inibe a ácido diidro-orótico desidrogenase, uma enzima envolvida na síntese dos ribonucleotídios. A leflunomida detém os linfócitos na fase G_1 do ciclo celular, sendo usada no tratamento da artrite reumatoide, mas pode provocar alopecia, exantema e diarreia.

Talidomida

Este fármaco sedativo, famoso por causa dos seus efeitos teratogênicos, tem ações imunossupressoras responsáveis pela supressão da produção de FNT-α, inibindo também a angiogênese, e estando em investigação como fármaco antineoplásico. A talidomida é usada para algumas formas reativas de hanseníase e doenças imunológicas

(p. ex., lúpus eritematoso sistêmico), sendo também eficaz no tratamento das úlceras **aftosas** e na síndrome de emaciação associada ao HIV. Por causa da sua ação teratogênica, é contraindicada na gravidez.

Alefacepte

Trata-se de proteína planejada, direcionada ao receptor CD2 encontrado na superfície das células T. O ligante natural do receptor CD2 é o antígeno 3 associado ao linfócito (LFA-3), uma proteína expressa na superfície de muitas células. O alefacepte contém a região ligante CD2 do LFA-3 unida a uma região Fc do IgG humano; inibe a ativação da célula T e provoca a redução dose-dependente nas células T circulantes, de modo que tais células devem ser monitoradas em pacientes submetidos ao tratamento com o referido fármaco. O alefacepte foi aprovado para o tratamento da psoríase.

ANTICORPOS COMO IMUNOSSUPRESSORES

Globulina antilinfócito e globulina antitimo-ócito

Mecanismo de ação

Estão disponíveis dois tipos de antissoro direcionados contra os linfócitos. A globulina antilinfócito (ALG) e a globulina antitimócito (ATG) são produzidas nos cavalos ou ovelhas através da imunização contra as células linfoides humanas. Os anticorpos destas preparações se ligam às células T envolvidas na identificação do antígeno e iniciam sua destruição ao ativar a cascata do complemento. Tais anticorpos bloqueiam seletivamente a imunidade mediada por células em vez da imunidade humoral, responsável pela sua habilidade de suprimir a rejeição do enxerto, um processo mediado por células.

Uso clínico e toxicidade

A ALG e a ATG são usadas antes do transplante de medula óssea para evitar a reação da DEVH, sendo também utilizadas com ciclosporina ou fármacos citotóxicos (ou ambos) para a manutenção após transplantes de medula óssea, coração e rim. Como a imunidade sorológica (humoral) permanece intacta, a injeção de ALG ou ATG pode provocar reações de hipersensibilidade, como a doença do soro e a anafilaxia. Ocorrem dor e eritema nos locais de injeção, sendo o linfoma uma complicação tardia.

Imunoglobulina $Rh_0(D)$

Esta formulação é um preparado da IgG humana que contém anticorpos contra os antígenos $Rh_0(D)$ das células vermelhas. A administração de tal anticorpo a mães Rh(D)-negativo ou D^u-negativo no momento de exposição ao antígeno (no nascimento de criança $Rh_0(D)$ ou D^u-positivo) bloqueia a resposta primária do sistema imunológico contra as células estranhas, evitando que a mãe crie anticorpos contra os antígenos $Rh_0(D)$ que podem provocar anemia hemolítica em futura gravidez com feto $Rh_0(D)$- positivo.

Anticorpos monoclonais

Os anticorpos monoclonais (MAb) têm a grande vantagem da alta especificidade porque podem ser desenvolvidos para interagir com uma única molécula. A "**humanização**" dos anticorpos monoclonais **murinos** reduz a probabilidade da formação de anticorpos neutralizantes e reações imunológicas. As características de alguns MAb disponíveis são apresentadas no Quadro 32.2.

Abatacepte

Consiste em uma proteína de fusão que se liga aos receptores nos macrófagos ou em outras células processadoras de antígenos. Essa ligação suprime a resposta imunológica ao evitar a ativação das células T e consequente a liberação de citocina. O abatacepte é usado no tratamento dos pacientes com artrite reumatoide que não responderam a outros fármacos modificadores da doença reumática.

Muromonabe-CD3

Este MAb se liga ao antígeno CD3 na superfície dos timócitos humanos (células T imaturas) e células T maduras. O anticorpo bloqueia a ação exterminadora das células T citotóxicas e interfere em outras funções da célula T, sendo usado para o controle das crises de rejeição do transplante renal. Os efeitos da primeira dose são febre, calafrios, dispneia e edema pulmonar. Também podem ocorrer reações de hipersensibilidade.

Daclizumabe

É um MAb altamente específico que se liga à subunidade alfa do receptor da IL-2 expresso nas células T e

Quadro 32.2 — Características dos anticorpos monoclonais selecionados (MAb)

MAb	Características e usos clínicos
Abatacepte	Liga-se aos receptores da célula processadora de antígeno CD80 ou CD86, bloqueia a ativação das células T e liberação de citocinas
Abciximabe	Antagonista do receptor da glicoproteína IIb/IIIa, evita a reação de ligação cruzada na agregação plaquetária. Usado na pós-angioplastia e nas síndromes coronarianas agudas (Cap. 11)
Daclizumabe	Liga-se à subunidade alfa do receptor da IL-2, evita a ativação linfocítica. Usado nos transplantes renais
Infliximabe	Anticorpo direcionado contra o FNT-α. Usado na doença de Crohn e na artrite reumatoide
Muromonabe	Anticorpo para o antígeno T3 (CD3) nos timócitos. Usado na rejeição do aloenxerto no transplante renal
Rituximabe	Liga-se ao antígeno CD20 dos linfócitos e recruta as funções efetoras imunológicas para mediar a lise. Usado no linfoma não Hodgkin de células B (Cap. 31)
Trastuzumabe	Liga-se à proteína HER2 na superfície das células tumorais. Citotóxico para os tumores de mama que expressam excessivamente a proteína HER2

HER2, receptor 2 do fator de crescimento epidérmico humano; FNT, fator de necrose tumoral.

evita sua ativação pela IL-2. Embora facilite as ações de outros imunossupressores nos transplantes renais, o daclizumabe não é usado para casos de rejeição aguda. Diferente da ciclosporina, do tacrolimo ou de imunossupressores tóxicos, os efeitos adversos do daclizumabe são equivalentes aos do placebo. O **basiliximabe** é uma IgG quimérica humano-camundongo com uma ação equivalente à do daclizumabe.

Infliximabe

Este MAb humanizado tem um mecanismo semelhante ao do etanercepte por ser direcionado contra o FNT-α; induz a remissões na doença de Crohn resistente ao tratamento, mas não foi determinada a eficácia a longo prazo. Combinado com metotrexato, melhora os sintomas dos pacientes com artrite reumatoide. Podem ocorrer reações causadas pela infusão e aumento da taxa de infecções. O **adalimumabe** é um anticorpo monoclonal IgG, totalmente humano, que se liga ao FNT-α e foi aprovado para o tratamento da artrite reumatoide.

USOS CLÍNICOS DOS FÁRMACOS IMUNOSSUPRESSORES

Como já discutido, os agentes imunossupressores comumente são usados em duas situações clínicas: transplante e doenças autoimunes (Quadro 32.3). Como as doenças autoimunes podem ser muito complexas, não foram estabelecidos planejamentos ideais de tratamento em muitos casos clínicos.

AGENTES IMUNOMODULADORES

Os agentes que *estimulam* as respostas imunológicas representam uma nova área na imunofarmacologia com potencial de uso no tratamento das doenças imunodeficientes, doenças infecciosas crônicas e câncer. O interesse no tratamento farmacológico das doenças de imunodeficiência aumentou com a epidemia de AIDS. As citocinas constituem um grande grupo heterogêneo de proteínas com várias funções, como a imunomodulação; são classificadas como interleucinas, interferonas, fator de necrose tumoral e fatores estimulantes das colônias. O uso clínico das interferonas e outras citocinas como auxiliares de vacinas está aumentando.

Aldesleucina

Consiste em **interleucina 2** (IL-2) recombinante, uma linfocina endógena que promove a produção de células T citotóxicas e ativa as células NK (Quadro 32.1); é indicada para o tratamento auxiliar do carcinoma de células renais e melanoma maligno. A IL-2 recombinante está sendo investigada sobre a possível eficácia na restauração da função imunológica na AIDS e em outras doenças que causam imunodeficiência.

Interferonas

A α-**interferona 2a** inibe a proliferação celular, sendo usada na leucemia de células pilosas, na leucemia mielógena crônica, no melanoma maligno, em sarcoma de Kaposi, bem como em hepatites B e C. A β-**interferona 1b**

Quadro 32.3 Usos clínicos dos agentes imunossupressores

Doenças autoimunes	Agentes imunossupressores usados	Resposta
Púrpura trombocitopênica idiopática	Prednisona,[1] vincristina, em alguns casos ciclofosfamida, mercaptopurina ou azatioprina; comumente, em gamaglobulina em alta dose, imunoadsorção plasmática ou troca plasmática	Geralmente é boa
Anemia hemolítica automiune	Prednisona,[1] ciclofosfamida, clorambucila, mercaptopurina, azatioprina, gamaglobulina em alta dose	Geralmente é boa
Glomerulonefrite aguda	Prednisona,[1] mercaptopurina, ciclofosfamida	Geralmente é boa
Anticorpos adquiridos do fator XIII	Ciclofosfamida mais fator XIII	Geralmente é boa
Distúrbios autorreativos dos tecidos (doenças autoimunes)[2]	Prednisona, ciclofosfamida, metotrexato, α e β-interferona, azatioprina, ciclosporina, infliximabe, etanercepte, adalimumabe	Frequentemente é boa, variável
Doença isoimune		
Doença hemolítica do recém-nascido	Imunoglobulina $Rh_0(D)$	Excelente
Transplante de órgãos		
Rim	Ciclosporina, azatioprina, prednisona, ALG, OKT3, tacrolimo, basiliximabe,[3] daclizumabe[3]	Muito boa
Coração	Ciclosporina, azatioprina, prednisona, ALG, OKT3, tacrolimo, basiliximabe,[3] daclizumabe[3]	Boa
Fígado	Ciclosporina, prednisona, azatioprina, tacrolimo	Moderada
Medula óssea	Ciclosporina, ciclofosfamida, prednisona, metotrexato, ALG	Boa

ALG, globulina antilinfócitos; OKT3, muromonabe.
[1]Fármaco de escolha.
[2]Consistindo no lúpus eritematoso sistêmico, artrite reumatoide, escleroderma, dermatomiosite, distúrbio misto do tecido conectivo, esclerose múltipla, granulomatose de Wegener, hepatite ativa crônica, nefrose lipoide e doença inflamatória intestinal.
[3]O basiliximabe e daclizumabe são aprovados apenas para transplante renal.

tem alguns efeitos benéfcos na recidiva da esclerose múltipla. A **γ-interferona 1b** possui maiores ações imunopotencializadoras do que as outras interferonas, age aumentando a síntese do FNT-α. A forma recombinante é usada para reduzir a incidência e a gravidade de infecções em pacientes com doença granulomatosa crônica.

Timosina

Constitui um hormônio produzido pelo timo que estimula a maturação das células pré-T (timócitos), promove a formação de células T a partir de células-tronco linfoides comuns. As preparações à base de timosina são usadas na síndrome de DiGeorge (aplasia tímica), porém não foi estabelecida sua eficácia em outros quadros de imunodeficiência.

MECANISMOS DE ALERGIA A FÁRMACOS

Os fármacos podem ativar o sistema imunológico de maneiras indesejáveis. Estas reações de hipersensibilidade são conhecidas como "alergias medicamentosas". Foram identificados quatro tipos principais de reação de hipersensibilidade com base nos mecanismos moleculares envolvidos. Os tipos I, II e III são mediados por anticorpos, e o tipo IV é mediado por células. Qualquer um desses quatro tipos pode estar associado a reações alérgicas a medicamentos.

Alergia medicamentosa tipo I (imediata)

Nesta forma de alergia medicamentosa, um fármaco se liga por meio de ligação covalente a uma proteína do hospedeiro (hapteno), e o complexo fármaco-hapteno induz à produção de anticorpos IgE (geralmente, fixos a mastócitos e basófilos tissulares) específicos do complexo fármaco-hapteno. Quando o fármaco agressor é reintroduzido no corpo, liga-se à IgE da superfície da célula e sinaliza a liberação explosiva de mediadores, como a histamina, prostaglandinas, leucotrienos, cininas e proteases, os quais provocam os sintomas clínicos do exantema com coceira e placas de urticária, febre e, em alguns casos, anafilaxia. Nas reações anafiláticas graves, os eventos com risco de morte consistem em obstrução das vias respiratórias, edema de laringe e colapso vascular oriundo da vasodilatação periférica, bem como a redução no volume de sangue. A hipoxemia pode contribuir para eventos cardíacos, como arritmias e infarto do miocárdio. A anafilaxia é tratada com epinefrina, que relaxa o músculo liso dos brônquios e mantém a pressão sanguínea (Cap. 6), inibindo a liberação de mais mediador. Os glicocorticoides e anti-histamínicos também são usados como terapia de suporte. A picada de abelha é a causa mais comum de alergia grave tipo I, nos EUA. Os fármacos que causam reações do tipo I são as penicilinas e sulfonamidas.

Alergia medicamentosa tipo II (citotóxica)

A hipersensibilidade tipo II ou citotóxica ocorre quando os anticorpos IgG ou IgM direcionados para antígenos da membrana celular ativam o complemento, gerando um ataque que danifica a membrana celular. Além de provocar a lise celular, a ativação do complemento atrai células fagocíticas para o local e as induz a liberação de enzimas que danificam as células. Os fármacos podem induzir aos anticorpos autoimunes ao fixá-los a proteínas de superfície. Quando fármacos, como as penicilinas, metildopa e quinidina, induzem aos anticorpos autoimunes após se ligarem à superfície das células vermelhas do sangue, pode ocorrer anemia hemolítica. A quinidina e outros fármacos podem se fixar a plaquetas; os anticorpos autoimunes resultantes podem provocar trombocitopenia com o subsequente aumento do risco de sangramento. Muitos fármacos podem se ligar aos granulócitos e provocar agranulocitose. O vasodilatador hidralazina é um exemplo de fármaco que modifica o tecido do hospedeiro e induz à produção de autoanticorpos direcionados ao DNA celular. Estes autoanticorpos são a base de uma síndrome semelhante ao lúpus eritematoso sistêmico. As reações autoimunes a fármacos, geralmente, diminuem alguns meses após o fármaco em questão ser interrompido. A terapia imunossupressora é aconselhada apenas em casos de reação grave.

Alergia medicamentosa tipo III (complexo imunológico)

A hipersensibilidade tipo III ou complexo imunológico ocorre quando os complexos antígeno-anticorpo induzem a uma resposta inflamatória nos tecidos. Se os complexos imunológicos não são rapidamente removidos pelo sistema reticuloendotelial, podem se acumular nos tecidos, iniciando uma cascata de inflamação e lesão no tecido ao ativar o sistema complemento e atrair células polimorfonucleares (PMN). Na doença do soro induzida por fármacos (assim chamada porque pode ser induzida pela injeção de soro estranho, e não porque a reação esteja restrita ao sangue), os complexos imunológicos são depositados em vários tecidos, provocando uma síndrome com febre, exantema pruriginoso, artralgia, linfadenopatia e edema periférico. A vasculite induzida por fármacos, que surge das reações inflamatórias causadas pelos complexos imunológicos dentro dos vasos sanguíneos, também envolve mecanismos do tipo III. Parece que a vasculite induzida por fármacos é a base para as reações de hipersensibilidade dermatológica, como o eritema multiforme e a grave reação de Stevens-Johnson, que consiste em eritema multiforme, artrite, nefrite, anormalidades do sistema nervoso central e miocardite. As reações graves de hipersensibilidade tipo III podem ser atenuadas pelos glicocorticoides.

Alergia medicamentosa tipo IV (tardia)

Tal alergia é uma reação mediada por células que pode ocorrer com a aplicação tópica de fármacos. A dermatite de contato é um exemplo de alergia tipo IV.

FOCO NA REABILITAÇÃO

A terapia de imunossupressão vem reduzindo significativamente a morbidade e mortalidade associadas ao transplante de órgãos, porém os efeitos adversos associados a estas classes de fármacos podem limitar a reabilitação ou a qualidade de vida após o transplante. Além de provocar disfunção orgânica, esses fármacos produzem vários efeitos prejudiciais à função musculoesquelética. Os glicocorticoides, como a prednisona, provocam atrofia muscular e osteoporose. Os antagonistas da calcineurina, como a ciclosporina, reduzem a concentração das enzimas oxidativas no músculo esquelético. Estas alterações farmacológicas, combinadas com o estado não condicionado do paciente, afetam adversamente os resultados da reabilitação.

Instituir um programa de reabilitação antes do transplante atrasa a redução nas funções pulmonar, cardiovascular e musculoesquelética. Os desafios na reabilitação pós-transplante estão relacionados com o procedimento cirúrgico, com o estado não condicionado anterior do paciente, com o regime farmacológico e com o órgão transplantado. Por exemplo, os pacientes de transplante de coração apresentam respostas cronotrópicas e inotrópicas limitadas ao exercício, o que ocorre, em parte, por causa da ausência de desnervação do órgão, por causa dos imunossupressores e do uso de outros fármacos para controlar a dinâmica cardiovascular. Esses pacientes precisam de um longo período de aquecimento, vários minutos de intervalo entre os exercícios de resistência e períodos de 5 minutos de desaquecimento para evitar a hipertensão.

A evidência demonstra claramente que os programas de reabilitação pós-transplante reduzem a morbidade e a mortalidade em pacientes submetidos a transplante de coração. Para os pacientes que iniciaram programas de reabilitação com exercícios aeróbicos e de resistência imediatamente após o transplante, os resultados a longo prazo alcançam 95% dos parâmetros funcionais para as normas de acordo com a idade. Além disso, mesmo 5 anos depois do transplante, um programa de reabilitação de 1 ano, iniciado imediatamente após o transplante, melhora as funções cardiovascular e dos músculos esqueléticos.

Grande parte das pesquisas sobre reabilitação antes e após o transplante se concentra no transplante de coração. As investigações iniciais sugeriram que os programas de reabilitação para os pacientes que receberam outros tipos de transplante de órgão também podem reduzir a morbidade e a mortalidade, efeito benéfico que não se limita à população geriátrica, pois os pacientes pediátricos submetidos à transplante também se beneficiam da fisioterapia.

RELEVÂNCIA CLÍNICA PARA A REABILITAÇÃO

Reações adversas a fármacos

- Náuseas e vômitos
- Fadiga
- Redução dos componentes das células do sangue causada pelos imunossupressores (pode incluir um dos ou todos os componentes):
  - Células brancas (leucopenia)
  - Células vermelhas (anemia)
  - Plaquetas (trombocitopenia)

Efeitos que interferem na reabilitação

- Maior risco de infecção
- Redução da resistência aos exercícios

Possíveis soluções para a terapia

- Exceto durante os períodos de rejeição aguda, desenvolver programas de exercícios para aumentar as funções cardiovascular, pulmonar e musculoesquelética.

ESTUDO DE CASO CLÍNICO

Breve histórico: o paciente tem 66 anos e histórico médico de três infartos do miocárdio nos últimos 10 anos. Durante este período, apresentou testes de exercícios limitados pelo sintoma com um constante declínio da carga de trabalho em aproximadamente quatro equivalentes metabólicos (MET), tendo sido inscrito no programa de reabilitação pré-transplante na condição de paciente ambulatorial. Como parte do programa, iniciou a reabilitação pré-transplante para atrasar as perdas na função. Há dois meses, foi submetido ao transplante de coração.

Quadro médico atual e terapia medicamentosa: o imunossupressor de manutenção pós-transplante é o tacrolimo. Além disso, o paciente está usando outros fármacos para manter a hemodinâmica cardiovascular.

Cenário da reabilitação: após a cirurgia, o paciente ficou 7 dias na unidade de terapia cardíaca, sendo transferido para o setor de cardiologia por mais 7 dias recebendo alta no 14º dia. No 18º dia, foi avaliado para um programa de reabilitação cardíaca de duas fases durante 12 semanas em uma clínica e no 21º dia começou o treinamento aeróbico com 5 minutos de aquecimento, seguido de caminhada na esteira por 20 minutos com 7 MET, tendo uma *Borg rating of perceived exertion* (RPE) (escala de Borg para percepção de esforço) de 12. No 28º dia, progrediu para a RPE-alvo de 11 em 8 MET para as atividades aeróbicas. No 42º dia após o transplante, o treinamento de resistência foi incluído no programa com exercícios alternados superiores e inferiores do corpo e 2 minutos de caminhada entre os exercícios para evitar a hipotensão. No 48º dia,

ESTUDO DE CASO CLÍNICO (*continuação*)

há 1 semana, sua participação no programa de reabilitação decaiu porque reclamava de dor no peito e fadiga. Foi diagnosticada vasculite da artéria coronariana induzida por rejeição. O tacrolimo foi interrompido, sendo iniciados muromonabe-CD3 e metilprednisolona intravenosa em bolo.

Problema/opções clínicas: durante o período de rejeição, as atividades de resistência devem ser interrompidas, e as atividades aeróbicas reduzidas, bem como, determinadas conforme a tolerância do paciente. Os exercícios de resistência devem ser eliminados por dois motivos. Primeiro, existe maior risco de problema coronariano durante a administração de corticosteroides em bolos. Segundo, os potenciais benefícios das atividades de resistência são anulados pela influência catabólica dos corticosteroides nos músculos e ossos. Quando a fase de rejeição aguda passar, o paciente poderá retornar para as atividades aeróbicas e reiniciar as de resistência.

APRESENTAÇÕES DISPONÍVEIS[1]

Abciximabe
Parenteral: solução de 2 mg/mℓ para injeção intravenosa

Adalimumabe
Parenteral: 40 mg/frasco para injeção intravenosa

Alefacepte
Parenteral: 7,5 e 15 mg/mℓ para injeção intravenosa

Alentuzumabe
Parenteral: 30 mg/frasco de 3 mℓ para injeção intravenosa

α–interferona 2a
Parenteral: 3 a 36 milhões de unidades em frascos ou seringas preenchidas de uso único

α–interferona 2b
Parenteral: 3 a 50 milhões de unidades em frascos ou canetas multidoses

Alfapeginterferona 2a
Parenteral: 180 mcg/mℓ

Alfapeginterferona 2b
Parenteral: 50; 80; 120; 150 mcg/0,5 mℓ

Azatioprina
Oral: comprimidos de 50 mg
Parenteral: 100 mg/frasco para injeção intravenosa

Basiliximabe
Parenteral: 20 mg de pó para injeção intravenosa

Betainterferona 1a
Parenteral: 22; 33; 44 mcg de pó para injeção intravenosa

BCG (Bacilo de Calmette-Guérin) (Tice BCG)
Parenteral: 30 mg, 1 × 10⁸ organismos/frasco para vacinação percutânea

Betainterferona 1b
Parenteral: 0,3 mg de pó para injeção subcutânea

Ciclofosfamida
Oral: comprimidos de 25 e 50 mg
Parenteral: 100 mg/mℓ para injeção

Ciclosporina
Oral: cápsulas de 25, 50, 100 mg; solução de 100 mg/mℓ
Parenteral: 50 mg/mℓ para administração intravenosa

Daclizumabe
Parenteral: 25 mg/frasco de 5 mℓ para injeção intravenosa

Etanercepte
Parenteral: 25 mg de pó liofilizado para injeção subcutânea

Gamainterferona 1b
Parenteral: frascos de 100 mcg

Gentuzumabe
Parenteral: 5 mg de pó para injeção

Glatirâmer
Parenteral: 20 mg para injeção subcutânea

Globulina antitimócitos
Parenteral: 25 mg/frasco para injeção intravenosa

Ibritumomabe tuixetano
Parenteral: 3,2 mg/2 mℓ para injeção

Imunoglobulina intravenosa (IGIV)
Parenteral: soluções de 5 e 10%; 2,5; 5; 6; 10; 12 g de pó para injeção

Imunoglobulina linfocítica
Parenteral: 50 mg/mℓ para injeção (em ampolas de 5 mℓ)

Infliximabe
Parenteral: 100 mg de pó liofilizado para injeção intravenosa

Imunoglobulina RH₀(D)
Parenteral: em frascos de dose única e microdose

Interleucina 2, IL-2 aldesleucina
Parenteral: frascos de 22 milhões de unidades

Leflunomida
Oral: comprimidos de 10; 20; 100 mg

Levamisol
Oral: comprimidos de 50 mg

Micofenolato mofetila
Oral: cápsulas de 250 mg; comprimidos de 500 mg; 200 mg de pó para suspensão parenteral: 500 mg de pó para injeção

Muromonabe-CD3 (OKT3)
Parenteral: ampola de 5 mg/5 mℓ para injeção

Pegademase bovina
Parenteral: 250 mg/mℓ para injeção intramuscular
Nota: a pegademase é a adenosina desaminase bovina

Prednisona
Oral: comprimidos de 1; 2,5; 10; 20; 50 mg; solução de 1 e 5 mg/5ml

Rituximabe
Parenteral: 10 mg/mℓ para infusão intravenosa

Sirolimus
Oral: comprimidos de 1 mg; solução de 1 mg/mℓ

Succinato sódico de metilprednisolona
Parenteral: 40; 125; 500; 1.000; 2.000 mg de pó para injeção

Tacrolimo [FK506]
Oral: cápsulas de 0,5; 1; 5 mg
Parenteral: 5 mg/mℓ
Tópico: pomada de 0,03% e 0,1%

Talidomida (Thalomid)
Oral: cápsulas de 50 mg
Nota: Nos EUA, a talidomida é rotulada para uso apenas no eritema nodoso leproso.

Trastuzumabe
Parenteral: 440 mg de pó para injeção intravenosa

[1] Vários fármacos discutidos neste capítulo podem ser disponíveis, mas não estão listados aqui. Outros fármacos que não constam nesta lista podem ser encontrados em outros capítulos.

REFERÊNCIAS

Benito AI, et al.: Sirolimus (rapamycin) for the treatment of steroid-refractory acute graft-versus-disease. *Transplantation* 2001;72:1924.

Ballow M: Primary immunodeficiency disorders: Antibody deficiency. *J Allergy Clin Immunol* 2002;109:581.

Brogan BL, Olsen NJ: Drug-induced rheumatic syndromes. *Curr Opin Rheumatol* 2003;15:76.

Gallin JI, Goldstein IM, Snyderman R: *Inflammation—Basic Principles and Clinical Correlates,* 3rd ed. New York: Raven Press, 1999.

Gerards AH, et al.: Cyclosporine A monotherapy versus cyclosporine A and methotrexate combination therapy in patients with early rheumatoid arthritis: A double blind randomized placebo controlled trial. *Ann Rheum Dis* 2003;62:291.

Goldsby RA, et al.: *Immunology 3,* 5th ed. New York: Freeman, 2003.

Janeway C, et al.: *Immunobiology: The Immune System in Health and Disease,* 6th ed. Current Biology Publications, 2005.

Ju C, Uetrecht JP: Mechanism of idiosyncratic drug reactions: Reactive metabolite formation, protein binding and the regulation of the immune system. *Curr Drug Metab* 2002;3:367.

Matthews SJ, McCoy C: Thalidomide: A review of approved and investigational uses. *Clin Ther* 2003;25:342.

Moder KG: Mycophenolate mofetil: New applications for this immunosuppressant. *Ann Allergy Asthma Immunol* 2003;90:15.

Radovancevic B, Vrtovec B: Sirolimus therapy in cardiac transplantation. *Transplant Proc* 2003;35(3 Suppl):S171.

Reichert JM: Therapeutic monoclonal antibodies: Trends in development and approval in the US. *Curr Opin Mol Ther* 2002;4:110.

Rosenberg SA. Progress in the development of immunotherapy for the treatment of patients with cancer. *J Intern Med* 2001; 250:462.

Shlomchik MJ, et al.: From T to B and back again: Positive feedback in systemic autoimmune disease. *Nat Rev Immunol* 2001; 1:147.

Tutuncu Z, Morgan GJ Jr, Kavanaugh A: Anti-TNF therapy for other inflammatory conditions. *Clin Exp Rheumatol* 2002;20(6 Suppl 28):S146.

Umetsu DT, et al.: Asthma: an epidemic of dysregulated immunity. *Nat Immunol* 2002;3:715.

Wall WJ: Use of antilymphocyte induction therapy in liver transplantation. *Liver Transpl Surg* 1999;5(4 Suppl 1): S64.

Reabilitação

Arena R, et al.: Safety and efficacy of exercise training in a patient awaiting heart transplantation while on positive intravenous inotropic support. *J Cardiopulm Rehabil* 2000;20:259.

Ballester M, et al.: Reversal of rejection-induced coronary vasculitis detected early after heart transplantation with increased immunosuppression. *J Heart Transplant* 1989;8:413.

Baran DA, et al.: Calcineurin inhibitor-associated early renal insufficiency in cardiac transplant recipients: Risk factors and strategies for prevention and treatment. *Am J Cardiovasc Drugs* 2004;4:21.

Braith RW, Edwards DG: Exercise following heart transplantation. *Sports Med* 2000;30:171.

Cahalin LP: Preoperative and postoperative conditioning for lung transplantation and volume-reduction surgery. *Crit Care Nurs Clin North Am* 1996;8:305.

Cantarovich M, et al.: Treatment of steroid-resistant and recurrent acute cardiac transplant rejection with a short course of antibody therapy. *Clin Transplant* 1997;11:316.

Costanzo-Nordin MR, *et al.*: Long-term follow-up of heart transplant recipients treated with murine antihuman mature T cell monoclonal antibody (OKT3): The Loyola experience. *J Heart Transplant* 1989;8:288.

Downs AM: Physical therapy in lung transplantation. Phys *Ther* 1996;76:626.

Emery RW, *et al.*: Cardiac transplant patient at one year. Cyclosporine vs conventional immunosuppression. *Chest* 1986;90:29.

Grimm M, *et al.*: Superior prevention of acute rejection by tacrolimus vs. cyclosporine in heart transplant recipients— a large European trial. *Am J Transplant* 2006;6:1387.

Haykowsky M, *et al.*: Effect of exercise training on VO2peak and left ventricular systolic function in recent cardiac transplant recipients. *Am J Cardiol* 2005;95:1002.

Kavanagh T: Exercise rehabilitation in cardiac transplantation patients: A comprehensive review. *Eura Medicophys* 2005; 41:67.

Maher C, Williams M: Factors influencing the use of out-come measures in physiotherapy management of lung transplant patients in Australia and New Zealand. *Physiother Theory Pract* 2005;21:201.

Marconi C, Marzorati M: Exercise after heart transplantation. *Eur J Appl Physiol* 2003;90:250. Sadowsky HS: Cardiac transplantation: A review. *Phys Ther* 1996;76:498. Shore S, Shepard RJ: Immune responses to exercise in children treated for cancer. *J Sports Med Phys Fitness* 1999;39:240. Takaoka ST, Weinacker AB: The value of preoperative pulmonary rehabilitation. *Thorac Surg Clin* 2005;15:203.

Tegtbur U, *et al.*: Time course of physical reconditioning during exercise rehabilitation late after heart transplantation. *J Heart Lung Transplant* 2005;24:270.

Vintro AQ, *et al.*: Roles of nutrition and physical activity in musculoskeletal complications before and after liver transplantation. *AACN Clin Issues* 2002; 13:333.

Fármacos que Afetam o Sistema Musculoesquelético

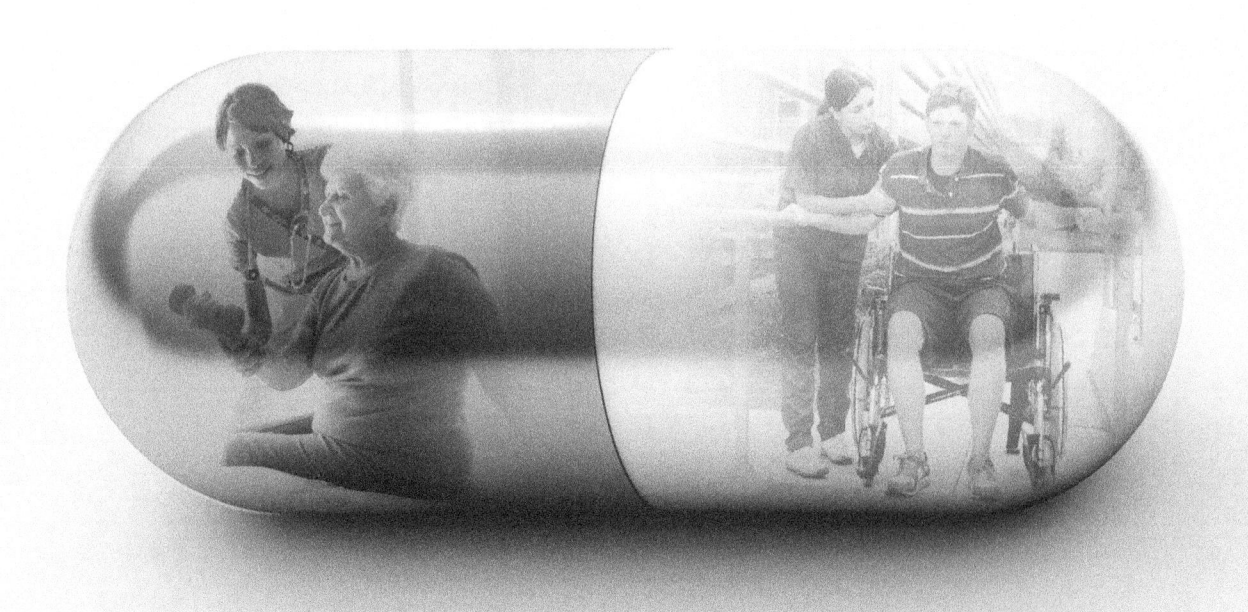

33

Relaxantes dos Músculos Esqueléticos

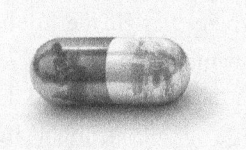

Os fármacos que afetam os músculos esqueléticos estão incluídos em dois grandes grupos terapêuticos: os fármacos usados durante procedimentos cirúrgicos e em unidades de terapia intensiva (UTI), para provocar paralisia (**bloqueadores neuromusculares**), e os utilizados para reduzir a espasticidade em vários quadros neurológicos ou diminuir o espasmo muscular após lesão muscular ou inflamação (**espasmolíticos**) (Fig. 33.1). Os fármacos bloqueadores neuromusculares interferem na transmissão na placa neuromuscular terminal e não possuem atividade no sistema nervoso central (SNC). Estes compostos são usados principalmente como auxiliares para anestesia geral. Os fármacos do grupo espasmolítico são chamados tradicionalmente de relaxantes musculares com "ação central" porque a maioria age em vários sítios no SNC em vez da placa neuromuscular terminal. Entretanto, dois fármacos espasmolíticos — o **dantroleno** e a **toxina botulínica** — agem no músculo esquelético ou próximo a ele sem outros efeitos centrais significativos. Os fármacos espasmolíticos (com uma exceção) não evitam a contração muscular, mas reduzem a excitabilidade neuronial. Para informações sobre as farmacologias básica e clínica dos fármacos bloqueadores neuromusculares, ver o Cap. 5.

FISIOPATOLOGIA DA ESPASTICIDADE E ESPASMO MUSCULAR

A espasticidade caracteriza-se por um aumento nos reflexos de estiramento tônicos e espasmos dos músculos flexores (aumento do tônus basal do músculo), junto com fraqueza muscular e redução nas propriedades viscoelásticas do músculo. Em muitos casos, está associada à paralisia cerebral, esclerose múltipla, lesão da medula espinhal e acidente vascular encefálico, condições que frequentemente envolvem a função anormal do intestino e bexiga, assim como do músculo esquelético. Os mecanismos envolvidos na espasticidade nesse tipo de lesão neurológica envolvem não apenas o arco de reflexo de estiramento, mas também os centros superiores no SNC (leões do neurônio motor superior), com dano às vias descendentes na medula espinhal, resultando na perda da inibição supraespinhal dos neurônios motores alfa e gama no corno anterior da medula espinhal. Com a lesão nas vias descendentes, os neurônios motores superiores do córtex cerebral e dos núcleos do tronco encefálico não modulam mais os reflexos espinhais nem ativam os conjuntos de interneurônios inibitórios da medula espinhal. A redução na atividade dos interneurônios inibitórios leva ao aumento da excitabilidade dos neurônios motores alfa na medula. Alguns dos componentes envolvidos nestas vias inibitórias descendentes são apresentados na Fig. 33.2.

A terapia farmacológica pode aliviar alguns dos sinais e sintomas da espasticidade causada pela lesão neurológica ao modificar o arco reflexo do alongamento ou, no caso do dantroleno, interferir diretamente no músculo esquelético (no acoplamento da excitação-contração). Os componentes importantes, envolvidos nestes processos, são apresentados na Fig. 33.3. Os fármacos que modificam o arco reflexo podem modular as sinapses excitatórias ou inibitórias (Cap. 12). Para reduzir o reflexo de alongamento hiperativo, é desejável reduzir a atividade das fibras Ia, fornecendo informação do ramo aferente a partir do fuso muscular que excita o neurônio motor primário ou para potencializar a atividade dos neurônios inibitórios internunciais. Essas estruturas são apresentadas com mais detalhes na Fig. 33.4.

Diferente da espasticidade, os espasmos musculares caracterizam-se por aumento na tensão muscular

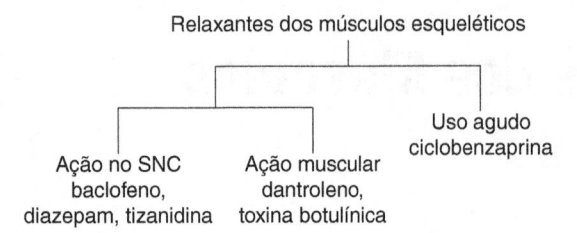

456 | FÁRMACOS QUE AFETAM O SISTEMA MUSCULOESQUELÉTICO

```
                    Relaxantes dos músculos esqueléticos
                                    |
           ┌────────────────────────┼────────────────────────┐
                                                          Uso agudo
                                                        ciclobenzaprina
      Ação no SNC              Ação muscular
       baclofeno,                dantroleno,
   diazepam, tizanidina       toxina botulínica
```

Figura 33.1 Os relaxantes dos músculos esqueléticos referidos neste capítulo podem ser divididos inicialmente nos usados em casos agudos, para reduzir os espasmos, e nos utilizados em casos crônicos para tratar a espasticidade associada ao SNC. O último grupo é dividido nos que agem dentro do SNC e nos que atuam no músculo.

associado a lesões musculoesqueléticas e inflamação secundária, como, por exemplo, causadas por choque traumático no nervo, esforço muscular ou uso excessivo do músculo. Os **espasmos musculares causados por lesão** podem surgir também através de nocivos estímulos químicos ou mecânicos no sistema nervoso periférico, os quais desencadeiam um ciclo negativo de dor-tensão-dor que pode ser interrompido aumentando a atividade dos neurônios internunciais.

Foram usados vários agentes farmacológicos, descritos como depressores do reflexo "polissináptico" da medula (p. ex., barbituratos [fenobarbital] e éteres do glicerol [mefenesina]) para tratar os referidos quadros de excesso de tônus do músculo esquelético. Os fármacos usados para tratar a espasticidade causada por lesão neurológica são classificados como antiespásticos, e os utilizados para tratar os espasmos causados por lesão muscular são classificados como fármacos antiespasmódicos. Independente da origem do excesso de tônus muscular, a depressão não específica de todas as sinapses envolvidas no reflexo por estes fármacos pode reduzir a atividade inibitória desejada, assim como a transmissão excitatória indesejável, indicada na Fig. 33.4. A depressão excessiva das sinapses no nível dos segmentos da medula espinhal pode resultar em perda de atividade muscular voluntária. Assim, são necessárias a *potencialização* seletiva da transmissão inibitória ou a *depressão* seletiva da transmissão excitatória.

Infelizmente, a falta de medidas convenientes e quantificáveis da resposta clínica e de modelos experimentais adequados atrapalha o desenvolvimento de agentes melhores para este grupo heterogêneo de condições médicas. Além disso, os fármacos atualmente disponíveis fornecem alívio para a espasticidade por lesão neurológica (fármacos antiespasticidade) assim como os espasmos dolorosos por lesão muscular (fármacos antiespasmódicos), mas são pouco eficazes na melhora significativa da função (p. ex., mobilidade, atividade funcional e retorno ao trabalho). O Quadro 33.1 lista as meias-vidas e usos clínicos de vários relaxantes do músculo esquelético de diferentes classes de fármacos.

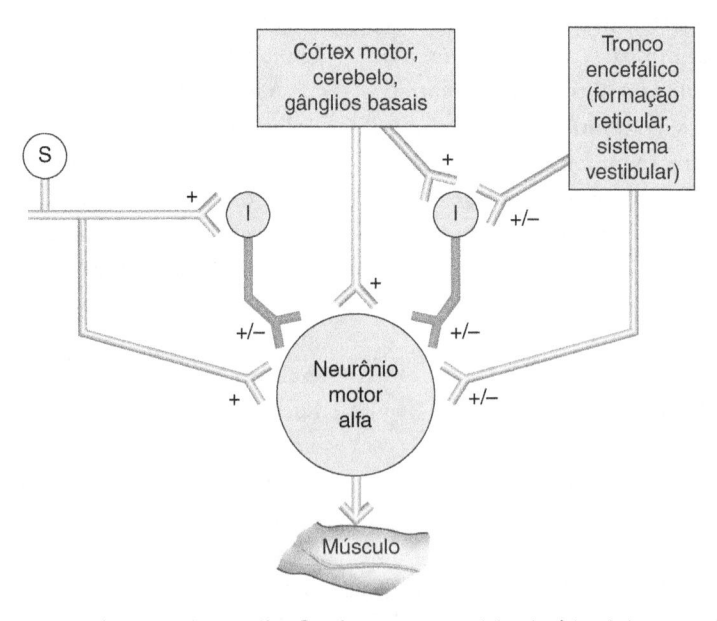

Figura 33.2 Entrada para os neurônios motores alfa. S, aferente sensorial primário; I, interneurônio do tronco encefálico; +, sinapse excitatória; –, sinapse inibitória.

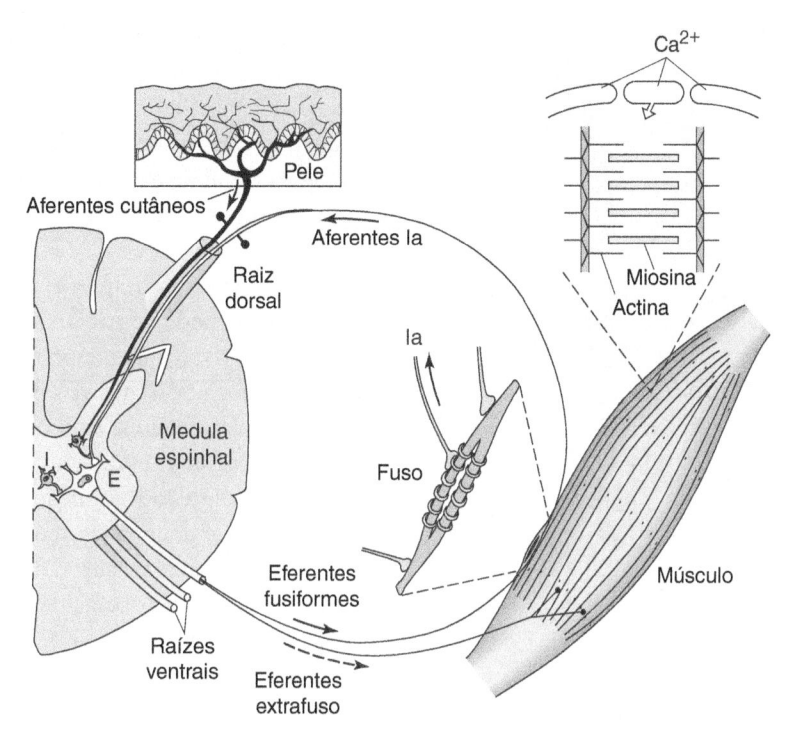

Figura 33.3 Diagrama das estruturas envolvidas no arco do reflexo de alongamento. *I*, terminal pré-sináptico inibitório; *E*, terminal pré-sináptico excitatório; *Ia*, fibra aferente intrafuso primária; Ca^{+2}, cálcio ativador armazenado no retículo sarcoplasmático do músculo esquelético. (Reproduzida com autorização de Young RR, Delwaide PJ: Drug therapy: Spasticity. *N Engl J Med* 1981;304:28.)

FÁRMACOS ESPASMOLÍTICOS (ANTIESPASTICIDADE)

Diazepam

Como descrito no Cap. 13, os benzodiazepínicos facilitam a ação do ácido gama-aminobutírico (GABA) no SNC. O diazepam, o benzodiazepínico mais usado como agente espasmolítico, age em todas as sinapses do $GABA_A$, mas a sua ação na redução da espasticidade causada pela lesão neurológica é, em parte, parcialmente mediada na medula espinhal (Fig. 33.4), sendo eficaz no tratamento da espasticidade resultante do corte transversal da medula e espasticidade causada pela paralisia cerebral, e podendo ser também usado em pacientes com espasmo causado por lesão muscular, como traumatismo muscular local. Entretanto, produz sedação na maioria dos pacientes na dose necessária para reduzir o tônus muscular. Outros benzodiazepínicos são usados como espasmolíticos, porém a experiência com eles é muito mais limitada.

Quadro 33.1 Características de vários relaxantes dos músculos esqueléticos

Nome genérico	Eliminação meia-vida (h)	Usos clínicos		
		Espasticidade	Espasmo muscular	Outros usos
Diazepam	43 ± 13	Sim	Sim	Sedativo-hipnótico
Baclofeno	4,9 ± 1,9	Sim	Não	
Dantroleno	8,7	Sim	Não	Hipertermia maligna induzida por succinilcolina
Gabapentina	6 ± 1	Sim	Não	Dor neuropática Antiepiléptico
Ciclobenzaprina	18 ± 9,1	Sim	Sim	Fibrosite
Tizanidina	~ 2	Sim	Não	Cefaleia em cacho

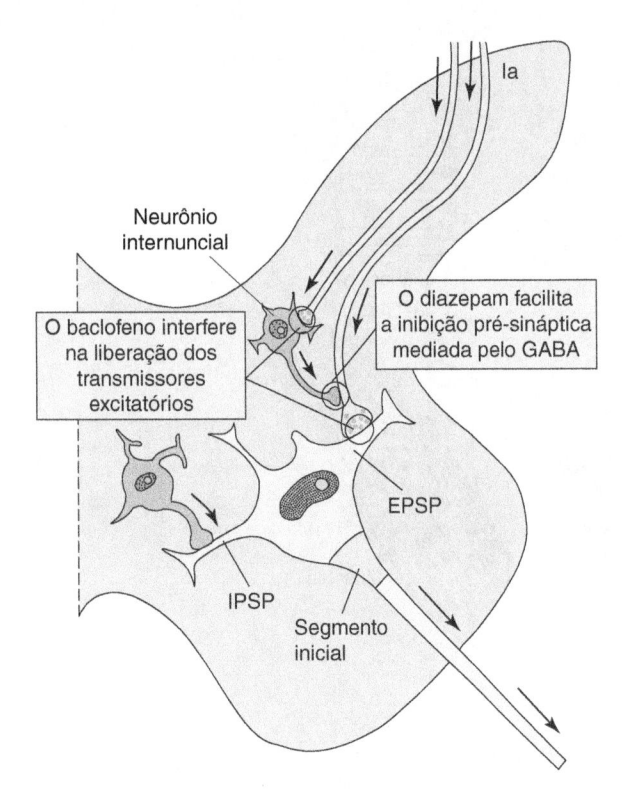

Figura 33.4 Sítios de ação postulados do fármaco espasmolítico na medula espinhal. EPSP, potencial pós-sináptico excitatório; IPSP, potencial pós-sináptico inibitório. (Reproduzida com autorização de Young RR, Delwaide PJ: Drug therapy: Spasticity. *N Engl J Med* 1981;304:28.)

Baclofeno

O baclofeno (*p*-clorofenil-GABA) é um agente GABA-mimético ativo por via oral, que exerce a sua atividade espasmolítica nos receptores $GABA_B$. A ativação dos receptores $GABA_B$ centrais pelo baclofeno resulta em hiperpolarização, provavelmente pelo aumento da condutância do K^+. Foi sugerido que a hiperpolarização causa inibição pré-sináptica ao diminuir a corrente de cálcio que reduz a liberação de transmissores excitatórios no cérebro e na medula espinhal. O baclofeno também pode diminuir a dor em pacientes com excessivo tônus muscular esquelético, talvez por inibir a liberação da substância P na medula espinhal.

O baclofeno é no mínimo tão eficiente quanto o diazepam na redução da espasticidade causada por lesão neurológica, mas provoca muito menos sedação. Além disso, embora ele reduza a força muscular, o grau de fraqueza induzida não é tão alto como em outras classes de relaxantes do músculo esquelético com ação central, como o diazepam. O baclofeno é rápida e totalmente absorvido após a administração oral. Os efeitos adversos deste fármaco consistem em sonolência, à qual o paciente se torna tolerante com a administração crônica, e fraqueza muscular generalizada com doses maiores. Foi relatado o aumento de atividade convulsiva em pacientes epilépticos, especialmente com a retirada do fármaco. Por este motivo, a interrupção do baclofeno deve ser feita muito lentamente.

Estudos mostram que a administração intratecal de baclofeno pode controlar a espasticidade grave e a dor muscular que não respondem aos medicamentos administrados por outras vias. Graças à pouca perda de baclofeno pela medula espinhal, os efeitos periféricos são raros. Por isso, podem ser toleradas concentrações intratecais maiores de baclofeno. Pode ocorrer tolerância parcial ao efeito do fármaco após vários meses de terapia, mas este efeito pode ser superado com aumentos de dose para manter o efeito benéfico. Foram relatados vários casos de sonolência excessiva, depressão respiratória e até coma. Embora a principal desvantagem deste tratamento seja a dificuldade em manter o cateter de liberação do fármaco no espaço subaracnoide, a terapia a longo prazo com baclofeno intratecal pode melhorar a qualidade de vida dos pacientes com grave espasticidade associada à esclerose múltipla, ao acidente vascular encefálico e à paralisia cerebral. O uso desta via de administração vem aumentando por causa da especificidade da liberação e da redução das reações adversas sistêmicas do fármaco.

O baclofeno oral tem sido estudado para vários quadros médicos, e os estudos preliminares sugeriram que ele pode ser eficaz na redução do desejo pelo álcool nos alcoólicos em recuperação. Ele também apresentou eficácia na prevenção de ataques de enxaqueca em alguns pacientes.

Tizanidina

Como descrito no Cap. 6, os agonistas dos alfa-adrenoceptores, como a clonidina e outros compostos derivados da imidazolina, possuem vários efeitos no SNC ainda não totalmente compreendidos. Um destes efeitos é a capacidade de reduzir o espasmo muscular. A tizanidina tem importantes efeitos agonistas no alfa$_2$-adrenorreceptor, mas reduz a espasticidade em modelos experimentais, em doses que provocam menos efeitos cardiovasculares que a clonidina. Estudos em animais e seres humanos sugerem que a tizanidina reforça a inibição pré e pós-sináptica na medula espinhal, bem como inibe a transmissão nociceptiva no corno dorsal da medula espinhal.

Os estudos clínicos com tizanidina relatam eficácia comparável a do diazepam, baclofeno e dantroleno no alívio da espasticidade causada por **lesão neurológica**. Por isso, a tizanidina pode ser uma escolha melhor para reduzir a espasticidade enquanto mantém a força muscular adequada para transferência, caminhada e atividades comuns do paciente. Entretanto, produz um espectro diferente de efeitos adversos, como sonolência, hipotensão, boca seca e astenia. As exigências de dose variam muito entre os pacientes, sendo, por isso, necessária a titulação da dose individual para alcançar o efeito ideal.

Outros fármacos espasmolíticos com ação central

A **gabapentina** é um fármaco antiepiléptico (Cap. 14), uma promessa considerável como agente espasmolítico demonstrada em vários estudos envolvendo pacientes com esclerose múltipla e lesão na medula espinhal. Entretanto, este fármaco foi aprovado pelo Food and Drug Administration (FDA) apenas para uso em epilepsia e neuralgia pós-herpética.

Embora o mecanismo de ação exato seja desconhecido, acredita-se que a gabapentina potencialize os efeitos inibitórios do GABA ao estimular os receptores semelhantes ao GABA nos neurônios da medula espinhal ou aumentar a liberação de GABA na medula. Ela é muito eficaz quando usada combinada com fármacos antiespásticos mais comuns, como o baclofeno. Foi relatado que a gabapentina é útil no tratamento da dor crônica. Contudo, é necessário pesquisar mais para compreender seu papel no controle da espasticidade e de espasmos musculares causados por várias lesões. Estudos preliminares indicaram que a **progabida** e a **glicina** reduzem a espasticidade. A progabida é um agonista $GABA_A$ e $GABA_B$, tendo metabólitos ativos, como o próprio GABA. A glicina é outro neurotransmissor aminoácido inibitório (Cap. 12), possuindo atividade farmacológica quando administrada por via oral, atravessando rapidamente a barreira hematencefálica. A **idrocilamida** e **riluzola** são fármacos mais novos para o tratamento da esclerose lateral amiotrófica, com possíveis efeitos redutores do espasmo, por meio da inibição da transmissão do ácido glutamatérgico no SNC.

Dantroleno

É um derivado da hidantoína relacionado com a fenitoína, tendo um mecanismo singular de atividade espasmolítica. Diferente dos fármacos com ação central, ele reduz a força do músculo esquelético ao interferir no acoplamento excitação-contração nas fibras musculares. A resposta contrátil normal envolve a liberação de cálcio do seu estoque no retículo sarcoplasmático (Figs. 33.3 e 33.5).

O dantroleno interfere na liberação do cálcio ativador através do canal de cálcio do retículo sarcoplasmático. Como estão disponíveis fármacos mais eficazes, como o diazepam, baclofeno e inibidores polissinápticos, para aliviar os espasmos dolorosos e a espasticidade causada por lesão, é raro os médicos prescreverem o dantroleno para uso ambulatorial, sendo geralmente administrado para tratar a espasticidade grave causada

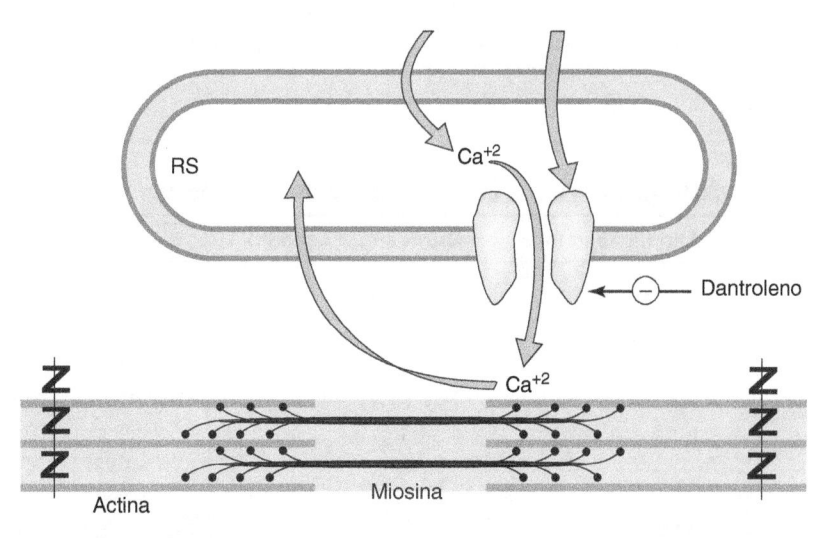

Figura 33.5 Mecanismo de ação do dantroleno. Este fármaco bloqueia os canais de liberação de cálcio no retículo sarcoplasmático (RS). O limite do sarcômero é apresentado pelas linhas Z (Z).

por lesão neurológica quando os outros agentes não funcionam. Porém, não deve ser usado no tratamento dos espasmos causados por lesão muscular. O efeito colateral mais comum é forte fraqueza muscular generalizada, podendo também ocorrer grave hepatotoxicidade, razão pela qual não é um fármaco de primeira escolha.

Uma aplicação especial do dantroleno aos pacientes internados é no tratamento da hipertermia maligna, um distúrbio hereditário raro caracterizado por hipertermia fatal em razão da súbita e prolongada liberação de cálcio com intensa contração muscular, produção de ácido láctico e aumento da temperatura corporal. O dantroleno inibe a contração do músculo esquelético por todo o corpo, reduzindo, assim, a temperatura corporal excessiva gerada por contrações musculares intensas e repetitivas.

Toxina botulínica

O uso terapêutico da toxina botulínica para o espasmo muscular local foi discutido no Cap. 5. A injeção local da toxina botulínica se popularizou para o tratamento dos distúrbios espásticos generalizados (p. ex., paralisia cerebral), assim como distúrbios espásticos mais localizados (p. ex., acidente vascular encefálico). Até o momento, a maioria dos estudos clínicos envolve a administração em um ou dois membros ou grupos musculares, persistindo os benefícios por semanas a vários meses após um único tratamento. Existem duas formas da toxina, tipos A e B, disponíveis para uso clínico. O grau de melhora prolongada da capacidade funcional varia muito, devendo ser avaliado caso a caso.

As injeções faciais localizadas da toxina botulínica são usadas para o tratamento a curto prazo (1 a 3 meses por tratamento) de rugas ao redor dos olhos, boca e testa.

FÁRMACOS ANTIESPASMÓDICOS

Inibidores polissinápticos

Vários fármacos (p. ex., **carisoprodol, clorfenezina, clorzoxazona, ciclobenzaprina, metaxalona, metocarbamol** e **orfenadrina**) são usados para o alívio do espasmo muscular agudo causado por traumatismo local do tecido ou tensão muscular. Foi sugerido que estes fármacos atuam principalmente nos níveis do tronco encefálico e da medula espinhal. Embora seus mecanismos de ação não sejam bem compreendidos, pesquisas com animais sugerem que alguns destes fármacos interferem na transmissão polissináptica dos impulsos dos neurônios dentro da medula espinhal, reduzindo a excitabilidade do neurônio motor alfa e sua atividade. O Quadro 33.2 descreve o início e a duração da ação, bem como os efeitos adversos comuns destes fármacos.

Os principais efeitos adversos são sedação generalizada, confusão, dor de cabeça, náuseas e vômitos. Os referidos fármacos são utilizados como auxiliares para repouso e na fisioterapia para o alívio do espasmo muscular associado a lesões agudas e dolorosas do músculo esquelético. São quase sempre prescritos em combinação com anti-inflamatórios não esteroidais ou analgésicos. Algumas formulações disponíveis incorporam um analgésico, como o ácido acetilsalicílico ou paracetamol (p. ex., orfenadrina combinada com ácido acetilsalicílico). Eles são ineficazes na espasticidade provocada pela paralisia cerebral, esclerose múltipla ou lesão da medula espinhal. O Quadro 33.3 apresenta uma lista de relaxantes musculares usados no tratamento de espasmos musculares e espasticidade.

Quadro 33.2 Inibidores polissinápticos usados como agentes antiespasmódicos

Fármaco	Início da ação (min)	Duração da ação (h)	Reações adversas mais comuns
Carisoprodol	30	4 a 6	Sonolência
Carbamato de clorfenesina	—	—	Sonolência, vertigem
Clorzoxazona	< 60	3 a 4	Sonolência, vertigem
Ciclobenzaprina	< 60	12 a 24	Sonolência, vertigem
Metaxalona	< 60	4 a 6	Sonolência, vertigem, dor de cabeça, náuseas e vômitos
Metocarbamol	< 30	24	Sonolência, vertigem
Citrato de orfenadrina	< 60	12	Sonolência, dor de cabeça

Quadro 33.3	Relaxantes dos músculos esqueléticos usados como antiespasmódicos *versus* agentes antiespásticos
Agentes antiespásticos	**Agentes antiespasmódicos**
Baclofeno	Carisoprodol
Dantroleno	Ciclobenzaprina
Diazepam	Clorfenesina
Gabapentina	Clorzoxazona
Nota: este fármaco é indicado para uso apenas na epilepsia	Diazepam
Riluzol	Metaxalona
Nota: este fármaco é indicado para uso apenas na esclerose lateral amiotrófica	Metocarbamol
	Orfenadrina
Tizanidina	
Toxina botulínica tipo A	
Toxina botulínica tipo B	

FOCO NA REABILITAÇÃO

Os relaxantes dos músculos esqueléticos são prescritos para os pacientes que participam de programas de reabilitação. Estes fármacos são usados para tratar a espasticidade causada por lesão neurológica e espasmos causados por lesão muscular. Quando estes fármacos são utilizados como agentes primários para tratar a espasticidade, a fisioterapia e a terapia ocupacional desenvolvidas simultaneamente são muito importantes para a melhora do quadro geral do paciente. As complicações causadas pela fraqueza, que afetam os resultados funcionais, devem ser monitoradas com ferramentas de avaliações funcionais ou de qualidade de vida. É necessário iniciar a terapia intensiva para facilitar o controle motor fisiológico normal e o funcionamento para substituir o tônus espástico usado anteriormente. O uso satisfatório destes agentes reduz a espasticidade, melhorando o cuidado do próprio paciente ou da enfermagem e reduzindo as contraturas espásticas, muito dolorosas e que prejudicam os resultados funcionais gerais. Do mesmo modo, quando os agentes antiespasmódicos são utilizados para reduzir o espasmo muscular após tensões musculares ou choque traumático da raiz do nervo, eles complementam as intervenções não farmacológicas, as quais consistem em termoterapia, eletroterapia, terapia manual e tratamento baseado em análise biomecânica. Em geral, o paciente se beneficia com o alívio da dor e melhora do quadro funcional. Estes fármacos não possuem atividade anti-inflamatória, devendo ser usados com outros medicamentos para obter tal efeito. Outras terapias devem ser implementadas para minimizar a lesão muscular.

RELEVÂNCIA CLÍNICA PARA A REABILITAÇÃO

Reações adversas a fármacos

- Fraqueza muscular generalizada
- Redução do tônus muscular
- Sedação
- Vertigem
- Ataxia

Efeitos que interferem na reabilitação

- Problemas do controle motor
- Declínio funcional nas atividades diárias
- Vigília reduzida
- Fraqueza
- Tolerância e dependência física (não associadas a todos os tipos de relaxante do músculo esquelético)

Possíveis soluções para a terapia

- Agendar a fisioterapia na hora do dia quando os efeitos sedativos são menos marcantes.
- Discutir com o médico as implicações da fraqueza generalizada, já que afeta os resultados funcionais.
- No caso dos pacientes com espasticidade causada por lesão neurológica, usar fisioterapia intensiva a fim de promover o controle motor fisiológico normal para o tônus espástico utilizado anteriormente.
- No caso dos pacientes com espasmo muscular, usar fisioterapia intensiva para melhorar: força muscular, postura e flexibilidade, incluindo mecanismos corporais adequados para reduzir a necessidade de fármacos que reduzam a incidência dos espasmos.

ESTUDO DE CASO CLÍNICO

Breve histórico: o paciente, de 54 anos, tem um diagnóstico primário de esclerose múltipla da forma remitente-recorrente (EM-RR), feito há aproximadamente 12 anos. Vive em casa com sua esposa e filhos adolescentes. Sua principal forma de deslocamento é por meio de uma cadeira de rodas elétrica, entretanto afirma que gostaria de ficar em pé e andar mais se possível. Autônomo, trabalha aproximadamente 30 h por semana.

Quadro médico atual e terapia medicamentosa: o homem em questão encontra-se um pouco acima do peso, estando seus níveis de colesterol e glicose no sangue dentro dos valores normais. Não tem histórico de doença cardíaca nem de outras doenças e atualmente está usando baclofeno e tizanidina para a espasticidade bilateral das extremidades inferiores.

Cenário da reabilitação: o paciente foi encaminhado à fisioterapia para avaliação sobre o uso de andador durante a caminhada. Ao ser examinado, mostrou movimento limitado e atividade volitiva das suas extremidades inferiores, mas sua força nas extremidades superiores estava normal. Tinha força funcional significativa e era capaz de se levantar bem como sair do veículo. Inicialmente ajustou-se com ortótica sob medida para o tornozelo e pés, tendo começado o programa de reeducação neuromuscular para melhorar sua caminhada.

Problema e opções clínicas: este paciente apresentava forte espasticidade causada por lesão neurológica nas suas extremidades inferiores. Tinha espasticidade significativa das extremidades inferiores com as transferências e qualquer atividade com peso. A espasticidade limitava a sua capacidade de ganhar força e melhorar suas habilidades funcionais. A dose de baclofeno foi aumentada até a dose máxima tolerada junto com leve aumento na dose de tizanidina.

Era evidente que, após o aumento da dose dos seus medicamentos orais, o paciente apresentava fraqueza significativa nas extremidades superiores. Agora tinha dificuldade de entrar e sair do carro, bem como andar. Embora sua espasticidade estivesse bem controlada, o tratamento comprometia sua habilidade funcional. O paciente, o médico e a equipe de reabilitação decidiram que uma bomba de baclofeno poderia controlar a sua espasticidade sem reduzir a força das extremidades superiores. Assim, o paciente recebeu uma bomba de baclofeno e, após se recuperar da cirurgia e titular a dose do baclofeno intratecal, retornou à terapia. Sentia-se bem com seu sistema de liberação do fármaco e apresentou melhora na sua capacidade de caminhar.

APRESENTAÇÕES DISPONÍVEIS

Relaxantes musculares (espasmolíticos)

Baclofeno
Oral: comprimidos de 10 e 20 mg
Intratecal: 0,05; 0,5; 2 mg/mℓ

Carisoprodol
Oral: comprimidos de 350 mg

Ciclobenzapina
Oral: comprimidos de 10 mg

Clorfenesina
Oral: comprimidos de 400 mg

Clorzoxazona
Oral: comprimidos de 250 e 500 mg; tabletes

Dantroleno
Oral: cápsulas de 25; 50; 100 mg
Parenteral: 20 mg por frasco de pó para reconstituir para injeção

Diazepam
Oral: comprimidos de 2; 5; 10 mg; solução de 5 mg/5 mℓ e 5 mg/mℓ
Parenteral: 5 mg/mℓ para injeção

Gabapentina
Oral: cápsulas de 100; 300; 400 mg; comprimidos de 600 e 800 mg
Nota: este fármaco é indicado para uso apenas na epilepsia e neuralgia pós-herpética.

Metaxalona
Oral: comprimidos de 400 mg

Metocarbamol
Oral: comprimidos de 500 e 750 mg
Parenteral: 100 mg/mℓ para injeção intramuscular e intravenosa

Orfenadrina
Oral: comprimidos de 100 mg; comprimidos de liberação controlada de 100 mg
Parenteral: 30 mg/mℓ para injeção intramuscular e intravenosa

Riluzol
Oral: comprimidos de 50 mg
Nota: este fármaco é indicado apenas para uso na esclerose lateral amiotrófica.

Toxina botulínica tipo A
Parenteral: pó para solução, 100 unidades/frasco

Toxina botulínica tipo B
Parenteral: 5.000 unidades/mℓ para injeção

Tizanidina
Oral: comprimidos de 4 mg

REFERÊNCIAS

Addolorato G, et al.: Ability of baclofen in reducing alcohol craving and intake: II. Preliminary clinical evidence. *Alcohol Clin Exp Res* 2000;24:67.

Cutter NC, et al.: Gabapentin effect on spasticity in multiple sclerosis: A placebo-controlled, randomized trial. *Arch Phys Med Rehabil* 2000;81:164.

Davidoff RA: Antispasticity drugs: Mechanisms of action. *Ann Neurol* 1985;17:107.

Gracies JM, et al.: Traditional pharmacological treatments for spasticity. Part II: General and regional treatments. *Muscle Nerve Suppl* 1997;6:S92.

Groves L, et al.: Tizanidine treatment of spasticity: A meta-analysis of controlled, double-blind, comparative studies with baclofen and diazepam. *Adv Ther* 1998;15:241.

Hunskaar S, Donnell D: Clinical and pharmacological review of the efficacy of orphenadrine and its combination with paracetamol in painful conditions. *J Int Med Res* 1991;19:71.

Koman LA, et al.: Botulinum toxin type A neuromuscular blockade in the treatment of lower extremity spasticity in cerebral palsy: A randomized, double-blind, placebo-controlled trial. BOTOX study group. *J Pediatr Orthop* 2000;20:108.

Lopez JR, et al.: Effects of dantrolene on myoplasmic free [Ca^{2+}] measured in vivo in patients susceptible to malignant hyperthermia. *Anesthesiology* 1992;76:711.

Pierson SH, et al.: Botulinum toxin in the treatment of spasticity: Functional implications and patient selection. *Arch Phys Med Rehab* 1996;77:717.

Simpson DM, et al.: Botulinum toxin type A in the treatment of upper extremity spasticity: A randomized, double-blind, placebo-controlled trial. *Neurology* 1996;46:1306.

Stanko JR: Review of oral skeletal muscle relaxants for the craniomandibular disorder (CMD) practioner. *Cranio* 1990;8:234.

Wagstaff AJ, Bryson HM: Tizanidine: A review of its pharmacology, clinical efficacy and tolerability in the management of spasticity associated with cerebral and spinal disorders. *Drugs* 1997;53:435.

Young RR (ed): Symposium: Role of tizanidine in the treatment of spasticity. *Neurology* 1994;44(Suppl 9):1. [Entire issue.]

Young RR, Wiegner AW: Spasticity. *Clin Orthop* 1987;219:50.

34

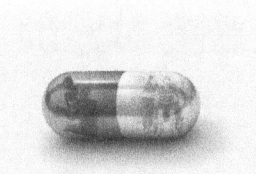

Fármacos que Afetam o Metabolismo dos Eicosanoides, Fármacos Modificadores da Doença e Fármacos Antirreumáticos Usados na Gota

Os eicosanoides são ácidos graxos de 20 carbonos (eicosa significa 20), encontrados em vários tecidos do corpo. Estes compostos são muito importantes em múltiplas respostas fisiológicas, como a proteção da mucosa gástrica e controle da resistência em vários leitos vasculares, sendo também significativos mediadores de dor e inflamação. Assim, os agonistas e antagonistas dos eicosanoides são importantes, porém os antagonistas são mais comumente usados na prática clínica.

Inflamação e dor são manifestações comuns nas doenças reumáticas, sendo os antagonistas dos eicosanoides abundantemente prescritos para reduzir os sintomas destas doenças. Outros fármacos modificam as respostas imunológicas celulares e humorais em algumas doenças reumáticas autoimunes, sendo classificados como fármacos modificadores das doenças reumáticas (DMARD).

A gota é uma doença resultante da cristalização de um metabólito do ácido nucleico — o ácido úrico — no organismo, a qual provoca inflamação e dor nas articulações. Os pacientes com gota são tratados com fármacos anti-inflamatórios que reduzem a formação de tais metabólitos ou aumentam sua excreção. As classes de fármacos discutidas neste capítulo são revisadas na Fig. 34.1.

METABOLISMO DOS EICOSANOIDES

Os eicosanoides são um importante grupo de derivados dos ácidos graxos endógenos, produzidos a partir do ácido araquidônico, um componente normal das membranas celulares.

Síntese

Os eicosanoides são sintetizados como resposta a vários estímulos (p. ex., lesão fisiológica, reações imunológicas), os quais ativam as fosfolipases na membrana celular ou no citoplasma, sendo o ácido araquidônico liberado a partir dos fosfolipídios da membrana (Fig. 34.2). Tal ácido é metabolizado por um mecanismo entre vários existentes. O metabolismo dos produtos de cadeia plana é feito pela *lipo-oxigenase* (LOX), levando à produção dos **leucotrienos** (LT). Por outro lado, a ciclização pela enzima *ciclo-oxigenase* (COX) resulta na produção de três importantes subgrupos: **prostaciclina** (PGI), **prostaglandinas** (PG) e **tromboxano** (TX). Existem várias séries para os principais subgrupos ciclizados com base em diferentes substitutos (indicados pelas letras A, B, etc.) e números de ligações duplas (indicados por um número subscrito) na molécula.

A enzima COX possui pelo menos duas formas. A COX-1 é encontrada em vários tecidos; as prostaglandinas produzidas nestes tecidos pela COX-1 são importantes para vários processos fisiológicos normais (especialmente a função gastrintestinal). Por outro lado, a COX-2 é expressa principalmente pelos linfócitos ativados, células polimorfonucleares (PMN) e outras células inflamatórias. Os resultados destas ações têm um importante papel na lesão do tecido (p. ex., inflamação). Foi levantada a hipótese da existência de uma terceira forma da enzima, COX-3, não sendo conclusivos os dados sobre a importância desta enzima nos humanos em relação a outros animais. O TX é sintetizado principalmente nas plaquetas pela COX-1, e a prostaciclina

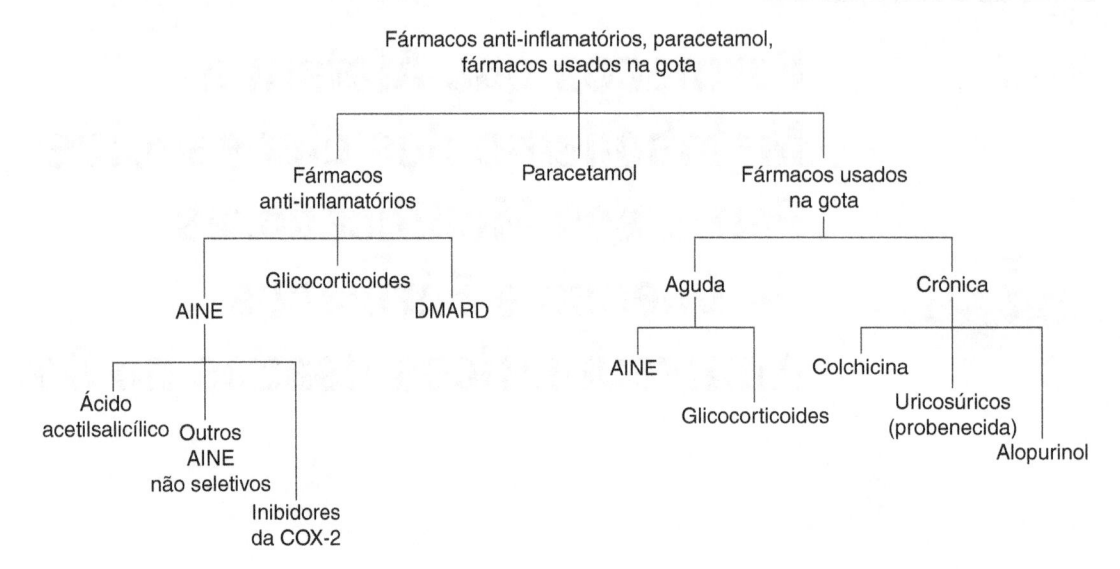

Figura 34.1 Classes de fármacos usados no tratamento de inflamação e dor associadas. Os fármacos anti-inflamatórios são divididos em fármacos anti-inflamatórios não esteroides (AINE), glicocorticoides e fármacos modificadores das doenças reumáticas (DMARD). Os AINE são divididos com base no seu mecanismo de ação. O paracetamol é único da sua classe por causa do seu mecanismo de ação. Os fármacos usados no tratamento da gota são classificados como terapias agudas ou crônicas. Na fase aguda, os AINE e glicocorticoides são usados para reduzir a inflamação e dor associadas. Na fase crônica, os fármacos são classificados conforme a inibição da função celular no processo inflamatório (colchicina), aumento da excreção do ácido úrico (uricosúricos) ou da inibição da formação do ácido úrico (alopurinol).

sintetizada nas células endoteliais dos vasos pela COX-2. Os eicosanoides naturais possuem meias-vidas curtas (segundos a minutos), sendo inativos quando administrados oralmente.

Mecanismo de ação e efeitos fisiológicos

A maioria dos efeitos dos eicosanoides surge com a ativação dos receptores da superfície da célula acoplados pelas proteínas B à adenililciclase, produzindo o segundo mensageiro monofosfato de adenosina cíclico (cAMP) ou a cascata do fosfatidilinositol, produzindo os segundos mensageiros 1,4,5-trifosfato de inositol (IP_3) e diacilglicerol (DAG).

Os eicosanoides produzem uma grande variedade de efeitos fisiológicos no músculo liso, plaquetas, sistema nervoso central (SNC) e outros tecidos. Alguns dos efeitos mais importantes estão resumidos no Quadro 34.1. A $PGF_{2\alpha}$ exógena reduz a pressão intraocular, mas não se sabe se é um efeito fisiológico da substância endógena. A PGE_1 e seus derivados possuem importantes efeitos protetores na mucosa gástrica. Este mecanismo pode consistir no aumento da secreção de bicarbonato e muco, redução da secreção de ácido, ou ambos os efeitos. A PGE_1, PGE_2 e PGI_2 podem ter papéis importantes como vasodilatadores endógenos. Parece que a PGE_2 é o vasodilatador natural que mantém a potência do duto arterial durante o desenvolvimento fetal. A PGI_2

Quadro 34.1 Efeitos de alguns eicosanoides importantes

Efeito	PGE_2	$PGF_{2\alpha}$	PGI_2	TXA_2	LTB_4	LTC_4	LTD_4
Tônus vascular	↓	↑ ou ↓	↓↓	↑↑↑	?	↑ ou ↓	↑ ou ↓
Tônus brônquico	↓↓	↑	↓	↑↑↑	?	↑↑↑	↑↑↑↑
Tônus uterino	↑↑	↑↑↑	↓	↑↑	?	?	?
Agregação plaquetária	↑ ou ↓	?	↓↓↓	↑↑↑	?	?	?
Quimiotaxia dos leucócitos	?	?	?	?	↑↑↑↑	?	?

PG, prostaglandina; TX, tromboxano; LT, leucotrieno; ?, efeito desconhecido.

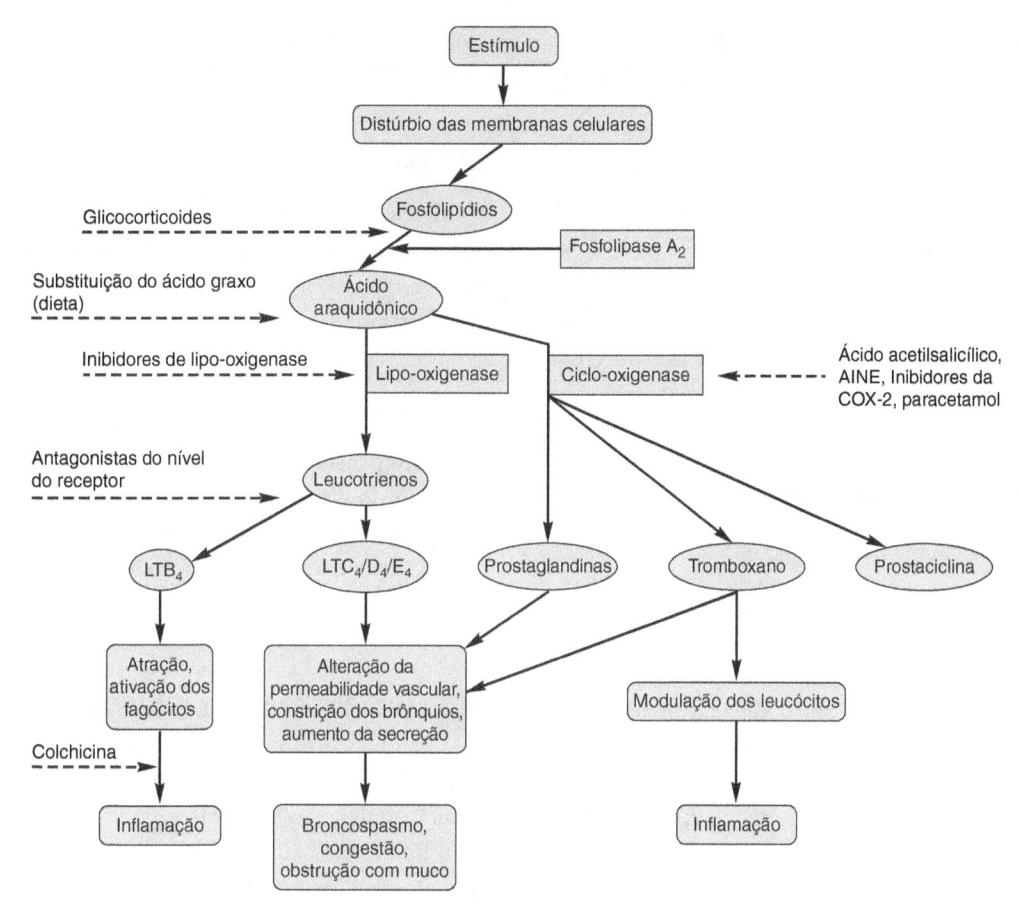

Figura 34.2 Esquema dos mediadores da inflamação derivados do ácido araquidônico através das vias da ciclo-oxigenase (COX) ou lipo-oxigenase (LOX). Os sítios de inibição da ação estão apresentados com setas pontilhadas. O ácido acetilsalicílico e AINE não seletivos inibem, em diferentes níveis, todas as isoenzimas da COX. Os inibidores da COX-2 inibem preferencialmente a COX-2. O paracetamol inibe a isoenzima da COX no SNC. A via de a lipo-oxigenase pode ser inibida no nível enzimático ou receptor. A substituição do ácido graxo da dieta — por exemplo, com ácido eicosapentaenoico — resulta em eicosanoides menos potentes.

é produzida em resposta a um aumento do estresse do cisalhamento da parede nas células endoteliais vasculares. A PGE_1 e PGE_2 também relaxam a musculatura lisa não vascular. A PGE_2 e $PGF_{2\alpha}$ são liberadas em grandes quantidades do endométrio durante a menstruação, podendo ter importância no trabalho de parto. Parece que a PGE_2 também está envolvida nas alterações fisiológicas da cérvix na hora do parto. A $PGF_{2\alpha}$ e o TXA_2 são produtos eicosanoides da cascata da COX diretamente envolvidos nos processos patológicos. A dismenorreia está associada a contrações uterinas induzidas pelas prostaglandinas, especialmente a $PGF_{2\alpha}$. A agregação plaquetária é ativada pelo TXA_2.

Os produtos eicosanoides envolvidos nos processos patológicos da cascata da LOX são os leucotrienos LCT_4 e LTD_4, que compõem um importante mediador da broncoconstrição, a *substância de reação lenta da anafilaxia* (SRS-A). O leucotrieno LTB_4 é um fator quimiotático, sendo também importante no processo inflamatório. Estes metabólitos da LOX são mediadores da disfunção na asma e em outras doenças pulmonares, como discutido no Cap. 35.

Inflamação e dor

A inflamação é manifestação comum inespecífica de várias doenças, podendo ser aguda ou crônica, e as formas agudas e crônicas podem ocorrer independente ou simultaneamente. As principais manifestações iniciais da inflamação são a vasodilatação com subsequente vermelhidão (*rubor*) e calor na área, inchaço (*tumor*) e *dor*.

A inflamação também inclui a ativação e proliferação do sistema imunológico. As respostas imunológicas são reguladas em parte pelas citocinas (Cap. 32) e em parte pelos eicosanoides. A inflamação e a resposta imunológica podem ser benéficas para o hospedeiro se induzirem a fagocitose ou a neutralização do organismo invasor. Por outro lado, estes processos poderão ser prejudiciais se causarem inflamação crônica sem solução dos processos danosos envolvidos.

A dor associada à inflação também é mediada em parte pelos eicosanoides nos tecidos periféricos nos sítios de inflamação e dentro do SNC. Nos tecidos periféricos, a PGE_1 e PGE_2 sensibilizam as terminações nervosas nociceptoras ao produzirem estímulos dolorosos. No sistema nervoso central, os metabólitos da COX e LOX, PGE_2 e LTB_4 podem modular a transmissão nociceptora.

AGONISTAS DOS EICOSANOIDES

Usos clínicos

Obstetrícia

A PGE_2 e $PGF_{2\alpha}$ estão envolvidas na contração do útero. A PGE_2 (**dinoprostona**) foi aprovada para amadurecer a cérvix a termo antes de induzir ao trabalho de parto com ocitocina (Cap. 22). A PGE_2 e $PGF_{2\alpha}$ são usadas como abortivos no segundo trimestre da gravidez. Embora sejam eficazes na indução do trabalho de parto a termo, produzem mais efeitos adversos (náuseas, vômitos, diarreia) que a ocitocina, usada para este caso. Na Europa e, mais recentemente, nos EUA o análogo da PGE_1 (**misoprostol**) vem sendo usado com o antagonista da progesterona, **mifepristona** (RU-486), como uma combinação abortiva eficaz e segura (Cap. 22).

Pediatria

A PGE_1 (**alprostadil**) é administrada como infusão para manter a patência do duto arterioso em bebês que apresentam transposição dos grandes vasos, até que a cirurgia para correção possa ser realizada.

Hipertensão pulmonar e diálise

A PGI_2 (**epoprostenol**) foi aprovada para uso na hipertensão pulmonar grave e para evitar a agregação plaquetária nas máquinas usadas na diálise.

Disfunção gastrintestinal

A úlcera péptica é um efeito adverso comum associado ao uso dos AINE. O misoprostol está aprovado nos EUA para a prevenção de úlceras pépticas em pacientes que precisam de altas doses de AINEs para artrite e que possuem histórico de úlceras gástricas associado a este uso.

Urologia

O alprostadil (PGE_1) é usado no tratamento da impotência. As apresentações estão disponíveis como injeções para o tecido peniano assim como minissupositório intrauretral.

Oftalmologia

O **latanoprosta**, um derivado da $PGF_{2\alpha}$, é usado no tratamento do glaucoma. O **bimatoprosta**, **travoprosta** e **unoprostona** são fármacos novos indicados para o glaucoma; reduzem a pressão intraocular por aumentar a saída do humor aquoso.

ANTAGONISTAS DOS EICOSANOIDES

Estes fármacos reduzem os efeitos dos eicosanoides, principalmente ao bloquear as atividades enzimáticas da fosfolipase A_2, COX ou LOX (Fig. 34.2). Alguns fármacos diminuem os efeitos fisiológicos dos eicosanoides por inibir a ligação dos eicosanoides nos receptores de LT. O ácido acetilsalicílico, AINE (incluindo os inibidores da COX-2) e paracetamol são usados para inibir a formação dos eicosanoides ao sustar a atividade da COX. Os glicocorticoides inibem a formação de todos os eicosanoides através de vários mecanismos, como a inibição da atividade da fosfolipase A_2. Os glicocorticoides são discutidos no Cap. 23, sendo o seu uso revisado nas doenças reumáticas no final deste capítulo. Os inibidores da atividade da LOX ou dos receptores de LT são utilizados no tratamento da disfunção pulmonar, sendo discutidos no Cap. 35.

Ácido acetilsalicílico e AINE não seletivos

O ácido acetilsalicílico é o protótipo dos salicilatos. Outros AINE "tradicionais" não seletivos (ibuprofeno, indometacina e muitos outros) apresentam diferentes potência e duração de ação (Quadro 34.2).

Mecanismo de ação

O ácido acetilsalicílico e AINE não seletivos mais antigos inibem todas as formas da COX, levando à redução

Quadro 34.2 Propriedades do ácido acetilsalicílico e alguns fármacos anti-inflamatórios não esteroides

Fármacos	Meia-vida (h)	Excreção urinária do fármaco inalterado (%)
Ácido acetilsalicílico	0,25	< 2
Salicilato[1,2]	2 a 19	2 a 30
Celecoxibe	11	27[3]
Diclofenaco	1,1	< 1
Diflunisal	13	3 a 9
Etodolaco	6,5	< 1
Fenoprofeno	2,5	30
Flurbiprofeno	3,8	< 1
Ibuprofeno	2	< 1
Indometacina	4 a 5	16
Cetoprofeno	1,8	< 1
Cetorolaco[4]	4 a 10	58
Meclofenamato	3	2 a 4
Meloxicam	20	Dados não encontrados
Nabumetona[5]	26[6]	1
Naproxeno	14	< 1
Oxaprozina	58[6]	1 a 4
Piroxicam	57[6]	4 a 10
Sulindaco	8	7
Tolmetina	1	7

[1] O principal metabólito anti-inflamatório do ácido acetilsalicílico.
[2] O salicilato é administrado geralmente na forma de ácido acetilsalicílico.
[3] Excreção urinária total, incluindo os metabólitos.
[4] Recomendado apenas para o tratamento da dor aguda (p. ex., cirúrgica).
[5] A nabumetona é um pró-fármaco; a meia-vida e excreção urinária são do seu metabólito ativo.
[6] Uma dose única diária é suficiente por causa da sua longa meia-vida.

da síntese de prostaglandinas, prostaciclina e tromboxano no corpo. A síntese das prostaglandinas necessárias à homeostasia é interrompida assim como a liberação das prostaglandinas envolvidas no processo inflamatório. A principal diferença entre o mecanismo de ação do ácido acetilsalicílico e os dos outros AINE é que o ácido acetilsalicílico acetila e inibe *irreversivelmente* a COX, e os outros AINE inibem *reversivelmente* a COX. O salicilato é um metabólito do ácido acetilsalicílico.

Farmacocinética

A farmacocinética destes fármacos e as doses anti-inflamatórias recomendadas estão listadas no Quadro 34.2. ÁCIDO ACETILSALICÍLICO. É rapidamente absorvido e hidrolisado no sangue e tecidos em acetato e ácido salicílico. Sua meia-vida é de 0,25 h. O salicilato é um inibidor reversível não seletivo da COX. A eliminação do salicilato é de primeira ordem em baixas doses, com meia-vida de 3 a 5 h. Em doses elevadas (anti-inflamatório), a meia-vida aumenta para 15 h ou mais, sendo a eliminação de ordem zero. A excreção é feita pelos rins.

OUTROS AINE NÃO SELETIVOS. Os outros AINE são bem absorvidos após a administração oral. O **ibuprofeno** tem meia-vida em torno de 2 h e é relativamente seguro, sendo o mais barato entre os AINE antigos e não seletivos. O **naproxeno** é similar, com meia-vida em torno de 12 h. A **indometacina** constitui-se em um AINE potente com maior toxicidade. A **oxaprozina** e **piroxicam** são importantes por causa da sua longa meia-vida (> 50 h), o que permite administração menos frequente.

Efeitos fisiológicos

Os inibidores da COX reduzem os sintomas da inflamação (por seu efeito *anti-inflamatório*), embora não tenham efeito sobre a lesão do tecido ou reações imunológicas envolvidas. A síntese das prostaglandinas no SNC é estimulada pelos pirogênios. Os AINE suprimem a síntese das prostaglandinas no SNC, reduzindo a febre (efeito *antipirético*). O mecanismo de alívio da dor (efeito *analgésico*) destes agentes é pouco compreendido. A ativação dos nociceptores periféricos pode ser diminuída como resultado da menor produção das prostaglandinas no tecido lesionado. Além disso, o mecanismo da COX no SNC que provoca analgesia é acionado. Ibuprofeno e naproxeno possuem eficácia anti-inflamatória e analgésica moderada. Os outros AINE, como a indometacina, possuem maior eficácia anti-inflamatória, tendo o **cetorolaco** maior eficácia analgésica. O ácido acetilsalicílico e AINE não seletivos apresentam ação antiplaquetária (efeito *antitrombótico*). A ação antiplaquetária prolongada do ácido acetilsalicílico, comparado com outros AINE não seletivos, é oriunda da inibição irreversível da COX-1 nas plaquetas. Assim, a inibição da síntese do TX pelo ácido acetilsalicílico é essencialmente permanente nas plaquetas porque elas perdem o maquinário para a nova síntese pela COX-1. Por outro lado, a inibição da COX-2 e a síntese da prostaciclina mediada pelo ácido acetilsalicílico no endotélio vascular são temporárias porque estas células podem sintetizar mais COX-2. A ação irreversível do ácido acetilsalicílico nas plaquetas é responsável pela sua ação antiplaquetária mais longa em relação aos outros AINE. O ácido acetilsalicílico e os outros AINE não seletivos também interferem nas funções homeostáticas das prostaglandinas, reduzindo a citoproteção mediada pelas prostaglandinas no trato gastrintestinal e na autorregulação da função renal.

Usos clínicos

O ácido acetilsalicílico e AINE não seletivos possuem quatro principais efeitos terapêuticos: anti-inflamatório, analgésico, antipirético e antitrombótico. O ácido acetilsalicílico possui três faixas de dose terapêutica ideais: a faixa menor (< 300 mg/dia) é eficaz em reduzir a agregação plaquetária; as doses intermediárias (600 a 650 mg/dia) possuem efeitos antipiréticos e analgésicos; e as doses maiores (45 mg/kg/dia em doses fracionadas) são utilizadas para combater a inflamação. Tais fármacos são usados para tratar a dor suave a moderada, como a dor musculoesquelética associada às artropatias inflamatórias (artrite reumatoide, gota e outras) assim como a dor associada à osteoartrite e lesões por excesso nos músculos esqueléticos. O uso destes fármacos para o tratamento da dor associada à osteoartrite e a lesões no músculo esquelético causadas por esforço excessivo excede a utilização para artropatias de origem inflamatória. O emprego frequente destes fármacos na osteoartrite e lesões por esforço repetitivo resulta de sua disponibilidade como medicamentos isentos de prescrição.

O ácido acetilsalicílico e alguns AINE também são usados para tratar quadros não relacionados com os músculos esqueléticos, como dismenorreia, dor de dente e dor de cabeça. Para o tratamento da dor grave, estes fármacos são combinados com analgésicos opioides (Cap. 20). Em bebês com patência do duto arterioso, o fechamento desse duto em um bebê normal pode, sob outros aspectos, ser acelerado com um AINE, como a indometacina ou ibuprofeno. Graças à inibição irreversível da COX e de seus efeitos na função plaquetária, o ácido acetilsalicílico é o fármaco antitrombótico ideal para reduzir o risco de oclusão coronariana e infartos (Cap. 11). O uso prolongado dos AINE também reduz o risco de câncer de cólon.

O cetorolaco é usado principalmente como analgésico sistêmico e não como um fármaco anti-inflamatório (embora tenha propriedades típicas de AINE não seletivo).

Efeitos adversos

ÁCIDO ACETILSALICÍLICO. O efeito adverso mais comum da terapia com as doses anti-inflamatórias do ácido acetilsalicílico é o distúrbio gastrintestinal. O uso crônico pode causar úlcera gástrica, sangramento do trato gastrintestinal superior e efeitos renais, como necrose tubular aguda e nefrite intersticial. O referido ácido aumenta o tempo de sangramento por causa do seu efeito antiplaquetário. Quando a síntese das prostaglandinas é inibida com pequenas doses do ácido acetilsalicílico, as pessoas que apresentam hipersensibilidade a este fármaco podem experimentar crises de asma. A pesquisa sugere que alguns casos de alergia resultam do desvio do ácido araquidônico para a via dos leucotrienos quando a via das prostaglandinas catalisadas pela ciclo-oxigenase é bloqueada. O aumento resultante na síntese dos leucotrienos provoca a broncoconstrição típica da alergia ao ácido acetilsalicílico. Por motivos desconhecidos, esta forma de alergia é mais comum em pessoas com pólipos nasais. Tal tipo de hipersensibilidade impede o tratamento com qualquer AINE.

Zumbido, tontura, hiperventilação e alcalose respiratória são observados com as doses maiores do ácido acetilsalicílico. Em doses muito elevadas, o fármaco provoca acidose metabólica, desidratação, hipertermia, colapso, coma e morte. Crianças com infecções virais possuem maior risco de desenvolver a síndrome de Reye (degeneração hepática gordurosa com encefalopatia) se receberem o ácido acetilsalicílico.

A administração simultânea de AINE não seletivos pode reduzir a inibição plaquetária irreversível induzida pelo ácido acetilsalicílico, o que ocorre porque estes fármacos competem pela COX-1 nas plaquetas. A ligação reversível do AINE à COX-1 evita que o ácido acetilsalicílico se ligue e iniba irreversivelmente a enzima. Para evitar esta interação entre o ácido acetilsalicílico e outros AINE, a recomendação é tomar o ácido acetilsalicílico, para obter seu efeito antiplaquetário, pelo menos 1 h antes de tomar outro AINE não seletivo.

OUTROS AINE NÃO SELETIVOS. Como o ácido acetilsalicílico, estes agentes provocam forte desconforto gastrintestinal, mas a incidência é menor. Existe risco de lesão renal com qualquer AINE, especialmente em pacientes com doença renal preexistente. Como estes fármacos são eliminados pelos rins, a lesão renal leva a concentrações séricas mais elevadas e mais tóxicas. O uso do cetorolaco parenteral deve ser restrito a 72 h, por causa do risco de lesões gastrintestinal e renal com a administração prolongada. Foram observadas graves reações hematológicas com indometacina. Em 2005, o Food and Drug Administration (FDA) exigiu que todas as prescrições dos AINE contivessem uma advertência sobre o risco maior de eventos cardiovasculares adversos graves associados a estes fármacos. Contudo, este aviso não é necessário para os fármacos vendidos sem prescrição, pois suas doses são menores.

Inibidores da COX-2

O **celecoxibe**, **rofecoxibe** e **valdecoxibe** são membros da classe dos inibidores seletivos da COX-2. Teoricamente, os inibidores seletivos da COX-2 possuem menos efeito nas prostaglandinas envolvidas nas funções homeostáticas, particularmente as prostaglandinas no trato gastrintestinal. Estes fármacos possuem efeitos analgésicos, antipiréticos e anti-inflamatórios semelhantes aos dos AINE não seletivos. O celecoxibe é o único inibidor da COX-2 disponível atualmente nos EUA (Quadro 34.2), por causa dos riscos cardiovasculares relatados sobre o rofecoxibe (ver adiante em toxicidade).

Uso clínico

Os inibidores da COX-2 são usados principalmente em distúrbios inflamatórios. Os AINE não seletivos e fármacos seletivos para a COX-2 também reduzem a formação de pólipos no cólon de pacientes com polipose adenomatosa familiar primária.

Efeitos adversos

Os inibidores seletivos da COX-2 possuem menor risco de efeitos gastrintestinais, como úlceras gástricas e grave sangramento gastrintestinal, não sendo recomendados aos pacientes com disfunção renal porque a COX-2 é constitutivamente ativa no rim. O celecoxibe é uma sulfonamida, podendo provocar reação de hipersensibilidade em pacientes alérgicos a outras sulfonamidas. Diferente dos inibidores não seletivos da COX (ácido acetilsalicílico e AINE não seletivos), os inibidores da COX-2 não reduzem a agregação plaquetária nem possuem atividade antitrombótica. Assim, os inibidores da COX-2 não protegem os pacientes com alto risco de infarto do miocárdio ou acidente vascular encefálico. Investigações clínicas documentaram um maior risco de eventos cardiovasculares adversos em pacientes que usam alguns inibidores da COX-2. Contudo, este risco não é igual entre todos os inibidores da COX-2, tendo levado à retirada de dois fármacos deste grupo (rofecoxibe e valdecoxibe) do mercado nos EUA pelos seus fabricantes.

Seletividade da inibição da COX

A inibição da COX-1, comparada com a da COX-2 pelo ácido acetilsalicílico, AINE não seletivos e inibidores da COX-2, é relativa e varia conforme o fármaco. A seletividade do celecoxibe para inibir a COX-2 é de 10 a 20 vezes maior que a COX-1. Meloxicam e etodolaco estão incluídos nos AINE não seletivos neste capítulo, mas possuem seletividade ligeiramente maior para a COX-2 comparada com a COX-1. Diferentemente, vários AINE não seletivos inibem a COX-1 e COX-2 na mesma proporção (diclofenaco, flubiprofeno, ibuprofeno, indometacina, cetoprofeno, meclofenamato, piroxicam, tenoxicam e tolmetina).

Paracetamol

Não se enquadra em nenhuma das classificações apresentadas aqui, estando disponível nos EUA sem prescrição. A fenacetina é um pró-fármaco tóxico metabolizado em paracetamol e ainda disponível em alguns países.

Mecanismo de ação e efeitos fisiológicos

O paracetamol é um agente analgésico e antipirético sem efeito anti-inflamatório ou antitrombótico. O mecanismo da ação analgésica do paracetamol não é claro. O fármaco é um inibidor fraco da COX-1 e COX-2 nos tecidos periféricos, o que justifica a ausência de efeito anti-inflamatório. Algumas evidências sugerem que o paracetamol inibe a isoenzima da COX presente no SNC, responsável pelas suas propriedades analgésicas e antipiréticas.

Farmacocinética e uso clínico

O paracetamol é eficaz para as mesmas indicações da dose intermediária do ácido acetilsalicílico, sendo, por isso, útil como um substituto do ácido acetilsalicílico, especialmente em crianças com infecções virais e pessoas com qualquer tipo de intolerância ao ácido acetilsalicílico. O paracetamol é bem absorvido por via oral e metabolizado pelo fígado. A meia-vida é de 2 a 3 h em pessoas com função hepática normal, sua meia-vida não é afetada por doença renal.

Efeitos adversos

Em doses terapêuticas, o paracetamol é pouco tóxico para a maioria das pessoas. Entretanto, no caso de *overdose* ou pacientes com grave comprometimento hepático, o fármaco constitui perigosa hepatotoxina. O mecanismo de toxicidade exige a oxidação em intermediários citotóxicos pelas enzimas da fase I do citocromo P450, o que ocorre na ausência de substratos às reações de conjugação da fase II (acetato e glicuronídio) (Cap. 3). As pessoas que ingerem regularmente três ou mais doses de bebidas alcoólicas diariamente possuem maior risco de hepatotoxicidade induzida pelo paracetamol (Caps. 3 e 21).

DOENÇAS ASSOCIADAS À ARTRITE

Artrite significa qualquer tipo de inflamação e lesão em uma articulação. O termo é usado para mais de 100 doenças reumáticas, simplificando excessivamente a natureza de vários processos patológicos. A **doença reumática** descreve um processo patológico associado a tecidos conectivos, músculos, *bursas* e ligamentos. A etiologia da artrite e dos distúrbios musculoesqueléticos pode ser classificada em três categorias: as associadas aos distúrbios do sistema imunológico, aquelas em que ocorre a degeneração das articulações e as relacionadas com distúrbios metabólicos e depósito de cristais nas articulações.

A inflamação crônica autoimune é o mecanismo fundamental da lesão do tecido em várias doenças idiopáticas (p. ex., artrite reumatoide, espondilite anquilosante, lúpus eritematoso sistêmico). As artropatias também estão associadas a complexos imunológicos infecciosos. Na **artrite reumatoide**, os principais sítios de lesão são as **articulações diartrodiais**. Por outro lado, na **espondilite anquilosante**, as ligações de tendões e ligamentos nos ossos são os sítios da inflamação crônica. No **lúpus eritematoso sistêmico**, vários tecidos (pele, articulações e rins) constituem sítios potenciais de inflamação e lesão. Nas artropatias infecciosas, a inflamação é o resultado da resposta imunológica quando os agentes infecciosos estão concentrados nos tecidos conectivos. O desenvolvimento e os papéis das respostas imunológicas mediadas por células ou humorais nestes processos estão discutidos no Cap. 32.

A sobrecarga mecânica das articulações leva à perda de cartilagem hialina e deformação óssea nas articulações afetadas. Do ponto de vista clínico, este processo é descrito como **osteoartrite**; conhecido também como doença articular degenerativa, a doença artrítica de maior prevalência. As causas da osteoartrite são traumatismo ou infecção na articulação afetada, obesidade e predisposição genética, mas alguns casos apresentam etiologia desconhecida. A osteoartrite é a principal causa de morbidade na população de idosos e crescente causa de morbidade também na população de jovens obesos.

A **gota** é tipificada como uma disfunção metabólica com artrite, um componente resultante da inflamação da articulação sinovial causada pelo acúmulo de cristais; está associada à produção excessiva ou à eliminação reduzida do ácido úrico. As concentrações do ácido úrico aumentam nos fluidos corporais, levando à precipitação do cristal de urato monossódico, especialmente nos tecidos periféricos onde o fluxo sanguíneo e a temperatura corporal se mostram reduzidos. A formação de cristais nas articulações provoca uma resposta inflamatória aguda e dolorosa, que em muitos casos pode resultar em lesão na articulação.

Estratégias terapêuticas

O tratamento dos pacientes com doenças reumáticas e outras doenças articulares envolve dois objetivos principais: o primeiro é o alívio da dor, o sintoma mais evidente na maioria dos casos e a principal reclamação dos pacientes; o segundo é atrasar ou, se possível, interromper qualquer processo de lesão ao tecido.

Os fármacos anti-inflamatórios usados no tratamento das doenças artríticas estão apresentados na Fig. 34.1.

Algumas destas estratégias de tratamento envolvem inibir a formação dos eicosanoides com glicocorticoides ou AINE. A redução da inflamação com o uso de AINE e glicocorticoides leva ao alívio da dor por longos períodos. O paracetamol pode aliviar a dor associada às doenças reumáticas, mas não afeta o processo inflamatório envolvido que inicia a dor. Diferentemente, a proliferação celular e ativação dos processos imunológicos mediados por células e humorais podem ser inibidas pelos fármacos modificadores das doenças reumáticas, os quais atrasam a lesão do tecido associada à inflamação, sendo provável que afetem mais mecanismos inflamatórios dos que os AINE. Infelizmente, são mais tóxicos. Na gota, são usadas várias classes de fármacos para inibir o processo inflamatório (colchicina, AINE ou glicocorticoides). Outros fármacos são utilizados na gota para evitar a formação de ácido úrico (alopurinol) ou aumentar sua excreção (uricosúricos).

AINE e glicocorticoides

O uso de AINE no alívio da inflamação e dor associadas às doenças reumáticas já foi discutido. Os glicocorticoides (Cap. 23) inibem a liberação do ácido araquidônico pelas fosfolipases na membrana (Fig. 34.2), efeito mediado pelos receptores intracelulares dos esteroides, que, quando ativados por um esteroide adequado, aumentam a expressão de proteínas capazes de inibir a fosfolipase. Os esteroides também inibem a síntese da COX-2. É provável que estas ações sejam os principais mecanismos da importante ação anti-inflamatória dos glicocorticoides. A administração oral e injeção local podem ser usadas no tratamento da inflamação. As injeções intra-articulares utilizadas para aliviar os sintomas dolorosos da articulação mostram-se úteis e preferíveis, em vez de aumentar a dose dos fármacos. Quando foram introduzidos pela primeira vez, os glicocorticoides foram considerados a melhor resposta para tratar a artrite inflamatória por causa dos seus poderosos efeitos anti-inflamatórios. Infelizmente, a toxicidade associada ao uso crônico de glicocorticoides restringe seu uso para controlar as manifestações agudas graves e o uso prolongado de baixas doses em pacientes com doença grave não controlada por outros agentes. Por isso, os AINE assumiram um importante papel no tratamento a longo prazo da artrite.

Fármacos antirreumáticos modificadores da doença

Os fármacos antirreumáticos modificadores da doença (DMARD) são um grupo heterogêneo de agentes (Quadro 34.3), que possuem ações anti-inflamatórias nas doenças reumáticas autoimunes, sendo chamados de fármacos modificadores da doença porque alguns indícios

Quadro 34.3 Alguns fármacos antirreumáticos modificadores da doença

Fármaco	Outros usos clínicos	Toxicidade quando usado para a artrite reumatoide
Abatacepte		Aumento do risco de infecção
Clorambucila	LES e outros distúrbios autoimunes	Supressão da medula óssea, infertilidade em homens e mulheres, aumento do risco de neoplasia
Cloroquina e hidroxicloroquina	Antimalárico,[1] LES	Exantema, distúrbio gastrintestinal, ototoxicidade, miopatia, neuropatia periférica, toxicidade ocular (doses maiores)
Ciclosporina Etanercepte	Transplante de tecidos	Nefrotoxicidade, hipertensão, neuropatia periférica. Ativação de TB latente e aumento do risco de infecções, reações no local de injeção
Compostos a base de ouro Aurotiomalato, auranofina e aurotioglicose		Muitos efeitos adversos, como diarreia, dermatite, anormalidades hematológicas (como anemia aplásica)
Infliximabe	Doença inflamatória intestinal	Infecção do trato respiratório superior, ativação de TB latente
Leflunomida		Teratogenia, hepatotoxicidade, distúrbio gastrintestinal, reações de pele
Metotrexato	Antineoplásico	Náuseas, úlceras de mucosa, hematotoxicidade, teratogenicidade
Penicilamina	Agente quelante	Muitos efeitos adversos, como proteinúria, dermatite, distúrbio gastrintestinal, anormalidades hematológicas (como anemia aplásica)
Sulfassalazina	Doença inflamatória intestinal	Exantema, distúrbio gastrintestinal, vertigem, dor de cabeça, leucopenia

LES, lúpus eritematoso sistêmico; TB, tuberculose
[1] Ver o Cap. 29.

mostram que eles atrasam ou até revertem o dano à cartilagem e osso na artrite reumatoide, um efeito não observado com os AINE. Têm ação lenta porque levam de 6 semanas a 6 meses para apresentar benefícios. Os glicocorticoides podem ser considerados fármacos anti-inflamatórios com uma velocidade de ação intermediária, ou seja, mais lenta que os AINE, porém mais rápida que os DMARD.

Mecanismos de ação

Os DMARD possuem vários mecanismos de ação; contudo, o mecanismo de ação de muitos destes fármacos é desconhecido. Os fármacos usados na terapia do câncer, como o **metotrexato** e **ciclofosfamida**, agem reduzindo o número de células imunológicas disponíveis para manter a resposta inflamatória (Caps. 31 e 32). É provável que a eficácia da **ciclosporina** esteja relacionada com a sua ação imunossupressora (Cap. 32). A ação da **sulfassalazina** como fármaco antirreumático parece diferir da sua ação na colite ulcerativa (Cap. 36). Ambas, a sulfassalazina e um dos seus metabólitos, a **sulfapiridina**, podem fornecer efeitos imunomoduladores e anti-inflamatórios. Os possíveis benefícios clínicos da sulfassalazina e sulfapiridina são a inibição da formação, bem como a liberação de citocinas e anticorpos (IgA e IgM), além da supressão preferencial da função das células B em relação à das células T. **Cloroquina** e **hidroxicloroquina** podem interferir na atividade dos linfócitos T, reduzir a quimiotaxia dos leucócitos, estabilizar as membranas lisossômicas, interferir na síntese do DNA e do RNA nas células do sistema imunológico, bem como capturar os radicais livres. A **penicilamina** tem efeitos anti-inflamatórios similares aos da hidroxicloroquina. Os compostos orgânicos à base de ouro (**aurotiomalato de sódio, aurotioglicose, auranofina**) alteram a atividade dos macrófagos, células que possuem um papel central na inflamação, especialmente na inflamação da artrite reumatoide. Os compostos orgânicos à base de ouro também suprimem a atividade fagocítica dos leucócitos polimorfonucleares.

Novos DMARD foram introduzidos nos últimos anos. A **leflunomida** é um pró-fármaco rapidamente metabolizado em um composto que inibe a diidrorotato desidrogenase, uma enzima necessária para que os linfócitos ativos sintetizem as pirimidinas necessárias à síntese do RNA. Nos linfócitos, a inibição desta enzima interrompe o ciclo celular. Outros tipos de célula não são afetados no mesmo nível porque podem usar outras vias bioquímicas para sintetizar as pirimidinas.

Infliximabe e **adalimumabe** são anticorpos monoclonais que se ligam e evitam a ação do **fator de necrose tumoral-α** (FNT-α), uma citocina que tem um papel crucial na inflamação crônica em vários processos patológicos. O **etanercepte** é uma proteína de fusão recombinante que inclui dois receptores do FNT ligados à imunoglobulina; age como uma armadilha, reduzindo as ações celulares do FNT-α.

Farmacocinética e uso clínico

A sulfassalazina, hidroxicloroquina, metotrexato, ciclosporina, penicilamina e leflunomida são administrados por via oral. Os fármacos antiFNT-α devem ser administrados por injeção. O aurotiomalato de sódio e a aurotioglicose estão disponíveis para uso parenteral, e a auranofina, para administração oral. Os DMARD são usados em pacientes com várias fisiopatologias reumáticas da articulação e outras, nas quais se acredita que um componente autoimune seja importante no processo da doença. Estas doenças são artrite reumatoide, lúpus eritematoso, artrite associada à síndrome de Sjögren, artrite reumatoide juvenil e outras. Destes fármacos, o metotrexato é considerado atualmente o tratamento de escolha inicial, embora usado em doses menores que na terapia antineoplásica, sendo, às vezes, "terapia de segunda escolha", à qual são adicionados outros DMARD.

Efeitos adversos

Todos os agentes modificadores da doença podem provocar efeitos tóxicos ou fatais. É obrigatório o cuidadoso monitoramento dos pacientes que usam estes fármacos. Seus principais efeitos adversos estão listados no Quadro 34.3, sendo discutidos com mais detalhes nos Caps. 31 e 32.

Terapia combinada com DMARD

As combinações de DMARD podem ser planejadas com base nos mecanismos de ação complementares, diferentes farmacocinéticas e toxicidades que não se sobrepõem. A ciclosporina, cloroquina, leflunomida, infliximabe, adalimumabe e etanercepte apresentam boa eficácia quando adicionados à terapia de segunda escolha com metotrexato. Recentemente, foi documentado que um regime triplo (metotrexato, sulfassalazina e hidroxicloroquina) é mais eficaz que qualquer combinação de apenas dois destes medicamentos. Mas, embora a terapia combinada possa resultar em maior toxicidade, é raro encontrar casos assim. A terapia combinada para os pacientes que não respondem adequadamente à monoterapia está se tornando regra no tratamento da artrite reumatoide.

MANIPULAÇÃO DIETÉTICA DA INFLAMAÇÃO

A manipulação dietética que substitui diferentes ácidos graxos insaturados, como o ácido eicosapentaenoico (encontrado em peixes marinhos), faz com que estes ácidos graxos alternativos sejam metabolizados pela COX e pela LOX (Fig. 34.2), mudando a prostaglandina e o leucotrieno, produtos finais do processo. Estes produtos do metabolismo do ácido eicosapentanoico são menos potentes que os mediadores eicosatetraenoicos derivados do ácido araquidônico, em alguns casos, de forma significativa. Os metabólitos do ácido eicosapentaenoico diminuem as atividades dos mediadores eicosatetraenoicos ao competirem com eles pelos receptores das células-alvo.

Os estudos clínicos sugerem que a terapia com ácido eicosapentaenoico reduz a rigidez matinal e o número de articulações sensíveis em pacientes com artrite reumatoide assim como o eritema associado à psoríase. A eficácia do ácido eicosapentaenoico dietético é quase a mesma dos AINE. Estes resultados preliminares e a quase ausência de efeitos adversos importantes sugerem que a alteração da dieta ou um suplemento fornece 1 a 4 g por dia de ácido eicosapentaenoico, o que pode ser benéfico ao tratamento convencional da artrite reumatoide.

FÁRMACOS USADOS NA GOTA

A gota está associada ao aumento das concentrações séricas do ácido úrico e, em geral, ao aumento da quantidade total de ácido úrico no corpo. O ácido úrico é muito insolúvel e se precipita rapidamente, especialmente nos tecidos periféricos. Existem duas estratégias de tratamento. Primeira, reduzir a inflamação durante os ataques agudos, podendo ser usados AINE ou glicocorticoides para reduzir a inflamação durante o episódio de ataque agudo. Antigamente, a colchicina era usada para este fim. Segunda, após o controle do episódio agudo, a farmacoterapia é utilizada para acelerar a excreção renal do ácido úrico com fármacos uricosúricos ou reduzir a conversão das purinas no ácido úrico ao inibir a xantina oxidase com alopurinol, sendo este último a terapia-padrão e a preferida. Os fármacos uricosúricos são usados quando o alopurinol é contraindicado ou surgem tofos.

Fármacos anti-inflamatórios usados na gota
Mecanismo de ação e efeitos fisiológicos

Os AINE potentes, como a **indometacina** e os **glicocorticoides,** são eficazes inibidores da inflamação na artrite gotosa aguda, atuando por meio de redução da formação de prostaglandinas e inibição da fagocitose dos cristais pelas células inflamatórias (Fig. 34.3). Da mesma forma, a **colchicina** reduz a inflamação ao inibir a migração dos leucóticos e a fagocitose. O fármaco reage com a tubulina e interfere na formação dos microtúbulos. A tubulina é necessária para a divisão da célula normal, a motilidade e vários outros processos celulares, sendo considerada um veneno para a mitose, e podendo também reduzir a produção do leucotrieno LTB_4, bem como diminuir a formação de radicais livres (Fig. 34.2).

Usos clínicos

A indometacina, alguns glicocorticoides e a colchicina são usados por via oral, e preparações de glicocorticoides e colchicina estão disponíveis para uso parenteral. Por causa da sua toxicidade, a colchicina é utilizada apenas para profilaxia, sendo a indometacina e outros AINE o tratamento preferencial na artrite gotosa aguda. Todos os AINE (exceto o ácido acetilsalicílico, salicilato e tolmetina) são usados, com resultados satisfatórios, no tratamento dos episódios agudos de gota. Para os ataques em apenas uma articulação, as injeções intra-articulares de glicocorticoides são eficaz e menos tóxicas que os esteroides de uso sistêmico. Um glicocorticoide poderá ser usado se altas doses de AINE não fornecerem analgesia nem reduzirem a inflamação. Doses menores de colchicina são usadas na profilaxia para evitar ataques de gota em pacientes com histórico de múltiplos ataques agudos. A colchicina também é importante no tratamento da febre do Mediterrâneo, doença de causa desconhecida que provoca febre, hepatite, peritonite, pleurite, artrite e, em alguns casos, amiloidose.

Efeitos adversos

A indometacina pode provocar lesão renal ou depressão da medula óssea; assim, outros AINE vêm sendo usados para tratar a crise aguda de gota. Os cursos prolongados de glicocorticoides podem provocar alterações no comportamento e são diabetogênicos. Embora a colchicina possa ser usada

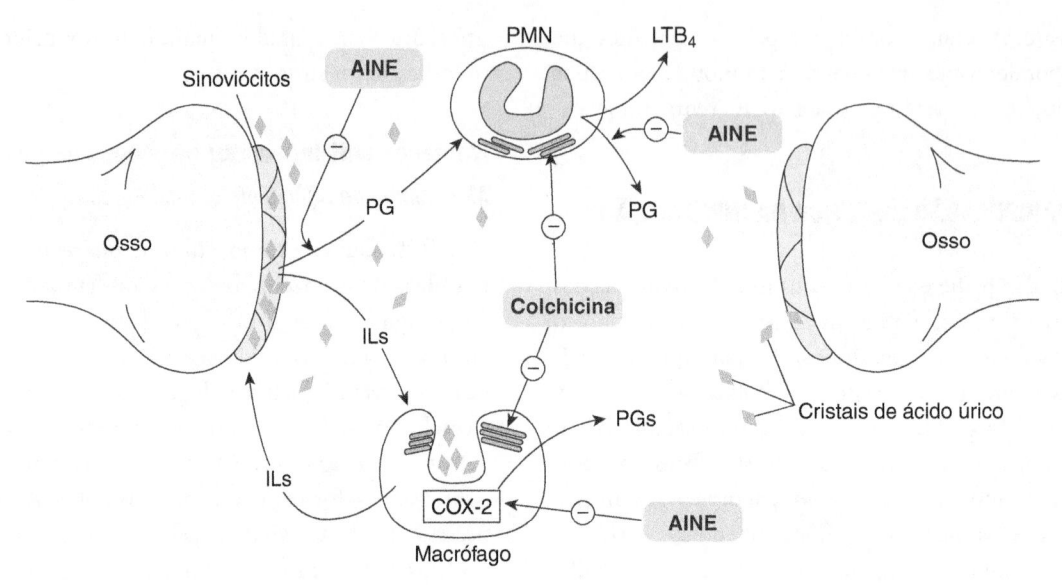

Figura 34.3 Sítios de ação de alguns fármacos anti-inflamatórios na articulação gotosa. Os sinoviócitos, danificados pelos cristais de ácido úrico, liberam prostaglandinas (PG), interleucina (IL) e outros mediadores da inflamação. Os leucócitos PMN, macrófagos e outras células inflamatórias entram na articulação e liberam substâncias inflamatórias, como os leucotrienos (p. ex., LTB_4), que atraem mais células inflamatórias. A colchicina age nos microtúbulos das células inflamatórias. Os AINE atuam na ciclo-oxigenase-2 (COX-2) em todas as células da articulação.

para os ataques agudos, as doses necessárias provocam forte distúrbio gastrintestinal, principalmente diarreia. Por causa de tais efeitos da colchicina, esse fármaco vem sendo substituído pelos AINE no tratamento da crise aguda de gota. Além disso, a colchicina pode provocar graves lesões no fígado e nos rins, devendo a dose ser limitada e monitorada. Uma *overdose* pode ser fatal.

Alopurinol

Mecanismo de ação

O alopurinol é convertido em oxipurinol (aloxantina) pela xantina oxidase, a enzima que converte a hipoxantina em xantina e esta em ácido úrico. O alopurinol e o oxipurinol são inibidores irreversíveis dessa enzima.

Efeitos fisiológicos

A inibição da xantina oxidase aumenta as concentrações de hipoxantina e xantina mais solúveis, bem como reduz a concentração de ácido úrico, que é menos solúvel. Assim, diminui a probabilidade de precipitação dos cristais de ácido úrico em articulações e tecidos.

Uso clínico

O alopurinol é administrado por via oral para o tratamento da gota crônica. O fármaco usualmente é evitado por 1 a 2 semanas após um episódio agudo de artrite gotosa, sendo também usado como auxiliar na quimioterapia contra o câncer para reduzir a velocidade de formação de ácido úrico a partir das purinas liberadas pela morte de várias células neoplásicas.

Efeitos adversos e interações medicamentosas

O alopurinol pode precipitar ataques agudos de gota durante a fase inicial do tratamento, podendo também provocar desconforto gastrintestinal e exantema. Em raros casos, causa neurite periférica, vasculite ou disfunção da medula óssea (como anemia aplásica). Este fármaco inibe o metabolismo da mercaptopurina e azatioprina, fármacos que dependem da xantina oxidase para serem eliminados. Tal interação medicamentosa aumenta o risco dos efeitos adversos quando os referidos fármacos são usados simultaneamente.

Agentes uricosúricos

Mecanismo de ação

Os agentes uricosúricos (**probenecida, sulfimpirazona**) são ácidos fracos que competem com o ácido úrico pela reabsorção através do mecanismo de transporte de ácido fraco nos túbulos proximais dos rins. Em baixas doses, estes agentes também competem com o ácido úrico pela secreção através dos túbulos e, em alguns casos, podem até elevar a concentração sérica de ácido úrico. A elevação dos níveis de ácido úrico por este mecanismo ocorre com o ácido acetilsalicílico (outro ácido fraco) em maior proporção na sua faixa de dose.

Efeitos fisiológicos e uso clínico

Os fármacos uricosúricos agem principalmente nos rins, inibindo a secreção de vários ácidos fracos (p. ex., penicilina, metotrexato), além de inibir a reabsorção do ácido úrico. A inibição da secreção renal destes fármacos pelos uricosúricos pode aumentar os níveis plasmáticos e a meia-vida de tais ácidos fracos. Estes fármacos não são úteis no tratamento da crise aguda da artrite gotosa, devendo ser evitados por 1 a 2 semanas após um episódio agudo. Contudo, assim que o episódio de crise aguda passar, poderão ser iniciados como profilaxia durante a fase crônica.

Efeitos adversos

Como o alopurinol, os fármacos uricosúricos podem precipitar um ataque agudo de artrite gotosa durante a fase inicial do tratamento, o que pode ser evitado administrando simultaneamente colchicina ou indometacina. Como os fármacos uricosúricos são sulfonamidas, podem apresentar a alergenicidade de outras classes de sulfonamidas (diuréticos, antimicrobianos, hipoglicemiantes orais).

FOCO NA REABILITAÇÃO

As classes de fármacos discutidas neste capítulo possuem um grande impacto e forte associação à prática do fisioterapeuta. Vários fatores contribuem para esta realidade. A maioria dos pacientes tratados pelo fisioterapeuta usa os fármacos discutidos neste capítulo. Tais fármacos aumentam as atividades funcionais do dia a dia ao reduzir a dor muscular. Seus efeitos são máximos nos níveis plasmáticos de pico. Assim, o clínico deve conhecer os perfis farmacocinéticos destes fármacos e indicar os horários para que o tratamento seja realizado nos períodos dos níveis plasmáticos de pico, melhorando a função e reduzindo a dor durante a terapia. Além disso, as investigações clínicas demonstram que combinar a terapia medicamentosa com a reabilitação melhora a funcionalidade dos pacientes e reduz a dor, o que pode acelerar o retorno ao trabalho ou postergar a incapacidade dos pacientes com fisiopatologias reumáticas autoimunes crônicas. Assim, estes fármacos são ideais para melhorar os resultados da reabilitação, e nenhuma outra classe de fármacos é tão importante para a função dos músculos esqueléticos.

RELEVÂNCIA CLÍNICA PARA A REABILITAÇÃO

Reações adversas a fármacos

- Os glicocorticoides podem aumentar a resistência à insulina, imunossupressão, retenção de água e sódio, assim como os efeitos catabólicos.
- O ácido acetilsalicílico e outros AINE não seletivos podem tornar maior o risco de sangramento.
- Diferentes inibidores da COX-2 apresentam níveis crescentes de risco cardiovascular.
- Os DMARD podem provocar neuropatia periférica, miopatia, imunossupressão, nefrotoxicidade e hipertensão.

Efeitos que interferem na reabilitação

Os efeitos clínicos dos glicocorticoides são:

- Diabetes melito tipo 2
- Maior risco de infecção
- Hipertensão
- Emaciação muscular causada pelo uso crônico.
- A hemorragia nos músculos e articulações, causada pelas atividades aeróbicas, pode se apresentar como ferimento no músculo e articulação na próxima sessão de fisioterapia.
- A inibição da COX-2 pode predispor os pacientes a desenvolverem trombose venosa, infarto do miocárdio e acidente vascular encefálico isquêmico.
- A neuropatia periférica e a miopatia nas extremidades superiores e inferiores podem afetar todos os aspectos da reabilitação.
- A nefropatia pode levar a desequilíbrios eletrolíticos e hipertensão.
- As atividades aeróbicas da reabilitação podem exacerbar a hipertensão.
- A imunossupressão pode aumentar o risco de infecção.

Possíveis soluções para a terapia

- Verificar a frequência cardíaca e pressão arterial dos pacientes antes, durante e após as atividades aeróbicas.
- Verificar os níveis de glicose dos pacientes diabéticos antes das atividades aeróbicas.
- Ajustar as atividades aeróbicas para evitar a emaciação muscular.
- Distinguir entre a apresentação clínica de lesão muscular de início tardio e a dor associada à artropatia e miopatia por causa da hemorragia.

- Identificar as manifestações clínicas da trombose de veia profunda, infarto do miocárdio e acidente vascular encefálico isquêmico.

Potencialização dos resultados funcionais secundários à terapia medicamentosa
- Os AINE não seletivos, inibidores da COX-2 e paracetamol reduzem a dor muscular, permitindo a maior participação do paciente na reabilitação.
- Os AINE não seletivos e inibidores da COX-2 reduzem a inflamação oriunda das atividades aeróbicas associadas à reabilitação.
- Os DMARD atrasam os processos inflamatórios destrutivos associados à doença reumática autoimune. As atividades de reabilitação devem ser coordenadas com períodos de remissão induzida pelos fármacos, para que os pacientes consigam realizar suas atividades.

ESTUDO DE CASO CLÍNICO

Breve histórico: a paciente tem 24 anos e diagnóstico de grave dismenorreia primária, que se iniciou com sua menstruação aos 13 anos. A dor começa 3 a 4 dias antes da menstruação, o que a impossibilita de sair da cama, perdendo alguns dias de trabalho a cada episódio. A paciente vem tentando controlar a dor com analgésicos opioides, AINE tradicionais e anticoncepcionais nos últimos anos. Contudo, mesmo com estes tratamentos farmacológicos, a paciente ainda é encaminhada à emergência várias vezes ao ano.

Quadro médico atual e terapia medicamentosa: a paciente chegou no início da noite à emergência do hospital local, reclamando de forte dor nas regiões pélvica, abdominal e lombar, o que a estava impedindo de ficar em pé. Ela também reclamou de ondas de calor, dor de cabeça, náuseas e vômitos, tendo sido administrada prometazina como antiemético e sedativo. A paciente recebeu alta com indicação para continuar com uma fórmula à base de ácido acetilsalicílico e oxicodona 4 vezes ao dia, sendo encaminhada à fisioterapia no dia seguinte para tratamento adicional visando aliviar a dor, se necessário.

Cenário da reabilitação: a paciente chegou à fisioterapia com os sintomas anteriores, e seu nível atual de dor era de 8/10 em uma escala visual analógica, mesmo com o uso da fórmula. O fisioterapeuta decidiu usar diatermia por ondas curtas pulsada na região pélvica anterior, como modalidade de calor profundo, para aliviar a dor. Após o tratamento, seu nível de dor era de 4/10, tendo a mulher pedido para retornar no dia seguinte para outra sessão de diatermia. Ela usava a combinação de ácido acetilsalicílico e oxidona, como prescrito, e seu nível de dor era de 6/10. Após o tratamento, seu nível de dor passou a ser de 0/10, tendo afirmado ser a primeira vez, nos últimos dias, que se sentia livre da dor. Mais uma vez, solicitou o tratamento para o dia seguinte, já que seu ciclo menstrual deveria se iniciar nos próximos dias. Assim, a paciente retornou no terceiro dia. Quando o fisioterapeuta perguntou sobre o seu ciclo menstrual, declarou que seu nível de dor tinha caído para 3/10, e seu ciclo havia iniciado. Entretanto, estava preocupada porque o fluxo da menstruação se mostrava mais intenso.

Problema/opções clínicas: a questão é se o aumento do fluxo de sangue durante a menstruação tinha relação com o tratamento diatérmico. A diatermia usa radiação eletromagnética em um campo alternado para aquecer os tecidos subcutâneos. Como resposta ao tratamento, a temperatura elevada do tecido aumentaria o fluxo sanguíneo. A medicação prescrita contém oxicodona, um analgésico opioide e ácido acetilsalicílico. A concentração do ácido acetilsalicílico em cada comprimido é de 325 mg, e, com a administração de 4 vezes ao dia, a dose total seria de 1.300 mg, a qual permite o efeito analgésico, mas também inibe a função plaquetária, aumentando o tempo de sangramento. Pode ocorrer o aumento do fluxo de sangue na menstruação por causa dos efeitos combinados do aumento de fluxo na área pélvica oriundo do efeito térmico da diatermia e da inibição da atividade plaquetária. O fisioterapeuta deve informar à paciente que pode ocorrer o aumento do fluxo sanguíneo durante a menstruação em virtude do uso combinado da diatermia e da medicação, bem como explicar os mecanismos envolvidos no processo.

APRESENTAÇÕES DISPONÍVEIS

Agonistas dos eicosanoides

Alprostadil
Injeção peniana: 5; 10; 20; 40 mcg de pó estéril para reconstituição
Parenteral: ampolas de 500 mcg/mℓ
Pelota (pellet): 125, 250, 500, 1.000 mcg

Bimatoprosta
Gotas oftálmicas: Solução a 0,03%

Carboprosta trometamina
Parenteral: ampolas de 250 mcg de carboprosta e 83 mcg de trometamina por mℓ

Dinoprostona (prostaglandina E_2)
Vaginal: supositórios de 20 mg; gel de 0,5 mg; sistema de liberação controlada de 10 mg

Epoprostenol (prostaciclina)
Intravenosa pó para preparar 3, 5, 10, 15 mcg/mℓ:

Latanoprosta
Tópico: solução oftálmica de 50 mcg/mℓ

Misoprostol
Oral: comprimidos de 100 e 200 mg
Pelota (pellet) peniana: 125, 250, 500, 1.000 mcg

Travoprosta
Solução oftálmica: 0,0004%

Treprostinila
Parenteral: 1; 2,5; 5; 10 mg/mℓ para infusão subcutânea contínua

Unoprostona
Solução oftálmica de 0,15%

AINE

Ácido acetilsalicílico
Oral (regular, revestimento entérico, tamponado): comprimidos de 81, 165, 325; 500; 650; 800, 975 mg; comprimidos de liberação programada ou prolongada de 81; 650; 800 mg
Retal: supositórios de 120; 200; 300; 600 mg

Ácido mefenâmico
Oral: cápsulas de 250 mg

Cetoprofeno
Oral: comprimidos de 12,5 mg; cápsulas de 25, 50, 75 mg; comprimidos de liberação prolongada de 100, 150, 200 mg

Cetorolaco trometamina
Oral: comprimidos de 10 mg
Parenteral: 15 e 30 mg/mℓ para injeção intramuscular
Oftálmico: solução de 0,5%

Diclofenaco
Oral: comprimidos de 50 mg; comprimidos de liberação controlada de 25; 50; 75 mg; comprimidos de liberação prolongada de 100 mg
Oftálmico: solução de 0,1%

Diflunisal
Oral: comprimidos de 250 e 500 mg

Etodolaco
Oral: cápsulas de 200 e 300 mg; comprimidos de 400 e 500 mg; comprimidos de liberação prolongada de 400; 500; 600 mg

Fenoprofeno
Oral: cápsulas de 200 e 300 mg; comprimidos de 600 mg

Flurbiprofeno
Oral: comprimidos de 50 e 100 mg
Oftálmico: solução de 0,03%

Ibuprofeno
Oral: comprimidos de 100; 200; 400; 600; 800 mg; comprimidos mastigáveis de 100 mg; cápsulas de 200 mg; suspensão de 100 mg/2,5 mℓ e 100 mg/5 mℓ; gotas de 40 mg/mℓ

Indometacina
Oral: cápsulas de 25 e 50 mg; comprimidos de liberação controlada de 75 mg; suspensão de 25 mg/5 mℓ
Retal: supositórios de 50 mg

Meclofenamato sódico
Oral: cápsulas de 50 e 100 mg

Meloxicam
Oral: comprimidos de 7,5 mg

Nabumetona
Oral: comprimidos de 500 e 750 mg

Naproxeno
Oral: comprimidos de 200, 250, 375, 500 mg; comprimidos de liberação controlada de 375 e 550 mg; comprimidos de liberação prolongada de 375 e 500 mg; suspensão de 125 mg/5 mℓ

Oxaprozina
Oral: comprimidos de 600 mg

Piroxicam
Oral: cápsulas 10 e 20 mg

Salicilato de colina
Oral: líquido de 870 mg/5 mℓ

Salicilato de magnésio
Oral: comprimidos de 545 e 600 mg; tabletes de 467; 500; 580 mg

Salicilato de sódio
Oral: comprimidos com revestimento entérico de 325 e 500 mg

Salsalato, ácido salicilsalicílico
Oral: comprimidos de 500 e 750 mg; cápsulas de 500 mg

Sulindaco
Oral: comprimidos de 150 e 200 mg

Suprofeno
Tópico: solução oftálmica de 1%

Tiossalicilato de sódio
Parenteral: 50 mg/mℓ para injeção intramuscular

Tolmetina
Oral: comprimidos de 200 e 600; cápsulas de 400 mg

Inibidores da COX-2

Celecoxibe
Oral: cápsulas de 100 e 200 mg

Fármacos modificadores das doenças reumáticas

Adalimumabe
Parenteral: 40 mg/0,8 mℓ para injeção subcutânea

Auranofina
Oral: cápsulas de 3 mg

Aurotioglicose
Parenteral: suspensão de 50 mg/mℓ para injeção

Aurotiomalato de sódio
Parenteral: 50 mg/mℓ para injeção

Cloroquina
Oral: comprimidos de 25 e 250 mg

Etanercepte
Parenteral: 25 mg de pó para injeção subcutânea

Hidroxicloroquina
Oral: comprimidos de 200 mg

Infliximabe
Parenteral: 100 mg de pó para injeção intravenosa

Leflunomida
Oral: comprimidos de 10; 20; 100

Metotrexato
Oral: comprimidos de 2,5 mg

Penicilamina
Oral: cápsulas de 125 e 250 mg; comprimidos de 250 mg

Sulfassalazina
Oral: comprimidos de 500 mg; comprimidos de liberação prolongada de 500 mg

Paracetamol

Paracetamol
Oral: comprimidos de 160; 325; 500; 650 mg; comprimidos mastigáveis de 80 mg; tabletes de 160; 500; 650 mg; cápsulas de 325 e 500 mg; elixir de 80, 120, 160 mg/5 mℓ, 500 mg/15 mℓ; solução de 100 mg/mℓ
Retal: supositórios de 80; 120; 125; 300; 325; 650 mg

Fármacos usados na gota

Alopurinol
Oral: comprimidos de 100 e 300 mg

Colchicina
Oral: comprimidos de 0,5 e 0,6 mg
Parenteral: 0,5 mg/mℓ para injeção

Probenecida
Oral: comprimidos de 500 mg

Sulfimpirazona
Oral: comprimidos de 100 mg; cápsulas de 200 mg

REFERÊNCIAS

Greidinger EL, Rosen A: Inflammatory Rheumatic Diseases. In *Pathophysiology of Disease*, 4th ed. McPhee SL, Lingappa VR, Ganong WF, eds. New York: McGraw-Hill, 2003.

Hellman DB, Stone JH: Arthritis and musculoskeletal disorders. In *Current Medical Diagnosis & Treatment 2007*. McPhee ST, Papadakis MA, eds. New York: McGraw-Hill, 2007.

Rizzo DB. Disorders of skeletal function: Rheumatic disorders. In *Pathophysiology: Concepts of Altered Health States*. 7th ed, C. M. Porth, ed. Philadelphia: Lippincott Williams & Wilkins, 2005.

Singh G, et al.: Toxicity profiles of disease modifying antirheumatic drugs in rheumatoid arthritis. *J Rheumatol* 1991;18:188.

Vane J, Botting R: Inflammation and the mechanism of action of antiinflammatory drugs. *FASEB J* 1987;1:89.

AINE

Barthel T, et al.: Prophylaxis of heterotopic ossification after total hip arthroplasty: A prospective randomized study comparing indomethacin and meloxicam. *Acta Orthop Scand* 2002;73:611.

Bombardier C: An evidence-based evaluation of the gastrointestinal safety of coxibs. *Am J Cardiol* 2002; 89(Suppl 6A):3D.

Bombardier C, et al.: Comparison of upper gastrointestinal toxicity of rofecoxib and naproxen in patients with rheumatoid arthritis. VIGOR Study Group. *N Engl J Med* 2000;343:1520.

Chan FK, et al.: Celecoxib versus diclofenac and omeprazole in reducing the risk of recurrent ulcer bleeding in patients with arthritis. *N Engl J Med* 2002; 347:2104.

Deeks JJ, et al.: Efficacy, tolerability, and upper gastrointestinal safety of celecoxib for treatment of osteoarthritis and rheumatoid arthritis: Systematic review of randomised controlled trials. *BMJ* 2002;325:619.

Grosser T, et al.: Biological basis for the cardiovascular consequences of COX-2 inhibition: Therapeutic challenges and opportunities. *J Clin Invest* 2006;116:4.

Jones SC. Relative thromboembolic risks associated with COX-2 inhibitors. *Ann Pharmacother* 2005;39:1249.

Kivitz A, et al.: Randomized placebo-controlled trial comparing efficacy and safety of valdecoxib with naproxen in patients with osteoarthritis. *J Fam Pract* 2002;51:530.

Lago P, et al.: Safety and efficacy of ibuprofen versus indomethacin in preterm infants treated for patent ductus arteriosus: A randomized controlled trial. *Eur J Pediatr* 2002;161:202.

Laine L, et al.: Serious lower gastrointestinal clinical events with nonselective NSAID or coxib use. *Gastroenterology* 2003; 124:288.

Makarowski W, et al.: Efficacy and safety of the COX-2 specific inhibitor valdecoxib in the management of osteoarthritis of the hip: A randomized, double-blind, placebo-controlled comparison with naproxen. *Osteoarthritis Cartilage* 2002;10:290.

Niccoli L, et al.: Renal tolerability of three commonly employed nonsteroidal anti-inflammatory drugs in elderly patients with osteoarthritis. *Clin Exp Rheumatol* 2002;20:201.

Reicin AS, et al.: Comparison of cardiovascular thrombotic events in patients with osteoarthritis treated with rofecoxib versus nonselective nonsteroidal anti-inflammatory drugs (ibuprofen, diclofenac, and nabumetone). *Am J Cardiol* 2002;89:204.

Rovensky J, et al.: Treatment of knee osteoarthritis with a topical nonsteroidal anti-inflammatory drug. Results of a randomized, double-blind, placebo-controlled study on the efficacy and safety of a 5% ibuprofen cream. *Drugs Exp Clin Res* 2001; 27:209.

Fármacos antirreumáticos modificadores da doença e glicocorticoides

Genovese MC, et al.: Abatacept for rheumatoid arthritis refractory to tumor necrosis factor αinhibition. *N Engl J Med* 2005;353:1114.

Mease PJ, et al.: Adalimumab for the treatment of patients with moderately to severely active psoriatic arthritis. *Arthritis Rheum* 2005;52:3279.

Moreland LW, et al.: Etanercept therapy in rheumatoid arthritis. A randomized, controlled trial. *Ann Intern Med* 1999; 130:478.

Plosker GL, Croom KF. Sulfasalazine: A review of its use in the management of rheumatoid arthritis. *Drugs* 2005; 65:1825.

Teng GG, et al.: Abatacept: A costimulatory inhibitor for treatment of rheumatoid arthritis. *Expert Opin Biol Ther* 2005;5:1245.

Outros analgésicos

Linden CH, Rumack BH: Acetaminophen overdose. *Emerg Med Clin North Am* 1984;2:103.

Styrt B, Sugarman B: Antipyresis and fever. *Arch Intern Med* 1990;150:1589.

Fármacos usados na gota

Becker MA, et al.: Febuxostat compared with allopurinol in patients with hyperuricemia and gout. *N Engl J Med* 2005;353:2450.

Emmerson BT: The management of gout. *N Engl J Med* 1996; 334:445.

Schumacher HR: Febuxostat: A non-purine, selective inhibitor of xanthine oxidase for the management of hyperuricaemia in patients with gout. *Expert Opin Invest Drugs* 2005;14:893.

Reabilitação

Arslan S, Celiker R: Comparison of the efficacy of local corticosteroid injection and physical therapy for the treatment of adhesive capsulitis. *Rheumatol Int* 2001;21:20.

Benson CJ, et al.: The role of Army physical therapists as nonphysician health care providers who prescribe certain medications: Observations and experiences. *Phys Ther* 1995;75:380.

Biederman RE: Pharmacology in rehabilitation: Nonsteroidal anti-inflammatory agents. *J Orthop Sports Phys Ther* 2005;35:356.

de Jong Z, et al.: Long term high intensity exercise and damage of small joints in rheumatoid arthritis. *Ann Rheum Dis* 2004; 63:1399.

Draper DO, et al.: Temperature change in human muscle during and after pulsed short-wave diathermy. *J Orthop Sports Phys Ther* 1999;29:13.

Field CS: Dysfunctional uterine bleeding. *Prim Care* 1988; 15:561.

Grimmer K, et al.: Non-steroidal anti-inflammatory drugs (NSAIDs): Physiotherapists' use, knowledge and attitudes. *Aust J Physiother* 2002;48:82.

Jan MH, et al.: Effects of repetitive shortwave diathermy for reducing synovitis in patients with knee osteoarthritis: An ultrasonographic study. *Phys Ther* 2006; 86:236.

Morrison DS, et al.: Non-operative treatment of subacromial impingement syndrome. *J Bone Joint Surg Am* 1997; 79:732.

van Baar ME, et al.: The effectiveness of exercise therapy in patients with osteoarthritis of the hip or knee: A randomized clinical trial. *J Rheumatol* 1998;25:2432.

Vance AR, et al.: Microwave diathermy treatment for primary dysmenorrhea. *Phys Ther* 1996;76:1003.

Zuckerman JD, et al.: The painful shoulder: Part II. Intrinsic disorders and impingement syndrome. *Am Fam Physician* 1991;43:497.

Tópicos Especiais

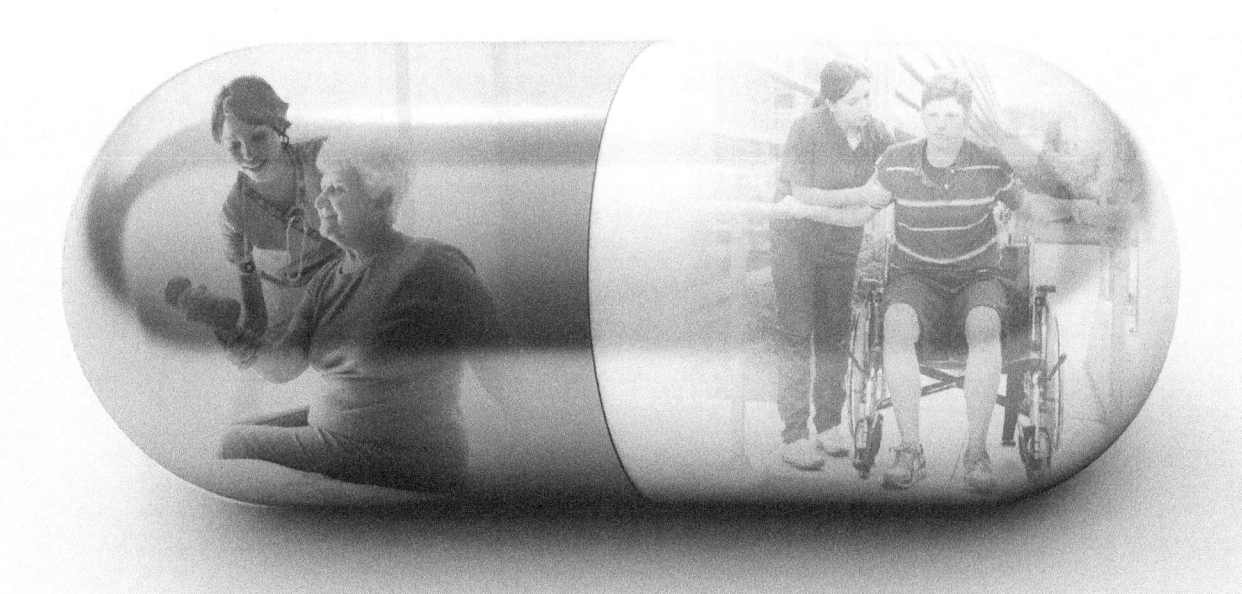

35

Fármacos que Afetam o Sistema Respiratório

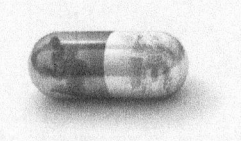

O trato respiratório pode ser dividido nas porções superior e inferior. A porção superior abrange o nariz, seios nasais, orofaringe e laringe; porção inferior, a traqueia e pulmões com suas vias aéreas associadas. As doenças e farmacoterapia do sistema respiratório superior são diferentes das do trato respiratório inferior.

As doenças do trato respiratório superior são as associadas a infecções (mais comumente, **rinotraqueítes virais não complicadas**) e alergias sazonais (**rinoconjuntivite** e **rinotraqueíte alérgica**). Para a maioria, estas doenças são autolimitantes, podendo as classes de fármacos usadas para tratá-las serem obtidas sem prescrição médica de modo geral. As doenças do trato respiratório inferior podem ser classificadas como infecções parenquimatosas (p. ex., pneumonia) e doenças obstrutivas das vias aéreas (brônquicas). Estas últimas, limitam o fluxo de ar expiratório, sendo comumente divididas em asma brônquica, caracterizada por episódios agudos, e doenças crônicas obstrutivas das vias aéreas que são subdivididas em bronquite crônica, enfisema, bronquiectasia e fibrose cística. O tratamento das infecções em todas as partes do trato respiratório é discutido no Cap. 27.

DISTÚRBIOS DO TRATO RESPIRATÓRIO SUPERIOR

As manifestações das disfunções do trato respiratório superior consistem em descargas mucosas e aquosas, bem como vasodilatação, mediada em parte pela histamina e outras substâncias liberadas pelos mastócitos. Os mastócitos são importantes células "porteiras", concentradas na pele e em outros tecidos próximos à superfície externa do corpo.

A histamina é produzida a partir do aminoácido histidina, sendo armazenada em vesículas. Os quatro subtipos de receptores da histamina caracterizados até o momento são designados como H_1 a H_4. Os receptores H_1 medeiam a descarga mucosa e a vasodilatação; os receptores H_2 são importantes na secreção do ácido gástrico; os receptores H_3 são encontrados no sistema nervoso central (SNC); e os receptores H_4 podem modular as reações inflamatórias através de efeitos quimiotáticos nos eosinófilos e mastócitos. A secreção de histamina e de outros mediadores dos mastócitos causa a vasodilatação da vasculatura nasal, levando à congestão nasal e o "nariz escorrendo", comumente associados às alergias sazonais e infecções por vírus. Os fármacos usados para reduzir estes sintomas são os antagonistas do receptor H_1 (anti-histamínicos) para reduzir a produção de muco e vasodilatação, descongestionantes nasais para reduzir a vasodilatação e estabilizadores dos mastócitos.

A congestão brônquica com tosse e produção excessiva de muco também está associada às infecções virais. Estas manifestações podem ser aliviadas com fármacos que suprimem a tosse (antitussígenos) ou ajudam a eliminar o muco das vias aéreas maiores nos pulmões (expectorantes). As várias classes de fármacos usadas na terapia do trato respiratório superior estão apresentadas na Fig. 35.1. Diversos fármacos de venda livre estão no Quadro 35.1. Os estabilizadores dos mastócitos são discutidos com as doenças do trato respiratório inferior.

FÁRMACOS USADOS PARA AS DOENÇAS DO TRATO RESPIRATÓRIO SUPERIOR

Anti-histamínicos bloqueadores do receptor H_1

Classificação e protótipos

Existe uma grande variedade de bloqueadores do receptor H_1 disponíveis (Quadro 35.1), tendo sido desenvolvidos

```
Fármacos usados para tratar a disfunção das vias aéreas superiores
├── Anti-histamínicos
│   ├── Primeira geração
│   │   └── Mais sedativos, maior bloqueio do SNA
│   └── Segunda geração
│       └── Menos sedativo, menor bloqueio do SNA
├── Descongestionantes
│   ├── Sistêmicos
│   └── Tópicos
├── Expectorantes
└── Antitussígenos
    ├── Dextrometorfano
    └── Opioides
```

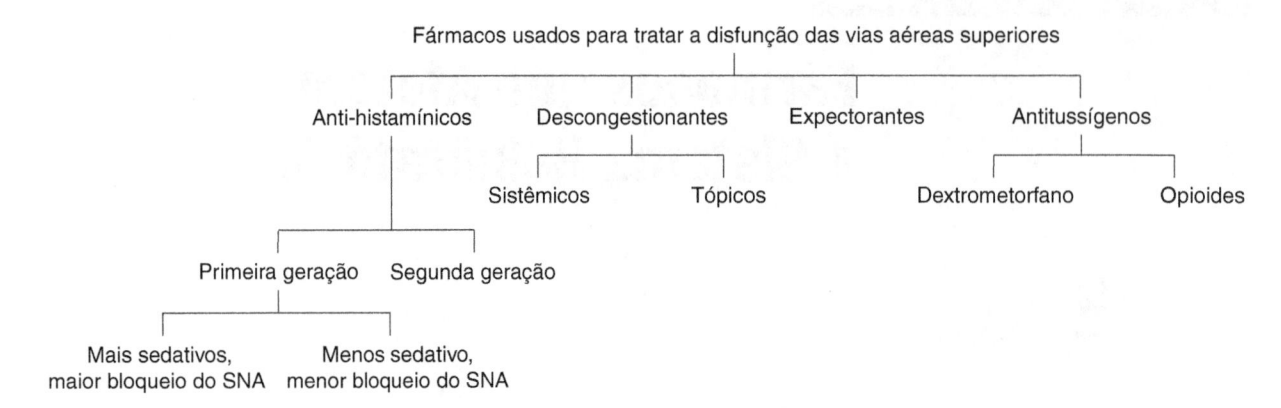

Figura 35.1 Classes de fármacos usadas para tratar as doenças das vias aéreas superiores. Inicialmente, são divididas em antagonistas do receptor tipo 1 de histamina (anti-histamínicos), descongestionantes, expectorantes e antitussígenos. Os anti-histamínicos são divididos em primeira e segunda gerações. Os descongestionantes estão divididos entre os usados sistematicamente e os de uso tópico na mucosa nasal. Os antitussígenos dividem-se em opioides com pouca probabilidade de dependência química e dextrometorfano.

dois grandes subgrupos ou "gerações". Os membros mais antigos dos agentes de primeira geração, exemplificados pela **difenidramina** e **doxilamina**, são os agentes altamente sedativos com importantes efeitos bloqueadores autonômicos. Um subgrupo mais recente de agentes da primeira geração é menos sedativo, possuindo menos efeitos autonômicos. A **clorfeniramina** e **ciclizina** podem ser consideradas protótipos deste subgrupo. A segunda geração de bloqueadores do receptor H_1, exemplificadas pela **fexofenadina, loratadina** e **cetirizina**, é muito menos lipossolúvel que a primeira geração, sendo livre de efeitos sedativos e autonômicos. Como foram desenvolvidos para uso crônico, todos os bloqueadores do receptor H_1 são ativos por via oral, sendo a maioria extensivamente metabolizada pelo fígado. A meia-vida dos bloqueadores do receptor H_1 mais antigos varia de 4 a 12 h. A maioria dos novos agentes (p. ex., fenofenadina, cetirizina, loratadina) possui meia-vida de 12 a 24 h.

Mecanismos e efeitos fisiológicos

Os bloqueadores do receptor H_1 são antagonistas competitivos do receptor H_1, por isso não têm efeito na liberação de histamina dos locais de armazenamento, sendo mais eficazes se administrados antes de ocorrer a liberação de histamina. Como sua estrutura é semelhante à dos bloqueadores muscarínicos e bloqueadores alfa-adrenérgicos, muitos dos agentes da primeira geração constituem potentes antagonistas farmacológicos destes receptores autonômicos. Alguns também bloqueiam os receptores de serotonina. A maioria dos agentes mais antigos de primeira geração é sedativa, sendo alguns também usados para o controle da cinetose. Muitos bloqueadores do receptor H_1 são potentes anestésicos locais. Os fármacos que bloqueiam o receptor H_1 possuem poucos efeitos sobre os receptores H_2 (Cap. 36).

Usos clínicos

Os bloqueadores do receptor H_1 são usados nas respostas alérgicas tipo 1, assim como apresentam outros usos clínicos adicionais. As respostas alérgicas imediatas, que consistem na **febre do feno** e **urticária**, são causadas por antígenos que agem nos mastócitos sensíveis à imunoglobulina E (IgE). Os bloqueadores do receptor H_1 são frequentemente formulados em combinação com outros fármacos de venda livre estando listados no Quadro 35.1, em preparações para alergia e resfriado. Um uso adicional da **difenidramina, dimenidrinato, ciclizina, meclizina** e **prometazina** é no controle da cinetose. A difenidramina também é usada para tratar os vômitos induzidos pela quimioterapia.

Efeitos adversos

A sedação e os efeitos antimuscarínicos, como boca seca e visão borrada, ocorrem com alguns fármacos da primeira geração, especialmente a difenidramina, doxilamina e prometazina; a sedação é muito menos comum com os agentes de segunda geração, que não penetram facilmente no SNC (Quadro 35.2). Os fármacos com ação de bloqueio dos alfa-adrenoceptores podem provocar hipotensão ortostática.

Quadro 35.1 Ingredientes de eficácia conhecida das classes selecionadas de fármacos de venda livre

Categoria do medicamento de venda livre	Ingredientes	Comentários
Preparações para alergia e resfriado	Clorfeniramina Bronfeniramina Clemastina Difenidramina Loratadina Clorfeniramina mais pseudoefedrina Triprolidina mais pseudoefedrina	Os anti-histamínicos isoladamente aliviam a maioria dos sintomas associados à rinite alérgica ou febre do feno. A clorfeniramina, bronfeniramina e clemastina provocam menos sonolência do que a difenidramina e doxilamina. Vários anti-histamínicos de segunda geração foram aprovados para uso como medicamentos de venda livre, sendo terapeuticamente comparáveis aos agentes de primeira geração, mas possuindo muito menor incidência de sedação
Descongestionantes, uso tópico	Oximetazolina Fenilefrina Xilometazolina	Os simpatomiméticos tópicos são eficazes para o tratamento temporário da rinorreia aguda associada ao resfriado comum e alergia. Os agentes de ação prolongada (oximetazolina e xilometazolina) são preferíveis, embora a fenilefrina tenha a mesma eficácia. Os descongestionantes nasais não devem ser usados por mais de 3 dias para evitar a congestão nasal de rebote
Descongestionantes, uso sistêmico	Pseudoefedrina Fenilefrina	Os descongestionantes administrados por via oral são combinados com outros fármacos em formulações de venda livre para o resfriado e alergia sazonal. A administração sistêmica provoca ação mais prolongada, contudo aumenta a incidência de efeitos adversos
Antitussígenos	Codeína Dextrometorfano	Atuam no nível central para aumentar o limiar da tosse. Nas doses necessárias ao controle da tosse, o risco de dependência da codeína é baixo. Muitas combinações à base de codeína são classificadas como narcóticos V, sendo restrita a venda sem prescrição médica em alguns estados norte-americanos O dextrometorfano é um derivado não analgésico e não viciante do levorfanol. Quase sempre, é usado em combinação com anti-histamínicos, descongestionantes e antitussígenos
Expectorantes	Guaifenesina	É o único expectorante de venda livre reconhecido como seguro e eficiente pelo FDA. Quase sempre usado com anti-histamínicos, descongestionantes e antitussígenos

Ocorrem interações entre os anti-histamínicos mais antigos e outros fármacos com efeitos sedativos (p. ex., benzodiazepínicos e álcool). O uso simultâneo de fármacos que inibem o metabolismo hepático pode gerar níveis altamente perigosos de alguns anti-histamínicos. Por exemplo, os antifúngicos azóis e alguns inibidores do P450 interferem no metabolismo do **astemizol** e da **terfenadina**, anti-histamínicos de segunda geração que foram retirados do mercado nos EUA, pois podem precipitar arritmias letais devido às altas concentrações plasmáticas presentes em ambos. Alguns efeitos adversos podem ser explorados como terapias (p. ex., uso como hipnóticos em instituições e medicamentos de venda livre para induzir ao sono).

Descongestionantes

Classificação e protótipos

Os descongestionantes nasais são agonistas nos alfa-adrenoceptores, podendo ser classificados como sistêmicos ou tópicos (Fig. 35.1). Várias formulações de venda livre disponíveis estão incluídas no Quadro 35.1. Apesar do seu longo histórico de uso, a **efedrina** não foi extensivamente estudada em seres humanos, sendo um dos componentes ativos do *ma-huang*, um suplemento fitoterápico popular usado para a supressão do apetite e redução do peso. Foi levantada a questão sobre a ingestão da efedrina contida no *ma-huang* e o risco de hipertensão, arritmias, infarto do miocárdio e acidente vascular encefálico.

Quadro 35.2 — Alguns fármacos anti-histamínicos H₁ em uso clínico corrente

Fármacos	Atividade anticolinérgica	Comentários
Anti-histamínicos de primeira geração		
Etanolaminas		
Dimenidrato (sal de difenidramina)	+++	Forte sedação; atividade anticinetose
Difenidramina	+++	Forte sedação; atividade anticinetose
Derivados da piperazina		
Hidroxizina	ND	Forte sedação
Ciclizina	–	Leve sedação; atividade anticinetose
Meclizina	–	Leve sedação; atividade anticinetose
Alquilaminas		
Bronfeniramina	+	Leve sedação
Clorfeniramina	+	Leve sedação; componente comum de medicamentos de venda livre para o resfriado
Derivados da fenotiazina		
Prometazina	+++	Forte sedação; antiemético
Diversos		
Ciproeptadina	+	Moderada sedação; também apresenta atividade antisserotoninérgica
Anti-histamínicos de segunda geração		
Piperidinas		
Fexofenadina	–	Menor risco de arritmia
Diversos		
Loratadina	–	Ação mais prolongada
Cetirizina	–	

ND, sem dados.

A **pseudoefedrina** é um dos quatro enantiômeros da efedrina usados como descongestionante nasal via oral. A conveniência da administração oral e ação mais prolongada tem como desvantagens: menores concentrações do fármaco na mucosa nasal e maior potencial de efeitos adversos no coração e no sistema nervoso. A **xilometazolina** e **oximetazolina** são classificadas como descongestionantes tópicos de ação longa. A **fenilefrina** está presente em *sprays* descongestionantes nasais de usos tópico e sistêmico. Todos estes descongestionantes da membrana mucosa estão disponíveis como produtos isentos de prescrição.

Efeitos fisiológicos

A classificação dos α-receptores, os mecanismos de ação dos fármacos que estimulam estes α-receptores e os efeitos fisiológicos gerais da estimulação do α-receptor são discutidos nos Caps. 4 e 6. Os vasos sanguíneos da mucosa do trato respiratório superior contêm receptores α_1 e α_2, cuja estimulação reduz o fluxo sanguíneo e volume da mucosa nasal. A efedrina, fenilefrina, pseudoefedrina, xilometazolina e oximetazolina são agonistas de ação direta do α-receptor, e a efedrina e pseudoefedrina possuem efeitos simpatomiméticos indiretos. A efedrina também ativa os β-receptores, o que justifica seu uso no início da asma. Como a efedrina entra no sistema nervoso central (SNC), atua como um leve estimulante. A duração da ação destes fármacos depende da composição do produto e da via de administração. Tais simpatomiméticos não são inativados pela catecol-O-metil-transferase; assim, atuam de 30 min a algumas horas.

Uso clínico

Os descongestionantes de membrana mucosa são α-agonistas que reduzem o desconforto da febre do feno e, em menor escala, o do resfriado comum.

Efeitos adversos

Os efeitos adversos dos agonistas dos adrenoceptores são principalmente extensões dos seus efeitos farmacológicos no sistema cardiovascular e SNC (Cap. 6). Pode ocorrer hiperemia de rebote — um aumento no fluxo sanguíneo das membranas mucosas — com o uso destes agentes. O uso tópico repetido de concentrações elevadas pode provocar alterações isquêmicas nas membranas mucosas, provavelmente como resultado da vasoconstrição das artérias nutrientes. Os efeitos cardiovasculares consistem em aumento da pressão arterial e da carga de trabalho do coração, podendo disparar os sintomas da isquemia cardíaca, como a angina de peito. Os efeitos estimulatórios do SNC podem surgir como insônia, nervosismo, tremor e ansiedade. Quando usada em grandes doses, a oximetazolina pode provocar hipotensão.

Antitussígenos e expectorantes

Classificação e protótipos

A **codeína** e **hidrocodona** são opioides que podem estar incluídos nas formulações de antitussígenos. O **dextrometorfano** é um derivado opioide que não possui propriedades analgésicas nem causa dependência. Este fármaco chamou a atenção como um fármaco de abuso entre adolescentes por causa dos seus efeitos alucinógenos. A **guaifenesina** é o expectorante mais comum em preparações de venda livre e naquelas sob prescrição médica.

Efeitos fisiológicos e uso clínico

Os opioides naturais e seus derivados, como o dextrometorfano, suprimem o centro da tosse no bulbo, o que aumenta o limiar estimulatório necessário para iniciar o reflexo da tosse.

A guaifenesina ajuda na expectoração do muco do trato respiratório ao estimular a produção de secreção, levando ao aumento do volume de fluido das vias aéreas e à redução da viscosidade do muco.

Estes fármacos podem ser prescritos isoladamente ou combinados entre si ou com descongestionantes ou anti-histamínicos (Quadro 35.1), estando muitos deles disponíveis como medicamentos isentos de prescrição, exceto os opioides.

Efeitos adversos

Os opioides podem reduzir o impulso respiratório ao inibir os mecanismos respiratórios do tronco encefálico, efeito que pode provocar hipercapnia, não tolerável por pacientes com obstrução das vias aéreas. Para mais informações sobre os efeitos adversos dos opioides em outros sistemas orgânicos, consultar o Cap. 20. O dextrometorfano também pode provocar sofrimento gastrintestinal (GI). Quando uma *overdose* é ingerida (p. ex., no caso de droga de uso abusivo), os efeitos alucinógenos podem surgir da inibição não competitiva dos receptores centrais do *N*-metil-D-aspartato, que são os receptores antagonizados pela fenciclidina (PCP, Cap. 21). Os sintomas adicionais de toxicidade consistem em taquicardia, hipertensão, letargia, atraso psicomotor e convulsões. O dextrometorfano tem fracos efeitos serotoninérgicos, podendo interagir com os inibidores da MAO (Cap. 19). A guaifenesina pode provocar desconforto do trato GI, vertigem e sonolência.

FÁRMACOS USADOS NA OBSTRUÇÃO DAS VIAS AÉREAS

Patogênese

A **asma brônquica** é um distúrbio broncospástico crônico caracterizado por resposta da fase inicial, que começa logo após a exposição ao estímulo e resposta da fase tardia, que se inicia 6 a 8 h depois. No modelo imunológico clássico, a fase inicial começa com o estímulo (em geral um alergênio) que se liga à IgE nos mastócitos da mucosa das vias aéreas (Fig. 35.2). A subsequente liberação de eicosanoides e outros mediadores leva ao broncospasmo inicial e influxo de células inflamatórias adicionais. O broncospasmo reduz o diâmetro das vias aéreas e limita o fluxo de ar expirado. O que marca a resposta da fase tardia é a inflamação das vias aéreas com edema intersticial das vias aéreas, invasão de células brancas, lesão do epitélio com redução da função mucociliar e broncoconstrição prolongada. Esta combinação de fatores, durante a resposta da fase tardia, também diminui o diâmetro das vias aéreas e limita o fluxo expiratório. As fases inicial e tardia estão associadas a aumento da responsividade das vias aéreas à subsequente exposição a alergênios. São exemplos de alergênios que disparam a resposta imunológica: os ácaros da poeira doméstica e detritos de baratas, caspa de animais, pólen e mofo. Os gatilhos não alergênicos que provocam respostas asmáticas consistem em infecções virais do trato respiratório, irritantes inalados (p. ex., fumaça), fortes emoções, exercício e ar frio.

As doenças obstrutivas crônicas das vias aéreas (ou doenças pulmonares obstrutivas crônicas, DPOC) abrangem a bronquite crônica, enfisema e bronquiectasia.

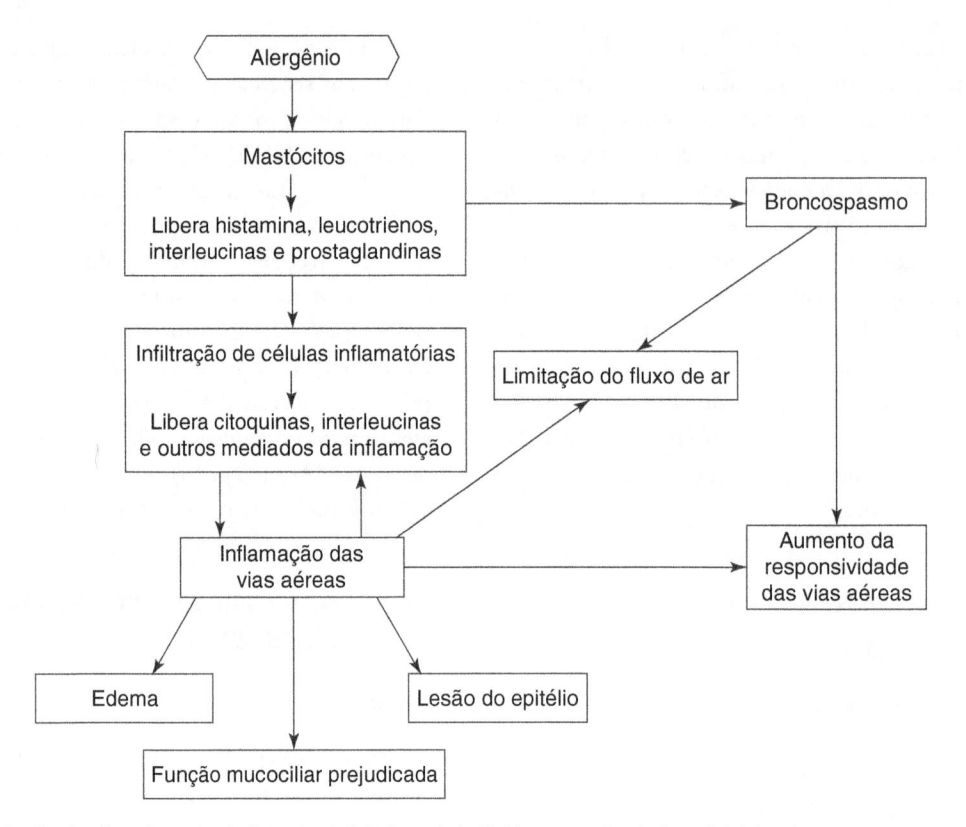

Figura 35.2 Manifestações da asma brônquica iniciada pela IgE. Na resposta da fase inicial, o broncospasmo predomina, levando à redução do fluxo expiratório. Na resposta da fase tardia, a inflamação das vias aéreas, edema, aumento da produção de muco e a função mucociliar prejudicada reduzem o fluxo expiratório. As fases inicial e tardia também estão associadas a aumento da sensibilidade das vias aéreas a alergênios. (Reproduzida, com autorização, de Porth CM: *Pathophysiology: Concept of Altered Health States*, 7th ed., Philadelphia: Lippincott Williams & Wilkins, 2005:696.)

As características comuns das DPOC consistem em obstrução crônica e repetitiva das vias aéreas, bem como inflamação. A causa mais comum das DPOC é o fumo. O enfisema consiste na perda de elasticidade do parênquima (alvéolos e tecido intersticial) e ruptura das paredes alveolares. A primeira inibe o fluxo expiratório, e a última leva à perda da área superficial disponível para a difusão dos gases. Por outro lado, a bronquite crônica é causada pela inflamação que leva à hiperplasia submucosal e edema, junto com excessiva secreção mucosa. O estreitamento das vias aéreas e os tampões de muco inibem o fluxo expiratório. A bronquiectasia é uma forma de DPOC oriunda dos ciclos de infecção bacteriana e subsequente inflamação, processo que destrói o suporte elástico das vias aéreas, formando tampões de muco que reduzem o fluxo expiratório. A fibrose cística é uma doença genética que afeta vários órgãos. No sistema pulmonar, leva à produção de muco viscoso anormal e bloqueio das vias aéreas com inibição do fluxo expiratório e infecções bacterianas repetidas.

Estratégias terapêuticas para as doenças pulmonares obstrutivas

As classes de fármacos usadas no tratamento da asma e de outras doenças obstrutivas das vias aéreas estão apresentadas na Fig. 35.3. As intervenções terapêuticas podem ser divididas em duas categorias: "aliviadoras a curto prazo" e "controladoras a longo prazo". As primeiras aliviam o broncospasmo agudo associado às doenças obstrutivas das vias aéreas, e as últimas minimizam a inflamação associada ou evitam os subsequentes ataques broncospásticos agudos.

O broncospasmo agudo pode ser tratado de forma rápida e eficaz com broncodilatadores. Os agonistas beta$_2$ (β_2) seletivos, antagonistas muscarínicos e teofilina e seus derivados estão disponíveis para tratar o broncospasmo. A resposta inflamatória tardia e hiper-reatividade dos brônquios podem ser tratadas com corticosteroides, cromoglicato dissódico ou nedocromil e antagonistas dos leucotrienos. Estes fármacos inibem a liberação dos

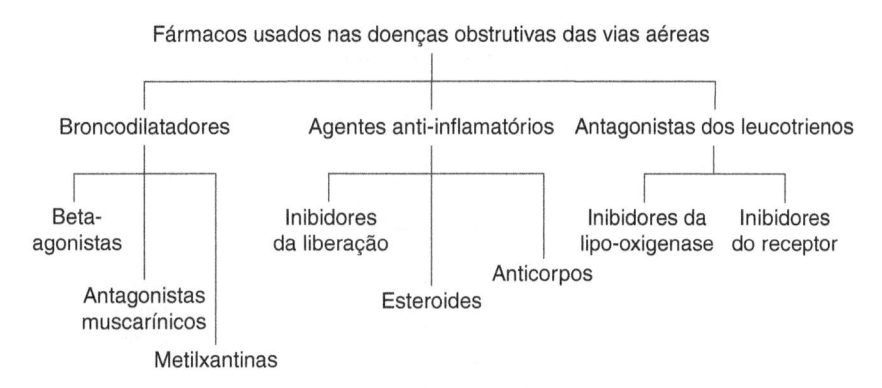

Figura 35.3 As classes de fármacos úteis nos distúrbios obstrutivos das vias aéreas consistem nos broncodilatadores (relaxantes dos músculos lisos) e anti-inflamatórios. Os broncodilatadores consistem nos agonistas β_2-seletivos, antagonistas muscarínicos e metilxantinas. Os anti-inflamatórios consistem nos inibidores de liberação dos mastócitos, corticosteroides e anticorpo anti-IgE. Os antagonistas dos leucotrienos possuem mecanismos de ação broncodilatadora e anti-inflamatória.

mediadores dos mastócitos e outras células inflamatórias ou bloqueiam seus efeitos. Os antagonistas dos leucotrienos podem ter efeitos inibitórios na broncoconstrição e inflamação. Os anticorpos anti-IgE parecem também ser promissores para tratamento crônico em alguns casos. Uma revisão de tais fármacos e seu uso clínico na asma é apresentada na Fig. 35.4. Muitas destas classes de fármacos são usadas clinicamente para outras doenças obstrutivas das vias aéreas.

Fármacos broncodilatadores

AGONISTAS BETA-ADRENOCEPTORES

Protótipos e farmacocinética. Os agonistas β_2-seletivos são os fármacos mais importantes usados para reverter a broncoconstrição. A **epinefrina** e **isoproterenol** ainda são utilizados em alguns casos mesmo não sendo seletivos para os receptores β_2. O **albuterol, terbutalina** e **metaproterenol** são os agonistas β_2 de ação curta mais importantes nos EUA. O s**almeterol** e o **formoterol** são agonistas β_2 de ação longa. Os agonistas receptores β são administrados quase exclusivamente por inalação, em bombas de aerossol pressurizadas – mas, em alguns casos, em nebulizador. A via inalatória reduz a dose sistêmica (e os efeitos adversos), liberando uma dose eficaz no sítio do músculo liso das vias aéreas. Os fármacos antigos possuem duração de 6 h ou menos; o salmeterol e formoterol agem por 12 h ou mais.

Mecanismo e efeitos fisiológicos. A classificação dos receptores β, mecanismos de ação dos fármacos que estimulam estes receptores e os efeitos fisiológicos causados pela estimulação de tais receptores são discutidos nos Caps.

4 e 6. A ativação dos receptores β estimula a adenililciclase e aumenta o monofosfato cíclico de adenosina (cAMP) intracelular nas células dos músculos lisos, o que provoca redução no tônus do músculo liso e poderosa resposta broncodilatadora (Fig. 35.5).

Uso clínico. Estes fármacos são muito usados no tratamento da asma. Os agonistas β_2 de ação curta (albuterol, metaproterenol, terbutalina) devem ser usados apenas para os episódios curtos de broncospasmo (não para profilaxia). Os agentes de ação longa (salmeterol, formoterol) devem ser usados para profilaxia, não para episódios agudos, porque melhoram o controle da asma quando usados regularmente, mas apresentam início de ação lento. Em quase todos os pacientes, os agonistas β de ação curta são os broncodilatadores mais eficazes disponíveis, sendo os fármacos de escolha para a asma aguda. Alguns pacientes com DPOC crônica também se beneficiam com estes medicamentos, embora a incidência de efeitos adversos seja maior com a DPOC.

Efeitos adversos. O tremor dos músculos esqueléticos é um efeito adverso comum destes fármacos. A seletividade pelo receptor β_2 destes fármacos não é total. Em altas doses, tais agentes apresentam efeitos cardíacos importantes em β_1. E, mesmo quando são administrados por inalação, é comum surgir taquicardia. Usados em excesso, podem ocorrer arritmias. Pode haver perda da sensibilidade (tolerância, taquifilaxia) com o uso excessivo de agonistas β_2 de ação curta. Os pacientes com DPOC frequentemente apresentam doença cardíaca concorrente, podendo desenvolver arritmias mesmo com a dose normal.

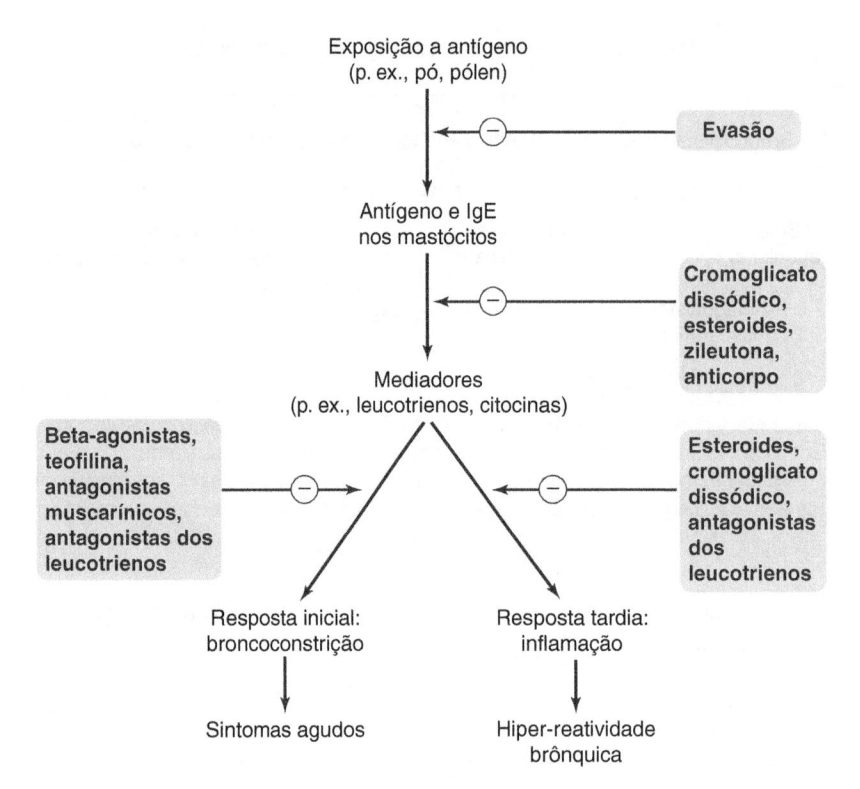

Figura 35.4 Resumo das estratégias de tratamento para a asma. (Reproduzida, com autorização, de Cockcroft DW: The bronchial late response in the pathogenesis of asthma and its modulation by therapy. *Ann Allergy* 1985;55:857.)

METILXANTINAS

Protótipos e farmacocinética. As metilxantinas são derivadas da purina. As três principais metilxantinas são encontradas em plantas, fornecendo os efeitos estimulantes de três bebidas comuns: **cafeína** (no café), **teofilina** (no chá) e **teobromina** (no chocolate). O único membro deste importante grupo usado no tratamento da asma é a teofilina.

A teofilina e vários análogos são ativos por via oral, estando disponíveis como base e vários sais. O fármaco está disponível em formas de liberação imediata e lenta, sendo eliminado pelas enzimas metabolizadoras do P450 no fígado. A depuração varia de acordo com a idade (maior entre os adolescentes), fumo (maior em fumantes) e uso simultâneo de outros fármacos que inibem ou induzem às enzimas hepáticas.

Mecanismo e efeitos fisiológicos. As metilxantinas inibem a fosfodiesterase (PDE), enzima que degrada o cAMP em monofosfato de adenosina (AMP) (Fig. 35.6) e aumenta os níveis de cAMP. Entretanto, este efeito antiPDE requer altas concentrações do fármaco. As metilxantinas também bloqueiam os receptores no SNC e em outros sítios, mas não foi estabelecida uma relação entre tal ação e o efeito broncodilatador. Finalmente, é possível que a broncodilatação seja causada por ação não identificada.

Na asma, a broncodilatação é a ação terapêutica mais importante, tendo sido demonstrado o aumento da força de contração do diafragma em alguns pacientes. Outros efeitos das doses terapêuticas consistem no estímulo do SNC, estímulo cardíaco, vasodilatação, leve aumento da pressão arterial (provavelmente causado pela liberação de norepinefrina pelas terminações nervosas adrenérgicas) e aumento da motilidade do trato GI.

Uso clínico. A principal indicação clínica das metilxantinas é a asma, mas nenhum destes fármacos é tão seguro ou eficaz como os agonistas β_2. A teofilina de liberação lenta (para o controle da asma noturna) consiste na mais importante metilxantina para a clínica. Outro derivado da metilxantina, a **pentoxifilina**, é um fármaco usado no tratamento da claudicação intermitente, efeito que resulta da redução da viscosidade do sangue. O uso não medicinal das metilxantinas no café, chá e chocolate é muito maior do que na quantidade total consumida em relação ao seu uso médico.

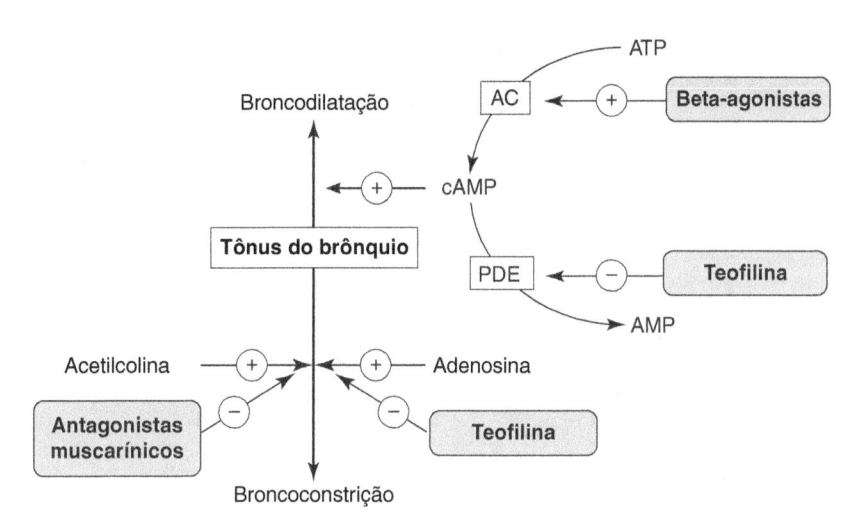

Figura 35.5 A broncodilatação é promovida pelo monofosfato cíclico de adenosina (cAMP). Os níveis intracelulares de cAMP podem ser elevados pelos agonistas β-adrenoceptores, que aumentam a velocidade de síntese do cAMP pela adenilciclase (AC) ou pelos inibidores da fosfodiesterase (PDE), como a teofilina, que reduzem a velocidade de degradação do cAMP. A broncoconstrição também pode ser inibida pelos antagonistas muscarínicos e possivelmente pelos antagonistas da adenosina.

Efeitos adversos. Estes fármacos possuem estreita janela terapêutica. As concentrações plasmáticas terapêuticas variam de 5 a 20 mg/ℓ, e os efeitos adversos se iniciam em alguns pacientes quando as concentrações plasmáticas variam de 15 a 20 mg/ℓ. Os efeitos adversos comuns são o desconforto GI, tremor e insônia. A *overdose* pode provocar fortes náuseas e vômitos, hipotensão, arritmias cardíacas e convulsões. As *overdoses* muito elevadas (p. ex., tentativa de suicídio) são potencialmente letais por causa das arritmias e convulsões. Os antagonistas do receptor β são antídotos úteis à grave toxicidade cardiovascular causada pela teofilina.

ANTAGONISTAS MUSCARÍNICOS

Protótipos e farmacocinética. A atropina e outros alcaloides naturais da beladona são usados há vários anos no tratamento da asma, mas foram substituídos pelo **ipratrópio**, um agente antimuscarínico quaternário liberado nas vias aéreas através de aerossol pressurizado e que tem pouca ação sistêmica. O **tiotrópio** é um análogo, mais recente, de ação mais prolongada.

Mecanismo e efeitos fisiológicos. Quando administrado como um aerossol, o ipratrópio bloqueia competitivamente os receptores muscarínicos nas vias aéreas, evitando a broncoconstrição mediada pela descarga vagal (Fig. 35.5). Sendo administrado para uso sistêmico, uso não previsto em bula, o fármaco tem a mesma ação dos bloqueadores muscarínicos de curta ação; reverte a broncoconstrição em alguns pacientes asmáticos (especialmente crianças) e muitos pacientes com DPOC. O fármaco não tem efeito na parte inflamatória da asma.

Uso clínico. O ipratrópio é útil apenas em 33 a 66% dos pacientes asmáticos, sendo os agonistas β_2 eficazes em quase todos. Por isso, os agonistas β_2 são preferíveis para tratar o broncospasmo agudo. Entretanto, em pacientes com DPOC, quase sempre associada com episódios agudos de broncospasmo, os agentes antimuscarínicos podem ser mais eficazes e menos tóxicos que os agonistas β_2.

Efeitos adversos. Como o ipratrópio é liberado diretamente nas vias aéreas, sendo absorvida uma quantidade mínima, apresenta poucos efeitos sistêmicos. Quando administrado em dose maior, podem ocorrer efeitos tóxicos semelhantes aos da atropina (Cap. 5). Diferente dos agonistas β_2, o ipratrópio não provoca tremor nem arritmias.

Fármacos anti-inflamatórios

CORTICOSTEROIDES

Protótipos e farmacocinética. Consultar o Cap. 23 para uma discussão ampla sobre os mecanismos de ação, usos clínicos e efeitos adversos dos corticosteroides (glicocorticoides). Todos os corticosteroides são potencialmente benéficos na asma grave. Entretanto, por causa da sua toxicidade, o uso crônico dos corticosteroides sistêmicos (orais) é uma

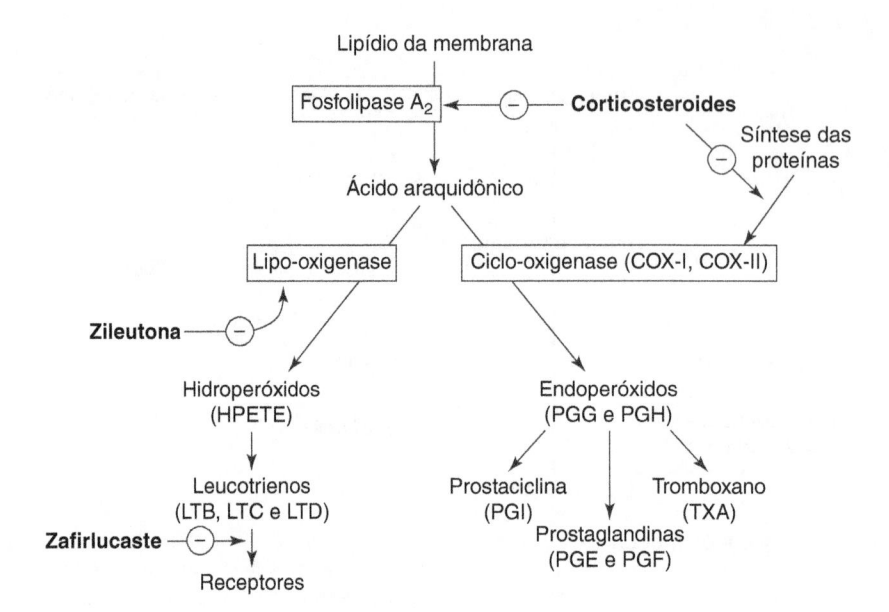

Figura 35.6 Fluxograma da cascata de eicosanoides e os mecanismos de ação dos diferentes anti-inflamatórios. Os corticosteroides inibem a liberação do ácido araquidônico, o substrato da lipo e ciclo-oxigenase. Os outros antagonistas da via de os leucotrienos inibem a lipo-oxigenase diretamente ou os receptores dos produtos da lipo-oxigenase (leucotrienos B, C ou D).

opção somente quando as outras opções de liberação de fármacos não são bem-sucedidas. Por outro lado, a administração como aerossol local de corticosteroides ativos na superfície (p. ex., **beclometasona, budesonida, dexametasona, flunisolida, fluticasona, mometasona**) é relativamente segura. Os corticosteroides inalados se tornaram a terapia de primeira linha comum para as pessoas com asma moderada a grave. Os corticosteroides intravenosos importantes para o quadro asmático (broncospasmos grave e agudo que não respondem aos medicamentos broncodilatadores comuns) são a **prednisolona** (o metabólito ativo da prednisona) e **hidrocortisona**.

Mecanismo e efeitos fisiológicos. Os corticosteroides inibem a fosfolipase A_2 e reduzem a síntese dos eicosanoides. A atividade excessiva da fosfolipase A_2 é muito importante na asma porque os leucotrienos oriundos da síntese dos eicosanoides são broncoconstritores muito potentes, participando também da resposta inflamatória tardia (Fig. 35.6). Os corticosteroides reduzem a liberação do ácido araquidônico pela fosfolipase A e inibem a expressão da ciclo-oxigenase tipo 2 (COX-2, Cap. 34), a forma induzível da ciclo-oxigenase; também podem aumentar a sensibilidade dos β_2-adrenoceptores nas vias aéreas. Eles se ligam a receptores intracelulares e ativam elementos que respondem aos glicocorticoides no núcleo, levando a síntese das substâncias que evitam a expressão total da inflamação e alergia (Cap. 23).

Uso clínico. Atualmente, os corticosteroides inalados são adequados (até para crianças) na maioria dos casos de asma moderada que não respondem totalmente aos agonistas β_2 em aerossol. O uso de corticosteroides na fase inicial pode evitar as alterações inflamatórias progressivas graves, características da asma prolongada, o que constitui uma mudança, pois se acredita que os esteroides devam ser usados apenas na asma refratária grave. Nestes casos de asma grave, o paciente deve ser hospitalizado e estabilizado com prednisona sistêmica administrada diariamente, e o seu tratamento trocado para terapia inalatória ou oral em dias alternados antes de receber alta. No estado de mal asmático, os esteroides de uso parenteral salvam vidas, agindo mais rapidamente do que na asma comum. Contudo, seu mecanismo de ação neste quadro não se encontra totalmente compreendido.

Efeitos adversos. A administração local como aerossol pode provocar um grau muito leve de supressão suprarrenal, mas isso raramente é significativo. As alterações na flora da orofaringe provocam candidíase, efeito adverso que pode ser reduzido ao gargarejar com água após a administração do medicamento. Se for necessária a terapia oral (sistêmica), a supressão suprarrenal poderá ser reduzida pela terapia de dias alternados (administrando uma dose um pouco maior em dias alternados em vez de pequenas doses diariamente). A probabilidade de o paciente desenvolver os principais efeitos tóxicos sistêmicos destes fármacos (Cap. 23) será maior se o tratamento sistêmico durar mais de 2 semanas, como na asma refratária grave. O uso regular de esteroides inalatórios provoca leve retardamento no crescimento das crianças, mas eventualmente elas alcançam a estatura adulta normal.

Antagonistas dos leucotrienos

Estes fármacos interferem na síntese dos leucotrienos ou interações com os seus receptores; reduzem a frequência das exacerbações, mas não são tão eficazes quanto os corticosteroides na asma grave nem úteis no tratamento das crises agudas.

INIBIDORES DA LIPO-OXIGENASE. A **Zileutona** é um fármaco ativo por via oral que inibe a 5-lipo-oxigenase, uma enzima importante na conversão do ácido araquidônico em leucotrienos. O fármaco é eficaz na prevenção do broncospasmo induzido por exercícios e antígenos, bem como contra a "alergia ao ácido acetilsalicílico", o broncospasmo causado pela ingestão de ácido acetilsalicílico por pessoas que aparentemente desviam toda a produção de eicosanoides para os leucotrienos quando a via de a ciclo-oxigenase é bloqueada (Fig. 35.6). A toxicidade da zileutona consiste na elevação temporária das enzimas hepáticas. Em consequência, este fármaco é menos popular que os bloqueadores dos receptores de leucotrienos.

BLOQUEADORES DO RECEPTOR DE LEUCOTRIENOS. O **zafirlucaste** e **montelucaste** são antagonistas do receptor de leucotrieno LTD_4 (Fig. 35.6). E o receptor de LTE_4 também é bloqueado. Estes fármacos são ativos por via oral e usados para profilaxia, tendo sido demonstrado serem eficazes na prevenção dos ataques broncospásticos induzidos por exercício, antígenos e ácido acetilsalicílico. Contudo, não são recomendados para as crises agudas de asma. A toxicidade é baixa, mas foram apresentados raros relatos da síndrome de Churg-Strauss (angiite alérgica granulomatosa), embora não exista evidência da associação causal.

Anticorpo anti-IgE

O **omalizumabe** é um anticorpo monoclonal murino humanizado anti-IgE humana. O anticorpo se liga ao anticorpo IgE nos mastócitos sensíveis, evitando a ativação destas células e subsequente liberação de mediadores inflamatórios pelos gatilhos da asma, terapia muito onerosa e que foi aprovada para a profilaxia da asma, devendo ser administrada por via parenteral.

Cromoglicato dissódico e nedocromil

PROTÓTIPOS E FARMACOCINÉTICA. O cromoglicato dissódico (cromolina) e o nedocromil são substâncias químicas fora do comum. Insolúveis, até grandes doses administradas por via oral ou como aerossol geram níveis sanguíneos mínimos. Por não serem absorvidos do sítio de administração, o cromoglicato dissódico e o nedocromil possuem apenas efeitos locais. Quando administrado por via oral, o cromoglicato dissódico apresenta eficácia na prevenção da alergia alimentar. Foram demonstradas ações semelhantes após a aplicação local na conjuntiva e trato nasofarígeo. Estes fármacos são liberados como aerossol no trato nasofaríngeo (para a febre do feno) ou nos brônquios (para a asma).

MECANISMO E EFEITOS. O mecanismo de ação destes fármacos é pouco compreendido, mas parece que envolve redução na liberação dos mediadores (como os leucotrienos e histamina) dos mastócitos. Embora tais fármacos não possuam ação broncodilatadora, podem evitar a broncoconstrição provocada pelo contato com um antígeno alergênico para o paciente, sendo capazes de evitar as respostas inicial e tardia após o contato.

USOS CLÍNICOS. O principal uso do cromoglicato dissódico e nedocromil é no tratamento da asma (especialmente em crianças), sendo estes fármacos utilizados por inalação. As formulações nasal e em gotas oftálmicas do cromoglicato dissódico estão disponíveis para a febre do feno, sendo usada uma formulação oral para a alergia alimentar.

EFEITOS ADVERSOS. Os referidos fármacos podem causar tosse e irritação das vias aéreas quando administrados como aerossol. Também foram relatados raros casos de alergia medicamentosa.

■ FOCO NA REABILITAÇÃO

Os pacientes podem usar medicamentos de venda livre para as doenças respiratórias sem consultar um profissional de saúde, podendo alguns destes fármacos apresentarem interações importantes com a fisioterapia. Os descongestionantes podem aumentar a pressão cardíaca e a carga do coração. Os efeitos cardíacos podem surgir como angina por esforço ou taquicardia durante as atividades aeróbicas ou procedimentos dolorosos durante o cuidado das feridas. Também pode ocorrer hipotensão ortostática quando um paciente usa oximetazolina, embora esse efeito seja mais comum com os antitussígenos opioides e anti-histamínicos. Os antitussígenos também deprimem o impulso respiratório, causando hipercapnia durante as atividades aeróbicas. Os anti-histamínicos e antitussígenos provocam igualmente sedação.

Os pacientes com doenças obstrutivas das vias aéreas estarão quase sempre na reabilitação. Alguns destes pacientes poderão estar na reabilitação para terapia não pulmonar, mas a sua doença pulmonar e os fármacos usados poderão ter efeitos importantes nos resultados da reabilitação. Outros pacientes deverão ser encaminhados à reabilitação pulmonar por causa das mesmas doenças obstrutivas das vias aéreas. A fisioterapia tem benefícios comprovados para os pacientes com DPOC e fibrose cística, existindo poucas evidências sobre os benefícios da fisioterapia em pacientes com asma e bronquiectasia. Em alguns pacientes asmáticos, os exercícios precipitam o broncospasmo (salienta-se, contudo, que esses pacientes podem se beneficiar dos exercícios de resistência para melhorar o condicionamento aeróbico).

Os pacientes devem ser orientados sobre os benefícios de manter seu tratamento durante as atividades de reabilitação. Os fármacos usados para tratar as doenças obstrutivas das vias aéreas reduzem o esforço da respiração e melhoram a capacidade aeróbica durante as sessões de fisioterapia.

Os programas ideais à reabilitação pulmonar consistem em exercícios, orientação do paciente e treinamento psicossocial-comportamental. Os mesmos fármacos que auxiliam o paciente com doença obstrutiva das vias aéreas também podem precipitar efeitos adversos durante o tratamento. Broncodilatadores com agonistas β_2 e metilxantinas podem provocar distúrbios cardíacos, exacerbados durante as atividades aeróbicas na reabilitação. E os corticosteroides podem causar osteoporose e resistência à insulina quando administrados sistemicamente por longos períodos.

RELEVÂNCIA CLÍNICA PARA A REABILITAÇÃO

Reações adversas a fármacos

*Fármacos usados para tratar as doenças
das vias aéreas superiores*
- Os anti-histamínicos provocam sedação e hipotensão ortostática.
- Os descongestionantes nasais podem aumentar a pressão arterial ou provocar dor de cabeça.
- Todos os antitussígenos reduzem o impulso respiratório.

*Fármacos usados para tratar as doenças
das vias aéreas inferiores*
- O uso de agonistas β_2 pode provocar taquicardia, e o uso excessivo causa arritmias cardíacas.
- As metilxantinas podem provocar arritmias cardíacas e convulsões.
- Os antimuscarínicos, quando administrados em doses excessivas, podem causar hipertermia ou taquicardia. (Ver o Cap. 5 para mais informações.)
- A administração sistêmica crônica de corticosteroides pode causar resistência a insulina, hiperglicemia e osteoporose. (Ver o Cap. 23 para mais informações.)

Efeitos que interferem na reabilitação

- Os fármacos que provocam sedação e hipotensão ortostática podem aumentar o risco de quedas.
- Os descongestionantes nasais que aumentam a pressão arterial ou frequência cardíaca podem precipitar a angina em pacientes durante a reabilitação por causa do aumento da carga de trabalho do coração.
- Os fármacos opioides que reduzem o impulso respiratório podem precipitar hipercapnia nos pacientes durante as atividades aeróbicas.
- Os antimuscarínicos que inibem a perspiração podem provocar hipertermia nos pacientes durante as atividades aeróbicas.
- Os pacientes que usam corticosteroides e os que apresentam controle de glicose insatisfatório associado ao diabetes melito podem ter rápidas elevações da glicose no sangue exacerbadas pelas atividades aeróbicas.

Possíveis soluções para a terapia

- Monitorar a frequência cardíaca (poderá não estar elevada se forem usados betabloqueadores) ou o esforço relativo percebido durante as atividades de reabilitação.
- Monitorar os níveis de glicose no sangue antes da atividade.
- Monitorar os sinais de hipertermia durante as atividades aeróbicas.

Potencialização dos resultados funcionais secundários à terapia medicamentosa

- Os pacientes com doença obstrutiva das vias aéreas poderão se beneficiar com o uso de broncodilatadores antes do início da reabilitação:

- Se o exercício comprovadamente iniciar um ataque de asma no paciente cujas atividades aeróbicas forem parte do tratamento.
- Se o tratamento incluir tração lombar ou aquaterapia, e essa atividade resultar em dispneia.

ESTUDO DE CASO CLÍNICO

Breve histórico: o paciente tem 54 anos e trabalha no setor de recepção de uma universidade estadual. Seu trabalho consiste em transportar correspondência e outros objetos entre vários locais da universidade. Há dois dias, machucou as costas enquanto carregava diversas caixas. A dor impedia que andasse e movesse objetos, o que atrapalhava seu serviço, tendo sido encaminhado a uma clínica de reabilitação da universidade.

Quadro médico atual e terapia medicamentosa: no histórico médico do paciente, consta que sofreu de asma na infância, é fumante há 30 anos, com uma média de mais de um maço de cigarros por dia. Foi receitada uma combinação de ipratrópio e albuterol ao paciente, se necessário, para controlar a dispneia. Ele também apresenta hipertensão essencial e usa nadolol combinado com bendroflumetiazida como anti-hipertensivo. Sua pressão arterial e frequência cardíaca eram de 138/82 mmHg e 79 bpm, respectivamente.

Cenário da reabilitação: o diagnóstico do paciente foi estiramento lombar grave. O tratamento inicial era para o alívio da dor e início do movimento funcional sem dor. A clínica de reabilitação não dispõe de uma mesa de tração, mas usa aquaterapia na piscina da universidade. Uma pequena piscina ao lado da piscina principal tem 0,6 a 1,2 m de profundidade na parte rasa e 1,8 a 3 m na parte profunda. Sua temperatura é de 34°C, sendo usada para a clínica de reabilitação e atividades físicas na universidade. O paciente foi enviado da clínica de reabilitação para a piscina. No caminho, fuma um cigarro. Na parte rasa da piscina, uma boia é presa na parte superior do peito do paciente, abaixo das axilas, para que fique com a cabeça fora da água. Um peso de 4 kg é preso nas pernas, na altura do tornozelo. O paciente é direcionado à parte funda da piscina para que seus pés não toquem o fundo. O fisioterapeuta pede que ele relaxe e verifique se a dor melhora. Após 10 min, o paciente disse que a dor estava melhorando. O fisioterapeuta pediu que ele caminhasse devagar. Aproximadamente 4 min após o início desta etapa da sessão, o paciente reclamou de falta de ar, ficando pálido e tentando desesperadamente alcançar a parte rasa da piscina, tendo sido auxiliado pelo fisioterapeuta para sair da piscina. Sua pressão arterial e frequência cardíaca eram de 154/90 mmHg e 89 bpm, respectivamente.

Problema/opções clínicas: durante a parte aeróbica da aquaterapia, para obter analgesia e movimento sem dor, o paciente desenvolveu dispneia de esforço como resultado de uma combinação de fatores. Embora não tivesse o diagnóstico de DPOC, era fumante ativo, asma na infância e usava broncodilatadores prescritos pelo médico se necessário (ipratrópio e albuterol). Essas informações sugerem uma redução da capacidade pulmonar. O nadolol, na sua medicação anti-hipertensiva (nadolol e bendroflumetiazida), é um antagonista receptor β não seletivo. Desta forma, o fármaco bloqueia os β_1-receptores no coração e os β_2 das vias aéreas. Este último bloqueio causaria a broncoconstrição e dificultaria a respiração. Com o paciente dentro da piscina até a altura do seu pescoço, a pressão hidrostática no tórax aumenta. Este aumento da pressão externa diminui a ventilação e reduz a troca de gases. Os pesos nas extremidades inferiores também diminuiriam a elevação da caixa torácica durante a inspiração. Tal combinação de fatores excedeu a reserva pulmonar do paciente durante a parte aeróbica da sessão, e ele apresentou dispneia. Finalmente, ao fumar um cigarro antes da sessão, o paciente provocou a redução da capacidade das células vermelhas de transportar oxigênio. A combustão incompleta de matéria orgânica (fumo) leva à formação de monóxido de carbono, o qual se liga à hemoglobina nas células vermelhas, formando carboxiemoglobina, que impede a ligação do oxigênio à hemoglobina, provocando hipoxemia e hipoxia do tecido periférico. Os pacientes devem ser orientados a não fumar antes das atividades aeróbicas porque a capacidade de sangue para transportar oxigênio é reduzida.

APRESENTAÇÕES DISPONÍVEIS

Simpatomiméticos usados no tratamento da asma (ver também o Cap. 6)

Albuterol
Inalante: 90 mcg/aplicação de aerossol; solução de 0,083% e 0,5% para nebulização
Oral: comprimidos de 2 e 4 mg; xarope de 2 mg/5 mℓ
Liberação oral prolongada: comprimidos de 4 e 8 mg

Albuterol/ipratrópio
Inalante: 103 mcg albuterol mais 18 mcg de ipratrópio/aplicação; 3 mg de albuterol mais 0,5 mg de ipratrópio/3 mℓ de solução para nebulização

Bitolterol
Inalante: solução de 0,2% para nebulização

Efedrina
Oral: cápsulas de 25 mg
Parenteral: 50 mg/mℓ para injeção

Epinefrina
Inalante: 1 e 10 mg/mℓ para nebulização; 0,22 mg de epinefrina-base em aerossol
Parenteral: 1:10.000 (0,1 mg/mℓ), 1:1.000 (1 mg/mℓ)

Formoterol
Inalante: 12 mcg/aplicação de aerossol; 12 mcg/unidade de pó inalante

Isoetarina
Inalante: solução de 1% para nebulização

Isoproterenol
Inalante: 0,5 e 1% para nebulização; 80 e 131 mcg/aplicação de aerossol
Parenteral: 0,02 e 0,2 mg/mℓ para injeção

Levalbuterol
Inalante: solução de 0,31; 0,63; 1,25 mg/3 mℓ

Metaproterenol
Inalante: 0,65 mg/aplicação de aerossol em recipientes de 7 e 14 g; 0,5; 0,6; 5% para nebulização

Pirbuterol
Inalante: 0,2 mg/aplicação de aerossol em recipientes com 80 e 300 doses

Salmeterol
Aerossol inalante: 25 mcg de salmeterol-base/aplicação em recipientes 60 e 120 doses
Pó inalante: 50 mcg/unidade

Salmeterol/fluticasona
Inalante: 100; 250; 500 mcg de fluticasona mais 50 mcg de salmeterol/unidade

Terbutalina
Inalante: 0,2 mg/aplicação de aerossol
Oral: comprimidos de 2,5 e 5 mg
Parenteral: 1 mg/mℓ para injeção

Corticosteroides em aerossol (ver também o Cap. 23)

Beclometasona
Aerossol: 40 e 80 mcg/aplicação em frascos de 20 doses

Budesonida
Pó aerossol: 160 mcg/acionamento

Flunisolida
Aerossol: 250 mcg/aplicação em frascos de 100 doses

Fluticasona
Aerossol: 44; 110; 220 mcg/aplicação em frasco de 120 doses; pó de 50; 100; 250 mcg/acionamento

Fluticasona/Salmeterol
Inalante: 100; 250; 500 mcg de fluticasona mais 50 mcg de salmeterol/unidade

Triancinolona
Aerossol: 100 mcg/aplicação em frascos de 240 doses

Antagonistas dos leucotrienos

Montelucaste
Oral: comprimidos de 10 mg; comprimidos mastigáveis de 4 e 5 mg; 4 mg/grânulos em pacotes

Zafirlucaste
Oral: comprimidos de 10 e 20 mg

Zileutona
Oral: comprimidos de 600 mg

Cromoglicato dissódico e nedocromil sódico

Cromolina sódica
Aerossol de uso pulmonar: 800 mcg/aplicação em frasco de 200 doses; 20 mg/2 mℓ para nebulização (para a asma)
Aerossol nasal[1]: 5,2 mg/aplicação (para a febre do feno)
Oral (Gastrocrom): concentrado de 100 mg/5 mℓ (para a alergia alimentar)

Nedocromilo sódico
Aerossol de uso pulmonar: 1,75 mg/aplicação em frasco de 112 dosimetrado

Metilxantinas: teofilina e derivados

Aminofilina (etilenodiamina de teofilina, 79% de teofilina)
Oral: líquido de 105 mg/5 mℓ; comprimidos de 100 e 200 mg
Liberação oral contínua: comprimidos de 225 mg
Retal: supositórios de 250 e 500 mg
Parenteral: 250 mg/10 mℓ para injeção

Teofilina
Oral: comprimidos de 100; 125; 200; 250; 300 mg; cápsulas de 100 e 200 mg; elixires, xaropes e soluções de 26,7, 50 mg/5 mℓ
Liberação oral contínua, 8 a 12 h: cápsulas de 50; 60; 75; 100; 125; 130; 200; 250; 260; 300 mg
Liberação oral contínua, 8 a 24 h: comprimidos de 100, 200, 300, 450 mg
Liberação oral contínua, 12 h: cápsulas de 100; 125; 130; 200; 250; 260; 300 mg
Liberação oral contínua, 12 a 24 h: comprimidos de 100, 200, 300 mg
Liberação oral contínua, 24 h: comprimidos e cápsulas de 100; 200; 300 mg; comprimidos de 400 e 600 mg
Parenteral: 200; 400; 800 mg/recipiente, teofilina e glicose de 5% para injeção

Outras metilxantinas

Difilina
Oral: comprimidos de 200 e 400 mg; elixir de 33,3 e 53,3 mg/5 mℓ
Parenteral: 250 mg/mℓ para injeção

Oxtrifilina
Oral: comprimidos equivalentes a 64; 127; 254; 382 mg de teofilina; xarope de 32 e 64 mg/5 mℓ

Pentoxifilina
Oral: comprimidos e comprimidos de liberação controlada de 400 mg
Nota: a pentoxifilina é indicada para uso apenas na claudicação intermitente.

Fármacos antimuscarínicos na asma

Ipratrópio
Aerossol: 18 mcg/aplicação em inalador dosimetrado de 200; 0,02% (500 mcg/frasco) para nebulização
Spray nasal: 21 e 42 mcg/spray

Anticorpo

Omalizumabe
Pó para injeção subcutânea, 202,5 mg

[1]Medicamento de venda livre.

REFERÊNCIAS

Fisiopatologia da doença das vias aéreas

James A, Carroll N: Airway smooth muscle in health and disease: Methods of measurement and relation to function. *Eur Respir J* 2000;15:782.

Jeffery PK: Remodeling in asthma and chronic obstructive lung disease. *Am J Respir Crit Care Med* 2001; 164:S28.

Mazzone SB, Canning BJ: Central nervous system control of the airways: Pharmacological implications. *Curr Opin Pharmacol* 2002;2:220.

McPhee SJ, Papadakis MA, Tierney LM Jr: *Current Medical Diagnosis and Therapy 2007*. New York: McGraw-Hill, 2007.

Ryu JH, et al.: Bronchiolar disorders. *Am J Respir Crit Care Med* 2003;168:1277.

Spina D, Page CP: Pharmacology of airway irritability. *Curr Opin Pharmacol* 2002;2:264.

Metilxantinas

Murciano D, et al.: Effects of theophylline on diaphragmatic strength and fatigue in patients with chronic obstructive pulmonary disease. *N Engl J Med* 1984;311:349.

Page CP: Recent advances in our understanding of the use of theophylline in the treatment of asthma. *J Clin Pharmacol* 1999; 39:237.

Cromoglicato dissódico e nedocromilo

Barnes PJ, et al.: Asthma mechanisms, determinants of severity and treatment: The role of nedocromil sodium. *Clin Exp Allergy* 1995; 25:771.

Corticosteroides

Dinwiddie R: Antiinflammatory therapy in cystic fibrosis. *J Cyst Fibros* 2005;4(Suppl 2):45.

Robinson DS, Geddes DM: Inhaled corticosteroids: Benefits and risks. *J Asthma* 1996;33:5.

Suissa S, et al.: Low-dose inhaled corticosteroids and the prevention of death from asthma. *N Engl J Med* 2000; 343:332.

Beta-agonistas

Colombo JL: Long-acting bronchodilators in cystic fibrosis. *Curr Opin Pulm Med* 2003;9:504.

Ullman A, Svedmyr N: Salmeterol, a new long acting inhaled β_2-adrenoceptor agonist: Comparison with salbutamol in adult asthmatic patients. *Thorax* 1988;43:674.

Fármacos antimuscarínicos

Lee AM, et al.: Selective muscarinic receptor antagonists for airway diseases. *Curr Opin Pharmacol* 2001;1:223.

Inibidores das vias metabólicas dos leucotrienos

Calhoun WJ: Anti-leukotrienes for asthma. *Curr Opin Pharmacol* 2001;1:230.

Krawiec ME, Wenzel SE: Leukotriene inhibitors and nonsteroidal therapies in the treatment of asthma. *Exp Opin Invest Drugs* 2001;2:47.

Malmstrom K, *et al.*: Oral montelukast, inhaled beclomethasone, and placebo for chronic asthma. A randomized, controlled trial. Montelukast/Beclomethasone Study Group. *Ann Intern Med* 1999;130:487.

Outros fármacos usados na asma

Leckie MJ, *et al.*: Effects of an interleukin-5 blocking monoclonal antibody on eosinophils, airway hyper-responsiveness, and the late asthmatic response. *Lancet* 2000;456:2144.

Patacchini R, Maggi CA: Peripheral tachykinin receptors as targets for new drugs. *Eur J Pharmacol* 2001;429:13.

Smyth A: Prophylactic antibiotics in cystic fibrosis: A conviction without evidence? *Pediatr Pulmonol* 2005;40:471.

Farmacoterapia das doenças das vias aéreas superiores

Ferguson BJ: Cost-effective pharmacotherapy for allergicrhinitis. *Otolaryngol Clin North Am* 1998;31:91.

Katcher ML: Cold, cough, and allergy medications: Uses and abuses. *Pediatr Rev* 1996;17:12.

Kelly LF: Pediatric cough and cold preparations. *Pediatr Rev* 2004;25:115.

Mabry RL: Therapeutic agents in the medical management of sinusitis. *Otolaryngol Clin North Am* 1993;26:561.

Schwartz RH: Adolescent abuse of dextromethorphan. *Clin Pediatr (Phila)* 2005;44:565.

Reabilitação

Anderson SD, Brannan JD: Long-acting beta$_2$-adrenoceptor agonists and exercise-induced asthma: lessons to guide us in the future. *Paediatr Drugs* 2004;6:161.

Bradley J, *et al.*: Physical training for bronchiectasis. *Cochrane Database Syst Rev* 2002;CD002166.

Darnley GM, *et al.*: Effects of resistive breathing on exercise capacity and diaphragm function in patients with ischaemic heart disease. *Eur J Heart Fail* 1999;1:297.

Hill NS: Pulmonary rehabilitation. *Proc Am Thorac Soc* 2006; 3:66.

Satta A: Exercise training in asthma. *J Sports Med Phys Fitness* 2000;40:277.

Schmitt-Grohe S, Zielen S: Leukotriene receptor antagonists in children with cystic fibrosis lung disease: Anti-inflammatory and clinical effects. *Paediatr Drugs* 2005; 7:353.

Smidt N, *et al.*: Effectiveness of exercise therapy: A best-evidence summary of systematic reviews. *Aust J Physiother* 2005;51:71.

Taylor NF, *et al.*: Progressive resistance exercise in physical therapy: A summary of systematic reviews. *Phys Ther* 2005;85:1208.

van Helvoort HA, *et al.*: Systemic immunological response to exercise in patients with chronic obstructive pulmonary disease: What does it mean? *Respiration* 2006; 73:255.

36

Fármacos Usados para Tratar as Doenças Gastrintestinais

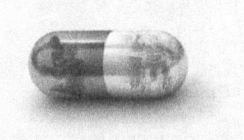

Os vários componentes do trato gastrintestinal (GI) possuem várias funções, tais como digestiva, de excreção, endócrina e exócrina, cujo controle é realizado através de atividade neurológica nos centros locais e superiores.

CONTROLE NEUROLÓGICO

O sistema GI tem um conjunto complexo de neurônios altamente organizados, chamados de **sistema nervoso entérico** (**SNE**), localizado nas paredes intestinais (Fig. 36.1). O SNE pode ser considerado uma terceira divisão do sistema nervoso autônomo, consistindo no plexo mientérico e plexo submucoso. Estas redes de neurônios recebem as fibras pré-ganglionares do sistema parassimpático assim como axônios simpáticos pós-ganglionares, além de também receberem informação sensorial de dentro da parede do intestino. As fibras dos corpos celulares nestes plexos se deslocam pelo músculo liso do intestino para controlar a motilidade. Outras fibras motoras se deslocam pelas células secretoras. As fibras sensoriais transmitem informações da mucosa e dos receptores de estiramento para os neurônios motores nos plexos e para os neurônios pós-ganglionares nos gânglios simpáticos. As fibras parassimpáticas e simpáticas que fazem sinapses com os neurônios do plexo entérico têm um papel modulador.

Vários neurotransmissores, neuromoduladores e fatores autócrinos estão presentes no sistema GI. Os **autacoides** são moléculas endógenas que possuem efeitos fisiológicos e farmacológicos poderosos, mas não fazem parte dos grupos de hormônios ou moléculas autonômicos. Integram este grupo dois importantes aminoautacoides, a histamina (H) e a serotonina (5-hidroxitriptamina, 5-HT), além de vários autacoides peptídicos.

Tais aminoautacoides são discutidos nos capítulos anteriores: a histamina no sistema respiratório (Cap. 35) e a 5-HT no sistema nervoso central (Cap. 19).

Outros autacoides estudados são as citocinas (Cap. 32) e prostaglandinas (Cap. 34).

Como já discutido (Cap. 35), a estimulação dos receptores tipo 1 da histamina leva à secreção de muco no sistema respiratório e à contração de vários tipos de músculo liso. Por outro lado, a estimulação dos receptores tipo 2 da histamina (H_2) leva à secreção do ácido gástrico no estômago. A serotonina é produzida a partir do aminoácido triptofano e armazenada em vesículas, nas células enterocromafins do intestino, assim como nos neurônios no SNE. Além da sua atividade como neurotransmissor do sistema nervoso central (Caps. 12 e 19), a 5-HT tem um papel fisiológico como neurotransmissor do SNE e talvez um papel como hormônio local que modula a atividade do músculo liso gastrintestinal. Foram identificados 14 subtipos do receptor da 5-HT, e os subtipos 2, 3 e 4 têm papel na função GI e êmese. Após a liberação, a H e 5-HT podem ser metabolizadas pela monoaminoxidase. Finalmente, a dopamina (D), também já discutida (Caps. 4, 12, 17 e 18), modula indiretamente a motilidade gástrica. A estimulação dos receptores tipo 2 (D_2) da dopamina nos neurônios colinérgicos no SNE tem um efeito inibitório sobre a liberação da acetilcolina (ACh), o que reduz a peristalse.

Estes transmissores, moduladores e seus receptores fornecem vários alvos importantes para os fármacos, sendo muitos dos fármacos usados nas doenças gastrintestinais discutidos nos outros capítulos do livro. É feita rápida revisão de tais fármacos neste capítulo. Os fármacos usados nos distúrbios GI podem ser divididos em fármacos usados para os distúrbios acidopépticos, promotores da motilidade (*pro-cinéticos*), utilizados para

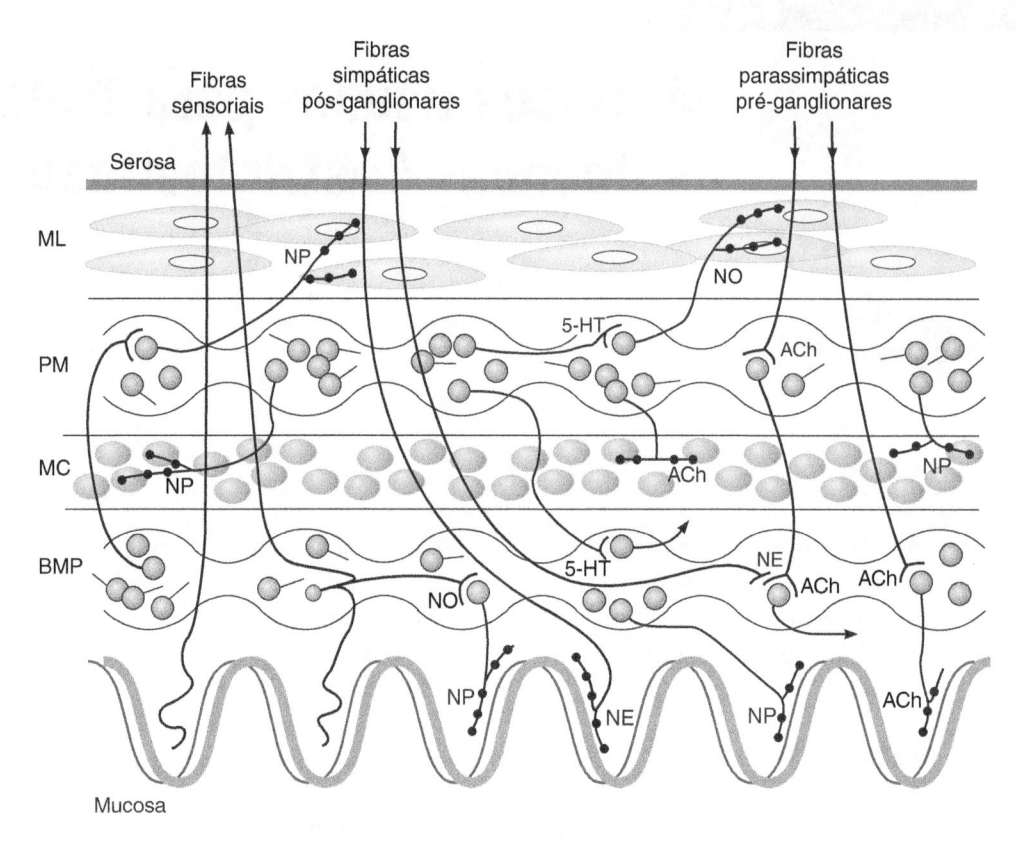

Figura 36.1 Diagrama altamente simplificado da parede intestinal e alguns dos circuitos elétricos do SNE, o qual recebe informações dos sistemas simpático e parassimpático, bem como envia impulsos aferentes para os gânglios simpáticos e o sistema nervoso central (SNC). Foram identificados muitos transmissores ou neuromoduladores no SNE, como acetilcolina (ACh), norepinefrina (NE), óxido nítrico (NO), neuropeptídios (NP), substância P (SP) e serotonina (5-HT). Outras abreviações: camada muscular longitudinal (ML), plexo mientérico (PM), camada muscular circular (MC) e plexo submucoso (BMP).

evitar os vômitos (*antieméticos*), usados para o tratamento da doença inflamatória intestinal e agentes diversos (Fig. 36.2).

FISIOLOGIA DA SECREÇÃO ÁCIDA

A ulceração e erosão do revestimento do trato gastrintestinal são problemas comuns. As erosões ou úlceras da mucosa surgem quando os efeitos agressivos da pepsina, do ácido ou da bile superam as defesas, como muco, prostaglandinas e bicarbonato. As células que revestem o estômago são as células produtoras de muco, células parietais e células que acumulam gastrina. As células parietais contêm receptores para a gastrina, histamina e acetilcolina (Fig. 36.3). Quando a ACh ou gastrina se ligam aos receptores das células parietais, elas aumentam a concentração de cálcio no citosol, que ativa as quinases para estimular a secreção do ácido por uma H^+/K^+– ATPase (bomba de prótons) na superfície do canalículo. Esta bomba de prótons troca o H^+ intracelular pelo K^+ no lúmen do estômago. As células endócrinas do intestino, chamadas de células semelhantes a enterocromafins, ficam perto das células parietais. Estas células possuem receptores para a gastrina, ACh e neuropeptídios, sendo a principal fonte para a liberação de histamina, a qual se liga ao receptor H_2 na célula parietal, levando à ativação da adenililciclase, que libera o monofosfato cíclico de adenosina (cAMP) intracelular, o qual ativa as quinases que estimulam a secreção de H^+ pela bomba de prótons. A pesquisa sugere que o principal efeito da gastrina na secreção do ácido é mediado indiretamente através da liberação de histamina em vez de estimulado diretamente pelas células parietais.

FÁRMACOS USADOS NO TRATAMENTO DA DOENÇA ACIDOPÉPTICA

As doenças acidopépticas consistem no **refluxo gastresofágico** (**GERD**), úlceras gástricas e duodenais, bem como lesões na mucosa provocadas por estresse. Em todas essas

Fármacos Usados para Tratar as Doenças Gastrintestinais | 503

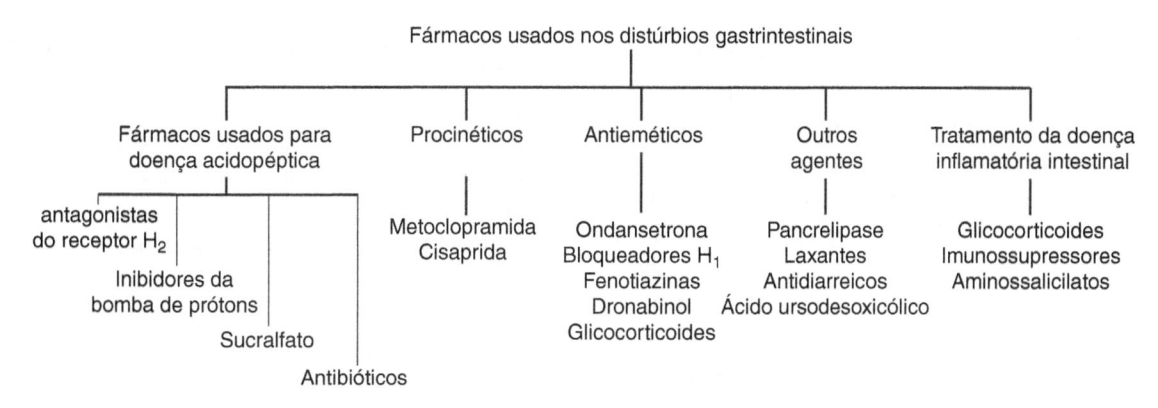

Figura 36.2 Classes de fármacos usados no tratamento dos distúrbios gastrintestinais.

condições, ocorrem erosões ou ulcerações da mucosa. São usadas várias classes de fármacos no tratamento da doença péptica. Os fármacos antimuscarínicos (Cap. 5) e o análogo dos eicosanoides misoprostol (Cap. 34) foram discutidos em outros capítulos. Outros fármacos usados na doença péptica são os anti-histamínicos H_2, os antiácidos, sucralfato, os inibidores da bomba de prótons e os antibióticos. A Fig. 36.3 mostra os sítios de ação da maioria dos fármacos usados no tratamento da úlcera acidopéptica.

Anti-histamínicos H_2

Estão disponíveis quatro bloqueadores H_2, sendo a **cimetidina** o protótipo. A **ranitidina,** a **famotidina** e a **nizatidina** diferem somente por apresentarem menos interações medicamentosas que a cimetidina, sendo ativas por via oral, com meias-vidas de 1 a 3 h. Como são relativamente atóxicas, podem ser administradas em grandes doses. A duração da ação de uma dose única pode durar entre 12 e 24 h.

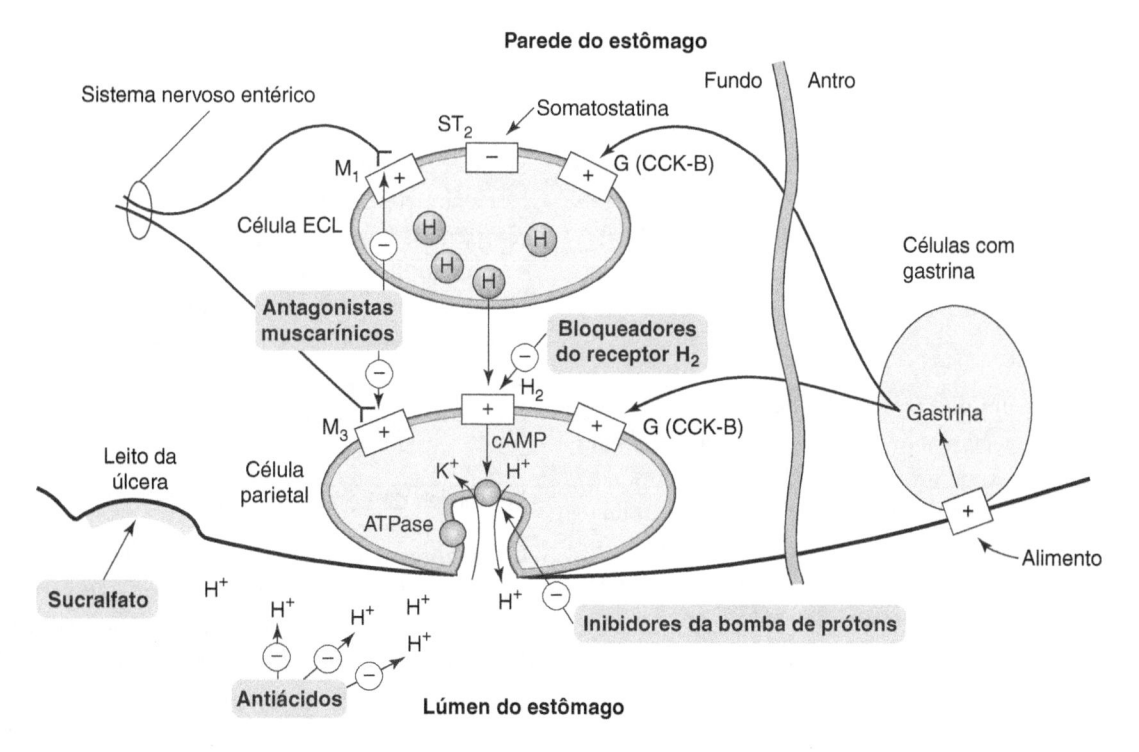

Figura 36.3 Sítios de ação de alguns fármacos usados no tratamento da úlcera péptica. Os tipos de receptores envolvidos consistem nos muscarínicos (M_1 e M_3), que se ligam à acetilcolina à histamina tipo 2 (H_2) e aos receptores de peptídios (somatostatina [ST] e gastrina [G]). O sítio de ação do misoprostol não é apresentado; o misoprostol reduz a secreção de ácido e aumenta os fatores de proteção, como o muco e o bicarbonato.
ECL, semelhante a enterocromafin; CCK, colecistocinina.

Mecanismo e efeitos

Estes fármacos produzem um bloqueio farmacológico reversível dos receptores H_2, sendo relativamente seletivos, e não possuindo ações bloqueadoras nos receptores H_1 ou autonômicos. O único efeito terapêutico importante para a clínica é a redução da secreção de ácido gástrico. Os efeitos do bloqueio cardiovascular e dos mastócitos mediados pelo receptor H_2 podem ser demonstrados, mas não têm significado clínico quando os anti-histamínicos são usados no tratamento da úlcera.

Uso clínico

Na doença acidopéptica, especialmente nas úlceras duodenais, estes fármacos reduzem os sintomas, aceleram a cicatrização e evitam recorrências. Uma úlcera aguda é geralmente tratada com duas ou mais doses ao dia, e a recorrência das úlceras pode ser evitada com uma única dose na hora de dormir. Estes anti-histamínicos também são eficazes na cicatrização e na prevenção de recorrências das úlceras gástricas pépticas, sendo úteis na síndrome de Zollinger-Ellison, caracterizada pela hipersecreção ácida, grave ulceração péptica recorrente, sangramento gastrintestinal e diarreia, sendo necessário administrar grandes doses. Da mesma forma, os bloqueadores H_2 são usados no GERD. Nestes dois últimos usos clínicos, os anti-histamínicos não se mostram tão eficazes quanto os inibidores da bomba de prótons (discutidos adiante). Todos os bloqueadores H_2 estão disponíveis como medicamentos isentos de prescrição médica.

Toxicidade

A cimetidina é um potente inibidor de algumas enzimas hepáticas que metabolizam fármacos, podendo também reduzir o fluxo sanguíneo hepático. Em altas doses, ela igualmente possui efeitos antiandrogênicos. A ranitidina produz um efeito inibidor mais fraco no metabolismo hepático dos fármacos, mas nem ela nem qualquer dos outros bloqueadores H_2 têm efeitos endócrinos.

Antiácidos

São simples agentes físicos que reagem com os prótons (H^+) no lúmen do intestino. Os antiácidos à base de alumínio também podem estimular as funções protetoras da mucosa gástrica; reduzem a taxa de recorrência das úlceras pépticas quando usados regularmente nas grandes doses necessárias para o aumento do pH do estômago.

Os antiácidos diferem principalmente em sua absorção e efeitos na consistência das fezes. Os antiácidos mais populares, usados nos EUA, são o **hidróxido de magnésio** ($Mg[OH]_2$) e **hidróxido de alumínio** ($Al[OH]_3$). Contudo, nenhuma destas bases fracas é absorvida significativamente pelo intestino. O hidróxido de magnésio tem um forte efeito laxativo, e o hidróxido de alumínio provoca prisão de ventre. Estes fármacos estão disponíveis como produtos isolados e em combinações de medicamentos, sendo estas preferíveis porque equilibram o efeito laxante e a prisão de ventre em uma única formulação. O carbonato de cálcio e bicarbonato de sódio também são bases fracas — mas, diferente dos hidróxidos de alumínio e magnésio —, são absorvidos pelo intestino. Por causa dos seus efeitos sistêmicos, o carbonato de cálcio e bicarbonato de sódio são menos comuns como antiácidos do que os compostos à base de magnésio e alumínio.

Sucralfato

É um complexo de hidróxido de alumínio e sacarose sulfatada, pequena molécula pouco solúvel que se polimeriza no ambiente ácido do estômago. Este polímero se liga ao tecido lesionado, formando um revestimento de proteção sobre os leitos das úlceras. O fármaco acelera a cicatrização das úlceras pépticas e reduz a taxa de recorrência. Infelizmente, o sucralfato deve ser tomado 4 vezes ao dia, sendo insolúvel, o que o impede de ter efeitos sistêmicos importantes quando administrado por via oral. A toxicidade é muito baixa. Em alguns casos, é usado em feridas abertas como barreira de proteção e para reduzir o exsudato excessivo.

Inibidores da bomba de prótons

O **omeprazol** é o protótipo da classe dos inibidores da bomba de prótons das células parietais gástricas. Os outros agentes no grupo consistem no **esomeprazol, lansoprazol, pantoprazol** e **rabeprazol**. As formulações orais destes fármacos têm revestimento entérico para evitar a inativação pelo ácido no estômago. São rapidamente metabolizados no fígado e possuem meias-vidas de 1 a 2 h. Entretanto, sua ação dura aproximadamente 24 h, sendo necessários 3 a 4 dias de tratamento para alcançar a eficácia completa.

Mecanismo de ação

Estes fármacos são bases fracas lipofílicas que se difundem para os canalículos das células parietais, sendo protonados e concentrados em mais de 1.000 vezes. Sofrem conversão em sulfenamidas, que reagem fazendo ligações covalentes com a bomba de prótons, o que leva à inativação irreversível da enzima. Os inibidores da bomba de prótons são muito eficazes na úlcera péptica associada à bactéria *Helicobacter pylori* e no tratamento com anti-inflamatório não esteroide (AINE), sendo também úteis no tratamento da GERD e síndrome de Zollinger-Ellison, doença associada a um tumor secretor de gastrina.

Efeitos adversos

Os efeitos adversos dos inibidores da bomba de prótons são raros, consistindo em diarreia, dor abdominal e cefaleia. O tratamento crônico com estes inibidores pode provocar hipergastrinemia. Tais fármacos podem reduzir a biodisponibilidade oral da vitamina B_{12} e de alguns fármacos (p. ex., digoxina, cetoconazol) que requerem acidez para sua absorção gastrintestinal. *Nota*: como o ácido gástrico é a principal barreira contra a colonização e infecção do intestino, o uso crônico dos inibidores da bomba de prótons pode aumentar o risco de infecções entéricas.

Antibióticos

A infecção crônica com o *H. pylori* ocorre na maioria dos pacientes com úlceras pépticas não induzidas por AINE, motivo porque a erradicação deste organismo reduz muito a taxa de recorrência de úlceras. Os regimes de escolha são um inibidor da bomba de prótons mais um curso de bismuto, tetraciclina e metronidazol, um curso de amoxicilina mais claritromicina.

FÁRMACOS QUE FACILITAM A MOTILIDADE DO TRATO GASTRINTESTINAL SUPERIOR

O diabetes e outras doenças que danificam os nervos viscerais provocam marcante perda de motilidade no esôfago e estômago, provocando paralisia gástrica (**gastroparesia**), associada à demora no esvaziamento do estômago, náuseas e grave intumescimento gástrico. A **metoclopramida** e **cisaprida** são fármacos procinéticos, ou seja, estimulam a motilidade no trato GI superior e esvaziam o estômago ao estimular indiretamente a atividade colinérgica na parede do intestino. É provável que a metoclopramida atue como um facilitador da ACh ao antagonizar os receptores D_2. A cisaprida parece atuar como um agonista $5\text{-}HT_4$, facilitando a liberação de ACh das terminações nervosas colinérgicas. Os efeitos adversos do uso crônico da metoclopramida são os sintomas de pseudoparkinsonismo, outros efeitos extrapiramidais e hiperprolactinemia. Em altas doses, a cisaprida provoca a síndrome do QT longo e causa arritmias cardíacas fatais. Por esta razão, é atualmente disponível em bases limitadas.

FÁRMACOS COM AÇÕES ANTIEMÉTICAS

Vários fármacos estão disponíveis para a prevenção e tratamento dos vômitos durante a quimioterapia contra o câncer e após anestesia geral. Os glicocorticoides (Cap. 23) foram discutidos. Os antagonistas do receptor da dopamina, como a **metoclopramida** e **proclorperazina**, uma fenotiazina (Cap. 18), evitam a êmese ao inibir os receptores D_2 na área postrema da medula.

ANTAGONISTAS H_1: alguns dos anti-histamínicos discutidos (antagonistas do receptor H_1, Cap. 35), como a **difenidramina** e **meclizina**, possuem propriedades antieméticas e evitam a cinetose. A sedação é um efeito adverso comum de todos os anti-histamínicos antigos (de primeira geração), como a boca seca e outros efeitos anticolinérgicos. Também pode ocorrer hipotensão ortostática como resultado do antagonismo do receptor α_1 quando se usam estes fármacos.

ANTAGONISTAS DO RECEPTOR $5\text{-}HT_3$: os fármacos **ondansetrona**, **granisetrona** e **dolasetrona** são muito úteis na prevenção das náuseas e vômitos associados à quimioterapia e anestesia cirúrgica, mas não servem para controlar a cinetose. Estes antagonistas do receptor $5\text{-}HT_3$ possuem uma ação antiemética central na área postrema da medula, bem como nos nervos sensoriais periféricos e entéricos. A **alosetrona**, outro antagonista $5\text{-}Ht_3$, é usada no tratamento das mulheres com diarreia associada à síndrome do intestino irritável. Os efeitos adversos da ondansetrona, granisetrona e dolasetrona consistem em diarreia e dor de cabeça. A dolasetrona está associada ao prolongamento do QRS e QTc no eletrocardiograma, e não devendo ser usada em pacientes com cardiopatias. A alosetrona provoca forte prisão de ventre em alguns pacientes, estando associada a complicações intestinais fatais.

DERIVADOS DA MACONHA: foram demonstradas atividades antieméticas para o ingrediente ativo na maconha e seus derivados **dronabinol** (Δ^9-tetraidrocanabinol) e **nabilona** (Cap. 21).

REPOSITORES DAS ENZIMAS PANCREÁTICAS

A esteatorreia, um quadro de redução da absorção de gordura associado e aumento da excreção de gordura nas fezes, resulta da inadequada secreção de lipase pelo pâncreas. A anomalia associada à absorção de gordura pode ser solucionada pela administração oral da lipase pancreática (**pancrelipase**) obtida dos porcos. A lipase pancreática é inativada em pH abaixo de 4; assim, até 90% de uma dose administrada por via oral são destruídos no estômago, exceto se o pH for elevado com antiácidos ou fármacos que reduzam a secreção de ácido.

LAXANTES

Aumentam o movimento do intestino através de vários mecanismos: ação irritante ou estimulante na parede do intestino, formação de massa nas fezes que estimula a contração reflexa do intestino, ação suavizadora nas fezes duras ou impactadas, ou ação lubrificante que facilita a passagem das fezes pelo reto. Exemplos de fármacos laxantes com estes mecanismos são apresentados no Quadro 36.1.

Quadro 36.1 Principais mecanismos laxantes e alguns fármacos laxantes representativos

Mecanismo	Exemplos
Irritante	Óleo de rícino, cáscara, sena, fenolftaleína
Formador de massa	Catárticos salinos (p. ex., Mg[OH]$_2$, psílio)
Sulfactantes fecais	Dioctilsulfossuccinato de sódio (docusato)
Lubrificante	Óleo mineral, glicerina

AGENTES ANTIDIARREICOS

Os fármacos antidiarreicos mais eficazes são os opioides e seus derivados selecionados para terem máximo efeito antidiarreico e mínimo efeito no SNC. Deste último grupo, os mais importantes são o **difelnoxilato** e **loperamida**, análogos da meperidina com efeitos muito fracos ou sem efeito analgésico. O difenoxilato é formulado com alcaloides antimuscarínicos (p. ex., atropina) para reduzir a probabilidade de abuso; a loperamida é formulada isoladamente e vendida como medicamento isento de prescrição. A **difenoxina**, o metabólito ativo do difenoxilato, está também disponível como medicamento vendido sob prescrição médica. O **caulim** é o silicato hidratado de alumínio e magnésio, e a **pectina**, um carboidrato não digestível oriundo da maçã. Eles estão disponíveis como uma combinação com o caulim e pectina em forma de absorventes de toxinas bacterianas e fluidos. Finalmente, a **colestiramina** e **colestipol**, resinas ligantes dos sais biliares já discutidos no Cap. 26, podem reduzir a diarreia associada a aumento dos ácidos biliares. O efeito adverso comum associado a estes fármacos é a prisão de ventre. Os absorventes e as resinas de sais biliares podem reduzir a absorção de alguns fármacos, podendo as resinas também reduzir a absorção das vitaminas lipossolúveis.

FÁRMACOS QUE INIBEM A FORMAÇÃO DOS CÁLCULOS BILIARES

A formação dos cálculos biliares a partir do colesterol pode ser inibida por vários fármacos, embora nenhum seja muito eficaz. Tais fármacos consistem nos derivados dos ácidos biliares **quenodiol** e **ácido ursodesoxicólico**. O quenodiol reduz a secreção dos ácidos biliares pelo fígado; o mecanismo de ação do ácido ursodesoxicólico é desconhecido.

FÁRMACOS USADOS NA DOENÇA INFLAMATÓRIA INTESTINAL

A doença inflamatória intestinal pode ser dividida em dois quadros relacionados: colite ulcerativa e doença de Crohn. A colite ulcerativa é uma inflamação inespecífica do cólon com lesão da mucosa e sangramento. A doença de Crohn consiste em inflamação granulomatosa recorrente que pode afetar qualquer parte do intestino delgado ou do grosso. Os **glicocorticoides** (Cap. 23) são usados no tratamento da colite ulcerativa e doença de Crohn. Os agentes imunossupressores, como a **azatioprina, 6-mercaptopurina, metotrexato** e **infliximabe** (Cap. 32), também são usados no tratamento das referidas doenças. Tais fármacos são discutidos em outros capítulos deste livro. Os aminossalicilatos (p. ex., **sulfassalazina, balsalazida, mesalazina**) também são utilizados no tratamento da doença inflamatória intestinal, sendo pouco absorvidos após a administração oral e projetados para liberar o **ácido 5-aminossalicílico (5-ASA)** em várias partes do segmento distal do intestino delgado e cólon. O 5-ASA inibe a síntese das prostaglandinas e leucotrienos inflamatórios. A sulfassalazina (uma combinação de 5-ASA e sulfapiridina) tem alta incidência de efeitos adversos, atribuídos à absorção sistêmica da sulfapiridina. Estes efeitos, relacionados com a dose, consistem em náuseas, desconforto gastrintestinal, dor de cabeça, artralgia, mialgia, supressão da medula óssea, mal-estar e graves reações de hipersensibilidade. Os outros aminossalicilatos, que não contêm sulfapiridina, são bem tolerados.

FOCO NA REABILITAÇÃO

Os fármacos ingeridos passam por partes do sistema GI antes de alcançar a circulação sistêmica. Assim, os fármacos usados para as condições GI interferem em outros fármacos também administrados por via oral, provocando interações medicamentosas. Estes efeitos adversos podem variar de redução da absorção de alguns fármacos, provocando submedicação à redução da biotransformação de outros, levando à supermedicação. Vários fármacos utilizados para tratar as disfunções do trato GI podem ser obtidos sem prescrição. Contudo, o uso de tais medicamentos isentos de prescrição pelo paciente complica a avaliação do histórico médico. O paciente pode não citar estes medicamentos de venda livre quando o profissional de saúde pergunta a ele quais "medicamentos" está usando — por exemplo, os anti-histamínicos utilizados na doença acidopéptica.

Os tratamentos não farmacológicos da êmese também se encontram sob avaliação. Os tipos não convencionais de **estimulação elétrica nervosa transcutânea (TENS)** nos pontos de acupuntura estão sendo avaliados quanto ao seu uso na prevenção da êmese após quimioterapia e procedimentos cirúrgicos. A terapia ideal pode ser uma combinação de fármacos antieméticos com a TENS.

RELEVÂNCIA CLÍNICA PARA A REABILITAÇÃO

Reações adversas a fármacos

Fármacos acidopépticos

- A cimetidina inibe a biotransformação de alguns fármacos.
- Os antiácidos podem reduzir a absorção de certos fármacos.
- Os inibidores da bomba de prótons podem provocar sofrimento GI, reduzir a absorção de B_{12}, causar possível aumento das infecções bacterianas no trato GI e redução da absorção de alguns fármacos.

Fármacos procinéticos

- Os antagonistas do receptor D_2 podem provocar efeitos extrapiramidais. Alguns fármacos que modulam os receptores $5-HT_3$ provocam disritmias cardíacas.
- O uso prolongado de alguns laxantes pode reduzir a absorção das vitaminas lipossolúveis.
- Vários fármacos antidiarreicos podem reduzir a absorção de alguns fármacos.

Efeitos que interferem na reabilitação

- A redução da absorção dos fármacos pode levar à redução dos níveis sanguíneos e aumento do risco de efeito clínico inadequado.
- A redução da biotransformação dos fármacos pode levar a aumento dos níveis no sangue e do risco de toxicidade por *overdose*.
- Os efeitos motores extrapiramidais dos fármacos procinéticos podem interferir no desempenho funcional na fisioterapia.

Possíveis soluções para a terapia

- Se o paciente apresenta sintoma de *overdose* ou subdosagem, entrar em contato com o médico. Um histórico completo dos medicamentos do paciente pode auxiliar.
- Se ocorrerem efeitos extrapiramidais com fármacos procinéticos, entrar em contato com o médico do paciente.

ESTUDO DE CASO CLÍNICO

Breve histórico: a paciente, negra, tem 63 anos, com histórico de 20 anos de diabetes melito tipo 2, apresentando quadro de hiperglicemia, hipertensão e hiperlipidemia. Teve úlceras neuropáticas na cabeça do primeiro metatarso nas superfícies plantares dos dois pés.

Quadro médico atual e terapia medicamentosa: a senhora em questão usa vários medicamentos para tratar o diabetes, hipertensão e dislipidemia. Há duas semanas, recebeu o diagnóstico de gastroparesia, tendo o médico prescrito metoclopramida como procinético. A úlcera neuropática da superfície plantar da cabeça do primeiro metatarso do pé esquerdo abriu semana passada, tendo sido a paciente encaminhada para avaliação e possível ortótica do pé a fim de evitar a progressão da ferida.

Cenário da reabilitação: a paciente havia sido examinada pelo fisioterapeuta para a avaliação e tratamento das ulcerações neuropáticas. Chegou hoje para uma avaliação e, na sala de espera, mostrava dificuldade de se levantar, tendo sido auxiliada pelo marido. Quando ficou de pé, mostrava ampla base de apoio com as suas extremidades inferiores na posição de baixa guarda, sugerindo estabilidade inicial reduzida para ficar de pé. A paciente também tinha dificuldade de começar a andar, tendo sido novamente ajudada pelo marido. Durante a caminhada, dava um passo curto, o que fazia com que se arrastasse; finalmente, sentou-se na área de fisioterapia. No decorrer da avaliação, ela e seu marido afirmaram que as alterações na mobilidade, observadas na sala de espera, são recentes, embora não saibam quando começou.

Problema/opções clínicas: vários medicamentos anti-hipertensivos e cardiovasculares podem provocar hipotensão ortostática, como foi mostrado quando a paciente ficou de pé. Entretanto, instabilidade, dificuldade de começar a andar e caminhada lenta se arrastando são manifestações de parkinsonismo, sendo provável que tais manifestações tenham surgido após o uso da metoclopramida como procinético Este fármaco inibe os receptores dopaminérgicos no sistema GI. Um efeito adverso dele é o parkinsonismo oriundo da inibição dos receptores dopaminérgicos nas áreas motoras do cérebro. Por isso, o médico que prescreveu a metoclopramida deve ser imediatamente informado sobre o ocorrido.

APRESENTAÇÕES DISPONÍVEIS

Antiácidos

Carbonato de cálcio[1]
Oral: comprimidos mastigáveis de 350; 420; 500; 600; 650; 750; 1.000; 1.250 mg; suspensão de 1.250 mg/5 mℓ

Combinação de hidróxido de alumínio e hidróxido de magnésio[1]
Oral: hidróxidos combinados por comprimido ou cápsula de 400 a 800 mg ou suspensão de 5 mℓ

Gel de hidróxido de alumínio[1]
Oral: comprimidos de 300; 500; 600 mg; cápsulas de 400 e 500 mg; suspensão de 320; 450; 675 mg/5mℓ

Bloqueadores do receptor H$_2$ da histamina

Cimetidina
Oral: comprimidos de 100;[1] 200; 300; 400; 800 mg; líquido de 300 mg/5 mℓ
Parenteral: 300 mg/2 mℓ e 300 mg/50 mℓ para injeção

Famotidina
Oral: comprimidos de 10 mg;[1] *gelcaps*;[1] comprimidos de 20 e 40 mg; pó para reconstituição para suspensão de 40 mg/5 mℓ
Parenteral: 10 mg/mℓ para injeção

Nizatidina
Oral: comprimidos de 75 mg;[1] cápsulas de 150 e 300 mg

Ranitidina
Oral: comprimidos de 75;[1] 150; 300 mg; comprimidos efervescentes de 150 mg; cápsulas de 150 e 300 mg; xarope de 15 mg/mℓ
Parenteral: 1 e 25 mg/mℓ para injeção

Anticolinérgicos selecionados

Atropina
Oral: comprimidos de 4 mg
Parenteral: 0,05; 0,1; 0,3; 0,5; 0,8; 1 mg/mℓ para injeção

Diciclomina
Oral: cápsulas de 10 e 20 mg; comprimidos de 20 mg; xarope de 10 mg/5 mℓ
Parenteral: 10 mg/mℓ para injeção

Escopolamina
Oral: comprimidos de 0,4 mg
Parenteral: 0,3; 0,4; 0,86; 1 mg/mℓ para injeção

Glicopirrolato
Oral: comprimidos de 1 e 2 mg
Parenteral: 0,2 mg/mℓ para injeção

l-hiosciamina
Oral: comprimidos de 0,125 e 0,15 mg; cápsulas de liberação programada de 0,375 mg; elixir e solução oral de 0,125 mg/5 mℓ
Parenteral: 0,5 mg/mℓ para injeção

Metoescopolamina
Oral: comprimidos de 2,5 mg

Propantelina
Oral: comprimidos de 7,5 e 15 mg

Tintura de alcaloides da beladona
Oral: líquido de 0,27 e 0,33 mg/mℓ

Tridiexetil
Oral: comprimidos de 25 mg

Inibidores da bomba de prótons

Esomeprazol
Oral: comprimidos de liberação lenta de 20 e 40 mg

Lansoprazol
Oral: cápsulas de liberação lenta de 15 e 30 mg; grânulos com revestimento entérico de 15 e 30 mg para suspensão oral

Omeprazol
Oral: cápsulas de liberação lenta de 10; 20; 40 mg

Pantoprazol
Oral: comprimidos de liberação lenta de 20 e 40 mg
Parenteral: 40 mg/frasco pó para injeção intravenosa

Rabeprazol
Oral: comprimidos de liberação lenta de 20 mg

Agentes protetores da mucosa gástrica

Misoprostol
Oral: comprimidos de 100 e 200 mg

Sucralfato
Oral: comprimidos de 1 g; suspensão de 1 g/10 mℓ

Enzimas digestivas

Pancrelipase
Oral: cápsulas, comprimidos ou pó contendo lipase, protease e amilase. Consultar a literatura dos fabricantes para mais detalhes

Fármacos usados para o tratamento de distúrbios da motilidade e antieméticos selecionados

Alosetrona
Oral: comprimidos de 1 mg

Cisaprida
Oral: comprimidos de 10 e 20mg suspensão de 1 mg/mℓ

Dolasetrona
Oral: comprimidos de 50 e 100 mg
Parenteral: 20 mg/mℓ para injeção

Dronabinol
Oral: cápsulas de 2,5; 5; 10 mg

Granisetrona
Oral: comprimidos de 1 mg
Parenteral: 1 mg/mℓ para injeção

Metoclopramida
Oral: comprimidos de 5 e 10 mg; xarope de 5 mg/5 mℓ; solução concentrada de 10 mg/mℓ
Parenteral: 5 mg/mℓ para injeção

Ondansetrona
Oral: comprimidos de 4; 8; 24 mg; solução de 4 mg/5mℓ
Parenteral: 2 mg/mℓ para injeção intravenosa

Proclorperazina
Oral: comprimidos de 5; 10; 25 mg; cápsulas de 10; 15; 30 mg; solução de 1 mg/mℓ
Retal: supositórios de 2,5; 5; 25 mg
Parenteral: 5 mg/mℓ para injeção

Tegaserode
Oral: comprimidos de 2 e 6 mg

Anti-inflamatórios selecionados usados no tratamento da doença gastrintestinal

Balsalazida
Oral: cápsulas de 750 mg

Budesonida
Oral: cápsulas de 3 mg

Hidrocortisona
Retal: enema de retenção de 100 mg/60 mℓ por unidade; espuma de aplicação intrarretal com 90 mg

Infliximabe
Parenteral: pó de 100 mg para injeção

Mesalazina (5-ASA)
Oral: comprimidos de liberação retardada de 400 mg; cápsulas de liberação controlada de 250 mg
Retal: suspensão de 4 g/60 mℓ; supositórios de 500 mg

Metilprednisolona
Retal: enema de retenção de 40 mg/frasco

Olsalazina
Oral: cápsulas de 250 mg

Sulfassalazina
Oral: comprimidos e comprimidos com revestimento entérico de 500 mg

Fármacos antidiarreicos selecionados

Difenoxina
Oral: comprimidos de 1 mg (com 0,25 mg de sulfato de atropina)

Difenoxilato
Oral: comprimidos e líquido de 2,5 mg (com 0,025 mg de sulfato de atropina)

Caulim/pectina[1]
Oral (típico): 5,85 g de caulim e 260 mg de pectina por 30 mℓ de suspensão

Loperamida[1]
Oral: cápsulas e comprimidos de 2 mg; líquido de 1 mg/5 mℓ

Subsalicilato de bismuto[1]
Oral: Tabletes comprimidos mastigáveis de 262 mg; suspensão a 130; 262; 524 mg/15 mℓ

Fármacos laxantes selecionados[1]

Bisacodil
Oral: comprimidos com revestimento entérico de 5 mg
Retal: supositórios de 10 mg

Cáscara-sagrada (genérico)
Oral: comprimidos de 325 mg; extrato fluido de 5 mℓ por dose (aproximadamente 18% de álcool)

Docusato
Oral: cápsulas 50; 100; 250 mg; comprimidos de 100 mg; xarope de 20; 50; 60; 150 mg/15mℓ

Glicerina líquida
Líquido retal: 4 mℓ por aplicador

Hidróxido de magnésio (leite de magnésia)
Oral: suspensão aquosa de 400 e 800 mg/5 mℓ

Metilcelulose
Oral: pó

Óleo mineral
Oral: líquido ou emulsão

Óleo de rícino
Oral: líquido ou emulsão líquida

Policarbofila
Oral: comprimidos de 500 e 625 mg; comprimidos mastigáveis de 500 mg
Solução eletrolítica com polietilenoglicol
Oral: pó para solução oral, faz aproximadamente 4 ℓ

Psílio
Oral: grânulos de ou pó por pacote de 3,3; 3,4; 3,5; 4,03; 6 g

Senna
Oral: comprimidos de 8,6; 15; 17; 25 mg; líquido de 8,8 e 15 mg/mℓ

Supositório de glicerina

Lactulose
Oral: xarope de 10 g/15 mℓ

Fármacos que dissolvem os cálculos biliares

Ácido ursodesoxicólico
Oral: cápsulas de 300 mg

[1] Medicamentos isentos de prescrição.
N.T.: o leitor deve consultar a ANVISA para verificar os medicamentos isentos de prescrição citados neste capítulo. Alguns medicamentos, aqui apresentados como isentos de prescrição, são vendidos sob prescrição no Brasil.

REFERÊNCIAS

Doenças acidopépticas

Chan FK, Leung WK: Peptic-ulcer disease. *Lancet* 2002; 360: 933. Davies NM, *et al.*: Misoprostol therapeutics revisited. *Pharmacotherapy* 2001;21:60.

Feldman M, Burton ME: Histamine 2-receptor antagonists. Standard therapy for acid-peptic disorders. 1. *N Engl J Med* 1990;323:1672.

Gisbert J, *et al.*: Proton pump inhibitors versus H2-antagonists: A meta-analysis of their efficacy in treating bleeding peptic ulcer. *Aliment Pharmacol Ther* 2001;

Laine L, *et al.*: Potential gastrointestinal effects of long-term acid suppression with proton pump inhibitors. *Aliment Pharmacol Ther* 2000;14:651.

Laine L: Approaches to nonsteroidal anti-inflammatory drug use in the high-risk patient. *Gastroenterology* 2001; 120:594.

Scott LJ, *et al.*: Esomeprazole: A review of its use in the management of acid-related disorders. *Drugs* 2002;62:1503.

Stedman CA, Barclay ML: Comparison of the pharmacokinetics, acid suppression and efficacy of proton pump inhibitors. *Aliment Pharmacol Ther* 2000;14:963.

Suerbaum S, Michetti P: Helicobacter pylori infection. *N Engl J Med* 2002;347:1175.

Wolfe WM, Sachs G: Acid suppression: Optimizing therapy for gastroduodenal ulcer healing, gastroesophageal reflux disease, and stress-related erosive syndrome. *Gastroenterology* 2000; 118(2 Suppl 1):S9.

Distúrbios da motilidade

Booth CM, *et al.*: Gastrointestinal promotility drugs in the critical care setting: A systemic review of the evidence. *Crit Care Med* 2002;30:1429.

Bytzer P: H(2) receptor antagonists and prokinetics in dyspepsia: A critical review. *Gut* 2002;50(Suppl 4):58.

De Giorgio R, et al.: The pharmacological treatment of acute colonic pseudo-obstruction. *Aliment Pharmacol Ther* 2001; 15:1717.

Holte K, Kehlet H: Postoperative ileus: Progress towards effective management. *Drugs* 2002;62:2603.

Quigley EM: Pharmacotherapy of gastroparesis. *Expert Opin Pharmacother* 2000;1:881.

Laxantes

Schiller LR: The therapy of constipation. *Aliment Pharmacol Ther* 2001;15:749.

Toledo TK, DiPalma JA: Colon cleansing preparation for gastrointestinal procedures. *Aliment Pharmacol Ther* 2001;15:605.

van Gorkom BA, et al.: Anthranoid laxatives and their potential carcinogenic effects. *Aliment Pharmacol Ther* 1999;13:443.

Xing JH, Soffer EE: Adverse effects of laxatives. *Dis Colon Rectum* 2001;44:1201.

Agentes antidiarreicos

Farthing MG: Novel targets for the control of secretory diarrhea. *Gut* 2002;50(Suppl 3):III15.

Ramzan NN: Traveler's diarrhea. *Gastroenterol Clin North Am* 2001;30:665.

Ung KA, et al.: Role of bile acids and bile acid binding agents in patients with collagenous colitis. *Gut* 2000;46:170.

Wingate D, et al.: Guidelines for adults on self-medication for the treatment of acute diarrhoea. *Aliment Pharmacol Ther* 2001; 15:773.

Fármacos usados na síndrome do intestino irritável

American College of Gastroenterology Functional Gastrointestinal Task Force: An evidence-based position statement on the management of irritable bowel syndrome in North America. *Am J Gastroenterol* 2002;97:S1.

Camilleri M: Tegaserod. *Aliment Pharmacol Ther* 2001; 15:277.

Drossman DA, et al.: AGA technical review on irritable bowel syndrome. *Gastroenterology* 2002;123:2108. Gunput MD: Clinical pharmacology of alosetron. *Aliment Pharmacol Ther* 1999;13(Suppl 2):70.

Kamm MA: The complexity of drug development for irritable bowel syndrome. *Aliment Pharmacol Ther* 2002;

Agentes antieméticos

Goodin S, Cunningham R: 5-HT3–receptor antagonists for the treatment of nausea and vomiting: A reappraisal of their side-effect profile. *Oncologist* 2002;7:424.

Gralla RJ: New agents, new treatment, and antiemetic therapy. *Semin Oncol* 2002;29(Suppl 4):119.

Hesketh PJ: Comparative review of 5-HT3 receptor antagonists in the treatment of acute chemotherapy-induced nausea and vomiting. *Cancer Invest* 2000;18:163.

Magee LA, et al.: Evidence-based view of safety and effectiveness of pharmacologic therapy for nausea and vomiting of pregnancy (NVP). *Am J Obstet Gynecol* 2002;185(Suppl):S256.

Tramer MR, et al.: Cannabinoids for control of chemotherapy-induced nausea and vomiting: Quantitative systematic review. *BMJ* 2001;323:16.

Tramer MR: A rational approach to the control of postoperative nausea and vomiting: Evidence from systematic reviews. Part I. Efficacy and harm of antiemetic interventions, and methodological issues. *Acta Anaesthesiol Scand* 2001;45:4.

Tramer MR: A rational approach to the control of postoperative nausea and vomiting: Evidence from systematic reviews. Part II. Recommendations for prevention and treatment, and research agenda. *Acta Anaesthesiol Scand* 2001;45:14.

Fármacos usados na doença inflamatória intestinal

Blam ME, et al.: Integrating anti-tumor necrosis factor therapy in inflammatory bowel disease: Current and future perspectives. *Am J Gastroenterol* 2001;96:1977.

De Vos M: Clinical pharmacokinetics of slow release mesalazine. *Clin Pharmacokinet* 2000;39:85.

Gionchetti P, et al.: Treatment of mild to moderate ulcerative colitis and pouchitis. *Aliment Pharmacol Ther* 2002; 16(Suppl 4):13.

Kane SV, et al.: The effectiveness of budesonide therapy for Crohn's disease. *Aliment Pharmacol Ther* 2002;16:1509.

Klotz U: The role of aminosalicylates at the beginning of the new millennium in the treatment of chronic inflammatory bowel disease. *Eur J Clin Pharmacol* 2000;56:353.

Muijsers RB, Goa KL: Balsalazide: A review of its therapeutic use in mildto-moderate ulcerative colitis. *Drugs* 2002;62:1689.

Nielsen OH, et al.: The treatment of inflammatory bowel disease with 6-mercaptopurine or azathioprine. *Aliment Pharmacol Ther* 2001;15:1699.

Plevy SE: Corticosteroid-sparing treatments in patients with Crohn's disease. *Am J Gastroenterol* 2002;97:1607.

Schwab M, Klotz U: Pharmacokinetic considerations in the treatment of inflammatory bowel disease. *Clin Pharmacokinet* 2001; 40:723.

Vandell AG, DiPiro JT: Low-dosage methotrexate for treatment and maintenance of remission in patients with inflammatory bowel disease. *Pharmacotherapy* 2002; 22:613.

Suplementos de enzimas pancreáticas

Greenberger NJ: Enzymatic therapy in patients with chronic pancreatitis. *Gastroenterol Clin North Am* 1999;28:687.

Stern RC, et al.: A comparison of the efficacy and tolerance of pancrelipase and placebo in the treatment of steatorrhea in cystic fibrosis patients with clinical exocrine pancreatic insufficiency. *Am J Gastroenterol* 2000;95:1932.

Ácidos biliares para a terapia dos cálculos biliares

Crosignani A, et al.: Clinical pharmacokinetics of therapeutic bile acids. *Clin Pharmacokinet* 1996;30:333.

Paumgartner G, Beuers U: Ursodeoxycholic acid in cholestatic liver disease: Mechanisms of action and therapeutic use revisited. *Hepatology* 2002;36:525.

Reabilitação

Coloma M, et al.: Comparison of acustimulation and ondansetron for the treatment of established postoperative nausea and vomiting. *Anesthesiology* 2002; 97:1387.

Kabalak AA, et al.: Transcutaneous electrical acupoint stimulation versus ondansetron in the prevention of post-operative vomiting following pediatric tonsillectomy. *J Altern Complement Med* 2005;11:407.

Ozgur Tan M, et al.: Combination of transcutaneous electrical nerve stimulation and ondansetron in preventing cisplatin-induced emesis. *Urol Int* 2001;67:54.

Glossário

Abuso sexual (*date rape*): atividade criminosa em que uma pessoa é submetida a atos sexuais contra a sua vontade; benzodiazepínicos de início rápido ou sedativo-hipnóticos, como GHB, são usados neste crime.

Ação indireta: molécula que afeta a atividade sináptica no sítio diferente do receptor pós-sináptico.

Ação na medula espinhal: efeitos de um fármaco com ação direta na medula espinhal.

Acetilcolinesterase (AChE): enzima que inativa a acetilcolina.

Ácido gama-aminobutírico (GABA): o principal neurotransmissor inibitório.

Acidose: pH plasmático inferior a 7,35.

Acomodação: capacidade dos olhos de focar objetos em diferentes distâncias do olho.

Acromegalia: síndrome do excesso de hormônio do crescimento na idade adulta.

Aftose: lesões brancas e dolorosas, encontradas nos lábios ou dentro da boca.

Agente adjuntivo: fármaco secundário usado com um fármaco principal.

Agonista: fármaco que se liga a um receptor e ativa a função deste receptor.

Agranulocitose: redução no número de granulócitos no sangue.

Álcool desidrogenase (AHD): enzima citosólica, encontrada principalmente no fígado e intestino, que metaboliza doses pequenas a moderadas de etanol.

Aldosterona: hormônio esteroide, produzido pela glândula suprarrenal, que estimula a retenção de sódio (e água), bem como a excreção do potássio.

Alogênico: transferência de produtos biológicos (p. ex., sangue, medula óssea) para outra pessoa que não o recipiente.

Alopecia: perda de cabelo.

Alquilação: transferência de um grupo alquil (fórmula geral C_nH_{2n+1}) de uma molécula para outra.

Alucinação: percepção sensorial experimentada sem estímulos externos.

Amebíase: infecção intestinal por amebas, caracterizada por diarreia que contém sangue ou muco.

Amnésia: perda de memória.

Anafilaxia: reação alérgica imediata, com risco de morte (reação de hipersensibilidade tipo I), a um fármaco ou outra substância.

Analgesia controlada pelo paciente (ACP): tipo de controle contínuo da dor, usado para tratar a dor lancinante, no qual o paciente controla um dispositivo de infusão parenteral ao pressionar um botão para liberar uma dose pré-programada do analgésico.

Anemia aplástica: capacidade reduzida da medula óssea de produzir células vermelhas, células brancas e plaquetas.

Anemia hemolítica: tipo de anemia caracterizada pela destruição prematura dos eritrócitos.

Anemia megaloblástica: anemia caracterizada pela presença de megaloblastos (eritrócitos imaturos) por causa da deficiência de ácido fólico ou vitamina B_{12}.

Anemia perniciosa: tipo de anemia causado pela incapacidade de absorver vitamina B_{12}; mais comum em idosos por causa da produção reduzida do fator intrínseco.

Anemia: número inferior ao normal de células vermelhas do sangue (eritrócitos).

Anestesia balanceada: a prática moderna da anestesiologia que envolve o uso de combinações de fármacos intravenosos e inalatórios, usando as vantagens de suas propriedades favoráveis, tentando reduzir as suas reações adversas.

Angina: dor grave; chamada de angina de peito quando associada à isquemia cardíaca.

Anorexia: perda de apetite.

Antagonista: fármaco que impede a estimulação do receptor por possuir afinidade com ele: ligando-se ao receptor, evita que responda a um agonista.

Anterógrado: propagação normal ou adiante da condução ou fluxo.

Antibiótico macrolídeo: este antibiótico recebe tal denominação por causa do anel macrolídio, um grande anel de lactona (alcoóis ligados com grupos de ácido carboxílico) com um ou mais açúcares desóxi (grupo hidroxila substituído com um hidrogênio) presos.

Antitrombina III (ATIII): protease anticoagulante endógena.

Apoferritina: proteína encontrada nas células da mucosa intestinal que se liga ao e armazena o ferro na formação de ferritina.

Apoptose: morte celular programada.

Aprotinina: inibidor da protease serina que inibe a fibrinólise através da plasmina e do complexo plasmina-estreptoquinase.

Aquoso: sistema baseado em água.

Articulação diartrodial: articulação contendo líquido sinovial.

Ascaridíase: infecção causada por nematódios parasitos.

Aspergilose: infecção causada pelo fungo *Aspergillus*; mais comumente, afeta os tecidos, como os pulmões, brônquios, seios nasais, ouvidos e olhos, ocorrendo com maior frequência em pessoas imunossuprimidas.

Asplenia: ausência de baço.

Astenia: redução ou ausência da força dos músculos esqueléticos.

Aterosclerose: processo patológico no qual os lipídios e produtos oriundos de processos inflamatórios se acumulam nas paredes das artérias.

Ausência, crises de: convulsão generalizada, caracterizada por rápidas interrupções da consciência e atividade.

Autacoide: substância produzida e liberada com efeitos localizados.

Autolítico: autodigestão.

Autólogo: transferência de produtos biológicos (p. ex., sangue, medula óssea) usando tecidos da própria pessoa.

Auxotrófico: incapacidade de um tipo celular ou organismo de sintetizar um composto necessário ao seu crescimento, o que exige sua captação do ambiente para a sobrevivência.

Bioativação: ativação metabólica.

Biodisponibilidade: porcentagem de um fármaco realmente disponível em locais no corpo.

Bioequivalência: medida da capacidade de dois medicamentos com ingredientes ativos idênticos ou duas formas de dosagens diferentes para demonstrar a mesma biodisponibilidade e efeito terapêutico.

"Bom" colesterol: lipoproteínas de alta densidade (HDL) que removem o colesterol dos ateromas nos vasos sanguíneos e o devolvem para o fígado.

Bomba de sódio: bomba proteica da membrana celular que transporta sódio (saída) e potássio (entrada) contra gradientes de concentração e requer a desfosforilação do trifosfato de adenosina em difosfato de adenosina.

Bradicardia: frequência cardíaca inferior a 60 bpm.

Broncoconstrição: diâmetro reduzido das vias aéreas nos pulmões.

Broncospasmo: dificuldade de respirar causada pela contração espasmódica involuntária dos músculos lisos nas vias aéreas.

Cadeia lateral: na bioquímica, a parte variável dos aminoácidos ou resíduos fixados ao esqueleto peptídico.

Canal iônico regulado por voltagem: canal iônico ativado por mudanças na diferença de potencial elétrico próximo do canal.

Canal regulado por ligante: canal iônico acionado através da ligação de um composto químico, geralmente um neurotransmissor.

Candidíase orofaríngea: infecção oportunista que afeta a mucosa, causada, na maioria dos casos, pela *Candida albicans*.

Capsídio: cápsula de proteína que circunda um vírus.

Caquexia: grave perda da massa magra do corpo comumente observada em pacientes com AIDS, câncer ou outras doença, também chamada de emaciação.

Catabolismo: degradação metabólica.

Catecol-*O*-metiltransferase (COMT): enzima que inativa vários neurotransmissores do tipo monoamino ao adicionar um grupo metila.

Cestódios: vermes chatos da classe *Cestoda*, também conhecidos como tênias.

Cianocobalamina: forma da vitamina B_{12}.

Ciclo êntero-hepático: ocorre com alguns fármacos eliminados na bile, reabsorvidos no intestino, retornados pela circulação ao fígado e mais 1 vez eliminados na bile.

Ciclo-oxigenase (COX): enzima necessária à formação dos prostanoides; vários fármacos anti-inflamatórios (p. ex., AINE) agem inibindo esta enzima.

Cicloplegia: paralisia do músculo ciliar dos olhos.

Cinchonismo: efeitos adversos causados pelo uso excessivo ou prolongado da quinina; também conhecido como quinismo.

Cinética de primeira ordem: processo no qual a velocidade de troca é proporcional à quantidade de material; na cinética de ordem zero, a velocidade é fixa independente da quantidade presente.

Cininase: enzima no sangue que inativa as cininas.

Cistite: inflamação da bexiga.

Citocina: proteína não anticorpo que atua como mediador extracelular das respostas imunológicas.

Cobalamina: vitamina B_{12}; vitamina hidrossolúvel necessária às células nervosas, células sanguíneas e síntese do DNA.

Colelitíase: cálculos biliares.

Colestase: fluxo biliar prejudicado ou bloqueado desde o fígado até os dutos biliares.

Colinomiméticos: fármacos que mimetizam os efeitos da acetilcolina.

Colite pseudomembranosa: grave irritação do cólon causada pela bactéria *Clostridium difficile*.

Com ação direta: molécula que afeta a atividade sináptica no receptor pós-sináptico.

Concentração alveolar mínima de anestésico (CAM): concentração alveolar de anestésico inalado necessária para eliminar a resposta a estímulo doloroso padronizado em 50% dos pacientes. É usada para medir a potência dos anestésicos inalados. Quanto maior a CAM de um anestésico, menor sua potência.

Congênere: fármacos que compartilham estruturas químicas e características semelhantes às de outro fármaco.

Contratilidade: desempenho mecânico dos músculos (capacidade de encurtar ou fazer força).

Convulsões generalizadas: convulsão oriunda de descargas elétricas que afetam os dois hemisférios do cérebro.

Convulsões parciais complexas: distúrbios convulsivo caracterizado pela consciência prejudicada, precedido, acompanhado ou seguido de sintomas psicológicos.

Convulsões: descargas elétricas repetitivas e anormais no interior do cérebro. São classificadas como parciais, generalizadas ou não classificadas.

Cortisol: principal hormônio glicocorticoide produzido pela glândula suprarrenal humana; também chamado de hidrocortisona.

Crise addisoniana: início agudo da insuficiência adrenocortical; se não tratada, pode provocar grave hipotensão, choque e morte.

Crises mioclônicas: espasmos mioclônicos únicos ou múltiplos.

Crises parciais: convulsão que se inicia basicamente com descargas focais ou locais em uma parte do cérebro; geralmente, a consciência é preservada.

Cronotrópico: alterações na atividade do marca-passo cardíaca.

Delírio: distúrbio agudo com confusão, fala desorganizada e alucinações.

Delirium tremens **(DT):** forma aguda e grave de retirada de álcool que consiste em alterações mentais ou neurológicas.

Dependência psicológica: comportamento compulsivo à procura de drogas/fármacos, no qual uma pessoa a/o usa repetidamente, apesar do conhecimento dos riscos para a saúde.

Dependência: antigamente definida como "dependência física"; estado no qual a retirada de um fármaco produz sinais e sintomas que, na maioria dos casos, são opostos aos causados pelo fármacos.

Desacoplamento do receptor: disfunção das interações entre os receptores e as proteínas G, sistemas de segundo mensageiro e seus sistemas efetores. Acredita-se que o fenômeno seja um dos motivos para o desenvolvimento de tolerância com o uso prolongado de alguns fármacos.

Desidrogenase: enzima que transfere hidrogênio para um aceptor (p. ex., NAD).

Despolarização: deflexão positiva do potencial de voltagem pela membrana celular, levando à entrada de cátions.

Diacilglicerol: um segundo mensageiro intracelular que consiste em esqueleto de glicerol e ácidos graxos nas posições SN-1 e SN-2.

Diástole: período de tempo no ciclo cardíaco durante o qual ocorre o enchimento do ventrículo.

Diátese hemorrágica: tendência ao sangramento por causa de defeito nos processos de coagulação.

Dipeptidase: enzima que quebra um dipeptídio na terminação C dos peptídios.

Discrasias: um sinônimo para doença, especialmente a doença hematológica.

Disenteria amebiana: grave diarreia decorrente de inflação do revestimento intestinal causada pela *E. histolytica*, geralmente adquirida pela ingestão de alimento ou água contaminados com fezes.

Dismenorreia: forte dor associada ao ciclo menstrual.

Disseminação: difusão de um patógeno pelo corpo.

Distúrbio bipolar afetivo (maníaco-depressivo): distúrbio do humor caracterizado por episódios de mania, mistos ou de hipomania, geralmente com histórico de episódios de depressão maior.

Diurese: perda de água pelos rins (geralmente com sódio).

DNA polimerase: enzima que faz parte do grupo de enzimas envolvidas na replicação do DNA.

Doença de Graves: distúrbio autoimune que causa hipertireoidismo na fase inicial, podendo progredir para hipotireoidismo se a tireoide for destruída na fase tardia.

Doença do enxerto *versus* hospedeiro: complicação séria do tecido transplantado na qual as células brancas do doador atacam os tecidos do receptor.

Dopamina (DA): um dos vários neurotransmissores monoamino.

Dose média eficaz (ED_{50}): dose à qual 50% da população respondem.

Dose média letal (LD_{50}): dose que provoca a morte de 50% da população.

Dose média tóxica (TD_{50}): dose que provoca um efeito adverso em 50% da população.

Dose mínima eficaz (DME): dose abaixo da qual não é observado benefício clínico.

Dose mínima tóxica (DMT): mais baixa dose na qual os efeitos adversos são detectados.

Drogas desenhadas: drogas modificadas por fabricantes ilegais de modo que não sejam incluídas como substâncias controladas.

Drogas *RAVE*: MDMA (*ecstasy*) e substâncias semelhantes agrupadas como drogas de uso abusivo usadas em festas conhecidas como RAVE.

Dromotrópico: alterações na condução elétrica pelo tecido cardíaco.

Eficácia: a capacidade de uma molécula de ativar um complexo receptor.

Êmese: vômitos.

Empiema: pus em cavidade corporal, especialmente no espaço pleural.

Endometriose: tecido endometrial (revestimento uterino) localizado fora do útero (p. ex., tubas de falópio, ovários, peritônio).

Enterocolite: inflamação do intestino delgado e do grosso.

Enurese: perda involuntária da urina enquanto dorme; "cama molhada".

Envelope: revestimento de glicoproteína que circunda alguns vírus.

Enzimopatia: distúrbio metabólico genético com enzimas defeituosas ou ausentes.

Epilepsia: doença marcada por convulsões recorrentes.

Eritema: vermelhidão da pele causada pelo aumento do fluxo sanguíneo, muitas vezes provocada por inflamação.

Eritromelalgia: queimação episódica, latejante e vermelhidão das extremidades causada pela dilatação local dos vasos sanguíneos.

Erva: planta, ou seu componente, apreciada por suas propriedades (medicinais, culinárias ou aromáticas).

Espasmos que lesionam os músculos: aumento na tensão dos músculos esqueléticos associado à lesões musculoesqueléticas e inflamação secundária a traumatismo do nervo, tensões musculares, uso excessivo do músculo, etc.

Espasticidade com lesão neurológica: aumento nos reflexos de alongamento tônicos e espasmos dos músculos flexores (aumento do tônus basal do músculo) junto com fraqueza muscular e redução das propriedades viscoelásticas do músculo. Tal espasticidade está frequentemente associada a lesões dos neurônios motores superiores, como paralisia cerebral, esclerose múltipla, lesão da medula espinhal e acidente vascular encefálico.

Esplâncnico: associado à víscera, ou seja, sistema gastrintestinal, baço.

Esporozoítos: células de protozoários, como, por exemplo, malária, que infectam novos hospedeiros.

Esquistossomose: doença causada por cestódios após contato com água contaminada com alguns tipos de caramujos que transportam os vermes.

Esquizofrenia: distúrbio mental marcado por ilusões, alucinações, bem como fala e comportamento confusos, além de indiferença, isolamento social e ausência de violência.

Estado epiléptico: emergência médica caracterizada por atividade convulsiva contínua sem um período de intervalo da função normal do cérebro.

Esteatose hepática: fígado gorduroso.

Esterase: enzima que degrada as ligações de éster e cliva os ésteres nos seus componentes alcoóis e ácidos.

Euforia: sensação exagerada de bem-estar, característica das anfetaminas e cocaína; algumas vezes, um efeito colateral inicial do uso de glicocorticoides exógenos (p. ex., "euforia esteroide" [*steroid high*]).

Exoftalmia: abaulamento excessivo dos olhos; geralmente, associado à doença de Graves, uma forma de hipertireoidismo.

Fármaco: substância que afeta um sistema biológico através de efeitos químicos.

Farmacocinética: estudo de como uma substância é absorvida, distribuída e eliminada.

Farmacodinâmica: efeito de substância no sistema biológico.

Farmacologia: a ciência que estuda como as substâncias influenciam os sistemas biológicos através de interações químicas.

Fármacos anti-inflamatórios não esteroides (AINE): principal grupo de fármacos analgésicos e anti-inflamatórios não narcóticos. Os AINE possuem eficácia significativamente menor que a dos opioides, mas não apresentam o risco de dependência química; estão disponíveis sob prescrição médica ou produtos de venda livre.

Fármacos específicos do ciclo celular (ECC): fármacos antineoplásicos que apresentam maior eficácia em uma fase do ciclo celular.

Fármacos inespecíficos do ciclo celular (ICC): fármacos antineoplásicos que não atuam na fase do ciclo celular.

Farmacoterapêutica: a investigação de como as substâncias podem ser usadas para diagnosticar, tratar ou evitar doenças.

Fator de ativação de plaqueta: mediador lipídico liberado dos mastócitos após o estímulo do antígeno ligado à IgE (durante as reações alérgicas); uma das muitas ações é a contração dos músculos lisos das vias aéreas.

Fator intrínseco: proteína produzida pelas células parietais do estômago necessária à absorção da vitamina B_{12}.

Ferritina: complexo ferro-proteína, encontrado principalmente no fígado, que serve para armazenar o ferro.

Filaríase: doença causada por nematódios e transmitida por picada de mosquito; a infecção dos vasos linfáticos leva ao linfedema e elefantíase.

Flatulência: excesso de gás no intestino.

Fosfatase: enzima que catalisa a remoção dos grupos fosfato das proteínas.

Fosfatidilinositol: fosfolipídio com um esqueleto de glicerol, ácidos graxos nas posições SN-1 e SN-2, bem como um álcool hexaídrico fosforilado em SN-3.

Fosfolipase: enzima que hidrolisa (quebra) a ligação éster nos fosfolipídios, liberando ácidos graxos ou derivados fosfatidil.

Fração de ejeção: o volume de sangue ejetado pelos ventrículos dividido pelo volume nos ventrículos no final da diástole.

Gastroparesia: esvaziamento gástrico reduzido.

Ginecomastia: aumento excessivo e anormal das mamas nos homens.

Glaucoma: aumento da pressão intraocular.

Glicocorticoide: classe de hormônios esteroides produzidos pela glândula suprarrenal que têm grande influência no metabolismo dos macronutrientes e na função imunológica.

Gliconeogênese: biossíntese de nova glicose (ou seja, não é glicose do glicogênio).

Glutationa: tripeptídio composto de ácido glutâmico, cisteína e glicina; agente redutor inespecífico encontrado no interior das células.

Hematopoiese: formação e desenvolvimento dos elementos que formam o sangue (p. ex., células do sangue e plaquetas).

Heme: componente essencial, não proteico, com ferro da hemoglobina e mioglobina.

Hemocromatose: doença metabólica na qual o corpo absorve ferro em excesso, que se deposita nos tecidos e provoca toxicidade.

Hemofilia: grupo de distúrbios hereditários hemorrágicos em virtude da incapacidade de formar coágulos sanguíneos; geralmente, causada pela síntese inadequada dos fatores VIII ou IX.

Hemoglobina: complexo proteico contendo ferro, responsável pelo transporte de oxigênio nos eritrócitos.

Hemostase: processo de coagulação do sangue.

Herpes-varicela: varicela (catapora).

Hesitação miccional: dificuldade de começar a urinar.

Hidrofílico: que tem afinidade pela água.

Hidrofóbico: que não apresenta afinidade pela água.

Hidroxiapatita: forma mineral do fosfato de cálcio nos sais dos ossos e dentes.

Hidroxocobalamina: forma da vitamina B_{12}.

Hipercalcemia: cálcio no sangue que excede 10,5 mg/dℓ.

Hipercalciúria: concentração excessiva de cálcio na urina.

Hipercapnia: mais de 29 mEq/ℓ de dióxido de carbono no sangue.

Hiperglicemia: nível plasmático de glicose superior a 109 mg/dℓ em jejum ou superior a 140 mg/dℓ 2 h após o teste com 75 g de glicose.

Hiperlipidemia: níveis elevados de gorduras (triglicerídios, colesterol ou lipoproteínas) no sangue; elevado fator de risco para doença cardíaca.

Hipernatremia: concentração plasmática de sódio superior a 145 mEq/ℓ.

Hiperpotassemia: concentração plasmática de potássio superior a 5 mEq/ℓ.

Hiperqueratose: espessamento da camada mais externa da epiderme.

Hipertermia maligna: raro distúrbio hereditário caracterizado por hipertermia fatal causada por súbita e prolongada liberação de cálcio nos músculos, com contração intensa, produção de ácido láctico e aumento da temperatura corporal.

Hiperuricemia: mais de 7,4 mg/dℓ de ácido úrico no sangue; metabólito oriundo do aumento do metabolismo das purinas ou redução da função renal.

Hipoglicemia: níveis plasmáticos de glicose inferiores a 60 mg/dℓ.

Hiponatremia: concentração plasmática de sódio inferior a 135 mEq/ℓ.

Hipoprotrombinemia: níveis reduzidos de protrombina, proteína fundamental à hemostase (coagulação do sangue).

Hipotassemia: concentração plasmática de potássio inferior a 3,5 mEq/ℓ.

Hipotensão: redução anormal na pressão sanguínea que resulta em défice funcional ou sintomas: hipotensão ortostática — hipotensão oriunda da mudança de posição da pessoa.

Hipótese da eliminação logarítmica: conceito usado na quimioterapia do câncer para indicar que os fármacos antineoplásicos eliminam uma quantidade fixa da população de células tumorais, não um número fixo de células tumorais (uma eliminação de 1 log reduz a população de células tumorais em uma ordem de magnitude).

Hirsutismo: crescimento excessivo de pelo espesso, escuro e em locais com pouco ou nenhum pelo.

Homeostático: manutenção da função fisiológica interna.

Humanização: técnica para reduzir a imunogenicidade dos anticorpos monoclonais de fontes não humanas (geralmente, camundongo); os anticorpos são modificados usando estruturas oriundas dos seres humanos e substituindo os resíduos do anticorpo monoclonal do camundongo por regiões da estrutura humana.

Icterícia: amarelamento da pele, olhos e membranas mucosas por causa do aumento da concentração de bilirrubina no sangue, associada à disfunção hepática.

Impotência: incapacidade do homem de iniciar ou manter a ereção para a atividade sexual.

Imunização ativa: inoculação com uma vacina que leva o sistema imunológico a produzir anticorpos e imunidade mediada por células contra um dado vírus.

Imunização passiva: inoculação com anticorpos pré-formados em pessoa para evitar uma doença, sendo esta imunidade temporária.

Imunoglobulina: anticorpo.

Imunossupressão: redução da função do sistema imunológico.

Inoculação: injeção.

Inotrópico: pertinente a mudanças na força muscular independente do mecanismo de Frank-Starling.

Insônia: incapacidade de adormecer ou dormir adequadamente.

Integrase: enzima que integra o DNA viral de dupla fita recém-produzido no genoma do hospedeiro (ser humano).

Interleucina 2: citocina produzida por algumas células do sistema imunológico; forma recombinante exógena usada no tratamento de alguns cânceres.

Interleucina 3: citocina produzida por algumas células do sistema imunológico que estimula a proliferação de células progenitoras pluripotentes hematopoiéticas.

Intranasal: via alternativa de administração de fármaco que evita injeções parenterais repetitivas e o metabolismo de primeira passagem dos fármacos administrados por via oral.

Íon férrico (Fe^{3+}): forma oxidada do ferro nas células da mucosa intestinal.

Íon ferroso (Fe^{2+}): forma do íon do ferro absorvido dos suplementos férricos e complexos na comida; necessário à ligação do oxigênio hemoglobina.

Isquemia: fluxo sanguíneo insuficiente causado pela obstrução ou contração de vaso sanguíneo.

***Kernicterus* (icterícia nuclear):** lesão cerebral devido ao acúmulo anormal de bilirrubina na icterícia grave do recém-nascido.

Lacrimejamento: produção de lágrimas nos olhos.

Leptospirose: infecção bacteriana rara causada pela *Leptospira interrogans*, transmitida através de contato com comida, água ou solo contaminado por animal infectado.

Ligação cruzada: ligações covalentes ligando uma estrutura à outra.

Ligações covalentes: estrutura química na qual os pares de elétrons são compartilhados por dois átomos.

Ligações eletrostáticas: atração entre átomos com cargas opostas.

Lipogênese: formação de gordura.

Lipólise: catabolismo dos triglicerídios armazenados nos adipócitos em triglicerídios e glicerol.

Lipoproteína: complexo molecular que contém gordura (consistindo em colesterol e triglicerídios) e proteínas, e que serve para transportar gorduras no sangue.

Lipossômico: método de preparação de medicamento no qual o ingrediente ativo é encapsulado no interior de partículas de gordura muito pequenas para potencializar a distribuição.

Livedo reticular: mosqueamento azulado semipermanente da pele das pernas e mãos.

Manitol: açúcar natural em frutas e vegetais também usado como diurético osmótico.

"Mau" colesterol: lipoproteínas aterogênicas, como as lipoproteínas de baixa densidade (LDL).

MDR1: gene resistente a vários fármacos que codifica uma glicoproteína P de superfície celular, proteína de transporte em diversas células do corpo, responsável pela expulsão de inúmeros fármacos e toxinas das células.

Meia-vida: tempo necessário para que metade do fármaco (ou outra substância, como um hormônio) seja metabolizada ou eliminada do corpo.

Merozoíto: célula-filha oriunda da divisão assexuada do protozoário.

Metabolismo de primeira passagem: também conhecido como efeito de primeira passagem; alteração enzimática ou química do fármaco pelas células gastrintestinais ou hepáticas que limitam a concentração do fármaco no sangue.

Metástase: migração das células cancerosas do seu local de origem para outras partes do corpo.

Metemoglobinemia: quadro em que o sangue contém grandes quantidades de metemoglobina, forma alterada da hemoglobina que não pode carregar oxigênio; em geral, afeta lactentes que ingeriram uma fórmula misturada em água com elevados níveis de nitrato ou adultos que consumiram uma grande dose de nitrito como sal ou fármaco.

Micção: ato de urinar.

Micobactérias: bactérias em forma de bastonete que causam tuberculose e hanseníase, assim como outras infecções menos comuns.

Micrometástase: pequena metástase não detectada pelos exames, mas que deve ser detectadas microscopicamente.

Midríase: dilatação da pupila dos olhos.

Mielossupressão: capacidade reduzida da medula óssea de produzir células do sangue, como os leucócitos, eritrócitos e plaquetas.

Mineralocorticoide: classe de hormônios esteroides produzida pela glândula suprarrenal, que influencia o metabolismo do sódio, potássio e água.

Mioglobina: proteína com grupo heme responsável pelo transporte de oxigênio nas células musculares.

Miose: constrição da pupila dos olhos.

Monoamina: substância que contém um grupo amina ($-NH_2$), como norepinefrina, epinefrina, dopamina, serotonina e histamina.

Monoaminoxidase (MAO): enzima que inativa diversos neurotransmissores derivados da amina através da oxidação da ligação carbono-amina.

Movimento ocular não rápido (NREM): fase do sono sem movimento rápido dos olhos.

Movimento rápido dos olhos (REM): fase do sono com movimento rápido dos olhos.

Mucocutâneo: pele e membranas mucosas.

Murino: material derivado de roedores, especialmente camundongos.

Nefrolitíase: pedras nos rins.

Nematódios: vermes que geralmente não apresentam estruturas de fixação especializadas; comumente, conhecidos como nematelmintos, as formas parasitárias consistem em oxiúro, *trichuris trichiura*, ancilóstomo e filárias.

Neoplásico: crescimento anormal, descontrolado e desorganizado de células.

Neuraminidase: enzima viral que rompe as ligações entre as proteínas virais e as proteínas de superfície das células infectadas, permitindo a liberação do vírion.

Neuroleptanestesia: estado de analgesia e amnésia produzido quando a fentanila é usada com droperidol e óxido nitroso.

***N*-methil-D-aspartato (NMDA):** tipo de receptor do glutamato.

Nociceptivo: que tem a capacidade de detectar, transmitir e modular a dor.

Norepinefrina (NE): neurotransmissor e hormônio.

Nosocomial: adquirido no ambiente hospitalar ou resultante da atenção médica.

Oncocercose: doença transmitida por inseto, causada pela *Onchocerca volvulus* e transmitida pela picada de alguns mosquitos; também chamada de cegueira do rio.

Oncogene: forma mutante do gene normal, encontrada nos tumores, que, quando expressa em células anteriormente não tumorais, faz com que elas se comportem como células cancerosas.

Ostealgia: dor óssea.

Osteoblasto: célula que forma os ossos.

Osteoclasto: célula cuja principal função é a reabsorção óssea.

Osteopetrose: doença genética caracterizada pela calcificação excessiva dos ossos, provocando fraturas espontâneas.

Ototoxicidade: efeitos adversos em nervos ou órgãos associados ao equilíbrio ou audição.

Óxido nítrico (NO): gás endógeno que é um importante sinalizador de funções em vários tipos de célula.

Pancitopenia: número reduzido de todos os tipos de célula no sangue (p. ex., eritrócitos, glóbulos brancos e plaquetas)

Papilomatose: doença caracterizada por múltiplos papilomas ou verrugas (tumores benignos).

Parasita: organismo que vive no hospedeiro, ou sobre este, obtendo seu alimento do hospedeiro sem lhe fornecer nenhum benefício.

Parenquimatoso: pertencente a tecido funcional de um órgão, diferente do tecido conectivo.

Peguilado: fixação de polietilenoglicol a um composto, geralmente para obter meia-vida mais longa.

Peptídios opioides endógenos: pequenas proteínas que possuem propriedades farmacológicas semelhantes às dos opioides.

Período refratário: tempo necessário para que os canais iônicos se abram e se recuperem para permitir um novo potencial de ação.

pKa: pH no qual um composto está 50% ionizado.

Pneumocistose: pneumonia causada pelo fungo atípico *Pneumocystosis jiroveci*; geralmente encontrado apenas em pessoas imunocomprometidas.

Polieno: substância química com muitas ligações duplas.

Polimerase: enzima que catalisa a síntese dos polímeros do ácido nucleico (p. ex., uma enzima que transcreve o DNA no RNA mensageiro).

Porfirias: anormalidades nas enzimas nas vias biossintéticas do grupo heme que produzem sintomas na pele e sistema nervoso.

Pós-carga: pressão contra a qual os ventrículos do coração trabalham a fim de bombear sangue para o sistema arterial.

Pós-coito: após relação sexual.

Potencial de ação: deflexão positiva temporária do potencial de voltagem pela membrana plasmática da célula, associada à abertura e fechamento dos canais de cátions.

Potencial de repouso da membrana: potencial de voltagem entre o interior e o exterior da membrana plasmática.

Pré-carga: volume e pressão do sangue nos ventrículos no final da diástole.

Pressão arterial diastólica: pressão arterial durante a fase de relaxamento do ciclo cardíaco.

Pressão arterial média: pressão média da circulação sistêmica igual a (diastólica + [sistólico-diastólica]/3).

Pressão do pulso: diferença entre a pressão arterial sistólica e a diastólica.

Priapismo: ereção anormal, dolorosa e contínua do pênis que ocorre geralmente sem desejo sexual.

Pró-fármaco: precursor inativo de um fármaco convertido pelo metabolismo do corpo em um fármaco ativo.

Prolactinoma: tumor da pituitária anterior que produz prolactina; geralmente benigno.

Properdina: proteína sérica que, junto com os íons de magnésio e proteínas do complemento, ajuda a destruir algumas bactérias e vírus.

Protozoário: organismos unicelulares mais simples do reino animal.

Prurido: forte coceira.

Psicomimético: droga que produz os efeitos que mimetizam a psicose; drogas psicodélicas.

Psicose: grave transtorno mental na qual há significativa perda do contato com a realidade, evidenciado por alucinações, ilusões, fala desorientada e comportamento bizarro.

Puberdade precoce: início precoce da puberdade.

Quimérica: molécula híbrida, quimérica, que possui dois fragmentos moleculares diferentes não encontrados juntos; frequentemente, encontrada em anticorpos camundongo-humano usados na terapia de doenças autoimunes.

Quinase: enzima que catalisa a transferência de grupo fosfato de alta energia de um doador (como ADP ou ATP) para uma proteína.

Rabdomiólise: ruptura e necrose do músculo esquelético causadas por lesão muscular, manifestando-se por forte dor e urina escura (oriunda da excreção dos componentes intracelulares do músculo que vazam das células danificadas).

RAFT: mnemônico para a rigidez dos músculos esqueléticos, acinesia (ou bradicinesia), cara achatada e tremor em repouso observados no parkinsonismo.

Raquitismo nutricional: doença da infância que afeta o sistema esquelético em virtude de deficiência da vitamina D que causa o amolecimento e deformação dos ossos.

Receptor: estrutura tridimensional que interage com o fármaco.

Receptores ionotrópicos: receptores nos canais iônicos que regulam diretamente a permeabilidade do canal.

Receptores metabotrópicos: receptores acoplados à proteína G que alteram os níveis de mensageiros secundários, os quais regulam os canais iônicos.

Redutase: enzima que catalisa a redução, a adição de elétrons ou hidrogênio a uma substância.

Regulação para baixo (*down-regulation*): redução no número de receptores disponíveis.

Regulação para cima (*up-regulation*): aumento no número de receptores disponíveis.

Repolarização: deflexão negativa do potencial de voltagem pela membrana celular que leva ao efluxo de cátions.

Retirada precipitada: estado mais grave de retirada quando um antagonista opioide é administrado a pessoa com dependência física.

Retrógrado: que ocorre em direção oposta à condução ao fluxo normal ou adiante.

Retrovírus: vírus envelopado com um genoma RNA de fita única (p. ex., HIV).

Ribonuclease: enzima que catalisa a quebra do RNA em nucleotídios.

Rinoconjuntivite alérgica: inflamação alérgica da conjuntiva ocular e mucosa nasal.

Rinossinusite alérgica: inflamação alérgica da mucosa nasal e seios paranasais.

Rinotraqueíte: inflamação alérgica da mucosa nasal e traqueia.

Rosácea: doença inflamatória da pele que provoca vermelhidão da face e afeta principalmente adultos de pele clara.

Sedação consciente: anestesia monitorada usando sedativos por via oral ou parenteral, frequentemente em conjunção com anestésicos locais.

Segundo mensageiro: molécula com ação intracelular que comunica a ativação de um receptor a uma molécula efetora, como, por exemplo, uma enzima ou canal iônico. Os segundos mensageiros importantes são a cAMP, IP_3 e DAG entre outros.

Serotonina (5-HT): 5-hidroxitriptamina, um neurotransmissor.

Síndrome nefrótica: doença da membrana basal dos glomérulos dos rins caracterizada por edema e proteinúria.

Sistema do citocromo P450 (CYP450): classe de enzimas responsáveis pelo metabolismo dos fármacos; os fármacos metabolizados por este sistema aumentam a probabilidade de interações medicamentosas adversas.

Sistema microssômico de oxidação do etanol (SMOE): sistema microssômico de oxidase com função mista no fígado que metaboliza o etanol em níveis sanguíneos superiores a 100 mg/dℓ.

Supositórios retais: meio alternativo de administração de fármaco quando as vias oral e parenteral são indesejáveis.

Tempo de protrombina (TP): teste de coagulação do plasma usado para monitorar os efeitos da varfarina.

Tempo de tromboplastina parcial (TTP): teste de coagulação plasmática usado para monitorar os efeitos da heparina.

Tempo de tromboplastina parcial ativada (TTPa): teste de coagulação plasmática usado para monitorar os efeitos da heparina.

Terapia antirretroviral altamente ativa (HAART): terapia medicamentosa combinada, usada no tratamento da infecção pelo HIV.

Tolerância funcional: tipo de tolerância causada por alterações compensatórias nos receptores, enzimas efetoras ou ações de membrana de um fármaco.

Tolerância metabólica: tolerância ao fármaco causada pelo aumento da disposição do fármaco.

Transcriptase reversa: enzima que transcreve o genoma viral do RNA em DNA.

Transmucosa bucal: via alternativa à parenteral para a administração de medicamentos.

Trematódios (*flukes*): vermes parasitas chatos, cujos diferentes tipos podem infectar fígado, sangue ou pulmão.

Trombose de veia profunda (TVP): formação de coágulos (tromboses) nas veias profundas, geralmente nas extremidades inferiores.

Urticária: exantema pruriginoso da pele com pápulas.

Uso abusivo de drogas: drogas usadas em formas não aprovadas do ponto de vista médico.

Vacina: partícula infectante (ou parte dela) administrada a uma pessoa para estabelecer imunidade ou resistência a doença causada por um agente específico (p. ex., vírus).

Vasculite: inflamação dos vasos sanguíneos.

Vasodilator: agente capaz de dilatar os vasos sanguíneos.

Vertigem: disfunção do vestíbulo na qual ocorre uma percepção de movimento.

Vetor: veículo de liberação.

Vício: anteriormente definido como "dependência psicológica", é o uso compulsivo e repetitivo de uma droga (ou fármaco), apesar das consequências negativas do seu uso.

Vírion: partícula de vírus com ácidos nucleicos circundados por um envelope proteico.

Índice

As páginas com *f* ou *q* indicam figuras ou quadros, respectivamente.

A

A.P.L. *Ver* gonadotropina coriônica
abacavir, 369, 372*q*, 372, 382
abatacepte, 444, 445*q*, 473*q*
abciximabe, 148-149, 153, 445*q*, 449
Absorção, 18-20, 18*f*, 19*q*
Abuso de drogas. *Ver* abuso, de drogas
Abuso, de drogas, 259-262, 261*q*. Ver *também* fármacos específicos
  apresentações, disponíveis, 271
  classes de, 260*f*, 260*q*
    alucinógenos, 260*f*, 260*q*, 268, 269-270
    anfetaminas e cocaína 260*f*, 260*q*-261*q*, 262, 262*q*, 266-267, 267*f*
    esteroides, 260*f*, 260*q*-261*q*, 269-270
    estimulantes, 260*f*, 260*q*, 262, 265, 269-270
    etanol, 260*f*, 260*q*, 262-264, 263*f*, 262*q*-264*q*, 269-270
    inalantes, 260*f*, 260*q*, 268
    maconha, 260*f*, 260*q*-261*q*, 268
    opioides, 260*f*, 260*q*, 262*q*, 265, 269-270
    sedativo-hipnóticos, 260*f*, 260*q*, 262-263, 262*q*
  no estudo de caso clínico, 270-271
  reabilitação e, 269
acamprosato, 264, 271
acarbose, 310*q*, 311, 315
acebutolol, 73*q*-75*q*, 74, 78, 98, 139
acedapsona, 357
acetato de alfagoserelina, 291, 324, 431, 430*q*
acetato de cálcio, 325
acetato de dexametasona, 301
acetato de fludrocortisona, 302
acetato de hidrocortisona, 301
acetato de levometadil, 256
acetato de medroxiprogesterona, 292
acetato de megestrol, 292, 430*q*
acetato de metilprednisolona, 301
acetato de noretindrona, 292
acetato de prednisona, 301
acetazolamida, 91*f*, 90, 99
acetilcolina (ACh), 14, 38, 39*q*, 40*f*, 49, 52*q*, 61, 161, 162*q*
acetilcolinesterase (AChE), 39, 40*f*
acetoexamida, 315
acetonido de triancinolona, 301
ACh. *Ver* acetilcolina.
AChE. *Ver* acetilcolinesterase
aciclovir, 367-368, 367*f*, 368*q*, 382
ácido 5-aminossalicílico (5-ASA), 507
ácido acetilsalicílico, 27*q*, 148-149, 241, 257, 466*f*, 468-471, 469*q*, 477-479
ácido aminocaproico, 150*f*, 151, 153
ácido benzoico, 414
ácido clavulânico, 341*q*, 344
ácido desoxicólico, 27*q*
ácido etacrínico, 27*q*, 91, 99
ácido fólico, 142*f*, 143
ácido gama-aminobutíruco intravenoso (GABA), 14, 162*q*, 164, 169-170, 192
ácido glutâmico, 14, 162*q*, 164
ácido iopanoico, 292
ácido iopanóico, 282*q*
ácido mefenâmico, 282*q*, 479
ácido nalidíxico, 363
ácido nicotínico. *Ver* niacina
ácido para-aminossalicílico (PAS), 357
ácido peracético, 413
ácido salicílico, 27*q*
ácido salicílico. *Ver* salsalato
ácido sórbico, 414
ácido tranexâmico, 151, 153
ácido ursodesoxicólico, 503*f*, 506, 510
ácido valproico
  apresentações disponíveis, 179, 189, 230

usos clínicos do, 182f, 183q-184q, 186-190, 187q, 222f, 226, 230
ácido zolendrônico, 326
ácidos, 18, 18f, 502-502, 503f
Acromicina V. Ver tetraciclinas
ACTH. Ver hormônio adrenocorticotropina
adalimumabe, 443, 445q, 446q, 449, 474, 480
adefovir, 368q, 375, 382
adenilil ciclase, 67, 69f
adenosina, 132q, 136, 139
adesivo transdérmico, 55, 105
administração enteral, 18-19, 19q
administração parenteral, 18-20, 19q, 24
adrenoceptores Ver receptores adrenérgicos
agentes alquilantes, 422f, 423q-424q, 425
agentes antibacterianos, 505
   antimicobacteriano, 354-358, 355q, 363
   apresentações disponíveis, 360-363
   estrutura bacteriana, nomenclatura e, 338, 339f
   no estudo de caso clínico, 359
   patogenicidade bacteriana e, 337
   reabilitação e, 357-358
   resistência a, 339
   síntese da parede celular inibida por, 340-344, 340f, 341q, 360-362
   síntese do DNA inibida por, 351-354, 351f-352f, 352q, 355q
   síntese proteica inibida por, 344-351, 346f, 350f, 362
   teoria do antibiótico e, 338-340
agentes antifúngicos, 385, 386f, 387q
   apresentações, disponíveis, 400
   nas infecções fúngicas mucocutâneas, 390
   para infecções fúngicas sistêmicas, 386-389, 399
   reabilitação e, 399
   tópico, 390
agentes antimicrobianos, 337, 408q-409q. Ver também agentes antibacterianos, agentes antifúngicos, agentes antiparasitários, agentes antivirais
   antissépticos do trato urinário, 406f, 407
   apresentações disponíveis, 418
   daptomicina, 406, 406f, 416
   desinfetantes, antissépticos, esterilizantes e conservantes, 408-418, 408q-409q
   diversos, 405-407, 406f
   metronidazol, 405-406, 406f, 416
   mupirocina, 406-407, 406f
   no estudo de caso clínico, 417-418
   polimixinas, 406f, 407
   reabilitação e, 415-417
agentes antiparasitários
   anti-helmínticos, 397-400, 397f, 398q, 402
   antiprotozoário, 391-396, 392f, 393q-394q
   apresentações disponíveis, 400-402
   no estudo de caso clínico, 400
   reabilitação e, 399
agentes antiplaquetários, 145f, 148-149
agentes antivirais, 367f, 368q. Ver também fármacos específicos
   apresentações disponíveis, 382-383
   imunização e, 376-376, 377q-379q
   locais de ação de, 365, 366f, 371f
   no estudo de caso clínico, 381-382
   para hepatite, 374, 380
   para herpes, 365-369, 379
   para HIV, 29, 29q, 365, 369-373, 371f, 372q, 376, 379q, 380-382
   para *influenza*, 368q, 374, 380
   reabilitação e, 376-381
agentes imunomoduladores, 374, 445
agentes imunossupressores, 438f, 441-445, 441f, 445q, 446q, 503f
agentes inotrópicos positivos, 114f, 116-120, 118q-119q
agentes muscarínicos, 51
agentes protetores das mucosas, 509
agonistas diretos, 45, 47f
agonistas nicotínicos, 51
AINEs. Ver fármacos anti-inflamatórios não esteroidais
albendazol, 397, 397f, 398q, 401
albumina, 23
albuterol, 66q-67q, 491, 498
albuterol/ipratrópio, 498
alcaloides da vinca, 29q, 423f, 423q, 427
alcaloides de plantas, 427-428, 427q
alcoóis, 409q, 410, 416-417. Ver também etanol
álcool isopropílico (isopropanol), 409q, 410
aldeídos, 409q, 410
aldosterona, 82, 298q, 299
alefacepte, 444, 449
alemtuzumabe, 449
alendronato, 321, 326
alergia. Ver alergia medicamentosa
alergia medicamentosa, 446-447
alergia medicamentosa citotóxica (tipo II), 447
alergia medicamentosa imediata (tipo I), 446-447
alergia medicamentosa imunológica complexa (tipo III), 447
alergia medicamentosa tardia (tipo IV), 447
alergia medicamentosa tipo I. Ver alergia medicamentosa imediata
alergia medicamentosa tipo II. Ver alergia medicamentosa imunológica complexa
alergia medicamentosa tipo III. Ver alergia medicamentosa citotóxica

alergia medicamentosa tipo IV. *Ver* alergia medicamentosa tardia
alfa (α) receptores, 42, 42*q*, 65-67, 66*f*, 66*q*, 68*f*-69*f*, 81, 84
alfa-agonistas, 68-72, 75-76, 83*f*
alfacon interferona-1, 383
alfadarbepoetina, 144, 153
alfaepoetina, 153
alfa-folitropina, 291
alfainterferona (IFN-α), 282*q*, 367*f* 368*q*, 375, 382, 431, 433*q*, 438*f*, 441*q*, 446*q*
alfainterferona -n3, 382
alfainterferona peguilada (INF-α), 375, 382
alfainterferona-2a, 382, 449
alfainterferona-2b, 382, 449
alfapeginterferona-2a, 382, 449
alfapeginterferona-2b, 382, 449
alfentanila, 192, 192*q*, 197, 243*q*, 256
ALG. *Ver* globulina antilinfocítica
alilaminas, 387*q*
alisquireno, 87, 95*q*, 99
alopurinol, 29, 466*f*, 476, 480
alosetrona, 505, 509
alprazolam, 169*q*, 173, 176*q*, 179, 238*q*
alprenolol, 73*q*
alprostadil, 479
alquilaminas, 488*q*
alquilsulfonatos, 424
alteplase recombinante, 149-150, 149*q*, 153
altretamina, 424*q*
alucinógenos, 260*f*, 260*q*, 267, 269-270
amantadina, 213*q*, 216, 219, 367*f*, 368*q*, 374, 382
ambenônio, 571
amebíase, 392*f*, 394, 394*q*
amicacina, 349, 357, 362
amilina, 303
amilonimimético, 309, 315
amilorida, 93, 100
aminofilina (teofilina etilenodiamina), 499
aminoglicosídeos, 338, 345, 345*f*, 349-351, 350*f*, 358, 362
aminoglutetimida, 282*q*, 299, 302, 430*q*, 431
aminossalicilato, 363, 503*f*
aminossalicilato sódico, 363
amiodarona, 29, 29*q*, 132*q*, 132-135, 136, 139, 280*f*, 282*q*
amitriptilina, 23*q*, 232, 232*q*, 239
amobarbital, 179
amoxapina, 232, 232*q*, 235*q*, 236, 240
amoxicilina, 341-342, 360
amoxicilina/clavulanato de potássio, 360
ampicilina, 341-342, 341*q*, 360
ampicilina/sulbatam sódica, 360

amprenavir, 372*q*, 373, 382
analgesia controlada pelo paciente (ACP), 204, 252
analgésicos, 139, 204, 250, 252. *Ver também* analgésicos opioides e antagonistas
analgésicos opioides e antagonistas, 29*q*, 236, 241-242, 242*f*, 243*q*, 251-254, 253*q*, 489, 496. *Ver também* fármacos específicos
  abuso de, 260*f*, 260*q*, 262*q*, 265, 269-270
  apresentações disponíveis, 256-257
  dependência dos, 245, 251-252, 255
  efeitos adversos e toxicidade dos, 252-255, 252*q*, 262*q*
  mecanismo de ação dos, 242-247, 244*f*, 245*q*, 246*f*-247*f*, 254
  no estudo de caso clínico, 255-256
  reabilitação e, 254-255
  usos clínicos dos, 192*f*, 192*q*, 197, 249-251
análogos da flucitosina, 282*q*, 287-289, 288*f*, 292
análogos da platina, 423*q*
anastrozol, 287, 293, 431, 430*q*, 433*q*
anemia, 141-144, 142*f*, 152
anestesia, 171. *Ver também* anestésicos gerais, anestésicos locais
  balanceada, 191, 192*f*, 192*q*, 199
  dissociativa, 197
  estágios da, 191-192
anestesia balanceada, 191, 192*f*, 192*q*, 199
anestesia dissociativa, 197
anestésico intravenoso, 192*f*, 192*q*, 192, 195-199, 196*q*, 197*f*
anestésicos gerais, 192, 251, 260*f*, 268
  apresentações disponíveis, 199
  balanceada, 191, 192*f*, 192*q*, 199
  inalada, 192*f*, 192*q*, 192-195, 195*q*
  intravenosa, 192*f*, 192*q*, 192, 195-199, 196*q*, 197*f*
  no estudo de caso clínico, 198
  reabilitação e, 197
anestésicos inalados, 192*f*, 192*q*, 192-195, 195*q*
anestésicos locais, 201-205, 203*f*, 203*q*
  apresentações disponíveis, 107
  no estudo de caso clínico, 206
  reabilitação e, 205
  usos clínicos dos, 201, 202*q*, 204, 204*f*
anfetaminas, 27*q*, 66, 67*q*, 73, 77, 86*f*, 160, 163, 260*f*, 260*q*-261*q*, 262*q*, 266-267, 267*f*
anfotericina B, 387*q*, 386, 401
angina aterosclerótica, 104, 107-108
angina de peito
  estratégias terapêuticas para
    betabloqueadores, 104, 104*f*-105*f*, 108, 109*q*
    bloqueadores do canal de cálcio, 104*f*-105*f*, 107-108, 108*q*-109*q*

não farmacológicas, 109
  nitratos, 104f-106f, 105-107, 105q-106q, 108, 109q
  vasodilatadores, 103, 104f, 106f
  no estudo de caso clínico, 110
  reabilitação e, 109
  tipos de, 104, 107-108
angina vasoespástica, 104, 107
angiotensina, 82, 83f. *Ver também* antagonistas do sistema renina-angiotensina-aldosterona
anidulafungina, 387q, 389
anistreplase, 150f
anlodipino, 99, 108q, 189
antagonistas alostéricos, 12
antagonistas AT_1. *Ver* Antagonistas do receptor da angiotensina
antagonistas do receptor (AT_1) da angiotensina, 88f, 88, 95q, 99, 117q, 123
antagonistas do receptor da aldosterona, 116, 120
antagonistas do receptor H_2, 503f, 503, 508
antagonistas do sistema renina-angiotensina-aldosterona, 85f, 87-88, 88f, 95q, 96f
antagonistas indiretos, 45, 47f
antagonistas irreversíveis, 12, 13f
antagonistas muscarínicos, 54-55, 56q, 59, 491f-493f, 493, 503f
antagonistas nicotínicos, 55-59, 57f, 58q
antagonistas N_m, 55-58, 57f, 58q
antagonistas N_n, 58, 58q
antagonistas pseudoirreversíveis, 12, 13f
antiácidos, 503f, 504, 508
antiandrógenos, 289
antiarrítmicos classe I-Classe IV *Ver* fármacos antiarrítmicos
anticoagulantes, 149-152, 149q, 150f
  cumarina, 147-148
  heparina, 145-147, 145f-146f, 147q
  inibidores diretos da trombina, 145, 145f, 147-148
  varfarina, 23, 23q, 29q, 145, 145f, 147q, 147-148, 152, 189, 238q
anticoagulantes cumarínicos, 147-148
anticorpos, 444-446, 445q, 491f-492f, 495, 499
anticorpos monoclonais do fator anti-hemolílico, 444-445, 445q
antidepressivos, 29, 29q, 232f-233f, 238q. *Ver também* antidepressivos tricíclicos
  apresentações disponíveis, 239-240
  classificação dos, 232, 232q
  heterocíclicos, 232-237, 232q, 235q
  no estudo de caso clínico, 239
  reabilitação e, 237-238
  usos clínicos dos, 233-235
antidepressivos heterocíclicos, 232-237, 232q, 235q

antidepressivos tricíclicos (TCAs), 29, 29q, 75, 86f, 232, 232q, 253-237, 235q, 238q, 239, 253
anti-histaminas, 253, 485-487, 486f, 487q, 488q, 496, 503f, 503, 505
anti-histamínicos bloqueadores de H_1, 485-487, 486f, 487q, 488q, 503f, 505
antimetabólitos, 422f-423f, 424, 425-427, 426f, 426q
antinicotínicos, 49
antissépticos, 406f, 408-414, 408q-409q
antissépticos do trato urinário, 406f, 407
antitrombina III, 153
antitussígenos, 250, 487q, 489
antraciclinas, 423q
apomorfina, 214
apraclonidina, 77
aprotinina, 151
APs. *Ver* potenciais de ação
argatrobana, 147, 153
aripiprazol, 221-224, 222q-223q, 225q, 225, 229
aritmias cardíacas, 125, 128-130, 129f, 130f, 136. *Ver também* fármacos antiarrítmicos
arroz fermentado por alga vermelha, 333
artemisinina, 393q, 393
articaína, 207
artrite reumatoide, 324, 472
5-ASA. *Ver* ácido 5-aminossalicílico; mesalamina
asma, 489-491, 490f-492f, 498
asma brônquica, 489-491, 490f-492f, 498
asparaginase, 431, 431q
aspartato, 14, 162q
astemizol, 487
atenolol, 73q-75q, 74-75, 78, 98
aterosclerose, 327-328. *Ver também* fármacos anti-hiperlipidêmicos.
ATG. *Ver* globulina antitimocítica
atomoxetina, 240
atorvastatina, 329, 330q, 333
atovaquona, 401
atovaquona/proguanila, 393, 395, 401
atracúrio, 58q, 61
atropina, 54, 56q, 61, 508
auranofina, 473q, 474, 480
aurotioglicose, 473q, 474, 480
aurotiomalato, 473q, 474
aurotiomalato de sódio, 480
AVC. *Ver* sulfanilamida
azacitidina, 426f
azatioprina, 443, 446q, 449, 507
azitromicina, 345f, 347, 362
azóis, 29q, 385, 386f, 387q, 388
AZT. *Ver* zidovudina
aztreonam, 340f, 341q, 343, 361

B

bacitracina, 344
baclofeno, 164, 456f, 457q, 458, 460q, 462
bactérias, 337-338, 339f, 354-357, 355q. *Ver também* agentes antibacterianos
bactérias Gram-negativas, 338, 339f
balsalazida, 507, 509
barbituratos, 27q, 29q, 147, 168f, 169, 170f, 236, 260f, 261q, 262q
  apresentações, disponíveis, 179
  usos clínicos dos, 184, 183q, 192f, 192q, 196, 197f
bases, absorção das, 18, 20q
basiliximabe, 446q, 449
beclometasona, 298, 494, 498
beladona, 61, 509
benazepril, 99, 122
bendroflumetiazida, 100
benzalcônio, 418
benzeno, 260q
benznidazol, 396
benzocaína, 201, 203f, 207
benzodiazepínicos, 29-30, 29q, 164, 168f, 184q, 235q, 236, 260f, 261q, 262, 262q
  agonistas, 170-172, 183q, 185
  antagonistas, 173, 179
  apresentações, disponíveis, 179
  mecanismos dos, 169-170, 170f
  usos clínicos dos, 173-175, 192f, 192q, 196, 234
benztiazida, 100
benztropina, 56q, 161, 210f, 216, 219
bepridil, 99, 139
beta-agonistas, 70-72, 75, 114f, 118-120, 491, 491f-493f
beta (β) receptores, 42, 43q, 46q, 49, 65, 66f, 66q, 67, 69f, 81
beta-folitropina, 291
betainterferona (IFN-β), 441q, 445, 446q
betainterferona-1b, 449
betametasona, 297, 301
betanecol, 49, 52q, 61
betaxolol, 73q, 78, 98
bicalutamida, 293, 430, 430q
bifosfonatos, 321, 322f, 323
biguanidas, 310, 310q, 313, 315
bimatoproste, 468, 479
biodisponibilidade, 30, 30f
biotransformação, 23, 26, 27, 27q, 29-30, 29q, 33
biperideno, 56q, 219
bisacodil, 510
bisoprolol, 78, 98, 123
bitionol, 396, 397f, 398q, 402
bitolterol, 498
bivalirudina, 147, 153

bleomicina, 423f, 423q, 428, 429q, 433q
bloqueador do receptor de entrada do HIV, 372q, 373
bloqueadores do canal de cálcio, 29q, 83f, 85f, 94, 95q, 98, 110, 118
  como antiarrítimico classe IV, 125, 126f, 132q, 135-136, 135f
  em angina de peito, estratégias terapêuticas, 104f-105f, 107-108, 108q-109q
bloqueadores do canal de potássio, 125, 126f, 134, 134f, 139
bloqueadores do canal de sódio, 125, 126f, 131-132, 139, 201-202, 203f
bloqueadores do receptor da angiotensina (BRAs), 88, 96f
bloqueadores do receptor de leucotrieno, 494f, 495
bloqueadores ganglionares, 61, 85, 98
bloqueadores neuromusculares, 52, 55f, 61, 455
bloqueio AV, 128
bócio, 279
Bretílio, 134, 139
brimonidina, 77
brinzolamida, 100
bromocriptina, 210f, 213q, 214, 218-219, 291
broncodilatadores, 491f, 493f
bronfeniramina, 487q, 488q
budesonida, 298, 493, 498
bumetanida, 91, 100
bupivacaína, 201, 203f, 205-207
buprenorfina, 242f, 243q, 251, 254, 256
bupropiona, 232, 232q, 234-236, 235q, 240
buspirona, 168f, 173, 174, 176q, 179
bussulfano, 424, 423q-424q, 425, 433q
butirofenonas, 221, 222q, 225q
butoconazol, 401
butorfanol, 243q, 251, 256

C

CABG. *Ver* cirurgia para inserção de enxerto para derivação da artéria coronária
cafeína, 27q, 260f, 260q, 265, 269, 492
calcifediol, 317, 319q, 325
cálcio, 14f, 15, 125, 317, 324, 325. *Ver também* homeostase mineral óssea, fármacos que influenciam
calcitonina, 320, 332f, 323
calcitonina de salmão, 326
calcitriol, 317, 319q, 325
cálculos da vesícula, 507, 510
camptotecinas, 423q, 427
canabidiol (CBD), 268
canabinol (CBN), 268
canais ativados por ligante, 157, 158f
canais iônicos, 14, 14f, 157-159, 158f, 243, 246f, 247

canais regulados por voltagem, 157-159, 158f
Canamicina, 362
câncer, 421-422
   ciclo celular, cinética do, 422, 423f, 423q
   fármacos para
      agentes alquilantes, 422f, 425, 423q-424q
      alcaloides de plantas, 427-428, 427q
      antimetabólitos, 422f-423f, 423q, 425-427, 426f, 426q
      diversos, 431, 431q
      hormonal, 429-431, 430q
      nas estratégias da quimioterapia, 432-434, 432f, 433q
      no estudo de caso clínico, 435
      reabilitação e, 434
      resistência a, 423-424
candesartana, 88, 99, 123
capecitabina, 423q, 426q
capreomicina, 357, 363
caproato de hidroxiprogesterona, 292
captopril, 88, 95q, 99, 123
carbacol, 49, 52q, 61
carbamazepina, 29, 29q, 147, 182f, 183q-184q, 185, 187, 187q, 189, 217, 222f, 226, 230, 282q
carbapenems, 340f, 341q, 343, 361
carbenicilina, 360
carbidopa, 219
carbidopa/levodopa, 219
carbonato de cálcio, 325, 508
carbonato de lítio, 23q, 30, 221, 222f, 224, 226-228, 227f, 228q, 230, 238q, 282q, 290
carboplatina, 423q-424q, 425, 433q
carisoprodol, 460, 460q, 462
carmustina, 424, 423q-424q, 425
carreadores de transporte, 21
carteolol, 73q, 78, 98
carvedilol, 74, 74q-75q, 78, 84, 98, 120, 123
cáscara sagrada, 506q, 510
caspofungina, 387q, 389, 401
catapora, 367
catecolaminas, 67q, 71, 160
catecol-O-metiltransferase (COMT), 42, 42f, 76, 213q, 216
catinona, 266
caulim, 506
caulim/pectina, 510
CBD. Ver canabidiol
CBN. Ver canabinol
CDs. Ver clusters de diferenciação
cefaclor, 343, 360
cefadroxila, 360
cefalexina, 343, 360
cefalosporinas, 340f, 341q, 342-343, 357, 360
cefalotina, 360

cefamandol, 341q, 342, 361
cefapirina, 360
cefazolina, 341q, 342, 360
cefdinir, 361
cefditoreno, 361
cefepima, 341q, 343, 361
cefixima, 342, 361
cefmetazol, 361
cefonicide, 361
cefoperazona, 341q, 342, 361
cefotaxima, 343, 361
cefotetana, 343
cefoxitina, 343, 361
cefpodoxima proxetil, 361
cefradina, 360
ceftazidima, 343, 361
ceftibuteno, 361
ceftizoxima, 343, 361
ceftriaxona, 343, 361
cefuroxima, 343, 361
celecoxibe, 469q, 471, 480
celiprolol, 73q
células produtoras de polipeptídio pancreático, 303, 304f
células T auxiliares (T_H), 436-439, 439f
cestódeos (tênias), 397, 397f, 398q, 398
cetamina, 192, 192f, 192q, 196, 196q, 199, 260q, 269
cetirizina, 486, 488q
cetoconazol, 29, 289, 299, 302, 387q, 388, 401
cetolídios, 345f, 362
cetoprofeno, 469q, 479
cetorolaco, 469q, 470
cetorolaco trometamina, 479
cetrimida, 414
cetrorrelix, 278, 291
cevimelina, 62
cianocobalamina, 143
ciclizina, 486, 488q
ciclobenzaprina, 456f, 457q, 460, 460q, 462
ciclofosfamida, 422f, 425, 423q-424q, 433q, 438f, 443, 446q, 449, 474
ciclopentolato, 56q, 61
cicloserina, 344, 357, 361, 363
ciclosporina, 29, 29q, 438f, 442, 446q, 447, 449, 473q, 474
cidofovir, 368q, 369, 380, 382
cilostazol, 148-149, 153
cimetidina, 27q, 29, 29q, 503, 508
cinoxacino, 363
cipionato de estradiol em óleo, 292
cipionato de testosterona em óleo, 293
cipotrieno, 317, 319q
ciproeptadina, 488q

ciprofloxacino, 282q, 352q, 357, 363
circuito de reentrada, 128-130, 129f
cirurgia para inserção de enxerto para derivação da artéria coronária (EDAC), 109
cisaprida, 503f, 505, 509
cisatracúrio, 61
cisplatina, 423q-424q, 424, 425, 433q
citalopram, 232q, 233, 236, 240
citarabina, 423q, 425, 426f, 426q, 427, 433q
citocinas, 438f
citocromo P450, 29q, 148
citrato de cálcio, 325
CL. *Ver* depuração
cladribina, 423q, 426q
claritromicina, 29q, 345f, 347, 362
clemastina, 487q
clidínio, 61
clindamicina, 338, 345, 345f, 348, 362, 393, 395, 402
clofazimina, 357, 363
clofibrato, 27q, 331
clomifeno, 284f, 293
clomipramina, 232q, 234, 239
clonazepam, 27q, 171, 179, 182f, 183q, 185, 186, 187q, 189, 217, 222f
clonidina, 66q, 83f, 84, 95q, 98, 217, 238q, 263
clopidogrel, 148-149, 153
clorambucil, 424q, 446q, 473q
cloranfenicol, 27q, 29q, 344-346, 345f, 361
clorazepato, 167
clordiazepóxido, 26f, 168, 169q, 175, 179, 260q
cloreto de benzalcônio, 414
cloreto de benzetônio, 414
cloreto de cálcio, 325
cloreto de cetilpiridíneo, 414
cloreto de epinefrina. *Ver* epinefrina
clorexidina, 408q, 412, 416
clorfenesina, 460, 460q, 462
clorfeniramina, 486, 487q, 488q
clorfeniramina/pseudoefedrina, 486
cloridrato de butenafina, 387q, 391, 401
cloridrato de gonadorelina, 291
cloro, 412
clorofórmio, 260q, 268
cloroprocaína, 207
cloroquina, 23, 23q, 392f, 394, 401, 473q, 480
clorotiazida, 100
clorpromazina, 27q
clorpromazina, 29q, 163, 221, 222f, 222q, 225q, 229
clorpropamida, 310q, 310, 315
clortalidona, 100
clorzoxazona, 460, 460q, 462
clotrimazol, 387q, 391, 401

clozapina, 29q, 165, 221-222, 222f, 222q-223q, 225q, 225, 229
clusters de diferenciação, (CDs), 436
cocaína, 41f, 67q, 72, 86f, 160
  abuso da, 260f, 260q-261q, 262, 262q, 266-267, 267f
  apresentações, disponíveis, 207
  usos clínicos da, 201, 203f, 207
codeína, 27q, 261q, 270-271
  apresentações disponíveis, 256, 257
  usos clínicos da, 243q, 247, 250, 487q
codeína/ácido acetilsalicílico, 257
codeína/paracetamol, 257, 270-271
colchicina, 466f, 467f, 475, 476f, 477, 480
colecalciferol, 319q, 325
colesevelam, 330, 333
colestipol, 282q, 330, 333, 506
colestiramina, 282q, 327f, 330, 333, 506
colina, 40f
compartimentos físicos, 21q, 23
complexo anti-inibidor coagulante, 153
complexo do fator IX, humano, 153
compostos a base de amônio quaternário, 406f, 409q, 414, 417
compostos a base de ouro, 473q, 474, 480
compostos de peróxido, 408q, 413
concentração alveolar mínima de anestésico (CAM), 194
concentração eficaz do fármaco, 31
concentração mínima inibitória (CMI), 338
concentração plasmática, 26, 25f, 31
conservantes, 408-414, 408q-409q, 417
contração ventricular prematura (PVC), 118, 125
contraceptivos, 284f, 285q, 286-287
controle da contratilidade cardíaca, 113-115, 114f
convulsões, 171, 184-187, 182f, 182q-184q, 187q, 189.
  Ver também fármacos anticonvulsivantes
corticoisteroides, 29q, 280f, 282q, 296f, 493-495, 494f, 496, 498. *Ver também* glicocorticoides
  antagonistas, 296f, 299
  mineralocorticoides, 295, 296f, 298q, 299, 302
corticorelina ovina, 291
corticotropina, 291
cortisol (hidrocortisona), 298q, 301, 430q, 493, 510
cortisona, 301
cosintropina, 278, 291
cresóis, 409q
crises de ausência, 182f, 182q, 186-187, 187q
crises parciais, 182f, 182q-184q, 184-186, 187q, 187
crises tônico-clônicas, 172, 182f, 183q-184q, 184-186, 187q, 187, 189
cromolina, 492f, 495, 498
curva concentração sérica-tempo, 26f
curvas dose-resposta, 10-12, 10f-13f

D

d4T. *Ver* estavudina
dacarbazina, 424, 424*q*, 425, 433*q*
daclizumabe, 444-446, 445*q*, 446*q*, 449
dactinomicina, 423*q*, 429*q*, 429, 441
DAG. *Ver* diacilglicerol
dalteparina, 153
danaparoide, 145, 153
danazol, 287, 293
dantroleno, 27*q*, 58, 195, 456*f*, 457*q*, 459, 459*f*, 460*q*, 462
dapsona, 27*q*, 357, 363
daptomicina, 344, 406, 406*f*, 416, 417-418
daunorubicina, 423*q*, 429*q*, 429, 433*q*
ddC. *Ver* zalcitabina
ddI. *Ver* didanosina
deaminação, 27, 27*q*
decanoato de nadrolona, 292
deferasirox, 143
deferoxamina, 143
deidroemetina, 394, 398*q*, 401
delavirdina, 29*q*, 372*q*, 372, 382
demecário, 62
demeclociclina, 90, 100, 345*f*, 346, 361
dependência, 172-173, 245, 251-252, 255, 259. *Ver também* abuso, fármacos de; síndrome de retirada
depressão, 231, 234. *Ver também* antidepressivos
depuração (CL), 24, 24*f*, 33
derivados da d-fenilalanina, 310*q*
derivados da piperazina, 507
derivados do ácido fíbrico. *Ver* Fibratos
derivados do ativador de plasminogênio tecidual (t-PA), 145*f*, 149-150, 150*f*
derivados do t-PA. *Ver* derivados do ativador de plasminogênio tecidual
descongestionantes, 486*f*, 487*q*, 487-489, 496
desflurano, 192*q*, 192, 195*q*, 199
desinfetantes, 408-418, 408*q*-409*q*
desipramina, 232, 232*q*, 239
desmetildiazepam, 167
desogestrel, 285
desordem bipolar afetiva (maníaco-depressiva)
 desordem, fármacos para, 187, 221, 222*f*, 224, 226-228, 227*f*, 228*q*, 230, 290
desordem maníaco-depressiva. *Ver* desordem afetiva bipolar, fármacos para
desordem obsessivo-compulsiva, 234
desordens de coagulação, 144-150, 145*f*-146*f*, 147*q*, 149*q*, 150*f*, 152. *Ver também* anticoagulantes
desordens de movimento, 210*q*-211*q*. *Ver também* parkinsonismo
 apresentações disponíveis para, 219
 discinesias induzidas por fármaco, 217-218

doença de Huntington, 209, 210*q*, 210*f*-211*f*, 217
doença de Wilson, 209, 210*q*, 210*f*, 217
reabilitação e, 218
síndrome de Tourette, 209, 210*q*, 210*f*, 217
desordens de sangramento, 150-151
desordens do trato respiratório superior, 485-489, 486*f*, 487*q*-488*q*, 496
desordens obstrutivas das vias respiratórias, 489-496, 490*f*-493*f*, 494*f*
desoxicorticosterona, 299
dexametasona, 298*q*, 297, 493
dexmedetomidina, 77, 192, 199
dexmetilfenidato, 77
dextroanfetamina, 77, 266
dextrometorfano, 237*q*, 250, 257, 487*q*, 489
dezocina, 256
DHT. *Ver* diidrotaquisterol; diidrotestosterona
diabetes melito (DM), 303, 305-307, 312-314, 360. *Ver também* fármacos antidiabéticos
diabetes melito gestacional, 307
diabetes melito tipo I, 305, 312, 360
diabetes melito tipo II, 306, 312-314
diacetato de triancinolona, 301
diacilglicerol (DAG), 67
diarreia, 250-251, 415, 503*f*, 506, 510
diatrizoato sódico, 292
diazepam, 23, 27*q*, 165, 167, 169*q*, 171, 176*q*, 178, 238, 259, 260*q*, 263, 264
 apresentações disponíveis, 179, 190, 199, 271, 462
 usos clínicos do, 183*q*, 185, 187*q*, 192, 192*q*, 196, 205, 456*f*, 457, 457*q*, 460*q*
diazóxido, 83*f*, 87, 87*q*, 98
dibenzoxazepina, 225*q*
dibucaína, 207
diciclomina, 56*q*, 61, 509
diclofenaco, 469*q*, 479
diclonina, 207
diclorfenamida, 100
dicloxacilina, 360
didanosina (didesoxinosina, ddI), 370, 372*q*, 383
dideoxicitidina. *Ver* zalcitabina
didesoxinosina. *Ver* didanosina
dienestrol, 292
dietilamida do ácido lisérgico (LSD), 260*q*-261*q*, 267, 269
dietilcarbamazina, 395, 397*f*, 398*q*, 402
difenidramina, 486, 487*q*
difenidramina, 486, 488*q*, 505
difenoxilato, 251, 506, 510
difenoxina, 506, 510
difilina, 499
diflunisal, 469*q*, 479
difosfato de dietilestilbestrol, 292

difusão, 20-23, 22f
digitálicos, 114f, 116-118, 117q-119q, 120, 123, 136
digitoxina, 27q
digoxina, 27q, 29, 116-117, 119q, 123
diidropiridinas, 108, 108q, 135
diidrotaquisterol (DHT), 319q, 325
diidrotestosterona (DHT), 287
diltiazem, 87, 87q, 98, 107, 108q, 132q, 135-136, 135f, 139
dimenidrinato, 486, 488q
2,5-dimetoxi-4-metilanfetamina (DOM), 260q-261q, 266
dinâmica da interação receptor-ligante. *Ver* interação ligante-receptor
dinâmica fármaco-receptor, 4, 9-11, 9f-13f, 11-16, 14f-16f
dinitrato de isossorbida, 105, 105q, 107, 111, 119
dinoprostona (prostaglandina E2), 468, 479
dinorfinas, 241, 245q
dioctil sulfossuccinato sódico, 506q, 510
dióxido de cloro, 409q
dipiridamol, 148-149, 153
dipivefrina, 77
discinesia, induzida por fármaco, 217-218
discinesias tardias, 218
disopiramida, 132-134, 132q, 139
dissulfiram, 263, 263f, 271
diurese. *Ver* triclormetiazida
diuréticos, 83f, 85f, 89-94, 91f-93f, 95q, 96f, 99-100, 118-120
 de alça, 89f, 90q, 89, 91-94, 114f, 117q, 120, 136
 osmóticos, 89f, 89, 90-91
 poupadores de potássio, 89f, 90q, 89, 93-94
 tiazídicos, 83f, 89f, 90q, 89, 93, 114f, 116, 120, 136, 321
diuréticos de alça, 89f, 90q, 89, 91-94, 114f, 117q, 120, 136
diuréticos osmóticos, 89f, 89, 90-91
diuréticos poupadores de potássio, 89f, 90q, 89, 93-94
divalproex, 230
divisão crâniosacral. *Ver* divisão parassimpática
divisão parassimpática (crâniossacral), 37-38, 38f
divisão simpática (torácicolumbar), 37-38, 38f
divisão torácicolumbar. *Ver* divisão simpática
DM. *Ver* diabetes melito
DMARDs. *Ver* fármacos modificadores das doenças reumáticas
DNA girase. *Ver* topoisomerase II
dobutamina, 66q-67q, 77, 119, 123
docetaxel, 427q, 428, 433q
doença ácido-péptica, 503f, 504, 507
doença de Huntington, 209, 210q, 210f-211f, 217
doença de Paget, 324
doença de Wilson, 209, 210q, 210f, 217
doença inflamatória do intestino, 503f

doença pulmonar obstrutiva crônica (PDOC), 489-490
doença reumática, 472
doenças associadas àrtrite, 324, 472-474, 473q
dofetilida, 134
dolasetrona, 505, 509
DOM. *Ver* 2,5-dimetoxi-4-metilanfetamina
donepezila, 62, 161
dopamina, 27q, 39q, 66q, 163, 162q, 277q, 278, 282q
 apresentações disponíveis, 77, 123
 na hipótese da esquizofrenia, 222-224
 usos clínicos da, 65-67, 67q, 119
dor crônica, 234, 247, 250
dorzolamida, 100
dose de ataque, 31
dose de manutenção, 31
dose máxima eficaz (E_{max}), 10, 11-12, 13f
dose média eficaz (ED_{50}), 10-12, 11f, 13f
dose média letal (LD_{50}), 10, 11f
dose média tóxica (TD_{50}), 10, 11f
dose mínima eficaz, 10
doxacúrio, 61
doxazosina, 72, 73, 73q, 78, 84, 98
doxepina, 232q, 239
doxercalciferol, 319, 319q, 325
doxiciclina, 345f, 346, 357, 361, 393, 401
doxilamina, 486
doxorubicina, 29q, 422f, 423q, 429, 429q, 433q
DPOC. *Ver* doença pulmonar obstrutiva crônica
D-receptores. *Ver* receptores da dopamina
dronabinol, 260q-261q, 268, 503f, 506, 509
droperidol, 192, 199
duloxetina, 232, 232q, 234, 240
dutasterida, 293
DV. *Ver* dienestrol

E

EC_{50}. *Ver* dose média efetiva
econazol, 401
ecotiofato, 62
edema pulmonar, 251
edrofônio, 52q, 51, 62
efavirenzo, 29q, 372, 383
efedrina, 67q, 77, 487, 498
efeito de primeira passagem, 18
eficácia, 10
eflornitina, 395, 402
elemento de resposta ao glicocorticoide (GRE), 295, 296f
eletroestimulação nervosa transcutânea (TENS), 507
eliminação, 23-26, 23q, 25f-26f
E_{max}. *Ver* dose máxima eficaz
emetina, 392f, 394, 398q

enalapril, 99, 123, 314
enantato de testosterona em óleo, 293
encainida, 132
encefalinas, 241, 245q
endocanabinoides, 164
endocitose, 21
endorfinas, 241, 245q
enflurano, 192, 192q, 195q, 199
enfuvirtida, 372q, 373, 383
enoxacino, 363
enoxaparina, 145, 153
entacapona, 210f, 213q, 216, 219
entecavir, 367f
enxaqueca, 188
enzimas digestivas, 509
enzimas do P450, 27-29, 29q, 148
epilepsia, 181, 187, 187q. *Ver também* fármacos anticonvulsivantes
epinefrina (cloreto de epinefrina), 27q, 65-67, 66q-67q, 71, 78, 201, 491, 498
epirubicina, 423q
eplerenona, 93, 100, 120, 299
epoprostenol (prostaciclina, PGI), 464, 467f, 479
eprosartana, 99, 123
eptifibatida, 104, 148-149, 153
equação de Henderson-Hasselbalch, 17-18
equinocandinas, 386f, 387q, 389
ergocalciferol, 319q, 325
eritromicina, 29q, 347, 360, 362
eritropoietina, 142f, 143, 153
ertapeném, 343, 361
escitalopram, 189, 232q, 233, 236, 240
escopolamina, 55, 56q, 61, 260q, 509
eserina, 62
esmolol, 73q-75q, 74, 78, 98, 132q, 133-134
esomeprazol, 504, 509
espasmo muscular, 455-456, 458f
espasticidade, 455-456, 456f, 458f, 462
espectinomicina, 362
espiramicina, 395
espironolactona, 29, 93, 100, 114f, 122, 289, 299
espondilite anquilosante, 472
esquizofrenia, 221, 222-224, 228
estado epilético, 182q, 184, 187q, 187
estanozolol, 287, 292
estatinas. *Ver* inibidores da HOMG-CoA redutase
estavudina (d4T), 370-372, 372q, 383
estazolam, 176q, 179
éster de haloperidol, 229
esterases, 27
ésteres de flufenazina, 229
esterilizantes, 408-414, 408q-409q

esteroides, 29q, 260f, 260q-261q, 269-270, 292, 491f-492f
estibogliconato de sódio, 394q, 396, 400, 402
estimulantes, abuso de, 260f, 260q, 262, 265, 269-270
estradiol, 292
estreptograminas, 338, 345, 345f, 349, 362
estreptomicina, 345f, 350, 355q, 357, 362
estreptoquinase, 145f, 149q, 150, 150f, 153
estriquinina, 164
estrógenos, 29q, 282q, 283-284, 285q, 287, 292, 320, 332f, 323
estrógenos conjugados, 292
estrógenos esterificados, 292
estrona, 27q
estropipata, 292
eszopiclona, 170, 174, 176q, 179
etambutol, 355q, 354, 363
etanercepte, 438f, 443, 449, 473q, 474, 480
etanol, 240, 27q, 29q, 30, 172, 236, 238q, 253
  abuso do, 260f, 260q, 262-264, 263f 262q-264q, 269-270
  como desinfetante, 409q, 410
etanolaminas, 488q
etclorvinol, 179
éter, 260q
éter dietílico, 268
etidronato, 321, 326
etilenediamina teofilina. *Ver* aminofilina
etionamida, 357, 363
etnil estradiol, 29, 284, 293
etodolaco, 469q, 479
etomidato, 192f, 192q, 192, 196, 196q, 199
etonogestrel, 292
etoposídeo, 422f, 423q, 427q, 428, 433q
etossuximida, 182f, 183q-184q, 186-187, 187q, 190
etotoína, 183q, 184, 190
euforia, 299
excreção, 23
exemestano, 293, 430q, 431
exenatida, 309, 310q, 313, 315
exocitose, 21
expectorantes, 487q, 489
extração de órgão, 24, 24f
ezetimiba, 327f, 329q-330q, 329-331, 333

F

famotidina, 503, 508
fanciclovir, 368, 383
farmacocinética, 3, 17-18, 18f, 26, 26f
  biodisponibilidade, 30, 30f
  biotransformação, 26-30, 27q, 28q-29q
  distribuição, 20-23, 21q, 22f, 23q

eliminação, 23-26, 23q, 25f-26f
reabilitação e, 33
regimes de dose, 31, 32f
vias de administração e absorção, 18-20, 19q
farmacologia da tireoide. *Ver* farmacologia do crescimento, tireoide e glândulas sexuais
farmacologia das glândulas sexuais. *Ver* farmacologia do crescimento, tireoide e glândulas sexuais
farmacologia do crescimento, tireoide e glândulas sexuais
   apresentações disponíveis, 291-293
   hormônio da pituitária anterior, 277q, 278, 291-292
   hormônios hipotalâmicos, 275-278, 291-292
   hormônios sexuais e inibidores, 283-289, 283f-284f, 285q, 288f, 429-431, 430q
   hormônios tireoidianos, 279-280, 280f
   no estudo de caso clínico, 290-291
   reabilitação e, 289-290
   tireoide e fármacos antitireoidianos, 279-282, 279f-280f, 281q-282q, 291-292
fármacos alfa bloqueadores, 72-74, 72f, 73q, 78, 84, 94, 95q, 98
fármacos antiarrítmicos, 29q
   apresentações disponíveis, 139
   classes de, 125, 126f, 131-136, 132q, 135f
   eletrofisiologia do ritmo cardíaco normal e, 125-128, 126f-128f
   mecanismos arritmogênicos e 128-130, 129f, 130f
   nas estratégias terapêuticas, 131-136, 132q, 133f, 135f, 139
   no estudo de caso clínico, 138
   reabilitação e, 137
fármacos anticâncer. *Ver* câncer
fármacos anticolinérgicos, 49, 53-58, 55f, 57f, 58q, 59, 61, 508-509
fármacos anticonvulsivantes, 181, 183q. *Ver também* fármacos específicos
   apresentações disponíveis, 190
   no estudo de caso clínico, 189
   para crises parciais e clônico-tônicas, 172, 182f, 182q-184q, 184-186, 187q, 187, 190
   para epilepsia, 181, 187, 187q
   reabilitação e, 188
fármacos antidiabéticos hiperglicêmicos, 312
fármacos antidiabéticos, 304f
   amilonimimético, 309, 315
   apresentações, disponíveis, 315
   hiperglicêmicos, 312
   mimetizador da incretina, 309, 310q, 315
   no estudo de caso clínico, 314
   oral, 310q, 311, 315
   preparações de insulina, 307-311, 308f, 307q, 310q
   reabilitação e, 312-313

fármacos antidiarreicos, 250-251, 503f, 506, 510
fármacos antieméticos, 506, 509
fármacos antiespasmolíticos, 460, 460q
fármacos antiespásticos. *Ver* fármacos espasmolíticos
fármacos antifolato, 351, 352f, 392, 392f, 392f
fármacos anti-helmínticos, 397-400, 397f, 398q, 402
fármacos anti-hepatite, 368q, 374, 380
fármacos anti-herpéticos, 365-369, 380
fármacos anti-hiperlipêmicos, 329-331, 330q
   apresentações, disponíveis, 333
   hiperlipoproteinemia e, 327-328, 328f, 328q-329q
   no estudo de caso clínico, 333
   reabilitação e, 332
fármacos anti-hipertensivos, 81-84, 82f, 95q, 96-98, 110
   antagonistas do sistema renina-angiotensina-aldosterona, 85f, 87-88, 88f, 96f
   diuréticos, 83f, 89-94, 89f, 90q, 91f-93f, 95q, 96f
   no estudo de caso clínico, 97-97
   reabilitação e, 94-97
   simpatolíticos, 84-85, 85f-86f, 95q
   vasodilatores, 85f, 86, 87q, 94, 95q
fármacos anti-inflamatórios não esteroidais (AINEs), 148, 241, 324, 466f, 468-470, 472-473, 475, 476f, 477, 479-480
fármacos anti-inflamatórios, 466f, 469q, 475-478, 476f, 491f, 493-495, 509-510. *Ver também* fármacos anti-inflamatórios não esteroidais
fármacos anti-*influenza*, 368q, 374, 380
fármacos antimicobaterianos, 354-358, 355q, 363
fármacos antimuscarínicos, 49, 50f, 61, 213q, 216-217, 496
fármacos antiplasmina, 145f
fármacos antiprotozoários, 391-396, 392f, 393q -394q
fármacos antipsicóticos, 225q
   apresentações disponíveis, 229-230
   efeitos adversos dos, 224-226, 226q, 228
   mecanismo de ação dos, 222-224, 223q
   no estudo de caso clínico, 229
   reabilitação e, 228
   subgrupos dos, 221-222, 222f
fármacos antitereoidiamos, 279-282, 279f-280f, 281q-282q, 291-292
fármacos betabloqueadores, 74-76, 107, 110, 120, 280f, 282q
   apresentações disponíveis, 78-79, 98, 123, 139
   classificação dos, 72f, 73q, 74-76
   uso clínico dos, 74, 83f, 84, 94, 95q, 96-97, 96f, 104, 104f-105f, 107, 108, 109q, 114f, 116, 117q, 119, 125, 126f, 132q, 134, 174
fármacos bloqueadores simpáticos pós-ganglionares, 85, 86f, 98
fármacos citotóxicos, 438f
fármacos colinomiméticos, 49-53, 50f, 51q-54q, 59-62

fármacos cronotrópicos, 128
fármacos espasmolíticos (antiespasticidade), 455, 456f, 457-460, 459f, 460q, 462
fármacos específicos, 9-10, 9f
fármacos genéricos, 7
fármacos hormonais anticâncer, 429-431, 430q
fármacos modificadores das doenças reumáticas (DMARDs), 466f, 473-474, 473q, 477-478, 480
fármacos não específicos, 9-10, 9f
fármacos neurolépticos. *Ver* fármacos antipsicóticos
fármacos sedativo-hipnóticos, 175-178, 262q.
   Ver também fármacos específicos
  abuso dos, 260f, 260q, 262-263, 262q
  no estudo de caso clínico, 178
  propriedades dos, 167-173, 168f, 169q, 170f
  reabilitação e, 177
  usos clínicos da, 173-175, 176q, 178
fármacos simpatolíticos, 45, 65, 72-76, 72f, 73q-75q
  apresentações disponíveis, 78, 98
  no estudo de caso clínico, 76
  reabilitação e, 76
  usos clínicos dos, 84-85, 85f, 86f, 95q
fármacos simpatomiméticos, 29, 45, 65-71, 67q, 70q, 72, 76, 238q
  apresentações disponíveis, 78, 123
  mecanismo de ação dos, 65, 66f, 67, 68f-69f
  reabilitação e, 76
  usos clínicos dos, 71-72, 498
fármacos tireoidianos, 279-282, 279f-280f, 281q-282q, 292
fármacos trombolíticos, 149-151, 149q, 150f
Fator anti-hemofílico 153
fator ativador de plaqueta, 297
fator de coagulação VIIa recombinante, 153
fator de liberação de corticotropina (FLC), 295
fator de necrose tumoral (FNT), 441q, 474
fator estimulante de colônia de macrófagos (M-XSF), 441q
fator estimulante para colônia de granulócitos (G-CSF), 441q
fator estimulante para colônia de granulócitos-macrófagos (GM-CSF), 441q
fator IX complexo, humano. *Ver* fator IX complexo, humano
fator VIIa. *Ver* fator de coagulação VIIa
fator VIII recombinante *Ver* fator anti-hemofílico
fatores de coagulação, 150-151
fatores de crescimento de megacariócitos, 144
fatores de crescimento hematopoiéticos, 142f, 143, 151, 153
fatores de crescimento mieloides, 144
fatores de substituição, 145f
Feiba VH Immuno. *Ver* complexo anti-inibitor coagulante
felbamato, 182f, 183q-184q, 185, 187, 187q, 190

felodipino, 99, 108q
fenciclidina (PCP), 260f, 260q-261q, 267, 269-270
fenclofenaco, 282q
fendimetrazina, 78
fenelzina, 232q, 232, 240
fenilbutazona, 27q
fenilefrina, 65, 66q-67q, 68-72, 70q, 78, 201, 487q, 488
fenilisopropilaminas, 66, 71-72
fenilpropanolamina, 73
fenitoina, 27q, 29, 29q, 132, 147, 179, 183q-184q, 182f, 185, 187q, 187, 190, 282q
fenmetrazine, 67q, 260q
fenobarbital, 29, 29q, 168, 172, 176q, 260q, 282q
  apresentações disponíveis, 179, 190
  usos clínicos do, 182f, 183q-184q, 184, 187q, 187, 190
fenofibrato, 331, 333
fenois, 192q, 409q
fenoldopam, 66q, 78, 83f, 87, 87q, 99
fenolftaleína, 506q
fenólicos, 408q, 413
fenoprofeno, 479
fenoprofeno, 469q
fenotiazinas, 29, 221, 223q, 225q, 225, 488q, 503f
fenoxibenzamina, 78, 98
fensuximida, 183q, 186
fentanila, 192q, 192, 196, 196q, 199, 243q, 247, 256, 260q, 264
fentolamina, 72-73, 73q, 78, 98
ferritina, 141
ferro, 141-143, 142f
fexofenadina, 486, 488q
fibras adrenérgicas. *Ver* fibras noradrenérgicas
fibras noradrenérgicas, 38
fibratos, 327f, 329q-330q, 329, 331
fibrinogênio, 146f, 150f
filgrastim (G-CSF), 142f, 144, 153
finasterida, 289, 293
fisostigmina, 52q, 62
fitonadiona (vitamina K_1), 151, 153
flavonoides, 282q
flavoxato, 61
FLC. *Ver* fator de liberação de corticotropina
flecainida, 29q, 132q, 132-134, 139
flucitosina, 385, 386f, 387q, 389, 401
fluconazol, 387q, 388, 401
fludarabina, 423q, 426q
fludrocortisona, 298q, 299
flufenazina, 221, 222f, 222q, 225q, 229
flumazenila, 173, 179, 196, 262
flunisolida, 493, 498
flunitrazepam, 261q, 262

fluoreto, 321, 332f
fluoreto de sódio, 326
fluoroquinolonas, 29q, 338, 351, 351f, 352q, 353, 358, 362
fluoruracila, 282q, 426q, 427, 433q
fluoruracila, 425, 426f
fluoxetina, 23q, 232q, 235q, 236, 238q, 240
fluoximesterona, 260q, 292
flurazepam, 168, 169q, 176q, 179
flurbiprofeno, 469q, 479
fluroxeno, 29
flutamida, 289, 293, 324, 429-431, 430q, 433q
fluticasona, 493, 498
fluvastatina, 329, 330q, 333
fluvoxamina, 232q, 233-234, 238q, 240
folitropina-α (rFSH), 279
Fomivirseno, 383
fondaparinux, 145, 153
fonoforese, 20
formaldeído, 409q, 410
formoterol, 491, 498
foscarnete, 367f, 368q, 369, 380, 383
fosfato, 317, 325. *Ver também* homeostase mineral óssea, fármacos que influenciam
fosfato de dexametasona, 301
fosfato dissódico de dexametasona, 301
fosfato sódico de betametasona, 301
fosfato sódico de hidrocortisona, 301
fosfato sódico de prednisolona, 301
fosfato tricálcio, 325
fosfenitoína, 183q, 184, 187, 187q, 190
fosfoinositidas, 14f, 15
fosfomicina, 361
fosinopril, 99, 123
FSH. *Ver* hormônio foliculoestimulante
fulvestrante, 293
furanocumarinas, 29
furoato de diloxanida, 392f, 394q, 394
furosemida, 91, 100, 120-122, 282q

G
GABA. *Ver* ácido gama-aminobutírico
gabapentina, 164, 182f, 183q-184q, 185, 187, 187q, 190, 247, 457q, 459, 460q, 462
galantamina, 62
gama-hidroxibutirato intravenoso (GHB), 260q, 262
gamainterferona (IFN-γ), 441q, 446, 446q
gamainterferona-1b, 449
ganciclovir, 367f, 368, 368q, 380, 383
ganirrelix, 278, 291
G-CSF. *Ver* filgrastim; fatores estimulantes para colônia de granulócitos

gencitabina, 423q, 426q
genes supressores de tumor, 422
genfibrozila, 327f, 331-333
gentamicina, 23q, 345f, 349, 362
gentuzumabe, 449
GERD. *Ver* refluxo gastroesofágico
GHB. *Ver* gama-hidroxibutirato
GHRH. *Ver* Hormônio liberador do hormônio de crescimento
glatirâmer, 449
gliburida, 315
gliburida mais metformina, 315
glicerina, 506q
glicina, 14, 162q, 164, 459
glicocorticoides, 282q, 295, 296f, 320, 324, 431, 438f, 442, 447, 467f
  apresentações disponíveis, 301-302
  importantes, 297-299, 298q
  no estudo de caso clínico, 300-301
  reabilitação e, 299, 477-478
  usos clínicos dos, 297, 298q, 472-473, 475, 503f, 506
gliconato de cálcio, 325
gliconato de clorexidina, 418
gliconato de quinidina, 139, 402
glicopirrolato, 56q, 61, 509
glicosídeos cardíacos. *Ver* digitálicos
glimepirida, 310q, 310, 315
glipizida, 310q, 310, 315
glipizida mais metformina, 315
gliptinas, 311
globulina antilinfocítica (ALG), 441, 444, 446q
globulina antitimocítica (ATG), 444, 449
GLP-1. *Ver* peptídio-1 semelhante ao glucagol
glubionato de cálcio, 325
glucagon, 303, 312, 315
gluceptato de cálcio, 325
glutaraldeído, 409q, 410, 418
GM-CSF. Fatores estimulantes para colônia de granulócitos-macrófagos, sargramostim
GnRH. *Ver* hormônio de liberação de gonadotropina
gonadotropina coriônica, 291
gonadotropina coriônica humana (hCG), 279
gota, 464, 466f, 472, 475-478, 476f, 480
granisetrona, 505, 509
GRE. *Ver* elemento de resposta ao glicocorticoide
griseofulvina, 385, 386f, 387q, 390, 401
guaifenesina, 487q, 489
guanabenz, 83f
guanadrel, 83f, 98
guanetidina, 83f, 85, 98, 238q
guanfacina, 83f, 84, 98

H

HAART. *Ver* terapia antirretroviral altamente ativa
halazepam, 176*q*, 179
halofantrina, 402
halógenos, 408*q*, 412
haloperidol, 29*q*, 210*f*, 221, 222*f*, 222*q*-223*q*, 225, 229
halotano, 29*q*, 192*f*, 192*q*, 192, 195, 195*q*, 199
hanseníase, 357, 363
haxixe, 260*q*
HBV. *Ver* hepatite
hCG. *Ver* gonadotropina coriônica humana
HCV. *Ver* hepatite
HDL *Ver* lipoproteína de alta densidade
helmintos, 397, 397*f*, 398*q*
hematopoiese, 141, 142*f*
hemocromatose, 142
hemofilia, 150
hemoglobina, 141
hemostasia, 141, 144, 145*f*
heparina, 23*q*, 145-147, 145*f*-146*f*, 147*q*, 153
hepatite, 368*q*, 374, 377*q*, 380
hepatotoxicidade, 188, 216
heroína, 247, 260*q*-261*q*, 262*q*, 264, 282*q*
herpes, 365-369, 380
herpes-zoster, 366
heterorreceptores, 44
hexacetonida de triancinolona, 301
hexaclorofeno, 409*q*, 412, 418
hexametônio, 58
hidantoínas, 183*q*, 184
hidralazina, 83*f*, 86, 95*q*, 99, 114*f*, 119
hidrato de cloral, 27*q*, 168, 168*f*, 176*q*, 179, 261*q*, 262
hidroclorotiazida, 93, 95*q*, 97, 100, 110, 120, 314
hidrocodona, 247, 489
hidrocodona/ibuprofeno, 257
hidrocodona/paracetamol, 257
hidrocortisona. *Ver* cortisol
hidroflumetiazida, 100
hidrólise, 27, 27*q*
hidromorfona, 242, 243*q*, 256
hidrossolubilidade, 17-18, 18*f*
hidroxianfetamina, 78
hidroxicloroquina, 473*q*, 480
hidróxido de alumínio, 282*q*, 504
hidróxido de alumínio/hidróxido de magnésio, 508
hidróxido de magnésio, 504, 508, 510
5-hidroxitriptamina. *Ver* serotonina
hidroxizina, 179, 488*q*
hidroxocobalamina, 143
hipercalcemia, 93
hiperlipoproteinemia, 327-328, 328*f*, 328*q*-329*q*
hipertensão, 81, 83, 94. *Ver também* fármacos anti-hipertensivos
hipertermia maligna, 195
hipoclorito de sódio, 409*q*, 412, 417
hipotensão, 94
hipótese da amina do humor, 231
hipótese da eliminação logarítmica, 432, 432*f*
hipurato de metenamina, 418
histamina, 27*q*
histrelina, 291
HIV. *Ver* vírus da imunodeficiência humana
HLC. *Ver* hormônio de liberação de corticotropina
homatropina, 56*q*, 61
homeostase mineral óssea, fármacos que influenciam
    apresentações disponíveis, 325-326
    desordens clínicas envolvendo, 321-323, 332*f*
    farmacoterapia da, 317-321, 318*f*, 319*q*-320*q*
    no estudo de caso clínico, 324
    reabilitação e, 323
hormônio adrenocorticotrófico (ACTH), 277*q*, 278, 295
hormônio da liberação da corticotropina (CRH), 277*q*, 278
hormônio de liberação de gonadotropina (GnRH), 277*q*, 278, 289, 430
hormônio do crescimento (somatotropina), 277*q*, 278
hormônio estimulante da tireoide, 277*q*, 278
hormônio foliculoestimulante (FSH), 277*q*, 278
hormônio inibidor da prolactina (PIH). *Ver* dopamina
hormônio liberador da tirotropina (TRH), 277*q*, 278
hormônio liberador do hormônio de crescimento (GHRH), 275, 277*q*
hormônio paratireoide (PTH), 90, 317, 318*f*, 320*q*, 332*f*
hormônios da pituitária anterior, 277*q*, 278, 291-292
hormônios hipotalâmicos, 275-278, 291-292
hormônios ovarianos, 283-286, 284*f*
hormônios pancreáticos, 303-304, 304*f*-305*f*, 304*q*. *Ver também* insulina
hormônios pituitários. *Ver* hormônios da pituitária anterior
hormônios sexuais e inibidores, 283-289, 283*f*-284*f*, 285*q*, 288*f*, 429-430, 430*q*
hormônios tireoidianos, 279-280, 280*f*

I

ibandronato, 321
ibritumomabe tuixetano, 449
ibuprofeno, 23*q*, 29*q*, 76, 257, 468, 469*q*, 479
ibutilida, 132*q*, 134, 139
idarubicina, 423*q*, 429*q*, 429, 433*q*
IDL. *Ver* lipoproteína de densidade intermediária
idoxuridina, 369, 383
idrocilamida, 459
IFN-α. *Ver* alfainterferona

IFN-β. *Ver* betainterferona
IFN-γ. *Ver* gamainterferona
IGIV. *Ver* imunoglobulina intravenosa
I-hiosciamina, 509
IL-2. *Ver* interleucina-2
IL-11. *Ver* oprelvecina
IMAOs. *Ver* inibidores da monoaminoxidase
imatinibe, 282*q*, 431, 431*q*, 433*q*
imidazol, 192*q*
imipeném, 341*q*, 343
imipeném/cilastatina, 361
imipramina, 232, 232*q*, 234, 239
imiquimode, 383
imunidade, 437-439, 438*f*-439*f*, 440*f*, 441*q*
imunidade humoral, 439*f*, 439, 440*f*, 441*q*
imunidade mediada por células, 437-439, 439*f*
imunização, 376, 377*q*-379*q*
imunização ativa recombinante, 376, 377*q*-378*q*
imunização passiva, 376, 379*q*
imunofarmacologia, 437-439, 438*f*-439*f*
　agentes imunomoduladores na, 374, 445
　agentes imunosspuressores na, 438*f*, 440-445, 441*f*, 445*q*, 446*q*, 503*f*
　apresentações disponíveis, 449-450
　no estudo de caso clínico, 448-449
　reabilitação e, 447-448
imunoglobulina, 376, 440, 444, 446*q*
imunoglobulina intravenosa (IGIV), 449
imunoglobulina linfocítica, 449
inalação de insulina, 307*q*, 308*f*,
Inalatórios, abuso de, 260*f*, 260*q*, 268
Inanrinona, 119, 123
IND. *Ver* Notice of Claimed Investigational Exemption for a New Drug
indapamida, 100
indinavir, 372*q*, 373, 383
Indometacina, 27*q*, 469, 469*q*, 475, 477, 479
indução enzimática, 29, 29*q*
infecções fúngicas, 385-391, 399. *Ver também* agentes antifúngicos
infecções fúngicas mucocutâneas,390
infecções fúngicas sistêmicas, 386-390
Infergen. *Ver* alfacon-1 interferona
inflamação, 464, 466*f*, 467*f*, 468, 469*q*, 475-477, 476*f*
infliximabe, 443, 445, 445*q*, 446*q*, 449, 473*q*, 474, 480, 509
influenza, 368*q*, 374, 377*q*, 380
INH. *Ver* isoniazida
inibição enzimática, 438*f*
inibidor da fusão, 372*q*,373
inibidor de integrase, 372*q*, 373
inibidor de síntese, apresentação disponível, 79

inibidores da anidrase carbônica, 89*f*, 90*q*, 90
inibidores da aromatase, 287
inibidores da bomba de próton, 29*q*, 503*f*, 504, 507, 509
inibidores da ciclo-oxigenase (COX), 145*f*, 255, 466*f*, 471, 477-478, 480
inibidores da colinesterase, 61
inibidores da COX. *Ver* inibidores da ciclo-oxigenase
inibidores da ECA. *Ver* inibidores da enzima conversora da angiotensina
inibidores da enzima conversora de angiotensina (ECA), 82, 85*f*, 88, 88*f*, 95*q*, 96*f*, 99, 114*f*, 116, 117*q*, 118, 120, 123
inibidores da fosfodiesterase (PDE), 114*f*, 119, 123, 145*f*
inibidores da HMG-CoA redutase (estatinas), 29*q*, 327*f*, 329*q*-330*q*, 329-331
inibidores da lipo-oxigenase, 491*f*, 495
inibidores da monoaminoxidase (IMAOs), 66, 76, 234, 238*q*
　apresentações, disponíveis, 240
　efeitos adversos dos, 216, 235*q*, 236-237, 237*q*
　usos clínicos dos, 213*q*, 214-216, 232*q*, 233-235
inibidores da PDE. *Ver* inibidores da fosfodiesterase
inibidores da renina, 87-88, 89*f*, 95*q*, 96*f*, 99
inibidores da replicação, 374
inibidores da transcriptase reversa análogos de nucleosídio (ITRNs), 367*f*, 370-372, 372*q*, 380, 381
inibidores da transcriptase reversa não análogos do nucleosídio (ITRNNs), 367*f*, 372*q*, 372, 380, 381
inibidores da transcriptase reversa. *Ver* inibidores da transcriptase reversa não análogos do nucleosídio; inibidores da transcriptase reversa análogos do nucleosídio
inibidores da α-glicosidase, 310*q*, 311, 313, 315
inibidores de glicoproteína, 145*f*
inibidores de protease (IPs), 29, 29*q*, 366*f*-367*f*, 372*q*, 373, 380-381
inibidores diretos da trombina, 145, 145*f*, 148
inibidores do leucotrieno, 491*f*-492*f*, 495,494*f*, 498
inibidores seletivos da recaptação de serotonina (ISRSs), 29*q*, 232*q*, 233-237, 235*q*, 238*q*, 239-240, 253
insônia, 174-175, 176*q*, 178
insuficiência cardíaca
　controle da contratilidade cardíaca normal e, 113-115, 114*f*
　estratégias terapêuticas para, 113, 116-121, 117*q*-119*q*
　no estudo de caso clínico, 122
　patofisiologia da, 115-116, 115*f*-116*f*
　reabilitação e, 120-121
insuficiência renal crônica, 323
insulina
　efeitos adversos da, 308-309, 313
　papel da, 303-304, 304*f*-306*f*, 304*q*, 306*q*
　preparações de, 307-311, 307*q*, 308*f*, 310*q*

insulina aspart, 307, 307q, 308f
insulina detemir, 307q, 308, 308f
insulina glargina, 307q, 308, 308f
insulina glulisina, 307, 307q, 308f
insulina lente, 307q
insulina lispro, 307, 307q, 308f, 314
insulina NPH. *Ver* suspensão de isofano insulina
insulina ultralenta, 307q, 308
insulina zinco regular cristalina, 307, 307q
interação ligante-receptor, 9-10, 14-16, 170. *Ver também* dinâmica do fármaco-receptor
interações medicamentosas, 28, 29q, 177
interferonas, 282q, 367f, 368q, 375, 383, 431, 433q, 438f, 441q, 445
interleucina-2, 282q, 438f, 445, 450
interleucinas, 282q, 438f, 441q, 445, 450
intervalo QT, 130
intervenção coronariana percutânea (PCI), 109
iodeto (iodeto de sódio ^{131}I terapêutico), 279f-280f, 281, 282q, 292
iodeto de potássio, 292
iodeto de sódio I^{131} terapêutico. *Ver* iodeto de sódio
iodo, 281, 409q, 412, 417
iodo aquoso, 447
iodóforos, 412, 417
iodopovidona (polivinilpirrolidona [PVP]), 409q, 412, 418
iodoquinol, 392f, 394q, 394, 401
ipatrópio, 493
ipodato, 279f-280f, 282, 282q, 292
ipratrópio, 56q, 496-499
IPs. *Ver* Inibidores de protease
irbesartana, 88, 99, 123
irinotecano, 423q, 427q, 428, 433q
isoetarina, 498
isoflurano, 192, 192q, 195q, 199
isoniazida (INH), 27q, 29, 29q, 354-354, 355q, 363
isoproterenol, 66q-67q, 70, 70q, 78, 491, 498
isradipino, 99, 108q
ISRSs. *Ver* inibidores seletivos da recaptação de serotonina
itraconazol, 387q, 388, 401
ITRNNs. *Ver* inibidores da transcriptase reversa não análogos do nucleosídio
ITRNs. Inibidores da transcriptase reversa análogos de nucleosídio
ivermectina, 397, 397f, 398q, 402

L

labetalol, 73q, 74, 74q-75q, 79, 84, 98, 120, 314
β-lactamas, 338-343, 360-362
β-lactamases (penicilinases), 341
lactato de cálcio, 325

lactulose, 510
lamivudina (3TC), 367f, 368q, 370, 372q, 375, 383
lamotrigina, 182f, 183q-184q, 185, 187q, 188, 190
lansoprazol, 504, 509
latanoprosta, 468, 479
laxantes, 503f, 506, 506q, 507, 510
LD_{50}. *Ver* dose letal média
LDL. *Ver* lipoproteína de baixa densidade
leflunomida, 443, 450, 473q, 474, 480
Lei de Difusão de Fick, 20
leishmaniose, 394q, 396, 400
lepirudina, 147, 153
letrozol, 293, 430q, 431
leucotrienos (LTs), 464, 467f
leucovorina, 433q
leuprolida, 278, 291, 430, 430q, 433q
levalbuterol, 498
levamisol, 402, 450
levetiracetam, 182f, 184q, 186-187, 190
levobunolol, 79, 98
levobupivacaína, 207
levodopa, 163, 210f, 211-214, 213q, 215f, 218-219, 282q
levofloxacino, 352q, 353, 363
levorfanol, 243q, 247, 256
levotiroxina, 280, 292
lidocaína, 27q, 29q, 132-133, 132q, 139, 203f, 207
ligações químicas, 9, 9f
ligantes imunofilinas, 438f
lincomisinas, 362
lincosamidas, 345f
linezolida, 349, 362
liotironina, 292
liotrix, 292
lipólise, 295
lipoproteína de alta densidade (HDL), 327, 328q
lipoproteína de baixa densidade (LDL), 327, 328f, 328q
lipoproteína de densidade intermediária (IDL), 327
lipoproteína de muito baixa densidade (VLDL), 327, 328f, 328q
lipossolubilidade, 17-18, 18f
lisinopril, 99, 123
L-hiosciamina, 61
L-norgestrel, 285
lombrigas. *Ver* nematódios
Lomefloxacino, 363
lomustina, 423q-424q, 425
loperamida, 251, 506, 510
lopinavir, 372q, 373
lopinavir/ritonavir, 383
loracarbefe, 361
loratadina, 486, 487q, 488q

lorazepam, 169q, 171, 176q, 264
 apresentações disponíveis, 179, 190, 199, 271
 usos clínicos do, 183q, 185, 187q, 190, 199
losartana, 83f, 88, 95q, 99, 120, 123
lovastatina, 327f, 329, 330q, 333
loxapina, 221, 225q, 229
LSD. *Ver* dietilamida do ácido lisérgico
LTs. *Ver* leucotrienos
lúpus eritematoso sistêmico, 472

M
MAC. *Ver* concentração anestésica alveolar mínina
maconha, 164, 260f, 260q-261q, 268-270, 506
macrolídios, 29q, 338, 345f, 345, 347, 362
mafenida, 362
magnésio, como antiarrítmico, 136
malária, 391-394, 392f, 393q
mandelato de metenamina, 418
manitol, 90, 100
MAO. *Ver* monoaminoxidase
maprotilina, 232, 232q, 235q, 236, 240
maraviroque, 372q, 374, 383
M-CSF. *Ver* fator estimulante para colônia de macrófagos
MDA. *Ver* metilenodioxianfetamina
MDMA. *Ver* metileno-dioximetanfetamina
mebendazol, 397f, 398q, 397, 402
mecamilamina, 58, 61, 98
mecanismos sinalizadores, 12-15, 14f-15f
meclizina, 486, 505
meclofenamato de sódio, 469q, 479
mecloretamina, 425, 423q-424q
medroxiprogesterona, 285
mefenitoina, 184, 190
mefentermina, 78
mefloquina, 392, 392f, 392f, 401
mefobarbital, 183q, 184, 190
meglitinidas, 310q, 315
meia-vida, 25, 25f-26f
melarsoprol, 394q, 395, 401
melfalano, 423q-424q
meloxicam, 469q, 479
memantina, 164
menotropinas, 279, 291
MEOS. *Ver* sistema microssomal de oxidação do etanol
mepenzolato, 61
meperidina, 242f, 243q, 247, 253, 256, 260q, 264
mepivacaína, 207
meprobamato, 175, 179, 260q-261q
mercaptopurina, 423q, 425-427, 426f, 426q, 433q, 446q
6-mercaptopurina, 507
mercúrio, 411

mercurocromo, 411
meropeném, 343, 361
mesalazina, 507, 510
mescalina, 27q, 260q-261q, 268
mesoridazina, 229
mestranol, 284
metabolismo dos eicosanoides, 464-468, 467f, 466q
 fármacos que afetam, 468-472, 469q, 479
 reabilitação e, 477-478
metabólitos, 27, 29-30, 325
metacyclina, 362
metadona, 242f, 243q, 247, 251, 256, 282q
metais pesados, 408q, 411-412
metanfetamina, 78, 266
metanol, 30
metantelina, 61
metaprolol, 29
metaproterenol, 66q-67q, 491, 498
metaqualona, 27q, 260q-261q, 262
metaraminol, 78
metarbital, 172
metaxalona, 460, 460q, 463
metazolamida, 100
metenamina, 406f, 408
metescopolamina, 56q, 61, 509
metformina, 310q, 311, 315
meticilina, 341q, 342
meticlotiazida, 100
metilcelulose, 510
metildopa, 27q, 83f, 84, 95q, 238q
metilenedioxianfetamina (MDA), 260q, 266
metilenodioximetanfetamina (MDMA), 236, 260q-261q, 266
metilfenidato, 78, 261q, 262q
metilprednisolona, 301, 449, 509
metiltestosterona, 292
metilxantinas, 491f, 492-493, 496, 499
metimazol, 280, 292
metipranolol, 79, 98
metirosina, 79
metocarbamol, 460, 460q, 463
metoclopramida, 503f, 505, 508
metoclopramida, 505
metocurina, 61
metoexital, 171, 192q, 196, 199
metolazona, 100
metônio, 85
metoprolol, 74, 74q-75q, 79, 84, 98, 110, 120, 123, 133
metossuximida, 183q, 186
metotrexato, 422f, 423q, 426, 426f, 426q, 433q, 446q,
 473q, 474, 480, 507
metoxamina, 78
metoxiflurano, 192, 195q, 199

metrifonato, 397f, 398q, 402
metronidazol, 29q, 392f, 394, 394q, 402, 405, 406f, 416, 418
mexiletina, 29q, 132q, 132-133, 139
mezlocilina, 360
MIC. *Ver* concentração mínima inibitória
micafungina, 387q, 389
micobactérias, 354-357, 355q, 363
micofenolato de mofetila, 438f, 442, 450
miconazol, 387q, 391, 401
midazolam, 171, 179, 192f, 192q, 192, 196, 196q, 199
midodrina, 78
mifepristona (RU 486), 286-287, 293, 299, 302, 468
miglitol, 310q, 311, 315
milrinona, 119, 123
miltefosina, 396
mimetizador da incretina, 309, 310q, 315
mineralocorticoides, 295, 296f, 298q, 299, 302
minociclina, 345f, 346, 357, 362
minoxidil, 83f, 86, 87q, 95q, 99
mirtazapina, 232, 232q, 235q, 236, 240
misoprostol, 468, 479, 509
mistura eutética de lidocaína e etidocaína, 207
mitomicina, 423q, 429q, 429
mitotano, 282q
mitoxantrona, 423q
mivacúrio, 58q, 61
modafinila, 78
modelo de dois compartimentos, 26, 26f
moduladores seletivos do receptor de estrogênio (SERMs), 283, 287, 293, 322-323
moexipril, 99
moléculas orgânicas não peptídicas, 17
molindona, 223q, 224, 229
mometasona, 493
monamino oxidase (MAO), 42, 42f
monobactam, 341q, 361
mononitrato de isossorbida, 105, 105q, 111
montelucaste, 495, 498
morfina, 27q, 164, 247-249, 255, 264
   apresentações, disponíveis, 256
   usos clínicos da, 192q, 192, 197, 241-242, 242f, 243q, 251
moricizina, 132, 139
moxifloxacino, 352q, 363
mupirocina, 406-407, 406f, 418
muromonabe-CD3, 441, 444, 445q, 449, 450

N
nabilona, 506
nabumetona, 469q, 479
nadolol, 74-76, 74q-75q, 79, 98, 122
nafarelina, 291, 430
nafazolina, 78
nafcilina, 340-342, 360
naftifina, 387q, 391, 401
nalbufina, 242f, 243q, 254
nalmefeno, 254, 257, 264
naloxona, 27q, 241, 242f, 254, 257, 265
naltrexona, 241, 242f, 254, 257, 265, 271
nandrolona, 260q
naproxeno, 469, 469q, 479
natamicina, 401
nateglinida, 310, 310q, 315
NDA. *Ver* New Drug Application
nedocromilo sódica, 495, 498
nefazodona, 29q, 232q, 232, 235q, 236-245, 238q
nelfinavir, 372q, 373, 383
nematódios (lombrigas), 397, 397f, 398q
neomicina, 345f, 349-350, 362
neostigmina, 51, 52q, 62
nesiritida, 114f, 117q, 123
netilmicina, 350, 362
neuralgia pós-herpética, 188
neuralgia trigeminal, 188
neuroleptanestesia, 197
neuropeptídeo, 39q
neurotransmissores, 157-159, 158f
   no SNA, 38-42, 39q, 40f, 41f-42f, 46q, 47
   no SNC, 161-165, 162q, 169-170
nevirapina, 372, 372q, 383
New Drug Application (NDA), 6
niacina (ácido nicotínico), 27q, 327f, 329q-330q, 329-333
nicardipino, 99, 108q, 282q
niclosamida, 397f, 398q, 398, 402
nicotina, 27q, 49, 52q, 59, 247, 260f, 260q, 265, 269-270
nifedipino, 87, 87q, 95q, 99, 107, 108q, 135
nifurtimox, 394q, 396, 402
nilutamida, 293, 429-430, 430q
nimodipino, 108q, 108
nisoldipino, 99, 108q
nistatina, 387q, 390, 401
nitazoxanida, 402
nitrato de amila, 260q, 268
nitrato de isobutila, 260q, 268
nitrato de prata, 418
nitratos, 104f-106f, 105-107, 105q-106q, 109, 109q, 111
nitrendipino, 108q
nitritos, 111
nitrofurantoina, 406f, 407-408, 416, 418
nitrofurazona, 418
nitroglicerina, 105-107, 105q, 110-111, 119
nitroprusseto, 83f, 86, 87q, 95q, 99, 107, 114f, 119

nitrosoureias, 425
nizatidina, 503, 508
nódulo atrioventricular (AV), 125, 126f, 127-128, 136, 135f
nódulo AV. Ver nódulo atrioventricular
nódulo marca-passo sinoatrial (SA), 125, 126f, 128
nódulo SA. Ver nódulo marca-passo sinoatrial
norepinefrina, 27q, 38, 39q, 41f, 46q, 65-67, 66q-67q, 70, 70q, 73, 78, 86f, 162q, 163, 233f
norfloxacino, 352q, 353, 363
norgestrel, 292
nortriptilina, 232, 232q, 239
Notice of Claimed Investigational Exemption for a New Drug (IND), 6

O

octreotida, 278, 291
ofloxacino, 352q, 353, 357, 363
olanzapina, 221, 222f, 222q-223q, 224, 225q, 226, 229
óleo de rícino, 506q, 510
óleo mineral, 506q, 510
olmesartana, 99, 123
olsalazina, 509
omalizumabe, 495, 499
omeprazol, 29q, 504, 509
ON. Ver óxido nítrico
ondansetrona, 265, 503f, 505, 509
oprelvecina (IL-11), 142f, 144
orfenadrina, 219, 460, 460q, 463
organização celular do cérebro, 160-161, 161f
orto-ftalaldeídeo, 418
oseltamivir, 368q, 375, 383
osteíte fibrosa, 323
osteoartrite, 472
osteomalacia, 323
osteoporose, 317, 321-324, 332f
oxacilina, 342, 360
oxaliplatina, 423q-424q, 425
oxandrolona, 287, 292
oxaniquina, 397f, 398q, 402
oxantel/pamoato de pirantel, 402
oxaprozina, 469, 469q, 479
oxazepam, 168, 169q, 176q, 179, 271
oxazolidinonas, 345f, 362
oxcarbazepina, 185, 190
oxibutinina, 55, 56q, 61, 61
oxicloroseno de sódio, 418
oxicodona, 242f, 243q, 247, 256, 265
oxicodona/ácido acetilsalicílico, 257, 478-479
oxicodona/paracetamol, 257
oxiconazol, 401

oxidação, 27, 27q
óxido nítrico (ON), 13, 39q, 81, 86, 105, 165
óxido nitroso, 192f, 192q, 193, 195q, 199, 260q, 268
oximetazolina, 67q, 76, 78, 487q, 488
oximetolona, 292
oximorfona, 242, 243q, 256
oxtrifilina, 499

P

pacientes soropositivos, 376, 379. Ver também vírus da imunodeficiência humana
paclitaxel, 29q, 427f, 428, 433q
pamidronato, 321, 326
pamoato de oxantel, 402
pamoato de pirantel, 397f, 398q, 402
pancrelipase, 503f, 506, 509
pancurônio, 58q, 61
pantoprazol, 189, 228, 504, 509
parabenos, 414
paracetamol, 27q, 29q, 30, 257, 270-271, 466f, 471, 480
paraldeído, 180
parasimpatomiméticos, 59
parasitos, 385. Ver também agentes antiparasitários
paration, 52q
parenteral, 292
paricalcitol, 319, 319q, 325
parkinsonismo, 209-211, 211q, 211f-212f
  estratégias terapêuticas para, 210f, 211-217, 213q, 215f, 219
  no estudo de caso clínico, 218-219
  reabilitação e, 218
paromomicina, 362, , 394, 394q 402
paroxetina, 174, 232q, 233, 238q, 240
PAS. Ver ácido para-aminossalicílico
PCA. Ver analgesia controlada por paciente
PCI. Ver intervenção coronariana percutânea
PCP. Ver fenciclidina
pectina, 506, 510
pegademase bovina, 450
pegfilgrastim, 144, 153
pembutolol, 73q, 79, 98
pemolina, 78
penciclovir, 368, 383
penicilamina, 210f, 217, 219, 473q, 474, 480
penicilina G, 340-342, 360
penicilina G benzatina, 360
penicilina G procaína, 360
penicilina V, 342, 360
penicilinas, 340-342, 340f, 341q, 360
penicilinases. Ver β-lactamases
pentamidina, 394q, 395, 402

pentazocina, 243q, 254, 257
pentobarbital, 179, 183q, 190
pentoxifilina, 492, 499
peptídeos natriuréticos, 119, 123
peptídeos transmissores, 162q, 164
peptídio-1 semelhante ao glucagol (GLP-1), 309
perfenazina, 229
pergolida, 210f, 214, 219, 291
perindopril, 99
período refratário efetivo (PRE), 127-128, 131
peróxido de benzoíla, 418
peróxido de hidrogênio, 413, 417
peso molecular (PM), 17
pesquisa e desenvolvimento de fármaco novo, 4-7,
PGI. Ver epoprostenol
PGs. Ver prostaglandinas
pH, absorção influenciada pelo, 18, 18f
picrato de butambe, 207
pilocarpina, 49, 52q
pimozida, 217, 230
pindolol, 73q-74q, 74, 79, 98
pinocitose. Ver endocitose
pioglitazona, 310q, 311, 315
pipecurônio, 61
piperacilina, 342, 360
piperacilina e tazobactam sódico, 360
piperazina, 402
piperidinas, 488q
pirazinamida, 355q, 354-357, 363
pirbuterol, 498
piridostigmina, 52q, 62
pirimetamina, 402
pirimetamina/sulfadoxina, 392, 394q, 394
piroxicam, 469, 469q, 479
plasmina, 149, 150f
plicamicina, 321, 326
PM. Ver peso molecular
podofilotoxinas, 423f, 423q, 427
policarbofila, 510
polienos, 385, 386f, 387q
poligalacturonato de quinidina, 139
polimixina B (sulfato de polimixina B), 418
polimixinas, 406f, 407
politiazida, 100
posaconazol, 387q, 388
potássio, 125, 136
potenciadores imunológicos, 438f
potenciais de ação (PAs), 127-128, 127f-128f, 133-135, 134f
potenciais pós-sinápticos excitatórios (EPSP), 159
potenciais sinápticos, 159
PPSEs. Ver potenciais pós-sinápticos excitatórios

pramipexol, 210f, 214, 219
pramoxina, 207
pranlintida, 309, 310q, 313, 315
prata, 411-412, 416-417
pravastatina, 329, 333
praziquantel, 397f, 398, 398q, 402
prazosina, 72-74, 73q, 78, 83f, 84, 95q, 98
PRE. Ver período refratário eficaz
prednisolona, 297, 301, 493
prednisona, 297, 298q, 301, 422f, 430q, 431, 433q, 438f, 446q, 447, 450
pressão arterial, 81-85, 82f-83f, 94, 95q, 96-98, 110. Ver também fármacos anti-hipertensivos
prilocaína, 207
primaquina, 392f, 393q, 393, 402
primidona, 29q, 183q, 187q
probenecida, 476, 480
procaína, 27q, 201, 203f, 207
procainamida, 27q, 29, 132q, 132-133, 139
procarbazina, 425, 424q, 425
prociclidina, 219, 238q
proclorperazina, 230, 505, 509
pró-fármaco, 29
progabida, 459
progesterona, 292
progestinas, 284f, 284, 285q, 287, 293, 430q
promazina, 230
prometazina, 486, 488q
propafenona, 132, 139
propantelina, 61, 509
proparacaína, 207
propilenoglicol, 414
propiltiouracila (PTU), 29, 280, 282q, 292
propionato de testosterona em óleo, 293
propofol, 192, 192f, 192q, 196-197, 196q, 199
proporção de extração, 23, 24f
propoxifeno, 242f, 243q, 247, 257, 261q, 265
propoxifeno/ácido acetilsalicílico ou paracetamol, 257
propranolol, 73q-75q, 74, 79, 83f, 95q, 97, 98, 132q, 133, 139, 210f, 263
prostaglandinas (PGs), 464, 467f
protamina, 145, 153
proteínas transmembrana, receptores nas, 14, 14f
protirelina, 291
protozoários, 391-396, 392f, 393q-394q
protriptilina, 232q, 239
protrombina, 146f
pseudoefedrina, 76, 85, 487q, 488
psicose, 221. Ver também fármacos antipsicóticos
psílio, 506q, 510
psilocibina, 268
PTH. Ver hormônio paratireoide

PTU. *Ver* propiltiouracila
PVC. *Ver* contração ventricular prematura
PVP. *Ver* iodopovidona

Q

quazepam, 176*q*, 179
quenodiol, 506
quetiapina, 221, 222*f*, 222*q*-223*q*, 225*q*, 230
quimioterapia. *Ver* câncer
quinapril, 99, 110, 123
quinase, 14
quinetazona, 100
quinidina, 132*q*, 133
quinina, 29*q*, 391-393, 392*f*, 392*f*, 402
quinolonas, 363
quinupristina-dalfopristina, 345*f*, 349, 362

R

rabeprazol, 504, 509
raloxifeno, 282*q*, 287, 293, 320
raltegravir, 372*q*, 373, 383
ramipril, 99, 123
ranitidina, 503, 508
raquitismo nutricional, 323
rasagilina, 213*q*, 216
receptor. *Ver* fármaco-receptor
receptor (µ), 243-245, 245*q*, 246*f*-247*f*, 254
receptor delta (δ), 243-245, 245*q*, 246*f*, 254
receptor kapa (κ), 243-245, 245*q*, 246*f*, 254
receptores acoplados a proteína G, 15, 14*f*
receptores adrenérgicos, 42, 42*q*-44*q*, 46*q*, 47
receptores da célula T (TRs), 436, 439*f*
receptores (D) da dopamina, 42, 43*q*, 65-65, 66*f*, 66*q*, 67, 86, 87*q*, 213*q*, 214
receptores muscarínicos, 42, 42*q*, 51*q*
receptores nicotínicos, 42, 42*q*, 47, 51*q*
recombinate. *Ver* Fator anti-hemofílico
reconhecimento e processamento de antígeno, 436, 439*f*
reflexo barorreceptor, 70, 81-82, 82*f*
refluxo gastroesofágico (GERD), 504
regimes de dose, 31, 32*f*
regime de dose teórica, 31, 32*f*
regulação do receptor, 15-16, 16*f*
regulação para baixo, 15, 16*f*
regulação pós-sináptica, 44
regulação pré-sináptica, 44
relaxantes dos músculos esqueléticos, 455-456, 456*f*, 458*f*, 457*q*
    apresentações, disponíveis, 462-463
    fármacos antiespasmolíticos, 460, 460*q*

    fármacos espasmolíticos, 455, 456*f*, 457-460, 459*f*, 460*q*, 462-463
    no estudo de caso clínico, 462
    reabilitação e, 461
relaxantes musculares. *Ver* relaxantes dos músculos esqueléticos
remifentanila, 192*q*, 192, 197, 257
repaglinida, 310*q*, 310, 315
repositores da enzima pancreática, 506
reserpina, 83*f*, 85, 86*f*, 95*q*, 96*f*, 98, 159, 217
resinas, 327*f*, 329*q*-330*q*, 329-331
reteplase, 149-150, 149*q*, 153
retículo sarcoplasmático (RS), 113, 114*f*
retroalimentação negativa, 275, 276*f*
rFSH. *Ver* alfafolitropina Rh$_0$(D), 441, 446*q*, 450
ribavirina, 367*f*, 368*q*, 375, 383
rifabutina, 29*q*, 282*q*, 363
rifampicina, 29, 29*q*, 282*q*, 355*q*, 354, 363
rifapentina, 363
riluzol, 459, 460*q*, 463
rimantadina, 368*q*, 374, 383
rins, 27, 82, 249
risedronato, 321, 326
risperidona, 221, 222*f*, 222*q*-223*q*, 225*q*, 228-230
ritmo cardíaco, eletrofisiologia do, 125-128, 126*f*-128*f*
ritonavir, 29, 29*q*, 372*q*, 373, 383
ritrodrina, 71
rituximabe, 431, 445*q*, 450
rivastigmina, 62, 161
rocurônio, 61
rofecoxibe, 471
ropinirol, 214, 219
ropivacaína, 203*f*, 207
rosiglitazona, 310*q*, 310, 315
rosuvastatina, 329, 333

S

salicilato, 469*q*
salicilato de colina, 479
salicilato de magnésio, 479
salicilato de sódio, 480
salmeterol, 491, 498
salmeterol/fluticasona, 498
Salsalato (ácido salicilsalicílico), 480
sangue, fármacos para desordens de sangramento, 150-151
    desordens de coagulação, 144-150, 145*f*-146*f*, 147*q*, 149*q*, 150*f*, 152
    hematopoiese e, 141, 142*f*
    hemostasia, 141, 144, 145*f*
    no estudo de caso clínico, 152
    nutrientes para corrigir deficiências e, 141-144, 142*f*
    reabilitação e, 151-152

saquinavir, 29, 372*q*, 373, 383
sargramostim (GM-CSF), 142*f*, 144, 153
secalcifediol, 319, 319*q*
secobarbital, 29, 176*q*, 179, 260*q*, 262
selegilina, 210*f*, 215-216, 219
sena, 506*q*, 510
sermorelina, 291
SERMs. *Ver* moduladores seletivos do receptor de estrogênio
serotonina (5-hidroxitriptamina), 14, 162*q*, 163, 501, 502*f*. *Ver também* inibidores seletivos da recaptação de serotonina
sertralina, 232*q*, 233, 238*q*, 240
sevelâmer, 326
sevoflurano, 192, 192*q*, 195*q*, 199
sildenafila, 29*q*
sinapse, 159
síndrome de abstinência. *Ver* síndrome de retirada
síndrome de ressaca, 178
síndrome de retirada, 172, 245, 252, 259, 261-262, 262*q*, 265-269
síndrome de Tourette, 209, 210*q*, 210*f*, 217
síndrome do pânico, 234
síndrome nefrótica, 324
síndrome neuroléptica maligna, 226
síndrome serotoninérgica, 236
sirolimo, 442, 450
sistema cardiovascular, 45*f*, 70-73, 70*q*, 171
sistema colinérgico, 38, 42, 43, 147
    anticolinérgicos e, 49, 53-58, 55*f*, 57*f*, 58*q*, 59, 62, 508-509
    apresentações disponíveis, 61-62
    colinomiméticos e, 49-53, 50*f*, 51*q*-54*q*, 59-62
    no estudo de caso clínico, 60
    reabilitação e, 59
sistema de transporte por túbulos, 89-90, 91*f*-93*f*
sistema endócrimo, 37, 45*f*
sistema fibrinolítico, 150*f*
sistema His-Purkinje, 125, 126*f*
sistema microssomal de oxidação do etanol (MEOS), 263
sistema nervoso. *Ver* sistema nervoso autônomo; sistema nervoso entérico
sistema nervoso autônomo (SNA), 38*f*, 42*q*-44*q*
    farmacologia autônoma e, 37-42, 44-47, 45*f* 46*q*, 47*f*
    organização funcional da atividade no, 43-44, 46*q*
    química do neurotransmissor do, 38, 39, 39*q*, 40*f*, 41*f*-42*f*, 46*q*, 47
sistema nervoso central (SNC), 51, 67-68, 71, 247-249
    canais iônicos e receptores do neurotransmissor no, 157-159, 158*f*
    locais de ação do fármaco no, 159-160, 159*f*
    neurotransmissores centrais no, 161-165, 162*q*, 169-170
    organização celular do cérebro no, 160-161, 161*f*
    reabilitação e, 165
sistema nervoso entérico (SNE), 501-502, 502*f*
sistema respiratório, fármacos para desordens obstrutivas das vias respiratórias, 489-496, 490*f*-493*f*, 494*f*
    apresentações disponíveis, 498-499
    desordens do trato respiratório superior, 485-489, 486*f*, 487*q*-488*q*, 496
    no estudo de caso clínico, 497
    reabilitação e, 495-496
sitagliptina, 311, 315
sivastatina, 329, 333
SMX-TMP. *Ver* sulfametoxazol-trimetoprima
SMX-TMPZo. *Ver* sulfametoxazol-trimetoprima co-trimoxazol
SNA. *Ver* sistema nervoso autônomo
SNE. *Ver* sistema nervoso entérico
solubilidade, 17-18, 18*f*, 23
solução eletrolítica com polietilenoglicol, 510
solução salina purgante, 506*q*
solventes industriais, 268
somatostatina, 277, 277*q*, 282*q*
somatotropina. *Ver* hormônio do crescimento
somatrem, 278, 292
somatropina, 292
sotalol, 79, 98, 132*q*, 134-135, 139
subsalicilato de bismuto, 510
succinato sódico de hidrocortisona, 301
succinato sódico de metilprednisolona, 301, 450
sucinilcolina, 27*q*, 29, 55, 55*f*, 57*f*, 58*q*, 61, 195
sucinimidas, 183*q*, 186
sucralfato, 282*q*, 503*f*, 504, 509
sufentanila, 192, 243*q*, 257
sulbactam, 341, 344
sulconazol, 401
sulfacetamida, 352*q*, 363
sulfacetamida sódica, 353
sulfadiazina, 363
sulfadiazina de prata, 353, 363, 411, 417
sulfadoxina e pirimetamina, 402
sulfametizol, 363
sulfametoxazol, 352, 363
sulfametoxazol-trimetoprima (SMX-TMP), 352-353, 352*q*, 394*q*, 394
sulfametoxazol-trimetoprima co-trimoxazol (SMX-TMPZo), 363
sulfanilamida (AVC), 362
sulfapiridina, 474
sulfassalazina, 473*q*, 474, 480, 507, 510
sulfatiazol, 27*q*
sulfato de magnésio, 139
sulfato de quinidina, 139

sulfato ferroso, 282*q*
sulfimpirazona, 476, 480
sulfisoxazol, 352*q*, 352, 362
sulfonamidas, 27*q*, 338, 351-353, 351*f*-352*f*, 352*q*, 362
sulfonato de poliestireno, 282*q*
sulfonilureias, 310*q*, 310, 315
sulindaco, 469*q*, 480
superdosagem, 176, 252-253, 262*q*
supressão da tosse. *Ver* antitussígenos
suprofeno, 480
suramina, 394*q*, 395, 398*q*, 402
suspensão aquosa de estrona, 293
suspensão de insulina isofano (insulina NPH), 308*f*, 307*q*, 308

T

tacrina, 62
tacrolimo (FK506), 29*q*, 442, 446*q*, 448-450
talidomida, 443, 450
tamoxifeno, 29*q*, 282*q*, 284, 287, 293, 320, 422*f*, 429-430, 430*q*, 433*q*
tamsulosina, 72, 73*q*
taxanos, 427
tazobactam, 341, 344
3TC. *Ver* lamivudina
TCAs. *Ver* antidepressivos tricíclicos
TCRs. *Ver* receptores da célula T
TD_{50}. *Ver* dose média tóxica
tebutato de prednisona, 301
tegaserode, 509
teicoplanina, 344
telitromicina, 345, 345*f*, 348, 362
telmisartana, 99, 123
temazepam, 176*q*, 179
tenecteplase, 149*q*, 150, 153
tênias. *Ver* cestódios
teniposido, 423*q*, 428
tenofovir, 372, 372*q*, 383
TENS. *Ver* eletroestimulação nervosa transcutânea
teobromina, 492
teofilina, 27*q*, 29*q*, 31, 32*f*, 238*q*, 492, 492*f*-493*f*, 499
teoria do antibiótico, 338-339. *Ver também* agentes antibacterianos
terapia antirretroviral altamente ativa (HAART), 370, 371-372, 376, 379, 380-381
terazosina, 72, 73*q*, 73, 78, 84, 98
terbinafina, 385, 386*f*, 387*q*, 390, 401
terbutalina, 66*q*-67*q*, 71, 491, 498
terconazol, 401
terfenadina, 487
teriparatida, 319, 322-323, 326

testes clínicos, 6-7
testolactona, 260*q*, 292
testosterona, 260*q*, 278
testosterona aquosa, 293
tetrabenazina, 210*f*, 217
tetracaína, 201, 203*f*, 207
tetraciclinas, 338, 345, 345*f*, 346-347, 362
tetraidrocanabinol (THC), 268
tetraidrozolina, 85
THC. *Ver* tetraidrocanabinol
tiabendazol, 402
tiagabina, 179, 182*f*, 183*q*, 186, 187, 187*q*, 190
tiamilal, 192*q*, 205
tiamina, 264, 271
tiazidas, 83*f*, 89, 89*f*, 90*q*, 93, 114*f*, 116, 119, 120, 136, 321
tiazolidinedionas, 310*q*, 311, 313, 315
ticarcilina, 342, 360
ticarcilina/clavulanato de potássio, 360
ticlopidina, 148-149, 153
tiludronato, 321, 326
timerosal, 411, 418
timolol, 73*q*-75*q*, 74, 79, 98, 134
timosina, 438*f*
tintura de iodo, 418
tioamidas, 279*f*, 280, 282*q*
tioconazol, 401
tioguanina, 426-427, 426*f*, 426*q*
tiopental, 192*f*, 192*q*, 196, 196*q*, 197*f*, 199, 261*q*
tioridazina, 27*q*, 221, 222*f*, 223*q*, 225*q*, 224, 230
tiossalicilato de sódio, 480
tiotepa, 423*q*-424*q*
tiotixeno, 221, 222*q*, 225*q*
tiotrópio, 493
tioxantenas, 221, 222*f*, 222*q*-223*q*, 225*q*
tiramina, 66, 86*f*, 236, 237*q*-238*q*
tirofibano, 104, 148-149, 153
tiroide dessecada, 292
tirotrofina, 292
tiroxina, 279*f*
tizanidina, 456*f*, 457*q*, 458, 460*q*, 463
TNF. *Ver* fator de necrose tumoral
tobramicina, 345*f*, 349, 362
tocainida, 132-134, 132*q*
tolazamida, 315
tolazolina, 98
tolbutamida, 29*q*, 310*q*, 310, 315
tolcapona, 213*q*, 216, 219
tolerância, 171-173, 245, 251-252, 260
tolerância metabólica, 260
tolmetina, 469*q*, 480
tolnaftato, 401
tolterodina, 56*q*, 61

tolueno, 260q
topiramato, 179, 182f, 183q, 186-187, 187q, 190, 264
topoisomerase II (DNA girase), 353
topoisomerase IV, 353
topotecano, 423q, 427q, 428
toremifeno, 293, 429-430, 430q
torsade de pointes, 130, 133
torsemida, 91, 100
toxicidade, 6
toxicidade seletiva, 337
toxicologia, 3
toxina botulínica, 456f, 460, 460q, 463
toxina botulínica tipo A, 463
toxina botulínica tipo B, 463
toxinas, 4
toxoplasmose, 394q, 395
tramadol, 238, 254, 257
trandolaprila, 99, 123
tranilcipromina, 232q, 232, 240
transferrina, 141
transmissão adrenérgica, 39, 39q, 41f, 42f, 47
transmissão colinérgica, 39, 39q, 40f, 47
trastuzumabe, 431, 431q, 445q, 450
trato gastrintestinal (GI), 18, 18f, 68
   controle neurológico no, 501-502, 502f
   fármacos para
      antidiarreicos, 250-251, 503f, 506, 510
      apresentações disponíveis, 508-510
      com ações antieméticas, 503f, 505, 509
      doença ácido-péptica, 503f, 504, 507
      doença inflamatória do intestino, 503f, 506
      formação de pedras vesiculares inibida por, 506, 510
      laxantes, 503f, 506, 506q, 507, 510
      motilidade GI, 505-506, 509
      no estudo de caso clínico, 508
      reabilitação e, 507
      repositores da enzima pancreática, 506
   secreção ácida no, 502-504, 503f
travoproste, 468, 479
trazodona, 29q, 232q, 232, 235, 235q, 240
tremátodeos *Ver* trematódios
trematódios (tênias), 397, 397f, 398q
treprostinila, 479
TRH. *Ver* hormônio de liberação de tirotropina
triancinolona, 297, 298q, 301, 498
triantereno, 93, 100
triazolam, 167, 169q, 176q, 179, 238q
triclormetiazida, 100
tridiexetila, 61, 509
trientino, 217, 219
triexifenidila, 56q, 219
trifluoperazina, 230

triflupromazina, 230
trifluridina, 369, 383
triiodotironina, 279f
trimetadiona, 190
trimetafano, 58, 61, 83f, 85, 95q
trimetoprima, 351-353, 351f-352f, 352q, 363
trimipramina, 232q, 239
tripanosomíase, 394q, 395
triprolidina/pseudoefedrina, 487q
triptorelina, 292
troglitazona, 29q, 311
trombopoietina, 144
trombose, 145f
tromboxano (TX), 464, 467f
trometamina de carboprosta, 479
tropicamida, 56q, 61
tuberculose, 354-357, 355q, 363
tubocurarina, 55f, 55, 58q, 61
TX. *Ver* tromboxano

U
unoprostona, 468, 479
uricosúricos hipurato, 476-477
urofolitropina, 278, 292
uroquinase, 149q, 150, 150f, 153
uso "não indicado" do fármaco, 6

V
vacina BCG. *Ver* vacina contra Bacilo Calmette-Guérin
vacina contra BCG (Bacilo Calmette-Guérin), 449
vacinas, 376-376, 377q, 438f, 449
valaciclovir, 368, 383
valdecoxibe, 471
valganciclovir, 383
valsartana, 88, 99, 123
vancomicina, 338, 340f, 341q, 344, 358, 361, 417
varfarina, 23, 23q, 29q, 145, 145f, 147-148, 147q, 152, 189, 238q
vasodilatadoress, 85f, 86, 87q, 94, 95q, 98, 103, 104f, 106f, 116, 117q, 118-120
vasopressina, 84
V_d. *Ver* volume de distribuição
vecurônio, 58q, 61
venenos, 4
venlafaxina, 174, 232, 232q, 235, 235q, 240
verapamil, 29, 83f, 87, 87q, 99, 107-108, 108q, 132q, 135-136, 135f, 139
via de condução elétrica do coração, 125, 126f
vias de administração, 18-20, 19q, 24, 251-252
vício. *Ver* dependência

vidarabina, 368*q*, 369
vigabatrina, 164, 182*f*, 183*q*-184*q*, 186, 187*q*
vimblastina, 423*q*, 427-428, 427*q*
vincristina, 422*f*, 423*q*, 427-428, 427*q*, 433*q*, 446*q*
vinorelbina, 423*q*, 427-428, 427*q*
vírus, 365. *Ver também* agentes antivirais
vírus da imunodeficiência humana (HIV), 29, 29*q*, 365, 369-373, 371*f*, 372*q*, 376, 380-382, 379*q*
vitamina(s)
  B3, 333
  B$_{12}$, 142*f*, 143
  D, 317, 318*f*, 319, 319*q*-320*q*, 324-326
  K, 145*f*, 148, 151, 153
VLDL. *Ver* lipoproteína de muito baixa densidade
volume aparente de distribuição, 23
volume de distribuição (V$_d$), 20-23, 21*q*, 22*f*, 23*q*, 31
voriconazol, 387*q*, 388, 401

X
xilometazolina, 487*q*, 488

Z
zafirlucaste, 29*q*, 495, 494*f*, 498
zalcitabina (dideoxicitidina, ddC), 370, 372*q*, 383
zaleplona, 168*f*, 170, 174, 176, 176*q*, 180, 261*q*
zanamivir, 367*f*, 368*q*, 374, 383
zidovudina (ZDV, azidotimidina, AZT), 370, 372*q*, 383
zileutona, 29*q*, 492*f*, 494*f*, 495, 498
ziprasidona, 180, 221-222, 222*f*, 222*q*-223*q*, 225*q*, 224, 230
zoledronato, 321
zolpidem, 168*f*, 170, 174, 176*q*, 176, 180, 261*q*
zonisamida, 182*f*, 184*q*, 186, 187